临 床 技 能
Clinical Skills
（第2版）

原著　　T. A. Roper

插图　　T. A. Roper

主译　　刘　皓　陈卫东　雍　军

北京大学医学出版社

LINCHUANG JINENG（DI 2 BAN）
图书在版编目（CIP）数据

　临床技能：第 2 版 /（美）罗珀 T.A.
（T.A. Roper）原著；刘皓，陈卫东，雍军主译 . —北
京：北京大学医学出版社，2021.8
　书名原文：Clinical Skills
　ISBN 978-7-5659-2270-1

　Ⅰ.①临…　Ⅱ.①罗…②刘…③陈…④雍…　Ⅲ.
①临床医学　Ⅳ.① R4

中国版本图书馆 CIP 数据核字（2020）第 187364 号

北京市版权局著作权合同登记号：图字：01-2019-7139

原著：CLINICAL SKILLS，SECOND EDITION by T. A. Roper，ISBN 9780199574926
© Oxford University Press 2014

CLINICAL SKILLS，SECOND EDITION was originally published in English in 2014. This translation is published by arrangement with Oxford University Press. Peking University Medical Press is solely responsible for this translation from the original work and Oxford University Press shall have no liability for any errors，omissions or inaccuracies or ambiguities in such translation or for any losses caused by reliance thereon.

CLINICAL SKILLS，SECOND EDITION 以英文形式于 2014 年首次出版。本译著经 Oxford University Press 授权出版，由北京大学医学出版社负责翻译，Oxford University Press 对译文中的错误、疏漏、不准确、歧义及因此而产生的损失不负有责任。

Simplified Chinese Translation © 2021 by Peking University Medical Press.
All Rights Reserved.
简体中文版 © 2021 北京大学医学出版社

临床技能（第 2 版）

主　　译：刘　皓　陈卫东　雍　军
出版发行：北京大学医学出版社
地　　址：（100191）北京市海淀区学院路 38 号　北京大学医学部院内
电　　话：发行部 010-82802230；图书邮购 010-82802495
网　　址：http://www.pumpress.com.cn
E-mail：booksale@bjmu.edu.cn
印　　刷：北京信彩瑞禾印刷厂
经　　销：新华书店
责任编辑：袁朝阳　　责任校对：靳新强　　责任印制：李　啸
开　　本：787 mm×1092 mm　1/16　印张：40　字数：1014 千字
版　　次：2021 年 8 月第 1 版　2021 年 8 月第 1 次印刷
书　　号：ISBN 978-7-5659-2270-1
定　　价：350.00 元
版权所有，违者必究
（凡属质量问题请与本社发行部联系退换）

谨以此书献给我们的妻子和孩子们：
Donna Cox 和 Debbie Roper
Louis，Adam，Susannah、Anthony 和 Samuel Roper

译者名单

主　译　刘　皓　陈卫东　雍　军

副主译　朱振东　谢永华　周海宁　焦海燕　汪　毅

译　者（按姓名汉语拼音排序）

陈卫东　大连医科大学附属第一医院

顾　岩　内蒙古医科大学附属医院

焦海燕　长治医学院附属和平医院

梁承伟　复旦大学附属华东医院

刘　皓　中山大学孙逸仙纪念医院

齐中华　大连医科大学附属第一医院

苏　俊　杭州市妇产医院

田　玮　内蒙古医科大学

汪　毅　昆明市延安医院

谢永华　广东省华海糖业发展有限公司医院

雍　军　新疆医科大学第一附属医院

张继军　太原钢铁（集团）有限公司总医院

周海宁　遂宁市中心医院

朱振东　云南省第三人民医院

原著者名单

Jan Clarke, Consultant Physician in Genitourinary Medicine, Centre for Sexual Health, Leeds General Infirmary

Niall Cox, Consultant Geriatrician, Dewsbury and District Hospitals

Harveer Dev, Academic Foundation Doctor, Cambridge University Hospitals NHS Foundation Trust

Chris Gale, NIHR Clinician Scientist Award Associate Professor of Cardiovascular Health Sciences, University of Leeds

Richard Gale, Consultant Ophthalmologist, Yorkshire, UK

Ruchi Gulati, Specialist Registrar Paediatric Neurodisability, Yorkshire and Humber Deanery

Nicola Jane Holme, Academic Clinical Fellow and Neonatal Registrar, Leeds General Infirmary

Kieran Horgan, Consultant Surgical Oncologist, Department of Surgery, Leeds General Infirmary

James Masters, Academic Foundation Doctor, University Hospitals Coventry and Warwickshire NHS Foundation Trust

Catriona McKeating, Academic Specialist Registrar in Paediatrics and Child Health, University Department of Paediatrics and Child Health, Leeds General Infirmary

Helen Parker-Bray, Specialty Registrar Genitourinary Medicine, Leeds Centre for Sexual Health, Leeds General Infirmary

Amanda Peacock, Paediatric Registrar in Endocrinology and Diabetes, Paediatric Endocrinology Department, Leeds General Infirmary

Anita Sainsbury, Consultant Gastroenterologist, St. James University Hospital, Leeds

Aravamuthan Sreedharan, Gastroenterology and Hepatology Services, Lincolnshire, UK

Siân Taylor, Clinical Research Fellow, Centre for Immunology and Infection, Department of Biology, University of York

Chakrapani Vasudevan, Clinical Research Fellow in Neonatal Medicine, University Department of Paediatrics, Leeds General Infirmary

Harriet E. Wallace, Specialty Registrar in Genitourinary Medicine, Leeds Centre for Sexual Health, Leeds General Infirmary

译者前言

临床技能的提升不仅需要理论知识，还需要在临床上不断磨练。医学理论知识的习得和临床实践具有很大的差异。理论学习方面主要关注疾病机制、表现及检查方法；而在临床上需要通过与患者沟通获取相关信息，与影像科室、病理学科室以及检验科室等的医生进行沟通。

在获取信息的过程中，可能会出现各种问题：患者提供的信息有误，或是医生采集信息时出现一些问题，或是双方语言沟通有问题，或是双方都没有错误，而是技术方面的问题。本书针对这些问题展开，并标明这些问题的难度和解决方法。另外，本书还附有标准化的客观结构化临床考试内容。通过这些测试，读者可巩固学到的知识。本书适合于刚进入临床的医学生、工作多年的医生以及准备期末考试的学生。

本书不是教材，但它是教材的重要补充。

本书的编写是根据临床实践模式进行的。读者看这本书时，会有一种身临其境的感觉：首先，医生遇到患者后，如何打招呼，通过与患者交谈，如何获取正确且足够的信息，根据这些信息可能得出什么样的初始诊断或是几个初始诊断，需要通过哪些检查来确定诊断，或是排除诊断等；在这个过程中医生可能会遇到哪些障碍，以及可能会出现哪些问题，如何解决。通过本书的学习，读者会对临床过程、临床上的重要问题以及容易出现的错误有一个整体细致的了解，使临床技能有一个质的提升。本书涉及内容较广，由多个译者完成，译者在翻译本书时精推细敲、反复斟酌，感谢这些译者。另外，还要感谢参与本书出版的工作人员，感谢他们对本书的多次订校。

书中部分图片因涉及版权问题，保留英文。

本书虽然经过多次修改，但疏漏之处在所难免，恳请各位读者批评指正。

刘　皓
中山大学孙逸仙纪念医院
2020 年 10 月

原著前言

当你进入临床就会发现，在临床实践中与患者交流以及进行相关检查与我们在课本上学到的三羧酸循环（或其他生化方面）这些理论是不一样的。

本书的目的在于让你从学生顺利过渡到能够实际操作的医生。询问患者病史技巧和检查技能需要通过练习才能获得，仅仅通过课本学习是不行的。这些临床技能是通过导师在患者病床前的这种教学模式进行描述

的。本书介绍了临床上常见的、不容易被忽视的问题以及相应的解决方法。不管你是经验丰富的医生、需要期末考试的医学生，还是刚接触临床的大三学生（或是第一年接触临床），这本书都适合你。

祝好运！

Niall Cox 和 T. A. Roper

（陈卫东　雍　军　译）

致谢

感谢利兹影像学院的 Dr T. A. Roper 和 Paul Brown。图片说明是 Dr.T.A.Roper 做的，插图由 Paul Brown 绘制。

照片是 Sian Jarvis-Colbeck、Stuart Pearson 和 Timothy Zoltie 做的，感谢 Mark Hinchcliffe 对摄像人员的组织工作。

我们感谢提供图片的以下人员：

- Dr Andrew Catto, Consultant in Geriatric Medicine, Airedale Hospital（图 4.7，5.2，6.15，6.16，6.17，6.20，6.85，6.86，7.2，7.5，7.7，7.9，7.11，7.34，7.37，7.38，11.13，11.15 a，11.19，12.4，12.40，13.7，13.11，13.14，13.16）
- 利兹教学医院的放射学专家 Dr Michael Darby 和 Dr Rod Robertson，哈罗盖特地区医院的放射学专家 Dr Hilary Moss（图 15.6，15.7，15.8，15.14，15.17，15.20，15.21，15.22，15.23，15.24，15.25，15.26，15.27，15.28，15.30，15.32，15.37）
- 利兹总医院的结直肠外科专家（图 8.10，8.11，8.12，8.13，8.14，12.9）
- 胃肠道内科专家 Dr Douglas Chalmers（退休）（图 5.7，7.6，7.10，12.37，12.38，13.15 a 13.17）
- 位于利默里克的中西部医院的风湿内科专家 Dr Alexander Fraser（图 12.3 c，12.3 d，12.28，12.39）

- 科克大学医院呼吸内科专家 Dr Mike Henry（图 15.29）
- 呼吸内科专家 Dr Martin Muers（图 5.1）
- 内分泌专家 Dr Peter Sheridan（图 4.3，6.20，6.21，7.3，7.4，7.8，7.13，7.19，11.11，11.14，11.15 b，11.16，11.17，11.18，12.5，12.7，13.1，13.2，13.3，13.4，13.5，13.6，13.9，13.12，13.13）

其他所有的 X 线片由位于利兹的圣詹姆士医院的 X 线片档案室提供。

Dr Andy Brown 为本书第 12 章提供了风湿病图片、相关 GALS 的诊断和处理意见，对此我们表示感谢。

利兹教学医院 NHS 信托基金，儿科与儿童保护科室负责人 Dr George Fonfe 为第 14 章"儿童安全保护与措施"提供了文稿，对此我们表示感谢。

内分泌专家 Ramsi Ajjan 为第 11 章中有关甲状腺症状提供了治疗建议；语言治疗师 Catherine Exley 为第 6 章中的语言问题提供了治疗建议，对此我们表示感谢。

Charlie Taylor 及其父母同意将其手术前、后的腭裂照片用于本书教学，对此我们表示感谢。

感谢所有为本书教学提供疾病模型的人们：Kathryn Richardson、Debbie Roper、Tom Mwambingu、NamalPerera、Julie Forster、Joni

Walker、Alistair Walling、Helen Parkinson、Holly Guy、Angela McGowan、Claristine Smith 以及我们儿科的小患者 Wilf Peacock 和 Maariyah Khan。

　　Dr Dagmar Long 在完成这本书的过程中，给予了很大的帮助，对此表示感谢。

　　Hannah Wilkinson 和 Katrina Watson 在

本书的每章（除外第 9 章和第 14 章）结束部分给出 OSCE 的例子，对此我们表示感谢。最后感谢牛津大学出版社的员工，尤其要感谢 Hannah Lloyd、Geraldine Jeffers、Caroline Davidson、Laura Quigley、JonathonCrowe、Kathleen Lyle 以及 Abigail Stanley 在《临床技能》第 2 版的最终问世中所做的努力。

缩写

ABC	气道、呼吸、循环（airway, breathing, circulation）	**CABG**	冠状动脉搭桥术（coronary artery bypass graft）
ABCDE	气道、呼吸、循环、障碍、暴露（airway, breathing, circulation, disability, exposure）	**CDGP**	生长发育与青春期发育延迟（constitutional delay in growth and puberty）
ABG	动脉血气（arterial blood gases）	**CF**	囊性纤维变性（cystic fibrosis）
ACE	血管紧张素转换酶（angiotensin-converting enzyme）	**CFTR**	囊性纤维化跨膜调控子（cystic fibrosis transmembrane regulator）
ACTH	促肾上腺皮质激素（adrenocorticotropic hormone）	**CIN**	宫颈上皮内瘤病变（cervical intraepithelial neoplasia）
AF	心房颤动（atrial fibrillation）	**CK**	肌酐激酶（creatinine kinase）
AFP	甲胎蛋白（alpha-fetoprotein）	**CMC**	腕掌的（carpometacarpal）
ANCA	抗中性粒细胞胞质抗体（anti-neutrophil cytoplasmic antibody）	**CMV**	巨细胞病毒（cytomegalovirus）
		CNS	中枢神经系统（central nervous system）
ANDI	发育异常和退化（aberrations of normal development and involution）	**COPD**	慢性阻塞性肺病（chronic obstructive pulmonary disease）
ARMD	老年性黄斑变性（age-related macular degeneration）	**CPK**	肌酸磷酸激酶（creatine phosphokinase）
ASD	孤独症谱系障碍（autistic spectrum disorders）	**CRP**	C- 反应蛋白（C-reactive protein）
AVPU	警觉、语言、疼痛、反应迟钝（alert, verbal, pain, unresponsive）	**CSF**	脑脊液（cerebrospinal fluid）
		CXR	胸片检查（chest radiograph）
AVSD	房室间隔缺损（atrioventricular septal defect）	**DDH**	髋关节发育不良（developmental dysplasia of the hip）
BIH	良性颅内高压（benign intracranial hypertension）	**DEXA**	双能 X 线吸收法（dual energy X-ray absorptiometry）
BNF	英国国家处方集（British National Formulary）	**DF**	难度系数（见引言部分）（difficulty factor）
BPH	良性前列腺增生（benign prostatic hypertrophy）	**DIP**	远端指间（关节）［distal interphalangeal（joint）］
BPPV	良性阵发性位置性眩晕（benign paroxysmal positional vertigo）	**DMD**	杜氏肌营养不良症（Duchenne's muscular dystrophy）
BV	细菌性阴道病（bacterial vaginosis）	**DMSA**	二巯基丁二酸（dimercaptosuccinic acid）

DVT	深静脉血栓形成（deep-vein thrombosis）
ECG	心电图机（electrocardiograph）
EEG	脑电图机（electroencephalograph）
ELISA	酶联免疫吸附试验（enzyme-linked immunosorbent assay）
EMG	肌电图（electromyography）
EMI	老年精神衰弱（elderly mentally infirm）
EMQ	扩展匹配问题（extended matching question）
ENT	眼部、鼻部和喉部（ear, nose, and throat）
ERCP	内镜逆行胰胆管造影术（endoscopic retrograde cholangiopancreatography）
ESR	红细胞沉降率（erythrocyte sedimentation rate）
FBC	全血计数（full blood count）
FGM	女性割礼（female genital mutilation）
FISH	荧光原位杂交法（fluorescent in situ hybridization）
FSGS	局灶性节段性肾小球硬化症（focal segmental glomerulosclerosis）
FVC	用力肺活量（forced vital capacity）
GALS	步态、上肢、下肢、脊柱（gait, arms, legs, spine）
GCS	格拉斯哥昏迷量表（Glasgow coma scale）
GH	生长激素（growth hormone）
GI	胃肠道的（gastrointestinal）
GMC	医学总会（General Medical Council）
GORD	胃食管反流病（gastro-oesophageal reflux disease）
GTN	硝酸甘油（glyceryl trinitrate）
HCAI	医疗获得性感染（healthcare-acquired infection）
HHT	遗传性出血性毛细管扩张症（hereditary haemorrhagic telangiectasia）
HPC	现病史（history of presenting complaint）
HPV	人乳头状瘤病毒（human papilloma virus）
HSMN	遗传性运动感觉性神经病变（hereditary sensory motor neuropathy）
HSP	过敏性紫癜（Henoch-Schönlein purpura）
HSV	单纯性疱疹病毒（herpes simplex virus）
Ig	免疫球蛋白（immunoglobulin）
IHD	缺血性心脏病（ischaemic heart disease）
IM	肌内的（intramuscular）
INO	核间性眼肌瘫痪（internuclear ophthalmoplegia）
IOP	眼内压（intraocular pressure）
ITP	免疫介导性血小板减少性紫癜（immune-mediated thrombocytopenic purpura）
ITU	重症监护病房（intensive care unit）
IU	国际单位（international unit）
IUS	宫内节育系统（intrauterine system）
IVCO	下腔静脉阻塞（inferior vena caval obstruction）
JIA	幼年特发性关节炎（juvenile idiopathic arthritis）
JVP	颈静脉压（jugular venous pressure）
KD	川崎病（Kawasaki disease）
LACS	腔隙综合征（lacunar syndrome）
LGA	大于胎龄（large for gestational age）
LGV	性病淋巴肉芽肿（lymphogranuloma venereum）
LH	促黄体生成素（luteinizing hormone）
LMN	下运动神经元（lower motor neuron）
LogMAR	最小分辨角对数（logarithm of the minimum angle of resolution）
LPR	喉咽反流（laryngopharyngeal reflux）
MCAD	中链酰基辅酶 A 脱氢酶（medium-chain acyl-CoA dehydrogenase）
MCADD	中链酰基辅酶 A 脱氢酶缺乏症（medium-chain acyl-CoA dehydrogenase deficiency）
MCD	微小病变性肾病（minimal change disease）
MCGN	肾小球膜毛细血管性肾小球肾炎（mesangiocapillary glomerulonephritis）
MCP	掌指（关节）[metacarpophalangeal（joint）]
MCUG	排尿式膀胱尿道造影照片（micturating cystourethrogram）
MI	心肌梗死（myocardial infarction）

MMR	麻疹、腮腺炎和风疹（measles，mumps，and rubella）	**PR**	经直肠（per rectum）
MPH	父母身高中值（midparental height）	**PTH**	甲状旁腺激素（parathormone）
MRSA	耐甲氧西林金黄色葡萄球菌（meticillin-resistant *staphylococcus aureus*）	**PUV**	后尿道瓣膜（posterior urethral valves）
		PV	鞘突（processus vaginalis）
MS	多发性硬化症（multiple sclerosis）	**RA**	类风湿性关节炎（rheumatoid arthritis）
MSM	男男性行为者（men who have sex with men）	**RBS**	随机血糖（random blood sugar）
MTP	跖趾（关节）（metatarsophalangeal［joint］）	**RSV**	呼吸道合胞病毒（respiratory syncytial virus）
MUAC	上臂围（mid upper arm circumference）	**SARA**	性获得性反应性关节炎（sexually acquired reactive arthritis）
NAAT	核酸扩增试验（nucleic acid amplification tests）	**SCC**	半规管（semicircular canal）
NGU	非淋菌性尿道炎（non-gonococcal urethritis）	**SCD**	镰状细胞性疾病（sickle cell disorders）
NICE	国家卫生和保健研究所（National Institute for Health and Care Excellence）	**SGA**	小于胎龄（small for gestational age）
		SLE	系统性红斑狼疮（systemic lupus erythematosus）
NPA	鼻咽导气管（nasopharyngeal airway）	**SNHL**	感觉神经性听力障碍（sensorineural hearing loss）
NSAID	非甾体抗炎药（non-steroidal anti-inflammatory drug）		
NSTEMI	非 ST 段抬高心肌梗死（non-ST-elevation myocardial infarction）	**SOB**	呼吸急促（shortness of breath）
		SOL	占位性病变（space-occupying lesion）
NSU	非特异性尿道炎（non-specific urethritis）	**SSRI**	选择性 5- 羟色胺再摄取抑制剂（selective serotonin reuptake inhibitors）
OME	分泌性中耳炎（otitis media with effusion）		
OSCE	客观结构化临床考试（objective structured clinical examination）	**STEMI**	ST 段抬高心肌梗死（ST-elevation myocardial infarction）
PA	前后方向（posteroanterior）	**STI**	性传播疾病（sexually transmitted infections）
PACS	部分前循环综合征（partial anterior circulation syndrome）	**SVC**	上腔静脉（superior vena caval）
		SVT	室上性心动过速（supraventricular tachycardia）
PAN	结节性多发性动脉炎（polyarteritis nodosa）	**TACS**	全前循环综合征（total anterior circulation syndrome）
PCB	性交后出血（postcoital bleeding）		
PCR	聚合酶链反应（polymerase chain reaction）	**TB**	肺结核（tuberculosis）
PE	肺栓塞（pulmonary embolism）	**TCPP**	真性中枢性性早熟（true central precocious puberty）
PEEP	呼气末正压（positive end-expiratory pressure）		
PEFR	最大呼气流速（peak expiratory flow rate）	**TFT**	甲状腺功能检查（thyroid function tests）
PID	盆腔炎（pelvic inflammatory disease）	**TRH**	促甲状腺激素释放激素（thyrotropin-releasing hormone）
PIP	近端指间的（proximal interphalangeal）		
PKU	苯丙酮尿症（phenylketonuria）	**TSH**	促甲状腺激素（thyroid stimulating hormone）
POCS	后循环综合征（posterior circulation syndrome）	**TVF**	触觉语颤（tactile vocal fremitus）
		U&E	尿素和电解质（urea and electrolytes）

UMN	上运动神经元（upper motor neuron）	
UTI	尿路感染（urinary tract infection）	
VHD	瓣膜性心脏病（valvular heart disease）	
VR	语音共振（vocal resonance）	
VSD	室间隔缺损（ventricular septal defect）	

WBC	白细胞（white blood cell）	
WHO	世界卫生组织（World Health Organization）	
WSW	女同性恋者（women who have sex with women）	

目录

目录

第1章 引言：关于本书

临床技能——是什么?

临床技能是临床实践中所需要的技能。当患者来就诊时，医生有两大任务：

- 医生评估患者的症状（采集病史），进行相关检查以及疾病研究，**做出诊断**。
- 制订**治疗方案**，改善患者病情。

临床技能包括采集病史、体格检查、实验室检查（三大诊断方法）和治疗。

本书目标

显然，临床技能即涉及理论知识，也涉及实践技能。

对本书重点涉及的临床技能仅仅通过学习研究是不行的，需要不断练习——尤其是病史采集和检查（重要的诊断技能）。本书涉及大量的临床技能，主要针对没有接触过临床技能的医疗卫生工作者，适用于需要掌握临床技能的医学生和护理从业人员。本书主要介绍了临床上的常见问题、这些问题的解决方法，及实用的临床技巧。每章的结束部分是"疾病与研究"，对本章之前提到的术语进行总结。这些总结一般都很简洁，能够让你在医疗环境背景中理解这些术语（jargon）的含义（本书**不是**一本医学教科书）。随后是"结尾"部分，解答出科考试中的一些疑难问题。我们发现有些国家的读者还有传统方式的临床考试，在这部分，我们也提供了这类考试的参考答案。然而我们认识到，标准化的客观结构化临床考试（objective structured clinical examination, OSCE）这种模式在全球范围内正在快速取代传统的考试模式，因此，在大部分章节最后有 OSCE 模式的试题。结尾部分由两名资历较老、临床经验丰富的 OSCE 擅长者编写；这部分还涉及读者应掌握的程度。

医学生和学者对第 1 版提出了很多建设性意见，在此基础上我们完成了第 2 版《临床技能》。第 2 版还包括了医学生提出的需要增加的很多新内容 。新内容包括乳腺（breast）检查、泌尿生殖系统、儿童检查，以及对神经系统章节进行了调整，使其更具有连贯性和逻辑性。**总之，这本书是根据学生的需求而设计，由充满激情的老师所著，最终是为了学生的一本好书。**

难度系数

经过多年也很难熟练掌握临床技能。我

们一般会忘记在学会骑自行车之前需要别人帮助我们平稳自行车；同样，医生一般也会忘记他们在第一次接触患者时遇到的种种问题。这就会给你这样一种印象：病史采集和检查应该很容易——当我们发现获取病史和检查不是那么容易时，我们就会有挫败感，会陷入自我怀疑中。因此，我们要明白**有些临床技能是很难的，只有通过实践才能够掌握**。举一个检查颈静脉压（jugular venous pressure，JVP）的例子。笔者记得自己还是一名医学生的时候，医生能发现颈静脉处的三个波，但笔者一个波都没有发现。笔者翻阅了很多书籍，却都没有找到答案。如果笔者知道诊断 JVP 很难，笔者就不会挑战这么难的工作，并且直至笔者在这方面很熟练后才会着手行 JVP 检查。

在一些大系统（心血管、呼吸、神经和腹部）中，临床体征会有**难度系数**（difficulty factor，DF）值（最大难度系数值为 10），以让学生明白需要进行多少练习才能够准确掌握这些体征。因此，如果难度系数值为 4/10，这可能表明医学生在实习过程中会犯一些基本的错误，但这些错误容易被纠正；如果难度系数值为 9/10，这仍可能表明医学生在实习过程中会犯一些基本的错误，但这些错误不容易被纠正，只有通过足够的实践才能够得以纠正。请注意难度系数是作者给出的，是一个很主观的指标，带有很大的随意性。在其他书籍中没有这个指标，老师也不熟悉这一指标。有些症状并没有标示难度系数值，这表明难度在于引起症状的原因，而不是症状本身。

第 2 章 临床环境

本章内容

引言

　　本章为英国医学类本科学生简要介绍相关的临床环境。其他国家的读者可能会发现本章内容不太适合自己，笔者对此表示歉意。

　　医学生应当掌握好医学知识，然后应用这些知识进行治疗，成为一名优秀的医生，这是医学类院校的目标。学习医学的最好方式就是尽可能多地接触不同的患者，将课本上学到的理论知识与临床上所见的症状、体征和病情结合起来。你有可能大部分时间都在医院里，且很有可能与全科医生一起工作。

临床环境

　　你进入临床的头几年通常是在教学医院或当地医院（图 2.1），因为这类医院的患者最多。在这类医院中你可以初试牛刀，学习病史采集和检查的技能。

　　随着临床技能的提高，你会发现自己的临床视野越来越开阔。大部分医学本科的实习安排是让其接触尽可能多的临床专业的患者。实习安排包括在全科医师（general practioner，

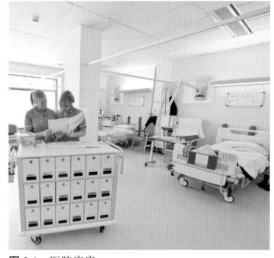

图 2.1　医院病房

GP）外科和社区诊所进行实习。这不仅能够让你接触更多类型的患者，同时还会让你感受一下未来可能不会从事的其他临床类别。

　　现在的临床类别非常多，表 2.1 列出了你可能接触到的几个大的临床专业类别。

临床工作

　　在转科的过程中，你会接触到专家和他们的医疗团队。过去的 20 年，英国调整

表 2.1 你可能遇到的临床环境

初级医疗[a]	二级治疗（住院患者和门诊患者）[b]
GP 外科	医学专业
社区诊所	外科
出诊	麻醉科
	精神科

[a] **初级医疗**是医生最先接触到患者的医疗服务，初级医疗服务包括 GP 外科、口腔、药物和其他社区医疗服务

[b] **二级治疗**是由专科医生提供的医疗服务，接受这类医疗服务的患者通常是由提供初级医疗的医生转诊而来。大部分专科医生在医院就职，因此二级治疗往往等同于医院治疗

了专家医疗团队的培训和结构。根据当地的医疗资源，专家医疗团队包括一名规培医生（foundation doctor）和（或）一名专业实习医生（specialist trainee）。规培医生可以是为期 1 年的（foundation year 1，FY1），也可以是为期 2 年的（foundation year 2，FY2）。专业实习医生 1 年到 5 年的都可以。这种结构分别取代了之前的实习医生和专科住院医师制度。

你可能也会发现有时你与 GP 和他们的医疗团队一起提供初级医疗服务。

你也有可能去社区专科门诊实习，例如糖尿病门诊或尿失禁门诊，或是接触到社区医疗团队，例如地区巡回服务护士或其他专业护士。有时你需要到患者家中为患者提供医疗服务。在初级医疗和二级医疗中，你可能会遇到由专科护士或执业护士运营的诊所。虽然这些术语在不同的国家有所不同，甚至在一个国家的不同地区术语也有可能不同，但他们通常都接受过训练，具有良好的临床技能和很扎实的专业知识。

临床教学可通过严格的课程安排进行，也可以在日常临床工作中进行。

正式的临床教学方法

主要有三种方式：

1. **小组教学（group teaching）**。一名医生可能带 2 ～ 10 名实习生进行临床教学。其中一名学生（通常是随机挑选）采集病史或为患者做检查。这时要积极主动，不要退缩。当医生将你挑选出来后，大家会注意到你，你可能会感到害怕、尴尬，但是如果你退缩，你会更害怕。不要错过这种实习经验（可能很少会遇到），因为这时医生一般会传授一些很重要但一般不容易获得的知识。

2. **门诊教学（outpatient teaching）**。当医生出门诊时（图 2.2），你可以和医生一起接触患者，或是你自己与患者进行交流，然后将患者的相关情况告知医生。

3. **查房（ward rounds）**。专家和他们的医疗团队查房，查看患者的有关情况。一般情况下，学生都需要去查房。现在查房变得越来越快（一般是时间紧张所致），教学价值往往没有被完全开发出来。

在实习早期，你会发现在按照时间表安排的实习阶段你一般只是在旁边观察，尤其是在查房、GP 外科或门诊时。你在这些临床单位中能够学到什么与你的热情以及你的实习老师有关。然而，你应该注意以下几点，从而学到更多。

- 仔细听医生提问的问题以及患者的回答。

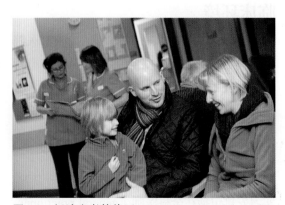

图 2.2 门诊患者等待区

- 临床医生是否让患者放松？
- 医生在为患者做检查之前，是否获得了患者的同意？
- 观察医生与患者之间的非语言交流（见第 3 章）。
- 仔细想想医生哪些方面做得好，哪些方面还需改进。
- 就医生对患者采取的措施，不要害怕询问医生为什么要这样做。
- 还需要询问医生患者的诊疗计划（也称管理）是什么。
- 当你有时间时，查看一下你所感兴趣的病例。

非计划性临床教学

在临床实践中，你也会有自由时间。在这段时间，你留在病房会浪费时间，在家里可能会感到空虚，达不到预期目标。你可以系统地利用这段时间，达到事半功倍的效果。

- 你可以对住院患者采集病史，然后以口头或书面方式交给老师进行审阅，以这种方式来学习获取病史。
- 一旦遇到一名患者，你一定要跟踪患者的进展情况；查看患者进行了哪些检查、诊断是什么、接受了哪些治疗以及这些治疗方法是否有效。
- 学习检查技能时，要约上一两名学生一起去为患者做检查（如果你单独去，就不会有那种做检查的氛围）。
- 快结束时，这种自学方式可能会升级为"追踪患者"这种不讨喜的行为。"这是136B 病房的脾"这样的话语将会成为口头禅（图 2.3）。有时，明白何时不为患者做检查也是一种重要的临床技能。
- 病房的医生可能会很忙，此时，你很容易会成为他们的后备人员。要有热情——如

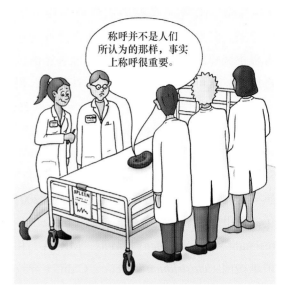

图 2.3 称呼的重要性
© Paul Brown，Medical Illustrations Leeds

果你很愿意与住院医师和护士接触，对他们的态度友好，你将会很受欢迎。
- 模仿住院医师对你的学习会有很大帮助。你尽可能地帮助他们做事，这样他们会有更多的时间讨论问题。

患者的感受

患者对医院实习生的态度有很大的差异性。有时，是学生自己因"追踪患者"这种行为导致患者的反感。然而，大部分患者还是比较喜欢实习生的。这不仅是因为实习生能使患者在医院的这段时间不再那么无聊，而且实习生是唯一有足够时间倾听患者**所有**抱怨和担忧的"医生"。请记住，对患者的态度要好；在完成病史采集和检查时要感谢患者。

感染控制

在初级和二级医疗中，控制感染很重要，作为医学生，你要认识到控制感染的重要性。医院获得性感染（healthcare-acquired infections，HCAI）是指因医疗行为而导致的感染，其发病率增高了。如果医生在为患者提供医疗服务时注意卫生，采取合适的消毒措施，就可以避免这类感染。在英国，根据国家卫生和保健研究所（National Institute for Health and Care Excellence，NICE）的报告，英国全民医疗服务制度（National Health System，NHS）覆盖范围内，每年医疗获得性感染的人数约为 300 000 人。据报告，在 2007 年，耐甲氧西林金黄色葡萄球菌（meticillin-resistant *staphylococcus aureus*，MRSA）和艰难梭菌（*clostridium difficile*，C diff）导致了英国医院和初级医疗机构内约 9000 名患者的死亡。在世界范围内的很多医疗系统都存在这个问题，而且世界卫生组织（World Health Organization，WHO）也认识到了这个问题。

实习时，采取一些简单的步骤就可以将 HCAI 的发生率降到最低水平。

- 穿短袖或短裤（或是可以很容易卷起来的衣服）。
- 保持指甲（nails）短而干净。
- 不戴首饰和手表。
- 如果有可能接触患者的血液、尿液、粪便等体液，你要戴手套。另外，如果患者携带有可能通过接触就可以传播的病原体，你也要戴手套。见例 2.1。
- 如果有可能被上述提到的体液溅到，就要穿戴围裙。如果患者携带 MRSA 这种病原体，在进入房间之前或进入房间后要穿戴手套和围裙。当完成医疗行为后，应将这些一次性物品置于屋内专门的垃圾桶内，以使这些具有传染性的物品能被恰当地处置。一定不要将一次性手套、围裙这类防护用品带到房间外。
- 如果你要去做手术，如果上手术台，卫生

例 2.1

问题。 我知道在医疗过程中为什么要戴手套，但是我对乳胶过敏。我该怎么办？

讨论。 现在已经有了低变应原性替代物，如丁腈手套。对乳胶过敏，可以选择这类手套。所有医疗单位都有控制感染的措施办法，而且有责任为员工的过敏问题提供合适的替代物来解决。

要求会更高。老师会教你如何正确洗手，以及如何穿戴手套、防护服、鞋套和口罩。

洗手

洗手是减少初级和二级医疗结构传染病传播的一种简单但非常重要的方法。因此，在这本书中涉及的很多检查中，我们都会不断地强调洗手问题。我们希望你在为患者做检查时，让洗手成为一种习惯、一种本能。

WHO 提出了统一的洗手方法，在全球范围内适用，且列出了需要洗手的五个时间段或是五种情况：

1. 接触患者之前；
2. 在行无菌操作之前；
3. 可能接触了体液之后；
4. 接触患者之后；
5. 接触患者周围的环境之后。

洗手的正确方法见图 2.4。

用毛巾擦干手会减少细菌量，不要省略这一步。在医院和 GP 这些医疗场所一般都会有洗手设施，患者家中也会有，可能会比较简陋。在这种情况下，医生去患者家中提供医疗服务时，往往会带上几瓶比较好携带的乙醇凝胶。只要手不是很脏，用乙醇凝胶

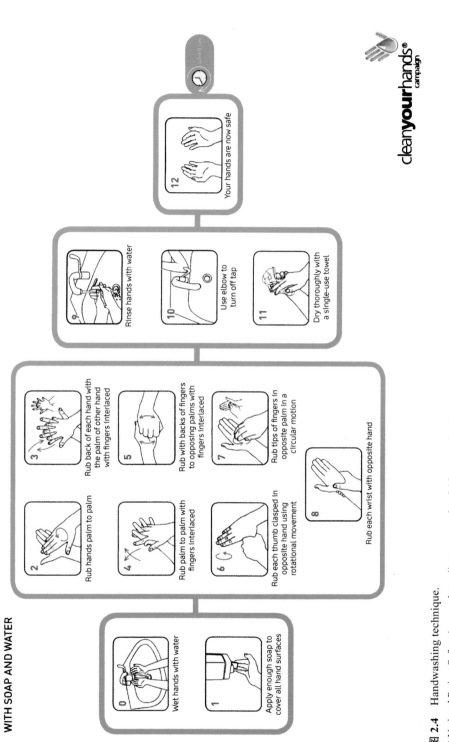

图 2.4 Handwashing technique.

© National Patient Safety Agency. **http://www.npsa.nhs.uk/cleanyourhands/.**

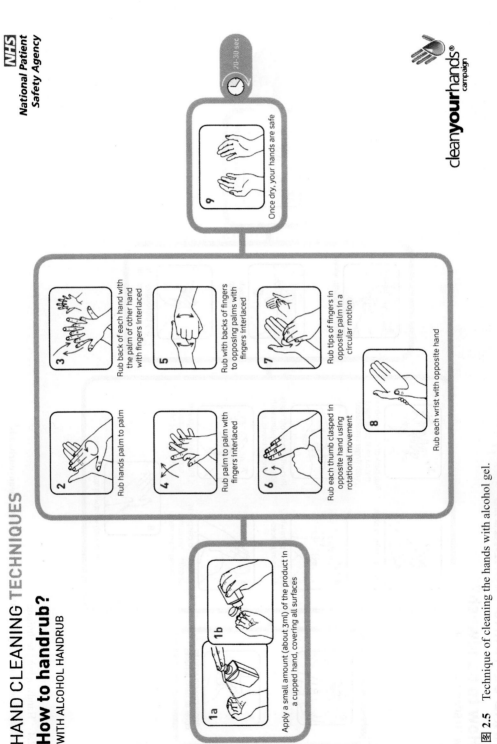

图 2.5 Technique of cleaning the hands with alcohol gel.

洗手就足够了（图 2.5）。

如果你的手很脏或是在行无菌操作之间，必须用肥皂和水将手洗干净。见例 2.2 和例 2.3。

例 2.2

我现在对多种物质过敏，且我手上有湿疹。我担心洗手和用乙醇搓洗会加重湿疹或引起皮疹（rash）。

在工作时，医生要经常重复地洗手，且这样会使皮肤很干，从而会进一步加重皮疹。因此，这个问题真的很重要。而且，手上的皮疹也是微生物滋生的温床，因此，有必要尽可能地让你的手保持干净。如果你对肥皂中的香水样物质过敏，现在有低过敏性肥皂，你可以使用这类肥皂。只要你的手不粘有土，用乙醇凝胶就可以将手清洗干净，而且乙醇凝胶不会像肥皂和水那样导致手很干燥。乙醇也不会导致过敏。大部分医疗单位都提供保湿霜，不会因为洗手而使手变得干燥。

例 2.3

洗完手后，我还需要再用乙醇凝胶清洗吗？

没有必要这样做，而且也没有证据支持这样做，即使有一项研究表明乙醇凝胶在预防导尿管革兰氏阴性杆菌感染方面的效果要比肥皂和水好。有这种可能性，即使用这两种洗手方法，手部清洁的效果会更好；在做尿管插入和静脉穿刺等这类侵入性操作之前，有可能同时采用这两种洗手方法。

临床技能中心

很多医学院校都有临床技能中心，学生在此处可以练习很多临床技能，如如何使用听诊器（stethoscope）、眼底镜（ophthalmoscope）以及静脉导管插入等操作。会用到影像资料、计算机和仿真人（仿真患者）。对于练习相关的技能这些是很好的方法，但是你要明白，没有实际接触患者，只靠这样的练习是无法学好这些技能的。

非临床技能（non-clinical skills）

和其他很多专业一样，医学生的学习、培训、工作和生活是值得的，但会很紧张，需要全身心投入。似乎有数不清的信息来源告诉你该做什么；读很多教材、看很多文献、考试、练习操作技能，当你完成这些，再读更多的书。

然而，你也要注意非临床事务。要与你的家人和朋友保持好关系（你会不可避免地与一些老朋友失去联系，但会建立一些新关系）。学生都会有像运动、音乐、艺术以及

要点

- 空闲时间可能效率不高，但是在注意力集中、积极热情时，你的效率就会非常高
- 要了解你所在的医疗单位感染控制程序
- 学习洗手的方法
- 只要你的手不是很脏，乙醇凝胶就是一种很好的洗手用品
- 在整个职业生涯中，要不断磨练自己的非临床技能

莫里斯舞这种很少人知道的兴趣爱好。尽量保持这些兴趣爱好。有时考试或其他任务会占用所有的时间，但是一旦这些事情过去，你可以重拾自己的兴趣爱好。简单来讲，要时常通过兴趣爱好来放松自己。兴趣爱好不仅能够使人不再那么紧绷、抑郁，而且会让医生与有同样兴趣爱好的患者有共同的话题，更容易沟通。要兼顾好工作和家庭生活，学会放松，享受生活也是一项非常重要的非临床技能。

第3章　病史采集和相关检查的核心内容

引言

恭喜!如果你学到这一章,你或者是将要结束医学院的学习,或者也有可能是一名正在进修以提高临床技能的护士。你想为患者提供最好的医疗服务,治愈他们或是减轻其病情。病史采集与检查正是医疗服务的第一步,而本章就是介绍这些技能。在这两种技能中,病史采集比较重要,有利于让你发现病因(诊断)。检查的作用在于为你的猜测提供证据。当然,医学不是那么容易的,有时你需要根据来自于患者的新证据或是根据最近为患者进行的检查所见或是患者的检查结果发现,重新思考之前的预诊断。即使你根据病史无法做出诊断,但如果病史采集得好,就可以根据病史判断出患者是哪个系统出了问题,然后为患者安排最合适的检查。我们不仅会为你介绍病史采集与检查方面的内容,还会为你介绍交流技巧方面的问题。你需要认识到交流的核心内容是强化你的"床边礼仪"(bedside manner)并与患者产生共鸣。如果你的沟通技巧很过关,这会让你的治疗过程更为顺畅。最后,完成病史采集和检查后,需要将相关信息以口头或书面方式报告给相关人员。本章内容主要是讲如何提高这些技能以及学会回答导师提问的补充性问题。我们认为这些就是你需要掌握的病史采集和检查的核心内容。

沟通技巧引言

沟通是医疗行业的生命线。通过沟通,医生可以从患者那里获得相关信息,根据这些信息作出初步诊断,并将这些信息转化为医学语言,从而可以将其传递给医疗团队中的其他成员,或是如果有必要,可以传递给其他专业的医护人员。一旦做出诊疗计划，就需要将医学语言转化为患者容易明白的日常用语，让患者根据这些信息做出决定，使患者成功地参与到治疗过程中来。当然，在这个过程中谁都可能会犯错。例 3.1 讨论。

为什么沟通很重要？

从传统上讲，患者来就诊，医生为患者做诊断，提供治疗措施，然后患者被动地接受治疗。一般认为这就是"医疗模式"（medical model）（虽然很多行业都是类似的模式）。然而，在谈到医疗行业，有研究表明，这种沟通模式是不够的。沟通不良或是不充分会令患者很不满意，因为患者认为医生并没有理解他们的担忧；患者可能根本就

没有明白自己的病情，或是不明白如何服药［称为缺乏协调性（concordance）或是依从性差（lack of compliance）］。另外，患者不满意就可能会投诉，甚至会提起诉讼。

人们愈来愈认识到沟通技能（communication skills）在本科生教育中变得越来越重要，需要重点关注。现在有多种沟通模式，这有利于更好、更快地做出诊断，更好地治疗，同时又能提高患者的满意度（例 3.2）。沟通技能在初级医疗单位尤其重要，全科医生（general practioner，GP）必须重视沟通技能，交流时要重点突出，且要简洁。好消息是技能是可以讲授的，在英国的具体做法是 GP 会将沟通过程录制下来，并将沟通结果反馈给实习医生。英国在这方面做得非常好。沟通技能方面的知识增长得太快，这本书无法涵盖全部内容。我们推荐 Peter Washer 为我们更详尽地讲述临床沟通技能。

例 3.1

问题。为什么医学专业会出现医学术语？难道医学行业就不能使用大家都能懂、比较简单的语言吗？

讨论。你使用"术语"这个词很有意思，因为"术语"是个模棱两可的词汇。术语既可以指某个行业的专业语言，也可以指胡言乱语。有时媒体似乎是强调后者的那个意思，使用一些高大上的词来描述医疗行业，提高医生的地位和神秘性。事实上，医学术语为医疗行业带来了精准性，医生之间用医学术语进行交流，很快就会理解彼此的意思。例如：心房颤动（atrial fibrillation）、室上性心动过速（supraventricular tachycardia，SVT）和室性心动过速（ventricular tachycardia）都会引起心悸（palpitation），但治疗方法大不相同。

例 3.2

问题。你说有很多交流模式，但是却没有详细阐述其中的任何一种。为什么？

讨论。该引言的目的是为了让你意识到交流的重要性，让你明白现在有多种交流模式。然而，这本书强调的重点是通过病史采集和检查做出诊断。只有你熟悉了这些技能，再看这些模式，才有利于提高技能。有些模式的重点不在诊断，而在治疗和调整行为方面，甚至在如何告知坏消息的方面。所有这些都很重要，但我们希望你先学会走，再学跑。我们所做的是让你先注意简单的事件，然后再开始非语言交流这些重要的技能，以及这些技能是如何影响患者的。

非语言交流

什么是非语言交流？

非语言交流是指你与患者通过非语言的方式进行交流，例如，通过外表、面部表情、肢体语言（body language）等，主要的非语言交流方式有：

- 外表；
- 面部表情；
- 眼睛；
- 个人舒适距离；
- 肢体语言与态度；
- 姿势（gesture）；
- 接触；
- 说话的语调、节奏和感染力。

为什么非语言交流很重要？

非语言交流使用得好，可以让你与患者相处得好，关系和谐，有利于诊疗工作的进行。而且也有助于患者重视医生所提供的诊疗信息。如果你忽视非语言信息，或是没有给予足够的重视，会对诊疗工作产生不利影响。你与患者之间的关系就会疏远，患者不会配合你的诊疗工作，你可能会给出相互矛盾的信息，例如：你所说的与你肢体语言所表达的不是一个意思，这样，你在患者心目中的威信会下降。

要如何做？

好消息是很多医学生都不是从头开始学。事实上，很多医学生在感知和影响他人方面已有基础和能力。然而，你需要在新的临床环境中调整自己的能力。大部分医学生已经有了与患者相处的经验，而且能够在相似的环境中以患者为中心。

外表

毫无疑问，你为患者留下的第一印象（first impression）要好，而且穿着要得体。要避免两个极端：穿着不要太随意，也不要太标新立异。要穿得舒服，还要符合实际情况（见第 2 章 "感染控制" 部分）：要穿短袖上衣。如果戴领带，要确保领带塞在衣服内，或是用领带别针夹住，不要让领带垂下来，与患者近距离接触。见例 3.3。

面部表情

面部表情能够为他人提供很多信息，而且在不同文化中交流障碍会很低。例如：在世界范围内，即使有语言障碍（language barrier），人们对幸福或悲伤的面部表情的认知是相同的。所以，我们建议你在开始与患者接触时，面部表情要放松，要面带微笑。另外，你还需记住，交流是双向过程。所以，你在感知他人时，要判断他人是否处于痛苦、抑郁、放松、烦躁中等。

眼睛

虽然眼睛是面部表情的一部分，但是有两个主要原因让我们单独讨论眼睛这种非语言交流方式。第一，与患者的眼神接触（eye contact）是建立信任、表达你对患者的情况感兴趣的重要手段，因此，你与患者的眼神接触很重要。眼神接触太少表明你对患者的情况不感兴趣。如果眼神接触太多，也就是盯着患者看，会让患者觉得你有些盛气凌人，或是感觉你很奇怪。第二，你的眼神会表达许多信息，有时甚至当你板着脸时你的眼神会泄露你内心的情绪，例如：在告知坏消息之前，你的眼神会泄露很多信息。

而且需要根据患者的眼神判断患者的情

例3.3

问题。 我认为我的工作能力很强，但工作时间长、强度大，因此，我要穿得随意、舒服。如果我获得了医学学位，我穿什么以及人们如何看这个问题就不是很重要了。

讨论。 我过去也这样认为。但是，不管你喜不喜欢，外表很重要。记得我过去到患者家中提供诊疗服务，我上身穿橄榄球服，外面套的是白色外套。有次我碰到一个脊柱裂（spina bifida）的年轻女孩，病情非常严重，需要静脉给药和密切观察。她的父母很爱她，几乎每个周末都会来看她，我会告知其父母患者病情的进展情况。很幸运，女孩痊愈了。一周后，我在过道遇到了患者的父亲。他感谢我为他的女儿所做的一切，然后他承认他和妻子在我给患者进行治疗时很担心，因为我的外表令他们不太相信我的医术。这对夫妻都是普通人，在这方面没有经过培训，所以，当我认识到只是因为我的穿着问题而导致他们不必要的担心，我感觉很糟。从那以后，我依然穿得很舒服，但很得体，因为我不想让我的患者或者家属因为我的穿着而产生不必要的担心。不管喜不喜欢，人们都会根据你的外表而做出评价。请记住你看诊的大部分患者的年龄都比你大，可能会比你更传统（除非你是儿科医生）。

绪感受。如果患者的眼神一直在躲闪，他们可能是感到焦虑、心虚、尴尬以及隐藏某些事情。患者的眼神可提供一些线索，因此，一定要加以注意。

个人舒适距离

每个人的周围都有一个人们平时忽略但事实上存在的区域，认为这个区域就是自己的领域。如果有人跨入这个区域，就会感到受到威胁。一旦感觉受到威胁，人往往会后退一步，让自己感到舒服。文化不同，甚至是在同一个文化内，个人舒适距离都是不同的，因而，可能会产生很多误解。我清楚地记得，当我还比较年轻的时候，有一名非裔男性站在离我较近之处与我握手（这是他的风俗习惯），我当时感到非常尴尬。

肢体语言与态度

肢体语言与态度很重要，因为你的坐、站方式会很容易地造成无意识障碍。当你采集病史时，要与患者面对面，或是与患者处于合适角度（不要大于90°）。如果有可能，尽量与患者平视，如果你的视线高于患者，会使你看起来有点盛气凌人，患者会有受到威胁的感觉。不要抱胸，也不要翘二郎腿，因为这些肢体语言传达的意思是你在防御他人。对待患者要温和，且要通过恰当的眼神接触，表现出你对患者的病情感兴趣。与此同时，观察患者的态度，判断患者是否处于放松状态，是否看起来比较僵硬、焦躁，甚至处于攻击状态。这些肢体语言表明你应当采取恰当措施，例如，将患者即将爆发的情绪安抚下来。

姿势

不同的人姿势不同，有些活泼外向的人姿势可能会很多，而有些人会很少。因此，怎么舒服怎么来，但是，你需要明白过多的姿势会让人分心。然而，如果姿势用得恰当，会让他人对你口头表达的意思印象更深刻。另外，点头等姿势表明你对患者所说的内容感兴趣。

接触

不同的人，接触不同。有些人接触他人的动作会比较多。有些医生会与患者握手，而握手是表达感情的一种强烈方式，表示有同感。不好的一面就是有些患者不喜欢接触，尤其是与陌生人接触，因此，接触是一个很微妙的问题，需要良好的判断力。

说话的语调、节奏和感染力

说话的语调、节奏和感染力包括在非语言交流内，因为说话时除了语言本身会传达意思外，说话的语调、节奏和感染力也会传达意思。如果你说话很枯燥、费力、呆板，你所传达的意思也是枯燥、呆板的。如果说话时语气很愉悦，可能表明你并没有认真对待。语调迟疑给他人传达的信息是你缺乏自信。关注患者说话时的语调、节奏和感染力后，你会发现患者可能患有的疾病。如果患者说话很枯燥、费力、呆板，可能表明患者有抑郁症，甚至是帕金森病（Parkinson's disease）（见第 6 章）。如果患者说话时欣快，语速极快，往往从一个话题跳到另外一个话题，表明患者可能患有轻度躁狂这种精神疾患。如果患者说话磕磕绊绊，表明患者可能比较焦虑，甚至有大脑功能障碍方面的问题（见第 6 章）。

例 3.4 和例 3.5 重点阐述交流过程中常会遇到的问题。

病史采集与相关检查概述

当患者就诊时，医生会判断是哪些原因导致了患者的症状。要做出判断，医生会使用三项技能：

- 医生讨论患者病情（病史采集）；
- 让患者做相关检查；
- 医生做综合分析。

本章将讨论前两项技能——病史采集和检查。

例 3.4

问题。我开始感到迷茫了，你还未开始讲授病史采集和检查方面的课程。你讲述了太多的眼神接触以及说太多都不好；对某些患者可以有身体上的接触，但有些患者不可以；我们绝不能侵入他人领域，然后就没有说其他内容了。我们到底如何做才比较恰当呢？

讨论。你应该知道如何与患者进行交流了，我这样说你可能会感到愤怒。我们所做的一切只是想让你意识到哪些方面可能会出错——而且在以后的工作中，这些方面就会出错。例如，如果你的身体接触某患者时，他往后退缩，你应该立即道歉，并记住以后与该患者相处时不要这么做。你与患者的交流过程，包括语言和非语言，就是一系列的谈判过程。所以，你侵入了他人的个人舒适距离，他人就会向后退缩，这是在告诉你，你威胁到了他，你必须尊重他。在参加工作面试时，也要注意到这些。上述大部分的讨论内容在访谈类的环境中都有用。你要尽可能地给人留下好印象，这样你的专业知识才能充分发挥出来。

例 3.5

问题。我听说医生的交流技能一般都很差。这是真的吗？

讨论。医疗卫生工作人员这一群体非常大，有<u>些</u>医生的交流能力很强，有<u>些</u>医生的交流能力就比较差。医生也是普通人，交流能力好的医生所占比例与普通人群是一样的。本章会阐述这方面的问题，不管你在这方面的能力有多好，通过本章的学习，在这方面的能力都会有所提高。然而，就像其他技能一样，不同的人能力改善情况不同，这与个人的情况有关。对于我来讲，交流方面最迫切的问题是时间。当我像你还是个学生的时候，似乎有很多时间可以让自己完成一份非常完整的记录（考试除外）。当我真正开始工作时，工作压力非常大，对此我感到很震惊。患者在急诊外或门诊外排着长队等候，护士周围都是患者，然后护士就会催促你速度快点，以便减少等待区的患者数量。这种紧张氛围会影响我的诊疗工作。其他因素也会影响你的诊疗工作，这些因素包括疲惫（所以如果第二天的工作压力很大，头一天晚上不要太累）、错过饭点没有吃饭或是生活中的悲剧事件等。如果有可能，尽量避免可能影响你诊疗工作的各种因素，同时不要忘记前一章提到的要与你的家人、朋友保持联系。希望通过这章的学习，使你在诊疗工作中能正常发挥，甚至在极大的压力下也能够正常发挥。

病史采集

什么是病史？

病史是指疾病发生的来龙去脉。包括两个主要内容：

- 患者所提供的"原始"主诉；
- 医生通过分析获得的信息。

目标是：

- 有助于做诊断——医生的主观判断；
- 评价患者症状对其生活的影响。

有时只靠病史就会得出一个明确诊断，但是一般情况下，根据病史会推断出多个可能诊断——也就是不同诊断。

如何采集病史？

病史采集包括两大部分：

- 与患者建立良好关系——"床边礼仪"；
- 详细分析评价患者病情。

"床边礼仪"

医生的"床边礼仪"是医生对患者的态度，很重要，原因有以下几点：

- **同情心**。患者来就诊时，往往情绪比较低落。基于人文关怀，医生应该让患者感到放松。
- **自信**。好的"床边礼仪"就是增加患者的信心，认为医生会为自己进行恰当的诊疗服务，从而让患者放心。
- **做好自己的工作**。患者越放松，就越能无所拘束地将自己的问题告知医生。医生获得的信息越多，越有可能做出正确的诊断——而正确诊断是有效治疗的基础。

如何培养良好的"床边礼仪"？

培养好的"床边礼仪"的关键在于你能够理解非语言交流和你所谈到的事情。很多学生尽量让自己友好、面带微笑以及与患者开玩笑，很多患者也喜欢这样——这就是重点。但是患者往往视医生的这些愉悦行为为医生根本不知道自己在做什么；在涉及自己的病情时，有些患者就不喜欢这种嘻嘻哈哈的行为。

我自己的意见是握手时要自信且带些威严，而且不避讳问题；友好且体贴；自信但不会误解别人。

- 介绍自己，主动与他人握手（见例 3.6）。像这样介绍自己，"嗨，我是 MichaelaQuinn，是一名大三的医学生。我想跟您讨论一下您来医院的原因，您介意吗？"
- 大部分患者会坐下来和你谈一谈。你也要坐下来，不要站着。你询问是否可以坐在他们旁边，获得同意后，坐在离他们合适距离的地方，不要太远，也不要太近。
- 不要让自己表现得很忙，没时间听患者讲述。患者往往认为医生有很多重要的事情要处理。如果你看起来很匆忙，患者会犹豫是否要用他们认为"很微不足道的问题"来打扰你。

例 3.6

问题。我不知道自己是应该握手还是不握。是不是握手这种礼仪有些老旧、传统了？

讨论。当你见到老师、汽车销售员或医生时，握手是没有问题的，建议你这么做。当你遇到患有关节炎或是年老且身体比较脆弱的患者时，就要小心了，握手时不要太用劲，避免引起不适。如果你发现将要与你握手的人比较抗拒，就不要握手了。

详细分析评价患者病情

目标是：

- 要查找有利于诊断的线索——这样，才能选择合适的治疗方法。
- 确定这些症状对患者生活的影响——在此基础上，才能选择合适的治疗策略来帮助他们。例如：年龄较大且关节疼痛的患者可能无法去购物，可能需要有人帮助其购物。

病史的一个重要部分就是针对患者主诉的问题直接提问。首先，确定患者现在最基本的病情是什么（**现在疾病情况**）。然后获得现在疾病情况更详细的信息。例如，该疾病是从何时开始的，持续了多长时间（这称为主诉）。

还应获得其他重要信息，包括：

- 药物史（drug history）；
- 家族史（family history）；
- 个人史（social history）；
- 其他症状。

这往往很复杂。即使是评价最简单的病情也会遇到大问题，将在后面重点讨论。

主诉

你需要确定患者目前的问题是什么以及患者为什么来就诊。像这样问"你为什么来医院就诊？"，患者可能会用一个疾病诊断来回答，如"心脏病发作"（heart attack）。然后，你可以围绕着症状这样问，"这对你有什么影响？"或是"你感觉怎么样？"

主诉

为进一步评价现在疾病情况，你需要针

对病因和目前症状的影响做进一步询问。这称之为主诉。具体例子见表 3.1。

问什么

1. 为获得症状方面更详细的信息，你可能询问：

- 部位；
- 持续时间 / 发病时间；

表 3.1　主诉：头痛（headache）患者

现在病情
头痛
主诉的详细信息
持续时间：3 小时
发病：起病急，1 分钟时最严重
部位：后脑
严重程度：10/10
特征：钝痛
易感因素：患者在看电视时，突然发作
缓解因素：对乙酰氨基酚没有效果，co-codamol（英国产的镇痛药物，是少量阿片类镇痛药物与对乙酰氨基酚的混合物）部分缓解
之前相似症状：之前没有疼痛
所涉及系统的其他症状
晕眩（dizziness）：无
复视（diplopia）：无
听力丧失：无
虚弱：无
晕厥：一开始摔倒在地上，是否晕过去，不太清楚
与可能病因有关的问题
其中一个可能原因是蛛网膜下腔出血（subarachnoid haemorrhage）。蛛网膜下腔出血也会引起呕吐（vomiting），而且高血压（high blood pressure）患者更容易出现蛛网膜下腔出血，所以，还要查看：
呕吐：两次
高血压：无
症状对患者生活的影响
短时间内没有太大的影响

- 严重程度（如果必要，还可以询问患者的疼痛级别，最高疼痛级别为 10）；
- 特征；
- 易感因素；
- 缓解因素；
- 之前遭受过的相似症状。

对于不同的症状，上述特征的差异性很大，我们需要认识到这一点，这很重要。要知道对每个症状需要了解的细节要到哪一步以及对每个症状哪些问题是最有用的，这需要医生拥有大量的经验和知识。尽量避免"诱导性提问"（leading question）。要注意易受他人影响的患者很可能会根据你的提问做出的回答导致你做出错误的结论。如果患者有胸痛，你怀疑患者可能患有心绞痛，你想知道患者是否是劳力性心绞痛（angina）。你不要问"是否是走路导致的胸痛？"，而是要这样问"是不是你做了什么而导致了胸痛？"，如果患者的回答是"是"，然后你再问"你做了什么导致了胸痛？"，这样会保证得到真正的答案。但是，如果发现患者的回答含含糊糊，或是回答上有困难，你可以直接一点问"是否是走路引起的胸痛？"这样比较合适。处理患者含糊回答的办法，见例 3.7。

2. 发现所涉及系统的其他症状。因此，如果患者称自己咳血（haemoptysis，咯血），这是呼吸系统（respiratory symptom）的问题，然后你就可以问咳嗽、痰液（phlegm）、呼吸急促、喘鸣和胸痛等方面的问题。

3. 询问可能病因方面的问题。对于咯血的患者，你应该想一想导致咯血的原因可能有哪些，询问有关可能原因方面的问题。如果是肺栓塞引起的，你可以询问患者最近的手术史、胸膜炎性胸痛、腿部肿胀——或是如果你想到可能是肺癌（lung cancer）所致，

例 3.7

问题。我没有问题要问患者。但是，我发现患者往往说的内容很多却很少有我需要的信息，但当我插话想知道关于患者主诉方面更详细的内容时，我会不自觉地感到自己没有礼貌。

讨论。有些患者恨不得把有关疾病的所有情况都告知医生。他们会从一个问题说到另外一个问题，还会涉及过去的种种情况，显然，患者是在随意地说，会说一些不符合其症状的诊断。你很想在患者转移话题时打断他们，让他们具体说明某个问题的详细情况。但是，如果是在问诊的早些时候这样做，就不太礼貌。你可以让患者自由发挥 2～3 分钟，然后再打断。不要问患者太多问题。当你让患者说时，你听就可以了。之后，你为患者总结病情，下面是你如何向下进行的建议。例如，"所以你是名糖尿病患者，依靠胰岛素进行治疗，直到 5 天前，你的血糖控制一直很好。之后，你就病了，不想吃饭。今天早晨肚子疼，而且呕吐两次。现在，我想问你有关肚子疼的问题……"

你可以询问患者的体重和吸烟情况。

4. 发现症状对患者生活的影响。询问病情是如何影响患者的生活的。例如患病后，他们是否不得不停止工作，或是不能再继续自己的兴趣爱好，或是不能够去购物了。

提示

询问之前的发作情况也很有用。例如，患者后脑严重疼痛——提示患者可能有蛛网膜下腔出血（脑部出血）。如果患者告诉你去年也出现过这种情况，有 7 次，那么就不太可能是蛛网膜下腔出血；如果患者告诉你之前没有出现过这种情况，很有可能是蛛网膜下腔出血。

提示

问"上次是什么时候发生的"以及"然后呢？"这样的问题也很有用。

既往史（past medical history）

研究过去病史有两大原因：

- 如果患者有较长的病史，则现在的新症状很有可能与慢性疾病有关。
- 既往史有利于确定患者愿意让医生参与到治疗过程中的程度。例如：有两名患者均患有肺癌，其中一名由于卒中（stroke），长时间处于严重的伤残状态，而另外一名病情控制比较好，这两名患者在对待化疗或放疗方面的态度可能会不同。

问什么

有些患者甚至可能会忘记之前的疾病情况，这时你需要深挖，发现患者之前的患病情况。这样问"你之前患过慢性病吗？"以及"你之前住过院吗？"

要仔细询问常见重要病情的相关情况：

- 心脏病
- 心绞痛
- 卒中
- 高血压
- 风湿热（rheumatic fever）
- 肺结核（pulmonary tuberculosis）
- 糖尿病（diabetes）
- 癫痫（epilepsy）

- 黄疸（jaundice）
- 慢性支气管炎（chronic bronchitis）/肺气肿
  （emphysema）
- 贫血（anaemia）
- 胃溃疡（gastric ulcer）
- 手术
- 过敏

当患者说"是"时，你必须尽量为诊断找出证据。例如，如果患者说自己之前患过中风，你就要问"中风对你产生了什么样的影响？"

既往史还包括喝酒和吸烟（学生一般将喝酒和吸烟包括在个人史中）。了解患者的完整饮酒和吸烟史（smoking history）很重要，这是因为患者可能会告诉你他目前不吸烟、不喝酒，但是很有可能是患者昨天戒的烟，两年前戒的酒。

提示

最好用"high blood pressure（高血压）"这个词来问患者，不要用"hypertension（也是高血压的意思）"这个词。因为很多患者认为 hypertension 是一种神经疾患。

药物史

药物史很重要，原因是：
- 药物的不良反应可能与患者的部分或全部病情有关。例如，如果患者最近腹泻（diarrhea），了解患者最近是否在使用抗生素很重要。
- 在为患者调整治疗方案或是开始新的治疗方案之前，你需要了解患者目前在服用哪些药物：
  - 如果知道患者在服用某种药物来治疗某种疾病，你还需要知道其剂量。如果患者心衰病情在恶化，且患者服用

的药物就是速尿，剂量为 80 mg，再给患者开 80 mg 的速尿效果就不大了。
- 你需要确保之前的治疗药物与现在的药物合用后不会产生新的问题，从而加重原有问题。如果你想让患者服用非甾体抗炎药，如双氯芬酸，知道患者是否在服用抗凝药物［如华法林（warfarin）］很重要。如果患者服用抗凝药物华法林的同时，你又让患者服用双氯芬酸，会大大增加患者胃部出血的风险。
- 患者所服用的药物会提示患者患有哪些疾病。例如，如果患者正在服用美沙拉嗪，这提示患者患有肠道炎症性疾病。

问什么

患者往往不太确定自己正在服用哪些药物，服用的药物越多（多种药物），回忆正在服用哪些药物的困难也越大。同样，患者服用的药物越多，药物发生不良交互作用的风险也越大——所以你应该了解患者所服用的药物。

这样问患者，"你现在是否在使用片类、吸入剂或是滴剂类药物？"如果患者回答是，再问患者是否带药物。

- 如果患者携带，仔细地查看药盒或药瓶，看看上面的标签。标签上一般会有药物的名称、剂量以及服用方法。往往标签会过期，或是患者在服用药物方面的依从性较差，所以你要问患者他自己想服用哪些药物、其剂量以及频次。将患者的反应记录下来。
- 如果没有携带，让患者列出自己目前正在服用的药物。再强调一次，与患者一一核对患者正在服用的药物。

患者往往不是很确定自己正在服用的

药物有哪些。尤其是住院患者，因为患者在住院时药物往往在更换。在患者的床尾处一般会有一个药物记录单。如果患者说不清可以查看其药物记录。每个医院的药物记录都不同。询问病房医生或护士有关药物记录的相关内容。如果你对某些药物有疑问，可以查阅《英国国家处方集》(*British National Formulary*)。《英国国家处方集》是一本很有价值的药物工具书，病房一般会有（现在已经有在线版了）。

提示

当你询问患者的服药情况时，不要使用"drugs"这个词，因为很多患者认为 drugs 指的是可卡因、海洛因等毒品。你要用药片（tablets）、药物（medicines）或是吸入剂（inhalers）等词。

家族史

家族史有时会提示医生患者患病的原因。以这样的方式提问。

- "家人中有人有相似的症状吗？"
- "有家族病吗？"
- "有年轻时就去世的家人吗——如果有，是如何去世的？"

很难决定要问到多么详细的程度。例如，一位咯血的女性患者，其姐患有胃溃疡，这对该患者的病情诊断没有太大帮助。

个人史

个人史有助于大概了解患者的整体情况：患者过去是什么样的情况以及目前疾病对他的影响。以这样的方式提问。

- **婚姻状况与孩子情况**。简单询问家庭成员的健康状况。尤其是对年老且身体状况较差的患者，从而了解家庭成员是否能够照顾年老患者。

- **职业（occupation）（如果患者失业或是退休，可以询问患者之前的职业）**。某些职业会增加某些疾病发生的风险：造船工人发生石棉类相关疾病的风险大大增加。患有某种疾病的患者不太合适从事某些职业：癫痫患者不能从事卡车司机这个职业。如果患者从事过多个职业，你可能没有时间来了解所有职业的细节。重点关注患者目前从事的职业以及任何可能让患者暴露于某些毒性物质的职业。

- **在哪儿生活**。有些患者在养老院生活，表明患者可能没有能力照顾自己。有些养老院会有护工，为老人提供洗漱、穿衣服、做饭以及医疗服务。有些会雇佣一些训练有素的护士来照顾伤残人士。有些是专门照顾特殊患者的，如痴呆患者。

- **患者的健康状况是如何限制其日常活动的以及借助什么样的帮助来应对这些限制的**。谁来帮助他们购物？领取养老金？一般认为如果老年患者能够自己领取养老金，他们也能够自理。谁给他们洗漱？是否有家政人员、监护人员，是否只能在轮椅上吃饭？

有些患者可能认为这些问题会给他们带来困扰。如果这样，就跳过这些问题，直接问系统问题（systemic question）。

系统问题

采集病史可能会遗漏一些重要症状，或许是因为你忘记问了，或许是患者没有提及。询问系统问题是一个查漏补缺的过程，这样做是确保你没有错失任何重要信息。往往以为的小问题有时却是重要问题。例如，你往往会忘记问咯血患者呼吸急促方面的问题。

询问下面的症状：

- 一般情况：
  - 体重减轻（weight loss）
  - 厌食症（anorexia）
  - 盗汗
  - 瘙痒
- 心血管系统（cardiovascular system）：
  - 水肿
  - 心悸
  - 胸痛
  - 呼吸急促
  - 端坐呼吸
  - 发作性夜间呼吸困难（paroxysmal nocturnal dyspnoea）
  - 眩晕
  - 晕厥
- 呼吸系统：
  - 咳嗽
  - 痰液
  - 喘鸣（stridor）
  - 咯血
  - 胸痛
  - 呼吸急促
- 腹部：
  - 烧心（heartburn）
  - 恶心
  - 呕吐
  - 咯血
  - 消化不良（dyspepsia）
  - 腹痛
  - 腹泻
  - 便秘（constipation）
  - 直肠出血（rectal bleeding）
  - 黄疸

- 吞咽困难（dysphagia）
- 泌尿生殖系统（genitourinary system）：
  - 排尿困难（dysuria）
  - 血尿（haematuria）
  - 尿频（urinary frequency）
  - 夜尿症
  - 失禁（incontinence）
- 运动系统（motor system）：
  - 关节痛（joint pains）
  - 关节僵直
- 中枢神经系统：
  - 眩晕
  - 复视
  - 听力丧失（hearing loss）
  - 虚弱
  - 晕厥
- 感觉异常（paraesthesia）/麻木（numbness）

你会在相关章节学到有关这些症状的知识。

你能否做出正确诊断与下列因素有关：

- 你对引起有关症状的病因的理论知识的掌握程度。
- 你提问问题确定疾病诊断的能力。
- 患者回答问题的能力。
- 病史对于患者的病情是否具有针对性。
- 患者患者的是否是常见疾病。

很显然，医生对不同症状和疾病的掌握情况是不一样的，且患同种疾病的患者所表现出来的症状也是不一样的。因此，你是否能够做出正确诊断与患者也有很大关系。如果患者的症状典型，且患者所表现出来的症状你很熟悉，你会很容易做出正确诊断。

虽然如此，对每个病例你都可以使用系统性方法评价病情持续时间、严重程度以及易感因素等，甚至你不能确定诊断时也可以这样做。当很难获取病史资料时，例3.8～3.12

例 3.8

问题。 昨天，我为一位胸痛患者采集病史，且诊断正确，患者患有心绞痛，我觉得自己做得非常好。但是，今天我感到很失望，因为患者称自己晕眩，我却无从下手。

讨论。 当你刚开始接触临床时，医生有可能会很随意地指使让你去干活："去，为 Smith 夫人采集病史。"这种语气态度会误导你以为病史采集很容易。当你发现病史采集很难时，不要灰心，病史采集本身就是很难。

例 3.9

问题。 我昨天遇到一名胸痛患者。我非常自信地认为患者胸痛是心脏问题引起的，而且我清楚疼痛的持续时间很重要，我需要了解这方面的信息。但患者就是不告诉我胸痛的持续时间。因为我没有获得这方面的信息，医生批评了我。

讨论。 虽然医学理论知识的掌握程度与病史采集的好坏有关，但是坚持不懈地挖掘信息也同样重要。在这种情况下，给患者几个选项："胸痛持续时间是几秒钟、5 分钟、半个小时、几个小时还是几天？"一般情况下，患者都能明白，会给你一个大致的持续时间。

需要注意的是，如果回答是"持续了很长时间"或"不是很长"，这与没有回答差不多。

例 3.10

问题。 我遇到一名患者，感觉虚弱、呕吐，但是患者称自己有很多其他的问题，我意识到我被患者所说的问题给带偏了。

讨论。 在发现导致患者最主要病情的病因方面，医生很容易失去自己的主观判断。患者往往喜欢谈论过去的事情，且没有重点，而且医生也会询问与主诉没有直接关系的各种问题，也难怪我们有时都偏离重点。

我们要始终关注患者的主要问题。

给出了一些建议。

提示

快速做系统回顾的目的在于不会忽略一些重要信息。

提示

在完成检查时，你要问患者"你认为我可能漏掉了哪些问题？"，这很重要，以防万一！

检查

检查结果能够提供与诊断有关的重要信息。

- 引起症状的诊断
- 病情的严重程度

本章的重点不在于检查。所有使用的检查技能都不同，本书会对此方法进行详细讲解。本章的目的在于让学生为之后检查技能的学习做好准备。

例 3.11

问题。以前我遇到过一名 81 岁的老年患者，我和他交谈了几分钟，但我还是没有弄明白他到底有什么问题。这中间可能出现了什么问题？

讨论。问题可能是你自己重点不明确或是患者没有说到重点。但是，也有这样的可能性，即患者本身脑子比较糊涂，或是语言方面的问题。关于语言方面的问题，可能是患者无法表达（表达性言语障碍症 expressive dysphasia），也可能是患者无法明白他人所讲的话（接受性言语障碍症）。也有可能是二者都存在。言语障碍一般是神经性疾病引起的，最常见的原因是卒中。首先，要判断患者是否有选词方面的问题。你可以这样问"我想问你几个问题，看一下你有没有语言方面的问题，可以吗？"你拿出几种常见的物品——如手表、皮带、扣子、领带或钢笔——让患者说出这些物品的名称。如果患者很难说出这些物品的名称，说明患者有表达性言语障碍症。接下来，判断患者理解口头语言的能力。让患者根据一些指令做动作。从简单的开始："请闭上眼睛……伸出你的舌头。"逐渐增加难度："将你的右臂抬起……用左手示指触摸你的鼻子。"不要向患者提示你这样说的目的——因为目的就是为了检测患者理解口头语言的能力。如果患者在听指令做动作方面有困难，提示患者可能有接受性言语障碍症。

如果患者的语言能力基本上没有问题，接下来就要判断患者是否有痴呆方面的问题。最好对所有的患者都问同样的问题。问患者 10 个问题，然后将每个问题的得分相加，计算出简单版精神测试得分（见 Hodkinson 1972）：

- 年龄
- 生日
- 给出一个地址并让患者在几分钟内记住（一般用"西街 42 号"这个地址）
- 现在是哪年
- 哪月
- 现在几点了（最近的时间点）
- 他们在哪儿
- 第一次世界大战开始的时间
- 君主制——问"现在英国还有国王或女王吗？"，然后看患者是否知道女王的名字，"女王的名字是什么？"
- 让患者倒着数数，从 20 到 1（你起头，20，19，18……）
- 问患者是否能够回忆起刚才记过的地址（西街 42 号）

答对一个问题，给一分。不能因为接近答案给半分。患者所得分数（最高 10 分）提示患者对相关历史的知道程度。

如果得分在 3 分以下（包括 3 分），说明患者痴呆严重。采集该患者的病例就很困难，这时你需要询问他人，如果该患者有家人和亲戚，你可以询问他们，你也可以问护士、查看病例（包括来自 GP 的信）以及事故记录。

如果得分在 4 ~ 6 分，说明从患者处获得的病史资料大部分是不可靠的，你需要重视，尤其是当某些资料与其他资料相矛盾时。再次强调，明智的做法是从知道患者病情的其他人那里获得病史信息。

如果得分在 7 分以上，说明从患者处所获得的病史资料是可靠的、有用的。我建议对所有系统问题都要很快地过一遍，以便发现线索和阳性症状。一旦获得这样的资料，你可以再回头来获得相关情况的更详细资料。

"简单版精神测试得分"（Abbreviated Mental Test Score）来源于"老年人精神损害测试得分评估"（Evaluation of a Mental Test Score for Assessment of Mental Impairment in the Elderly）H.M.Hodkinson in *Age and Ageing*，Vol. 1 1972，获得牛津大学出版社的版权许可。

例 3.12

问题。我曾经为一位多次摔倒的 88 岁女性患者采集病史资料。她看起来有些迷茫，而且昏昏欲睡，当我问她问题时，她似乎不能够集中注意力。

讨论。这种情况很令人担忧。有时你无法从这样的患者中获得太多的病史资料，或是无法获得任何病史资料，这时你可能直接为患者做检查。对上述情况你可以使用格拉斯哥昏迷量表（Glasgow coma scale，GCS）评估患者的意识水平（conscious level）。格拉斯哥昏迷量表是一个总分为 15 分的量表，改自 1974 年 Teasdale 和 Jennett 所制的原始量表。此量表的得分或是基于患者自然而然的最好回答，或是基于语言或疼痛刺激后患者的最佳反应。主要测试的是眼部、语言和动作的反应，并对其进行评分。见表 3.2。

最低得分是 3 分，说明患者处于深度无意识状态；最高得分是 15 分，说明患者的意识水平正常。患者时睡时醒时，但当你叫他们名字时就会睁开眼睛，此时的得分就是 3 分。如果他们有意识地想要回答你的问题，但是头脑还是不清醒、迷茫时，这时的得分是 4 分。如果他们能够听指令，

做移动四肢等这样的动作，得分是 6 分。分别用 E3、V4 和 M6 表示，GCS 总分为 13 分（最高为 15 分）。只有当患者不仅仅是处于睡眠状态，也就是说，患者可能对正常刺激无法做出正常回应时，才需要对其进行评分。给予疼痛刺激的方式是按压患者手指上的甲床或是按压肋骨，需要注意的是，要让有经验的临床医师进行。

最好有证言；如果可能，在检查时让同事给该患者的亲属打电话。因为年老患者可能出现很多情况。该患者患有谵妄（delirium）（是疾病引起的一种暂时状态，患者可能有意识模糊、定向障碍以及幻觉等）。疾病过程可能是感染、药物中毒或糖尿病性昏迷等代谢性疾病。上述所有问题都可能会导致患者跌倒。你应当做检查和分析，系统性地排除或找到导致谵妄的原因。另外一个需要紧急实验室检查的是患者摔倒造成的损伤以及头部是否有外伤。患者曾多次摔倒，可能有一次伤到了头部。年老患者摔倒后可能会导致硬膜下血肿（见第 6 章），这在医学上是一种紧急情况。因此，该患者需要做头部 CT 检查，以排除这种可能性。

表 3.2　格拉斯哥昏迷量表

反应	得分
睁开眼	
自发——睁开眼，且眨眼	4
对口头指令有反应	3
只对疼痛有反应，如"肋骨"	2
无反应	1
语言	
能够正常讲话，且没有定向障碍	5
对话时有点意识模糊，想要回答问题	4
回答时，选词不恰当	3
说一些别人无法理解的话语	2
无反应	1
做动作	
能够听指令做动作	6
能够为预防疼痛刺激，做一些目的性很强的动作	5
疼痛时会有回缩动作	4
疼痛时，有屈曲反应（去皮层强直）	3
疼痛时，有伸展反应（去大脑姿势）	2
对包括疼痛在内的任何刺激都没有反应	1

来自 Teasdale G；and Jennett B. Assessment of coma and impaired consciousness：a practical scale；*The Lancet*；1974；**2**（7872）81-4，获得 Elsevier 同意进行复制引用。

系统常规检查技能

　　检查技能最常见的教学和学习方法是实践，就是接触患者，为患者检查一个系统，如心血管系统或呼吸系统。系统常规检查的优点是：

- 能够将检查技能的教学分为条理分明、便于管理的几个部分。
- 能够让医生对学生获得分析体征数据的能力（正常还是异常）进行评价，进而对学生对体征数据进行综合评价得出合理诊断的能力进行评价。

但他们系统常规检查也会出错，见例 3.13。

- 也会有某些错误——例如，对呼吸急促的患者可能需要对其心血管系统和呼吸系统进行检查。
- 必须获取病史资料，虽然此规则没有书

例 3.13

　　问题。昨天，在检查心血管系统时我检查水冲脉，但有名医生批评我说做这一步是多余的。所以今天我在检查该系统时没有检查这个，但另外一名医生说这样做错了。难道在是否检查此项上他们的意见不能一致吗？

　　讨论。医疗日常操作检查和内容往往是困扰学生的主要问题。每本书和每名医生的意见都不同——学生不是很确定哪个意见是正确的。例如，有些医生要求你每次做心血管系统检查时都要检查水冲脉（见第 4 章）。其他人会认为纯粹是浪费时间，除非你能够发现主动脉反流的其他体征——主动脉反流一般会有该体征。系统常规检查是所有可能检查（可能有成百个检查）的缩影。就某个系统的常规检查而言，目前还没有确定的达成一致的意见说某个系统应当如何检查。在书中查找让每名医生都满意的常规检查规程是找不到的，是在浪费时间。真正重要的是你要明白你进行此项操作的理由。如果你能够为你这样做提供合理的理由，没有人能说这样做有问题。本书为各个系统的常规检查规程提供了参考建议。虽然这些操作规程可能不能让所有老师满意，但会为你提供一个很好的参考意见。

面文字——主要是患者会无意识地给出某些问题的答案，学生就能够获得学习的机会。这相当不现实。在日常工作中，医生在做检查前，一般都会采集病史资料。

在做系统检查时，可以使用一些通用的规则。

- **自始至终都要有礼貌**。患者对你很尊敬，你也要同等对待。尽量不要伤害到患者——虽然有时不可避免地会给患者带来痛苦，例如，医生在为患者的压痛做诊断时。

- **介绍自己**。一般情况下，你都要向患者介绍自己，且要与患者握手。像这样介绍自己，"嗨，我是 Leonard McCoy，是一名大三的医学生。"（伸出手来与患者握手）。

- **要得到患者的同意**。做任何检查之前都要获得患者的同意。"我要检查你的心脏和脉搏，可以吗？"有时，患者可能没有听到你说话或是听错了。如果真的发生了这样的事，不要忽视这个问题。要再询问患者，获得他的同意。

- **在病床左侧做检查**。一般情况下，要在病床左侧做检查（患者右侧）。这只是个传统。如果病床靠墙，要拉开床，在病床的左侧检查而不是右侧（图 3.1）。

- **体位正确很重要**。大部分的系统检查一般需要患者有一个特殊的体位，例如：做腹部检查时患者要平躺，在做心血管系统检查时患者需要坐位呈 45°。在做检查之前，要让患者处于正确的体位。如果患者没有明白你的意思而感到慌张时——你再说一遍！这样做你很容易觉得自己是在浪费时间，但体位真的很重要。让患者处于正确体位！（有时患者会感到迷茫或身体很虚弱，无法配合医生，这时你要做出让步。）

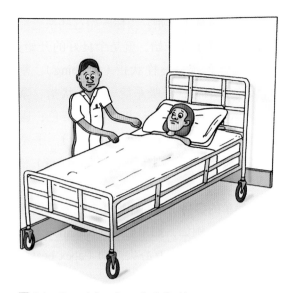

图 3.1　Examining from the left side.
© Paul Brown，Medical Illustrations Leeds.

提示

　学会如何调整病床靠枕！

- **整体印象**。在做检查之前，要看一下患者给你的整体印象怎么样。这样做的指导思想是让学生学会整体看问题的方法，避免片面，而片面看问题是学生很容易犯的错误。但遗憾的是，很多学生只是粗略地、没头没脑地看一看患者，这简直是浪费时间。整体印象是在为患者做检查之间所获得的对患者的一种印象。例如，在做自我介绍、让患者处于合适体位以及等待患者脱衣服时，医生对患者呼吸系统的整体印象有否发绀（cyanosis）、呼吸急促、患者周围是否有痰盂和雾化器等。

- **一般都要视诊**。不管你做什么检查，都要观察一下，这很重要。医学生可能担心检验只是在浪费时间，因此匆匆而过。也有些学生看起来很慢，而且呆板，因为他们自己也不太确定自己在找什么。

- **手部**。对心血管系统、腹部和呼吸系统的检查都是从手开始。当你开始这些系统检查时，从手部开始，就是个良好的开始：心血管系统——杵状指（clubbing）、割裂伤和烟垢；呼吸系统——杵状指、紫绀（cyanosis）、皮瓣和尼古丁染色；腹部——灰指甲（nicotine staining）、手掌红斑、挛缩症、蜘蛛痣（spider naevi）和皮瓣。

- **用简单的容易识别的体征让自己发现更难的体征。**例如，如果触诊（palpation）发现脉搏不规律，有心尖搏动（apex beat），第一心音高亢〔这些都是二尖瓣狭窄（mitral stenosis）相对容易识别的体征〕，此时你必须要仔细听诊（auscultation），发现开瓣音（opening snap）和舒张中期杂音（mid-diastolic murmur），这些也是二尖瓣狭窄的体征，但较难发现。如果较容易发现的体征与这些较难发现的体征有矛盾之处，你需要多考虑。例如，如果通过触诊发现一侧胸部扩张（一个较难识别的体征）程度下降，但是叩诊音和呼吸音（breath sounds）（较容易识别的体征）是正常的，此时需要重新考虑胸部扩张是否真的受限了。

提示

正常的和异常的体征都要有接触。你可以接触病房中较健康的患者，获得患者同意后，为他们做检查。只有对什么是正常的有感觉，才能够识别出异常体征。

提示

一步一步来。你可以在无人监督时自己练习，花时间检查个体体征——脉搏、颈静脉压力和腱反射等。一旦你掌握了这些内容，就可以将它们综合起来，进行系统性检查。

记录

为什么要记录？

作为一名医生，你应该将每一次为患者的看诊情况，或是将患者每次的检查情况记录下来。这样做是基于两大原因。

- 不管你的记忆力有多好，一周后你都无法记住患者临床特征的细节微妙之处。

一般情况下，患者在不同的时间就诊，遇到的医生可能不同，一名患者的医疗服务可能是由不同的医生承担，而这些医生在提供医疗服务时最初的医生可能不在场。因此，医生需要将问诊和检查发现以及诊断记录下来，这样当其他医生再提供诊疗服务时，可参考该记录，不必重复进行相关问诊和检查。医疗记录很重要。

请记住，当患者投诉医生或是提起诉讼时，法院或仲裁机构认为医疗书面记录是很重要的证据，对最终的裁判结果有很大影响。

如何记录？

- 在采集病史资料时，要先有个框架，粗略地记录下来，在患者提供细节资料后，再将细节填写上。先将主诉、现病史等病史标题列出（见例 3.14），然后人们就能根据这些框架进行记录。一般情况下，最好让患者先讲述其既往史（可能主要关注的是过去的病情而不是目前的病情）或个人史，然后再谈其主诉。
- 没有必要将患者所说的所有事情记录下来，与病情无关的事情不要记录。
- 在采集病史时，可能没有将主诉中的重要事实记录下来。因此，聪明的做法是在现病史记录部分的最后留下空白，随着诊疗的进行，将发现的其他重要信息

例 3.14

问题。当我在看医疗记录时，会发现很多自己无法明白的缩写。这些缩写是什么意思？

讨论。无论正确与否，传统上病史的不同部分都用缩写来表示：

PC	主诉（presenting complaint）
HPC	现病史（history of presenting complaint）
PMH	既往史（past medical history）
DH	药物史（drug history）
SH	个人史（social history）
FH	家族史（family history）
SQ	系统问题（systematic questions）
SE	系统询问（systems enquiry）

你还会注意到其他各种缩写。任何缩写都可能引起混淆误解，理想的情况下都不应该使用，但有些缩写很常见，你应该熟悉：

SOB	呼吸急促（short of breath）
PND	发作性夜间呼吸困难（paroxysmal nocturnal dyspnoea）
O/E—	检查中（on examination）
°	无，在° murmurs 中，表示无杂音
a/c/j	贫血 / 发绀 / 黄疸（anaemia/cyanosis/jaundice）
club/ lymph	杵状指 / 淋巴结（clubbing/ lymphadenopathy）
HS	心音（heart sounds）

Od：一天一次（once daily）；bd：一天两次（twice daily）；tds：一天三次（three times a day）；qds：一天四次（four times a day）；nocte：晚上（at night）

补上。患者咯血时，你可能不会想到患者可能患有肺癌，但是当你了解到患者

吸烟时，患者就有患肺癌的可能性。事实上，有些病史信息是你为患者做完检查后才能获得的。有这样的，一位女性咯血患者，当你发现该患者有杵状指有厌食症和体重减轻时，你才会怀疑患者可能患有肺癌。

传达医疗信息

为什么要传达医疗信息？

作为一名医生，你不可能对所有疾病都精通。医疗实践是第二诊断不断实践的科学。无论是住院医师告诉专家刚刚住院的患者的有关情况，还是向某个领域的教授咨询其意见，你都要能够将有关患者的重要情况传达给其他医疗卫生工作人员。在早期阶段，这些医疗信息往往是以口头的方式传达。因此，作为医学生，将你发现的病史资料和检查中的异常信息传达给他人是医疗工作中的一项重要任务。

如何传达医疗信息

病史

一开篇就应该是主诉方面的内容。简单介绍患者的姓名、年龄、职业、住院方式、主要症状和症状持续时间。用一句话大概描述一下患者的相关情况："Jones 夫人，62 岁，退休老师，通过 GP 住院，有 2 天的咳血史。"

接下来就具体阐述主诉方面的内容——即现病史（history of presenting complaint，HPC）。HPC 是指患者症状发展的一个过程，还应该包括与主诉有关的描述。"Jones 夫人两天前开始咳血，咳了约一勺褐红色血。过去两天共咳血 6 次。之前没有咳过血。她平

时咳嗽时偶尔有白痰。过去患者有呼吸急促问题，其运动耐力从非常活跃的状态下降到 20 码。她现在几乎不出门。没有端坐呼吸、喘鸣，也没有胸痛——胸膜炎（pleurisy）或其他。4 年前患自发性深静脉血栓形成。过去每天吸烟 30 支，直到 2 年前才戒烟。患者过去 6 个月有体重减轻和厌食症加重的问题。过去几周患者还发生过便秘。”

以下是描述 HPC 的方式：

- 主诉——咯血；
- 其他呼吸系统症状以及这些症状如何影响患者；
- 重要阴性症状，如：无胸痛、无喘鸣；
- 可能病因的危险因素（之前的深静脉血栓形成是肺栓塞的危险因素，吸烟是肺癌的危险因素）；
- 提示导致主诉原因的其他症状，即体重减轻和厌食症提示患者可能患有肺癌。

为了进一步诊断，还应该查看患者的既往史、个人史和系统问题。这是一种不精确的科学，不同的人认为的重要特征也不同。例如，此 HPC 中提到了便秘。便秘可能与主诉无关，很多人认为 HPC 中不应该提到便秘。但是，还有这种可能性：肺癌可能会导致高血钙，而高血钙可能引起便秘——因此，在 HPC 中提到便秘是合理的。

HPC 之后就可以说病史的其他内容：既往史、家族史、药物史、个人史和系统问题。只有相关时才提阴性症状。继续进行。使用这样的语言：“Jones 夫人过去曾发生过心梗……”，而不是这样说“既往史：Jones 夫人曾发生过心梗……”。

意思是说你应该使用患者的语言来描述——然而，除非说了一些非常重要的事情，否则这些没什么用。

检查

医学生应将检查中发现的异常都告知医生。就像开始检查时要自信很重要一样，检查结束时后良好地传达信息也很重要。

- **检查结束后将信息传达给他人。** 是边做检查边告知他人信息还是检查完后再告知他人信息，这很难决定。一般来讲，我的建议是检查完后，你将所有的信息整合到一起，再告知他人。
- **检查结束后，想想自己想要传达的信息。** 随着检查的结束，你要想想自己发现了什么，你认为的诊断是什么，以及你想告知你的老师的内容是什么？
- **要主动告知。** 检查一结束就直接告诉老师你的发现！
- **如果你怀疑某个诊断，告诉你的老师。** “Smith 夫人有主动脉瓣狭窄，表现为小容量脉冲，有力、非移位心尖搏动，以及射向颈动脉时有收缩期杂音（systolic murmur）。颈静脉压正常。”
- **要坚持己见。** 老师有时喜欢和学生开玩笑（有时学生要坚持己见），即使学生的诊断是正确的，他们也会表示疑问。如果你确定你的诊断是正确的，你要坚持己见。只有当你确定自己的诊断错误时，你才应该承认。

回答医生的问题

当你将患者的病情向医生陈述后，医生会问你问题。问题主要涉及几个方面：

- 与你发现的病因方面有关的问题；
- 与你如何处理症状、体征或病情方面有关的问题。

很明显，你的理论知识要扎实，而且相

关系统的知识要很好。有几个有用的且通用的规则能够让你将自己的相关知识利用起来。

与检查发现有关的病因方面的提问

合理的分类以及对重视常见疾病比确切答案更重要。因此，当问到"导致胸腔积液（pleural effusion）的原因有哪些"时，学生可能会列出非常全面的病因清单："肺炎、肺栓塞、肾病综合征（nephrotic syndrome）、系统性红斑狼疮（systemic lupus erythematosus）、类风湿关节炎（rheumatoid arthritis）、心力衰竭（cardiac failure）、支气管癌、淋巴瘤、间皮瘤（mesothelioma）、膈下脓肿、梅格综合征和肝功能衰竭。"然而，这样的答案意味着学生对胸腔积液的发生机制几乎没有认识，且不了解哪个原因是最有可能的。但是，在实际回答这样的问题时，这种理解是最重要的。答案可能是"胸腔积液可分为渗出液（exudates）和漏出液（transudates）。"虽然该答案不太全面，但更可取。漏出液的蛋白质含量低于 30 g/L，通常是双侧的。渗出液的蛋白质含量高于 30 g/L，通常是单侧的。漏出液通常由心力衰竭引起。渗出液通常由肺癌、感染或梗死引起。

与你如何处理症状、体征或病情方面有关的问题

急诊时，重点是气道、呼吸、循环（airway，breathing，circulation，ABC）；非急诊时，重点是病史、体格检查和实验室检查。所以，当问到"如何处理心肌梗死（myocardial infarction）的患者"时，学生的回答一般是"溶栓⋯给氧⋯镇痛⋯"。但最好这样回答："首先，我要确定患者是处于清醒状态，能够自主呼吸，触诊能够触及脉搏。如果患者是这样状态的话，我即刻插入

静脉导管，且给高浓度氧气。然后，静脉给予镇痛药（如海洛因）以及止吐药（如甲氧氯普安）。接下来，如果患者对阿司匹林不过敏，给予患者阿司匹林；如果患者对链激酶没有禁忌证，给予链激酶进行溶栓治疗。"

当问到"你如果处理黄疸患者"时，学生一般这样回答："超声（ultrasound）检查⋯肝活检⋯血细胞计数⋯"。但最好这样回答："我想知道导致黄疸的原因是什么。首先，我要采集病史资料——患者是否饮酒？是否有腹痛症状？最近是否有用新药物？接下来，我将为患者做检查——患者的巩膜是否有黄染？患者是否有慢性肝病（chronic liver disease）的体征？腹部是否有肿块（lumps）？是否有肝大（hepatomegaly）？然后我会让患者做实验室检查——肝功能、胆红素（bilirubin）和腹部超声检查。"

反馈

我们的建议是你要将自己看到的情况和相应的处理方法反馈给你的老师，且将养成这样做的习惯，因为这可能是改善工作生活的一种方式。我倾向于将需要做的处理措施及时进行反馈，之后再详细阐述具体的操作措施，虽然有时这两者的界限可能比较模糊。

及时反馈

我试着留出 3～5 分钟的时间，让我更多地从侧面来考虑病例。我在检查时使用了这种方法，且在我的工作中也使用这种方法。除了做诊断、确定实验室检查方法和治疗方法外，我还会问自己，该患者还有什么可能的诊断，即使看起来很简单的诊断，因为在医学中，什么样的意外都有可能发生。

要点

- 病史采集和检查的主要目的是为了获得一个诊断结果或是得出几个可能的诊断结果
- 要意识到良好的沟通技能是良好床边礼仪的前提
- 良好床边礼仪能够让患者更容易地将有关信息传达给医生并提高患者的满意度
- 理论知识、经验和毅力是获得良好病史资料的重要因素
- 病史采集可能会得到一堆乱糟糟的信息。总之，你要清楚患者的主要问题是什么，这非常重要
- 你要向患者介绍自己，检查之前要获得患者的同意
- 目前系统检查还没有比较完美的规程
- 练习向老师汇报患者病情和书写记录的能力，这些技能是交流过程中非常重要的环节。
- 出现紧急状况时，考虑气道、呼吸、循环
- 在非紧急状况时，考虑病史采集、检查和实验室检查

我还会考虑可能的并发症有哪些，以及治疗方法没有效果时应该怎么处理等问题。我发现这种做法让我一直处于半准备状态，当出现上述情况时，我已经领先一步了。看起来似乎有点考虑过多，但有时在工作量较大的情况下，你可能再也没有机会考虑这个病例，直到有人打电话询问你时（通常是因为你正在排除其他问题）。

延迟反馈

在回家的途中或是在家中时，你可以进行延迟反馈。

对于较难的病例，你可以这样思考，想想还有哪些处理方法。有些事情可能是你无法控制的，例如：患者和同事的个性、无法控制的疾病等。然而，有时你可能会认为你应该用其他方式为患者提供诊疗服务，或是你所采用的诊疗方法阻碍了你而不是帮助了你。这些困难就是你提高自己临床技能或是促进你所在科室进步的第一步。你的观察结果可能是其他科室诊疗的基础，非常重要。你的同事甚至医院都有可能会接触到这些信息。不管做什么，请不要花太多的时间沉迷于你遇到的每一次事故失误，否则，你的病史资料最终会出现在精神科同事的办公桌上。

参考文献与拓展阅读

Hodkinson HM. Evaluation of a mental test score for assessment of mental impairment in the elderly. *Age and Ageing* 1972; **1**:233–7.

Teasdale G, Jennett B. Assessment of coma and impaired consciousness: a practical scale; *The Lancet* 1974; **2** (7872) 81–4.

Washer P. *Clinical communication skills*. Oxford University Press, Oxford, 2009.

第 **4** 章　心血管系统

本章内容

引言

　　心血管系统由心脏和血管系统（包含动脉、静脉和毛细血管）构成。心血管系统非常重要，因为它会受到一些非常常见的疾病和严重潜在疾病的影响，特别是冠状动脉粥样硬化性心脏病（简称冠心病），导致心绞痛、心肌梗死和充血性心力衰竭。此外，许多非心源性疾病也会产生心血管作用——使心率加快，血压（blood pressure）降低，血管内液体过量。

在本章，你将学到如何向患有心血管系统疾病的患者提问题以及如何做心血管系统检查。心血管系统最重要的两大实验室检查方法是胸片检查（chest radiograph）和心电图（electrocardiogram，ECG）。胸片检查将在第 15 章讲述。

症状

胸痛

胸痛是一种很常见的症状。胸痛很重要基于几个原因：一是胸痛常见，胸痛可能意味着患者患有某些无法预测的、危险的疾病；二是胸痛时，患者会非常焦虑，这可以理解。因此，你应该具有评估胸痛的扎实知识。胸痛虽然是在本章（心血管系统）讨论，但并不总是因心脏问题而引起胸痛。导致胸痛的常见重要原因见表 4.1，而且我们只讨论列出的这几个原因。

表 4.1　导致胸痛的常见重要原因

导致胸痛的常见原因	
心源性（冠心病）	稳定型心绞痛、不稳定型心绞痛、心肌梗死、心包炎（pericarditis）
呼吸系统	感染性胸膜炎、肺栓塞
上消化道	胃食管反流病、食管炎（oesophagitis）
肌肉骨骼	肌肉病毒感染、肌肉劳损
未发现原因	很常见
导致胸痛的其他常见重要原因	
气胸（pneumothorax）、主动脉夹层（aortic dissection）	

大部分冠心病患者都会发生稳定型心绞痛（stable angina）、不稳定型心绞痛（unstable angina）以及心肌梗死。在冠心病中，冠状动脉壁上的脂质沉积物（动脉粥样硬化斑块）会导致动脉狭窄。导致进入冠脉的血流减少，引起心肌缺氧（air hunger）——缺血性心脏病。冠心病的高危人群包括吸烟者、之前吸过烟的人、高血压患者、糖尿病患者、高脂血症（hyperlipidaemia）以及有冠心病家族史的患者。

稳定型心绞痛患者在休息时，冠状动脉能够提供足够的氧气，但是当患者的心脏需要更多氧气时，如走路时，心脏就无法获得足够的氧气（这就是所谓的心肌缺氧）。心肌缺氧时，患者就会感到疼痛（心绞痛）。因为这种疼痛可以预测到，因此将这种心绞痛称为"稳定型"心绞痛。稳定型心绞痛也有可能发生在其他情况下，例如贫血（由于血液的携氧能力下降）、甲亢（组织的需氧量增加）。当冠状动脉壁上有血栓形成但又没有完全堵塞血管时，就容易发生不稳定型心绞痛。这种血栓可能溶解，也可能继续发展，最终堵塞血管，导致心肌梗死。心肌梗死一般是由于血栓完全堵塞一支冠状动脉血管造成的。血栓完全堵塞一支冠状动脉血管会导致该血管所营养的心肌死亡——这也称为"心脏病发作。"

心包炎是指心包的炎症。心包炎一般由病毒引起，或是在心肌梗死不久后发生。其他原因包括慢性肾衰竭（尿血）、甲状腺功能低下［甲状腺功能减退（hypothyroidism）］和肿瘤，但这些原因比较罕见。当肺炎累及胸膜腔时，就会发生感染性胸膜炎。肺栓塞（pulmonary embolism）是指血栓进入并堵塞了某一个肺动脉血管，导致该血管所营养的肺组织梗死。血栓一般是从腿部静脉壁上脱落下来（深静脉血栓形成），顺血流进入右心房、右心室。胃食管反流是指胃内的酸性液体反流到食管。这种酸反流会导致黏膜损伤，通过内镜可以观察到（摄像头测试），将这种损伤称为食管炎。肌肉痛可能是肋间肌损伤或是肌肉病毒感染所致。气胸是空气进入了胸膜腔引起的，通常导致某种程度的肺组织下陷。主动脉夹层是在升主动脉或主动脉弓的壁上有撕裂伤。主动脉壁上的撕裂伤的范围会扩大，累及其他动脉。

问什么

可分为三部分：①关于疼痛本身的问题；②关于导致疼痛原因的问题；③其他心脏症状的相关问题。

关于疼痛本身的问题

和其他症状一样，你一开始的问题应该是开放式的，例如，"跟我说说疼痛这个问题"，但是你自己需要把握住关键信息。

提示

注意观察非语言线索。如果患者握紧拳头，指向其胸骨位置，描述痛苦，你应该想到这种疼痛可能是心源性的。如果患者用手做向上动作，指向胸部，表示这可能是食管疼痛"从下而上"。

- 疼痛是阵发性的，还是持续的？
- 疼痛的持续时间？可以用几秒钟、几分钟、几小时等来描述。"时间不是很长"或是"一直疼"可能会有多个意思。患者可能担心自己的回答会让医生产生误解。你要安慰他们你只是需要一个估计的时间，不需要很精确。如有必要（往往有必要），给患者提供选项让患者选择："持续时间是 2 秒钟、5 分钟、1 小时还是 5 小时……？"
- 是哪些原因引起的？尤其是要问运动

（如走路）和吸气。吸气时疼痛加重称为"胸膜痛。"

- 哪些因素可以缓解？要询问休息和治疗后的效果。尤其要问患者是否在使用舌下含服药物或喷雾型药物。这种药物就是硝酸甘油（glyceryl trinitrate，GTN）；该药物通常能够缓解稳定型心绞痛的疼痛。

提示

使用 GTN 或休息后，疼痛得到缓解，这提示患者很可能是稳定型心绞痛，但要确保你认为的和患者所做的判断是一致的。通常情况下，患者会告诉你，他服用 GTN 后疼痛缓解，但事实上，患者服用 GTN 20 分钟后，胸部疼痛也没有缓解，直至该药物失效。患者服用的 GTN 是否有效就很难说了，因为 GTN 应该在 5 分钟内起效。

- 是哪里疼痛？尤其是要问疼痛是否向上臂、颈部和下颌部位辐射。
- 疼痛的性质（特征）是什么？给患者几个选项让患者做选择比较容易：刀割样疼痛、紧缩感样疼痛、烧灼样疼痛、重痛和酸痛。

提示

有些患者不太清楚"锐痛"和"剧烈疼痛"的区别：有可能是重痛但非常剧烈，患者可能将其描述为锐痛。

- 一开始的疼痛情况？疼痛程度是逐渐加重的，还是一开始就非常痛？

你可能会注意到，没有列出疼痛程度这个问题，尽管心肌梗死性疼痛往往非常疼。然而，疼痛严重程度是一个非常主观化的指标，难以量化，因此不值得花太多时间来讨论。此外，许多心肌梗死性疼痛很轻微——事实上，25% 的心肌梗死都没有胸痛这个症状。

提示

SOCRATES 这个缩写有助于医生记住所要询问的疼痛的相关问题。

S：部位（site）；O：起始（onset）；C：特征（character）；R：辐射（radiation）；A：相关症状（associated symptoms）；T：时间（持续时间和发作频率）［timing（duration and frequency）］；E：加重因素和缓解因素（exacerbating and relieving factors）；S：严重程度（severity）。

关于导致疼痛原因的问题

患者对这个问题的回答会让你想到可能导致疼痛的原因。询问与你想到的可能原因有关的症状和危险因素。如果这些症状和危险因素存在，则进一步证实了你的怀疑。

其他心脏症状的相关问题

一般情况下你应该询问其他心脏症状——患者胸痛时，是否有呼吸困难（breathlessness）、心悸、头晕（dizziness）、晕厥（syncope）等症状以及是否有脚踝肿胀的倾向。

运动时疼痛，疼痛时间持续 1 ～ 30 分钟，休息或服用 GTN 一两分钟内缓解，提示患者可能是稳定型心绞痛。疼痛的发生部分是胸部中心部位，可能会辐射到上肢、颈部或下颌。疼痛的特征一般为紧缩感样疼痛或酸痛，但也有可能是重痛或烧灼样疼痛；刀割样疼痛较少见。

提示

要注意患者的吸烟史。当你问患者"你抽烟吗？"，患者一般倾向于这样回答"不。"他们会漫不经心地忽略他们昨天才停止吸烟的事实（就是胸痛入院的那天）。一般要这样问："你吸过烟吗？""什么时候戒烟的？"以及"你吸多少烟——1 天 2 根、1 天 20 根还是 1 天 60 根？"

相关症状有呼吸急促、心悸和嗳气。危险因素包括家族史、吸烟、高血压、糖尿病、高脂血症和之前的心脏病史。

不稳定型心绞痛有两种类型。一种是稳定型心绞痛恶化，运动耐受量下降，心绞痛更严重了，疼痛的特征与稳定型心绞痛的特征相似。也称之为"渐进性心绞痛"（crescendo angina）。另外一种是休息时也会发作的心绞痛，时不时地出现、缓解。疼痛很不寻常，持续时间会超过半小时，也可以持续几个小时，自动缓解。相关症状包括恶心、呕吐、嗳气、出汗、呼吸急促和心悸等。危险因素参看稳定型心绞痛。

提示

在采集家族史时，有心脏病史的年轻亲属更为重要。如果妹妹 40 岁时死于心肌梗死，该资料比祖父 85 岁去世的信息更为重要。询问心脏搭桥手术的情况。这些是有关患者心脏病史比较可靠的第二手资料。

一般来说，心肌梗死的疼痛是一种"重痛和压榨样疼痛"，但也有可能是紧缩感样疼痛、烧灼样疼痛或酸痛。疼痛的程度会逐渐加重，且加重的速度会非常快，主要发生部位是胸部中心部位，可能会向上肢、颈部或下颌辐射。疼痛的持续时间通常超过半小时。相关症状包括恶心、呕吐、嗳气、出汗、呼吸急促和心悸等。危险因素参看稳定型心绞痛。

提示

胸痛患者也有可能有恶心、呕吐、出汗

这些相关症状，而这些相关症状会大大增加患者发生心肌梗死的风险。

提示

患者胸痛持续延迟的一个非常重要的危险因素是患者之前的病史提示患者患有稳定型心绞痛。患者可能会告知你他患有心绞痛。你不要不经思考就同意这种说法。因为这所谓的诊断可能是由非专业人士做出的，如水管工。你必须查看患者的病史记录，自己确认。

心包炎会在胸骨部位产生一种刀割样疼痛感，该疼痛会一直持续，可能持续几天。疼痛时，患者取坐位且向前倾可缓解，但吸气时加重。相关症状取决于引起心包炎的病因。病毒所致，则具有类似流感样的相关症状，如感觉忽冷忽热、出汗、骨骼肌肉疼痛、咳嗽、咳痰和咽喉痛。如果是近期心肌梗死所致，相关症状将如前所述。

感染性胸膜炎一般会产生刀割样疼痛，吸气时加重。疼痛会持续几天，可发生于胸部的任何部位，尤其是胸部两侧和背侧。相关症状包括咳嗽、咳痰、冷热交替、出汗以及骨骼肌肉疼痛。危险因素有既往病史、病毒接触史和胸部疾病史。

肺栓塞会产生刀割样疼痛，起病急，吸气一般会加重疼痛，可发生在胸部的任何部位。疼痛部位会随着时间的推移而发生变化。持续时间可能是几分钟，也可能是几天。相关症状包括呼吸急促、咯血〔haemoptysis（*hemop-ta-sis*）〕、腿部水肿（提示腿部有深静脉血栓形成）。风险因素包括患者近期不活动或是动过手术史、肺栓塞病史以及深静脉血栓形成。

提示

患者可能有不止一种类型的疼痛。尽量将它们区别开来，分别进行分析。

胃食管反流疾病和食管炎往往会导致胸骨后烧灼样疼痛，柑橘类水果和辛辣食物会使疼痛加重，有时弯腰也会加重疼痛，牛奶和抗酸剂能缓解疼痛。疼痛可能会持续几分钟到几个小时。该疼痛往往会复发。偶尔服用 GTN 可能会缓解疼痛，其机制是 GTN 会通过松弛肌肉缓解食管痉挛。相关症状包括恶心、呕吐和腹痛。危险因素包括吸烟和饮酒。有关胃痛和心脏疼痛在哪些方面容易混淆见例 4.1。

肌肉痛是一种刀割样疼痛，可发生在胸部的任何部位，而且随着移动疼痛会加剧。但这种疼痛具有很大的变异性。可能疼一会儿就缓解，也可能持续几周。危险因素是近期运动量或运动强度过大。

气胸会产生一种尖锐的胸痛，吸气时加

例 4.1

问题。 你接诊一位 73 岁的女性患者。该患者胸部有烧灼痛，但这种烧灼痛比烧心或食管炎患者的疼痛程度要大。可能是因为什么？

讨论。 患者有可能是心肌梗死！心绞痛往往是紧缩感样疼痛，心肌梗死一般是重痛，食管源性疼痛是烧灼样疼痛。这是真的：95% 的烧灼样疼痛是食管源性的，只有 5% 是心源性的。但是，心源性胸痛可能是一种烧灼样疼痛或酸痛，因此有 30% 的心肌梗死患者将心肌梗死疼痛描述为烧灼样疼痛。

重，通常该疼痛会限制在一个区域。相关症状是呼吸急促。危险因素包括之前有过气胸病史和最近胸部受过伤。极其危重的胸痛患者见例 4.2 和例 4.3。

有时无法为胸痛患者找到病因，做出确切诊断。病史也不可能是 100% 准确的。往

例 4.2

问题。 你接诊一名 50 岁的男性胸痛患者，刚刚到达急诊室。他看起来很不好，几分钟后患者仅回答了几个问题，你感到很惊慌。

讨论。 要根据实际情况，调整病史获取的方法。在急诊情况下，你必须同时进行病史采集、体检（尤其是脉搏和血压）、安排 ECG、静脉插管（通过针头将导管插入静脉以便进行治疗）以及治疗（给氧、镇痛、阿司匹林和血栓药物）。此时病史资料中所要记载的详细情况可能不是最重要的而且也难以获得。需要处理的关键问题有：①疼痛的持续时间和性质；②吸气的影响；③是否有恶心和出汗；④是否吸烟，是否患有糖尿病和高血压；⑤既往心脏病史。如果你认为患者患有心肌梗死，你需要问一些如使用阿司匹林或溶栓治疗（thrombolysis［*throm-bo-lie-sis*］或［*throm-bol-iss-iss*］）可能会给患者带来危险的原因，如患者最近有胃肠道出血。医学生很可能会在几天后见到患者，然后会记录到不是很严重但是又断断续续地存在且目前发现不了的症状。这时获得的病史资料会更全面，而且比较容易做到。

例 4.3

问题。 你接诊一位 40 岁的男性患者。他看起来非常不舒服，而且患者称自己胸部与肩胛骨之间的部位有剧烈疼痛，但心电图未显示有心肌梗死。可能是因为什么？

讨论。 考虑可能是主动脉夹层。主动脉夹层是指主动脉壁发生撕裂伤。这往往会导致胸部和肩胛骨之间发生突然性的撕裂性疼痛。主动脉夹层起病时疼痛最为剧烈，这与心肌梗死的疼痛程度逐渐增加有所不同。主动脉壁上的撕裂伤的范围会扩大，累及其他动脉。有一半的主动脉夹层患者会累及左侧锁骨下动脉，而不是右侧——导致左侧桡动脉脉搏（radial pulse）减弱。主动脉夹层有时还会累及主动脉瓣，产生主动脉反流体征（10%），而且还可以有胸腔积液的体征。危险因素包括高血压、妊娠和马方综合征。有 1% 的主动脉夹层患者会累及冠状动脉——产生心肌梗死的症状。这一点很重要，因为溶栓治疗（用于治疗心肌梗死）用于主动脉夹层时会很危险，因为溶栓治疗会使出血更加严重。**因此，对有明显心肌梗死体征的患者进行溶栓治疗之前要对比脉搏。**

往情况是这样的，患者表达不清，或是由于过于焦虑，夸大了症状（通常是延长了症状的持续时间），让本是心源性疾病看起来不像是心源性疾病。因此，医生往往自己会限制病因范围，或是排除更严重的疾病（如心肌缺血、心肌梗死、肺栓塞）或更容易治疗的疾病（如感染性胸膜炎）。一般来讲，医

要点

- 引起胸痛的原因有多种，而不仅仅是心脏的原因。
- 引起胸痛最重要的原因有心脏原因、肺栓塞和主动脉夹层。
- 你获得胸痛患者病史资料的方法与当时状况的紧急程度有关。
- 胸痛病史中的各种特征因素会指向或排除某些诊断，但单凭一个特征来得出或排除某个诊断是不太可能的。
- 关于胸痛有两种主要类型的问题：一种是关于胸痛本身的问题，另外一种是引起胸痛原因的相关问题。
- 当询问患者有关疼痛的相关问题时，需要提问的最重要的问题是病情起始、持续时间、部位、特征、易感因素和缓解因素等。
- 持续时间在判断某些心源性疼痛是心绞痛还是心肌梗死时很重要。
- 疼痛持续时间只有短短几秒钟或持续超过 24 小时，一般很少是心脏问题引起的。
- 心源性疼痛的位置通常在中心，而非左侧。
- 休息时或使用硝酸甘油后疼痛缓解，劳累时恶化，这可能是诊断稳定型心绞痛的最佳判断方法。
- 心肌梗死的疼痛特异性不是很强。
- 相关症状（如出汗或恶心）在判断是否是心肌梗死延长性胸痛方面很重要。

生无法向患者解释清楚这种限制的目的，而患者却认为胸痛可能表明自己患有严重疾病，应该住院治疗，但医生却没有做出诊断，而是让患者回家，患者会很生气、担忧，这是可以理解的。

呼吸急促

像胸痛、呼吸急促（呼吸困难）（dyspnoea）都是非常常见的症状。在诊断呼吸急促的患者时，你应该很有自信。导致呼吸急促的常见重要原因列于表 4.2 中，而且我们只讨论列出的这几种常见原因。不仅仅是心脏疾病，很多疾病都会有呼吸急促的症状。在呼吸系统中，我们也会讨论呼吸急促的问题。

- 心力衰竭是指心脏不能泵出足够的血液来满足身体组织的需求。流体积存于整个身体。心力衰竭会导致肺部淤血和水肿（oedema），进而导致呼吸急促。

表 4.2　导致呼吸急促的常见重要原因

心源性	（与心绞痛或心肌梗死有关的）急性心力衰竭（acute heart failure）或慢性心力衰竭；心绞痛当量（angina equivalent）
呼吸性	哮喘（asthma）、气胸、肺炎、支气管炎（bronchitis）、支气管扩张（bronchiectasis）、慢性阻塞性肺病（chronic obstructive pulmonary disease，COPD）、肺纤维化（lung fibrosis）和肺栓塞
非心脏呼吸性	贫血、过度通气（包括糖尿病性酮症酸中毒）和超重

提示

在面对患者时要小心使用"心脏衰竭"或"心力衰竭"这些术语。要向患者解释，心力衰竭并不是心脏已经完全停止工作，而是它的工作状态下降了，没有达到它应有的工作状态。

- 心绞痛当量是指由冠状动脉疾病（coronary artery disease）引起的、与心绞痛相类似的疾病。心绞痛当量与心绞痛的区别在于心绞痛当量的主要症状是呼吸急促而不是疼痛。
- 哮喘是支气管气道阻塞引起的（通常在某种程度上是可逆的）。
- 关于气胸，见"呼吸系统疾病与实验室检查"和图 15.32。
- 肺部炎症通常是由感染引起的。肺部炎症可能只累及支气管（支气管炎）或是影响到肺泡（肺炎）。支气管扩张的主要问题在于支气管发生了扩张，容易发生感染。
- 长时间气道堵塞会导致慢性阻塞性肺病（chronic obstructive pulmonary disease，COPD），COPD 大部分情况下不可逆。COPD 可能是慢性支气管炎、肺气肿（emphysema）或两者（最常见）最终的一个发展结果。慢性支气管炎的定义是连续 2 年每年有 3 个月的大部分时间都会有痰。肺气肿的定义是组织学上气道发生扩张，而在临床上该疾病与吸烟有关，且痰比较少。
- 肺纤维化患者的肺部（lungs）发生了广泛性的纤维化。肺纤维化可能是特发性的（idiopathic），也可能是自身免疫疾病、灰尘暴露［石棉（asbestos）或煤炭］或药物（如胺碘酮，amiodarone）引起的。
- 关于肺栓塞，见图 15.33 和图 15.34。
- 贫血是指血红蛋白水平低。可能是由"高心输出量"的心力衰竭导致。
- 过度通气是指呼吸过度，超过了维持氧气和二氧化碳水平的必要限度。一般是焦虑引起的。过度通气会导致呼吸性碱中毒，但有时过度通气是对代谢性酸中毒如肾衰竭或糖尿病性酮症酸中毒（ketoacidosis）的一种反应。

问什么

如果是胸痛的患者，你采集病史的方法很大程度上与当时的紧急情况有关。如果患者刚到急诊且处于紧急状态，此时就不需要获得特别完整全面的病史资料，且需要结合检查［特别是脉搏、血压、呼吸频次、胸部和温度（temperature）］、静脉插管、安排做检查（如动脉血气、胸片检查、心电图和血计数），并给予治疗（根据病因给予氧气、利尿剂、类固醇和支气管扩张剂）。问题可分为三部分：①关于呼吸急促本身的问题；②关于其他心脏和呼吸系统症状方面的问题；③导致呼吸急促的其他可能原因。严重的呼吸急促的患者见例 4.4 和例 4.5。

关于呼吸急促本身的问题

一开始提问的问题应该是开放性的，例如"您告我一下呼吸急促方面的问题。"但是你自己需要把握住关键信息。

- 什么时候开始有呼吸急促的问题？呼吸急促是只发生一次还是反反复复地发生（急性）？是否已经发生了一段时间（几个月还是几年）？——慢性的？如果是后者，最近是否恶化过——急性或慢性？

例 4.4

问题。我的一位患者呼吸很困难，无法回答我的问题。我应该怎么办？

讨论。希望患者有同行的人，帮助完成病史采集任务。如果没有同行的人，你可以通过检查患者随身携带的药物来获得病史信息。在尚未完全确定某些药物（如雾化剂和利尿剂）是合适时，你可能会让患者使用这些药物。不要迟疑。

例 4.5

问题。 你在急诊室接诊一名 23 岁的男性患者。患者呼吸困难严重到无法讲话。他的朋友告诉我们患者患有哮喘。但是用听诊器听诊时，发现进出肺部的气体量正常。这可能是什么问题？有哪些体征和检查有助于做出诊断？

讨论。 患者可能是过度通气问题。某些哮喘患者会误解自己的症状是哮喘，而事实上是过度通气症状，这并不奇怪。要弄清楚诊断：患者可能会非常焦虑，进而引起严重的哮喘发作。患者的心率可能有助于诊断。如果患者的心率大于 120 次/分，患者的症状不可能仅仅是由于焦虑引起。没有进行动脉血气检查就不要轻易做出过度通气的诊断。如果 P_{O_2} 高于 10.6 kPa，pH 高于 7.45，患者可能患有过度通气。哮喘和过度通气都有可能引起低水平的 P_{CO_2}。

- 有多严重？造成了什么样的不利影响？过去可以参加的哪些活动或是可以做哪些动作现在不可以了？患者的呼吸急促可能会非常明显，休息时也有呼吸急促问题，但也可能不明显，最好询问一下他们可以做的运动量到底有多少。获得一个具体的答案——一层楼梯、9.14 米（10 码）、91.44 米（100 码）还是 1609.34 米（1 英里）——或其他国际单位距离。患者可能会觉得很难回答。可以问他们是否经常出去活动。如果回答"是"，再问他们是去哪些商店、酒吧等地？与正常时如几个月前的情况做比较。
- 平躺时是否呼吸困难（端坐呼吸）？如果

是，睡觉时是否经常性地坐起，以及睡觉时需要多少个枕头？端坐呼吸提示患者呼吸困难比较严重。端坐呼吸一般是心源性呼吸困难的典型症状，但是，呼吸系统方面的问题也有可能导致端坐呼吸。

- 患者是否有发作性夜间呼吸困难？发作性夜间呼吸困难是指患者在夜间醒来，感觉呼吸困难。患者可能会坐在床边，或起床把头伸出窗外去吸气。这再次提示可能是心脏引起的呼吸困难，但也不是绝对的。
- 之前采取过什么样的方法来治疗呼吸困难以及是否有效？

关于心脏和呼吸系统症状方面的其他问题

询问胸痛、心悸、眩晕、晕厥以及踝部水肿（ankle oedema）方面的问题。也要询问主要的呼吸道症状——咳嗽、咳痰、咯血以及哮鸣音。

导致呼吸急促的其他可能原因

希望你之前的问题会提示你患者的疾病是什么，然后进一步获得有关资料验证你的诊断。询问与你的判断相关的症状和危险因素。

对这些问题的回答应该会为可能的病因提供线索。对病因最简单的分类是急性、慢性和急慢性。

急性

- **心绞痛当量。** 运动时疼痛，呼吸困难时间持续 1～30 分钟，休息或服用 GTN 一两分钟内缓解。相关症状是心悸和呃逆。危险因素包括家族史、吸烟、高血压、糖尿病和高脂血症。
- **稳定型心绞痛伴心力衰竭。** 运动时呼吸困难，持续 1～30 分钟，休息或服用 GTN

一两分钟内缓解。疼痛的发生部位是胸部中心部位，可能会辐射到上肢、颈部或下颌。疼痛的特征一般为紧缩感样疼痛或酸痛，也有可能是重痛或烧灼样疼痛；刀割样疼痛较少见。相关症状是心悸和呃逆。危险因素参看心绞痛当量。

- **心肌梗死伴心力衰竭休息时**。患者突发急性呼吸困难，表明患者的病情可能比较严重。相关症状包括胸痛、恶心、呕吐、嗳气、出汗和心悸等。危险因素参看心绞痛当量。

- **哮喘**。呼吸困难间歇性发作，尤其是年轻人，也表明患者的病情可能比较严重。呼吸困难可能是对吸入或喷雾剂型的支气管扩张剂的一种反应。相关症状是喘鸣和干咳。危险因素是过敏史和家族史

- **气胸**。患者（往往是年轻患者）突发呼吸困难，通常之前没有呼吸困难的发作史。相关症状是心包炎性胸痛。危险因素是胸部疾病史。

- **肺炎与支气管炎**。呼吸困难起病缓，持续时间也短（几天）。相关症状包括咳嗽、咳痰、冷热交替以及胸膜炎性疼痛。危险因素有既往病史、与有类似患者的接触史和胸部疾病史。

- **肺栓塞**（pulmonary embolism）。呼吸困难起病急，表明患者的病情可能比较严重。平躺可能会缓解呼吸困难（见例 4.6）。相关症状包括胸膜炎性胸痛、呼吸困难、咯血以及腿部水肿（提示深静脉血栓形成）。风险因素包括患者近期不活动或有手术史、肺栓塞病史以及深静脉血栓形成。

- **过度通气**。呼吸困难起病急。相关症状是焦虑。危险因素包括未得到良好控制的糖尿病、急性肾衰竭和焦虑。

例 4.6

问题。我是一名护士，我遇到了一位 75 岁的老年男性患者，10 天前做了髋关节手术。该患者有心力衰竭病史。患者健康状况一直还可以，直到今天，他突然发生呼吸困难，平躺后缓解。这可能是什么导致的？

讨论。虽然患者在过去曾发生过心力衰竭，但你要想到有可能是肺栓塞。肺栓塞导致的呼吸急促很少见，因为有时当患者平躺时，右心室充盈增加，心输出量也增加，呼吸困难缓解。该患者的术后时间正好是肺栓塞容易发生的时间。询问一下腿部水肿问题（提示可能是深静脉血栓形成）。

慢性

- **心力衰竭**。慢性呼吸困难伴端坐呼吸，伴或不伴发作性夜间呼吸困难，使用利尿剂后可缓解。相关症状是踝部水肿。危险因素包括缺血性心脏病（心肌梗死或心绞痛）、吸烟、高血压和瓣膜性心脏病。

- **COPD**。长时间的端坐呼吸的呼吸困难病史；也可能是对支气管扩张剂、抗生素和甾体类药物的一种反应。相关症状包括咳嗽、有痰和喘鸣。危险因素是吸烟。

- **支气管扩张**。长时间呼吸困难伴大量咳痰。相关症状包括咳嗽和大量痰液。危险因素包括儿童时期麻疹、百日咳和吸烟。

- **肺纤维化**。长期呼吸困难伴端坐呼吸。相关症状是咳嗽。风险因素是吸烟、煤炭开采、接触石棉和胺碘酮治疗。

- **肺栓塞**。有时多个肺部栓子可能会引起

肺栓塞。相关症状和危险因素请参照之前的内容。

- **贫血**。长期呼吸困难。症状是疲乏。危险因素是慢性出血——显性或隐性。要专门问一下患者使用甾体类药物和抗炎药物的情况。
- **过度通气**。呼吸困难起病缓，尤其是肾衰竭患者。相关症状是手指和脚趾刺痛。危险因素包括糖尿病和肾衰竭。

急慢性

有慢性疾病的患者因急性病因引起的呼吸困难。因此，许多呼吸困难的患者在起病时就是"急慢性"。慢性心脏疾病患者一般会发生急性心脏问题；慢性呼吸系统疾病患者一般会发生急性呼吸系统问题。参见例 4.7。

踝部或腿部水肿

参看有关踝部水肿和骶水肿检查的相关内容。患者会抱怨自己有腿部水肿或踝部水肿的问题。踝部或腿部水肿可能是由脂肪或皮下组织内液体异常堆积所致。如果是脂肪引起的，因为起病缓慢，病因清楚，患者一般不会因腿部水肿而就诊。但是，如果是组织内有液体堆积，发展很快，患者很容易就会注意到水肿问题。

外周水肿的分类

外周水肿可分为全身水肿（generalized oedema）和局部水肿（localized oedema）（表 4.3）。全身性水肿是由于体内液体过多或低蛋白血症（血清渗透压下降引起液体从毛细血管中渗出）引起的。全身性水肿中，重力是决定液体走向的因素，所以能够正常行走的患者，液体首先积聚在脚踝附近。导致踝部水肿最常见的严重原因是心力衰竭引起的

例 4.7

问题。你的患者是一位 80 岁的老年男性患者，有严重的呼吸困难，有慢性呼吸困难的病史。你如何确定患者是慢性心力衰竭还是慢性呼吸系统疾病？

讨论。这是一个很常见的问题，听起来简单，但事实上并不是如此。询问有关胸痛、心绞痛或心肌梗死病史等心脏病指标问题。询问有关咳嗽、咳痰、胸腔疾病等胸部疾病。轻度水肿提示患者可能有心力衰竭问题。喘鸣提示患者可能有胸部疾病问题。这两类患者人群都有可能是吸烟者。询问用药问题。如果患者主要使用的是支气管扩张剂，则呼吸系统疾病很可能是基础病因；如果患者使用的是利尿剂，心力衰竭很可能是基础病因。体格检查和胸片检查也有助于诊断。但通常在很多情况下，心力衰竭和呼吸系统疾病可能同时存在，或是很难区分以哪类疾病为主——因为很多患者同时使用两种治疗方法。

要点

- 尽量区分呼吸困难是急性、慢性还是急慢性。
- 要了解呼吸困难造成的不利影响有哪些？
- 端坐呼吸和发作性夜间呼吸困难提示患者可能是心源性原因，但是也有可能是呼吸系统原因。
- 患者使用利尿剂后缓解，表明可能是心源性原因。

表 4.3 外周水肿的原因

全身性水肿（通常是双侧水肿）	
体内液体过多	心力衰竭、少尿性肾衰竭、医源性（iatrogenic）[a]
低蛋白血症	胃肠道吸收不良（malabsorption）、蛋白质营养不良、肝硬化（liver cirrhosis）和肾病（nephritic）综合征
局部水肿（通常是单侧水肿）	
慢性静脉功能不全［静脉曲张（varicoes）］	通常是双侧
静脉回流受阻	静脉血栓形成、肿瘤
毛细血管通透性增加	外伤、感染
淋巴回流受阻	淋巴水肿（Milroy[b] 型淋巴管先天性发育不全即 b 型淋巴管先天性发育不全、肿瘤）
姿势	长时间站立

[a] 医源性：介入治疗引起
[b] 威廉·福赛斯·米尔罗依（William Forsyth Milroy，1855—1942）：美国医生

要点

- 双侧踝关节肿胀是心力衰竭的特点，但其他很多疾病也会导致双侧踝关节肿胀。
- 询问其他心脏病史和静脉曲张。

全身性水肿。但是，也有很多其他原因会导致踝部水肿（表 4.3），最常见的水肿类型是姿势水肿。静脉瓣膜关闭不全会加重这种水肿。所以当患者仅仅有踝部水肿时，诊断心力衰竭时就要谨慎。

问什么

如果患者有双侧踝关节肿胀，很可能是心脏原因。询问患者是否有胸痛、呼吸困难、心绞痛史、心肌梗死和吸烟。请记住还要询问静脉曲张方面的问题。

心悸

心悸的定义是什么？

心悸是患者能够明显觉察到自己的心跳。

心悸的原因是什么？

心悸的原因包括窦性心动过速（tachycardia）、异位搏动［期外收缩（extrasystoles）］和心律不齐（arrhythmias）。

运动时会有窦性心动过速，进而心悸，这是一种正常反应；在很多情况下也有可能发生心悸，尤其是在感染和压力较大时。异位搏动是指心脏节律并不是起始于窦房结。异位搏动往往是一次性的异常节拍，几乎没有什么意义，但是，有时冠状动脉局部缺血也有可能引起异位搏动。心律失常是指心脏节律不正常的时间持续超过几个节拍。心律失常通常是由心脏的电生理问题引起。有时，可能主要问题是局部缺血，导致电通路紊乱。电解质紊乱可能会加重心律失常。

在三种情况下可能会有心悸。

1. 患者自己感觉到偶尔有几个心律节拍没有跳动。这种情况没有什么重大意义，通常是由异位搏动引起。
2. 与更严重的情况例如心肌梗死相比，心悸就微不足道了。
3. 间歇性延长心悸是心悸类型中较严重的情形。

笔者将讨论第三种情况。常见原因见表 4.4。

当你在采集病史资料时，要清楚下列几个问题。

表 4.4　心悸常见类型

心悸常见类型	特征
窦性心动过速	快速、心律齐、起病以及结束缓慢
房性心律不齐	
房性心动过速（at-rial tachycardia）	快速、心律齐、起病及结束急
室上性心动过速	快速、心律齐、起病及结束急
房颤	快速、心律不齐、起病及结束急
心房扑动（atrial flutter）	快速、心律齐或不齐、起病及结束急
室性心律失常	
室性心动过速	快速、心律齐、起病及结束急、会导致患者晕厥
多个异位搏动	
心房或心室	缓慢、心律不齐

患者所谓的心悸到底是什么

当你询问患者有什么症状时，有时患者认为自己是心悸，就会使用"心悸"这个术语，而事实上患者真实的症状是胸痛、消化不良，甚至是震动感觉。所以应询问："你能感受到胸部有心脏跳动的感觉吗？"

窦性心动过速或心律失常会引起心悸？如果是心律失常引起的，是室性心动过速、房颤，还是心肌局部缺血？

描述心悸的特征。

- 是快还是慢？心律齐还是不齐？

....

提示

患者可能会发现自己很难描述心悸时心跳的速率和心律是否齐。你可以要求他们将心跳的节律在桌面上弹出来。如有必要，你可以为他们示范一下你的意思。

....

- 心悸起病是急还是缓？
- 询问晕厥方面的问题。
- 是否有胸痛？胸痛是早于心悸还是晚于心悸？
- 询问能够避免的易感因素：运动、压力和酒精。这些因素都会引起窦性心动过速，或是引起其他类型的心律失常。

起病慢提示是窦性心动过速，而起病急提示是心律失常。但是，患者往往很难判断心悸起病的突然程度。心律不齐性心悸提示是房颤［fibrillation（*fib-rill-ay-shun*）］。室性心动过速很重要，因为它可能危及人的生命。室性心动过速会导致明显的心输出量下降，所以患者是直接晕厥，不会感到心悸。有时虽然患者可能会感到心悸，该心悸可能与晕厥有关（晕厥与任何类型的眩晕都有关）。心律失常可能会导致心输出量下降，进而引起心肌局部缺血，导致缺血性心绞痛。但是在有些情况下，心肌局部缺血就是主要问题。如果疼痛先于心悸，心肌局部缺血可能就是主要问题。如果心悸先于疼痛，心肌局部缺血可能就是次要问题。我们必须强调的是患者往往很难区分疼痛是先于心悸，还是心悸先于疼痛。

心悸可能会给患者带来哪些不良影响

除了引起室性心动过速、房颤外，心肌局部缺血引起的其他大多数类型的心律失常是良性的，不会危及生命，但比较麻烦（见例 4.8）。你应该清楚心律失常带来的不良影响有哪些。询问心悸发生的频次、持续时间，以及是否因心悸令患者无法做他们喜欢做的事情？

晕厥

晕厥将在第 6 章讲述。

例 4.8

问题。我的一位患者称自己有心悸问题。有可能是过多摄入咖啡导致的吗？

讨论。与人们普遍认同的观点相反，咖啡因（caffeine）很少引起窦性心动过速。事实上，大部分证据表明患者可能是患有心动过缓（bradycardia）。咖啡因的确会引起震颤，这可能会被误认为是心悸。

要点

- 请确保你和患者在使用"心悸"这个术语时是指同一个意思，在同一个波段。
- 询问起病快慢，心率、心律齐不齐，胸痛，晕厥，易感因素和对生活质量的影响。
- 起病和结束均缓慢提示可能是窦性心动过速。
- 心律不齐提示可能是房颤。
- 心悸伴晕厥，考虑可能是室性心动过速。
- 如果有胸痛，要判断是在心悸前还是在心悸后。

心血管系统检查的重要性

近几十年来，心血管系统的临床检查方法发生了很大变化。第一，在西方国家风湿性心脏病已非常罕见。风湿性心脏病（rheumatic heart disease）会引起瓣膜性心脏病。在过去，瓣膜性心脏病会导致相对年轻的患者发生严重疾病，甚至死亡。这些瓣膜性疾病都会有特异性的体征，因此，医生通过临床检查，使用良好的技术就会做出诊断。瓣膜性心脏病并未完全消失，但已经很罕见了，尤其是风湿性心脏病引起的瓣膜性心脏病。第二，新实验室检查技术的发展意味着大部分检查技术等同于"实验室检查方法"。例如，可通过心脏监测来评价脉搏、心律，通过胸片检查（第 15 章）来评价心力衰竭，通过超声心动图（echocardiography）（超声）来评价心脏瓣膜。

虽然有这些变化，但心血管系统的检查技能仍然十分重要。为什么？在为急症患者提供诊疗服务时，检查脉搏、心律、血压、颈静脉压以及肺基底部湿啰音（crackles）是非常重要的临床技能。评价瓣膜性心脏病仍然是临床工作的重要组成部分。请记住：非常有可能在你真正需要某种技术支持时你却无法获得。

心血管系统检查技术的关键在于实践练习。只有掌握了正常的症状和体征，你才能够快速识别出不正常的症状和体征。像本书的其他章节一样，本章对每个体征都赋予了难度系数（difficulty factor，DF）值。这样你就会大概了解某个检查的困难程度，以及需要多大程度的练习才能够将其掌握。心血管系统检查一开始可能会非常难，但是通过练习，就会变得非常简单。

对许多心脏疾病的体征用"心动周期"来解释会取得非常好的效果，接下来将会对其进行简要解释（图 4.1）。目前不需要花时间来记住这张图。此图只是作为本章其他部分的一个参考。心动周期可分为心室收缩期和心室舒张期。在舒张期开始之前，所有的心脏瓣膜（二尖瓣、三尖瓣、主动脉瓣和肺动脉瓣）处于关闭状态。该期间为等容舒张。"等容"的意思是左、右两心室内的血容量不变。然后，二尖瓣和三尖瓣开放，血

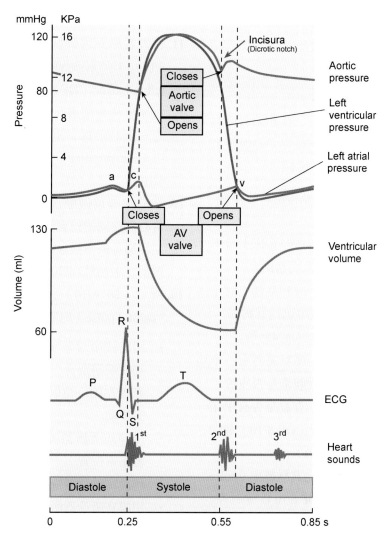

图 4.1 The cardiac cycle.

Reproduced by permission of Oxford University Press from Fig. 15.11（p. 286），*Human Physiology*：*The Basis of Medicine*，by G. Pocock and C. Richards（1999）.

液从心房进入处于舒张状态的心室。开始时血流速度快（心室快速充盈期），然后速度减缓（心室减速充盈期）。随后，心房收缩，将一小部分血液挤压到心室（心房收缩）。现在，心室开始收缩，二尖瓣和三尖瓣被迫关闭。等容收缩这一较短的收缩期过后，主动脉瓣和肺动脉瓣被迫开放。现在，血液从心室射出。开始时血流速度快（心室快速充盈期），然后速度减缓（心室减

速充盈期）。收缩结束后，主动脉瓣和肺动脉瓣又关闭，舒张期开始，舒张期开始时是等容舒张。

与其他系统一样，要将讨论各种生理指标作为日常操作流程。让学生模拟这个过程会给学生带来益处。像所有操作流程一样，所有的生理指标缩写，你可能需要查看一下。操作流程可能并不完美，例如甲床出血（splinter haemorrhage）这种很罕见的检查会

包括在心血管系统检查中，而像测血压这样非常重要的检查却没有包括在内。

心血管系统检查概述

该概述中包括很多术语，在开始阅读时你可能不明白它们的意思。将在"心血管系统详述"中对这些术语进行解释。

1. 向患者介绍自己，检查要获得患者的同意。
2. 洗手。
3. 要求患者上床（如果患者已经在床上就不用要求了）。你可能需要他人帮助！
4. 让患者解开衣服，暴露上肢和胸部。对于女性患者，要用床单或毛巾遮挡其胸部。
5. 让患者调整坐姿，使其胸部成45°角。
6. 在做1～4操作步骤时，要对患者有一个"整体印象"，例如患者看起来是否痛苦？
7. 检查患者的双手和指甲，查看是否有甲床出血（DF 5/10）、杵状指（DF 8/10）和烟垢（tar staining）（DF 1/10）。
8. 触诊右侧桡动脉脉搏，测定其脉搏率（pulse rate）（DF 3/10）、心律（DF 6/10）。触诊左、右侧桡动脉脉搏，并作比较（DF 8/10）。检查是否有沉脉（DF 6/10）。
9. 检查面部，查看是否有颧颊潮红（malar flush）（DF 7/10）和睑黄瘤（xanthelasmata）（DF 2/10）。检查眼部，查看角膜弓（arcus）（DF 2/10）。检查结膜，查看是否贫血（DF 9/10）。检查舌部，查看是否发绀（cyanosis）（DF 9/10）。
10. 触诊右侧颈动脉脉搏，判断脉搏性质

> ### 要点
> - 心血管系统检查技术的关键在于实践，练习后这部分检查就比较简单了。

（DF 8/10）。
11. 检查右侧颈内静脉，测定颈静脉压（DF 9/10）。检查肝颈静脉回流征（hepatojugular reflux）情况（DF 8/10）。
12. 将床单从胸部揭开（女性患者）。整体检查一下心前区，重点是瘢痕、心脏搏动（ardiac impulse）和其他异常搏动（DF 5/10）。
13. 在心尖部位做触诊，检查心尖搏动，评价心尖搏动的位置和性质（DF 9/10）。在左侧胸骨周围做触诊（DF 9/10），判断其搏动、主动脉和肺动脉颤动情况。
14. 听诊（DF 8/10）——触诊颈动脉搏动（carotid pulse）时听诊其杂音情况。听：
    - 用膜式听诊器听诊二尖瓣区（如果听到收缩期杂音，移动到腋窝）。
    - 患者左侧卧位时用钟式听诊器听诊心尖搏动。
    - 用钟式听诊器听诊三尖瓣区搏动（患者正常位置）。
    - 用膜式听诊器听诊三尖瓣区。
    - 用膜式听诊器听诊肺动脉区。
    - 用膜式听诊器听诊主动脉区。
    - 用膜式听诊器听诊右颈动脉，然后左颈动脉。
    - 患者坐姿且呼气结束后屏气时，用膜式听诊器听诊患者胸骨左下缘。
    - 用膜式听诊器听诊患者肺基底部。
15. 触诊判断踝部水肿或胫前皮肤水肿情况（DF 3/10）。
16. 考虑查看其他体征，如桡股动脉延迟、肝搏动。
17. 洗手。
18. 现在可以说"我想测一下血压"。短暂停顿后，将检查结果告知他人。

心血管系统检查详述

开始

1. 向患者介绍自己，检查要获得患者的同意

- 伸出手与患者握手。
- 像这样介绍自己："嗨，我是 William Osler，是一名大三的医学生。""我要检查你的心脏和脉搏，可以吗？"不要只说"心脏"！因为只说"心脏"患者会疑惑你说检查心脏为什么在看手！

2. 洗手

3. 要求患者上床（如果患者已经在床上就不用要求了）。你可能需要帮助

通常情况下患者上床是没有问题的。但是，如果患者自己无法上床，你只有受过这方面的培训，才能辅助患者上病床。如果你没有受过这方面的培训，要让训练有素的护士或护理人员协助。这是因为某些患者（尤其是记忆力受损的患者）可能会高估自己的能力，会让自己跌倒受伤。

4. 让患者解开衣服，暴露上肢和胸部。对于女性患者，要用床单或毛巾遮挡其胸部

在做心血管系统检查时要让患者坦露胸部（图 4.2）。在检查之前就要清楚这一点——对于女性患者，要用床单或毛巾覆盖其胸部，待检查胸部时再揭开（例 4.9）。为女性做胸部检查时至少要有一名女性（如医学生或护士）在场。

5. 让患者调整坐姿，使其胸部呈 45° 角

在做心血管系统检查时，患者取坐姿，

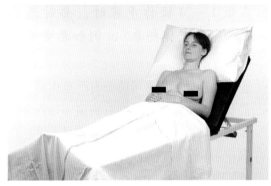

图 4.2　心血管系统检查时，暴露胸部

例 4.9

问题。要求女性患者暴露胸部，尤其是在心血管检查的第一部分不涉及胸部时，我觉得不是很正确。

讨论。学生有时不是很确定让女性患者暴露胸部是否恰当，我们能理解。该疑问涉及一个隐私问题——在心血管系统检查的早期阶段让女性患者暴露胸部可能不太好。我建议你这样说："检查心血管系统时，暴露胸部后检查效果会更好。可以吗？在做这部分检查时，我会用床单盖住您的胸部。"让患者有表示拒绝的机会。如果患者拒绝（这种情况很少见），不要太介意，以你最好的状态继续为患者做检查。

胸部与水平面成 45° 角；颈部靠枕头使处于放松状态（图 4.2），主要是方便颈静脉压检查。你可能需要调整枕头，使患者处于正确姿势。

提示

了解如何调整医院病床上的头枕，并熟悉病床调整方面的各种操作。

6. 在做 1 ～ 4 操作步骤时，要对患者有一个"整体印象"，例如患者看起来是否痛苦

- 患者痛苦提示患者可能患有严重疾病。
- 静脉插管提示患者近期有胸痛（套管是在镇痛或复苏时使用）或心脏衰竭（需要静脉使用利尿剂）的问题。当患者患有感染性心内膜炎（infective endocarditis）时，静脉给予抗生素很少会使用套管。
- 监视器提示患者最近有胸痛或心律失常。
- 颧颊部潮红提示患者有二尖瓣狭窄（mitral stenosis）。
- 呼吸急促（tachypnoea）提示患者可能有心脏衰竭。
- 发绀提示缺氧。
- 颈部搏动强劲提示患者可能有主动脉瓣反流。

　　更具体的信息请查看"心血管疾病与检查"。

··

提示

　　要牢记在做其他检查时也要留意患者的整体气色。不要退缩站在那里毫无目的、直瞪瞪地注视。

··

手部

7. 检查患者的双手和指甲，查看是否有甲床出血（DF 5/10）、杵状指（DF 8/10）和烟垢（DF 1/10）

甲床出血

甲床出血的定义是什么？

甲床出血是指指甲下方甲床上的少量出血。

意义

检查甲床是否出血是心血管系统检查的一部分，这是因为感染性心内膜炎可能会有甲床出血。感染性心内膜炎主要累及心脏瓣膜。也有可能引起小血管的广泛性炎症（血管炎）。也有可能是出血（甲床出血）引起血管炎（vasculitis）。然而，90% 的感染性心内膜炎患者没有"甲床出血"。另外，甲床出血更多是由于指甲轻度受伤引起。如果甲床出血是外伤引起，一般指甲的受伤风险高于趾甲，且好发于体力劳动者。

如何检查

　　甲床出血通常看起来像是指甲下的黑色笔痕（图 4.3），虽然偶尔也有鲜红色。甲床出血点顺着甲床纵向排布。虽然甲床出血点较小，但是如果你仔细观察，一般都能够发现。检查时要仔细，可能只有一个甲床上有甲床出血。据认为，如果是心内膜炎引起的甲床出血，出血点常见于指甲的近端部分，虽然缺乏充分证据。

1. 拿起患者的右手。
2. 弯腰查看其指甲。
3. 效率与速度相结合，仔细查看右手所有的指甲。
4. 左手的检查方法同右手。

　　甲床出血的主要问题在于甲床出血的发生率很低，学生一般只是过一遍而已，所

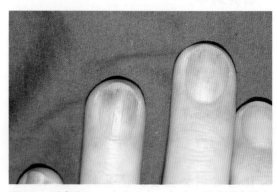

图 4.3　甲床出血：小出血点，色暗，顺着甲床纵向排列

以，即使真的有甲床出血，也很容易被学生忽略。不要自满！

杵状指

杵状指主要见于呼吸系统疾病，因此在第 5 章详细阐述。然而，虽然心血管系统疾病很少出现杵状指，但是发绀性先天性心脏病（congenital heart disease）和感染性心内膜炎时会有杵状指。杵状指是感染性心内膜炎发展到后期才会出现的指标，所以如果杵状指是感染性心内膜炎引起的，还会有其他更可靠的感染性心内膜炎的指标。

烟垢

烟垢是吸烟后在手指上留下的黄色沉着物质，很好辨认。吸烟会导致冠心病，进而引起心绞痛、心肌梗死、心律失常和心力衰竭（尼古丁没有颜色）。

要点

- 甲床出血一般由外伤引起，但有 10% 的甲床出血是由感染性心内膜炎引起的。

桡动脉脉搏

8. 触诊右侧桡动脉脉搏，测定其脉搏率（DF 3/10）、心律（DF 6/10）。触诊左、右侧桡动脉脉搏，并作比较（DF 8/10）。检查是否有沉脉（DF 6/10）

触诊右侧桡动脉脉搏，测定脉搏率和心律

右侧桡动脉脉搏一般用于测定脉搏率和心律。脉搏率和心律是两个非常重要的指标。在颈动脉搏动上更容易判断脉搏性质，虽然桡动脉搏动也能够判断脉搏性质。

心率

正常心率是 60 ～ 100 次 / 分钟。慢脉搏率（< 60 次 / 分）称为心动过缓（bradycardia）。心动过缓的原因见表 4.5。快脉搏率（> 100 次 / 分）称为心动过速。心动过速的原因见表 4.6。静息状态的患者心动过速一般不正常。

心律

心律要么齐，要么不齐。心脏的正常节律称为窦性心律（sinus rhythm），因为心律是由窦房结控制的。正常情况下，吸气时心率加速，呼气时心率减慢。这是因为吸气时迷走神经（vagus nerve）（减慢心率）被抑制，心率加速；呼气时迷走神经抑制作用解除，心率减慢。年龄大于 40 岁的患者，这种"心律不齐"比较轻微，感觉上心律还是比较齐的。年轻患者可能会感到心律不齐——称为"窦性心律不齐"（sinus arrhythmia）。这是一个容易引起误解的术语，因为心律不齐是指各种类型的心律异常，而窦性心律不齐却是一种正常的生理活动。

导致心律不齐的原因见表 4.7。心律不

表 4.5　引起心动过缓的主要原因

常见	健康的年轻人心动过缓很正常；使用 β 受体阻滞剂
不常见	心脏传导阻滞；甲状腺功能减退

表 4.6　引起心动过速的主要原因

运动
焦虑
发热类疾病
甲状腺功能亢进
药物（β_2 受体激动剂——沙丁胺醇等）
低血容量性休克（hypovolaemic shock）（如胃肠道出血所致）
心律失常

表 4.7　导致心律不齐的原因

规律性心律不齐
窦性心律不齐
文氏（Wenckebach）二度心脏传导阻滞 [a]

不规律性心律不齐
房颤（最常见）
多个心室异位搏动
房扑伴多种类型的心脏传导阻滞

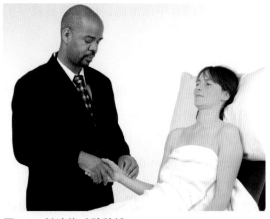

图 4.4　触诊桡动脉脉搏

齐可能是"规律性心律不齐"，也可能是"不规律性心律不齐"。如果是前者，心律不齐比较有规律，如每次第 4 个节拍都缺失，或是呼吸时心率的变化有规律可循。如果是后者，没有规律可循。临床上很难区分导致不规律性心律不齐的原因。必须做 ECG。然而运动后做 ECG 参考意义会更大。往往（但不是总是）运动后，室性异位搏动就会消失，心律变齐。如果心律不齐是房颤所致，运动并不会使心律变齐。

脉搏短绌（pulse deficit）的定义是什么？

你可能听说过这一术语。房颤不仅会导致心律不齐，还会导致脉搏时长变短。这是因为心室充血还没有完全充盈就开始随机收缩、射血。有时左心室射出的血量（心搏量）非常低，低到在桡动脉上感觉不到脉搏。因此，如果你用听诊器在心脏部位测定脉搏，听诊听到的脉速要比桡动脉的脉搏快。例如，心尖部位的心率为 126 次 / 分钟，而手腕部位的心率为 116 次 / 分钟。这之间的差异称为"脉搏短绌"。在该例子中脉搏短绌为 10 次 / 分钟。

如何检查

可触及离手腕仅几厘米处的前臂屈肌侧桡动脉的脉搏（图 4.4）。

1. 用你的右手拿起患者的右手。
2. 然后用左手的示指和中指触诊桡动脉脉搏。见例 4.10。
3. 一旦触及桡动脉脉搏，你就应该计数；用手表计时，计时时间需超过 20 秒，然后乘以 3，获得每分钟桡动脉的脉搏次数。
4. 在计数的同时，还要观察心律问题。心律齐还是不齐？如果心律不齐，是规律性还

例 4.10

问题。我曾经为一位气色比较好的 25 岁男性患者触诊其桡动脉脉搏，但是没有摸到。

讨论。有可能患者的桡动脉不在一般人所在的位置（先天异常）——但是一般情况下是你没有摸准脉搏。还有可能是，学生触摸对了，但是由于在短时间内没有感觉到脉搏而移动到了其他位置。在触摸桡动脉脉搏时，在任何一个位置都要停留至少 10 秒钟，然后再向其他位置移动。一般情况下，你只要稍等一会儿，就会感觉到脉搏。如果想触诊到强度更大的脉搏，你可以移动手指。

是不规律性心律不齐（见例 4.11）？

触诊左、右侧桡动脉脉搏，并作比较

意义

在下列几种情况下，左、右两侧桡动脉脉搏可能不同：

- 急性主动脉夹层。
- 近端动脉疾病，如腋动脉动脉粥样硬化或是腋动脉狭窄［血管造影（angiogram）发现］。

如何检查

将手指放在右桡动脉上的同时，将右手放在左桡动脉上（图 4.5），比较左、右两桡动脉脉搏的搏动强度。见例 4.12。

检查是否有沉脉

最好是通过评价颈动脉搏动来判断脉搏特征（对儿童是通过评价肱动脉脉搏进行判断）。而对于沉脉（collapsing pulse），可以通过评价桡动脉脉搏来判断。

意义

沉脉是主动脉反流的体征之一（在瓣膜病变的背景下，"反流"和"不完全"的意

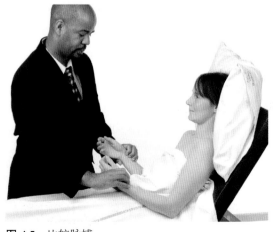

图 4.5 比较脉搏

例 4.11

问题。心律总体上看比较齐，但是你会注意到还有轻微的不齐之处。

讨论。这可以是心室异位搏动，也有可能是心房异位搏动。这种心律是窦性心律伴偶尔性的异位搏动。

例 4.12

问题。我一直认为脉搏是不对称的！

讨论。在触诊左侧脉搏时感觉没有右侧顺手，这会让人产生一种左、右两侧脉搏不对称的（错误）印象。慢慢来。你触诊左侧脉搏顺手习惯后，就没有这方面的问题了。

思是一样的）。

如何检查

1. 询问患者，肩膀是否疼痛。
2. 如果不疼，用你的左手握住患者的手腕抬高右臂（不要专门用手指触诊其脉搏）（图 4.6）。
3. 如果你感觉到手指下方的脉搏有往回的震动感，这就是沉脉。

面部、眼部和舌部

9. **检查面部，查看是否有颧颊潮红（DF 7/10）和睑黄瘤（DF 2/10）。检查眼部，查看角膜弓（DF 2/10）。检查结膜，查看是否贫血（DF 9/10）。检查舌部，查看是否发绀（DF 9/10）**

颧颊潮红

颧颊潮红又称二尖瓣面容（mitral faces），

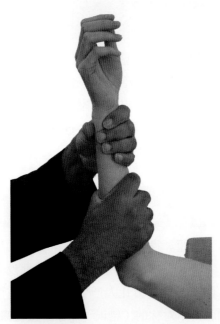

图 4.6 触诊沉脉用右手将患者左臂抬高，用手指按压手腕的屈肌侧

见于二尖瓣狭窄的患者。颧颊潮红是指脸颊发红并带有蓝色。是由于二尖瓣狭窄引起肺源性高血压致面部毛细血管舒张，进而导致面部潮红。大部分有面部潮红的患者并不患有二尖瓣狭窄！

睑黄瘤和角膜弓

睑黄瘤和角膜弓是高脂血症的两个体征。睑黄瘤是指小的黄色的丘疹（脂肪沉积物），一般位于眼部周围。睑黄瘤提示患者有高脂血症。

角膜弓，有时又称为老人弓，是指虹膜最外环处有灰色环（脂肪沉积物）（图4.7）。角膜弓在老年人中很常见。但是对于年龄小于50岁的患者，提示患者可能有高脂血症。

贫血

意义

贫血可能是心力衰竭或心绞痛的原因，

要点

- 心动过缓可能是正常的。
- 导致心动过速的原因很多，而且往往不是心源性病因所致。
- 在计数每分钟脉搏次数的同时，也要留意心律。
- 随着年龄的增加窦性心律不齐会变得不明显。
- 房颤是导致不规律性心律不齐的最常见原因，但需要做 ECG 确定其原因。
- 牢记要比较左、右两侧桡动脉脉搏；如果患者有明显的心肌梗死，要考虑主动脉夹层的可能性。
- 在评价沉脉时，要握住整个手腕部——不仅仅是脉搏触诊部位。

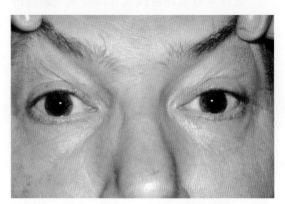

图 4.7 角膜弓

因此会在心血管系统检查中讲述。皮肤颜色不能很好地反映血红蛋白水平。最好是在下眼睑结膜处查看是否有贫血。即便如此，这是一个相当粗糙的检查，即使是经验丰富的医生也常常会出错。

如何检查

1. 获得患者的同意，"我能往下拉一下您的下眼睑做个检查吗？"

2. 用右手示指将患者右侧下眼睑轻轻向下拉，暴露结膜，然后检查（图 4.8 a）。

3. 在正常情况下，结膜的前半部分要比后半部分更加鲜红。贫血患者就没有这种区别（图 4.8 b）。

发绀

见第 5 章。

原因

当在做心血管系统检查时，你需要查看的是中枢性发绀。最常见的发绀的心血管系统疾病是肺水肿。肺水肿可能是突然发生，通常是由于冠状动脉缺血或心肌梗死；也可能是缓慢发生，是由于瓣膜病变或左心室收缩功能不全导致。从右到左的心脏分流也是导致发绀的原因之一，但很少见。

如何查看中枢性发绀

见第 5 章。

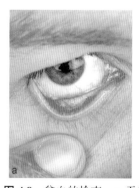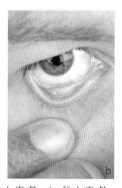

图 4.8 贫血的检查。a. 无贫血患者；b. 贫血患者

要点

- 皮肤颜色不能很好地反映贫血程度。可以通过检查结膜来判断是否贫血，但该方法不是很可靠。

颈动脉脉搏

10. 触诊右侧颈动脉脉搏，判断脉搏性质（DF 8/10）

什么是脉搏性质？

你可能听说过"容量"和"特征"这两个术语可以互换。但两者之间有细微的差别。当你触诊脉搏时，你会感到脉搏跳动的强度。这就是脉搏"量"，与心脏搏出量有关。脉搏量不仅与心脏疾病有关，其他状态也会影响脉搏量，尤其是低血压（hypotension）。学生一般会发现评价容量比较容易，而评价特征就比较复杂。特征不仅与脉搏强度有关，而且还与达到此强度的速度有关。异常的脉搏特征提示患者可能有瓣膜病变。脉搏特征很微弱，因此最好通过颈动脉搏动来评价脉搏特征，因为颈动脉是离心脏动脉最近的动脉。

意义

异常的脉搏特征是瓣膜性心脏病的特征性指征（图 4.9）：

- **主动脉瓣狭窄**：脉搏强度缓慢增加，形成丘状脉；
- **主动脉瓣反流**：脉搏强度迅速增加，迅速回落，形成沉脉；
- **混合主动脉瓣疾病（mixed aortic valve disease）**：双脉冲（bisfiriens）脉搏；
- 影响脉搏特征的其他疾病包括**肥厚性梗阻型心肌病（hypertrophic obstructive cardiomyopathy）**——尖峰脉搏，但该种疾病很少见。

如何检查

见图 4.10。不容易发现颈动脉搏动。

1. 让患者将头转到左侧。确保患者头部靠住枕头，使其颈部处于放松状态。如果患者颈部

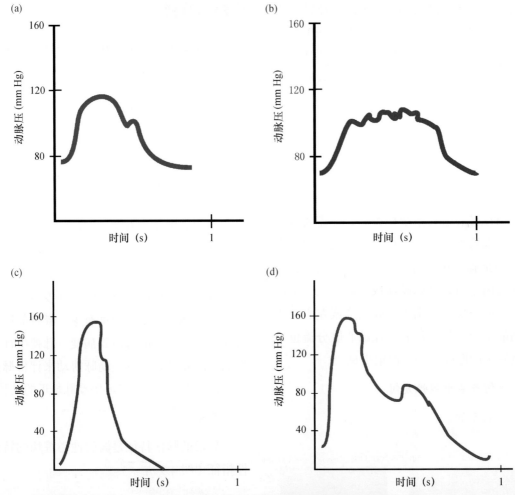

图 4.9 脉冲波形：a. 正常；b. 主动脉瓣狭窄；c. 主动脉瓣反流；d. 混合主动脉瓣疾病

紧张，让患者完全平躺（仅直接告诉患者要放松，通常情况下患者是无法放松的）。

2. 然后你这样提示患者："我要触摸你颈部的脉搏，你会感到稍微不适。"

3. 将左手拇指**轻轻地**放在喉结（Adam's apple）上。

4. 水平方向缓慢向后移动拇指，直至感觉不到软骨。通常情况下，颈动脉搏动就在此处，很明显。

5. 确定脉搏容量以及脉搏达到该容量值的速度及回落的速度。

练习触诊正常脉搏；只有这样，你才能够自信能诊断异常脉搏。如果不确定脉搏特征，考虑是否有其他主动脉瓣病变的体征。如果有，脉搏异常的可能性增加。

颈静脉压

11. 检查右侧颈内静脉（internal jugular vein），测定颈静脉压（DF 9/10）。检查肝颈静脉回流征情况（DF 8/10）

右心房压力是判断心脏疾病或肺部疾病的重要指标，但是我们无法在床边直接测量右心房压力。然而，右心房与右颈内静脉有关联，我们可以通过测定右颈内静脉的

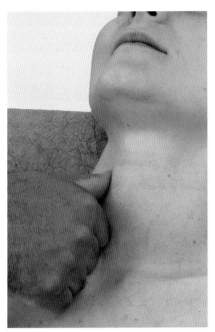

图 4.10 颈动脉搏动触诊：颈部放松，用左拇指触诊

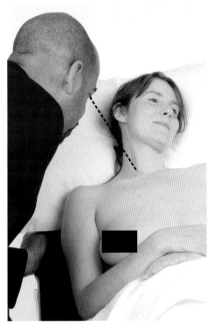

图 4.11 颈静脉压波形检查。患者取坐位，与水平方向呈 45°，头部枕于枕头上，使颈部处于放松状态。然后让患者向左侧扭头。描绘颈内静脉、颈外静脉和颈底部的解剖结构。

压力来推测右心房压力。因此，颈静脉压（jugular venous pressure，JVP）的测量是一项重要的医疗操作。

不幸的是，检查颈内静脉很有难度，会令学生感到沮丧。不要害怕！对所有人而言，测量颈静脉压都会有难度。**通过练习就可以克服！**

在以下几页将会介绍颈静脉检查的内容，重点讲述解剖结构（anatomy）、生理、意义和检查方法。

解剖结构

颈内静脉是颈部的深静脉，位于胸锁乳突肌（sternocleidomastoid）的胸骨和锁骨头之间。颈内静脉走行方向是从胸锁乳突肌向耳部走行，位于此路径中部深部；见图 4.11 和例 4.13。颈外静脉（external jugular vein）与胸锁乳突肌平行走行，且非常表浅，很容易看到。见例 4.14。

生理

在整个心动周期中，右心房压力都在变

要点

- 非心源性疾病也有可能导致脉搏量（pulse volume）异常。
- 脉搏特征异常是心脏疾病的重要指标——通常是主动脉瓣疾病。
- 脉搏特征是一个比较复杂的体征；学生最常犯的错误是将正常脉搏特征误认为是异常脉搏特征——往往是因为学生描述的是脉搏量而不是脉搏特征。

化（颈静脉压也是）。我们需要复习一下心动周期的过程：

- 心室收缩时，三尖瓣关闭，右心房被动充盈；
- 心室舒张时，三尖瓣开放，血液从心房

例 4.13

问题。我看不到颈内静脉，可能是因为什么？

讨论。当然有可能是你没有发现，但也可能有其他原因。

- 实际上很难发现颈内静脉。当患者 45° 平卧时，由于静脉压不够高，通常在颈部无法发现颈静脉。
- 如果颈部处于紧张状态也不能发现颈内静脉。检查技术上的主要问题是，患者姿势正确，但是颈部处于紧张状态：①如果头部没有枕靠枕头；②当你要求患者向左翻动；或③当你询问患者腹部是否有压痛时，患者会扭头回答你。胸锁乳突肌放松后也能使颈部放松。如果肌肉凸起（图 4.16），说明肌肉处于紧张状态。如果患者无法放松，可以让患者将头部枕在枕头上，整个人处于平躺状态。在检查的不同阶段你可以多说几次，要求患者这样做（你直接告诉患者要放松，患者很少能够放松）。

例 4.14

问题。我看不到你所说的那种深部搏动，但我能看到颈外静脉。颈外静脉作为评价右心房静脉压的指标，不可以吗？

讨论。这是一个有争议的问题。颈外静脉与胸锁乳突肌平行走行且非常表浅，很容易看到。传统上，在我们学习的时候，被告知颈外静脉**不能作为**评价右心房静脉压的指标是因为颈外静脉有静脉瓣——所以，颈外静脉压的高度值作为评价右心房静脉压的指标是不可靠的。然而，颈内静脉也有静脉瓣，却能够作为评价右心房静脉压的指标，这是因为颈内静脉静脉瓣不会引起问题。还有一种可能就是颈外静脉容易发生扭曲。经验显示，颈外静脉和颈内静脉给出的结果通常是一样的。所以，如果你无法找到颈内静脉，使用颈外静脉作为评价右心房静脉压的指标也是可以的。

被动地流入心室；
- 然后右心房收缩，将血液挤压到右心室；
- 然后右心房舒张，三尖瓣关闭，心室开始收缩。

图 4.12 显示的是颈静脉波形。压力升高有三个阶段（a 波、c 波和 v 波），压力下降有两个阶段（x 波段和 y 波段）。

- a 波是右心房收缩引起的。
- x 波段是右心房舒张引起的。
- x 波段上有一个小尖峰，称为 c 波。导致 c 波的原因未明。可能是开始收缩时三尖瓣弹向右心房引起的，或是由颈动脉搏动引起。
- 随后就是 v 波。v 波是心房被动充盈（三尖瓣关闭）引起的。
- y 波段是由于心室舒张导致的，心室舒张时三尖瓣开放，血液被动从心房流向心室。

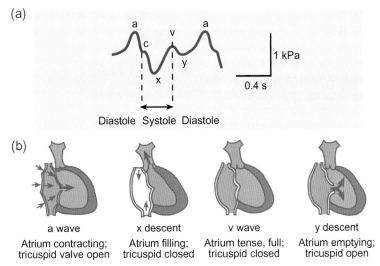

图 4.12　The jugular venous pressure waveform.

Reproduced by permission of Oxford University Press from Fig. 15.13（p. 306），*Human Physiology：The Basis of Medicine*（2nd edn），by G. Pocock and C. Richards（2004）.

- a 波代表右心房收缩。
- a 波尖峰时右心房压力的正常值为 7 厘米水柱。

意义

　　右心心力衰竭会引起颈静脉压升高，这种风险很高。通常情况下，右心心力衰竭是左心心力衰竭引起的，而左心心力衰竭是由缺血性心脏病或二尖瓣瓣膜心脏病导致的。右心心力衰竭也有可能是肺部疾病引起——肺心病（cor pulmonale）。在肺栓塞的情况下，肺心病可以表现为急性。导致颈静脉压升高的其他重要原因见下文。

- **体内液体过多**。可能是由于肾衰竭或静脉输入液体过多引起。
- **三尖瓣反流（tricuspid regurgitation）**。三尖瓣不能正常关闭时，颈内静脉压力能够反映右心室压力；当右心室收缩时，颈静脉压会非常高（大 v 波）。
- **完全性心脏传导阻滞（complete heart block）**。完全性心脏传导阻滞时，心房、心室失联，心房、心室各自收缩，与时间无关。三尖瓣处于关闭状态时，心房有可能会收缩，引起较大的静脉搏动，称为"巨型 a 波"。巨型 a 波是没有规律的，这表明右心房收缩时三尖瓣有时处于关闭状态，有时处于开放状态。
- **下腔静脉阻塞**。见图 5.7。颈静脉处于扩张状态，压力增高，且没有搏动。通常是由纵隔淋巴结病引起，而纵隔淋巴病（mediastinal lymphadenopathy）是由肺癌（lung carcer）引起的。肝颈静脉回流征阴性（因为受阻）。
- **房颤**。房颤时心房不收缩，因此颈静脉波形上没有 a 波。

如何检查

　　检查静脉时，患者处于坐姿且与水平方向成 45°角，取这样的体位是基于以下几个原因：

- 右心房压正常最高值为 7 厘米水柱。
- 患者坐直时，静脉搏动的位置会很深，

观察不到（图4.13）。

- 患者平躺时，静脉充盈，无法观察到明显搏动。
- 患者取坐姿且与水平方向呈45°角时，静脉搏动在胸锁乳突肌两个头之间的锁骨水平。在这个位置可能观察到颈内静脉，也可能观察不到。静脉压升高的患者，颈部搏动的强度会增高。

如果颈静脉压非常高，则搏动最高强度会高于颈部，从而无法观察到搏动。当这类患者处于坐直状态时，更容易观察到颈内静脉。

初步检查

见图4.11。

1. 确保患者处于坐姿位，且与水平方向呈45°角，头部和颈部靠于枕上，使颈部处于放松状态。
2. 让患者向左转头（扭转角度可能是30°），保持颈部放松（例4.15）。

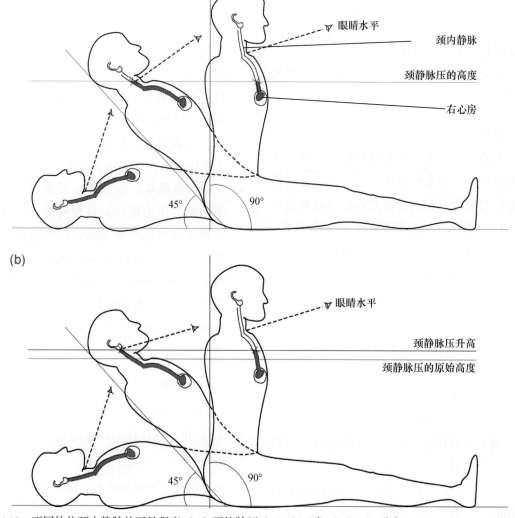

图4.13 不同体位颈内静脉的可见程度：（a）颈静脉压（JVP）正常；（b）JVP升高

例 4.15

问题。患者不能将头部转到左侧。我可以检查左侧颈内静脉吗?

讨论。可以。但是这种检查方法的结果不会很理想,因为颈部左侧静脉要跨过纵隔才能到达心脏,可能会受到主动脉的压迫,从而导致压力水平发生变化。

3. 如果光照不佳,打开病床旁的灯,并使灯光集中在颈部。
4. 最好从切线角度观察颈内静脉,因此观察时要轻度倾斜。
5. 检查位于胸锁乳突肌两个头之间锁骨上方的颈静脉。对于正常患者,这个位置是容易发现颈静脉的部位。
6. 在稍高于颈部胸锁乳突肌中间位置的部位观察搏动。如果你在此处观察到搏动,说明 JVP 升高。
7. 如果没有发现颈静脉,查看耳垂部位,就能够发现搏动。

8. 接下来是评价肝颈静脉回流征(有时又称为腹颈静脉回流)。这在两个方面有所帮助:①决定某个特定的搏动是否是静脉搏动;②右心衰竭的诊断。

在开始检查时你可能会观察到搏动,但你无法确定该搏动是静脉性搏动还是动脉性搏动(例 4.16)。按压腹部会在短时间内增高静脉压,因此此几秒内颈内静脉会比较高。这就是肝颈静脉回流征(例 4.17)。通常情况下,静脉性搏动会很快恢复到正常水平(即使腹部的压力持续存在)。如果静脉在新位置持续的时间超过几秒钟,提示患者有右心衰竭。另一方面,动脉性搏动不会受腹部压力的影响。你应该注意下列几点。

1. 患者颈部放松且向左侧扭头时,原有体位要保持。
2. 按压患者腹部时要轻柔,按压部位为腹部右上限。
3. 在按压患者腹部之前要获得患者的同意,尤其是当患者称自己有些不适时,要体谅患者。如果患者同意,再继续。

例 4.16

问题。是否还有其他方法用来判断颈部搏动是静脉性搏动还是动脉性搏动?

讨论。有很多方法可用于区分静脉性搏动和动脉性搏动。最好的方法是观察是否有**肝颈静脉回流征**。有时这样做也无法确定。另外一个比较好的方法就是按压颈根部。轻压胸锁乳突肌两个头之间位于锁骨上方的颈静脉。如果搏动发生变化,尤其当搏动变弱时,就是静脉性搏动。其他检查方法如下。

- 静脉性搏动会随着姿势的变化而变化,这一点与动脉性搏动不同。患者取坐位或平躺时,静脉性搏动会发生变化,而动脉性搏动不会发生变化。
- 静脉性搏动会随着呼吸的变化而变化,这一点与动脉性搏动不同。这种变化轻微,尤其是呼吸时颈部动作变化不大时。
- 通常情况下静脉性搏动不能触及,而动脉性搏动能够触及。但是当静脉压非常高时,你也能触及静脉性搏动。

例 4.17

　　问题。我观察到了搏动，但我不清楚肝颈静脉回流征是阳性还是阴性。

　　讨论。当你在按压腹部之前没有观察到搏动就会出现上述疑问。要确保就在你按压腹部之前一直集中注意力观察颈部可能出现的任何搏动。这样你就清楚了这个流程，就会确定是否有肝颈静脉回流征。

4. 如果之前观察到的搏动为静脉性搏动，而且你也是这样认为的，那么在整个过程中你应该集中注意观察静脉性搏动。如果不是静脉性搏动，继续集中注意力观察颈根部（胸锁乳突肌两个头之间，锁骨上方位置）。

5. 在腹部右上象限（quadrant）轻轻按压 10 秒（图 4.14），你要清楚患者有可能会感到不适。如果不适比较严重，停止按压。

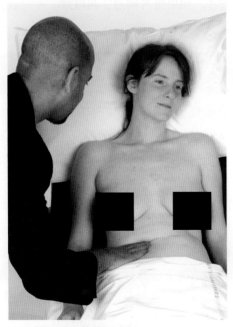

图 4.14 评价肝颈静脉回流征

6. 你如果在一开始检查时就发现了搏动，按压腹部，观察搏动是否有变化。如果有变化，就是静脉性搏动；如果没有变化，就是动脉性搏动。如果是静脉性搏动，确定该搏动的位置距离锁骨的高度。另外，还要确定搏动在新位置的时间是否超过 5 秒。如果超过 5 秒，提示患者可能有右心衰竭（right heart failure）。

7. 你如果在一开始检查时没有发现搏动，仔细观察颈根部。按压腹部时可能会使颈根部颈静脉的搏动更加明显。

　　在检查结束时，你要确定是否观察到了颈静脉。如果观察到，你应该能够判断颈静脉压是否升高以及升高了多少（用锁骨上与颈静脉搏动之间的距离计算）。患者处于坐姿且与水平方向呈 45°角时，通常观察不到正常患者的颈内静脉，甚至你按压患者腹部时也观察不到。然而，也有可能会在颈根部观察到颈内静脉，如果观察到了，这就表明发现了静脉，且该静脉压升高了。见图 4.15。例 4.18、例 4.19 和例 4.20 讨论了 JVP 其他方面的问题。

要点

- 颈内静脉压反映了右心房压力。
- 右心衰竭时，JVP 升高，因此颈内静脉压是一个非常重要的指标。
- 往往观察不到颈内静脉。
- 患者颈部处于放松状态对于观察到颈内静脉至关重要。
- 确定颈部搏动是动脉性搏动还是静脉性搏动不是容易的事；但这对于评价肝颈静脉回流征很有用。

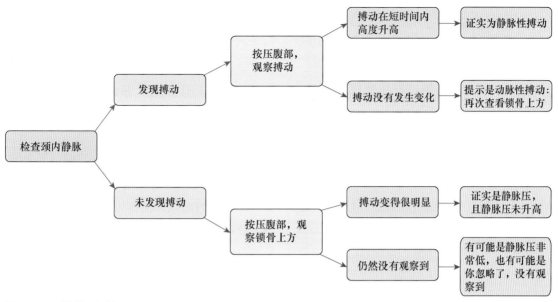

图 4.15 颈静脉压测定

例 4.18

问题。 有人告诉我可利用胸骨柄角作为 JVP 的参考点。

讨论。 胸骨柄角（manubriosternal angle）可能是一个比较有用的参考点（且很多人都对此进行了讲述），因为不管患者躺卧的角度如何，右心房都在胸骨角下方的 5 cm 处，右心房压力约为 7 厘米血液。正常情况下，不管患者的姿势如何，颈内静脉搏动的位置位于胸骨柄角上方不到 2 cm 处。这比较简单。如果患者处于仰卧位且与水平方向呈 45°，你会发现颈内静脉在锁骨水平位置，这是正常的。如果搏动位置升高，说明 JVP 升高。

例 4.19

问题。 我看不到三个波，而且说实话我连两个波都看不到。

讨论。 三个波为 a 波、c 波和 v 波，而 v 波看不到。然而，随着时间（可能是很长时间）的推移，有可能观察到静脉性搏动有两个波峰，这就是 a 波和 v 波。三尖瓣反流产生的大 v 波和完全性心脏传导阻滞产生的巨 a 波很难观察到——但静脉压升高时就很容易观察到。同样，房颤时没有 a 波，因此 a 波是一个非常复杂的指标。如果你观察到有两个搏动，而且希望识别出 a 波和 v 波，就需要用到心音了。a 波代表第一心音，v 波代表第二心音。

提示

让患者（或你的朋友）平躺且与水平方向呈 30° 角时进行练习。这样能够很容易地在右心房压力正常的患者身上观察到颈内静脉。

例 4.20

问题。我的一位患者发生急性呼吸困难，JVP 升高，但心音清晰且胸片检查正常。患者发生的疾病是什么？

讨论。患者右心衰竭后，JVP 就会升高，这很常见。左心衰竭会导致右心衰竭，进而引起 JVP 升高，所以当左心衰竭证据有限时，我们可以通过右心衰竭和 JVP 升高来推测。你要清楚这个假设。该患者很有可能是肺栓塞。肺栓塞会导致右心（而不是左心）压力增高和呼吸困难。

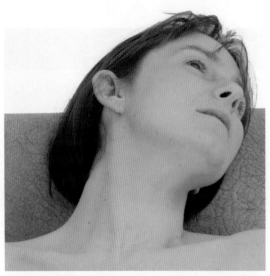

图 4.16　胸锁乳突肌处于紧张状态时可明显看到肌肉。肌肉向颈部弯曲

心前区检查（praecordium examination）

12. 将床单从胸部揭开（女性患者）。整体检查一下心前区，重点是瘢痕、心搏动和其他异常搏动（DF 5/10）

心前区

心前区是心脏前面的胸部。心前区的各个部位都特别重要（图 4.17）。

- **心尖区 / 二尖瓣区**。正常情况下，在左锁骨中线第五肋间隙部位可以感觉到心尖搏动，且在这个部位最容易听到二尖瓣音。因此，该部位称为"心尖区"或"二尖瓣区"。

- **三尖瓣区**。在左侧第四肋间隙，且在胸骨旁边的部位是最容易听到三尖瓣音的部位，因此该部位称为"三尖瓣区"。

- **肺动脉瓣区**。在左侧第二肋间隙，且在胸骨旁边的部位是最容易听到肺动脉瓣音的部位，因此该部位称为"肺动脉瓣区"。

- **胸骨左缘**。位于胸骨左侧。此部位很重要，因为是听诊主动脉反流杂音的最佳位置。

- **主动脉区 / 心底区**。在右侧第二肋间隙，且在胸骨的旁边的部位是最容易听到静脉瓣音的部位，因此该部位称为"主动脉区"。主动脉区也可称为"底部"或"心底"。

容易听到心音的部位与瓣膜所对应的体表部位不一致，这是因为瓣膜发出声音后从发音点向周围扩散（瓣膜所对应的体表部位是指瓣膜所对应的皮肤表面）。其他重要标记还包括锁骨中线、腋前线和腋中线。这些

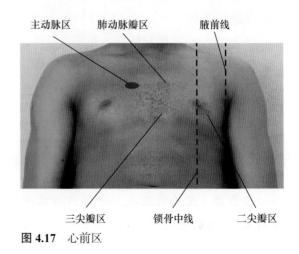

图 4.17　心前区

（图中标注：主动脉区　肺动脉瓣区　腋前线　三尖瓣区　锁骨中线　二尖瓣区）

都是假想的垂直线，一般用于确定心尖搏动的位置。

在检查时，你需要寻找什么

瘢痕

心前区最重要的检查是查看是否有瘢痕。如果有就表明患者之前做过手术。瘢痕有两大类型：

- **胸骨切开术（sternotomy）瘢痕**。这是胸骨垂直方向上的瘢痕。常见原因是冠状动脉旁路移植术（一般称为 CABG，发音与 *cabbage* 的发音相同）。动脉瓣和二尖瓣置换术也有可能留下胸骨正中切口瘢痕（midline sternotomy scar），该瘢痕提示患者体内安装有人工心脏瓣膜。

- **左胸廓切开术（thoracotomy）瘢痕**。该瘢痕是左侧乳房到左侧腋窝处的斜线瘢痕，最常见的原因是二尖瓣瓣膜切开术手术。二尖瓣切开术过去用于治疗二尖瓣狭窄；在此处有一个器械（扩张器）通过狭窄的二尖瓣，将二尖瓣扩开。做过二尖瓣切开术的患者可能会有二尖瓣反流（可能是手术引起的）或二尖瓣狭窄的体征（因为术后 10 年二尖瓣狭窄会复发）。

胸廓畸形

胸骨凹陷、脊柱侧凸和脊柱后凸（kyphosis）可能导致射血期收缩杂音或移位的心尖搏动。如果找不到引起射血期收缩杂音或移位的心尖搏动的其他原因，有可能是胸廓畸形。

心脏搏动

在心尖部位可观察到心脏搏动——往往很容易看到，比触诊容易。如果看到心尖搏动位置下移或向侧面移动，说明心尖搏动的位置移动了。心尖搏动移位的原因参见"心前区触诊"部分。

起搏器（pacemaker）

永久性起搏器可能放置于皮肤下，就在左锁骨下方（偶尔在右锁骨下方）。

如何检查心前区

如果心前区检查是心血管系统检查的一部分，在检查完 JVP 后，你就可以开始检查心前区。如果患者是女性，其胸部可能有床单遮盖。

1. 在这个阶段，你应征得女性患者的同意后，将床单撤去。

2. 对胸部畸形、异常脉动、起搏器和瘢痕进行简单（仅几秒钟）的常规检查。

3. 检查胸骨正中切线上的垂直中线——通常很容易看到，但要注意有很多胸毛的男性患者。

4. 在左乳房下方检查心脏搏动，该处可能有左侧开胸术瘢痕。

5. 对于女性患者，你通常需要抬起左侧乳房才能检查该部位。征得同意后，再进行检查。以这种方式征得同意："你介意我抬起你的乳房？"如果获得同意，用你的左手将患者左侧乳房抬高进行检查（图 4.18）。

6. 确定：①是否可以观察到心脏搏动以及是否能够确定其位置（触诊时就应该确定，

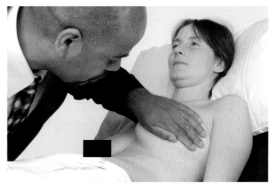

图 4.18 心搏动的检查

说出具体位置）；②是否有左开胸术瘢痕；将左侧乳房抬高，观察皮肤皱痕（此处可能藏有瘢痕——外科医生喜欢在此处开刀，而且也是他们骄傲的地方）是否平滑，并仔细查看乳房下方部位和腋窝。

心前区触诊

13. 在心尖部位做触诊，检查心尖搏动，评价心尖搏动的位置和性质（DF 9/10）。在左侧胸骨周围做触诊（DF 9/10），判断其搏动、主动脉和肺动脉颤动情况

为什么要做触诊？

心脏搏动

当心脏开始收缩后，在手的下方可以感受到一个快且轻的跳动，在心脏收缩结束时，跳动撤回。准确起始不明。心尖搏动是最外侧、最下方的心搏动。正常情况下，在左锁骨中线的第五肋间隙周围会感觉到心尖搏动。

心脏搏动异常

心搏动异常可能是位置移动，也可能是特征异常。心搏动位置异常并不一定是心源性问题引起，肺部问题和骨骼异常也有可能会导致。通常情况下，只有心脏疾病才会导致心搏动特征的变化。

- 二尖瓣狭窄时，典型特征是开瓣时，会出现开放拍击音，不会出现移位，第一心音（也就是二尖瓣和三尖瓣关闭时产生的声音）增强，触诊可触及。
- 主动脉瓣狭窄和高血压都会导致血液流出受阻。这种高"压力负荷"会导致左心室肥厚（hypertrophy），进而导致心搏动产生持续的、轻度的向上移位。
- 在二尖瓣反流和主动脉反流中，左心室充盈增加，且为了补偿反流液体，做功增加，导致左心室肥厚。反流导致左心室"容量负荷"引起心搏动的增强和移位（向下和向外）。因为流出未受阻，心搏动是持续的。
- 左心室扩张（见于心力衰竭）会引起心搏动移位（向下和向外）。心搏动会扩散，从心尖部位到左胸骨周围部位都会感到心搏动。
- 左心室动脉瘤（left ventricular aneurysms）产生运动障碍性（dyskinetic）心搏动——该心搏动可能包括几个部分。

左胸骨周围搏动

左心房肥厚（见于二尖瓣狭窄或二尖瓣反流）或右心室肥厚（可能是左或右心脏病变引起，也有可能是肺部疾病引起——肺心病）会引起左胸骨周围搏动。

杂音

杂音会产生似猫打呼噜声样的震动。很少能触诊到杂音。杂音一般提示心脏可能有严重的病变。主动脉瓣狭窄可能会在主动脉区产生杂音，主动脉瓣狭窄是唯一常

要点

- 主动脉区位于右胸部。
- 左侧开胸术的瘢痕可能隐藏得很好；可能需要抬起患者左侧乳房才能看到个瘢痕。这种瘢痕提示患者可能患有二尖瓣反流和（或）二尖瓣狭窄。
- 可触诊到心尖处的心脏搏动，但可能更容易看到。

见的原因。

如何检查

1. **心脏搏动触诊**。如果你在检查过程中发现搏动，先用右手的示指，然后用中指、无名指和小拇指进行触诊。如果你在检查过程中没有发现搏动，在左锁骨中线的第五肋间隙进行触诊（图 4.19）。在该部位停留至少 10 秒钟后，再决定是否触诊到搏动。如果没有触诊到，在其他部位继续触诊。参看例 4.21。

2. **寻找心尖搏动**。找到心尖搏动后，再向下和向外侧移动继续触诊，以查看是否还有心尖搏动。直至无法再触诊到搏动。然后返回到最下方、最外侧的心搏动点，这就是心尖搏动。

3. **确定心脏搏动的特征**。在确定心搏动的特征时，首先要确定该心搏动是否正常。如果心脏搏动异常，是拍打、抬高还是喷射？持续时间比正常要长？

4. **确定心尖搏动的位置**。首先，要确定心尖搏动最外侧的位置——最外侧位置是否在锁骨中线（如在，表明心尖搏动位置正常）、腋前线或腋中线上（在这两条线上，均表明心尖搏动不正常）。然后再确定心尖搏动的水平位置。通过"在肋骨上向下数数"来确定（而不是其他方式）。将你的右手手指一直放在心尖部位。用左手触诊胸骨柄（manubriosternal）角。接下来触诊肋间隙（这是第二肋间隙）。现在，已经触诊肋骨，向下数就是肋间隙。然后向下数，就会到达第五肋间隙，接着向外移动，确定心尖搏动是否在第五肋间隙。一开始你可能会感到非常笨拙，尤其是在触诊女性患者时，但坚持练习就好了。然而，许多有经验的医生在数到肋骨之前头脑中就已经确定了心尖搏动的位置。当你触诊过足够多的正常心尖搏动，一旦碰到心尖搏动位置异常的患者，不用数肋骨，你就会发现该患者心尖搏动位置异常。

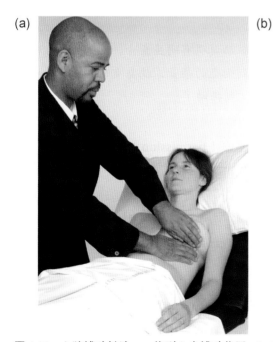
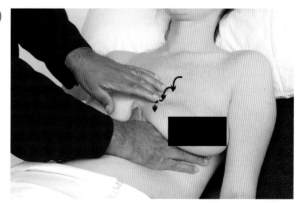

图 4.19 心脏搏动触诊。a. 找到心尖搏动位置；b. 在肋骨上数数

例 4.21

　　问题。我感觉不到心脏搏动，可能是因为什么？

　　讨论。在 50% 的患者中我们触诊不到心搏动——所以不要紧张。触不到心搏动有许多原因（前两个是最常见的）：

- **肥胖**。皮下脂肪会掩盖心脏搏动的特征。
- **肺气肿**。在这种情况下，肺部过度膨胀，增加了手和心脏之间的阻碍。
- **心包积液**（pericardial effusion）。心包周围有液体积聚。
- **右位心**（dextrocardia）。偶尔心脏位于胸腔右侧。听诊心脏时，如果在从心尖向胸骨左缘移动过程中心音愈来愈大，怀疑可能是右位心。

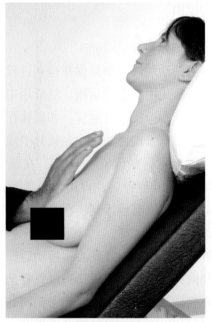

图 4.20　左胸骨周围抬高搏动触诊。用右手掌根部触诊患者胸骨左侧部位

提示

　　心尖搏动的拍打表明这是触诊到的第一心音。如果在听诊时没有听到响亮的第一心音，就要重新考虑你是否真的触诊到心尖了。同样，确定心脏搏动是持续性的、抬高性的、还是喷射性的也比较难。在确定上述心脏搏动的细微差别之前，还要考虑其他体征。因此，如果发现主动脉反流的其他特征，你就更有把握确定心搏动为喷射状，而非持续性。

5. **左胸骨周围搏动触诊**。接下来将手掌根部（手指向上抬起）放在患者的心前区，就在胸骨左侧（图 4.20）。正常情况下，你会感觉到呼吸运动。如果左胸骨周围有搏动，你的手掌根部就会随着每次心跳而抬起（有时将这种现象描述为左胸骨周围起伏）。

6. **杂音触诊**。现在，用你右手的示指、中指和无名指触诊肺动脉瓣区，然后用同样的方式触诊主动脉区。在这些部位会触诊到像猫打呼噜样的振动。

提示

　　振动说明有明显杂音。如果在听诊时没有听到响亮的杂音，就要重新考虑你是否真的感觉到振动了。

叩诊（percussion）

　　你可能已经注意到，叩诊已经从心血管系统检查中省略掉。过去是通过叩诊心浊音界来确定心脏的大小。这种方法不可靠，而胸片检查已经替代了叩诊这种方法。因此，

要点

- 不要在心脏做叩诊。

现在心血管系统检查中已没有叩诊。

心脏听诊（heart auscultation）

14. 听诊（DF 8/10）——触诊颈动脉搏动时听诊其杂音情况

最初，学习心脏听诊似乎是学习一门新的语言。大量的对罕见的细微异常的描述（如心音分裂以及类似的异常）对心脏听诊的掌握没有太大的帮助。然而，大量练习能够让听诊成为临床检查中一项比较容易的部分。在接下来的几页我们重点讲述几个重点异常。主要讨论四个部分：

- 正常心音的描述；
- 可能发生的各种异常杂音的描述；
- 心脏听诊的方法；
- 对听诊到心音或杂音讲述的方法。

1816 年，法国医生 Rene Laennac 发明了听诊器。在听诊器发明之前，医生们一般是将耳朵直接贴在胸口对心脏进行听诊。听诊器上的胸件有两种不同的形式："钟式"和"膜式"（图 4.21）。钟式适用于听诊低音调

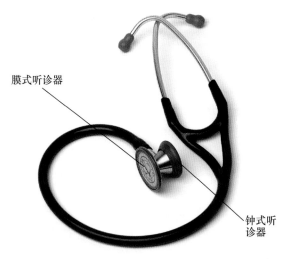

膜式听诊器

钟式听诊器

图 4.21　听诊器。新式听诊器根据使用的压力不同，可分为钟式听诊器和膜式听诊器。

的声音。要将钟式听诊器轻轻放置在皮肤上，否则其作用就与膜式听诊器一样了。膜式适用于听诊高音调的声音——尽管这些高音调的声音通常很低。

正常心音

正常情况下有两个心音，称为第一心音和第二心音。第一心音是二尖瓣和三尖瓣关闭（两个瓣膜几乎同时关闭）所致。第二心音是主动脉瓣和肺动脉瓣关闭（两个瓣膜几乎同时关闭）所致。

表示心音的方式有多种。第一心音可表示为 HS1、S1 或 I。第二心音可表示为 HS2、S2 或 II。S1 结束后至 S2 之前为收缩。从 S2 到 S1 为舒张。

哪个心音是哪个？

- 心音是成对的，第一个是 S1，第二个是 S2。这是因为在正常情况下，收缩期比舒张期短（图 4.22）。心动过速时舒张期缩短，将两个心音辨别开来更加困难。
- S1 的音调比 S2 低。S1 的声音类似"路布（lubb）"，S2 的声音类似"杜普（dup）"："路布-杜普"。

S2 分裂（splitting of S2）

S2 分裂是一种正常现象。你要明白 S2 分裂是什么，但很难听到 S2 分裂，且 S2 分裂也不是很重要。分裂后的两个心音分别是两个心脏瓣膜关闭引起的。一般情况下，很少有人能够将 S1 的分裂音区分开来，只有少数经过训练的人才可以。S2 分裂虽然很难分辨，但比 S1 分裂音要容易，尤其是当患者吸气时更容易分辨。吸气会降低胸腔内压力，所以周围静脉回流增加。右心所需充盈时间比较长，因此收缩时间更长——从而使肺动脉瓣闭合延迟。因此，吸气时更有可能

S1 ------ S2 ----------- S1 -------- S2 ------------- S1 ------ S2 ------------- S1 ------- S2
收缩　　舒张　　　　收缩　　　舒张　　　　收缩　　　舒张　　　　收缩

图 4.22　第一心音和第二心音

听到 S2 分裂音。在肺动脉瓣区更容易听到。S2 后的"额外"声音有时被称为 P2。

听诊异常发现

变异的心音

- **S1 增强**。发生于二尖瓣狭窄。虽然有二尖瓣狭窄，但只有当二尖瓣突然关闭时产生的第一心音才增强。二尖瓣突然关闭是因为瓣膜僵硬，在舒张末期二尖瓣应当关闭而不能关闭，左心室收缩，腱索紧张，迫使二尖瓣突然关闭。

- **S1 减弱**。发生于二尖瓣反流时，因为二尖瓣不能完全闭合。

- **S2 减弱**。发生于钙化性主动脉瓣狭窄，因为瓣膜运动能力下降。

- **S2 固定分裂**。发生于房间隔缺损（atrial septal defect）。左往右分流量大时，右心排空时间延长，第二心音的肺动脉瓣成分明显落后于主动脉瓣成分——造成第二心音分裂。第二心音分裂不受呼吸影响，称为"固定"分裂——不同于正常的 S2 分裂。这是因为两个心房相通，在整个呼吸过程中压力相同。因此，第二心音分裂不受呼吸影响。

- **人工瓣膜音**。金属人工瓣膜会产生"喀喇（clicking）"样心音，往往不用听诊器就能够听到。不同的人工瓣膜产生的声音不同，但是金属二尖瓣通常会产生一个响亮的 S1 和一个响亮的"开瓣音"（发生在 S2 后）。金属主动脉瓣通常会产生一个响亮的 S2 和 S1 后的喷射喀喇音（ejection click）（以及收缩期喷射杂音）。人工组织心脏瓣膜能够产生相对正常的心音。

额外心音

- **第三心音（S3）**。第三心音为低音调，用钟式听诊器在二尖瓣区听得最为清楚。S3 在 S2 之后，给人的感觉是有两个 S2 音。第三心音产生的确切机制尚不清楚。第三心音发生在舒张早期充盈速度最快时。有两个因素对第三心音的产生很重要：舒张期血液充盈速度极快以及心室顺应性差。S3 往往是一种正常的生理现象，在健康的年轻人和孕妇中可能发现 S3。这类人群有较大的心输出量，导致舒张期心室极快速充盈，冲击心室壁形成 S3。导致 S3 出现的最重要的病理原因是左心衰竭。左心衰竭时，即使心输出量下降，也会产生 S3。左心室僵硬在某种程度上也会导致舒张期快速充盈时产生 S3。其他原因包括二尖瓣反流和主动脉反流——这些情况下都增加心输出量。

- **第四心音（S4）**。第四心音也是低音调，与 S3 一样，用钟式听诊器在二尖瓣区听得最为清楚。发生在 S1 之后，给人的感觉是有两个 S1 音。S4 是在心房收缩时，一股血液突然冲击僵硬心室造成的。S4 绝对是异常的——发生于心室顺应性差时——主动脉瓣狭窄、系统性高血压、充血性心力衰竭和肥厚梗阻型心肌病。

　　两个正常心音加上 S3 或 S4，构成"三音律"（triple rhythm）。如果三音律与心衰性心动过速结合在一起构成奔马律（gallop rhythm）。如果 S3 和 S4 同时出现，如心力衰竭，称为重叠奔马律（summation gallop）。需要注意的是 S3 和 S4 是难以听到的。有研究表明，甚至是心脏病医生往往也听不到 S3 和 S4 心音。

额外杂音

- **开瓣音**。正常情况下听不到二尖瓣的开瓣音。二尖瓣狭窄会导致左心房压力升高，导致二尖瓣的强力开启。这会导致第二心音后的一个高音调的"开瓣音"，最佳听诊位置是在二尖瓣区或三尖瓣区，用膜式听诊器听诊（随着二尖瓣狭窄进行性加重和瓣膜的僵化和钙化，开瓣音会变小，直至消失）。
- **主动脉喷射杂音**。同样，在正常情况下听不到主动脉瓣的开瓣音。然而，瓣膜上的尖瓣异常时，如先天性主动脉瓣狭窄，我们就会听到主动脉瓣开放时的开瓣音，该开瓣音发生在第一心音后，为"喷射咔嗒"音；在主动脉区最容易听到。该"咔嗒"音早于主动脉瓣狭窄产生的杂音。
- **收缩中期喀喇音（midsystolic click）**。收缩中期喀喇音发生于二尖瓣脱垂（mitral valve prolapse）。二尖瓣脱垂是指收缩时二尖瓣脱垂到心房。如果脱垂很严重，还会导致反流。当脱垂的二尖瓣达到完全脱垂的程度时，就会发生"收缩中期喀喇音"。有意思的是，左胸发生气胸时，也会导致收缩中期喀喇音。确切原因未明，但是可能的原因是心跳时心脏与胸膜表面接触与分离导致的。

杂音

杂音是由心脏中的血流湍流引起的。这种湍流可能是正常心脏血流过快引起（正常的流动杂音），或是心脏异常时湍流引起。

杂音是一个流动的性质，与心音撞击的性质相比，杂音的持续时间比较长。通常按照心动周期对杂音进行分类，分为收缩期杂音和舒张期杂音（diastolic murmurs）。

杂音可以用下列属性进行描述：

- 发生的具体时间
- 最容易听到的位置
- 辐射到的部位
- 能够使杂音升高的因素
- 音调
- 响度

响度的分级为：

- 1 级——最轻，患者屏气时才能听到
- 2 级——轻度，安静时才能听到
- 3 级——中度，有明显杂音，无震颤
- 4 级——中度，有明显杂音，有震颤
- 5 级——响亮，杂音明显，震颤明显
- 6 级——不用听诊器就能听到

不过，需要重点指出的是，响度大小往往与病变的严重性无关。因此，一个小的室间隔缺损（ventricular septal defect，VSD）导致的湍流可能比一个更大的 VSD 更严重，响度更高。同样，随着主动脉瓣狭窄的进行性加重，左心室衰竭（left ventricular failure）也进行性加重，心输出量减少。瓣膜受损后，血流下降，杂音就变小了。然而，在二尖瓣反流和主动脉反流中，杂音的强度随着病情严重程度的增加而增加。

收缩期杂音主要有三种类型：全收缩期杂音（pansystolic murmurs）、喷射收缩期杂音和终末收缩期杂音。接下来我们会对每种类型进行具体讲述，虽然在临床实践中这三种类型很难区分。

- **全收缩期杂音**。全收缩期杂音是在整个收缩期均能够听到的杂音。在整个收缩期杂音强度可能不一致——因此，杂音通常为轻度、吹风样。最常见的原因是二尖瓣关闭不全导致的二尖瓣反流。在收缩期，二尖瓣处于开放状态，所以左心室收缩时，血液能够经过二尖瓣返回左心房。二尖瓣反流杂音的最佳听诊位置是二尖瓣区，但是杂音会辐射到整个心前区。也有可能会辐射到腋窝。

- **喷射收缩期杂音**。在S1结束后不会产生喷射收缩期杂音。喷射收缩期杂音开始后，强度会逐渐增加，然后下降——"递增递减型"杂音。这种杂音会变得更加刺耳。最重要的原因是主动脉瓣狭窄。主动脉瓣狭窄时，左心室弹射收缩过程中血流会发生湍流。主动脉瓣开放后——S1后，左心室喷射就开始了。在S1一结束后不会产生喷射收缩期杂音。通常情况下，主动脉瓣狭窄杂音的最佳听诊位置是在主动脉区，而钙化性主动脉瓣狭窄患者杂音的最佳听诊位置是在二尖瓣区。无论在哪个位置听诊，在整个心前区均能够听到，杂音有时会辐射到颈动脉。如果你在颈动脉上听到杂音样声音，但没有心脏杂音，你应该考虑"颈动脉杂音"这种可能性。这两种杂音很相似，但是，颈动脉杂音一般是颈动脉狭窄引起的。颈动脉狭窄是引起卒中疾病的重要原因。导致喷射收缩期杂音的其他常见原因包括正常血液流动杂音和主动脉硬化（aortic sclerosis）。正常血流杂音并不是病理性杂音，是血流快速撞击正常瓣膜引起的，在儿童和年轻人中尤其常见。这种杂音都比较低，往往带有乐音。主动脉硬化一般见于老年人，主动脉瓣是增厚而不是狭窄。该杂音与主动脉瓣狭窄杂音相似，但是在通常情况下，不会辐射到颈动脉。

- **收缩晚期杂音**（late systolic murmurs）。终末收缩期杂音开始于收缩晚期。最常见的原因是二尖瓣脱垂。如果脱垂很严重，会导致血液反流，引起收缩晚期杂音。肥厚性梗阻型心肌病可能会导致乳头状肌受损，进而引起二尖瓣反流，导致收缩期晚期杂音。舒张期杂音主要有两种类型：舒张早期杂音和舒张晚期杂音。舒张期杂音一般都是异常的。

- **舒张早期杂音**（early diastolic murmurs）。舒张早期杂音为高音调性杂音。舒张早期杂音一开始的音调会非常高，然后会很快下降。最常见的原因是主动脉反流。主动脉反流时，血液从主动脉逆流到心室，引起杂音。在开始舒张时，主动脉的压力最高，随后下降，导致一开始杂音较高，随后下降。主动脉反流杂音最佳听诊位置是在胸骨左缘，且患者需处于坐姿，呼气时屏气（这时主动脉瓣与听诊器距离最近）。

- **舒张中期杂音**。舒张中期杂音开始于舒张后，是低调的"隆隆"样杂音，最好用钟式听诊器进行听诊。主要原因是二尖瓣狭窄。正常情况下，舒张期时血流从左心房经过二尖瓣进入左心室进行充盈。S2之后不久二尖瓣开放后，开始出现舒张中期杂音。因此，舒张中期杂音开始于舒张中期，是二尖瓣狭窄引起的血流湍急导致的。理论上，在舒张末期心房开始收缩时，经过二尖瓣的血流会增加，导致杂音的强度增加——称之为"收缩前增强"。二尖瓣狭窄几乎伴随房颤，所以就没有所谓的心房收缩——也就没有收缩前增强。二尖瓣狭窄杂音最佳听诊位置是在二尖瓣区，患者需取左侧卧位，此时二尖瓣区与听诊器距离最近。除了二尖瓣区，其他部位几乎听不到二尖瓣狭窄的杂音。

心包摩擦音（pericardial friction rub）

心包摩擦音是急性心包炎的体征。在收缩期或舒张期能够听到摩擦音（friction rub）。心包摩擦音最佳听诊位置是在胸骨左缘，患者需处于坐位且在呼气时屏气。心包炎的疼痛随着时间的变化而变化。炎症心包膜和胸腔膜发生摩擦，导致心包摩擦音的产生。有心包积液时，应该就没有心包摩擦音。然而有一项研究表明，在心包积液出现时，也有可能产生心包摩擦音。

听诊常规

什么是正确的听诊程序目前还没有达成共识。任何一种听诊程序都应该考虑到一个事实，那就是较大的声音可以在整个心前区听到，而较低的声音只能用特定的方法在特定部位听到。检查方法将会在下面讲述，以便让学生快速全面地学会。在整个检查过程中，如果听到你认为是异常的声音，就应该对颈动脉搏动进行计时检查——颈动脉搏动与收缩起始一致。

....
提示

总的听诊时间不应超过 2 分钟。40 秒用在二尖瓣区，剩余时间用在其他部位听诊。
....

....
提示

有时呼吸音会造成干扰，令你很难听到心音：如果需要，可以要求患者屏气几秒钟。
....

1. 用膜式听诊器听诊二尖瓣区。如果听到收缩期杂音，将听诊器向腋下方向移动，在

那里也做听诊。各种类型的收缩期杂音都可以在这个部位听到，所以在此部位听到的杂音并不足以作为诊断的依据。然而，二尖瓣反流引起的全收缩期杂音最佳的听诊位置是在二尖瓣区，而不是主动脉瓣区。与之相反，主动脉瓣狭窄引起的收缩期喷射杂音的最佳听诊位置是主动脉瓣区。二尖瓣狭窄引起的开瓣音也可以在主动脉瓣区听到。二尖瓣反流引起的全收缩期杂音可能会辐射到腋窝处（收缩期喷射杂音通常不会辐射到这个部位），所以如果你在这个部位听到收缩期杂音，移动膜式听诊器至腋窝听诊，查看杂音是否有辐射。

2. 之后让患者向左侧轻轻转身，用钟式听诊器在心尖部位听诊，听诊二尖瓣（图4.23）。这是听诊二尖瓣狭窄引起的舒张中期低音调杂音的理想方法。对 S3 和 S4 最好用钟式听诊器进行听诊。

3. 让患者转回坐直。用钟式听诊器听诊三尖瓣区。这是听诊三尖瓣狭窄引起的舒张中

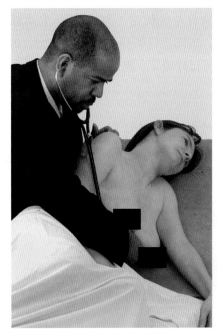

图 4.23 听诊二尖瓣狭窄引起的杂音

期杂音的部位。

4. 用膜式听诊器在三尖瓣区听诊。这是三尖瓣反流引起的全收缩期杂音、心包摩擦音和正常血流杂音的最佳听诊位置。二尖瓣狭窄引起的开瓣音也可以在主动脉瓣区听到。

5. 用膜式听诊器在三尖瓣区听诊（听诊肺动脉杂音的最佳位置）。注意：在肺动脉瓣区用钟式听诊器进行听诊没有特别的作用。

6. 用膜式听诊器在主动脉瓣区听诊（图4.24）。主动脉区是听诊主动脉瓣狭窄和主动脉硬化引起收缩期喷射杂音的最佳位置——虽然有时在二尖瓣区听诊最佳。注意：在主动脉区用钟式听诊器进行听诊也没有特别作用。

7. 用膜式听诊器先听诊右颈动脉，再听诊左颈动脉。听诊内容：①辐射到颈动脉的杂音是主动脉瓣狭窄引起的而不是主动脉硬化引起的；②颈动脉杂音。

8. 要求患者处于坐位，身体向前倾，吸气、呼气后屏气（不要呼吸），用膜式听诊器在胸骨左缘听诊（图4.25）。主动脉反流时，该部位可听到杂音强度加大。告诉患者可以呼吸了，然后检查下一项。

提示

听诊时间不要过长，否则患者无法忍受。

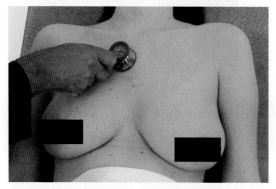

图4.24　用膜式听诊器在主动脉瓣区听诊

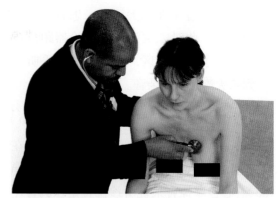

图4.25　听诊二尖瓣狭窄引起的杂音。听诊时，患者呼气时屏气

9. 患者仍处于坐位，在背部用膜式听诊器听诊肺底部。在此部位你可以听到因左心衰竭引起的吸气末期细微的湿啰音。

提示

大多数瓣膜病变所产生的杂音会遍布心前区，一般都能够听到。肺动脉瓣区杂音不一定表明是肺动脉瓣病变引起的。但是，如果只有肺动脉瓣区能够听到杂音，其他部位听不到，很有可能是肺动脉瓣病变引起的。

听诊的行动计划

刚开始似乎感觉听诊很深奥，但要立即学习，不要往后拖。你首先要做的就是掌握正常心音。然后学习分辨第一心音、主动脉瓣狭窄杂音、主动脉反流杂音、二尖瓣狭窄杂音和二尖瓣反流杂音。幸运的是，这些杂音不仅是最重要的异常点，而且是最容易掌握的。理想情况下，你应该能够听到开瓣音、第三心音和第四心音。

你要有比较好的听诊器，成本40～60英镑。10英镑的听诊器质量显然不怎么好。120英镑的听诊器只比40英镑的略好一些——但是如果弄丢的话，就太恼人了。

两个正常心音，S1和S2，最佳听诊位置

是在二尖瓣区和三尖瓣区，用膜式听诊器听诊。需要注意的是，这两个心音音调可能非常低，特别是在主动脉瓣区和肺动脉瓣区，尤其是胸部高度扩张（如肺气肿）的患者。此外，随着年龄的增加，心音会变得越低。在区分 S1 和 S2 时，需要记住，正常情况下收缩期比舒张期短，而且心音是成对出现，第一个是 S1，第二个是 S2。此外，S1 的音调比 S2 低，S1 为"路布"样音，S2 为"杜普"样音。

掌握了正常心音后，接下来你就可以学习异常心音了。

1. **发现异常。** 首先，你需要听到异常的声音。听到异常声音的难易程度取决于异常声音的实际情况。

   - S1 或 S2 增强或减弱（DF 3/10）
   - 额外"磕磕碰碰"音——S3、S4、开瓣音和喀喇音（DF 8/10）
   - 收缩期杂音（DF 4/10）
   - 舒张期杂音（DF 9/10）

   （"磕磕碰碰"是作者所使用的术语，就该术语的使用专家未达成一致意见）

   其他体检发现会为你的听诊发现提供线索。例如，如果你发现了沉脉，在听诊主动脉反流引起的舒张早期杂音时就应该十分认真。

2. **如果有异常，花点时间思考决定 S1 和 S2 是否正常。** 正常情况下这非常简单（DF 3/10），但是如果杂音非常大，可能就比较困难。

   对于每个异常发现，你必须确定 3～6 项所提到的内容。

3. **异常是"磕磕碰碰（异常心音）"还是杂音？**（DF 2/10）。有多种"磕磕碰碰"——心音、喀喇音和开瓣音——且所有的"磕

磕碰碰"都是短促、碰碰音，这与杂音的悠长、吹风样声音不同。这样就比较容易区分"磕磕碰碰"和杂音了。

4. **如果异常是"碰碰"音，具体类型是什么？**（DF 6/10）。为了确定类型，你需要确认下列几点。

   - 你在哪个部位听到"碰碰"音；
   - 是用钟式听诊器还是膜式听诊器进行听诊；
   - 是高调音还是低调音；
   - 最重要的是，它是在心动周期的哪个时段发生的。

   所以，在考虑上述因素后，异常响动是否与常见的"碰碰"相符？

   - S3——低音调音，用钟式听诊器在二尖瓣区或胸骨左缘听诊。S3 紧跟在 S2 后，使 S2 像双节拍。
   - S4——低音调音，用钟式听诊器在二尖瓣区或胸骨左缘听诊。S3 就在 S1 之前，使 S1 像双节拍。
   - 开瓣音——高音调音，用膜式听诊器在二尖瓣区或三尖瓣区听诊，紧跟在 S2 之后。

5. **如果异常音是杂音，是收缩期杂音还是舒张期杂音？**（DF 6/10）。由于杂音使 S1 和 S2 难以听到，所以根据颈动脉搏动来确定杂音发出的时间（DF 8/10）。收缩期杂音更常见，且通常情况下比舒张期杂音更容易听到。另外，只有使用一个特定方法才能听到舒张杂音。虽然不够科学，但很有用。

6. **如果是舒张期杂音，是二尖瓣狭窄还是主动脉瓣反流所致？**（DF 4/10）。只有两种舒张期杂音，一种是二尖瓣狭窄引起的舒张中期杂音，该杂音位置和音调都很特殊，

与另外一种杂音很容易区分开来。另外一种杂音是主动脉瓣反流引起的舒张早期杂音。二尖瓣狭窄引起的舒张中期杂音仅在二尖瓣区能听到；该杂音是一个低音调的"隆隆"样杂音，最好用钟式听诊器听诊，患者取左侧卧位。主动脉瓣反流引起的舒张早期杂音的最佳听诊位置是在胸骨左缘，用膜式听诊器听诊，患者要取坐位，在呼气时屏气。如果在其他部位能够听到该杂音，在胸骨左缘和二尖瓣区也能够听到。

7. 如果是收缩期杂音，具体类型是什么？（DF 9/10）

- 发生在收缩期的哪个阶段？是喷射收缩期、全收缩期还是收缩晚期？（DF 9/10）
- 在心前区的哪个部位听诊效果最好？（DF 3/10）是否会辐射到其他部位？（DF 4/10）
- 是否有能够使杂音升高的因素？
- 音调是怎样？
- 有多高？

通常情况下比较容易说清楚杂音在何处听诊效果最好以及会辐射到哪个部位，但说清楚杂音发生的确切时间却比较困难。为了确定这一点，你必须确定如下几点：S1 和杂音之间是否有空隙？杂音的音调是一致的还是"递增递减型"的？根据 1～6 步，你就你能够准确描述杂音了。

8. 描述你的发现。 一般情况下，先说心音是正常还是异常，然后再描述其他声音："第一心音和第二心音均正常，没有发现其他异常声音。"或是"第一心音增强，第二心音正常，第二心音之后有一个开瓣音，且有一个放松中期杂音，该杂音为响度低、低音调杂音，最佳听诊位置在二尖瓣区，

需用钟式听诊器，且患者需左侧卧位。"

提示

　　"碰碰"音和舒张期杂音更难听到，但一旦听到，就很容易将它们鉴别出来。

提示

　　收缩期杂音比较容易听到，但很难准确描述。

外周水肿（peripheral oedema）

15. 触诊判断踝部水肿或胫前皮肤水肿情况（DF 3/10）

心血管系统检查中为何要包括踝部水肿？

外周水肿是心力衰竭常见的一种症状和体征，因此心血管系统检查中要包括踝部水肿的检查。但其他很多原因也会导致外周水肿——最常见的是体位性水肿，且静脉瓣膜关闭不全会加重这种水肿（表 4.3）。

心力衰竭患者周围水肿的发病机制

多年来，人们认为心力衰竭会引起静脉压升高，导致毛细血管压力增加，引起水分从毛细血管渗漏到组织。因此可以这样说，如果 JVP 没有升高，水肿就不是心源性的原因引起的。然而，现在很清楚心源性水肿的程度与静脉压高低无关：心源性水肿也不一定与 JVP 升高有关。

事实上，体内液体过多是心源性水肿的原因——但，是什么原因导致体内液体过多？完整答案比较复杂，也不是本书的内容。然而，液体超载至少与心力衰竭中肾血流量的变化有关。心力衰竭会导致肾素（renin）、醛固酮（aldosterone）和加压素（vasopressin）水平升高，导致水钠潴留，进

要点

- 多多练习，对正常心音要有感觉。
- 正常心音是成对出现的：S1 和 S2。
- 听诊 S3 和 S4 比较难。
- 要了解基本的杂音：二尖瓣反流引起的全收缩期杂音；主动脉瓣狭窄引起的喷射收缩期杂音；主动脉反流引起的舒张早期杂音；二尖瓣狭窄引起的舒张中期杂音。
- 不要试图寻找让每个人都满意的完美检查方法，这是在浪费时间——因为该方法不存在。
- 听诊的关键在于时间点；最好是根据颈动脉搏动触诊来确定。颈动脉搏动的时间点就是收缩的起始点。
- 听诊前的其他体检发现可能会指向某些诊断，你听诊时就要特别用心地听可疑诊断方面的杂音。
- 收缩期杂音比较容易听到，但区分哪种类型的收缩期杂音却比较困难。
- "碰碰"音和舒张期杂音比较难听到，但一旦听到，就很容易区分是哪种类型的"碰碰"音和舒张期杂音。

而导致体内液体过多。

什么是凹陷性水肿（pitting oedema）？

当体液中蛋白含量较低且出现水肿时（如心力衰竭），按压皮肤（2～3秒），皮下组织就会形成一个小坑，这就是凹陷性水肿。有时水肿是蛋白含量较高的液体引起的，如肿瘤导致的淋巴回流受阻，这类水肿按压时不会产生小坑，这就是非凹陷性水肿。然而，淋巴水肿如果刚发生，且按压时

间较长的话，也会产生小坑。随着淋巴水肿病变时间延长，组织会逐渐纤维化，变硬，按压后就不会再出现小坑。腿部非凹陷性水肿的其他原因见例 4.22。

如何检查（DF 4/10）

虽然通常被描述为"踝部"水肿，实际上却是在胫骨上做检查。触诊水肿时，患者可能会感到疼痛，所以触诊时要小心，且要观察患者的面部表情。

1. 检查患者腿部之前要获得患者的同意。你可能还需要撤去腿部的床单，检查胫骨部。
2. 用大拇指轻轻按压患者胫骨中部 5 秒。观察患者面部表情——按压腿部水肿时会很疼。
3. 抬起大拇指：观察小坑是否能持续几秒钟（图 4.26）。如果能持续几秒钟就是水肿，而且该水肿很有可能是低蛋白体液导致的。如果没有持续几秒钟，再次按压，按压持续时间 30 秒，再次抬起大拇指。小坑是否一直持续存在，没有消失？如果持续存在，水肿很可能是由于高蛋白含量的体液造成。
4. 如果有水肿，你应该确定水肿发展到哪种程度。水肿可能是在膝盖以上，甚至可能发展到腹壁上的皮肤。

例 4.22

问题。我的一位体重超重的患者，她的腿部水肿可能仅仅是由于脂肪过多造成的吗？

讨论。有些因素有利于确定腿部肿胀是由脂肪引起的：①足部没有肿胀；②按压肿胀后，没有凹陷性水坑。

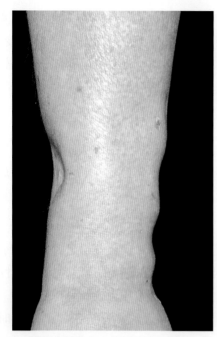

图 4.26　踝部水肿检查。按压下胫内侧

提示

通过了解心力衰竭患者的水肿程度，就可以判断有关治疗的进展情况。因此，在医院，对心力衰竭引起周围水肿的患者，要定期对他们的体重进行监测并记录，判断治疗的进展情况。

要点

- 踝部水肿是在胫骨上做检查。
- 踝部水肿是心力衰竭的体征，但很多其他疾病也会导致踝部水肿。

心血管系统其他体征

16. 考虑查看其他体征，如股动脉延迟、肝搏动

如前所述，心血管系统常规检查可能涉及所有的心血管体征。以下将讲述常规检查

容易忽略的一些心血管系统体征。

血压测量

心血管系统其他体征中最重要的体征是血压测量——我不明白为什么血压测量不是心血管系统常规检查项目之一。

什么是血压？

血压是主要动脉中的血流对血管壁造成的压力。血压值在整个心动周期中是变化的，在收缩期时最高，在舒张期时最低（图 4.1）。直到最近，血压都是用水银血压计进行测量，且用毫米汞柱（mmHg）来表示。

正常情况下，先给出收缩压，再给出舒张压。如果患者的收缩压为 120 mmHg，舒张压为 80 mmHg，书面记录为 120/80 mmHg，口头表述方式为"血压值为 120 的 80"。虽然书面记录方式是分数，但表示的却不是分数。收缩压和舒张压之间的差（120 − 80 = 40 mmHg）称为脉压。

什么是正常血压？

这个问题不容易回答。低血压（low blood pressure 或 hypotension）是相对于正常血压而言的。因此，如果患者的正常血压值为 180/110 mmHg，那么 110/70 mmHg 就是低血压。然而，很少情况下收缩压低于 80 mmHg 是正常的，通常表明是严重低血压。

高血压（hypertension 或 high blood pressure）通常是指血压值**持续**大于 140/90 mmHg。因此，高血压是一种诊断，只有经过几次会诊和血压测量后才能确诊。

意义

对于急性患者，血压测量是一项非常重要的检查，这类患者很有可能会发生低血压。很多疾病都有可能导致低血压，但最常

见的疾病有心肌局部缺血 / 心肌梗死、败血症和出血导致的低血容量症。高血压是缺血性心脏病和脑血管疾病的一个重要危险因素。

血压测量的原则

直接测量动脉血压需要有连接到血压测量仪器上的动脉内导管。更方便的间接测量方法就是使用血压计（sphygmomanometer）进行测量（图 4.27）。血压计包括内部含可充气的橡皮囊袋的袖带（tourniquet）和一个测量装置。过去用水银柱血压计来测量血压。因为担心水银的毒性，水银血压计正逐渐被无液血压计代替。

将可膨胀的袖带绕在上臂并充气。一旦袖带上的压力高于肱动脉，肱动脉血流受阻。然后，随着袖带上的压力下降，肱动脉的血流恢复，一开始血流恢复时的那个短时间点就是血压最高时的点。随着袖带血压进一步降低，心动周期中血流流动加快——直到袖带血压小于最低舒张压，然后整个心动周期中血液流动就连续起来。

在这个过程中，将听诊器一直放在肱动脉上，你会听到各种噪音，称为 Korotkoff 音〔Nikolai Sergeievichj Korotkoff（1874—1920），俄罗斯外科医生〕。随着袖带压降低，血压值变化可分为 5 期。第 Ⅰ 期，随着心跳会出现"砰"的声音。"砰"的这个声响是收缩期短促的血流造成的。Ⅰ 期代表收缩压。随着袖带压力的下降，声音强度增强（Ⅱ 期），然后逐渐减弱（Ⅲ 期）（Ⅱ 期和 Ⅲ 期没有实际意义）。当袖带压力小于舒张压，以及血流在整个心动周期流动时，声音会突然停止（Ⅳ 期），最后完全停止（Ⅴ 期）。有时，声音不会完全停止——也就是说没有 Ⅴ 期。对 Ⅳ 期或 Ⅴ 期是否可以用于表示舒张期血压还存在一些争议。虽然 Ⅳ 期在估计舒张压时更准确，但是对不同的人而言，Ⅴ 期时舒张压更稳定（差异性小），因此，选择 Ⅴ 期的舒张压。如果声音不会完全停止，则使用 Ⅳ 期的舒张压。

一个不是很准确的测量收缩压的方法就是在袖带充气和放气时触诊桡动脉脉搏。脉搏消失和再次出现的那个点大概就是收缩压（该触诊方法测不出舒张压）。

如何测量血压

1. 患者放松、平卧 5 分钟（例 4.23 除外）。患者无论是平卧还是你握住其上肢，都要使其上肢处于伸直、放松状态，且无衣物覆盖。可以将患者的袖子向上捋，但要注意不要使袖子与袖带之间太紧。否则，必

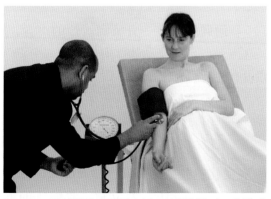

图 4.27　通过听诊来测量血压。袖带膨胀后，将膜式听诊器放在肱动脉上进行听诊

例 4.23

问题。我的患者看起来很不舒服。我可以让他等 5 分钟后再测量血压吗（让患者放松）？

讨论。不可以，对于这样的患者，你主要关心的应该是低血压问题。只有测量高血压时等待 5 分钟才有意义。

须脱去袖子。

2. 在距肘窝上2 cm处缠绕袖带，可充气部分置于肱动脉上。在袖口中央处一般会有一个箭头。肱动脉约位于1/3肘窝处内侧。袖口的水平约在患者心脏水平处——通常情况下是如此。

3. 首先，通过触诊来测量血压：
   • 触诊桡动脉脉搏；
   • 按压气球为袖带充气——观察血压计上的刻度逐渐上升，表明袖带压力在上升；
   • 感觉桡动脉脉搏消失的那个点——此时通过触诊来测量血压。

4. 现在，通过听诊来测量血压（图4.27）：
   • 放气（让患者上肢的血流逐渐恢复）。
   • 然后再充气，袖带压力升高，高于血压20 mmHg时，通过触诊发现桡动脉脉搏消失。
   • 将膜式听诊器置于肱动脉上进行听诊。
   • 现在开始放气，每次放气时使血压下降5 mmHg。
   • 确定首次听到搏动音（Ⅰ期）的那个点，听不清声音的那个点（Ⅳ期）以及声音完全消失的那个点（Ⅴ期）。

5. 血压可以这样描述：Ⅰ期与Ⅴ期的血压差最小为5 mmHg，如120/85 mmHg。如果没有Ⅴ期，可以使用Ⅳ期来表示血压。有关血压测量的问题请参阅例4.24～例4.27。

提示

测量血压可能会伤害到患者，尤其是当患者身体状况比较差时。袖带压力较高时，要尽快确定收缩压是多少，不要犹豫太久。

体位性血压（postural blood pressure）测量

正常情况下，人直立后血压值会发生

例4.24

问题。我的患者的血压非常高，但不确定袖带绑得是否正确。该患者块头非常大。

讨论。袖带充气在肱动脉上产生的压力不仅与袖带内的空气多少有关，还与患者上肢的粗细有关。因此，用成人正常袖带给儿童测量血压时，会对儿童的肱动脉产生过高的压力，从而使读数变低——用成人正常袖为超重患者测量时，结果相反。因此，现在有各种尺寸不同的袖带，适用于不同的患者——新生儿、儿童、体重正常的成人和肥胖的成人患者。

例4.25

问题。我能够听到Ⅰ期的声音，但是继续听时，声音就消失了。这可能是什么原因的？

讨论。可能是因为患者有房颤问题。因此患者每次心跳时收缩压都不同。

例4.26

问题。我会一直听到沙沙的声音，这声音似乎与桡动脉脉搏消失的那个点没有关系。为什么？

讨论。很可能是由于你无意中移动听诊器引起的。不要移动听诊器！

一些变化：收缩压降低约3 mmHg，舒张压升高约5 mmHg。直立后，收缩压的下降幅度大于20 mmHg，称为体位性低血压

例 4.27

问题。 我的一位患者看起来病情很严重，护士看起来很焦虑，而且我血压测量技术水平不太好。我听不到血压。这可能的原因是什么？我应该如何做？

讨论。 有可能患者的血压很低（低于 80 mmHg）。在这种情况下很难测到患者的血压，此时，触诊桡动脉脉搏要比在桡动脉进行听诊容易得多。

（postural hypotension）。75 岁以上的患者中 25% 会发生体位性低血压，且往往没有症状。然而，有些患者可能会有症状，即在站立时感到头晕。引起体位性低血压的原因与是反复发作还是一过性的有关。反复性体位性低血压最常见的原因是药物造成的，尤其是利尿剂（导致慢性低血容量症）和血管扩张剂（如硝酸盐类药物）。急性体位性低血压的原因与低血压的原因相同。

要点

- 对于急性患者，血压测量绝对是一项非常重要的检查。
- 在不同的时间多次测量血压后才能确诊高血压。
- 对于血压正常或血压高的患者，比较容易测量血压（DF 6/10），但是对于血压低（收缩压 < 80 mmHg）的患者，血压测量就比较困难（DF 8/10）。
- 虽然Ⅳ期在估计舒张压值时更准确，但是对于不同的人Ⅴ期时的舒张压更稳定（差异性小）。
- 不同的人袖带尺寸应该不同。

测量方法

1. 测量患者平躺时的血压，将该血压值作为正常值。
2. 将袖带压力值降低至零，不要松袖带。
3. 让患者起立，并站稳。
4. 即刻为袖带充气，使收缩压值比平躺时高 5 mmHg，然后放气，放气的同时听站立位时的血压值。
5. 让患者保持站立状态，2 分钟后再重复测量一次。

提示

要询问患者站起来时是否头晕。体位性低血压患者站起来时血压下降得非常快，当你读数时，你可能就没有注意到血压下降的过程。如果患者称自己站起来有短暂的晕眩，这时就需要重新测量患者平卧和站起来的血压。

周围脉搏

意义

需要早期识别出来的常见疾病有动脉粥样硬化（周围性血管疾病）导致的慢性心肌局部缺血以及血栓形成或栓塞导致的急性心肌局部缺血，所以周围脉搏触诊非常重要。

如何检查

肱动脉（DF 6/10）

1. 用你的大拇指。
2. 在肘窝上方内侧（尺侧）1/3 处找到动脉——就在二头肌腱内侧。

股动脉（femoral）（DF 7/10——超重患者更难坚持）

1. 患者需平卧。
2. 用你的示指和中指——手指向上并轻度向

内指。

3. 在腹股沟部位寻找股动脉，股动脉位于耻骨结节和髂（iliac）前上棘之间的中点上。

腘（popliteal）动脉（DF 9/10）

1. 用双手做检查；患者需平卧。
2. 使患者的膝关节（knee joint）弯曲到 120°。
3. 将拇指放在膝盖的前部，示指和中指放在腘动脉处，触诊脉搏。

胫（tibial）后动脉（DF 6/10）

1. 用你的示指。
2. 在内踝后（在这个部位一般都能看到）检查搏动。
3. 在内踝后感觉搏动。

足背（dorsalis pedis）动脉（DF 9/10）

1. 用你的示指和中指。
2. 足背动脉（dorsalis pedis）与伸肌腱平行走行——向足背方向下行 1/3 处。在跗骨处向下按压（图 4.28）。

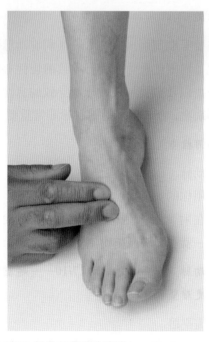

图 4.28 触诊足背动脉脉搏

桡股延迟（radiofemoral delay）（DF 9/10）

桡股延迟的涵义是什么？

桡股延迟是很轻微的体征，很少见。在耻骨结节和髂前上棘中间部位感受股动脉脉搏。正常情况下，桡动脉和股动脉的脉搏步调是一致的；如果股动脉延迟，则股动脉脉搏似乎迟于桡动脉，这就是桡股延迟。

意义

桡股延迟是主动脉缩窄（coarctation）的体征。桡股延迟中，锁骨下动脉远端的主动脉弓处有狭窄，因此到达上肢的血流正常，而到达腿部的血流减少。除了桡股延迟，股动脉脉搏也比桡动脉脉搏弱。血压一般是升高的。在胸骨左缘处往往能听到收缩期杂音，在肩胛骨处可听到连续（收缩期和舒张期）的杂音。

如何检查

1. 患者平卧时最容易找到股动脉脉搏。
2. 用上述方法触诊患者右侧股动脉脉搏（用右手）。
3. 现在用左手触诊患者右侧桡动脉脉搏。确定右侧股动脉脉搏和右侧桡动脉脉搏这两个脉搏步调是否一致，股动脉脉搏是否比桡动脉脉搏弱。

你的老师可能会问你为什么常规检查中不包括这项检查。这是一个有争议的问题。最好的做法是不要将该项检查包括在常规检查中，这是因为桡股延迟发生的概率极低，而且在检查早期还要检查腹股沟部位（这对于患者来说有些尴尬，患者以为你要检查的是他的心脏部位）。建议对所有高血压患者或者有指向动脉缩窄其他体征的患者进行桡股延迟检查。

要点

- 桡股延迟是一项非常轻微的体征。
- 桡股延迟见于主动脉缩窄——所有高血压患者都要检查桡股延迟。

骶水肿（DF 4/10）。

全身性水肿由于重力作用会在较低的部位有液体堆积。正常情况下，液体累积部位是足部和踝部，但是卧床的患者，液体积累部位是骶部。全身液体累积时，骶水肿体征比踝部水肿更有用。这是因为导致踝部水肿的原因有多种（包括静脉疾病）——而导致骶水肿的原因是有限的。

1. 检查之前要征得患者同意。
2. 患者取坐位，身体向前倾。
3. 按压骶骨 10 秒（请注意任何压痛）。
4. 抬起拇指，观察皮肤上是否有小坑。

肝搏动

肝搏动见于三尖瓣反流的患者。三尖瓣反流患者主要是三尖瓣关闭不全。所以，心室收缩时，血液反流到上腔静脉，进而进入颈静脉，引起大 V 波。同样，血液也会反流到下腔静脉，然后进入肝静脉——引起肝搏动。同样因为肝中血流量增加，导致肝增大。肝搏动检查的方法与普通肝检查方法相同（见第 7 章）。

1. 患者需平卧。
2. 在右上象限表面触诊搏动。

要点

- 卧床的患者可能会发生骶水肿；骶水肿是心力衰竭的特异性体征，且该体征比踝部水肿的特异性更高。

3. 然后评价增大的肝：从右髂窝开始深深触诊，向上移动，向右上象限方向移动。

洗手

17. 洗手

做完检查后必须洗手。洗手是减少患者中间感染病传播的简单措施，但是当你正在学习新的技术或是认真学习分析病例时很容易忘记洗手这件事。

检查结果陈述

18. 现在可以说"我想测一下血压。"短暂停顿后，将检查结果告知他人

触诊完踝部水肿后（如果合适，也可以检查其他体征），你直接站起来，说"我想测一下您的血压。"你的老师通常会表示不需要测量了。

然后，你可以开始陈述你的检查发现了。陈述的具体方式与你的检查发现有关。如果你的检查发现与疾病相符，你可以这样开始：

> **"该女性患者患有主动脉瓣狭窄，表现为脉搏上升缓慢，心尖搏动持续，心尖搏动点上移，未向外移动；在整个心前区可听到收缩期喷射杂音（ejection systolic murmurs），在二尖瓣区最响亮，且收缩期喷射杂音辐射到颈动脉。患者休息时，症状缓解，无杵状指或甲床出血，脉搏为 62 次 / 分，心律齐，JVP 未升高，心前区没有异常隆起或震颤，心音正常。未发现心衰证据。"**

如果你的检查发现与所认为的疾病不相符，具体分析这些检查发现，给出不同诊断。且如果提示还有瓣膜病变，建议使用超声心动图进行检查。下列陈述还是针对同一

要点

- 如果你非常确定自己的诊断，在陈述早些时候就可以将诊断说出来。

位患者：

"该女性患者休息时症状缓解，无杵状指或甲床出血。窦性心律，心律齐，脉搏次数为62次/分。JVP未升高。胸前区未发现隆起或震颤。心尖搏动向上移，但未向外移。能够听到收缩期喷射状杂音，且辐射到颈动脉。所以，最可能的诊断是主动脉瓣狭窄和主动脉硬化，而且我认为可以通过超声心动图来确定。"

在这里，学生并没有发现脉搏升高缓慢这个问题，但做了一个接受性很高的陈述。

提示

不要忘记血压问题。

心血管疾病与辅助检查

在本章的前面部分就提到了各种疾病和实验室检查方法。在这一部分，我将具体介绍。虽然某些问题我会具体讲述，但总体来讲，我会介绍得比较简短。

超声心动图

超声心动图是"心脏扫描"的检查方法，它使用了一种超声技术。超声在评价瓣膜和左心室收缩功能方面特别有用。

运动试验（exercise test）

运动试验可用来诊断和评估冠状动脉疾病的严重性。通常是让患者在跑步机上运动。患者做运动时，要用ECG来监测心绞痛和心肌局部缺血症状。

冠状动脉造影

冠状动脉造影（angiogram）用来评价冠状动脉，可作为冠心病诊断的证据。插入导管，通常是从股动脉插入，使导管进入冠状动脉，且在冠状动脉处释放染料，将动脉的轮廓显现出来。

心导管（cardiac catheter）

心导管涉及对心脏瓣膜和压力的直接评价。同样需要插入导管，通常是从股动脉插入，然后进入冠状动脉。

风湿热

风湿热是人体对 A 组 β 溶血性链球菌，又称化脓性（pyogenes）链球菌的急性免疫反应。一般来讲，溶血性链球菌感染的患者会有咽炎，且会痊愈。然后约一个月后，患者开始出现各种问题，包括发烧、出汗、关节炎和心肌炎。虽然通常情况下开始时心功能是正常的，但是痊愈后会留有瘢痕，可能

要点

- 风湿热是人体对 A 组 β 溶血性链球菌（又称为化脓性链球菌）的免疫反应。
- 约 25% 的患者会有心脏瓣膜的长期损害。
- 感染性心内膜炎是微生物直接感染心脏的一种疾病——导致感染性心内膜炎最常见的微生物是草绿色链球菌（α-溶血性链球菌）。

会影响心脏瓣膜。约 25% 的患者会有心脏瓣膜的长期损害——这种疾病称为风湿性心脏病。最常被累及的瓣膜是二尖瓣（75%），其次是主动脉瓣（50%）、三尖瓣（10%）和肺动脉瓣（2%）。风湿性舞蹈病（Sydenham's chorea）又称为 St Vitus 舞蹈，以快速、无目的的摆动为特征。风湿性舞蹈病可能是风湿热引起的，也有可能是自发形成的。在这两种情况下，风湿性舞蹈病都有可能发展为风湿性心脏病（Thomas Sydenham，1642-1689，英国医生）。

感染性心内膜炎

感染性心内膜炎是心脏瓣膜或心内膜受到感染的一种疾病——通常会导致瓣膜性反流疾病。过去将感染性心内膜炎分为亚急性细菌性心内膜炎和急性细菌性心内膜炎，但最近几十年，这两者的区分变得模糊了。另外，还有非细菌性微生物导致的心内膜炎。因此，就简单地使用"感染性心内膜炎"这一术语。导致感染性心内膜炎最常见的微生物是草绿色（viridans）链球菌，有一半的感染性心内膜炎就是由草绿色链球菌导致的。草绿色链球菌（streptococcus viridans）是一组 α-溶血性链球菌，包括轻型（mitis）链球菌、血（sanguis）链球菌、变异（mutans）链球菌和无乳（millieri）链球菌。

二尖瓣狭窄

二尖瓣狭窄是指二尖瓣的狭窄。

原因

风湿性心脏病是唯一重要原因。

病理生理学

二尖瓣狭窄导致舒张期时左心室充盈下

要点

- 二尖瓣狭窄的体征：不规律性心律不齐、颧颊潮红、拍打性心尖搏动、第一心音增强、舒张中期杂音和开瓣音。

降。二尖瓣的正常大小是 5 cm²，如果减少到 2.5 cm² 或更少，患者就会出现症状。

特征

见图 4.29。

如何判断二尖瓣狭窄的严重程度？

- 症状的严重程度。
- 杂音的持续时间（反映左心房的肥厚程度）。杂音持续时间越长，狭窄的程度越严重。
- S2 和开瓣音之间的时间间隔（反映左心房的肥厚程度）。时间间隔越短，狭窄的程度越严重。
- 肺动脉性高血压的体征（图 4.29）。
- 通过超声心动图判断瓣膜大小。面积小说明狭窄程度严重。

二尖瓣反流

二尖瓣反流是二尖瓣无法完全闭合导致的。

原因

造成二尖瓣反流的主要原因是风湿性心脏瓣膜病、二尖瓣脱垂和"功能性"二尖瓣疾病。缺血性心脏病引起左心室扩张，进而引起二尖瓣扩张，最终引起"功能性"二尖瓣疾病。事实上，瓣膜并没有发生实质性病变。

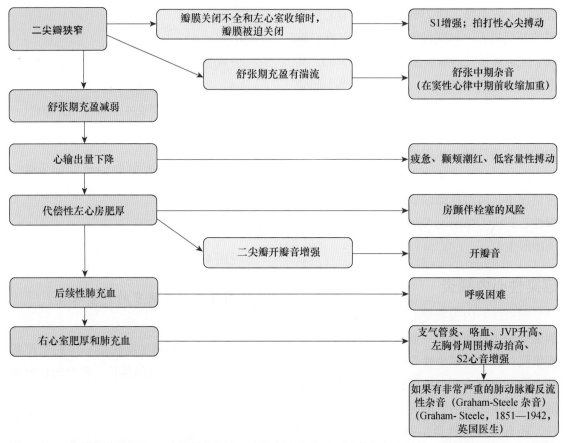

图4.29　二尖瓣狭窄的特征。需要注意的是，随着病情的进展，瓣膜会发生钙化，瓣膜就不再打开、闭合了。此时，S1心音不再增强，也没有开瓣音

病理生理学

　　左心室收缩时会向主动脉射血，而三尖瓣关闭不完全会导致部分血液从左心室反流到左心房。

特征

　　见图4.30。导致急性二尖瓣反流发生的原因包括：①导致乳头状肌功能不全或断裂的心肌梗死；②感染性心内膜炎。急性时，会表现出肺部水肿的症状体征。左心房没有扩张。

混合二尖瓣疾病（mixed mitral valve disease）

　　二尖瓣狭窄和二尖瓣反流可能并存——

这就是混合二尖瓣疾病。混合二尖瓣疾病通常由风湿性心脏病引起，但也可能是狭窄瓣膜性心内膜炎引起。很容易听到二尖瓣反流导致的收缩期杂音，但狭窄引起的舒张期杂音就很难听到。可以这样说，临床体征更具有意义。区分二者的关键在于心尖搏动。混合二尖瓣疾病中如果是以二尖瓣狭窄为主，心尖搏动只有拍打而无移位；如果以二尖瓣反流为主，会出现喷射杂音和心尖搏动移位。心音也有

要点

- 二尖瓣反流的重要体征：移位、喷射状心脏搏动、S1心音减弱和全收缩期杂音。

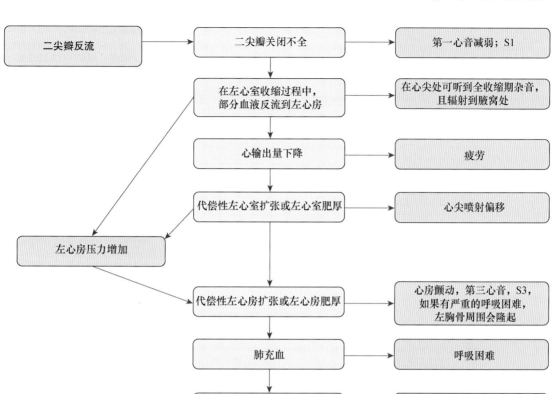

图 4.30 二尖瓣反流的特征

助于诊断。二尖瓣反流中，S1 心音减弱；二尖瓣狭窄中，S1 心音加强（心音增强不是那么清晰，因为瓣膜狭窄后钙化，不会产生较强的 S1 心音）。另外，二尖瓣反流会出现 S3 心音，而二尖瓣狭窄不会出现 S3 心音。

提示

只有二尖瓣反流时，S1 心音应该是减弱的。如果 S1 心音没有减弱或是 S1 心音增强，要仔细听二尖瓣狭窄引起的开瓣音和杂音。

要点

- 在混合二尖瓣疾病中，心尖搏动和 S1 心音有助于判断该疾病是以二尖瓣反流为主，还是以二尖瓣狭窄为主。

主动脉瓣狭窄

主动脉瓣狭窄是指主动脉瓣的狭窄。主动脉瓣膜的正常大小为 2 cm²。如瓣膜缩小到小于 1 cm² 时会导致显著的主动脉瓣狭窄。

原因

风湿热、钙化性变性（老年患者）、先天性二叶主动脉瓣（正常时是三个半月瓣，该疾病时是两个半月瓣），（成人时发病）和先天性主动脉瓣狭窄（儿童时发病）。

病理生理学

主动脉瓣狭窄会使左心室收缩射血发生困难。

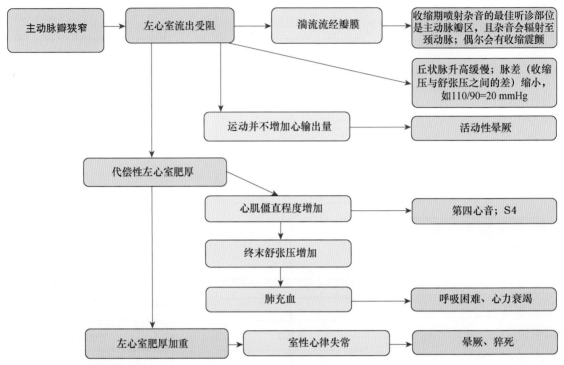

图 4.31　主动脉瓣狭窄的特征

特征

见图 4.31。随着狭窄严重程度的增加，杂音也会增强。但是，当发生左心室衰竭时，杂音就会减弱。震颤——提示杂音很响亮——表明狭窄相当严重。

主动脉硬化

主动脉硬化是老年人发生的一种退行性疾病。主动脉硬化时，主动脉瓣增厚，导致收缩期喷射状杂音。正因为如此，主动脉硬化可能会与主动脉狭窄相混淆。但是，主动脉硬化没有血流动力学方面的问题，且是无症状的。主动脉硬化的体征不同于主动脉瓣狭窄，主动脉硬化主要表现为脉搏特征是正常的，无震颤，且杂音只是轻微地辐射到颈动脉。但是，主动脉瓣狭窄也不一定都存在这些体征，因此在临床实践中，经常会用到超声心动图来区分主动脉硬化和

主动脉瓣狭窄。

主动脉瓣反流

主动脉瓣无法完全闭合会导致主动脉瓣反流。

原因

先天性或获得性［风湿热、感染性心内膜炎、外伤、主动脉扩张——梅毒（syphilis）、强直性脊柱炎（ankylosing spondylitis）、马方综合征和动脉粥样硬化］。

病理生理学

在舒张期，主动脉压要远远高于左心室压。主动脉瓣关闭阻止了血液反流到左心室。在主动脉反流中，由于主动脉瓣无法完全关闭，所以在舒张期，血液从主动脉反流到左心室。

特征

见图 4.32。

混合主动脉瓣疾病（mixed aortic valve disease）

主动脉瓣狭窄和主动脉反流可能并存——这就是混合主动脉瓣疾病。混合主动脉瓣疾病通常是由风湿性心脏病引起，但也可能是由心内膜炎引起，进而累及狭窄的瓣膜。混合性主动脉瓣疾病的特征性体征是双脉冲（图 4.9 d）——这是指脉搏的性质，让人感觉是双脉冲。表 4.8 中所列举的特征有助于我们在临床上确定混合主动脉瓣疾病是否以主动脉瓣反流（aortic regurgitation）为主（虽然最好选择超声来确定）。

需要注意的是，主动脉瓣反流的患者，有收缩期杂音并不表明患者一定有主动脉瓣狭窄。

收缩期杂音可能仅仅是血液流动产生的杂音。

心力衰竭

心力衰竭并不是一个很恰当的术语，但我们已经在使用它了。"心力虚弱"可能更准确。在患者面前避免使用"心力衰竭"这个术语——因为会不可避免地增加患者的焦虑程度。心力衰竭是指心脏无法保持足够的心输出量，或是通过保持高的充盈压（filling pressure）才能够维持足够的心输出量的一种状态。

充盈压升高

心脏功能还可以时（至少刚开始时），心脏扩张能增加充盈压（斯塔林机制）（欧内斯特·亨利·斯塔林［Ernest Henry Starling］，1866—1927，英国生理学家）。也就是说，心功能下降后，心脏首先是通过扩张其容积

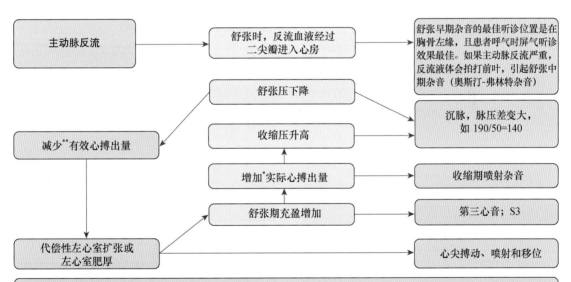

图 4.32 主动脉瓣反流的特征

表 4.8　主动脉瓣反流与主动脉瓣狭窄

	主动脉瓣反流	主动脉瓣狭窄
脉冲	沉脉	缓慢升高
脉压	增宽	缩窄
心脏搏动	喷射和移位	上移，轻度外移
收缩期杂音	没有亢进或变得刺耳	
	亢进或变得刺耳	
收缩期震颤	否	是

来增加充盈压和心输出量。

分类

对心力衰竭可采用多种分类方法进行分类：

- 右心衰竭与左心衰竭
- 急性心力衰竭与慢性心力衰竭
- 高输出量心力衰竭与低输出量心力衰竭

表 4.9　导致心力衰竭的原因

左心衰竭
全心性心肌病会导致左心室收缩功能障碍［是缺血性心脏病、乙醇摄入（alcohol intake）特发性心肌病[a]］
节段性心肌功能障碍（心肌梗死导致）
瓣膜病变（如主动脉瓣狭窄与反流、二尖瓣狭窄与反流）
高血压

右心衰竭
继发于左心衰竭（充血性心力衰竭）
节段性心肌功能障碍（右心室心肌梗死导致）
瓣膜病变（如三尖瓣、肺动脉瓣病变）
肺动脉性高血压（特发性［原发性］、继发于慢性阻塞性肺病中的肺疾病［肺心病］、继发于肺栓塞）

非心源性心力衰竭（需求增加）
贫血
甲状腺功能亢进症（hyperthyroidism）

[a] 心肌病：是一种病因未明的心肌病变

最简单的分类方法是按照病因将心力衰竭分为左心衰竭、右心衰竭和非心源性心力衰竭。表 4.9 列出了导致心力衰竭的原因，虽未穷尽，但列出了主要原因。心力衰竭最常见的类型是右心衰竭和左心衰竭并存——称为充血性心力衰竭。

特征

在大多数心力衰竭的情况下，心脏的代偿性机制引起后压力增加，导致突出特征。因此，在左心衰竭中，以肺充血为主；右心衰竭以周围组织淤血为主。表 4.10 和表 4.11 分别列出了右心衰竭和左心衰竭的特征；然而，如前所述，最常见的就是充血性心力衰竭，右心衰竭和左心衰竭的特征在充血性心力衰竭中都会见到。

表 4.10　左心衰竭的特征

导致肺充血，进而引起肺水肿	
症状	呼吸困难、端坐呼吸和阵发性夜间呼吸困难
体征	呼吸急促、心动过速（由交感神经兴奋导致）、吸气末基底小的捻发音（由肺充血引起）、第三心音（左心室顺应性差导致）、第四心音（左心室顺应性差导致）

如果左心衰竭严重，左心室扩张也会引起二尖瓣扩张，导致二尖瓣关闭不完全，引起二尖瓣反流（称为功能性二尖瓣反流）。这种二尖瓣反流可能会产生二尖瓣反流的体征

表 4.11　右心衰竭的特征

导致周围淤血和随之而来的疲惫感、踝部水肿、腹部不适和厌食症	
体征	JVP 升高、左胸骨周围隆起、右心室 S3 心音（右心室顺应性差导致）、踝部或骶部水肿

如果右心衰竭严重，可能会出现"功能性"三尖瓣反流体征，其原因是右心室扩张引起三尖瓣扩张，引起三尖瓣关闭不完全

体液潴留的体征

以前的观点认为体液潴留仅仅与静脉压增高有关，但人们对于这种观点越来越不认同。现在认为肾异常血流之后的代偿机制导致了体液潴留。体液潴留的体征与右心衰竭相同，尤其是踝部水肿和骶部水肿（sacral oedema）。如果严重，还会导致肝淤血，引起肝大、肝压痛和腹腔积液（ascites）。另外，也有可能导致胸腔积液。

辅助检查

胸片检查中心力衰竭的关键性体征是心脏扩大（cardiomegaly）（大于胸部直径的50%）、上叶静脉分流、淋巴阻塞引起的克里（Kerley）A线、更特别的克里 B 线（Kerley B lines）和胸腔积液。有关胸片检查更具体的信息请参阅第 15 章和其图 15.26、图 15.27。超声心动图有助于评价左心室收缩功能和瓣膜功能。可以主观地评价左心室收缩功能为好、差、非常差。然而，最好选择计算机产生的左心室大小和所谓的"射血分数"这些测量指标，因为这些指标中有方便使用的数字。射血分数（ejection fraction）是指心室每次收缩时，心室射到组织中的血容量所占心室总容量的比例。正常情况下，射血分数高于 45%。

急性心力衰竭

急性心力衰竭可能是由急性心肌缺血或梗死、心律失常、肺部感染（lung infections）、肺栓塞以及慢性心力衰竭治疗效果下降引起。

期末考试部分

本部分讨论特殊问题。该部分并不是一个总结。想要复习，我建议你复习本章中的检查总结和全部章节的要点。这部分的重点是在简短病例，因为这种格式通常导致很多不确定性，且一些英国和世界各地的医学院仍然在使用。客观结构化临床考试（objective structured clinical examination, OSCE）通常更直接、更标准。虽然有不同的格式，临床过程却是相同的。

心血管系统是全科医学的重点内容。基于此以及基于心血管系统非常适合正式检查程序格式，所以心血管系统是医学简短病例中一个非常重要的系统。在期末考试当中，很有可能考到的内容就是心血管系统检查。这部分做得好，在你成功的路上就进了一步。**因此，即使你不会其他系统的检查，心血管系统检查你必须会。**

心血管系统最常见的严重疾病就是缺血性心脏病。然而，缺血性心脏病并不产生一致的体征，所以缺血性心脏病不适合做期末考试简短病例分析题。大多数期末考试简短病例分析题应该是累及心脏瓣膜，进而导致心脏产生杂音的疾病。过去 30 年，风湿热的发病率下降，其严重程度也在下降，心脏瓣膜病变越来越少。然而，将多个心血管系统异常体征结合在一起进行考查仍然是考试的难点。因此，医学院仍然将心脏瓣膜病变作为期末考试技能的考查内容，因此会招募心脏瓣膜病变的患者。

大多数瓣膜病变患者的瓣膜病变都是单一病变。如果你正好碰到瓣膜混合病变的患者，那就是你的运气太差了。如果你遇到的患者正好是主动脉瓣和二尖瓣混合瓣膜病变，那你的运气实在是太差太差了。如果患者有多个瓣膜病变，考官也没指望你给出正确答案。所以，如果发现似乎有多个不同且相互矛盾的体征，不要惊慌！只要你检查过程合理，并能够合理描述你所发现的异常，就可以了。表 4.12 列出了期末考试中常见的考查病例。

表 4.12 期末考试中常见的考查病例

二尖瓣狭窄
主动脉瓣狭窄
主动脉瓣反流
二尖瓣反流
混合二尖瓣病变
混合主动脉瓣疾病

在日常病房教学中，有收缩期杂音不伴心血管系统其他体征的患者最常见。这些杂音可能是非病理性"无辜"杂音，发生在少数正常人；也有可能表明早期瓣膜病变。因此，听诊时如果你发现没有异常，不要惊慌（不要认为你必须要发现一个异常）。表 4.13 列出了期末考试中常见的考查病例。

关键的诊断线索

在日常临床实践中，心律失常或心力衰竭的关键诊断线索有心率和心律、血压、JVP 和肺底捻发音。然而，就像在简短病例中——瓣膜病变的诊断是最重要的——**颈动脉脉搏特征**和**心脏听诊**提供了最重要的诊断线索。

重要瓣膜病变的关键体征

- **二尖瓣狭窄**。不规律性心律不齐、颧颊潮红、拍打性心尖搏动、第一心音增强、舒张中期杂音和开瓣音。
- **主动脉瓣狭窄**。脉搏特征（pulse character）为心尖搏动缓慢升高、持续、上移、轻度外移以及收缩期有喷射样杂音（该杂音在整个心前区均能听到，且辐射到颈动脉）。

表 4.13 期末考试中常见的考查病例

不伴其他心血管系统症状的收缩期杂音
期末考试所有病例
心力衰竭

- **主动脉瓣反流**。沉脉、喷射状、心搏动移位、舒张早期杂音（最佳听诊部位是左胸骨左缘，且患者为坐位，身体前倾，呼气后屏气）。
- **二尖瓣反流**。移位、喷射状心脏搏动、S1 心音减弱和全收缩期杂音。
- **主动脉硬化**。收缩期喷射杂音，该杂音在整个心前区均能听到，且辐射到颈动脉，脉搏特征正常。

如果你对心血管系统体征不是很了解，至少应当了解这几个体征。

与检查问题有关的建议

概述

不要浪费时间寻找一个能够让所有老师都满意的心血管系统检查的程序方法。因为这种程序方法根本就不存在。使用本章所给出的方法即可。

说明

通常情况下，老师会这样要求你"检查心血管系统"。有时，他们会这样说："检查心脏"。这两种说法是一回事。但是，如果老师给出了更具体的指令，如"检查心前区"或"检查桡动脉和听诊心脏"，你必须根据老师的要求做检查。这些要求中有一个会导致学生混淆的问题是如何做"整体气色"检查。一般情况下，准备为患者做检查时就应该获得"整体气色"方面的信息。

移动体弱患者

在做全面检查过程中，需要移动患者之前要获得患者同意。如果老师认为移动体弱患者不合适，老师会阻止你。

体位

即使患者处于坐位，且与水平面呈 45°角，你也应该调整患者体位，尽管是最小幅度的调整，这样做是让老师明白你知道检查时患者应该处于哪种坐姿。

手部

简短病例考试中涉及的手部着色问题往往是红色鲱鱼状印记。然而，这种印记表明患者可能患有缺血性心脏病。缺血性心脏病可能会产生心力衰竭的体征，或引起心肌梗死，且心包炎或室间隔缺损（ventricular septal defect，VSD）的体征会使心肌梗死的体征更为复杂。例 4.28 解释了为什么手部检查不作为常规检查项目。

桡动脉脉搏

在颈动脉搏动上更容易判断脉搏性质。虽然在桡动脉脉搏上也能够判断脉搏性质，但是在一般情况下，我们不会通过桡动脉脉

例 4.28

问题。一些老师可能会问你为什么你不在手部检查贫血或周围性紫绀。

讨论。贫血患者手掌部位的皮肤可能更苍白，但是在结膜处评价贫血更可靠（图 4.8）。周围性紫绀可能是全身缺氧的体征之一，在这种情况下，检查口部是判断中枢性紫绀比较合适的方法；另外，周围性紫绀也有可能是因为周围环境太寒冷。严格来讲，周围性动脉疾病也有可能发生周围性紫绀，但是该问题不会作为简短病例考试的考点。因此，这两个体征不作为心血管系统检查的项目。

搏来判断。在简短病例考试中脉搏率和脉搏律（pulse rhythm）往往不是很明显。不规律性心律不齐是最为重要的发现，因为不规律性心律不齐表明患者可能有房颤，而房颤说明患者可能有二尖瓣病变。

面部

脸颊发红并不能表明患者就有二尖瓣狭窄。同样，在短病例考试中，发现患者脸颊发红，考虑患者是颊部潮红，可能有二尖瓣狭窄病变。

心前区视诊

通常情况下在心尖区往往容易看到心搏动，比触诊还容易，因此在触诊前，先视诊心尖区。请参阅例 4.29 进一步了解查看心前区的作用。

心前区触诊

- 触诊可能会提供瓣膜性疾病方面的重要信息。然而，心尖搏动这样的体征不是很可靠，从而使触诊结果的参考价值下降。但是，拍打性心尖搏动、心尖搏动移位、左

例 4.29

问题。在查看心前区时，你可能会有做触诊的强烈冲动。

讨论。不要缩短查看心前区的时间。你的考官希望你对心前区进行彻底地查看。仔细查看心前区是否有左胸切口瘢痕，这可能还会涉及在抬起女性患者左侧乳房前获得患者同意的问题。如果发现患者有左胸切口瘢痕，考虑患者可能有二尖瓣狭窄或二尖瓣反流问题。

胸骨隆起或振动是相当可靠的临床体征。

- 拍打性心尖搏动表明你可能会触诊到第一心音。如果在听诊时没有听到亢进的第一心音，就要重新考虑是否是拍打性心搏动。
- 振动表明触诊时能够发现杂音。如果在听诊时没有听到亢进的第一心音，就要重新考虑是否真正感觉到振动。
- 确定心搏动是持续性、抬高性的还是喷射性的比较难，因为心搏动的差别很细微。在做决定之前，要考虑其他体征。因此，如果之前作出的判断是心尖搏动为喷射状的、非持续性的，但你发现有主动脉瓣反流的其他体征，就需要更正之前的判断。
- 如果老师仅仅要求检查心尖搏动，你首先要查看心尖区。
- 在很多情况下，我们无法触诊到患者的心尖搏动。在简短病例考试时，如果触诊不到心尖搏动，继续触诊的时间不要超过 20 秒。要清楚无法触诊到心尖搏动的原因。虽然你可能"只是无法发现心尖搏动"，但你应该这样回答"无法触诊到心尖搏动"。然后回答这个问题："你认为无法触诊的原因是什么？"然后将"心前区触诊"这部分列出的理由直接说出来就可以了。
- 从上到下数肋骨可能比较麻烦，但是考试时，你需要数。

听诊

- 一般情况下你不会听到每一个喀喇音和尖厉刺耳音；你需要做的主要事情是通过专业的手段听诊心脏不同的区域。
- 听诊前的心血管系统检查会给你提供很好的线索，让你明白在听诊前应该听诊哪些内容。因此，如果发现患者有颊部潮红、触诊到房颤以及发现拍打性心尖搏动，你听诊时应重点关注二尖瓣狭窄

引起的舒张中期杂音。

- 当听诊器离开患者胸部后，你应该对病例的整体情况有了了解，知道应该说什么。在听诊背部的同时就应该思考。
- 二尖瓣狭窄是简短病例考试中最常见的，所以你应该非常了解二尖瓣狭窄的相关问题。
- 二尖瓣反流时 S1 心音必定是减弱的。如果 S1 心音没有减弱或是 S1 心音增强了，要仔细听二尖瓣狭窄引起的开瓣音和杂音。

其他体征

如果你发现了其他有意义的体征，检查完踝部水肿后要查验这些体征。

洗手

在医学院校，陈述之前洗手这种做法比较异常。然而，在陈述之前洗手是一个很好的做法，也会给你思考的时间。

陈述

一般情况下都要主动检查血压。要自信，避免使用"似乎"或"可能会"这样的词汇。

祝你好运！

OSCE 示例

病史采集情景

你是一位在急诊科工作的 FY1。你遇到一位 70 岁的男性患者，有 1 年的呼吸困难、胸痛和恶心史。你需要从该患者处获得相关病史，最终你需要将你的发现和诊断告知考官。你有 10 分钟的时间。

切记：

- 向患者介绍你自己。
- 获得疼痛病史资料——请记住 SOCRATES 记忆方法。

- 详细询问疼痛特征、相关症状、疼痛起始和进展情况以及使疼痛加剧或缓解的各种因素。
- 获取既往史、药物史（包括过敏史），尤其是心血管药物，如 β 受体阻滞剂和血管紧张素转化酶（angiotensin-converting-enzyme，ACE）抑制剂。
- 不要忘记社会史和家族史。社会史和家族史包括心血管疾病的危险因素。可变的危险因素包括吸烟、酗酒、肥胖、久坐的生活方式以及压力；不可变的危险因素包括年龄、性别、既往心血管疾病史及家族史。
- 该病例中关键的区分点是 ST 段抬高心肌梗死（ST-elevation myocardial infarction，STEMI）、非 ST 段抬高心肌梗死（non-STEMI，NSTEMI）和不稳定型心绞痛。
- 还应该考虑引起胸痛的非心源性原因，如肺栓塞（pulmonary embolism，PE）、肺炎和气胸等呼吸系统疾病和胃食管反流（gastro-oesophageal reflux disease，GORD）、消化性溃疡（peptic ulcer）等胃肠道（gastrointestinal，GI）疾病。
- 要对患者表示感谢。
- 简明扼要地阐述病史以及重要发现。首先要列出最可能的病变诊断。

检查情景

你是一位在心血管科工作的 FY1。你遇到一位 67 岁的女性患者，有呼吸困难史，最近新发现杂音。对该患者进行全面的心血管系统检查，并阐述你的异常发现。你有 15 分钟的时间。

切记：

- 接触患者时要有礼貌，先介绍自己，说明有关的检查事项，做检查之前获得患者同意。
- 用乙醇凝胶洗手。
- 暴露患者胸部，从床头查看患者，获得相关信息，如硝酸甘油喷雾剂。
- 对心血管系统进行全面系统检查，包括手部、面部、颈部和胸部，寻找证明心脏疾病的证据。不要忘记查看 JVP 是否升高。
- 仔细检查胸壁是否有瘢痕，如瓣膜置换术和安装起搏器均会在胸部留有瘢痕。然后进行心尖搏动、胸骨旁隆起和振动触诊。
- 确保对心脏的四个听诊区均进行听诊。如果听到杂音，在颈动脉脉搏处计时，确定该杂音是收缩期杂音还是舒张期杂音。判断其强度、增加的心音和杂音辐射情况。
- 让患者取坐位，身体前倾，听诊其肺部是否有肺部水肿，触诊是否有骶部水肿和踝部水肿，寻找患者周围性血管疾病的其他证据。
- 向患者表示感谢，且用乙醇凝胶洗手。
- 表示你还需要做 ECG、胸片检查（chest radiograph，CXR）、尿液试纸检查以及查看总体指标（如脉搏和血压等）。
- 总结检查中发现的重要异常点。建议说明所有导致阳性结果的原因。
- 如有必要，提出治疗计划。

问题

1. 二尖瓣狭窄、二尖瓣关闭不全、主动脉瓣狭窄以及主动脉瓣反流的杂音特征分别是什么？
2. 阐述导致不规律性心律不齐的三个原因。
3. 沉脉的定义是什么？在什么情况下会出现沉脉？

4. Ⅰ 期、Ⅳ 期、Ⅴ 期柯氏音的意义是什么？

5. 你如何区分颈部的静脉搏动和动脉搏动？

6. 给出确定二尖瓣狭窄严重程度的三种方法。

7. 在混合二尖瓣病变中，你如何从临床角度来确定是以二尖瓣狭窄为主还是以二尖瓣反流为主？

8. 主动脉瓣反流的主要体征是什么？

9. 在混合主动脉瓣病变中，你如何从临床角度来确定是以主动脉瓣狭窄为主，还是以主动脉瓣反流为主？

10. 左心衰竭的体征有哪些？

参考文献与拓展阅读

Anonymous. Abdominojugular test. *Lancet* 1989; i:419–20.

Brugada P, Gursey S, Brugada J, Andries E. Investigation of palpitations. *Lancet* 1993; **341**:1254–8.

Butt Z, Ashfaq U, Sherazi SF. Diagnostic accuracy of 'pallor' for detecting mild and severe anaemia in hospitalized patients. *Journal of the Pakistan Medical Association* 2010; **60**(9):762–5.

Cook DJ, Simel DL. The rational clinical examination: does this patient have abnormal jugular venous pressure? *JAMA* 1996; **275**:630–4.

Crossland S, Berkin L. Problem based review: the patient with 'palpitations'. *Acute Medicine* 2012; **11**(3):169–71.

Davison R, Cannon R. Estimation of central venous pressure by examination of jugular veins. *American Heart Journal* 1974; **87**:279–82.

Desjardins VA, Enriquez-Sareno M, Tajik AJ, Bailey KR, Seward JB. Intensity of murmurs correlates with severity of valvular regurgitation. *American Journal of Medicine* 1996; **100**:149–56.

Fisher J. Jugular venous valves and physical signs. *Chest* 1984; **85**:685–6.

Ishmail AA, Wing S, Ferguson J, Hutchinson TA, Magder S, Flegel KM. Inter-observer agreement by auscultation in the presence of a third heart sound in patients with congestive heart failure. *Chest* 1987; **91**:870–3.

Jordan MD, Taylor CR, Nyhuis AW, Tavel ME. Audibility of the fourth heart sound. Relationships to the presence of disease and examiner experience. *Archives of Internal Medicine* 1987; **147**:721–6.

March SK, Bedynek JL Jr, Chizner MA. Teaching cardiac auscultation: effectiveness of a patient-centered teaching conference on improving cardiac auscultatory skills. *Mayo Clinic Proceedings* 2005; **80**(11):1443–8.

Markiewicz W, Brik A, Brook G. Pericardial rub in pericardial effusion lack of correlation with amount of fluid. *Chest* 1980; **77**:643–6.

McGee S, Abernethy WB, Simel DL. Is this patient hypovolaemic? *JAMA* 1999; **281**:1022–9.

NICE. *Hypertension: clinical management of primary hypertension in adults (CG 127)*, August 2011 **http://www.nice.org.uk/CG127**

O'Brien E. Ave atque vale: the centenary of clinical sphygmomanometry. *Lancet* 1996; **348**:1569–70.

Richardson TR, Moody JM Jr. Bedside cardiac examination: constancy in a sea of change. *Current Problems in Cardiology* 2000; **25**(11):783–825.

Sheth TN. The relationship of conjunctival pallor to the presence of anaemia. *Journal of General Internal Medicine* 1997; **12**:102–6.

Slater EE, DeSanctis RW. The clinical recognition of dissecting aortic aneurysm. *American Journal of Medicine* 1976; **60**:625–33.

Spitell PC, Spittell JA, Joyce JW, Tajik AJ, Edwards WD, Schaff HV, et al. Clinical features and differential diagnosis of aortic dissection: experience with 236 cases (1980 through 1990). *Mayo Clinic Proceedings* 1993; **68**:642–51.

Vinayak AG, Levitt J, Gehlbach B, et al. Usefulness of the external jugular vein examination in detecting abnormal central venous pressure in critically ill patients. *Archives of Internal Medicine* 2006; **166**(19):2132–7.

Young JB, Will EJ, Mulley GP. Splinter haemorrhages: facts and fiction. *Journal of the Royal College of Physicians of London* 1988; **22**:240–3.

第 **5** 章 呼吸系统

本章内容

引言

在西方国家，胸部疾病是发病率和死亡率都比较高的疾病。胸部疾病发作引起呼吸困难是导致患者入院率急速增加的最常见原因之一，且肺癌在所有癌症之中仍然居于首位。

在本章，你将学到如何向呼吸系统疾病患者提问题以及如何做呼吸系统相关检查。

症状

呼吸系统的主要症状有咳嗽、咳痰、咯血、哮鸣音、呼吸困难以及胸痛。呼吸困难和胸痛在心血管系统（第4章）已经讲述过，本章不再做具体讲述。

咳嗽

呼吸系统黏膜会产生少量分泌物，这是正常现象。通过纤毛（mucociliary）运动将这些分泌物排出。当分泌物的量增多或有异物时，仅仅依靠纤毛运动无法将这些物质排出，需要依靠咳嗽将其排出。一般情况下，非自主性咳嗽表明有异常，但病因谱非常广泛，包括轻微、短暂性的问题和严重的、危及生命的疾病。

当患者自称有咳嗽问题，你首先要问的是咳嗽持续时间。根据持续时间，可将咳嗽粗略地分为急性咳嗽（acute cough）和慢性咳嗽（chronic cough）。急性咳嗽的持续时间为少于2个月；慢性咳嗽持续时间为超过2个月。急性和慢性咳嗽的病因类型不同。

急性咳嗽

病因

- 呼吸系统的所有部分都有可能发生感染——包括鼻咽炎（nasopharyngitis）、咽气管支气管炎（laryngotracheobronchitis）和肺炎。
- 过敏反应。
- 对刺激物的反应。
- 一开始导致慢性咳嗽的所有病因。

如何确定病因

- **感染**。有发热和发冷；咳痰，常为（但不一定是）脓性黏液性痰（黄色或绿色的黏稠性痰液）；如果是咽炎，会出现声音嘶哑；感染部位会有疼痛——咽炎或喉炎时，喉部会疼痛；气管炎时，胸部疼痛。
- **过敏**。喷嚏；水样分泌物。
- **对刺激物的反应**。最近吸入刺激性物质；无痰。

说到感染，很难从临床症状上将病毒性感染和细菌性感染区分开来。但有两点有助于区分。

- 病毒性感染，尤其是普通感冒，更为常见。
- 链球菌性肺炎往往会产生呼吸道症状，特别是在疾病早期（发热和寒战的几小时内）会引起患者疼痛；而病毒性肺炎在一般症状以及更严重的呼吸系统症状出现之前往往会有前驱症状。

慢性咳嗽

原因

见表5.1。有几个重要的导致慢性咳嗽的病因［后鼻滴注、胃食管反流和血管紧张素转换酶（angiotensin-converting enzyme，ACE）抑制药的使用］不是胸源性疾病。

如何确定原因

见表5.2。询问：

- 发作时间——晚上还是早晨？
- 加重因素——运动、寒冷天气还是食物？

表 5.1　导致慢性咳嗽的原因

常见
后鼻滴注[a]
哮喘
胃食管反流病[b]
慢性阻塞性肺病
吸烟（长期刺激）
不常见
支气管扩张
肺癌
结核病（tuberculosis，TB）
ACE-i
心力衰竭

ACEI：血管紧张素转化酶抑制剂（angiotensin-converting enzyme inhibitor）

[a] 后鼻滴注会导致鼻部黏膜或鼻窦发生病变。后鼻滴注导致鼻部黏膜或鼻窦发生病变有多种原因，包括过敏反应和刺激性反应，而且也可能是感染后反应

[b] 胃食管反流病：病因现在已明确，是胃酸反流到喉部引起慢性咳嗽

- 咳痰
- 相关症状——呼吸困难、烧心、体重减轻、食欲不振和盗汗
- 吸烟
- 最近使用 ACE 抑制剂

咳痰

许多疾病导致咳嗽时都会伴有痰液（表5.3）。有时痰液会有指向某种疾病的独有的特征：

- **痰液有臭味**——厌氧菌感染
- **大量浓痰**——支气管扩张
- **粉红色泡沫样痰**——肺部水肿
- **铁锈色痰**——肺炎球菌性肺炎
- **大量泡沫唾液样痰**——支气管肺泡癌
- **痰中带血**——见咯血

痰液可分为浆液性（水样、清澈）、黏液性（黏性、清澈）、黏脓性或脓性（黏性，黄色/绿色）。这种分类对于指导抗生素治疗的作用有限。黏液性或黏脓性痰可能是病毒导致，也有可能是细菌导致，但细菌很少会导致浆液性痰。

咯血

咯血有时表现为咳出血液，有时仅表现为痰中带血。导致咯血的原因有多种，其中最重要的列于表 5.4。在希波拉底（Hippocrates）

要点

- 根据持续时间，可将咳嗽粗略地分为急性咳嗽和慢性咳嗽。急性咳嗽的持续时间少于 2 个月；慢性咳嗽的持续时间为超过 2 个月
- 如果咳嗽持续时间少于 2 个月，认为由感染（通常是上呼吸道感染）和过敏导致
- 如果咳嗽超过 2 个月，认为是本身的肺部疾病引起，另外也有可能是鼻窦、胃肠道和心脏方面的问题导致了咳嗽
- 询问慢性咳嗽患者的发作时间、加重因素、咳痰、伴随症状以及吸烟方面的问题
- 不要忘记询问有关 ACE 抑制剂的使用情况
- 肺癌导致的咳嗽可能不明显（例 5.1）

要点

- 黏液性或黏脓性痰急性发作可能是病毒导致，也可能是细菌导致；但细菌很少会导致浆液性痰。

表 **5.2**　对导致慢性咳嗽的原因进行分析

	咳嗽的时间	加重	咳痰	相关症状	其他因素
后鼻滴注	早晨加重		是		
过敏	夜间	运动、寒冷天气	否	阵发性呼吸困难	
胃食管反流病		进餐	否	烧心	
COPD	上床睡觉时加重，早晨一起床加重，但夜间不是很严重		常常 [a]	长期呼吸困难	通常吸烟或是曾经吸过烟
吸烟导致的咳嗽	同 COPD		同 COPD		吸烟或是曾经吸过烟
支气管扩张		体位变化	大量痰，可能痰中带血		
血管紧张素转化酶抑制剂			否		在治疗的第一年随时有可能发生
心力衰竭	夜间		可能是泡沫样，有时有血		
肺癌			继发性感染导致的痰一开始比较干，之后会发展为脓痰或血痰 [b]	厌食、体重减轻	通常吸烟或是曾经吸过烟
肺结核			可能有血	厌食、体重减轻和盗汗	

COPD：慢性阻塞性肺病（chronic obstructive pulmonary disease，COPD）
[a] 慢性支气管炎的定义是连续 2 年，每年 3 个月中的大部分时间均在咳痰
[b] 一种罕见的肺癌——支气管肺泡癌——可能产生大量水样痰

时代（希波拉底，公元前 460—公元前 370 年，古希腊著名医生，被认为是"医学之父"），导致咯血的主要原因是肺结核。在西方国家，虽然肺结核仍是导致咯血、支气管炎以及支气管扩张的重要原因，但是，目前肺癌已成为引起咯血、支气管炎以及支气管扩张的主要原因。

原因

　　导致咯血最常见的原因有支气管炎、支气管扩张和肺癌。以下几点有助于诊断。

- 心力衰竭会导致粉红色泡沫样痰。

- 大于 200 ml 的咯血常发生于肺结核、肺梗死、支气管扩张和凝血功能障碍导致的出血倾向。

- 血液的颜色一般对诊断没有帮助。一般情况下，亮红色表明血液是新鲜的，而暗红色表明出血点出血后经过一段时间代谢后才被咳出。

　　所以临床上对咯血性质的判断主要依赖于：

- 对咯血原因有提示作用的其他症状和体征进行评价。

例 5.1

问题。肺癌的咳嗽特点是什么?

讨论。虽然肺癌是引起慢性咳嗽的罕见病因,但这种诊断很重要,这意味着对肺癌性咳嗽应该给予足够的重视。问题在于肺癌性咳嗽的特点不是很明确。最初,肺癌性咳嗽可能比较轻微,且不会出现痰中带血这种特征性咳嗽。表 5.2 中提到的相关的症状也有可能不出现。如果患者新出现咳嗽,且这种咳嗽是一种持续性咳嗽,或是慢性咳嗽患者的咳嗽类型发生变化,这时要考虑患者可能患有肺癌。对这类患者都应该进行胸部 X 线检查。如果胸部 X 线(X-ray)检查结果正常,患者就不太可能患有肺癌。但是,如果患者有体重减轻、厌食或咯血问题,即使胸部 X 线检查结果正常,也应该将患者转诊到呼吸科,进行支气管镜检查。如果患者吸烟或是曾经吸过烟,则患肺癌的可能性更高。

表 5.3　引起咳痰的原因

急性
呼吸树的任何部位都可能被感染——包括鼻咽炎、咽气管支气管炎和肺炎

慢性
常见
后鼻滴注
COPD
不常见
支气管扩张(bronchiectasis)
肺癌
肺结核
心力衰竭

COPD:慢性阻塞性肺病

表 5.4　引起咯血的原因

常见
肺癌
支气管扩张
急性或慢性支气管炎
肺梗死
不常见
肺结核
肺脓肿
心力衰竭
出血素质(diatheses [*die-ath-ee-seize*])[a] 和抗凝治疗

[a] 出血素质是指患者本身就有出血倾向,如血友病

- 发现需要紧急处理的导致咯血的病因。
- 诊断患者是否患有肺癌。

对咯血原因有提示作用的其他症状和体征进行评价

见"呼吸系统疾病与实验室检查"中关于肺癌、支气管扩张、急性支气管炎、慢性支气管炎、肺梗死、肺结核以及肺脓肿等方面的讲述,以及见"心血管疾病与实验室检查"中关于心力衰竭方面的内容。如果患者是出血素质,或是在使用肝素或华法林进行抗凝治疗,或是有紫癜出血点或是摔伤导致的出血问题,或是有大出血问题,都要求你对患者进行凝血功能检测。

发现需要紧急处理的导致咯血的病因

需要紧急处理的几种情况:

- 如果提示肺栓塞,应该启动抗凝治疗以及做螺旋 CT 扫描等这类检查。
- 如果有证据表明患者有肺部感染,开始使用抗生素进行治疗。
- 如果可能出现心力衰竭,开始使用利尿剂进行治疗。

诊断患者是否患有肺癌

我们会就咯血的原因做出初步诊断，但是仍有一部分咯血患者原因不明。很多患者咯血是支气管炎或鼻咽炎导致的。然而，有一小部分患者咯血是因为肺癌，这很重要。对所有不明原因咯血的患者都应该做胸片、胸部CT以及支气管镜检查，以排除肺癌。见例5.2和例5.3。

要点

- 支气管炎、支气管扩张和肺癌是导致咳嗽的最常见原因。
- 一般要考虑急需处理的病因，如肺栓塞、感染和心力衰竭。
- 对所有不明原因咯血的患者都应该做胸部X线片、胸部CT以及支气管镜检查，以排除肺癌。

例5.2

问题。患者患有慢性支气管炎。4个月前，患者有少量咯血。当时胸部X线片、CT扫描和支气管镜检查结果均正常。现在，患者又咳了一次血。我们需要再做一次胸部X线片、CT扫描和支气管镜检查吗？

讨论。慢性支气管炎患者会反复发生咯血。很明显，在考虑是否做胸部X线片、CT扫描和支气管镜检查时，需要有常识判断。因此，如果两次的咯血量相似，没有体重减轻等这些新发症状，且胸部X线片、CT扫描和支气管镜这些检查都是最近做的，就没有必要重复这些检查了。

例5.3

问题。我的一位患者不清楚自己是呕血还是咯血。我是否应该对这两种可能情况都做检查呢？

讨论。通常情况下，你应该能够通过病史、产生血的环境来区分是呕血还是咯血。如果通过这种方法仍无法区分，患者住院观察一小段时间后可能会发现是呕血还是咯血。有时根本无法区分是呕血还是咯血。在这种情况下，你需要考虑行胃镜和呼吸系统其他检查。

要点

- 哮鸣具有韵律感，通常在呼气时更明显。
- 哮鸣通常提示患者可能患有哮喘或COPD。
- 然而，一般不考虑是小气道阻塞导致哮鸣，通常考虑是肺水肿或喘鸣导致。

提示

慢性支气管炎引起的咯血通常在几天内就能缓解。如果咯血一直持续，时间比较长，考虑可能是肺癌。如果咯血是肺癌引起的，体重减轻往往早于咯血。

哮鸣

当患者抱怨自己有哮鸣音，首先要确定是什么原因导致的喘鸣。哮鸣音有其自己的韵律特点——不仅仅是噪音——而且通常呼气时更严重。哮鸣音几乎表明患者小气道受阻，如哮喘或慢性阻塞性肺病（chronic obstructive pulmonary disease，COPD）等。有时哮喘的患者会注意到他们在运动时或在寒冷天气中，哮鸣音加重。导致哮鸣音的其他原因有：

- 有时哮鸣音是肺水肿的特征之一。
- 吸气时可能会有喘鸣（stridor），会被误认为是哮鸣音，但这种情况很罕见。喘鸣没有哮鸣音的那种韵律感。见表 5.5。

呼吸系统的其他问题

导致呼吸系统问题的原因有：①暴露于有毒物质；②之前的疾病史和治疗史；③与其他人或动物接触。因此，当患者抱怨有呼吸系统症状时，你需要扩大询问范围。

暴露于有毒物质

吸烟史

吸烟是导致 COPD 和肺癌的强危险因素，且 90% 的肺癌与吸烟有关，因此，吸烟是最重要的危险因素。你需要明确患者的吸烟史：每天大约吸多少支烟；吸烟多长时间；何时戒烟的。当你问患者"你抽烟吗？"，患者一般倾向于回答"不抽"，忽略他们昨天才停止吸烟的事实。一般要这样问："你吸过烟吗？""什么时候戒烟的？"以及"你吸多少烟——1 天 2 根，1 天 20 根还是 1 天 60 根？"参看例 5.4。患者如果是使用烟杆吸烟，要量化患者每周吸烟的数量，用盎司来表示。

职业接触（occupational exposure）

一般要询问患者之前或现在工作中接触灰尘、烟尘和化学物质的相关情况。导致

例 5.4

问题。 我听说吸烟量是用包年（pack years）这样的术语来描述。包年是什么意思？

讨论。 你会发现用"包年"这样的术语来描述吸烟量很有用。如果一位患者每天吸烟 10 根（半包），连续吸 30 年，那么患者的吸烟量是 0.5×30 ＝ 15 包年。如果一位患者每天吸烟 40 根，连续吸 15 年，那么患者的吸烟量是 30 包年。

呼吸系统疾病的物质有很多，包括发霉干草（农民肺）和钛。如果患者目前就在这种环境中工作，要确定患者在工作时症状是否加重，休假时病情是否缓解。在英国，你尤其要询问煤和石棉方面的问题，以及询问当地所产生的有毒物质。

- 煤可能会导致肺纤维化——煤矿工人（coal miners）性尘肺。
- 石棉也会导致肺纤维化（石棉肺），且石棉还是导致肺癌和间皮瘤（mesothelioma）。

之前疾病史或治疗史

- 儿童时期麻疹和百日咳是支气管扩张的危险因素。
- 肺纤维化可能会使类风湿性关节炎病情复杂化。
- 胺碘酮——心血管药物——会引起肺纤维化。
- 另外一种心血管药物——β-受体阻滞剂——会使气道堵塞加重。

与其他人或动物接触

如果怀疑患者可能患有肺结核，一般要询

表 5.5 引起喘鸣的原因

突发性
吸入异物
过敏反应
逐发性
咽部肿瘤、喉部肿瘤或气管肿瘤
淋巴结肿大或甲状腺肿（goitre）从外部压迫气管

问与家人的接触情况。尤其要询问国外旅行情况——英国的许多患者在去亚洲探望亲戚时，可能一开始是在印度和巴基斯坦感染上肺结核。

动物可能通过两种方式让人类患上呼吸系统疾病，这两种方式是：①通过感染；②通过过敏反应。所以患者患有肺炎时，要询问患者接触鸟类的相关情况。任何种类的鸟都有可能向人类传播鹦鹉热衣原体（Chlamydia psittaci）。该衣原体（chlamydia）可能会导致鹦鹉热（psittacosis）这种肺炎。四环素类抗生素治疗鹦鹉热的效果比青霉素类抗生素要好。如果患者近期所接触的是鹦鹉、虎皮鹦鹉或金丝雀，在生病一小段时间后就死亡，患者患鹦鹉热的可能性更高。也要询问长期呼吸困难的患者接触鸽子的相关情况。与鸽子接触会导致过敏性肺炎——鸽友肺。宠物，尤其是猫狗，会加重哮喘。

呼吸系统检查的重要性

与其他许多医学分支一样，现代检查技术使得人们对呼吸系统体检结果的依赖性大大降低。如胸片、肺功能检查（function test）以及日益精密复杂的扫描技术等这类检查会为呼吸系统疾病提供更有用的信息。

要点

- 事实上任何吸入肺部的物质都会引起呼吸系统问题。
- 对吸烟史的信息获取要详细。
- 你如果怀疑患者可能患有肺结核，要询问家庭接触史和外国旅行史。
- 你如果怀疑患者可能患有肺炎，要询问与鸟类的接触史，因为鹦鹉热与其他肺炎的治疗方法不同。

人工检查并非万无一失，小的肺部病变可能不会产生任何异常的临床症状。

也就是说，呼吸系统问诊仍然是医生评估胸部问题的一个非常重要的检查方法。对于就诊的急性患者来讲，相关检查发现能够提供病情严重程度和病因等非常重要的直接信息。另外，长期呼吸困难或是有症状提示恶性肿瘤的患者，检查发现往往对分析患者的病因非常有帮助。不仅要检查胸部，还需要检查其他部位，特别是手部、脉搏和面部，收集更多关于胸部症状的病因和严重性方面的信息。虽然呼吸系统检查的范围比较大，但也有需要反复强调的检查重点：

- 恶性肿瘤的体征。
- 单侧胸腔积液（体液累积）的体征，表明患者可能患有恶性肿瘤、感染或是比较少见的自身免疫性疾病。
- 肺部单侧实体化的体征，通常提示患者可能有感染，但有时也表明患者有免疫性疾病或是患者发生了中毒。

少见但比较重要的体征有：

- 单侧肺塌陷的体征，表明哮喘或术后患者可能患有恶性肿瘤或有黏液栓。
- 肺纤维化体征。

呼吸系统检查概述

该概述中包括很多术语，在开始阅读时，你可能不明白它们的意思。对这些术语将会在"呼吸系统检查具体内容"部分进行解释。

1. 向患者介绍自己，检查需获得患者的同意。
2. 洗手。
3. 要求患者上床（如果患者已经在床上就不要求了）。你可能需要护士或其他医疗工作者的帮助！让患者解开衣服，暴露上肢和胸部。对于女性患者，要求有一名女性在场，且要用床单或毛巾遮挡患者胸部。让患者调整坐姿，胸部与水平方向成 45° 角。

4. 做 1 ～ 3 步骤时，要"整体观察"一下患者。

5. 查看双手是否有杵状指（DF 8/10）、外周发绀、震颤、肌肉萎缩（muscle wasting）和烟垢。

6. 触诊右侧桡动脉脉搏，测定其脉搏率（DF 3/10）、心律（DF 6/10）以及考虑是否是跳脉（DF 6/10）。然后，检查呼吸率（DF 4/10）。

7. 查看扑翼样震颤（flapping tremor）（DF 8/10）。

8. 检查面部是否肿胀（DF 8/10），眼部是否有霍纳综合征（DF 7/10）以及舌部是否发绀（DF 9/10）。

9. 检查右侧颈内静脉，测定颈静脉压（DF 9/10）。查看肝颈静脉回流征情况（DF 8/10）。

10. 从床尾开始检查患者前胸，判断患者呼吸方式（breathing pattern）（DF 4/10）、胸廓形状（DF 4/10）以及运动情况（DF 8/10）。

11. 检查前胸和颈根部位（DF 5/10）。

12. 气管触诊（DF 9/10）。

13. 触诊心前区心尖搏动部位（DF 9/10）、腋窝淋巴结（axillary lymph）（DF 8/10），如果怀疑患者患有肺癌，还需检查触痛部位（DF 8/10）。

14. 从前方触诊胸扩张，比较左右两侧胸扩张的情况（DF 9/10）。

15. 检查前胸和腋窝，比较左右两侧的情况（DF 9/10）。

16. 评价前胸和腋窝处的触觉语颤，比较左右两侧的情况（DF 9/10）。

17. 在前胸和腋窝处听诊，比较左右两侧的情况（DF 8/10）。

18. 评价前胸和腋窝处的语音共振（vocal resonance），比较左右两侧的情况（DF 9/10）。

19. 让患者调整姿势以利于检查颈部和后胸部（DF 6/10）。

20. 检查颈部，查看是否有肿大的淋巴结（DF 8/10）。

21. 查看后胸，评价胸部运动情况（DF 8/10）、胸廓形状（DF 4/10）以及其他可见异常（DF 4/10）。

22. 如果可能，触诊胸廓外侧，查看是否有肋骨骨折（DF 8/10）。

23. 从后方触诊胸扩张，比较左右两侧胸扩张的情况（DF 8/10）。

24. 叩诊后背，比较左右两侧的情况（DF 9/10）。

25. 检查胸部向后部分的触觉语颤情况，比较左右两侧的情况（DF 9/10）。

26. 听诊后背，比较左右两侧的情况（DF 8/10）。

27. 评价后背语音共振情况，比较左右两侧的情况（DF 9/10）。

28. 如果可能，查找可能表明患者患有如耳语音或外周水肿的其他体征。

29. 洗手。

30. 短暂停顿后，将检查结果告知他人。

呼吸系统检查详述

开始

1. 向患者介绍自己，检查需获得患者的同意

伸出手与患者握手。像这样介绍自己"嗨，我是 Russell Brock，是一名大三的医学交换生。我可以检查您的胸部和手部吗？"不要只说要检查"胸部！"因为只说"胸部"的话，患者会疑惑你说检查胸部为什么在检查手部。

2. 洗手

3. 要求患者上床（如果患者已经在床上就不要求了）

　　让患者打开衣服，暴露上肢和胸部。对于女性患者，要求有一名女性在场，且要用床单或毛巾遮挡其胸部。让患者调整坐姿，胸部与水平方向成45°角。

　　如果患者自己无法上床或脱衣服，可以让护士或医疗辅助人员帮助患者。只有患者坦露胸部时，才能对呼吸系统正确地进行检查。学生有时不能确定让患者裸露胸部是否恰当，尤其是女性患者，这一点我们很理解。该疑问涉及一个隐私问题——在检查的早期阶段让女性患者裸露胸部可能不太好。对于男性患者，你可以简单地这样说："胸部裸露后检查效果会更好。所以，您可以脱掉你的衬衫和背心吗？"对于女性患者，我建议你这样说："胸部裸露后检查效果会更好，因此，检查时最好裸露胸部。可以吗？在做这部分检查时，我会用床单遮盖住您的胸部。"让患者有表示拒绝的机会。如果患者表示拒绝（这种情况很少见），不要太介意，以你最好的状态继续为患者做检查。如果患者愿意脱掉上衣，让患者慢慢脱。如果患者要求用床单或毛巾覆盖胸部，你给覆盖就可以了，检查到胸部时再揭开。请牢记：为女性做胸部检查时，至少有一名女性（如医学生或护士）在场。

　　进行呼吸系统检查时的最佳姿势问题还没有达成共识。心血管系统检查时有两个姿势：一个是站直，另外一个是与水平方向成45°角平躺。我们建议，开始检查时患者为平躺，且与水平方向成45°角，这样大部分患者会感到很舒适，且是检查颈静脉脉冲的良好姿势。之后的检查，可以要求患者坐起来，从而检查后背（图5.14）。然而，如果

患者呼吸非常困难，让患者垂直坐在椅子上或病床上且脚垂地最好。参看例5.5。

4. 做1～3步时，要对患者做整体观察，并进行听诊。

　　观察呼吸运作和模式，喘鸣和声音嘶哑、发绀，以及周围是否有雾化器、氧气设备和痰盂。

　　提示有中度或重度呼吸窘迫的线索包括：①喘鸣、哮鸣或劳力性呼吸，脱衣服和体位变化时可能引起或使其加重；②坐直时，致呼吸窘迫发生或加重；③床附近有氧气面罩或雾化器（图5.1）。雾化器一般用于给患者提供高剂量的支气管扩张药，通常意味着患者有哮喘或COPD。见例5.6。

　　吸气时，杂音明显，提示为"喘鸣"。这意味着上气道发生阻塞（表5.5），需要给予

例 5.5

　　问题。有一位患者呼吸非常困难，需要坐起来才会感到舒服。我需要坚持让该患者与水平成45°角躺下吗？

　　讨论。不需要，也坚决不能让患者躺下。必须以常识为先——检查该患者时，让该患者坐起来。

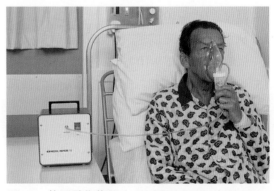

图 5.1　使用雾化装置（nebulizer machine）

例 5.6

问题。 检查时，患者正在使用喷雾装置，且发出很大的噪音。

讨论。 和其他复杂检查一样，在做体检时外界干扰要最少。作为一名医生，你自己要确定更清晰的症状和体征的分析结果所获得的长期利益要比患者当时使用雾化器获得的直接利益更重要。作为一名学生，你所做的是询问患者的主治医生或是等患者使用完雾化器后再做检查。雾化吸入时间一般是 10 分钟左右。

专业性关注。如果发病突然，需要立即采取措施来缓解阻塞问题。喘鸣虽然很少见，但却是一个特别重要的体征，因为标准的基本呼吸检查——胸部 X 线片、血气分析和肺活量测定——很难确定导致呼吸困难的原因。

患者的声音可能比较嘶哑，最常见的原因是喉炎，但还有更严重的病因：①肺癌会导致喉部神经麻痹或②喉癌。

如果你发现床边有痰盂，打开盖观察一下。如果发现大量黄痰/绿痰，可能表明患者患有支气管扩张；如果痰液有恶臭，可能表明患者患有厌氧菌性肺脓肿；痰中带血（咯血）就需要做全身彻底检查（见"咯血"部分）。

手部

5. 查看双手是否有杵状指（DF 8/10）、外周发绀、震颤、肌肉萎缩和烟垢

杵状指

什么是杵状指？

杵状指是指手指（或脚趾）中末端指骨（或趾骨）的结缔组织无痛性增大。严重时，手指末端就像杵（图 5.2）。通常具有对称性，常累及手指，脚趾较少见。杵状指首先由希波克拉底（Hippocrates）提出，有时还会使用到"希波克拉底手指"这个术语。病变开始，软组织肿胀会导致皮肤内紧张程度增加，改变"甲床角"。

什么是甲床角（nailbed angle）？

甲床周围和手指背部的皮肤并不是无缝地连接在一起。手指上的皮肤与甲床的连接部位形成的角就叫甲床角（图 5.3）。末端指骨中的软组织肿大会向上压迫指甲，导致甲床角逐渐消失。此时就出现了杵状指（即使这时手指长得并不像杵）。随后指甲就会变得越来越弯曲，特别是长轴方向，直到指骨末端最后肿胀就像杵的经典外形（图 5.2）。

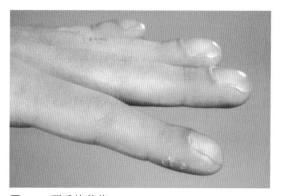

图 5.2 严重杵状指

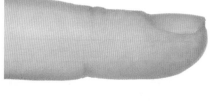
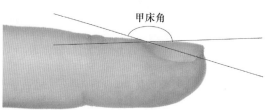

甲床角

图 5.3 正常甲床角

意义

杵状指与多种疾病有关（表 5.6），但大部分是由呼吸系统疾病引起的。哮喘或 COPD 不会导致杵状指。表 5.6 并没有列出全部内容。虽然先天性心脏病发绀且伴有杵状指的患者比较罕见，但是 95% 的先天性心脏病发绀患者伴有杵状指，特发性肺纤维化患者中有 75% 伴有杵状指，支气管炎患者中有 30% 伴有杵状指，肺癌患者中有 25% 伴有杵状指。

杵状指是如何发生的？

对这个问题还没有确切的答案。目前最认同的观点是与巨核细胞（megakaryocytes）有关。正常情况下，巨核细胞（血小板前体）被困在肺毛细血管中，不会出现在体循环系统中。在有肺部疾病存在的情况下，肺毛细血管损伤，导致巨核细胞进入体循环。这些巨核细胞会卡在手指部位的毛细血管中，进而在此部位向周围组织释放生长因子。支持该理论的一个事实是：左向右分流型先天性心脏病（旁路肺毛细血管）患者患杵状指的风险较高。

如何检查

1. 你可以这样说："我可以检查您的手部和手指吗？"
2. 将患者的右手抬高几厘米。
3. 弯腰，让你的眼部与患者手部处于同一水平，然后从侧面观察患者手指（图 5.4）。
4. 集中精力观察一个手指，最好观察右手中指，查看其甲床角。
5. 查看甲床角是否消失。见例 5.7 和例 5.8。
6. 然后检查右手其他手指，最后检查左手。

例 5.9 探讨了检查甲床角的其他检查方法。

肺性肥大性骨关节病（hypertrophic pulmonary osteoarthropathy）

什么是肺性肥大性骨关节病？

肺性肥大性骨关节病比较罕见，是指长骨末端骨膜（periosteum）发生的一种炎症

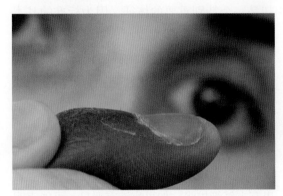

图 5.4 检查甲床角

表 5.6 引起杵状指的原因

常见	
支气管扩张	
肺癌	
特发性肺纤维化	
少见	
呼吸系统	肺脓肿、脓胸（empyema）、石棉肺以及间皮瘤
心源性	左向右分流型先天性心脏病、感染性心内膜炎
消化系统	肝硬化（liver cirrhosis）、炎症性肠病（inflammatory bowel disease）和乳糜泄（coeliac disease）

要点

- 杵状指是指手指（或脚趾）中末端指骨（或趾骨）的结缔组织无痛性增大。
- 导致杵状指的原因很多，但最常见的原因是特发性肺纤维化、肺癌和支气管扩张症。
- 杵状指与 COPD 无关。
- 可以通过评价甲床角是否消失来判断杵状指。

例 5.7

问题。我认为患者的甲床角消失，但我并没有发现患者手指像杵。

讨论。这是杵状指最常见的外观（图 5.4）。杵状指在后期才会表现出杵状外观。仅仅查看一只手的手指很难确定是否是杵状指，因此也要查看另外一只手的手指——甲床角在不同手指之间可能会有所不同，因此，要查看两只手的手指才能做出更清晰的判断。在 Coury 的原始文献中列出了 350 例杵状指，有 20% 能认为是杵状指，具有较为清晰的判断。因此，要判断是否是杵状指不是那么容易。

例 5.8

问题。患者的手指很像杵，但甲床角并没有消失。

讨论。这种杵样外观的手指被认为是正常的。如果甲床角没有消失，就没有杵状指。手指上的软组织肿胀到一定程度，手指看起来就像杵，而此时甲床角可能没有消失。

性病变，引起手指和腕部肿胀疼痛。肺性肥大性骨关节病一般是作为杵状指晚期病变的一种体征，但是与杵状指病变并不一定相关：患者有肺性肥大性骨关节病，但不一定有杵状指，且有多种原因可导致肺性肥大性骨关节病（80% 与肺癌有关，10% 与间皮瘤有关）。这表明肺性肥大性骨关节病和杵状指同时出现时，肺性肥大性骨关节病的病变过程与杵状指可能不同。

例 5.9

问题。我发现查看甲床角的技术比较难。是否有其他方法来检查杵状指？

讨论。在开始时甲床角检查似乎很难，但甲床角是判断杵状指最可靠的方法。然而，还有其他一些检查杵状指的方法。

第一种检查方法是基于这样的事实：末端手指软组织增加会使末端的波动性增加——因此，要评价甲床处的波动性（图 5.5）。

1 拿住患者的右手中指。
2 将你的两个大拇指朝指腹方向放置。
3 用你的两个中指指尖拿住患者的近端指间关节。
4 用你两个示指指尖触摸患者的指甲。
5 正常情况下，指甲处的波动会非常轻微。杵状指时，甲床会很松软，波动性增强。正常波动与异常波动之间的区别很微妙，现在我还没有发现有一种可靠的区别。

第二种检查方法是由南非的心脏学家利奥·沙姆罗斯（Leo Schamroth，1924—1988）提出的。沙姆罗斯本人就因为心内膜炎而患有杵状指。沙姆罗斯征是基于这种发现：正常人如果将双手的末端指骨背靠背地合在一起，所对应的甲床之间会形成一个钻石形的小孔。当患有杵状指时，该小孔就会消失。虽然这种检查方法还没有得到很好的研究，但我推荐这种检查方法。

在检查杵状指时，我们可能会发现表明是呼吸系统疾病的其他临床特征。

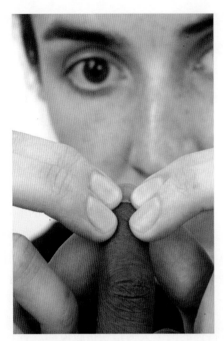

图 5.5 评价甲床的波动性

- 频细震颤可能是治疗 COPD 或哮喘药物——支气管扩张剂——的不良反应。
- 手部内在肌群（T1 分布）萎缩可能是肺尖癌引起的臂丛损伤导致的。
- 手指带蓝可能是中枢性紫绀的表现之一（见第 4 章"发绀"部分）。
- 手指上有焦油黄色烟垢表明患者可能患有与吸烟有关的疾病，如肺癌或 COPD。烟垢的染色程度并不能表明患者的吸烟量。

桡动脉脉搏、呼吸频率和扑翼样震颤

6. 触诊右侧桡动脉脉搏，测定其脉搏率（DF 3/10）、心律（DF 6/10）以及考虑是否是跳脉（DF 6/10）。然后，检查呼吸率（DF 4/10）

脉搏率和心律

意义

呼吸系统疾病可能会导致脉搏率和心率

的变化。

- 胸部感染、肺炎可能会导致心动过速，可能伴有心房颤动（不规律性心律不齐）或心房扑动伴 2∶1 房室传导（例 5.10）。
- 哮喘发作时，脉搏率＞ 110 次 / 分表明该发作很严重。从另一方面来讲，患者哮喘发作时心动过缓，这表明该哮喘患者发生了危及生命的心功能不全。例 5.11 是哮

例 5.10

问题。 我的一位患者有胸部感染的症状，有点呼吸困难，但没有其他症状。但是，该患者的脉搏率为 150 次 / 分，心律齐，提示该患者病情在加重，这让我感到很担忧。

讨论。 你感到担忧就对了。通常情况下，这种程度的心动过速表明患者正处于一个关键时刻。然而，你发现患者看起来病情不是很严重，这表明患者很有可能有心房扑动伴 2∶1 房室传导阻滞。

例 5.11

问题。 我有一位朋友很喜欢运动，但患有哮喘。我检查了他的脉搏，心率很慢，为心动过缓（50 次 / 分）。这是否意味着我的朋友的哮喘没有得到很好的控制，即使他看起来身体状况很好，且没有呼吸困难的症状。

讨论。 在呼吸系统的情况下评价脉搏时，要根据患者的具体情况来判断脉搏情况。你的这位朋友在休息情况下心动过缓，这是因为他的身体很健康。

喘导致心动过缓的一个病例。例 5.12 是关于严重哮喘影响血压的一个病例。

- 大洪脉可能是体内二氧化碳大量滞留的体征，提示呼吸衰竭。

如何检查

第 4 章讲述了如何触诊右侧桡动脉脉搏。在呼吸系统中，检查桡动脉脉搏主要是为了测定心率和心律，以及考虑该脉搏是否是洪脉。

呼吸频率（respiratory rate）

什么是呼吸频率？

呼吸频率是指每分钟呼吸的次数。

什么是正常呼吸频率？

对正常呼吸频率是多少还存在一些争议。通常情况下，一般认为是每分钟 14 次左右。然而，至少有一项研究（见"拓展阅读"）表明，正常呼吸频率的范围是 16 ～

例 5.12

问题。我今天遇到一位严重哮喘的患者，主任医生问我是否有证明奇脉的证据？这是什么意思？

讨论。发现奇脉这种体征很难，因此一般不会要求去寻找证明是奇脉的证据。通常情况下，吸气时收缩压略微下降。如果有奇脉，收缩压下降程度增加，下降幅度超过 10 mmHg。这种情况发生在急性严重哮喘、缩窄性心包炎或心源性填塞时。通常情况下只有通过血压计才能够发现奇脉，但是在填塞时，吸气时，可能会触诊到桡动脉内血容量下降。

---

25 次 / 分，平均呼吸频率为 20 次 / 分。作者的临床经验是呼吸频率的正常值在 18 次 / 分左右。

什么是呼吸频率异常？

很显然，如果对正常呼吸频率没有清晰的认识，对什么是呼吸频率异常也很难界定。然而，人们一般认为，患有肺炎、胸膜炎以及哮喘 /COPD 等肺部疾病的患者，其呼吸频率是增加的［呼吸急促（tachypnoea）］。患者发热（fever）或是患有导致发热的疾病或焦虑时，呼吸频率也有可能增加。

英国胸科学会（British Thoracic Society）指南中使用呼吸频率作为评价急性哮喘严重程度的重要指标。哮喘患者，呼吸频率 > 25 次 / 分，表明哮喘发作很严重。在社区获得性肺炎（community-acquired pneumonia, CAP）患者中，呼吸频率 > 30 次 / 分表明患者预后较差。CAP 患者预后较差的另外两个重要指标是血尿素 > 7 mmol/L 和舒张压 < 60 mmHg。当患者吸食过量阿片类药

要点

- 检查脉搏率和心律的同时，要考虑该脉搏是否是洪脉。
- 哮喘发作时，脉搏率 > 110 次 / 分表明该发作很严重。
- 在测量呼吸频率的同时，继续触诊脉搏。
- 在测量呼吸频率时，测量时间至少要 30 秒。
- 患者患有社区获得性肺炎时，呼吸频率 > 30 次 / 分表明患者肺炎很严重。
- 哮喘发作时，呼吸频率 > 25 次 / 分表明该发作很严重。

物或是患有中风、颅内压增高等神经系统疾病时，呼吸频率下降（呼吸徐缓）。在这种情况下，也有可能是潮式（Cheyne-Stokes［chain-stokes］）呼吸。

如何检查

呼吸频率是为数不多的可以自主改变的体征之一。患者如果意识到有人正在观察其胸部，就很难忽视这种行为，且会不自然地（自觉地）呼吸。所以此时获得的呼吸频率可能不是真正的呼吸频率。

1. 评价完患者的脉搏后，继续给人留下正在检查的印象。

2. 与此同时，检查患者的吸气和呼气问题，检查时间要大于30秒（10秒太短）。

扑翼样震颤

7. 查看扑翼样震颤（DF 8/10）

什么是扑翼样震颤？

扑翼样震颤是指手腕处不规则的、粗大的、抽搐样运动。

意义

就呼吸系统疾病而言，扑翼样震颤是呼吸衰竭（常见于COPD）引起二氧化碳潴留的体征之一。也就是说，扑翼样震颤表明患者病情危急，但该指标不是很可靠。轻度病症中有时也会出现扑翼样震颤，而严重病症中也有可能不出现扑翼样震颤。肝衰竭或肾衰竭中也有可能出现扑翼样震颤。

如何检查

1. 患者休息时很难发现扑翼样震颤。让患者伸展上臂，且手腕向上，手指张开，此时可以最大限度上观察到扑翼样震颤。在让患者做这些动作之前可先向患者示范一下

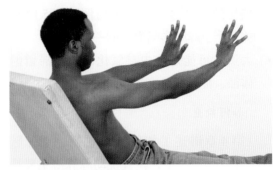

图 5.6　评价扑翼样震颤

要点

- 扑翼样震颤可能是呼吸衰竭的体征之一（但不可靠）。
- 告知患者你要检查的项目。
- 扑翼样震颤也会发生在肝衰竭中，但在肾衰竭中很少见。

（图 5.6）。示范后患者再做动作时，就比较容易。见例 5.13。

2. 在手腕处观察粗大的、不规律的扑翼样震颤。在确定没有扑翼样震颤之前，确保你至少观察了15秒。例 5.14 给出了扑翼样震颤的另一个原因。

例 5.13

问题。我为患者检查扑翼样震颤，但患者不会配合。

讨论。二氧化碳潴留也会引起嗜睡和意识模糊，因此，基于此扑翼样震颤检查比较困难。通过向患者示范，确保患者明白你的意思。有时患者根本无法配合。如果是这样，考虑进行血气检查来解决该问题。

例 5.14

问题。 患者似乎有震颤，但这是否是扑翼样震颤？

讨论。 扑翼样震颤这个名称就表明了该词的意思——扑翼样动作。该震颤与 β-受体激动剂引起的震颤是不一样的。很多呼吸系统疾病的患者都会使用 β-受体激动剂进行治疗。

面部、眼部和舌部

8. 检查面部是否肿胀（DF 8/10），眼部是否有霍纳综合征（DF 7/10）以及舌部是否发绀（DF 9/10）

面部浮肿

意义

通过肿瘤直接侵袭或血栓形成肺癌可引起上腔静脉阻塞，称为上腔静脉梗阻（superior vena caval obstruction，SVC obstruction）（图5.7）。SVC 接收来自头部、颈部和手臂的血液。当 SVC 发生阻塞时，头部和颈部静脉中的血液就会瘀滞，引起静脉肿胀，正常的颈动脉搏动［即正常情况下无法触诊到的颈静脉压（jugular venous pressure，JVP）］升

高。面部和颈部也会有水肿，但手臂的水肿程度要低于面部和颈部，因为手臂的静脉血液还可以通过另外一个侧支循环进入下腔静脉。在胸壁上也有可能观察到静脉扩张（distended vein），因为胸壁上有侧支循环，手臂的静脉血液可进入该侧支循环。

如何检查

1. 要简单观察一下患者的面部。面部是否发生异常水肿？是充血还是发绀？
2. 如果你认为患者的面部可能有水肿，那就检查颈外静脉。查看该静脉是否扩张以及是否有搏动？查看胸壁。查看胸壁上的静脉是否扩张？

面部水肿且颈外静脉扩张、无搏动，提示 SVC 阻塞，胸壁静脉突出进一步支持该诊断。见例 5.15。

霍纳综合征（Horner's syndrome）（约翰·霍纳，Johann Horner，1831—1886，瑞士眼科医生）

霍纳综合征的特征是什么？

霍纳综合征的特征是瞳孔缩小（miosis）伴同侧眼睑下垂（partial ptosis），且同侧面

例 5.15

问题。 患者的面部有点浮肿，但他有点超重，因此面部浮肿可能是超重引起的。

讨论。 SVC 堵塞很少见，大部分面部"浮肿"是脂肪组织过多导致。重要的是不管什么类型的面部肿胀都会促使你对患者的颈外静脉和胸壁进行检查，判断是否是 SVC 堵塞所致。如果你想不到这一点，你也不会发现这一点。

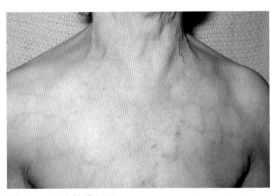

图 5.7 上腔静脉梗阻

部出汗减少（anhidrosis）。

霍纳综合征是如何发生的？

霍纳综合征是由眼部和面部交感神经损伤导致的。眼部的交感神经通路比较迂回：

1. 第一阶神经元从下丘脑出发到达脊柱，在 C8 和 T2 水平之间。
2. 第二阶神经元从肺尖以上的脊柱出发，伴随颈动脉，到达颈上神经节。
3. 第三阶神经元从颈上神经节出发，然后分为两支，一支通过海绵窦达到眼部——在眼部支配瞳孔肌和眼睑；另外一支与颈外动脉相伴随，支配面部汗腺。

意义

位于肺尖部的肺部肿瘤可能会损害第二阶神经元，导致霍纳综合征。导致霍纳综合征的其他原因见表 5.7。

如何检查

见第 6 章和第 13 章以及图 13.14。例 5.16 ～例 5.18 均讨论了霍纳综合征和瞳孔的其他发现。

发绀

什么是发绀？

血红蛋白没有结合氧（去氧血红蛋白）时，血液就会发青。发绀是指血液中去氧血红蛋白过多（通常 > 2.5 g/100 ml）时，皮肤和黏膜发青的现象。发绀分为周围性紫绀

表 5.7　引起霍纳综合征的原因

第一阶神经元损伤	中风
第二阶神经元损伤	肺癌——通常是鳞状细胞癌、甲状腺肿瘤、颈部和胸部肿瘤
第三阶神经元损伤	颅骨骨折和海绵窦血栓

例 5.16

问题。我很确定我曾见看到霍纳综合征的第四个特征，那就是患者有霍纳综合征时，眼眶内的眼睛看起来下陷得更厉害［眼球内陷（enophthalmos）］。但是在霍纳综合征的特征中为什么没有提到这第四个特征？

讨论。常常将眼球内陷描述为霍纳综合征的一个特征，但是很难确定眼球内陷是真正的内陷还是上睑下垂导致眼球看起来内陷。不管怎么说，我认为眼球内陷这个特征在确定患者是否有霍纳综合征方面没有什么帮助。

例 5.17

问题。患者看起来是患有霍纳综合征，但是当我用光照射瞳孔时，患者的瞳孔收缩正常。这是怎么回事？

讨论。瞳孔的大小与交感神经（支配瞳孔扩大）和副交感神经（支配瞳孔缩小）的相对影响有关。在霍纳综合征中，副交感神经未受损，所以瞳孔对光仍然有反应，瞳孔会缩小。

和中枢性紫绀。周围性紫绀仅仅是因为到达手指等末端的血液供应减少。因为血流减少，组织会从血液中获取更多的氧，导致去氧血红蛋白的含量增加，致使皮肤或黏膜发青（见例 5.19 和例 5.20）。在中枢性紫绀中，所有的动脉血都缺氧，所以甚至是舌部这样血液供应良好的组织都会发绀。发绀是对动脉血氧含量的一个粗略的估计，医生发现该指标细微差别之处的能力有很大差别。

例 5.18

问题。我注意到患者的两个瞳孔的大小往往不是很一样，而且患者似乎也没有上睑下垂问题。这如何看？

讨论。对于正常人来讲，两个瞳孔的大小往往会有微小的差别，而该差别通常小于 1 mm，而霍纳综合征患者的瞳孔大小的差别超过 1 mm。

例 5.19

问题。很显然，谈论去氧血红蛋白会将问题复杂化。发绀不只是缺氧的体征，是否还提示了其他体征？

讨论。缺氧和发绀的确会相伴随。但是，发绀还与另外一个变量有关——血红蛋白水平。当患者血红蛋白水平达到 16 g/100 ml 且氧饱和度需要下降到 85%（PO_2 为 7 ka）时，去氧血红蛋白的水平才会超过 2.5 g/100 ml（此时为发绀）。当贫血患者血红蛋白水平达到 6 g/100 ml 且氧饱和度需要下降到 60%（PO_2 7 ka）时，才能有足够产生发绀的去氧血红蛋白。不管怎样，我们清楚地认识到，只有患者达到足够的缺氧状态时才能出现发绀。

意义

任何会导致氧含量水平下降的疾病都有可能引起发绀。胸部感染、肺炎或肺栓塞患者会突然发生发绀。COPD、肺纤维化这类慢性肺疾病急性恶化时，很容易会导致发绀。有些重症 COPD 患者或更少见的纤维化患者可能会发生慢性发绀。心源性疾病性肺水肿也可能导致发绀。

例 5.20

问题。去氧血红蛋白是否是导致皮肤发青的唯一物质？

讨论。像高铁血红蛋白血症（methaemoglobinaemia）这种以血红蛋白异常为特征的疾病也会导致皮肤发青。高铁血红蛋白的颜色就是发青。高铁血红蛋白与血红蛋白的差别，除高铁血红蛋白结合的是铁（Fe^{3+}），而血红蛋白结合的是亚铁（Fe^{2+}）外，其余均一样。正常情况下，血液中高铁血红蛋白的含量比较低，但是酶缺乏，尤其是某些药物会导致高铁血红蛋白水平升高（高铁血红蛋白血症）。与缺氧发绀不同，药物导致的发绀中，PO_2 没有下降，且氧疗也没有效果。

要点

- SVC 阻塞可能发生于肺癌患者。
- 在检查呼吸系统时，要稍停片刻思考一下患者面部是否肿胀。
- 霍纳综合征的特点是瞳孔缩小、上睑下垂以及同侧面部出汗减少。
- 霍纳综合征是由支配眼部和面部交感神经损伤导致的。
- 发绀是由血液中大量的去氧血红蛋白导致的。
- 可根据发绀粗略估计动脉中的血氧情况。
- 通常情况下，发绀代表严重缺氧。
- 很难发现发绀的蓝色色调。
- 贫血患者出现发绀会比较晚（而红细胞增多症患者出现发绀比较早）。

如何查看中枢性紫绀

表面小静脉和毛细血管中的血液影响皮肤和黏膜的颜色。在表皮比较薄以及表皮下血管比较突出的地方——如唇部、鼻部、耳部、口腔黏膜——最容易观察到发绀。然而通常是通过观察舌下黏膜来评价发绀，因为舌下不像上述部位，它不受周围性紫绀的影响。

1. 让患者伸舌，检查舌下黏膜。
2. 不要认为舌下黏膜颜色为宝蓝色；发绀时颜色偏紫。

颈静脉压

9. 检查右侧颈内静脉，测定颈静脉压（DF 9/10）。查看肝颈静脉回流征情况（DF 8/10）

为什么要检查肝颈静脉回流征？

晚期肺病会导致右心衰竭［肺心病（cor pulmonale）］，进而导致 JVP 升高。导致右心衰竭的机制有两个：①肺泡缺氧或动脉性缺氧血症导致血管收缩，进而导致肺动脉性高血压；②肺部疾病会直接损害肺部血管，使血管抵抗增加。JVP 可能会升高，但无法触诊 SVC 阻塞（图 5.7）。

如何检查

见第 4 章"颈静脉压"的内容。

> ## 要点
>
> - 患者没有心力衰竭，但有肺部疾病，且伴有 JVP 升高，这提示患者可能患有肺心病。
> - 肺心病提示患者的呼吸系统疾病已到晚期。

检查心前区，包括胸扩张

胸部

现在开始检查胸部。首先检查胸前部和腋窝。检查顺序依次为查看、触诊、叩诊、触觉语颤（tactile vocal fremitus，TVF）以及听诊，且对左右两侧做比较。然后用同样的方式检查背部。知道肺叶表面标志（surface markings of lung lobes）对于检查很有帮助（图 5.8），这样你就能够根据肺解剖联想起体征［例 5.21 区分了"肺叶"（lung lobes）和"肺区"（lung zones）的不同，以免你搞混］。右肺中叶如果有病变，估计会在右胸前部下半部分和右侧腋窝的前下侧发现异常体征，而不会在背部发现异常。两个肺上叶如果有病变，估计会在胸前部上半部分和背部发现异常体征；有时在腋窝处也会发现异常体征。两个肺下叶如果有病变，估计会在背部下半部分，有时会在腋窝处发现异常体征，但很少会在胸前部发现异常体征。

10. 从床尾开始检查患者前胸，判断患者呼吸方式（DF 4/10）、胸廓形状（DF 4/10）以及运动情况（DF 8/10）

该检查旨在对胸廓形状、呼吸方式和胸部运动进行重点检查。在检查时要后退一点，从床尾处观察患者胸部。

呼吸方式

- **紧闭嘴唇。** COPD 患者有时将气呼出后会紧闭嘴唇。尤其是在患者病情急性恶化时，会出现这种情况。患者紧闭嘴唇时，要改善其通气并给氧。
- **辅助呼吸肌（accessory muscles）使用。** 通常情况下，膈肌是在呼吸中发挥作用的唯一肌肉——即使是这样，膈肌只在吸

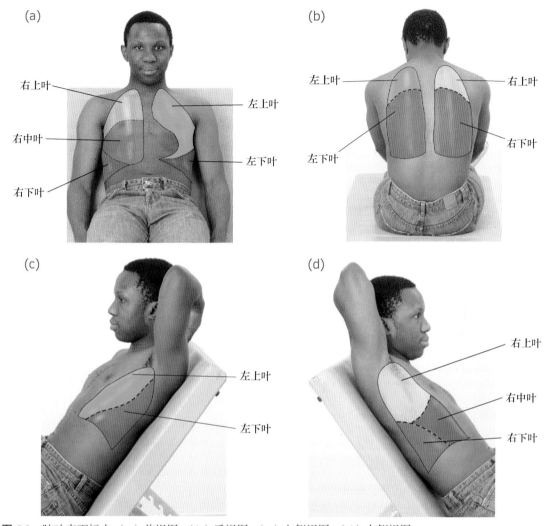

图 5.8　肺叶表面标志:(a)前视图,(b)后视图,(c)左侧视图,(d)右侧视图

气时发挥作用,呼气是一种被动过程。然而,呼吸肌疲劳或 COPD 的患者,特别是在病情急性恶化时,其他肌肉可能也会参与到呼吸过程中来。胸锁乳突肌(sternocleidomastoids,颈部前浅表肌肉)、斜角肌(scalene,颈部深肌肉)和斜方肌(trapezius muscle)(后颈部和背部肌肉)使胸腔向上移动,有助于吸气。也可以通过腹外肌(前外侧肌)来加强呼气。

- **将手放在膝部,身体前倾。** COPD 患者病情恶化时,经常做该动作。

- **潮式(或"周期性")呼吸。** 潮式呼吸是指呼吸逐渐增强,然后又逐渐减弱的周而复始的现象。呼吸逐渐减弱后,会停止几秒钟,然后再开始呼吸,逐渐增强,随后又逐渐减弱。潮式呼吸(Cheyne-Stokes breathing)是根据两名医生的名字命名的。其中一位是 John Cheyne(1777—1836),是一名苏格兰医生;另外一位是 William Stokes(1804—1878),是一名爱尔兰医生。潮式呼吸可能发生于心力衰竭患者,也有可能发生于鸦片过量、中风或头部受伤等神经源性问题导致的意识水平降低的患者。

例 5.21

问题。我听医生讨论过肺区。肺区和肺叶有哪些区别？

讨论。肺区是用来分析胸部 X 线片的术语。在普通胸部 X 线片上发现异常改变时，仅仅根据胸部 X 线片很难说明是在哪个肺叶上发生病变。因此，在胸部 X 线片上左肺中部的一个阴影可能表明是左肺上叶或左肺下叶处有病变。病变发生在哪个肺叶与病变和前胸或后胸的接近程度有关——而胸部 X 线片检查却不能提供这方面的信息。因此，在观察胸部 X 片时，将肺部分成三个部分（上、中、下）来描述肺部病变在胸部 X 线片上的表现更加合理。

- **深快呼吸。**通常情况下，患者呼吸困难时是一种浅快的呼吸。然而，有时你会注意到患者呼吸的速度不仅快，而且还深。这提示患者可能有过度通气（hyperventilation）问题。当通气过度使血二氧化碳分压降低时，就会发生过度通气问题。因此，只有发现血气中二氧化碳水平降低时，才能正确诊断过度通气。多种疾病状况都可能导致过度通气：缺氧、心力衰竭、哮喘、发热、疼痛以及焦虑等。过度通气会导致代谢性碱中毒。代谢性碱中毒会进一步降低血液中的钙离子水平，从而产生低钙血症，其可能的症状是手指或口腔周围有刺痛。过度通气可能是对酮症酸中毒、肾衰竭导致的代谢性酸中毒的一种代偿性反应。将这种过度通气称为库斯茂尔呼吸（Kussmaul's breathing）。库斯茂尔呼吸是根据德国医生 Adolf Kussmaul（1822—

1902）命名的。因此，没有代谢性碱中毒，就没有低钙血症或刺痛。

胸部外观

- **"桶状胸"（barrel chest）。**正常情况下，胸部横向直径要比前后（anterior-posterior，A-P）直径大，横向直径与前后直径的比值约为 4 : 3。桶状胸患者的 A-P 直径增加，横向直径与前后直径的比例接近 1 : 1。桶状胸是 COPD 的一个特征，并且认为是辅助呼吸肌将肋骨向上提导致的。桶状胸提示患者 COPD 已经发展到晚期，尽管胸部畸形程度不是表明疾病严重程度的一个可靠指标。
- **其他胸部畸形。**胸部畸形有几种类型，尽管这些畸形越来越少见（表 5.8）：
  - 患者胸骨下陷（漏斗胸）（pectus excavatum）会增加发生呼吸困难的风险（图 14.8 a）
  - 胸骨突出（鸡胸）（pectus carinatum）表明患者在儿童期可能患过胸部的疾病（图 14.8 b）
  - 脊柱严重畸形（脊柱后侧凸）会显著增加患者在以后的生活中发生呼吸困难的风险。
  - 患者一侧胸部的严重畸形很有可能是因为结核病进行胸廓成形术（thoracoplasty）导致的。

您可以从床尾观察到的其他特征

- **治疗气胸（pneumothorax）或胸腔积液时使用的胸腔引流管。**对于气胸而言，通常在前胸（锁骨中线的第二肋间隙）或腋窝处插入胸腔引流管；而对于胸腔积液，则通常从后胸插入。因此，如果在前胸或腋下发现引流管，表明患者最

表 **5.8** 胸廓畸形

漏斗胸	
什么是漏斗胸	胸骨下陷
如何发生的?	漏斗胸是一种先天性疾病;通常是一种特异性疾病,可能与马凡(Marfan's)综合征这类结缔组织病变有关
影响	外观;对肺功能的影响通常较小,但在某些情况下,可能会导致呼吸困难
鸡胸	
什么是鸡胸?	胸骨凸出
如何发生的?	患者在儿童期发生佝偻病或是患有严重胸病时会导致鸡胸。一般认为,儿童期胸腔比较柔韧,当患有胸部疾病时,膈肌反复强烈收缩,就会导致鸡胸的发生
影响	外观;对肺功能的影响较小,不会导致肺功能变化
脊柱后侧凸	
什么是脊柱后侧凸?	脊柱后侧凸是指脊柱的 A-P 凸度(脊柱后凸)以及侧面凸度增加(脊柱侧凸)。1000 个人中会有 1 个人发生脊柱后侧凸,10 000 个人中会有 1 个人发生严重的脊柱后侧凸。脊柱后侧凸患者的姿势可能看起来不正常
如何发生的?	大多数是特发性的。早期发生在儿童期,也有可能是影响脊柱的骨或结缔组织病所致,如骨质疏松症和埃勒斯–当洛斯(Ehlers-Danlos)综合征
影响	外观;可能对肺活量有重大影响,导致患者在中年就发生呼吸困难
胸廓成形术	
什么是胸廓成形术?	胸廓成形术是过去用于治疗结核病的一种治疗方法。该治疗方法涉及移除几根肋骨,这会导致治疗一侧的胸部发生畸形
影响	胸廓成形术会降低肺活量。随着年龄的增加,肺活量会变得愈来愈重要,且胸廓成形术会增加发生呼吸困难的风险

近发生过气胸;而在后胸处发现引流管,表明患者最近发生过胸腔积液。

- **颈部和锁骨上区的整体性肿胀**。该肿胀可能是由于皮下组织内的空气所致(皮下肺气肿)。通常通过触诊更容易诊断皮下肺气肿。皮下肺气肿是插入胸腔引流管治疗气胸时的一个并发症。其原因是引流气胸时,胸腔中有一些空气通过在胸壁上的伤口而不是通过引流管排出,导致颈部肿胀。肿胀程度看起来比实际情况要严重。皮下肺气肿也可能是由于纵隔中的空气(纵隔气肿)导致,而纵隔气肿不是本书的讨论范围。

- **之前做过放疗的证据**。皮肤上突然出现红斑或皮肤增厚,提示有癌症,尤其是肺癌淋巴瘤。

- **胸壁静脉血管突出**。提示上腔静脉(superior vena caval,SVC)阻塞(图 5.7)。

胸部运动

为什么要检查胸部运动?

许多胸部疾病症状都会导致胸部运动下降。大多数胸部疾病都是双侧的,因此胸部运动是双侧下降。然而,一些重要的疾病[肺实质、肺积液、肺不张(lung collapse)、肺纤维化和气胸]可能只影响一侧肺,导致一侧的胸部运动减弱。此时胸廓运动不对称，检测更容易。可以使用观察和触诊的方法来检查胸部运动情况。

如何检查

1. 自信地走到床尾处。

2. 向患者说明"我要对您的胸部做全面检查。"对于女性患者，还应当增加一句："请您将毛巾拿掉，可以吗？"

3. 仔细观察患者的胸部。

4. 像腹式呼吸、胸部有胸腔引流管、漏斗胸、鸡胸、脊柱后侧凸以及既往做过的胸廓成形术等这类异常会很明显。

5. 在你的头脑中过一下需要检查的项目。

   · 患者的呼吸方式是否正常？如果不正常，确定是哪些不正常。患者的呼吸是否是变得越来越深，然后停止一段时间（提示潮式呼吸）？

   · 患者呼吸时是否使用了辅助肌肉？有时腹式呼吸和辅助肌肉的使用往往相伴随。

   · 胸廓形状是否正常？如果不正常，看起来是否是桶状胸？

   · 胸壁静脉是否突出来（提示 SVC 阻塞）？

   · 观察颈部。颈部是否肿胀（提示皮下肺气肿）？

6. 接下来，让患者深吸一口气，然后通过口腔（mouth）将气体呼出。向患者示范你让患者做的动作。"像这样深吸气，深呼气……"。

7. 患者呼吸时，仔细观察其胸部，查看患者一侧胸部是否比另外一侧运动幅度大。你自己要确定胸部双侧运动时是否对称，是否有差异。

8. 然后，让患者再次进行深吸气和深呼气。

如果你的检查结果一致，这一部分检查就结束了。如果你的检查结果不一致，需要让患者再次进行吸气和呼气，直到你的检查结果一致（例 5.22）。

11. 检查前胸和颈根部位（DF 5/10）

为什么要检查前胸和颈根部位？

远远地观察一下胸部，然后靠近仔细观察。其目的是：①为了从床尾处更仔细地检查异常发现；②发现从床尾不容易观察到的较小病变。

要点

· 最好站在床尾处评价患者胸部形状和运动情况。

· 辅助肌的使用和腹式呼吸表明胸部疾病状况恶化，最常见的是 COPD 恶化。

· 桶状胸是 COPD 的体征之一。

· 进行胸部运动检查是检查单侧胸部病变的好方法。

· 检查胸部运动时，要向患者演示如何进行呼吸。

例 5.22

问题。我无法确定患者是否有不对称性胸部运动，现在患者称自己有些眩晕（vertigo）。

讨论。在做胸部检查时，你需要小心仔细一些，不要让患者换气过度。过度通气会导致刺痛、眩晕，甚至晕厥。建议在检查的某一时刻让患者进行深呼吸，最多进行四次深呼吸。

如何检查

1. 走到病床的左侧。
2. 如果患者身上有放疗斑块，检查是否有小的文身标记，文身标记往往是在照射区皮肤上。
3. 检查是否有提示 SVC 阻塞的胸壁静脉突出体征。
4. 在锁骨中线的第二肋间隙查看是否有胸腔引流瘢痕。
5. 让患者抬起右臂，查看患者腋下是否有胸腔引流瘢痕——位于腋中线第四、第五或第六肋间隙处。用同样的方式检查左侧腋窝。腋中线上瘢痕的意义请看例 5.23。

气管和心前区触诊

12. 气管触诊（tracheal palpation）（DF 9/10）

通常可以在颈部触诊到气管。气管位于胸骨上切迹与环状软骨（cricoid）之间的中线上。

为什么要进行气管触诊？

气管检查会使患者感到不适，但是气管检查很重要，因为气管向一侧移位是一个很重要的体征。单侧上肺叶纤维化或肺不张时，气管会向一侧移位。上肺叶纤维化通常表明过去曾患过肺结核。导致主支气管阻塞的肺癌通常是导致上肺叶不张的原因。另外，如果肺癌采取手术治疗，切除部分肺（肺切除）后，气管也会向一侧移位。紧张性气胸或大量胸腔积液也会导致气管移位，向健侧移动，虽然这种情况很少见。例 5.26 描述了 COPD 患者的"气管拉锯战"。

如何检查

1. 患者取与水平方向成 45° 的半卧位，颈部靠着枕头，使颈部处于放松状态。
2. 对患者这样说："我要触诊你的气管。你可能会有点不适，但我会尽量轻柔一些。"
3. 然后，用右手中指在中线上胸骨上切迹上方 2 cm 处触诊颈部。
4. 在这个位置你会感到有一个阻力。如果你的手指向右或向左移动 0.5 cm，就很难感受到阻力。这个阻力就是气管。触诊气管时常会遇到的问题见例 5.24。
5. 两侧都要进行触诊以感受气管是否在中线上。
6. 确定气管在中线上还是偏向一侧。见例 5.25。

要点

- 气管检查会使患者感到不适，因此检查时要轻柔一些。
- 通常情况下，气管移位提示单侧肺上叶有病变。

例 5.23

问题。在仔细检查胸部时，我注意到在胸骨前方有一个很长的水平瘢痕。这是否提示患者有呼吸系统疾病？

讨论。胸前有大瘢痕通常提示患者曾进行过心脏手术。具体信息见第 4 章。

例 5.24

问题。我认为我已经找到了触诊气管的窍门，但我很难触诊到该患者的气管。

讨论。触诊气管的难度增加通常是因为超重患者体内脂肪组织过多——脂肪过多会大大增加触诊气管的难度。

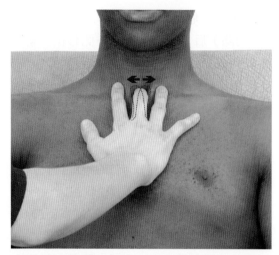

图 5.9 触诊气管

例 5.25

问题。患者的气管似乎略偏向右侧，但是我检查了胸部，未发现导致气管偏移的原因（肺不张、肺纤维化等）。

讨论。气管略偏向右侧可能是一种正常的变异。

提示

在朋友身上（同意的情况下）练习气管触诊；如果你在患者的颈部乱戳，患者会生气的。

13. 触诊心前区心尖搏动部位（DF 9/10）、腋窝淋巴结（DF 8/10），如果怀疑患者患有肺癌，还需检查触痛部位（DF 8/10）

为什么要进行心前区触诊？

往往心前区触诊所能提供的呼吸系统疾病的信息有限——但是在有些情况下，心前区触诊会有一些发现。

- **肋骨骨折**。胸部有一个明显的触痛部位，提示可能是肋骨骨折。肋骨骨折时，可能有称之为捻发音的摩擦感——这种摩擦感是骨断端互相摩擦引起的。通常情况下，肋骨骨折是外伤导致的，且可能合并气胸或血胸（haemothorax）。癌症扩散到肋骨时，轻微的外伤就会导致肋骨骨折，这是一种病例性骨折，这种骨折很少见。

- **皮下肺气肿**。上胸和颈部的整体性肿胀提示可能有皮下肺气肿。触诊时会感觉到一个特征性的爆破音。

- **心尖搏动**。心尖搏动是心脏最外侧、最下方的心搏动。心尖搏动的正常位置是在锁骨中线第五肋间隙处。心尖搏动位置会提示单侧下肺叶病变，就如同，气管位置会提示上肺叶病变。右下肺叶不张（往往是肺癌导致的）或纤维化（往往是在肺炎后）可能导致心尖搏动轻度向右移动，在锁骨中线的内侧处会触诊到心尖搏动。左下肺叶不张或纤维化可能导致心尖搏动向外侧移动。就像使气管移动一样，较严重的胸腔积液或张力性气胸（tension pneumothorax）会使心尖搏动向健侧移动。例 5.27 讨论了心尖搏动位置的移动问题。

- **腋窝淋巴结**。肺部淋巴液流出后主要经

例 5.26

问题。我曾听说有一个叫"气管牵曳"（tracheal tug）的体征。什么叫"气管牵曳"？

讨论。气管牵曳是慢阻肺的体征之一。我从来没有发现它有何帮助。在 COPD 患者吸气时触诊其气管，发现气管向下移动——气管牵曳。

例 5.27

　　问题。心尖搏动外移。但进一步检查后，我并未发现像左下肺叶不张、纤维化或右侧胸腔积液这类提示病因的体征。这可能是因为什么？

　　讨论。心尖搏动可作为提示心脏疾病的体征，心尖搏动移位通常是心脏病变导致的——所以通常情况下，心尖搏动发生移位不认为是呼吸系统方面的问题。

过颈部淋巴结（cervical lymph nodes）。我们将在"颈部淋巴结触诊"这部分详细讨论颈部淋巴结。胸部和胸膜淋巴液流出后主要经过腋窝淋巴结漏。对于腋窝淋巴结正常的患者，小腋窝淋巴结（直径 < 0.5 cm）经常是可以触诊到的。大淋巴结（直径 > 1 cm）几乎总是病理性的。如果触诊到的腋窝淋巴结比较硬，要怀疑乳腺癌（见第 10 章）或很少见的间皮瘤。如果淋巴结质地密实而不是硬，可能是任何引起淋巴结肿大的原因，将在"颈部淋巴结触诊"部分进行详细讲述。

如何检查？

　　见图 5.10。

1. 这样问患者"您是否有胸前疼痛或压痛？"
2. 如果患者回答是，在获得患者的同意后进行检查。对患者这样说："我可以检查疼痛或压痛部位吗？"，如果患者同意，要轻轻触诊疼痛部位。是否能引发压触？在肋骨区触诊时，触诊部位是否有疼痛或压痛？
3. 如果发现有提示皮下气肿（subcutaneous emphysema）的胸部或颈部肿胀，轻轻触诊该部位。如果是皮下气肿，你会感觉到捻发音。

4. 触诊心尖搏动位置。见例 5.28 和例 5.29。
5. 让患者伸展手臂，检查其腋窝淋巴结："请向外伸展右臂……我可以检查腋窝淋巴结吗？"
6. 如果腋窝周围的肌肉和肌腱比较紧，则很难在腋窝处触诊到淋巴结，用你的左臂抬高患者右肘，使其肩部肌肉处于放松状态（图 5.10 和图 10.10）。
7. 用右手手指的掌面按顺序触诊腋窝的内侧、前侧、外侧、后侧和上面。你是否能够感觉到圆状的块状物？
8. 如果感觉到了，用手指仔细触诊该块状物，对块状物的大小和一致性做出判断。
9. 然后，用同样的方式检查左侧腋窝——此时是用你的右臂托起患者左臂，用左手来触诊淋巴结（例 5.30）。

提示

　　避免在患者腋下扭动手指；这是在挠痒痒！

例 5.28

　　问题。我无法触诊到心尖搏动。可能是因为什么？

　　讨论。有 50% 的患者无法触诊到心尖搏动。与呼吸系统有关的一个常见原因是 COPD 性肺部过度充气。

例 5.29

　　问题。我学习时，其他人告诉我在检查心血管系统时，要评估心尖搏动的特征。在呼吸系统检查时，是否要评估心尖搏动的特征？

　　讨论。不需要，因为呼吸系统疾病不影响心尖搏动的特征。

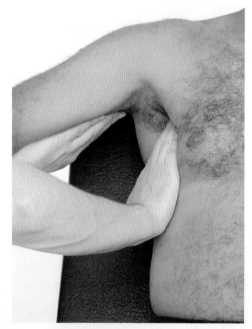

图 5.10　触诊腋窝淋巴结

例 5.30

问题。在检查腋窝淋巴结时，我会触诊到一个突出区域，但这些区域不像是淋巴结。

讨论。腋窝内的肌腱，特别是当肌腱处于紧张状态时，触诊时会感觉到比较坚硬和粗糙，感觉像结节——但是如果你仔细触诊，你会注意到肌腱为线性特征，而淋巴结表面有凹凸不平的特点。

要点

- 心尖搏动移位提示单侧下肺叶有病变。
- 检查腋窝淋巴结时，要确保肌肉和肌腱尽可能处于放松状态。

其他重要的胸部检查为胸部扩张检查、叩诊、TVF、语音共振（vocal resonance，VR）。

按照先前胸、腋下，后背部的顺序进行检查。前胸和后背的检查原则是一样的，将会在一个部分介绍所有的相关检查技能，而不是分开在两部分分别介绍前胸和后背。

胸扩张触诊

14. 从前方触诊胸扩张，比较左右两侧胸扩张的情况（DF 9/10）

为什么要进行胸扩张触诊？

胸扩张触诊是需要对胸部两侧做对比的一种检查方法。对比两侧后以发现某一侧胸扩张是否有扩张程度下降的问题。任何一个肺叶有病变都会导致前胸处某一侧的胸扩张能力下降。胸部向后下方向的单侧胸部扩张能力下降提示可能是下肺叶发生病变。像肺实质化、肺积液、纤维化和肺不张这些重要肺部病变最容易发生在下肺叶。胸部向后上的那个方向的单侧胸部扩张能力下降提示可能是上肺叶发生病变。

前胸

如何检查？

1. 在做心前区检查时，你要确定是否有压痛部位，如有，在压痛部位周围做检查时要小心谨慎。
2. 让患者吸气，再呼气，在呼气时要屏住呼吸，使胸扩张处于最高水平。
3. 然后，让患者继续屏气，你将手牢牢地放在患者胸壁上，手指紧握患者两侧（下胸腔）。
4. 将两个拇指并到一起，置于胸骨中线上，但不要接触到胸部（图 5.11 a）。确切地说，你的手抓住患者一侧的位置与患者体格的大小有关。但是，重要的是，你的手

要点

- 主要目的是对比两侧。
- 用手指固定住患者胸廓，且两个拇指位于中线处。
- 前胸部一侧扩张受限可能是肺叶疾病所致。
- 一侧后胸下部扩张受限提示下叶周围有积液类病变或下叶内发生病变（如纤维化、塌陷或肺实变）。

抓住的位置应该能使两个拇指在胸骨中线的位置并拢。见例 5.31。

5. 让患者深吸一口气，观察你的拇指（图 5.11 b）。如果一侧拇指移动的幅度小于另一侧的拇指，表明一侧的胸扩张程度下降。见例 5.32。

后背

如何检查？

首先集中于下肺叶。后背的检查方法同前胸的检查方法，此时，医生应该站在患者身后。

1. 让患者吸气，再呼气，在呼气时要屏住呼吸。
2. 评估下肺叶：

- 将你的手牢牢地放在胸壁上，手指抓住患者的两侧（下胸腔），并将两个拇指并于下胸椎（thoracic spine）中线的位置上，但不要接触胸部（图 5.12 a）
- 让患者深吸一口气，观察你的拇指（图 5.12 b），如果一侧拇指移动的幅度小于另一侧的拇指——表明一侧的胸扩张程度下降。

(a)
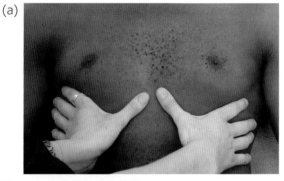
(b)
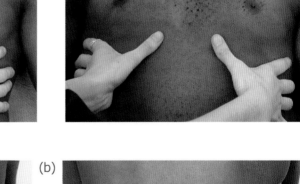

图 5.11　在前胸触诊胸扩张

(a)
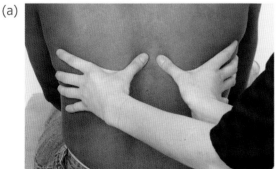
(b)
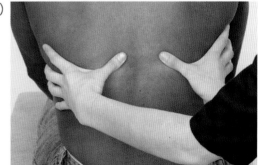

图 5.12　在后背触诊胸扩张——下肺叶

例 5.31

问题。在前胸触诊胸扩张时，我将手放在胸腺上方还是下方？

讨论。下方。用你的左手托起患者的左侧胸腺（在获得患者同意的情况下），这样你的右手就能够正确触诊到左侧胸廓。然后，将左手向右滑动，置于患者右侧乳腺下方，这样你就能够触诊到右侧胸廓，两个拇指在胸骨中线上并在一起。

例 5.32

问题。我检查了胸扩张的情况，但我不确定两侧的胸扩张程度是否一致。当我再次检查时，检查过程就遇到问题了。

讨论。当再次检查胸扩张时，你会让患者再次吸气，然后会观察拇指情况。此时就无法判断拇指情况了——你的拇指在这个阶段处于分离状态。你需要做的是使手离开患者胸部，重新开始做检查。

3. 评估上肺叶：

• 将两个大拇指并在一起，放置在 T3 水平，其他方法与下肺叶的方法一样。

例 5.33 ～例 5.36 探讨了你在检查过程中可能遇到的问题。

胸部叩诊

15. 检查前胸和腋窝，比较左右两侧的情况（DF 9/10）

叩诊是一项非常重要的医学技能。叩诊

例 5.33

问题。整体评价胸扩张的实际情况有意义吗（而不是简单地比较两侧的胸扩张情况）？

讨论。胸扩张的整体检查不是一个常规检查项目，但是可以进行。

1 用卷尺环绕患者的胸部（经过腋窝下）。
2 让患者吸气，再呼气。
3 拉紧卷尺，进行测量。
4 放松卷尺。
5 让患者吸气，屏气。
6 再拉紧卷尺，进行测量。

两次测量之间的差异就是患者胸部扩张程度。正常情况下，胸部扩张程度 > 5 cm，程度 < 2 cm 时显然不正常，表明有肺部疾病或胸壁疾病。然而，该测量结果与肺活量无关。

例 5.34

问题。我注意到有些年龄较大的医生会站在患者胸前，俯身检查后背的胸部扩张情况。这种检查方式是不是更好？

讨论。这种方法与之前方法的检查原则是一样的，双手置于两侧胸廓处，两个拇指位于中线位置，观察患者呼吸时大拇指的移动情况。一些医生发现这种方法比之前的方法要麻烦，因为视线问题会增加比较两侧胸部运动的难度。

需要大量的实践才能达到熟练程度，但是一旦掌握了该技术，就能提供有关胸部疾病的重要线索。叩诊是由约瑟夫·利奥波德·奥

例 5.35

问题。我觉得在患者后背俯身检查胸部扩张情况有些尴尬。在检查胸部扩张时，是否可以坐在患者身后的床上进行？

讨论。坐在床上检查会让检查者感到更舒适，但可能会更尴尬。然而，如果你个人觉得坐在患者身后的床上检查更舒服，也可以以这种方式做检查。

例 5.36

问题。从床尾处观察和触诊这两种检查方法都可以用来评估扩胸运动，哪个更好？

讨论。这是个人偏好问题。有些医生认为在床尾处观察会得到更多的信息，而其他医生更愿意选择触诊。所以要试一试，找出适合你的检查方法。

恩布鲁格（*Josef LeopoldAuenbrugger*，*1722—1809，奥地利医师*）于 1761 年首次提出。与许多伟大的发现一样，奥恩布鲁格关于叩诊的想法被忽略了 50 年，直到雷内·雷奈克（*ReneLaennac*，*1781—1826，法国医生，听诊器的发明者*）和他的同事采用了叩诊方法进行诊断。当时叩诊是诊断史上的一个重大进步，因为叩诊是将胸腔积液和肺部实质化区分开来的第一个方法。直到 1895 年发现 X 射线后，叩诊这种诊断方法的重要性才有所下降，但在诊断胸部疾病时，一开始使用的诊断方法就是叩诊，因此，它仍然是一种非常有用的诊断方法。

如何检查：基本技术

有两种不同的技术——一种是在胸壁上做叩诊的技术，另外一种是在锁骨上方做叩诊的经过改良后的技术。

胸壁叩诊

见图 5.13。

1. 左手掌放在胸壁上。
2. 将手指顺着肋骨放置，使中指位于肋骨之间。
3. 将手指稍微分开（图 5.13 a）。
4. 左手中指用力按压胸壁。
5. 现在，让你的右手以腕部为轴心做上下活动，中指掌指（metacarpophalangeal，MCP）关节轻度弯曲，使远端指骨与手成直角（图 5.13 b）。
6. 右腕部向上弯曲，以敲击左手中指（图 5.13 c）。
7. 然后轻快地向下弯曲手腕，并用右手中指腹部敲击左手中指的指骨背部（图 5.13 d）。
8. 迅速离开所敲击的手指。
9. 用右手中指再次敲击左手中指，然后迅速离开（本次敲击不是很重要，只是确认第一次敲击的结果；如果你有信心敲击一次就可以得出可靠的结果，敲击一次也是可以接受的）。
10. 在做第 7 步时，听两个手指碰撞时所产生的声音以及感觉两个手指碰撞时的震动——叩诊时，既会有声音，也会有震动。

提示

确保左手中指用力按压胸壁。要稍微将左手中指抬高，让叩诊音更钝一些。

提示

右手中指的指甲要短。

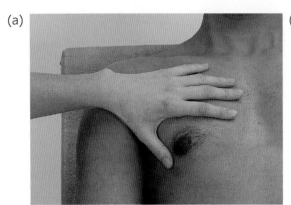
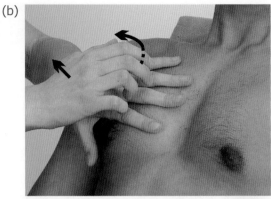
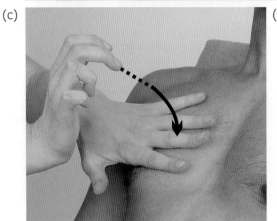
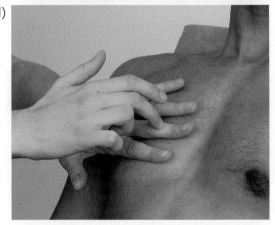

图 5.13　胸壁叩诊

锁骨上方叩诊

叩诊锁骨上方时，只需右手就可以完成。右手中指的腹部直接敲击锁骨，而不是敲击在左手中指上，其他与之前讲到的叩诊方法一样。这样做，患者会感到疼痛，所以要轻柔一些。

提示

要获得一致性的叩击效果，需要不断的练习和一定的力度。特别是在学习阶段，叩诊可能会有些问题，让人尴尬（以及在锁骨上叩诊时，患者会感到不适），因此要在学生之间练习叩诊。

提示

开始时你的叩击动作可能是无力的，需要花时间练习，让自己的叩击更有力。然而，随着技能的提高，力量可能会过大，会用力太大——要避免这一点。其目的是为了在不伤害患者的同时，叩诊力度要一致，获得叩诊效果。

如何检查：正常叩诊音

胸部叩诊的目的是为了对胸部左右两侧的相关情况进行比较。有三种正常的叩诊音 / 感觉，你可以使用两只手在自己身上做叩诊，自己发现判断：

- **浊音**——发生在如肝这样的实体器官上。
- **清音**——发生在肺部。
- **鼓音**——发生在腹部。

前胸第六肋间隙、腋窝第八肋骨处以及

后背第十肋骨处叩诊时为清音。在前方叩诊时，肝和心脏的叩诊音通常为浊音。

为什么要进行叩诊检查？

如果肺组织因为病变而气体减少，如肺实质化或是肺不张，或是如果胸内液体、气体发生变化或胸膜增厚，使肺组织远离胸壁，叩诊音就会发生变化（表 5.9）。胸腔积液、肺实质化以及肺不张常常会在下肺叶产生体征。应当指出的是，许多重要肺病（如肺癌）的患者肺部叩诊时，叩诊音是正常的。另外肺部病变轻微时，肺部叩诊音也是正常的，见表 5.9。

如何检查：一个系统

前胸和腋窝

患者应取与水平方向成 45° 的平躺状态，且需枕头支撑。

1. 首先，在患者右锁骨内侧 1/3 处叩诊（内侧 1/3 处有组织与肺组织重合）。
2. 然后，用同样的力度在左侧锁骨做叩诊，比较两侧的叩诊音——一侧的叩诊音是否比另一侧更浊？
3. 现在在胸处叩诊胸壁：按右上、左上、右中、左中、右下、左下的顺序做叩诊，在叩诊的过程中比较两侧的情况。在女性患者中，乳腺上的叩诊音为浊音，且叩诊更为困难。
4. 让患者伸展右臂，叩诊右腋窝上方，比较左、右腋窝上方的叩诊情况；然后叩诊右腋窝下方，比较左、右腋窝下方的叩诊情况。

表 5.9　异常叩诊音的类型

胸腔积液	浊音非常明显（石头样）
肺实质化	浊音
肺不张	浊音

5. 如果你觉得两侧对比有差异但又不确定，就在那个部位再次进行叩诊。

提示

腋窝叩诊时，完全可以叩诊完一侧腋窝后在同侧向下叩诊肋间隙，然后再叩诊对侧腋窝情况，再作比较。这就避免了每做一个叩诊，都让患者伸展手臂的麻烦。

后背

1. 在做后背叩诊时，患者应取坐姿，医生位于患者后方（图 5.14）。
2. 在后背叩诊胸壁：按右上、左上、右中、左中、右下、左下这样的顺序做叩诊，在做叩诊的过程中，力度要相同，且随时比较两侧的叩诊情况。

例 5.37 ～ 例 5.40 探讨了你在检查过程中可能遇到的问题。

触觉语颤（Tactile vocal fremitus）

16. 评价前胸和腋窝处的触觉语颤，比较左右两侧的情况（DF 9/10）

一般来讲，医学检查是按照顺序进行的：观察、触诊、叩诊和胸扩张检查——所

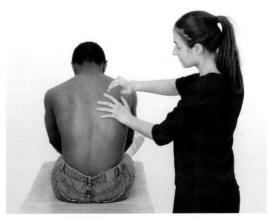

图 5.14　后背的叩诊

要点

- 叩诊锁骨上方时，用一只手就可以，叩诊其他部位时要用两只手。
- 确保左手中指用力按压胸壁。
- 叩诊音既能听到又能感觉到。
- 叩诊的目的是用相同且不会对患者造成伤害的力度对患者进行叩诊后，获得一个可以听到的叩诊音，然后比较左、右两侧胸部的叩诊情况。
- 浊音的一侧通常为异常侧（气胸例外）。
- 胸腔积液产生非常严重的浊音（石头样），肺实质化和肺不张会产生浊音，而气胸会产生过清音。
- 许多有严重肺部疾病的患者，叩诊音可能是正常的。
- 前胸叩诊困难时，心脏浊音这种叩诊音会为前胸叩诊提供很好的比较音。

例 5.37

问题。患者看起来很健康，但是在叩诊时，发现前胸左侧的大部分有浊音。

讨论。触诊音为浊音的这部分区域是患者的心脏部分，因此这是完全正常的。当前胸叩诊困难时，心脏浊音这种叩诊音会为前胸叩诊提供了一个很好的比较音。然而，如果胸部右侧的浊音比左侧更严重，提示胸部右侧有病变。

以严格来讲，在叩诊之前要先做 TVF 检查。而在叩诊音为浊音的部位行 TVF 检查效果最好——特别是在区分胸腔积液和肺实质化这

例 5.38

问题。右肺叩诊音似乎为浊音，而看起来右肺比左肺的扩张程度要好。你能解释一下这是为什么吗？

讨论。我们一般认为叩诊音为浊音的一侧为病变部位。通常是这样，但并不总是这样。没有扩张的肺部为病变部位。有可能是该患者患有气胸——不是右胸为浊音，而是左胸为过清音，这样两侧对比，使右胸叩诊似为浊音。

例 5.39

问题。我有点失望。我叩诊胸部时未发现异常，但胸片显示胸腔两侧有大量胸腔积液。可是，我认为自己叩诊患者胸部时该做的都做了。

讨论。叩诊本质上是一种比较技术，该技术的实质在于比较两侧的差异。当两侧均有病变时，这种差异就会抵消，检查出异常的难度就会增加。当你将叩诊技术应用得越来越熟练时，即使两侧都有病变，你也会感到两侧做叩诊时叩诊音更浊了。然而，即使最有经验的医生在叩诊时仍然会出现失误。

两种疾病时。因此，TVF 虽然是一种触诊，但作者的观点是做完叩诊后，再做 TVF 检查。

为什么要做语音共振（vocal resonance）检查？

手触诊胸壁时，可以感觉到低频振动（100～200 Hz）。大多数语音为低频谐波（＜300 Hz），所以当我们说讲话时，低频振

例 5.40

问题。 因此，肺实质化叩诊时为浊音，而胸腔积液叩诊时为石头样浊音。我真的能将这两种浊音分辨出来吗？

讨论。 你说得对，将这两种浊音区分出来真的不容易。刚开始发明时叩诊的优势之一就是区分胸腔积液和肺实质化。如今，TVF、VR 以及呼吸音为区分胸腔积液和肺实质化提供了辅助信息。

动通过肺部传递到胸壁，在做 TVF 检查时，手部触诊胸壁就会感觉到低频振动。TVF 程度受胸壁厚度的影响，超重患者 TVF 程度下降。男性比女性更容易发现 TVF，这是因为男性的声音比女性更深沉（频率更低），因此，男性声音更容易通过肺部传到胸部，更容易被触诊到。评估 TVF 的目的是为了发现左、右两侧胸部在 TVF 方面的不同：肺实质化会增加语音震颤的传播，因此，肺实质化时 TFV 程度增加；而胸腔积液、肺不张以及气胸会使语音震颤的传播下降，导致 TVF 程度下降。

如何检查

你要确定是否有触痛部位——如果有，检查时要避开这些触痛部位。

前胸和腋窝

- 评估肺尖 TVF：

  1. 锁骨上振动一般用于评价肺尖 TVF。
  2. 将右手尺侧置于患者右侧锁骨上。
  3. 让患者说"九十九"。当患者说话时，注意传播到右手上的振动。
  4. 将右手尺侧置于患者左侧锁骨上，让患者说"九十九"。当患者说话时，注

意传播到右手上的振动并进行评价。两侧的振动一样吗？应该是一样的。
  5. 如果你不是很确定，重新检查一次。

- 评估上肺叶的 TVF：

  1. 将右手掌侧置于患者右胸部顶部。
  2. 让患者说"九十九"。当患者说话时，注意传播到右手上的振动。
  3. 对患者的左侧检查与右侧检查相同，然后判断两侧振动是否一样。
  4. 如果你不是很确定，重新检查一次。

- 评估肺两侧的 TVF：

  1. 让患者伸展右臂。对患者这样说："请将您的右臂向外伸展……我可以在腋窝处做触诊吗？"
  2. 将右手掌侧置于患者右腋窝的中线位置上。
  3. 让患者说"九十九"。当患者说话时，注意传播到右手上的振动。
  4. 对患者的左侧检查与右侧检查相同，然后判断两侧振动是否一样。

后背

你应该站在患者的背后。

1. 评估上肺叶的 TVF：

   - 将右手掌侧（例 5.41）置于患者的右胸顶部，与前胸处检查类似，然后比较两侧的 TVF 情况。

2. 评估下肺叶的 TVF：

   - 将右手掌侧置于患者的右胸下部，与前胸处检查类似，然后比较两侧的 TVF 情况。

例 5.42 ～例 5.44 探讨了你在检查过程中可能遇到的问题。

要点

- 在叩诊音为浊音的部位检查 TVF 时效果最好。
- 肺实质化会增加 TVF。
- 胸腔积液、肺不张和气胸会降低 TVF。
- 评估前胸处肺尖、上胸部和腋窝以及后背上肺叶和下肺叶的 TVF。

例 5.41

问题。我发现我使用左手检查患者右胸 TVF 时更顺手——我可以用左手做检查吗？

讨论。是使用右手检查还是使用左手检查没有硬性规定。哪只手能够让你得出更一致的检查结果，就用哪只手。整个过程中使用右手（或左手）的优势在于感觉振动时的一致性。然而，在用手接触患者胸部时，整个过程中使用右手会导致一个轻微的不对称性。用左手接触患者右胸，用右手接触患者左胸，会避免这种不对称性。另一种方法是用双手来接触患者胸部。在为女性做检查时，这种方法可能更难，而且可能有些尴尬。

例 5.42

问题。为什么不评估两侧前下胸部的 TVF？

讨论。心脏会导致左、右两侧下胸部不对称，因此比较下胸部的 TVF 没有意义。

例 5.43

问题。我是否可以让患者说除 "ninety-nine" 外的其他词语？

讨论。TVF 第一次是由一位德国医生展示的，这位医生当时使用的词是 "neunzig und neun"。在英语中的翻译为 "ninety-nine"，会产生效果相同的清音。为什么 "ninety-nine" 产生的清音效果比像 "one-hundred-and-one"、"one，two，three" 以及 "one，one，one" 这样的词要好，没有理由。

例 5.44

问题。当患者在重复 "九十九" 时改变音量，会产生什么样的影响？

讨论。患者的声音越高，TVF 越大。如果患者的音量发生改变，要告知他们音量需保持平稳，可以要求他们再试一次。

胸部听诊

17. 在前胸和腋窝处听诊，比较左右两侧的情况（DF 8/10）。

像叩诊一样，听诊依然是一项非常重要的医学技能。

如何检查：基本技术

用听诊器进行胸听诊。是用钟式听诊器还是用膜式听诊器听诊还没有达成共识。使用钟式听诊器听诊情况是这样的：理论上钟式听诊器应该用于听诊呼吸音，因为呼吸音主要是低音调；使用膜式听诊器听诊时，膜下的皮肤或毛发会与模式听诊器产生摩擦，导致不必要的误诊。然而，这些问题似乎没有什么实际意义，除了肺尖部分外，都是使用膜式听诊器进行听诊，因为在肺尖处膜式听诊器无法与肺尖很好地接触，只有钟式听诊器才可以很好地接触。

1. 将膜式听诊器放在胸壁上。
2. 让患者通过口腔进行深而快的吸气和呼气——呼吸频率约为 30 次 / 分。
3. 听呼吸产生的声音。

请记住，过多的深呼吸可能会使患者感到头晕甚至晕倒（过度通气）。

....
提示
花几秒钟时间向患者展示如何呼吸，这有助于患者做出你所希望的呼吸方式。
....

....
提示
最好一直说"吸气……呼气……吸气……呼气……"这样患者就可能根据提示不间断地呼吸。
....

如何检查：正常呼吸音

将胸壁上的正常呼吸声音叫做"水泡音"（vesicular）。这些声音比较轻柔。法国医生和听诊器的发明者雷内·雷奈克（René Laennac）将水泡音比作是叶子轻轻的沙沙作响音。为什么会产生这种声音还不清楚。一般认为吸气音是因为气体进入小气道和肺泡（alveoli）时产生的湍流所引起。因此，吸气时，随着越来越多的空气到达肺泡，吸气音强度也随之逐渐增加。最初的呼气音是气体开始流出肺泡时产生的。肺泡中的气体全部呼出时，听到的声音就是气体流经大的气道所产生的——声音进一步远离听诊器——所

以在呼气的下半段噪音变得越来越低，直至听不到。

为什么检查：异常

可能有两种类型的异常音：一是异常的呼吸音，二是额外的声音。

异常呼吸音

由于大部分的正常呼吸音产生于小气道和肺泡，所以能改变这些结构的疾病可能会使呼吸音发生变化。

- 当发生肺实质化、肺不张或肺纤维化时，小气道和肺泡受损最为严重。在这种情况下，呼吸音不再是气流经过肺泡时轻轻的沙沙作响音，而是以来自较大气管的声音占主导地位，产生一种更为粗糙的声音——称为"支气管呼吸声"（bronchial breath sounds）（DF 9/10）。在支气管呼吸中，在整个吸气过程中吸气音逐渐增强，但在吸气末（当气体正常流经肺泡时）吸气音停止，短暂停顿后开始呼气，气体经过大气道又有了呼气音。呼气音要比吸气音更响亮更长。发现支气管呼吸音可能非常困难（DF 9/10）。然而，当发生肺实质化病变时，实质化的肺传导声音的效果非常好，因此能够较容易地识别出支气管呼吸音。支气管呼吸音与水泡音的特征比较见表 5.10 和例 5.45。

- 如果只是一些肺泡受损，且肺部有实质化病变、肺不张、肺纤维化，水泡音可能正常，只是强度下降而已。这也可能发生于 COPD 或哮喘。当胸腔内液体（胸腔积液）或气体（气胸）使得肺泡远离胸壁（也就是远离听诊器）时，水泡音的强度也会下降。

- 在气道发生堵塞时，气体离开肺泡的时

表 5.10　水泡音和支气管呼吸音的比较

	水泡音	支气管呼吸音
性质	轻柔、沙沙作响	粗糙刺耳、吹风样声音
吸气声：起始	小气道和肺泡	大气道
呼气声：起始	肺泡、小气道，然后大气道	大气道
更大声音的组成	吸气	呼气
更长声音的组成	吸气	呼气
间隔	呼气和吸气之间	吸气和呼气之间

例 5.45

问题。 我在患者的前胸上部分听诊，很难区分呼吸音是支气管呼吸音还是水泡音。你能解释一下这是为什么吗？

讨论。 胸壁的某些部分会与大气道重合，来自这些气道的声音就会占主导地位，这样这种正常呼吸音听起来就不像水泡音。在柄状体上听诊时，正常呼吸音听起来像支气管呼吸音。在柄状体附近的第一和第二肋间听诊，呼吸音听起来是"支气管水泡音"。支气管水泡音是介于水泡音和支气管呼吸音之间的一种声音，呼气音和吸气音的长度和强度相似，且二者之前只有短暂的间隔停顿。

间延长，呼气时的呼吸音也会延长。

有时，非常瘦的患者的水泡音的强度会比体型正常的患者要大。

提示

因为支气管呼吸音更粗糙，听起来比水泡音更响亮，所以有可能会将较响亮的声音误诊为支气管音。确定呼气音比吸气音更大、更长，还需要确定吸气和呼气之间的间隔后，才能将呼吸音诊断为支气管呼吸音。

提示

正常情况下，在气管上可能会听到类似于支气管呼吸音且比支气管呼吸音大的呼吸音。可以先听听你自己的胸部和气管上的声音，并对胸部和气管上的声音做比较。

额外音

有三种额外音（也被称为"adventitial"音）：湿啰音（DF 5/10）、哮鸣音（DF 2/10）和摩擦音（DF 9/10）。

- **湿啰音。** 湿啰音（crackles），有时又称为 crepitations（"creps"）或 rales，是一种短暂的破裂的声音，类似于扯开维可牢尼龙搭扣（Velcro）的声音。湿啰音主要（90%）发生在吸气过程中。过去认为，湿啰音是气体经过小气道和肺泡时，与小气道和肺泡上的液体发生作用形成气泡，气泡破裂后产生的。左心衰竭患者就是这种情况。但是上述理论无法解释在肺纤维化患者中经常听到的明显的湿啰音。一般认为在肺纤维化患者能够听到湿啰音是因为在之前的呼气过程中气压改变，导致小气道突然撑开。不同疾病引起的湿啰音有不同的起因和性质特征（表 5.11）。虽然很多疾病都会导致湿啰音的产生，但是不一定都能够听到，尤其是在疾病早期。湿

表 5.11　哮鸣音的特点

	起始：部位	起始：病变	时间	特征	咳嗽影响
肺纤维化	肺泡	压力效应	吸气	轻度	否
COPD	小气道	压力效应	吸气早期	中度	否
左心衰竭	肺泡	液体	吸气	中度（可变）	否
支气管扩张	肺泡	液体和压力效应	吸气	粗	下降，有时是完全
延迟性肺炎	肺泡	液体和压力效应	吸气	粗	下降，有时是完全

啰音可分为细、中、粗湿啰音。细湿啰音一般为高音调摩擦音，像用手指捻发的声音或是扯开维可牢尼龙搭扣的声音。粗湿啰音音调低，泡沫音、中湿啰音介于细湿啰音和粗湿啰音之间。你会通过经验来辨别这些声音。如何区分湿啰音和摩擦音请参阅例 5.46。

- **哮鸣音**。哮鸣音也称干啰音（rhonchi），是由于气体通过狭窄的气道引起对侧振动的一种连续的呼啸声。此术语过去限于不使用其他辅助器械而仅用耳朵就能够听到的声音。然而用听诊器也能听到相似的声音，因此现在的"哮鸣音"这个术语包含了所有的这类噪音（医生经常会使用"听诊时发现的哮鸣音"，以避免与之前的定义相混淆）。哮鸣音通常是小气道阻塞（small airway obstruction）导致的，如 COPD 或哮喘。应注意以下几点：

例 5.46

　　问题。我听到一个噼啪作响的声音，但我不确定是摩擦音还是湿啰音。

　　讨论。以下几点可能会有助于区分摩擦音和湿啰音：①湿啰音主要发生于吸气时，而摩擦音主要发生于呼气时；②湿啰音会受咳嗽的影响，而摩擦音不会；③吸气或咳嗽引起疼痛，更可能是摩擦音。

- 在呼气（40% 的患者）时，或是在整个吸气和呼气阶段（60% 的患者）都可以听到哮鸣音。
- 哮鸣音的音调和持续时间（而不是音量）与阻塞程度有关。严重哮喘时，只有很少量的气体会通过气道，听诊时往往没有哮鸣音。哮喘引起的哮鸣音比 COPD 引起的音调要高。
- 在整个肺部的多个部位都可以听到哮鸣音，因此哮鸣音的音调有高有低。

　　还有导致哮鸣音的其他原因。心力衰竭会导致支气管痉挛，引起哮鸣音。过去有一个术语"心源性哮喘"，简洁地概括了这种情况。心源性哮喘的特征与哮喘或 COPD 这种多音性哮喘特征相似，要么发生在呼气期，要么发生在整个吸气呼气过程中。肺内肿瘤或异物会造成阻塞性病变，导致哮鸣音，肺内肿瘤或异物引起的哮鸣音除了是单音性的（音调一样）以及哮鸣音局限于肺部的一个区域这两个特征外，其特征与上述特征类似。胸腔外气管近端梗阻会产生单音性干啰音（喘鸣音），发生在吸气期，干啰音在颈部比胸部更响亮。

- **摩擦音**。摩擦音也称胸膜摩擦音（pleural rub），是增厚粗糙的胸膜随着肺部扩张和收缩相互摩擦产生的一种皮革嘎吱声样的摩擦音。肺炎、肺梗死以及恶性肿瘤等引起的胸膜炎会导致胸膜摩擦音的发生。与湿啰音相比，摩擦音主要发生在呼气期，约2/3的摩擦音发生在呼气期。当患者患有胸膜炎时通常会称自己胸部疼痛。因为摩擦音就局限于一个区域，所以你需要认真、耐心地听，就会听到摩擦音。

如何检查：一个系统

前胸和腋窝

1. 将膜式听诊器置于患者胸部，从右锁骨下方开始听诊。
2. 让患者通过口腔快而深地吸气。你可以向患者展示如何吸气。
3. 每次呼吸后，将听诊器移动到下一个位置，且比较两侧的听诊情况。你可以通过这样的方式让患者呼吸："吸气……呼气……吸气……呼气……。"
4. 在听诊过程中，你要确定呼吸音的强度和特征，以及是否有额外音。
5. 如果怀疑某个部位有异常，则在该部位停留时间长一些，确定是不是真的；如果确定是真，明确其性质（异常的声音可能会局限于某个部位，因此只有某个很小的区域可能听到异常音）。
6. 最后，用钟式听诊器依次听诊右肺尖和左肺尖。

后背

1. 你应该站在患者的背后。
2. 使用膜式听诊器听诊。
3. 后背听诊顺序：右上、左上、右中、左中、右下和左下。

提示

如果患者在吸气时有严重疼痛（如胸膜炎），尽量减少听诊，尽量采用放射性的检查进行检查。

要点

- 正常水泡音主要来源于小呼吸道或肺泡。
- 水泡音具有水泡破裂时声响的性质，主要发生在吸气时，且在呼气和吸气之间有停顿间隔。
- 在如COPD、哮喘、肺纤维化、胸腔积液、气胸以及肺不张这类疾病中，呼吸音的强度往往是减弱的。
- 当小呼吸道或肺泡受损时，会产生支气管呼吸音。肺实质化病变中最容易听到支气管呼吸音，但在肺不张或肺纤维化中也能听到支气管呼吸音。
- 支气管呼吸音刺耳，呼气时明显，且在呼气和吸气之间有停顿间隔。
- 湿啰音是气体经过损伤的小气道或肺泡上的液体产生气泡破裂产生的或是压力效应而产生的声音。
- 哮鸣音是小气道狭窄导致的。
- 哮鸣音的音调和持续时间（不是音量大小）与堵塞的严重程度有关。
- 听诊过程中，你要确定呼吸音的强度，这些呼吸音是支气管音还是水泡音，并确定是否有额外音，比较两侧的听诊情况。
- 如果你认为某个部位可能有异常，可在那个部位停留较长的时间，确认是否是真的异常，如果是真的异常，确定其性质。

提示

当呼吸音主要来自上呼吸道时，听诊时要远离中线。

语音共振

18. 评价前胸和腋窝处的语音共振，比较左右两侧的情况（DF 9/10）。

为什么要进行语音共振检查？

语音共振（vocal resonance，VR）检查与 TVF 检查很类似，事实上，对例 5.42 ～ 例 5.44 同样可以进行 VR 检查。通常情况下，在患者讲话时你用听诊器听诊患者胸部，就会听到低沉的、模糊的声音，这就是 VR。声音似乎是从胸壁传到听诊器中的。正常的肺传导低频声音更好，所以，男性会比女性更容易听到 VR。对于 TVF 而言，TVF 程度受胸壁厚度的影响，所以超重患者的 TVF 程度下降。关于 TVF 和 VR 的性质比较请看例 5.47。

例 5.47

问题。哪一种检查更好，是 TVF 还是 VR？还是这两种都需要进行？

讨论。没有明确的答案。这两种检查方法检查的对象是一样的——都是从肺部传导出来的声音。TVF 比较麻烦，但有一个优势，那就是通过 TVF 你可以更容易地发现声音强度的变化，可能会产生假阳性结构。作者认为这两种检查都比较难且各有其优势，最好两种检查都做，这样两种检查结果可以相互印证或是推翻有关检查的结果。因此，如果通过检查怀疑某个部位的 TVF 增加，但不能确定，那么在这个部位做 VR 检查就有帮助：如果 TVF 真的有异常，VR 也必定有异常；如果你非常确信自己的 TVF 检查结果，就没有必要做 VR 检查了（反之亦然）。

异常

- 在有肺实质化病变处进行听诊时，声音传导增强。说话时声音通过听诊器使共振增强（虽然听不清楚），感觉声音很接近耳朵。
- 胸腔积液、肺不张和气胸会导致传导和 VR 下降。

评估 VR 的目的在于发现两侧的不同。

如何检查

前胸和腋窝

- 评估肺尖处的 VR：

  1. 将钟式听诊器置于患者右锁骨上窝（图 5.15）。
  2. 让患者说"九十九"。
  3. 当患者说话时，要集中注意力听传递到听诊器的声音。然后，将钟式听诊器置于患者左锁骨上窝。
  4. 让患者说"九十九"，当患者说话时，要集中注意力听传递到听诊器的声音。
  5. 两侧的声音一样吗——应该是什么样的？
  6. 如果你不是很确定，重新检查一次。

- 评估上肺叶的 VR：

  1. 将膜式听诊器放置于患者右胸部顶部。
  2. 让患者说："九十九"，当患者说话时，

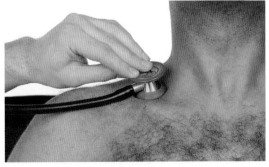

图 5.15　评估肺尖的语音共振

要集中注意力听传递到听诊器的声音。

3. 患者的左侧检查与右侧检查相同，然后判断两侧声音是否一样。

4. 如果你不是很确定，重新检查一次。

- 评估肺外侧的 VR：

1. 让患者伸展右臂。对患者这样说："请将您的右臂向外伸展……我可以在腋窝处做听诊吗？"

2. 将膜式听诊器置于患者右腋窝内侧。

3. 让患者说"九十九"，当患者说话时，要集中注意力听传递到听诊器的声音。

4. 患者的左侧检查与右侧检查相同，然后判断两侧声音是否一样。

后背

1. 你应该站在患者的背后。

2. 使用膜式听诊器听诊。

3. 后背 VR 的检查顺序：右上、左上、右中、左中、右下和左下。

取坐姿，向前倾

19. 让患者调整姿势以利于检查颈部和后胸部（DF 6/10）

现在可以让患者取坐姿、身体前倾的体位。该体位有利于患者颈部和后背的检查。检查前胸和腋窝时，能够全面检查上肺叶和中肺叶，但仅能检查下肺叶的一小部分。

要点

- VR 和 TVF 的检查对象相同。
- 肺实质化病变会增加 VR；胸腔积液、肺不张和气胸会降低 VR。
- 评估前胸肺尖、上胸部和腋窝以及后背上、中、下处的 VR。

检查后背时，能够检查患者的下肺叶（图 5.8）。很多疾病都发生在下肺叶，因此后背检查很重要。后背上 1/3 处与上肺叶有重叠，后背下 2/3 处与下肺叶有重叠。

如何检查？

1. 患者取坐姿、身体前倾的位体。理想体位是患者抱胸——这样肩胛骨会外旋。然而，患者要维持这个姿势会有些困难。比较舒服的体位就是患者取坐位，将双手放在双膝上。例 5.48 是关于无法取坐姿、前倾位的患者可以选择的其他体位的建议。

2. 向患者说明你将要检查他的颈部和后背。

3. 拿掉枕头，将床头放平，这样可以轻松地观察到患者的背部。

4. 如果有必要，请要求患者向床尾方向移动，让患者留下更多后背的空间，便于检查。

5. 查看患者这个姿势是否舒适——因为患者需要维持这个姿势几分钟。

颈部淋巴结触诊

20. 检查颈部，查看是否有肿大的淋巴结（DF 8/ 10）

为什么要进行颈部淋巴结检查？

全身性的或局部性的疾病都会导致淋巴结肿大（表 5.12）。当肺部疾病通过淋巴向其他部位传播时，所涉及的淋巴结有颈部淋

要点

- 背部检查能够充分彻底地检查肺下叶。
- 确保患者所取姿势比较舒适。
- 如果患者比较虚弱，你可能需要换一种姿势、方法对患者进行检查。

例 5.48

问题。患者无法取坐位、前倾的姿势。

讨论。常识是必要的。根据患者的不同情况，可以通过不同的方法解决这个问题。

- 如果患者只是稍微有些虚弱，可以帮助患者取坐位、前倾的姿势。
- 如果患者是中度虚弱，可以帮助患者靠在床边的桌子上。
- 如果患者非常虚弱，让患者坐起来就不太合适。患者处于平躺姿势时，你可以在患者腋窝外后方做听诊。
- 现代的病床是可以调节的，可以将床头抬高，帮助患者坐起来。
- 如果你有助手，你的助手可以帮助你支撑患者。

对于虚弱的患者来讲，你可能需要简化随后的检查，留下最有用的：在肺基底部处做叩诊和听诊。

表 5.12 淋巴结肿大的原因

恶性	淋巴瘤、急性和慢性淋巴性白血病
病毒性	传染性单核细胞增多症、巨细胞病毒、获得性免疫缺陷综合征
细菌	肺结核、梅毒、布鲁菌病
弓形虫病	
结节病	
局部	
急性或慢性	
心力衰竭	

巴结，特别是锁骨上淋巴结。因此，颈部淋巴结肿可能是肺部疾病的重要体征。约 1/5 的肺癌患者会伴有颈部淋巴结肿大，且淋巴结往往比较硬。淋巴结最初可能会很小，但以后可能会融合在一起，形成一个肿块，与基底结构粘连。淋巴结肿大一般发生在锁骨上部位，尤其是胸骨和胸锁乳突肌头部之间的深部。引起锁骨上淋巴结肿大的其他常见原因包括淋巴瘤、肺结核和结节病。在这些情况下，肿大的淋巴结质地致密、橡胶状（不硬），为离散状，不融合，不与基底结构粘连。例外的是肺结核晚期，在肺结核晚期，淋巴结会融合在一起，形成缠结在一起的淋巴结。肿大的锁骨上淋巴结很少是由影响头部或颈部的其他癌症引起。影响胃或胰腺的癌症可能导致左锁骨淋巴结肿大，称为魏尔啸淋巴结（Virchow's node）（鲁道夫·魏尔啸［Rudolf Virchow］，1821—1902，德国病理学家和政治家）。在颈部远端，淋巴结肿大最常见的原因是局部感染，特别是喉部感染，通常会导致颌下淋巴结肿大，且有压痛。

如何检查

见第 11 章。就像腋窝淋巴结的检查一样，肌肉要尽可能放松，方便触诊颈部淋巴结。另外在触诊时，一般情况下最好使用指腹部进行触诊（这样不会很疼），只有为了更好的感觉时才使用指尖进行触诊。

1.你应该站在患者的背后。

2.让患者稍微弯曲头部（使颈部肌肉放松）。

3.如果你触诊到肿块，确定它们的大小、一致性（致密或坚硬）、是离散的还是融合在一起以及是否与基底结构粘连。

4.锁骨上淋巴结：

- 用示指、中指和无名指一起轻轻触诊锁骨上窝（图 5.16）。
- 用示指指尖触诊胸锁乳突两个头之间的部位（图 5.17）。

5. 胸锁乳突肌：

- 最好对两侧分别进行检查——避免双侧触诊颈动脉窦，可能会引起昏厥（syncope）。
- 用右手示指、中指和无名指一起慢慢从胸锁乳突肌向上触诊到下颌角处。
- 用左手检查患者左侧，检查方法与右侧一样。

6. 颌下：

- 颌下你就需要用指尖来触诊。用示指、中指和无名指一起同时触诊两侧颌下。
- 在下颌角下方进行触诊。
- 两侧同时进行，在下颌处停止。

后胸视诊和触诊

21. 查看后胸，评价胸部运动情况（DF 8/10）、胸廓形状（DF 4/10）以及其他可见异常（DF 4/10）

见 "检查包括胸扩张在内的心前区" 部分。

为什么要检查？

检查的目的是发现后背处的异常，包括：

- 柱后侧凸。
- 开胸术疤痕——肺部手术，特别是肺癌手术时，往往需要在肺底部做一个很长的对角线切口。
- 胸腔积液探查或治疗后留有的痕迹（大绷带或 0.5 ～ 1 cm 大小的瘢痕提示患者最近做过胸腔引流，1 mm 标记或小膏药提示患者最近做过胸腔穿刺）。

如何检查

1. 站在患者身后检查其后背。
2. 有些异常会很明显，如脊柱后侧凸、开胸瘢痕、胸腔引流瘢痕以及胸腔穿刺处贴的

要点

- 当肺部疾病通过淋巴向其他部位传播时，会累及颈部淋巴结。
- 肺癌时，淋巴结可能比较硬，但后来可能会融合在一起，形成一个肿块，与基底结构粘连。
- 肺癌时，一般是锁骨上部位的淋巴结有病变，尤其是胸骨和胸锁乳突肌头部之间的深部。
- 其他原因导致的淋巴结肿大，淋巴结质地致密、橡胶状、离散，且不会与基底结构粘连。
- 检查淋巴结时，要确保肌肉和肌腱尽可能处于放松状态。

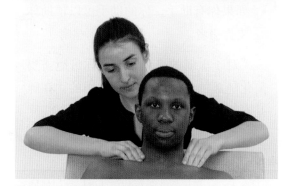

图 5.16　触诊锁骨上窝淋巴结

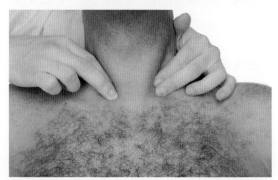

图 5.17　触诊胸锁乳突肌两个头之间的淋巴结

膏药等。

3. 仔细在肺基底部检查各种可能提示最近做

过胸腔引流或胸腔穿刺的标志。

4. 让患者通过口腔做深吸气、深呼气。

5. 患者呼吸时，你要仔细观察其胸部，查看患者一侧胸部是否比另外一侧运动幅度大——胸部扩张不对称表明患者可能有单侧病变。

6. 然后，让患者再次进行深吸气和深呼气。如果你的检查结果一致，这一部分检查就结束了。如果对检查结果不是很确定，让你的患者再次做深吸气和深呼气，直至确认你的检查结果。

22. 如果可能，触诊胸廓外侧，查看是否有肋骨骨折（DF 8/10）

见"气管和心前区触诊"部分。

如何检查

1. 这样问患者："您后背是否有疼痛或压痛？"

2. 如果患者回答"是"，获得患者的同意后进行检查：对患者这样说："我可以检查疼痛或压痛部位吗？"

3. 患者同意后，轻轻触诊疼痛部位。你引发压痛？在肋骨区触诊时，触诊部位是否有提示肋骨受伤或肿瘤的疼痛或压痛？

23. 从后方触诊胸扩张，比较左右两侧胸扩张的情况（DF 8/10）

见"胸扩张触诊"部分。

24. 叩诊后背，比较左右两侧的情况（DF 9/10）

见"胸部叩诊"部分。

25. 检查胸部向后部分的触觉语颤情况，比较左右两侧的情况（DF 9/10）

见"触觉语颤"部分。

26. 听诊后背，比较左右两侧的情况（DF 8/10）

见"胸部听诊"部分。

27. 评价后背语音共振情况，比较左右两侧的情况（DF 7/10）

见"语音共振"部分。

呼吸系统的其他体征

28. 如果可能，查找可能表明患者患有如耳语音或外周水肿的其他体征

正如例 3.7 中提到的，呼吸系统常规检查是对所有可能的呼吸系统体征做一个简要的检查。对常规检查容易忽略的一些呼吸系统体征会在下文进行讲述。

耳语音（whispering pectoriloquy）（DF 8/10）

耳语音检查与 VR 检查非常类似。耳语音检查是让患者悄悄地说出"九十九"，而不是用普通的声音说出"九十九"。相对于正常的讲话，耳语这种声音的频率较高（超过 400 Hz）。通常情况下，耳语时听诊器不会听到胸腔振动。肺实质化病变时，肺传导

> **要点**
> - 检查后背的原则和前胸一样。
> - 仔细观察是否有开胸术瘢痕，或胸腔积液探查或治疗后留有的瘢痕。

> **要点**
> - 如果患者的 VR 增加了，听诊时又听到了耳语音，则进一步肯定了原有诊断。
> - 如果胸腔积液上方有肺实质化病变，有时可以在严重胸腔积液上方听到耳语音。

高频音的能力比低频音好，所以能够听诊到耳语：这就是耳语音。耳语音有时可以在严重胸腔积液上方听到，因为此时可能发现肺不张或肺实质化病变。

其他

外周水肿（peripheral oedema）

导致外周性水肿的原因有很多。然而，如果呼吸系统疾病合并 JVP 升高，提示肺心病。呼吸系统疾病会引起慢性缺氧、肺动脉高压和右心衰竭，导致肺心病。肺心病表明呼吸系统承受着相当大的压力，也意味着呼吸系统疾病已经很严重。所以，你如果发现提示肺心病的 JVP 升高体征，或是发现了提示慢性胸部病变的 COPD 或纤维化体征，应该检查周围水肿。

提示

当心这个陷阱，即认为所有患有呼吸系统疾病且伴有 JVP 升高、外周性水肿的患者就一定患有肺心病。因为缺血性心脏病也很常见，患者也可能患有 COPD 和充血性心力衰竭。

体温

发热（fever，pyrexia）是指高于正常人群第 99 百分位数的温度。在 18 岁和 40 岁健康人群中，清早的口腔温度 > 37.2℃，晚上的口腔温度 > 37.7℃ 时为发热。清早和晚上的发热温度截点不同反映了一天中的体温变化（早晨平均体温为 36.4℃，晚上为 36.9℃）。胸部感染通常（虽然并不总是）会导致发热。

咳痰

如果患者有感染的症状或体征，你应该询问患者是否有痰，并需要对痰做检查。黄色 / 绿色痰提示患者有感染。一天内产生大量痰提示支气管扩张。你也可以检查痰中是否带血。虽然感染也会导致痰中带血，但是，你应该高度怀疑癌症或肺结核。如果出现诸如体重减轻或声音持续沙哑等其他症状，会进一步证实这种怀疑。

洗手

29. 洗手

不要忘了这个重要的控制感染的措施。

检查结果陈述

30. 短暂停顿后，将检查结果告知他人

目的是描述你的发现，尤其是异常发现。因为你检查的部位太多，如果这些部位都正常，很容易会漏掉某些体征。然而不管正常与否，对一些发现都需要进行评价：

- 全身状况
- 是否发绀
- 是否有杵状指
- 脉搏率
- 呼吸率
- 二氧化碳蓄积体征
- 肺心病体征
- 气管位置
- 胸扩张、叩诊、TVF、呼吸音（支气管音、水泡音和额外音）以及 VR。

在二氧化碳蓄积中，如果没有扑翼样震颤或洪脉，就没有必要特意提及。同样，如果没有 JVP 升高或周围水肿的证据，也没有必要特意提及。没必要将肺部的每一个胸部扩张、叩诊、TVF、呼吸音以及 VR 情况都详细地讲

述一遍。要重点讲述异常发现。举例如下：

> 该女性患者总体状况良好，无发绀。然而，该患者有心动过速，脉搏率 110 次 / 分，呼吸率正常，呼吸频率 14 次 / 分。患者无肺心病体征，也没有二氧化碳蓄积体征。气管位置正常。胸部大部分的叩诊、TVF 和 VR 正常，呼吸音为水泡音。然而，右胸扩张能力下降，右下肺叶的某个部位叩诊时为浊音，呼吸音为支气管呼吸音，TVF 和 VR 增加。无额外音。这些发现与右下肺叶发生肺实质化病变一致。

注意：很多检查项目并没有提及到，如面部、眼、震颤和烟垢。

发现结果无法相互印证时，处理方法见例 5.49。

例 5.49

问题。我的发现并不能够相互印证。我认为右肺基底部的呼吸音为支气管音，但在听诊、叩诊时并没有发现异常，且 TVF、VR 也没有变化。

讨论。你一定在某个方面发生了错误。这些发现应该能够相互印证。如果真的是支气管呼吸音，那么还会有肺实变（lung consolidation）、肺不张和肺纤维化的其他体征。重新检查一下！另外一种可能性就是实际上呼吸音就是水泡音（正常）。

要点

- 重点讲述异常发现。
- 如果你的发现并不能够相互印证，再次检查思考一下。

呼吸系统疾病与辅助检查

在本章的前面部分就提到了各种疾病和实验室检查方法。在这部分我会详细讲述这方面的内容。虽然某些问题我会具体讲述，但总体来讲，我会介绍得比较简短。

与重要临床疾病有关的临床体征

见表 5.13。

胸腔积液

胸腔积液是指胸膜腔内的异常液体。

胸膜腔的定义是什么？

肺胸膜与胸膜壁层紧紧相连，而胸膜壁层与胸壁紧紧相贴。胸膜腔是指肺胸膜与胸膜壁层之间潜在的空间。正常情况下，胸膜腔内充满了少量的润滑液，保证胸膜表面活动时没有摩擦。

病因

导致胸膜积液的原因很多（表 5.14）。根据胸膜积液内的蛋白质含量可将胸膜积液分为漏出液和渗出液。基于此，检查胸腔积液时一般是通过穿刺来进行的。诊断最重要的部分是确定是否由恶性肿瘤引起。

一般情况下，漏出液是双侧的，虽然有时也是单侧的（一般是右侧）。渗出液通常是单侧的，但在胶原血管病时是双侧。非梗死性肺栓塞导致的积液是漏出液；如果有梗死就是渗出液。

症状

呼吸急促。

体征

- 胸部扩张能力下降。

表 5.13 与重要临床疾病有关的临床体征

临床疾病	气管位置	胸部扩张	叩诊	语音共振与触觉语颤	耳语音	听诊
正常	中央	对称	清音	正常	无	水泡音
肺实质化	中央	下降	浊音	增加	可能有	呼吸音为支气管音伴粗湿啰音
肺不张	向患侧移动	下降	正常或浊音	下降	可能有	呼吸音减弱，可能是支气管呼吸音
单侧肺纤维化	向患侧移动	纤维化患侧下降	正常	增加	无	细湿啰音。通常情况下呼吸音为水泡音，但是纤维化严重时，呼吸音为支气管音
间质肺纤维化（interstitial lung fibrosis）	中央	对称性下降	清音	增加	无	细湿啰音。通常情况下呼吸音为水泡音，但是纤维化严重时，呼吸音为支气管音
胸腔积液	远离液体	下降	浊音非常明显（石头样）	下降	没有，但是有大量胸腔积液时就会出现	呼吸音水泡音，但强度下降
气胸	中央	下降	过清音	下降	无	呼吸音为水泡音，但强度下降
紧张或严重气胸 [a]	远离气胸 [a]	下降	过清音	下降	无	无呼吸音（可能在对侧肺部会听到呼吸音）
哮喘或 COPD	中央	对称性下降	清音	正常	无	呼吸音为水泡音，呼气慢性延长且有喘息（吸气时喘息或呼气时均有喘息）。有时为粗湿啰音感染

COPD：慢性阻塞性肺病

[a] 任何可能导致气管位置移动（纵隔也会移动）的疾病，只要疾病严重程度足够，就会发生。疾病轻微时，不会导致纵隔移位

表 5.14 导致胸腔积液的原因

漏出液（蛋白含量 < 30 克 /L）
心力衰竭[***]
慢性肝功能衰竭[**] 或肾病综合征[*] 会导致低蛋白血症
梅格综合征（与卵巢纤维瘤相关）[*]（乔·文森特·梅格 [Joe Vincent Meig]，1892—1963，妇科学教授）
肺栓塞[**]
其他原因导致的低蛋白血症

渗出液（蛋白含量 > 30 g/L）
肺炎[***]
肺结核[**]
肿瘤（积液中可能带血）——支气管癌[**]、乳腺癌[*]、淋巴瘤[**]、间皮瘤[*]
胶原血管病（RA[*] 和 SLE[*]）
肺梗死（可能带血）[**]
石棉暴露[*]
腹部病变 [膈下脓肿、胰腺炎（pancreatitis）][**]

RA：类风湿关节炎（rheumatoid arthritis）；SLE：系统性红斑狼疮（systemic lupus erythematosus）
[*] ~ [***]：不常见~常见

- 叩诊浊音非常明显（石头样）
- VR 和 TVF 下降。
- 呼吸音为水泡音，但强度下降（往往听不到）。
- 如果胸腔积液很多，气管和心尖搏动位置会发生变化。

其他类型的积液

胸腔积液这个术语通常是指胸膜腔内的浆液性液体（虽然可能带血）。其他类型的胸腔积液有：

- **血胸**——胸膜腔内的血液
- **乳糜胸（chylothorax）**——胸膜腔内的乳糜

- **积脓症**——胸膜腔内的脓

肺实变（lung consolidation）

肺实变是指肺部的某个部位发生病变，充满了液体或固体物质。比较经典的是肺炎时，肺部发生了实质性病变。但是，实质性病变也是肺出血或非感染性肺炎（药物、自身免疫等非感染性原因导致的肺炎）的一个特征。在非感染性肺炎中，实质化病变通常为片状，体征多变。在感染性肺炎中，实质化病变的范围极大，会有非常经典的肺实变体征。

- 胸部扩张能力下降。
- 叩诊为浊音。
- VR 和 TVF 增加。
- 呼吸音为支气管音。

肺不张

支气管堵塞时，堵塞肺部远端部位的气体会逐渐被吸收，导致该部位发生坍塌，导致肺不张。

原因

- **管腔内发生病变。**分泌物——术后、哮喘、囊性纤维化（cystic fibrosis，CF）、异物（尤其是花生）。
- **壁发生病变。**支气管癌。
- **外部压迫壁导致的病变。**
  支气管癌或淋巴瘤通常会导致淋巴结肿大。

症状

呼吸困难。

体征（可能比较轻微）

- 胸部扩张能力下降。
- 叩诊为浊音。
- VR 和 TVF 下降。

- 呼吸音为水泡音，但强度下降；也有可能会在某个部位听到支气管音。
- 如果肺不张的区域很大，气管（尤其是上肺叶的肺不张）或心尖搏动（尤其是下肺叶的肺不张）会发生移位。

肺癌

肺癌又称为支气管癌、肺部肿瘤、支气管肿瘤。在英国，肺癌仍然是癌症中的首位死因。肺癌的重要危险因素是吸烟，虽然有一种类型的肺癌（腺癌）与吸烟没有关系。偶尔通过胸部 X 线片检查可能会发现肺癌，此时可能没有症状和体征，否则肺癌会导致一系列的症状和体征。在此讲解最常见的病变特征。

- 肺部发生的局部损害，引起
  - 咳嗽、咯血、呼吸困难、胸痛以及喘息（症状）。
  - 吸气性哮鸣音、肺不张或胸腔积液体征以及杵状指（体征）。
- 在胸腔内直接扩散
  - 影响喉返神经，导致声音嘶哑。
  - 影响交感神经，引起霍纳综合征
  - 影响膈神经，引起膈肌麻痹。麻痹的膈肌会上升，导致肺部上移；导致正常覆盖下肺部组织的胸壁覆盖了如肝这类的实质性器官，而不是产生类似于胸腔积液的体征。
  - 浸润上腔静脉，引起 SVC 阻塞。
- 会扩散到：
  - 锁骨上淋巴结。
  - 肝，导致肝大。
  - 骨头，导致触痛和病理性骨折。
  - 脑部，发生轻偏瘫。

- 非转移性肺外特征：
  - 厌食、体重减轻和发热。
  - 高钙血症（hypercalcemia）。
  - 神经病变。
  - 肺性肥大性骨关节病。
  - 肌无力样综合征。

间皮瘤

间皮瘤是既往石棉暴露导致胸膜发生的恶性肿瘤。其发病率远远低于支气管癌。

症状

- 疼痛（有时但通常不是胸膜炎性）。
- 呼吸困难。
- 疲乏。
- 体重减轻。

体征

- 杵状指。
- 肺性肥大性骨关节病。
- 胸腔积液体征。
- 锁骨上淋巴结、腋窝淋巴结肿大。

肺部感染

可能会发生各种感染：

- **气管炎（tracheitis）**。影响气管，通常是病毒性感染，导致胸痛、咳嗽和咳痰；没有特异性的肺部体征。
- **支气管炎**。影响大气管，通常是病毒性感染，导致胸痛、咳嗽和咳痰；没有特异性的肺部体征。
- **COPD 伴发感染性恶化**。影响细支气管，病原体通常是病毒、流感嗜血杆菌或肺炎链球菌（肺炎球菌）；导致呼吸困难、胸痛、咳嗽和咳痰、喘息；可能有二氧化碳蓄积体征（扑翼样震颤、洪脉）；肺部体征——呼吸音强度减弱和哮鸣音增强；胸部 X 线片检查未发现新改变。

- **支气管肺炎（bronchopneumonia）**。影响肺实质（主要是肺泡），为片状改变；通常是由流感嗜血杆菌这类低毒性细菌感染引起；导致呼吸困难、胸痛、咳嗽和咳痰；肺部体征——湿啰音；胸部 X 线片检查发现片状阴影。
- **大叶性肺炎（lobar pneumonia）**。大叶性肺炎会影响肺实质，肺组织发生炎症后，整个肺部区域都会发生实质性病变；通常是由肺炎球菌这类毒性较强的微生物引起；导致呼吸困难、胸痛、咳嗽以及咳痰；肺部体征——肺实质化体征；有时可能并发胸腔积液或积脓症，形成混合体征；肺实质性病变时，湿啰音消失；胸部 X 线片检查会发现一个界限非常明显的阴影区（图 15.21）。
- **胸膜炎**。影响胸膜；通常是大叶性肺炎导致的；引起胸膜炎性胸痛和胸膜摩擦音。
- **肺脓肿**。当肺部某个部位有脓液聚集时就会发生肺脓肿；可能是肺炎（尤其是葡萄球菌或克雷白杆菌引起的肺炎）的并发症；食物进入肺部或是异物堵塞支气管引起；导致大量恶臭痰的产生；引起杵状指，有肺实质化或湿啰音体征；胸部 X 线片检查会发现一个界限非常明显的阴影区，尤其会显示阴影区内的液体平面（图 15.25）（可有多个肺脓肿区域）。
- **积脓症**。当胸膜腔内有脓液聚集时就会发生积脓症；可能是肺炎的并发症，也有可能是膈下脓肿引起或是手术等导致胸部伤口引起；引起杵状指和胸腔积液的体征；胸部 X 线片检查会发现胸腔积液。
- **肺结核**。需要特别注意结核分枝杆菌。不同阶段的肺结核会引起肺不张、纤维化、肺实质化和积脓症。杵状指不是肺结核的体征。

还需注意下列几点：

- 严格来讲，气管炎、支气管炎、肺炎和胸膜炎都是呼吸道的某个特定部位发生的炎症。因此，物理、化学或过敏以及感染均会引起这些炎症。在感染性肺炎中，一般用"pneumonia（肺炎）"这个术语来表示由感染引起的肺炎。"pneumonitis"这个术语通常是指由非感染性因素引起的肺炎。
- 所有这些炎症性疾病都可以导致像发热、嗜睡、厌食、体重减轻和出汗这类的全身症状和体征。细菌导致的全身症状（和疾病）的严重程度要比病毒严重，远端疾病（如感染性肺炎）比近端疾病（如气管炎）严重，在积脓症或肺脓肿中会有脓液堆积。
- 我们会经常用到"胸部感染"这个术语。这个术语定义不明，通常是指在胸部 X 线片上看不到阴影的肺部感染，如气管炎、支气管炎和 COPD 感染性恶化。
- 支气管扩张是导致支气管扩张的一种疾病，往往是儿童期肺部感染导致的一种的后遗症。支气管扩张的特点是往往会产生大量脓痰。可能会导致呼吸困难。体征包括杵状指和粗湿啰音。

小气道阻塞

有两种疾病的特点是小气道阻塞，即哮喘和 COPD。小气道阻塞主要导致呼气困难。

哮喘

哮喘是一种病因不明的临床综合征，具有三大特征：

- 小气道梗阻反复发作，具有自限性特点或是经过治疗可缓解。

- 气道具有高反应性。遇到刺激时，正常个体几乎没有反应，但是哮喘患者会发生剧烈的支气管收缩。
- 气道有炎症。

哮喘是一种可能危及生命的疾病，也是导致住院的常见原因。特征性的症状为呼吸困难和哮鸣音。检查时，特征性的发现是呼吸率和心率增加；听诊时，呼吸音强度减弱、呼气延长以及有呼气哮鸣音（虽然也可能有吸气哮鸣音）。英国胸科学会制订了指南，通过临床特征就能识别出严重的或危及生命的哮喘发作。

出现下列**任何**一个特征，就表明是严重的急性哮喘发作：

- 因为呼吸困难无法说完一个完整的句子。
- 呼吸率 ≥ 25 次 / 分。
- 心率持续 ≥ 110 次 / 分
- 最大呼气流速（peak expiratory flow rate，PEFR）＜正常的 40%。
- 吸气时收缩压 ≥ 10 mmHg（奇脉）。

出现下列**任何**一个特征，就表明是危及生命的哮喘发作：

- 胸部听诊，无法听到声音。
- 发绀。
- 心动过缓。
- 精疲力竭、意识模糊、人事不省。

慢性阻塞性肺病（chronic obstructive pulmonary disease）

COPD 的特点是慢性支气管炎或肺气肿导致气道堵塞。堵塞可能会有所不同，但永远不会恢复正常：这是一个不可逆过程。慢性支气管炎的定义是在至少连续 2 年中，在 3 个月以上的大部分时间均有咳痰。肺气肿

的诊断结果是病理性的：由于壁结构受损（主要是肺泡受损），终末细支气管的远端结构遭到破坏。肺气肿和慢性支气管炎往往由吸烟引起，且二者倾向于同时出现。

影响

COPD 的典型症状为咳嗽、咳痰、呼吸困难和喘息。检查时可能会发现：

- 胸部前后直径增加（桶状胸）。
- 腹式呼吸。
- 吸气时用到辅助肌。
- 双侧肺扩张能力下降。
- 叩诊音为过清音。
- 双侧 VR 和 TVF 可能下降。
- 呼吸音是水泡音，但强度降低，吸气延长，哮鸣音可以仅发生在呼气时，也可发生在吸气和呼气时，有湿啰音。
- 随着病情的发展，因慢性缺氧可能会引起发绀和肺心病的体征（JVP 升高、踝部水肿和右心室上移）。

还需注意以下三点：

- 许多同时患有哮喘和 COPD 的患者，病情具有一定的可逆性。在这种情况下，很难说哪种疾病占主导地位。表 5.15 列出了一些差异，尽管比较老套，但有助于确定哪个占主导地位。
- β_2 受体激动剂如沙丁胺醇，是治疗哮喘和 COPD 的主要药物。这些药物会导致一些临床症状，例如震颤和心动过速。
- 杵状指不是 COPD 的体征。

肺纤维化

肺组织的纤维化是肺组织对各种损伤（表 5.16）的一种反应性病变。不同疾病影响到的肺部区域不同，且影响程度也不同。纤

表 5.15 哮喘与慢性阻塞性肺病的比较

	哮喘	慢性阻塞性肺病
年龄组	年轻	年老
10 年以上吸烟史	否	是
两次发作期间有呼吸困难	否	是

表 5.16 导致肺纤维化的原因

自身免疫	
特发性（＝原因不明性）肺纤维化纤维化	L
硬皮病	L
结节病	U
类风湿性关节炎	L
吸入刺激物	
石棉肺	L
煤工尘肺病	U
矽肺	U
外源性过敏性肺泡炎	U
药物（胺碘酮，甲氨蝶呤）	L
感染或结核病后	U

维化可能局限于肺部的某个区域，也可能影响到整个肺。局部纤维化是由感染（特别是肺结核）、梗死或先前放疗引起。广泛性纤维化可能是吸入刺激性物质、自身免疫性疾病或药物引起。免疫反应导致肺部弥漫性浸润，导致肺泡壁周围组织增厚和纤维化（称为纤维性肺泡炎）。纤维性肺泡炎（fibrosing alveolitis）病因不明，因此称为特发性或病源不明病变。最近，发现了纤维性肺泡炎的不同的病理组织学类型，其自然病史不同，预后也不同。"特发性间质性肺炎"这个术语指的是不同类型肺炎的总称，特发性纤维性肺泡炎是特发性间质性肺炎（idiopathic interstitial pneumonia）的一个分类（又称为普通型间质性纤维化）（图 5.18）。不管是什么原因引起的肺纤维化，这些纤维化病变往往会导致呼吸困难和干咳。主要体征是杵状指和受累肺叶有湿啰音。呼吸音通常是水泡音，但是如果纤维化很严重，可能就是支气管音。杵状指是特发性肺纤维化和石棉肺的特征性体征。杵状指在硬皮病（scleroderma）、矽肺、结节病和药物性肺纤维化病变中很少见。

肺栓塞

肺栓塞是指来自静脉的血栓堵塞肺动脉引起的一种肺部疾病。肺栓塞有时会并发肺

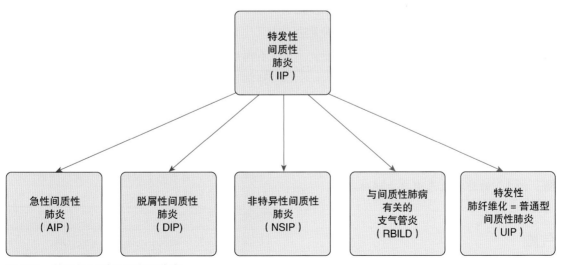

图 5.18 特发性间质性肺炎的分类

梗死（部分肺组织发生梗死）。

影响

造成的影响与血栓的大小、栓塞是否持久以及是否会引起肺梗死有关。

- **一过性的小栓塞**——无临床症状。
- **持续性栓塞（慢性血栓疾病）导致小栓子的形成**——呼吸困难和肺动脉性高血压体征——JVP 升高、右心室上移和三尖瓣反流杂音。
- **不伴肺梗死的中度栓塞**——呼吸困难和呼吸急促。
- **伴肺梗死的中度栓塞**——呼吸困难、胸膜炎性胸痛、呼吸急促、胸膜摩擦和胸腔积液。
- **重度栓塞**——呼吸困难、中央胸痛、低血压、发绀、颈静脉压升高和猝死。

肺栓塞的临床特点在诊断时既不敏感，也没有特异性。

- 螺旋 CT 肺扫描（或同位素通气 / 灌注扫描）是最佳的确诊方法。然而，由于该疾病可能会很严重，只要怀疑此病，就立即开始抗凝治疗——不要等待扫描结果出来后再进行治疗。
- 不伴肺梗死的中度栓塞患者出现的临床症状和体征没有特异性。所以，如果患者有无法解释的呼吸困难，要考虑肺栓塞的可能。

提示

要经常检查双腿，查看是否有深静脉血栓形成的体征：单侧腿肿、小腿肌肉僵硬、累及侧皮温升高以及腓肠肌两个头之间有压痛。约 1/3 的肺栓塞患者有上述体征。

气胸

气胸是指胸膜腔内有异常气体。当肺部受到损害，气体从肺部泄漏，通过内脏胸膜进入胸膜腔时，就形成了气胸。这种损害可能是自发性，也可能是创伤后导致的，但创伤后导致的气胸不常见（表 5.17）。

影响

胸膜腔有气体时，会使腔内的负压环境消失。腔内的负压环境是使肺部扩张的吸力。

症状

胸膜腔的气体可能导致胸膜炎性疼痛，而肺不张导致呼吸困难。

体征

- 扩张能力下降。
- 叩诊音为过清音。
- VR 和 TVF 下降。
- 呼吸音为水泡音，但强度下降。

张力性气胸

在张力性气胸中，胸膜腔内的气体会产生足够的压力，迫使纵隔远离气胸侧，向健侧移动。此时病情比较危险。

原因

大部分气胸在肺不再扩张时，气体就不再从肺部流向胸膜腔。张力性气胸时，从肺部到胸膜腔的口相当于一个瓣膜，一直处

表 5.17 导致气胸的原因

自发性
任何肺部疾病，尤其是肺气肿
胸膜下疱疹，通常见于没有其他肺部疾病的年轻人（主要是男性）
外伤
医源性，胸腔穿刺或中线插入时导致气胸
胸壁损伤

于开放状态，因此吸气时，气体从肺部进入胸膜腔，呼气时气体却不会从胸膜腔进入肺部。张力性气胸通常是外伤导致，很少是自发性的。

影响

张力性气胸是一种紧急状况。随着胸膜腔内的压力增加，不仅会导致肺不张，而且会使纵隔进一步向健侧移动，使静脉回流受阻，回流血液减少，致心输出量下降。

症状

- 胸膜炎性疼痛。
- 严重呼吸困难。

体征

- 扩张能力很低。
- 叩诊音为过清音。
- 没有 VR 和 TVF。
- 没有呼吸音。
- 往往伴有低血压、发绀和呼吸急促。还可能有纵隔移动的体征，气管和心尖搏动向健侧移动。

肺活量测定

肺活量计是用于测量呼入该仪器内气体量的仪器。

有两个关键的测量指标：

- **用力肺活量（forced vital capacity，FVC）**——尽最大力吸气后，尽力尽快地呼气所能呼出的最大气量。
- **1 秒内用力肺活量（forced expiratory volume over 1 second，FEV_1）**——尽最大力吸气后，1 秒内尽力呼气所能呼出的最大气量。

通常需要计算 FEV_1 与 FVC 的比值。FEV_1 与 FVC 的正常比值约为 70%（年轻人会更高）。在小气道堵塞时，FEV_1 和 FVC 这两个值都会下降，但 FEV_1 下降的幅度更大，因此 FEV_1 与 FVC 的比值会下降。在肺纤维化时，FEV_1 和 FVC 这两个值也都会下降，但 FVC 下降的幅度更大，因此 FEV_1 与 FVC 的比值会增加。

最大呼气流速

最大呼气流速（peak expiratory flow rate，PEFR）是呼气时的最大流速。使用最大呼气流速测量仪就会测定出 PEFR 值（图 5.19）。测定肺活量时，患者用最大力吸气后，就应该开始测量。然而在 PEFR 测定时，要用最大力量向外呼气，呼气不要延长。测定时就测定最大流速。小气道阻塞时，PEFR 值降低，因此，PEFR 值常用于监测哮喘的控制情况。

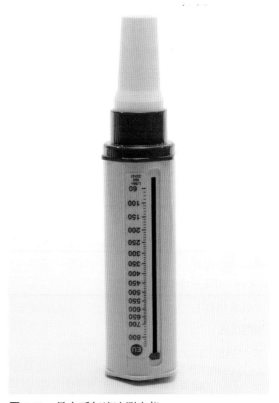

图 5.19 最大呼气流速测定仪

支气管镜检查

支气管镜是能进入支气管树查看肺部病变的一种光纤维仪器（与胃镜相似，但比胃镜小，见第 7 章）。通常情况下，只有在支气管树近端的病变才使用支气管镜进行检查（不需要使用细针进行穿刺活检时或是周围性病变，最好使用 CT 扫描进行检查）。另外，观察活检组织病变也需要进行组织学分析的设备仪器，对穿刺液体进行培养和细胞学分析，有时需要获取导致呼吸系统症状的黏液栓或其他黏稠分泌物。

期末考试部分

本部分将会讨论有关期末考试方面的问题。该部分并不是一个总结。复习时，我建议你阅读本章的要点和检查总结部分，并回答本章结尾部分的问题。

在考试中，考官需要有持续性体征的患者。因此，肺纤维化和支气管扩张症是考试中常见的考察诊断，而在日常实践中，学生遇到的更多的是胸腔积液和肺实质化患者（表 5.18 和表 5.19）。胸腔积液和肺实质化在考试中很少会考到，因为肺炎是一个预测

表 5.18　期末考试中常见的考察病例

肺纤维化
支气管扩张
胸腔积液

表 5.19　日常诊疗中的常见疾病

哮喘或 COPD
胸腔积液
肺实质化
肺纤维化
支气管扩张

性很差的疾病，其体征经过治疗后通常几周内就会消失。

关键的诊断线索

日常医疗过程中，关键体征就是那些能够提示哮喘或 COPD 严重程度的体征，如脉搏、呼吸率以及额外听诊音。然而，在期末考试中，关键体征是杵状指、扩张情况（通过检查和触诊来测量）、叩诊或听诊，特别是背部肺基底部的听诊。

期末考试重要体征

- **肺纤维化。** 杵状指、背部双侧肺基底部细湿啰音。
- **支气管扩张。** 杵状指、背部双侧肺基底部粗湿啰音。
- **胸腔积液。** 患侧——扩张能力下降，叩诊是严重浊音，呼吸音强度降低，TVF和 VR 降低，气管向健侧偏移。
- **肺实质化。** 患侧——扩张能力下降，叩诊音为浊音，支气管呼吸音，TVF 和 VR 升高。

以下是与考试问题有关的建议。

与考试问题有关的建议

概述

不要浪费时间去寻找一个能够让所有老师都满意的呼吸系统检查程序方法。因为这种程序方法根本就不存在。使用本章所给出的方法即可。

说明

通常情况下，老师会这样要求你：“检查呼吸系统”。有时，他们会这样说：“检查胸部”。这两种说法是一回事。但是，如果考官的问题更具体，如“听诊肺基底部”，你

必须按照他们的要求去做。这些要求中有一个会导致学生混淆的问题是，如何做"整体外观"检查。一般情况下，准备为患者做检查时就应该获得"整体气色"方面的信息。客观结构化临床考试（objective structured clinical examination，OSCE）会有一个书面说明，看下面的例子。

移动体弱患者

在做全面检查过程中，需要移动患者之前要获得患者同意。如果考官认为移动体弱患者不合适，考官会阻止你的。

体位

即使患者处于坐姿，且与水平成 45°角，你也应该调整患者体位，尽管是最小幅度的调整，这种做法是让老师明白你知道检查时患者应该处于什么样的体位。

手部

杵状指是重要体征。你要明确判断是否有杵状指。作为考试的患者，杵状指更常见，如果你认为患者有杵状指，你的判断极有可能非常正确。杵状指检查时间尽量不要超过 30 秒。

面部

对于霍纳综合征，极有可能会将该疾病误诊为出汗减少症和上睑下垂症。霍纳综合征最明显的体征是瞳孔缩小；如果没有瞳孔缩小，诊断为霍纳综合征是不明智的。SVC 梗阻很容易被忽略；在继续进行检查前，要确保你考虑过这种可能性。

颈部

虽然 JVP 是呼吸系统的一种重要体征，但远远不像在心血管系统中那样重要。如果你没有发现 JVP 异常，就不要花时间来分析原因。只需考虑 JVP 升高与否。

在床边检查前胸

这是确认单侧病变的最佳方法。胸腔积液、气胸和肺实质化都有可能导致患侧扩张能力下降——所以主要考虑这些疾病。三次吸入呼出就足够了：更多的呼吸不会给你提供更多的线索，而且多次吸入呼出会让患者头晕。

触诊心尖搏动

对于 JVP 来讲，如果没有呼吸系统其他检查提供的信息，心尖搏动是一个很难判断的体征。在 COPD 中，很难触诊到 JVP，即使你怀疑无法触诊到是因为可能患者的体位不正确，但也可能是心脏方面的各种原因引起。所以，如果你感觉不到心尖搏动时，不要迟疑，继续向下进行检查。如果你感觉心尖搏动处于异常位置，也很难找到一种呼吸系统的疾病来解释这个问题。

叩诊、触觉语颤、呼吸音和语音共振

检查整个胸部显然非常重要。然而在检查时，你需要将简洁与全面结合起来。

叩诊

尽可能地多练习叩诊（比其他体征的检查练习得要多），因为你的叩诊技术会说明你在患者身上进行过多少次的叩诊。即使你诊断错了，如果你的叩诊技术很好，也不会给考官留下不好的印象。

触觉语颤和语音共振

要一直用"九十九"。如果你不想太引人注目的话（除了你的专业知识）。

将前胸作为一个整体进行考查

考试时，像肺纤维化、支气管扩张、胸腔积液这类的常见疾病，前胸的体征很少。所以，如果你开始检查后背时没有发现任何异常，也不要担心。在后背检查双侧肺基底部时，就会发现答案。

腋窝

检查前胸时要检查腋窝。有时你会发现，在检查进入状态时你已经忘记了检查腋窝。如果是这样，从后面检查腋窝也是可以的。

整合所有的体征

所有的体征会让你得出一个合理的结论。如果发现某一部位的叩诊音为浊音，呼吸音应该也发生变化（胸腔积液时呼吸音减弱，肺实质化呼吸音增强），同样 TVF 和 VR 也应该发生变化（胸腔积液时减弱，肺实质化时增强）。五大重要特征（扩张、叩诊、TVF、呼吸音和 VR）中有一个或两个无法相互印证是有可能的，但是单单发现一个异常是不可能的。导致杵状指和湿啰音有三个重要原因（表 5.20）。

洗手

不要忘了这一重要程序，这也有利于你有思考的时间。

陈述

背部 VR 检查是胸部检查的最后一部分。因此检查 VR 时，你就要好好想想，如

表 5.20 导致杵状指和双侧湿啰音的原因

特发性肺纤维化
支气管扩张
石棉肺

何组织语言将你的检查发现讲出来。

祝你好运！

客观结构化临床考试（OSCE）示例

病史获取

你是住院部的一名 FY1。你遇到一位 83 岁的男性患者，呼吸急促和咳嗽愈来愈严重。采集患者病史。将怀疑的诊断列出来，形成一系列的初步诊断。此时你并不需要对该患者进行检查。你有 8 分钟的时间来了解患者的整体状况。考官会在 6 分钟后让你停下，要求你介绍患者的病史，并说明你的诊疗计划。

切记：

- 首先要向患者介绍你自己。
- 重点采集呼吸系统的病史资料，包括咳嗽、咳痰、运动耐量、咯血、呼吸急促（shortness of breath，SOB）和胸痛。
- 确定患者的基线活动水平。
- 既往史（past medical history，PMH）包括 COPD、哮喘、心脏病相关症状。
- 社会史，包括吸烟。
- 药物史，包括吸入剂、雾化剂、氧气和过敏。
- 要感谢患者。
- 主要的鉴别诊断是肺炎和 COPD 恶化，虽然也有可能是充血性心力衰竭。
- 检查客观体征（即心率、血压、呼吸、体温和氧饱和度）。主要的实验室检查指标包括判断 WCC 的血液指标［全血计数（full blood count，FBC）］，判断肾功能的 U & E 和判断感染的 C 反应蛋白。胸部 X 线片检查用于鉴别肺炎和 COPD 恶化、排除心脏衰竭。如果患者状况非常差，可能有

缺氧 ± 呼吸衰竭，此时要检查动脉血气（arterial blood gases，ABG）。

检查

你是一名急诊住院医师。你遇到一位 79 岁的男性患者，吸烟，有 3 周的咯血史。你需要对该患者的呼吸系统做检查。在完成检查后，你要做出初步诊断。然后考官会提供一张 X 线片，让你解释说明（图 5.20）。无需采集病史。你有 15 分钟的时间来了解患者的整体状况。

期望你能做下列内容：

- 向患者介绍你自己，检查之前要获得患者的同意。
- 用乙醇凝胶洗手。
- 对患者一般状况做了解：患者看起来是否有恶病质；在床边 / 沙发上进行检查，查看双侧胸部扩张是否对称。
- 进行全面的呼吸系统检查，包括一般检查、手部、面部、颈部、前胸后背的触诊、叩诊、听诊。
- 不要忘记检查是否有淋巴结肿大。
- 要感谢患者并洗手或用乙醇凝胶洗手。
- 如果你还无法确定，还需要做其他检查——痰液、胸部 X 线片和最大呼气速率。

X 线片显示单侧肺门肿大，且根据病史，很有可能是支气管癌。进一步的检查包括胸部和腹部 CT 以及支气管镜检查。

问题

1. 非胸部疾病导致慢性咳嗽的三大原因。
2. 导致杵状指最常见的三个原因。
3. 举两个特征说明急性哮喘发作严重。
4. 说明咯血的四个原因。
5. 咯血时，采取紧急行动的情况有哪些？
6. SVC 梗阻的四个生理指标。
7. 比较肺实变、肺不张和胸腔积液的叩诊音、呼吸音以及 TVF。
8. 左侧气胸，你检查时可能会有哪些异常发现？
9. 描述支气管呼吸音的特点。发现支气管呼吸音时，可能是什么疾病？
10. 什么是耳语音？何种情况下会出现耳语音？

参考文献与拓展阅读

British Thoracic Society/Scottish Intercollegiate Guidelines Network; British guidelines on the Management of Asthma (revised) Jan 2012; Lim WS, Baudouin SV, George RC, et al. BTS guidelines for the management of community acquired pneumonia in adults: update 2009; *Thorax* 2009; **64**:iii1–iii55.

Buller AJ, Dornhorst AC. The physics of some pulmonary signs. *Lancet* 1956; ii:649–51.

Coury C. Hippocratic fingers and hypertrophic osteoarthropathy. A study of 350 cases. *British Journal of Diseases of the Chest* 1960; **54**:202–9.

Cretikos MA, Bellomo R, Hillman K, et al. Respiratory rate:

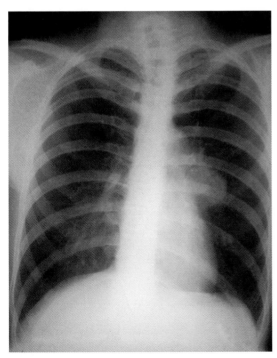

图 5.20　X 线片显示单侧肺门肿大

the neglected vital sign; *Medical Journal of Australia* 2008; **188(11)**: 657–9.

Currie GP, Gray RD, McKay J. Chronic cough. *BMJ* 2003; **326**:261.

Goldhill DR, McNarry AF, Mandersloot G, et al. A physiologically-based early warning score for ward patients: the association between score and outcome. *Anaesthesia* 2005; **60**:547–53.

Hirschberg B, Biran I, Glazer M, Kramer MR. Hemoptysis: etiology, evaluation and outcome in a tertiary referral hospital. *Chest* 1997; **112**:440–4.

Hooker EA, O'Brien DJ, Danzi DF, Barefoot JAC, Brown JE. Respiratory rates in emergency department patients. *Journal of Emergency Medicine* 1989; **7**:129–32.

Irwin RS, Curley FJ, French CL. Chronic cough. The spectrum and frequency of causes, key components of the diagnostic evaluation, and outcome of specific therapy. *American Review of Respiratory Disease* 1990; **141**:640–7.

Lee BR, Yu JY, Ban HJ, et al. Analysis of patients with hemoptysis in a tertiary referral hospital. *Tuberculosis and Respiratory Diseases (Seoul)* 2012; **73(2)**:107–14.

Lim WS, van der Eerden MM, et al. Defining community acquired pneumonia severity on presentation to hospital: an international derivation and validation study. *Thorax* 2003; **58**:377–82.

Mackowiak PA, Wasserman SS, Levine MM. A critical appraisal of 96.8° F, the upper limit of the normal body temperature, and other legacies of Carl Reinhold August Wunderlich. *JAMA* 1992; **268**:1578–80.

Martin JF, Kristensen SD. Finger clubbing. *Lancet* 1991; **338**:947.

Murphy RLH, Holford SK, Knowler WC. Visual lung-sound characterisation by time-expanded wave-form analysis. *New England Journal of Medicine* 1977; **296**:968–71.

Smith GB. Measuring pulse and breathing rates—simple, yet complex. *Resuscitation* 2011; **82**:1367–8.

Thirumaran M, Sundar R, Sutcliffe IM, et al. Is investigation of patients with haemoptysis and normal chest radiograph justified? *Thorax* 2009; **64**:854–6.

第 **6** 章　神经系统

引言

医学生（和一些医生）认为神经学检查很难，对神经学检查有一种恐惧感。事实上，神经学检查是容易的检查之一，并且所有体征都非常明显，例如：震颤、快速反射。这与心血管系统中那些难以捉摸的舒张期杂音和腹部系统检查中脾触诊（spleen palpation）形成了鲜明对比。但是，请注意，如果你想一次性学会所有内容，你就会不堪重负。你的学习方法是一部分一部分的学习，然后再将所有知识联系到一起。本章就是来引导你学习。学习从症状开始；当学到检查这部分内容时，先学习颅神经，然后是运动系统（motor system）、感觉系统（sensory system），或是你也可以根据自己的学习顺序进行。一旦你掌握了各个部分内容，就要将所有内容联系起来，形成一个完整的神经学检查体系。为了便于你对检查的理解，还专门有一节内容帮助你分析检查发现，确定病变位置以及作出诊断。在此之后还有重要检查结果报告部分和"神经疾病和检查"部分，有助于从多方面接触神经学知识，并将临床发现应用到实践中。然而，在做到这一点之前，你需要对神经解剖学有一些基本的了解，因为这些知识是你理解神经问题是如何产生的以及如何诊断的基础。

神经系统基本解剖知识

肢体的周围神经供应有两个重要分支，分别是运动系统和感觉系统。在运动系统中，冲动起源于大脑皮层，结束于周围肌肉，运动随之启动，而感觉系统与之相反，例如：从皮肤中的受体中先获得信息，然后传入大脑。

运动通路（motor pathways）

来自大脑半球运动皮层的冲动沿皮质脊髓束的上运动神经元（upper motor neurons，UMN）传递到内囊。内囊处的神经纤维会变得很紧密。从这里，神经冲动会通过中脑、桥脑和髓质（统称为脑干）。大部分纤维以十字交叉的方式通过延髓中线。更准确地说，这个交叉发生在一个叫做延髓锥体的区域，因此，皮质脊髓束又称为锥体束。

交叉完毕后，皮质脊髓束下降到脊髓内的不同水平。有的下降至颈髓支配上肢，有的继续下降到腰部水平，支配下肢。这些神经束终止于"前角"（anterior horns），前角是脊髓内灰质的投射，如横断面所见。在这里，神经束与前角细胞通过突触来传递信息，而前角细胞的轴突称为下运动神经元（lower motor neurons，LMN）。这些传导冲动，使传导沿着肢体向目标肌肉传导过去。该通路对于大脑皮层控制运动很重要。还有其他下降束，但皮质脊髓通路是你唯一需要详细了解的通路，见图 6.1。

上、下运动神经元病变（motor neuron lesions）的鉴别

如前文所述，运动通路的两个重要结构

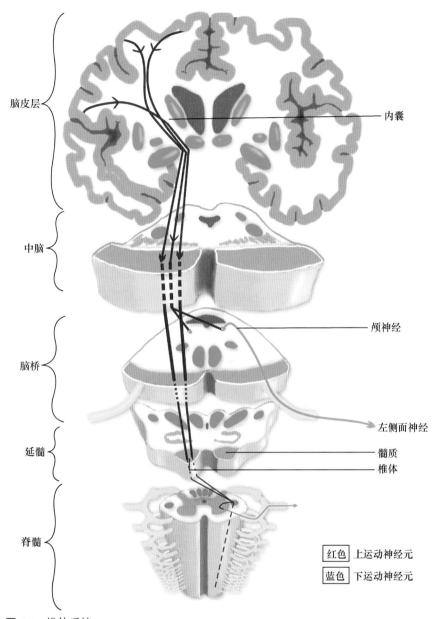

脑皮层

内囊

中脑

脑桥

颅神经

左侧面神经

延髓

髓质

椎体

脊髓

| 红色 | 上运动神经元 |
| 蓝色 | 下运动神经元 |

图 6.1 椎体系统

是源自大脑皮层的 UMN 和源自脊髓前角的 LMN；虽然 UMN 病变与 LMN 病变都会导致肌肉无力，临床特征不同。UMN 病变和 LMN 病变的比较见表 6.1。

上运动神经元病变

在皮层控制下，UMN 的作用是对 LMN 的活动进行调节。UMN 能刺激 LMN 实现随意运动，但在休息时主要起抑制作用。如果 UMN 发生病变，那么大脑皮层的这种下行抑制就会消失，导致反射作用增加和肌张力（muscle tone）增加。这是由脊柱反射介导的。肌肉萎缩比较轻微，且发生在 UMN 病变晚期，因为肌肉是 LMN 在支配。如果 UMN 发生病变，由 UMN 或"锥体"支配的肌肉萎缩就会很明显，且这些肌肉具有

表 6.1　上、下运动神经元病变的比较

	上运动神经元病变	下运动神经元病变
检查	肌肉萎缩，往往比较轻微 无肌束震颤	肌肉萎缩，往往比较严重 可能有肌束震颤
肌张力	增加	下降 / 正常
萎缩肌肉分布	伸肌＞屈肌（上肢）， 屈肌＞伸肌（下肢）	远端＞近端
反射	增加	下降
足底反射	伸肌	屈肌 / 无

特征性分布。因此，在上肢，肱二头肌的肌肉力量超过肱三头肌，导致上肢出现屈肌姿势。与此相反，锥体无力（pyramidal weakness），股四头肌的伸肌力大于屈肌，导致腿部伸肌姿势。另外两个神经病变体征只出现在 UMN 病变中，在 LMN 病变中没有，这两个体征就是足底反应（浅表神经反射之一）和阵挛（clonus）。

下运动神经元病变

LMN 形成了通往肌肉的最终共同途径。如果 LMN 发生病变，就没有冲动到达目标肌肉，就会导致肌肉萎缩和松弛。因为肌肉不能收缩，反射就会减弱或消失。肉眼能够观察到的肌肉纤维收缩称为束状震颤，这种束状震颤在 LMN 发生病变时还可能存在。这些就是下运动神经元病变的特征。与 UMN 病变相比，LMN 病变会导致肌无力，且主要累及远端肌肉。

脊髓反射（spinal reflex）

见图 6.2。虽然从运动皮层到目标肌肉之间的距离似乎很长，但是从思维开始到肌肉收缩所需的时间还不到 1 秒。有时甚至需要更快的反应，因此有更短的路径，不通过皮质。这些在肌肉和脊髓之间形成一个局部反射弧，在不需要有意识思考的情况下让身体迅速做出保护性动作。

机 制

随意肌包括"纺锤体纤维"——是一种适应性肌肉纤维，是感觉器官。当叩击肌腱时，纺锤体纤维发生拉伸，刺激发生感觉冲动。这些冲动沿感觉神经传入支传递到脊髓（"传入"表示这些束支进入脊髓）。这些神经直接与传出纤维（即离开脊髓的纤维）通过突触传递信息，传出纤维即 LMN，导致肌肉发生收缩。这种类型的反射称为拉伸反射，因为肌肉的反射收缩是由纺锤体纤维拉

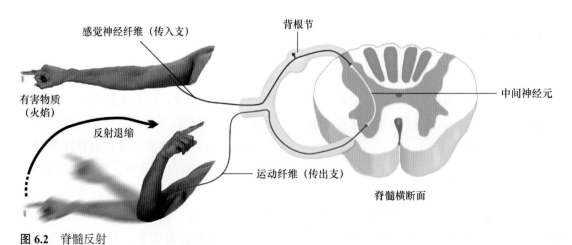

图 6.2　脊髓反射

感觉神经纤维（传入支）　　背根节

有害物质（火焰）

反射退缩

运动纤维（传出支）

中间神经元

脊髓横断面

伸触发的。这与皮肤的感觉感受器（例如足底反射）触发的浅表反射是不同的。

运动控制（movement control）

大脑皮层发起随意运动时，中枢神经系统其他区域也被激活，确保肌肉收缩顺利且协调。在此对其中最重要的两个进行讲述。

小脑（cerebellum）

小脑位于两个大脑半球的后下方。小脑由两个半球组成，每个半球参与控制身体同侧运动，两侧半脑由蚓体这个中线上的结构连接在一起。后者与躯干肌肉功能有关，参与姿势维持。

基底节（basal ganglia）

基底节是位于大脑半球内皮质深处（皮质下）的一组结构。基底节包括纹状、黑质和丘脑下核。基底节区的功能不像小脑那样清楚，但也参与了正常的肌肉功能。影响这些结构的疾病将在后面讲述。

感觉通路（sensory pathways）

主要有两条感觉通路。一条是背柱系统，顾名思义，是指在脊髓背侧传递与振动、关节位置感和压力有关的冲动（图 6.3）；另一条是刺根通路，传递疼痛和温度信息（图 6.4）。轻触可以通过这两条通路传递，但主要是通过背柱通路。在背柱中，来自感受器的冲动沿周围神经传递到脊髓，并在脊髓同侧，然后在延髓处交叉。相反，脊肌束交叉更早，要么在进入脊髓的同一水平上交叉，要么在往上几个节段处进行交叉。交叉完毕后在脊髓对侧上升。两束的冲动通过丘脑传递到大脑半球的感觉皮层。这些通路中的任何损伤都可能导致感觉异常。

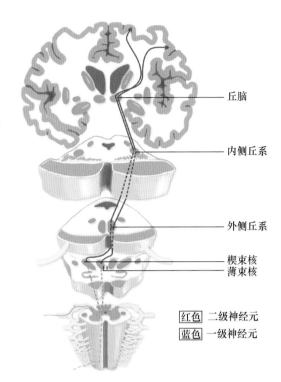

丘脑

内侧丘系

外侧丘系

楔束核
薄束核

红色 二级神经元
蓝色 一级神经元

图 6.3　背柱

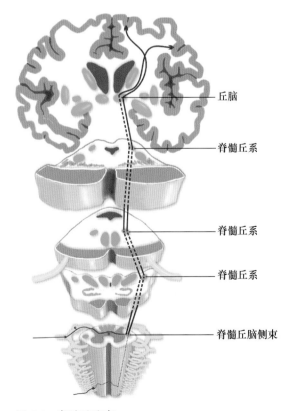

丘脑

脊髓丘系

脊髓丘系

脊髓丘系

脊髓丘脑侧束

图 6.4　脊髓丘脑束

提示

学生们常常忘记通路是在哪一侧传播。Disc 有助于记忆：背束（dorsal tracts）为同侧（ipsilateral）；脊束（spinothalamic tracts）为对侧（contralateral）。

皮节（dermatomes）

根据特定脊髓供应区域划分出来的皮肤区域称为皮节。例如，肩部顶端的皮肤为C5 皮节，因为从此处产生的冲动会传导到第五颈椎段内（图 6.5）。不幸的是，对学生来说，了解皮节分布很重要。这是因为了解皮节分布为发现病变部位提供了基础。

症状

昏厥（blackouts）与晕厥（syncope）

什么是昏厥与晕厥？

昏厥是失去意识的口语化说法。患者

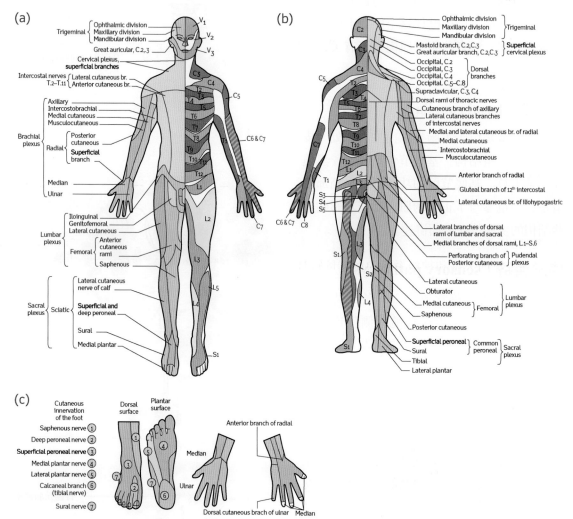

图 6.5　The dermatomes of the body：（a）anterior view，（b）posterior view，（c）dermatomes of the foot. Adapted by permission of Oxford University Press from Fig. 1(a) and (b) (pp. 21.110 and 21.112), *Oxford Textbook of Medicine* (2nd edn, Vol. 2), edited by Weatherall, D. J. et al. (1987), reproduced by permission of Oxford University Press from *Brain's Clinical Neurology* by R. Bannister.

有时使用"晕倒"这个词。晕倒这一词表达的意思不是很具体，因为这个词包括患者跌倒，包括失去意识和没有失去意识。这两个词都不是医学术语，而是大众口语。晕厥是一个医学术语，指的是能够自发恢复的意识丧失和姿势肌张力丧失的情况，通常由心血管问题引起。

问什么

　　昏厥是病史获取中一个比较难的症状。患者叙述的可能含糊不清，可能没有目击者在场（目击者陈述是病史获取中的一个重要组成部分），且导致昏厥的原因很多。当询问有关昏厥的问题时，可以从以下几点进行：

- 昏厥本身的问题。
- 导致昏厥的事件。
- 昏厥之后的事件。

　　不要急于得出诊断结论，要分不同阶段进行。首先，要确定是哪个"系统"可能出现病变。之前健康的人，如果发生昏厥，主要是心血管系统问题（例如心律失常）引起，导致流向大脑和神经系统的血流量暂时减少（癫痫引起意识障碍）。首先要确定患者用的词所表达的意思是什么。这样询问："昏厥或晕倒是什么意思？"许多患者使用昏厥或晕倒时，不仅是指意识丧失，还指头晕、眩晕，甚至记忆丧失。如果描述仍然含糊不清，你可以用引导性问题来提问："你晕过去了吗？"要时刻警惕那些不确定的回答："我想没有"或"我可能晕过去了"。对患者的回答不要全信。同时，尽量不要对患者的回答感到失望。请记住，昏厥发生得很快。这强调了目击者陈述的价值。

昏厥本身的问题

- **"你昏迷了多长时间？"** 乍一看，这似乎是个愚蠢的问题，但是有时旁观者会告诉你患者昏迷了多长时间。或患者会使用侦探方法推导出自己昏迷了多长时间，例如："我当时刚放了一张 CD，当我醒来时，Adele 还在玩，所以昏迷时间最多两分钟。"通常晕厥持续时间不超过一分钟。神经性原因晕厥可能持续几分钟，有时持续几个小时。

- **"你之前昏迷过吗？"** 如果之前有过昏迷，尽量准确说明昏迷过几次以及最近一次昏迷情况。显然，一周内的五次昏迷说明问题很严重，需要做进一步紧急检查。20 年前的一次昏迷，而且有关昏迷情况也比较清楚——例如长时间站立［血管迷走性晕厥（vasovagal syncope）］，就不用特别担心。要确定患者在学校或童年时是否有过血管迷走性晕厥，目前是否仍然有血管迷走性晕厥倾向。

- **"你是否能够预防昏迷？"** 有时晕厥患者在昏厥之前会感到头昏眼花，晕厥前征兆。如果患者能够坐下来或迅速躺下，有可能中断昏厥。癫痫患者一旦发作就无法中断。

导致昏厥的事件

- **"早晨昏迷时你的健康状况如何？"** 为患者健康状况建立基线资料。健康状况不好的老年患者可能处于失代偿状态，所以身体上任何的额外压力——例如太长时间站立或是使用抗高血压药物——都足以导致晕厥。

- **"晕厥之前你正在做什么？"** 坐着或躺下时失去意识不太可能是晕厥造成的。劳力过后发生昏迷可能是主动脉瓣狭窄导致的。常见情况是患者在大热天站立很长时间。这些是迷走血管性晕厥发生的先决条件。

- "昏迷之前是否有胸痛或心悸？"这个问题用于探讨导致昏迷的心血管原因的可能性，例如心肌梗死或心律失常。如果答案是肯定的，则需要进一步询问完善诊断（见第 4 章）。

- "其他部位是否有疼痛？"这个问题用于探讨其他可能原因：例如头痛——蛛网膜下腔出血？脑卒中？低血糖？

- "在昏迷之前是否有异常感觉或症状？"这个问题很重要。头昏眼花、体内热或冷上涌，伴恶心、出汗，有时耳鸣（tinnitus），这些都有可能是晕厥导致的。昏迷之前更不寻常的症状，例如奇怪感觉、味觉异常、嗅觉异常或恶心（通常难以形容），可能是癫痫发作之前的先兆。有癫痫发作史的患者应该了解癫痫发作前的征兆。

- 你昏迷之前能够回忆起的最后一件事是什么？"这个问题会给患者再次回忆上述有关问题的机会。

昏厥之后的事件

- "你醒来后所记起的第一件事情是什么？"这是另外一个重要问题。如果患者能够记得自己躺在地板上，并对周围环境有感觉和意识，这说明是心血管疾病导致了晕厥。然而，如果患者记起的第一件事是自己在救护车或医院醒来（尽管有证据表明患者是一直有意识的），这强烈提示可能是癫痫导致了晕厥。癫痫发作后，癫痫患者经常感到困惑，常常在几分钟、几小时或几天内回忆不起发作的相关情况，称之为癫痫发作后状态。

- "你伤害到自己了吗？"癫痫发作时，患者会失去对肢体的控制，会在没有防御的情况下摔倒在地并受伤。还要询问"你咬住自己的舌头了吗？"咬舌这种伤害可能提示患者有过癫痫发作（虽然其他形式的晕厥也可能导致舌与牙齿的磕碰）。

- "你失禁了吗？"这个问题比较尴尬，但如果患者有尿失禁，强烈暗示癫痫。然而，要注意老年患者或已有尿失禁问题的患者，因为不管这类患者失去意识的原因是什么，他们都有丧失去膀胱控制的问题。不要忘记相关病史，这可能会给你提供证据支持。

既往史

要询问患者之前是否有过癫痫发作。有些患者不会自动告知医生自己有癫痫，这令人惊讶。要查看患者是否有糖尿病。长时间低血糖会导致意识丧失（因此，要为昏迷的患者检查血糖水平）。此外，查看患者之前是否做过神经外科手术，癫痫可能是神经外科手术的一个并发症。

药物史

查看患者是否在使用抗惊厥药物，是否定期服用。患者是否在服用抗高血压、抗心绞痛或抗帕金森病药物，因为这类药物会导致体位性低血压。三环类抗抑郁药可以降低易感人群的发作阈值，导致癫痫发作。

家族史

询问是否有癫痫或心脏病的家族史。

社会史

尤其要询问乙醇摄入情况。酗酒者可能会喝酒直到昏昏欲睡，而且可能仍然否认他们有问题（往往导致旷日持久的、毫无结果的检查）。一段时间饮酒过度，可能会导致癫痫发作，如果戒酒，也有可能会导致癫痫发作，产生这种矛盾结果。还要查看患者目前是否有开车行为。如果患者开车，要告知他们一定**不要**开车，直至确定导致晕厥的原因。那些被诊断为癫痫的患者必须在一年内没有癫痫发作，才可以重新开始开车。如果你足够幸运，有目击者，虽然很多问题你已经询问过患者，你仍然可询问目击者。这可以让你对某些方面病史的可靠性做出判断。当患者对晕厥前后的事件没有记忆或感到迷茫，目击者的陈述就更重要了。以下是需要询问的问题。

- "患者失去意识之前，脸色是否变得苍白？"

脸色苍白提示导致晕厥的原因可能是心血管方面的。

- "患者晕厥之前是否有呼喊的行为？"癫痫患者跌倒在地之前，往往在紧张期会不自觉地呼喊或呻吟（见"神经疾病和检查"部分）。在分析这部分观察时一定要注意，因为一个人在绊倒时也会呼喊。因此，要通过询问目击者，确保患者在癫痫发作呼喊之前并没有意外跌倒。

- "患者在摔倒之前是否采取了防护措施？"人在绊倒时，通常会用上肢来防护自己。癫痫发作，由于随意肌控制缺乏，患者摔倒时不会伸出上肢来保护自己（往往导致受伤）。

- "患者在摔倒之前是否有往地面坐或躺的行为？"晕厥患者意识到自己会晕倒时，会试图在跌倒之前往地面坐或躺。有异常疾病行为或装病患者也可能会往地上躺（当往地上躺假装疾病发作时，往往会表现出奇怪动作）。如果这类患者有几次晕倒但没有受伤的经历，可以怀疑患者是在假装晕厥。

- "患者四肢抽搐之前是否有僵硬？"这是发作时的典型特征，该特征高度提示是癫痫发作。然而，即使有这种发作特征，

也无法做出癫痫的诊断。一些人的头部撞击或暂时缺氧时，也会有这种发作特征，但该发作特征不是癫痫引起的。

- "患者昏迷了多长时间？"见上文。

- "患者清醒后是否迷茫，迷茫持续多长时间？"迷茫的时间越长，癫痫的可能性越大。

病史获取（和检查）结束后，你仍然不清楚诊断是什么，不要惊慌，这种情况很常见。要尽量确定引起晕厥的原因是心血管还是神经性的（通常是癫痫）。这很重要，因为这与之后的进一步检查有关。表 6.2 有助于你鉴别这两类原因。如果这种鉴别不是很难，但在鉴别老年人的晕厥原因时就比较困难了，因为许多用于区分心血管原因和神经系统原因的标准都比较模糊，需要重点强调，见表 6.2。要具有灵活性，随着不同来源的信息的不断收集，要做好改变诊断的准备。最重要的是，要记住，即使是专家也会做出错误诊断。医生将其他原因引起的晕厥诊断为癫痫，或是神经科医生将癫痫漏诊。这说明特殊症状比较少见，也说明了详细评估的重要性。因此，在重要线索挖掘出来之前，要细致、耐心，并从多个方面为患者做诊断。

头晕（dizziness）

什么是头晕？

头晕是用于描述各种症状的常见描述。这些症状包括头晕目眩、头昏、眩晕、不稳、困惑和焦虑。头晕很少会危及生命，特别是发作频率很低且持续时间很短时，例如只持续几秒时。真正有意义的是引起头晕的原因，例如发生感染的患者，当活动量增加时，可能会感到头晕。如果他们长期卧床，头晕将更加明显。对这种情况下的头晕不需

表 **6.2** 引起老年患者晕厥的心脑血管疾病与神经性疾病症状对比

特征	通常区别		老年患者特点
	心脑血管性	神经性	
姿势	常发生在站立时	与姿势无关	老年患者晕厥一般与姿势无关，因为老年性晕厥往往是与姿势无关的病变引起的
起病	缓	突然	在老年人晕厥中，意识丧失可能非常突然；复杂部分发作性癫痫可能是逐渐发作的
受伤情况	少见	更常见	老年人晕厥时，一般是软组织和骨组织严重受伤
尿失禁	少见	常见	容易发生尿失禁的人在晕厥时可能会发生尿失禁；部分发作性癫痫通常不会尿失禁
恢复	快速	缓慢	神经性晕厥是短暂的；心脑血管性晕厥伴严重心律失常时，晕厥时间可能比较长
晕厥后迷茫	几乎没有	突出	如果晕厥导致长时间低氧，会导致晕厥后迷茫的持续时间延长
发作频率	通常发作频率不高，常有明显诱因	通常发作频率较高，常无明显诱因	伴有心律失常、低心输出量、体位性低血压或颈动脉窦敏感性的晕厥，发作频率可能会非常高

选自 Table3（p.21），*Epilepsy in elderly people* by Raymond Tallis（1995），with permission from Martin Dunitz.

要点

- 一般都要确定患者所谓的昏迷在医学上的含义。
- 一般要尽量从目击者口中获得有关昏迷方面的信息。
- 确定与昏迷有关的患者的健康状况。
- 询问在昏迷之前是否有胸痛或心悸等症状。
- 如果患者咬了舌头以及在醒来之后感到困惑，强烈提示癫痫发作。
- 如果患者是在站姿的情况下发生的昏迷，且通过坐下或躺下能够预防这类昏迷，强烈提示是晕厥。

要进行检查，除非头晕持续时间较长。通过病史你应该能够发现容易发生晕倒的患者。

当头晕是昏厥的前奏时，就叫做昏厥前。

原因

见表 6.3。

问什么

首先要询问："你所谓的头晕是什么意思？"对这个问题的回答很重要，因为该问题会决定你后面的问题。还需要问一些补充性问题，获得更完整详细的信息，例如"当时有头晕眼花的感觉吗？"（晕厥？低血糖？），"是否感觉到房间在转？"（眩晕？），或是"你感觉到自己的平衡感很差吗？"（共济失调？）。然后问："你当时觉得自己要晕过去了吗？"如果回答是肯定的，进一步提示这是昏厥前症状（注意这是主观性症状，有些非常焦虑的患者可能会称自己快要死了）。还要询问"你能阻止自己

表 6.3　导致头晕的原因

生理性
天气炎热 [a]
活动量过大 [a]
焦虑
通气过度

心血管
低心输出量 [a]
充血性心力衰竭 [a]
心肌梗死 [a]
心律失常 [a]
迷走血管性晕厥 [a]
体位性低血压 [a]

神经性
短暂性脑缺血发作（transient ischaemic attack）[b]
眩晕
急性迷路炎（acute labyrinthitis）
梅尼埃综合征（Ménière's syndrome）
良性体位性眩晕
癫痫（epilepsy）[a]

内分泌
低血糖 [a]
Addison 病
黏液水肿（myxoedema）
甲状腺毒症（thyrotoxicosis）
贫血
（所有原因）

缺氧（hypoxia）
呼吸系统疾病
心血管疾病

[a] 也可以导致暂时的意识丧失
[b] 后循环短暂性缺血发作只能导致暂时的意识丧失

晕倒吗？"许多人发现自己头晕发作时，会坐下来或躺下来以缓解这种症状，如果是这种情况，头晕可能是头部供血减少导致

的。现在要询问："头晕发作之前的健康状况如何？"（这提供了患者健康状况的基线资料），"在头晕发作之前你在做什么？""是否有胸痛或心悸？""其他部位是否有疼痛"以及"是否还有其他症状？"这些问题的相关性会在"失去意识"这部分进行讲述。

有些症状提示病情可能比较严重，需要做进一步检查，这些症状包括：

- 暂时的意识丧失。
- 复视或视力模糊。
- 听力损失（hearing loss）。
- 言语障碍症（dysphasia）。
- 四肢无力。
- 感觉障碍。
- 胸痛或心悸。

眩晕

什么是眩晕？

眩晕是对运动的一种错误感觉（幻

> # 要点
>
> - 一般都要确定患者所谓的头晕在医学上的含义。
> - 发现头晕发作之前的健康状况。
> - 询问与头晕发作有关的症状，例如胸痛或心悸。
> - 询问患者是否失去了意识或是感觉将要失去意识。
> - 查看患者在服用哪些药物。
> - 有些症状提示病情可能比较严重，需要进一步检查，这些症状包括暂时的意识丧失、神经系统定位体征、胸痛或心悸。

觉）。眩晕患者会感觉周围环境在旋转或摇摆，而事实上并没有。任何人快速旋转时都会感觉到眩晕。身体快速旋转会导致半规管（semicircular canals，SCC）内的液体发生旋转，刺激毛细胞，然后将身体正在旋转的信息传达给大脑。然而，当你停下来时，半规管内的液体有一定的惯性，继续刺激毛细胞，传达假的信息，使大脑认为身体仍然在旋转。前庭系统疾病也会使大脑误以为周围环境在旋转。这会导致眩晕，严重时会导致患者摔倒。患者可能会有恶心和呕吐。

原因

见表 6.4。

表 6.4 为导致眩晕的原因，具体见"神经疾病和检查"部分。

问什么

大多数人往往会抱怨自己头晕而非眩晕。因此，只有弄清楚患者所说的头晕在医学上具体指的是什么，你才能发现眩晕。如果患者的回答很模糊，你需要提诱导性问题："房间和房间内的物体是否看起来在旋转？"，也可以先问一些辅助性问题，例如：

- "是否感觉到恶心？"
- "你吐了吗？"
- "你头晕发作时是否能够走路？"
- "听力是否受到影响？"（梅尼埃综合征？）
- "耳边是否有响铃或嗡嗡声？"（梅尼埃综合征？）
- 当你改变姿势时，例如在床上翻身，会发生这种情况吗？〔良性阵发性位置性眩晕（benign paroxysmal positional vertigo，BPPV）〕

表 6.4　导致眩晕的原因

急性迷路炎
良性阵发性体位性眩晕（BPPV）
梅尼埃综合征（Ménière's syndrome）（Prosper Ménière，1799—1862，法国眼部、鼻部和喉部外科医生）
听神经瘤（acoustic neuroma）

要点

- 眩晕是一种对运动感知的错误。
- 眩晕患者会摔倒，无法走路。
- 眩晕通常伴随恶心和呕吐。
- 对于眩晕患者，一定要询问听力障碍和耳鸣。

头痛

头痛是一种常见症状，大多数人都有过头痛的经历。要判断导致头痛的原因是良性的还是恶性的，这很重要。要做到这一点，你需要了解导致头痛的原因及其表现（表6.5）。你还需要知道一些更为罕见的原因和表现，这样就不会漏诊一些可以治疗的疾病，避免疾病发展到晚期而无法进行治疗。头痛的诊疗方法与其他部位疼痛相似。

问什么

可以分为两部分：①关于头痛本身的问题；②有关导致头痛原因方面的问题。

关于头痛本身的问题

第一个问题用一个开放性问题进行询问："跟我说一下你头痛方面的问题。"这给了患者机会，让其说明头痛相关问题以及自己的看法。然而，根据患者描述，你应该提炼或询问下列几个关键事实（如果患者在描

表 6.5 导致头痛的原因

原发性
偏头痛（migraine）
紧张性头痛（tension headache）
丛集性头痛（cluster headache）

继发性
创伤
从眼部、面部、鼻窦、牙齿和颈部辐射过来的疼痛
脑膜炎（meningitis）或脑炎（encephalitis）
蛛网膜下腔出血
占位性病变（space-occupying lesion）[a]
药物
颞动脉炎（temporal arteritis）
其他疾病，例如低血糖和感染

[a] 占位性病变（space-occupying lesion，SOL）是一个非特异性术语，是指占据脑内空间的任何病变。占据空间的可能是肿瘤、脓肿或血肿（以及其他少见原因）。因为大脑是一个封闭的空间，脑内有任何肿胀，都会导致颅内压升高，出现下述症状。通常情况下，后颅窝处 SOL 会导致颅内压迅速升高，因为这个部位脑的可以扩张的空间很小；而前窝中的肿瘤增长到相对较大体积时，才会引起颅内压升高的症状。受累的脑部位不同，表现出来的症状也不同。原发性头痛是指没有明显原因引起的头痛。继发性头痛是指有明显原因引起的头痛

述中没有说明）。

- **"头痛是在哪个部位？"** 疼痛部位有时会说明是何种原因引起的。紧张性头痛是头部周围有一种束带感的疼痛。偏头痛往往是单侧头痛，是颞动脉炎导致颞区的颞动脉压痛。

- **"起病急还是缓？"** 如果头痛发病突然，就要引起重视。如果头痛在几秒内就发作，而且很严重，"就像被棒球棒击中一样"，这提示可能是蛛网膜下腔出血。这类患者需要进行紧急诊疗。有些偏头痛发作很突然。大部分头痛起病都比较缓慢。

- **"你之前是否经历过类似的头痛？"** 多年来反复发作的头痛不太可能是严重原因引起的。引起复发性头痛的原因包括紧

张性头痛、偏头痛和鼻窦炎。如果头痛反复发作，就要获取头痛复发频率方面的信息，是每两周一次还是每天一次？头痛是丛集性吗？（丛集性头痛？——见"神经疾病与检查"部分），还是与月经有关〔激素（hormone）变化可能会诱发偏头痛，而激素变化与月经周期有关〕。同时还要确定头痛的发生频率是否发生了变化。这可能代表着占位性病变（space-occupying lesion，SOL）的发展，因此需要做进一步检查。现在人们认识到，随着药物的使用，偏头痛和有时候的紧张性头痛的特点和发作频率会发生变化，最后发展为慢性头痛。这就是所谓的转化性偏头痛。这种情况的解决方法是缓慢停止服用镇痛药物。这很难实现，因为停药或减少药量时患者会出现反弹性头痛，因此患者不愿意停药。他们可能认为肯定有病变导致了头痛，一停药头就痛，就是症状，甚至需要药效更强的药物来缓解头痛。此时需要给予坚定的指导和咨询。

- **"头痛持续多长时间了？"** 大多数的良性头痛持续时间都比较短，持续几个小时到几天。其他类型的头痛只要潜在原因还在（例如颞动脉炎或脑膜炎），头痛就会持续。其他活动性疾病导致的头痛可能不是持续性的，而是间歇性的，或是某些动作加重头痛，例如脑瘤会导致头痛，但紧张、咳嗽或打喷嚏会加重头痛。

- **"头痛有多严重？"** 这一特性可能具有一定的误导性，但仍然需要记录，因为头痛严重程度对患者生活有影响。一些良性原因的头痛，例如偏头痛，疼痛程度可能会非常剧烈，让患者无法工作。相反，颅内肿瘤可能只会产生一种隐隐的钝痛，很容易让人忽视。

- **"你能描述一个头痛特征吗？"** 疼痛的特征一般都难以描述，所以你需要给出几个选项，是烧灼痛、锐痛还是搏动性疼痛？头部上方的弥散性压力或带状收缩感提示可能是紧张性头痛。搏动性头痛提示紧张性头痛或偏头痛。剧烈的射击疼痛（刺痛）提示是神经根刺激征或神经痛（neuralgia）。烧灼痛提示可能是神经痛。

- **"头痛是在某个特定时间发作吗？"** 醒来或从睡梦中醒来时就会出现头痛，提示患者头部有 SOL。但这个特性并不是 SOL 的特异性特征，其他头痛如偏头痛，也可以有类似的特征。一天结束时头痛加重，提示可能是紧张性头痛。

- **"有诱发头痛的因素吗（诱因）？"** 有时导致头痛的原因会非常明确，例如外伤或服药。有时诱因就不那么明显，例如，导致慢性紧张性头痛的原因可能发生在几个月前，目前可能已遗忘。压力、疲劳、睡眠习惯的改变、月经和酒精可能诱发偏头痛。

- **"有哪些因素加重了头痛（加重因素）？"** 如果患者向前弯曲或上厕所用力时，会加重 SOL 引起的头痛。患者向前弯曲，可能会加重鼻窦炎引起的头痛。颞叶动脉炎会导致颞部颞动脉上压痛，当患者梳头时，有时会导致枕骨上出现压痛。

- **"有哪些因素会缓解头痛（缓解因素）？"** 这个问题没有多大意义。有偏头痛和紧张性头痛的患者发现，如果能够入睡，头痛就会得到暂时性缓解。有些人发现镇痛药物能够在某种程度上缓解头痛，但是过度依赖药物，可能会带来发展为偏头痛或反弹性头痛的风险。

- **"还有其他症状吗（相关因素）？"** 偏头痛患者可能会有先兆。这种先兆往往是视觉方面的，以闪光［闪光（火花）幻视］

或锯齿形线（闪光暗点）的形式出现。可能会出现盲点（暗点）或视野缺陷。大多数偏头痛患者会出现畏光、恶心，偶尔会出现呕吐症状。脑膜炎患者可能伴有畏光（photophobia）和恶心。其他症状见下节关于导致头痛的可能原因。

与头痛可能原因有关的问题

你应该知道的导致头痛的原因及其相关特性见下面的列表。请注意，有关这方面的完整讲述见"神经疾病与检查"部分。

- **偏头痛。** 一般为单侧头痛（偶尔是双侧头痛），性质上是搏动性疼痛，运动或向前弯曲可加重头痛，会有视觉先兆（例如锯齿形线）、运动先兆（例如偏瘫）、感觉先兆（例如偏侧感觉缺失）。先兆持续时间通常不超过 1 小时，通常（但并非总是）随后就发生头痛。有关症状有恶心、呕吐、畏光、声音恐惧（厌恶声音）和嗅觉恐怖（厌恶气味）等。

- **紧张性头痛。** 通常是双侧头痛，头部为带状或弥漫性挤压感。有时会有畏光或声音恐惧（但是在偏头痛两者不会同时出现）。

- **丛集性头痛。** 严重的单侧头痛，有时为灼热痛，同侧结膜充血（红眼）、流泪、鼻塞和鼻液溢（流鼻涕）、瞳孔缩小、上睑下垂。发生丛集性头痛后可能会缓解，是一种间歇性疼痛。

- **外伤。** 外伤性疼痛的严重程度通常会随着时间的推移而减轻。可能会在事件发生后数周至数月发生头痛。在晚发性头痛或持续时间较长的头痛中，很难知道这类头痛是外伤所致，还是焦虑或抑郁（或寻求补偿）导致。还与头晕、注意力减退、焦虑和抑郁有关。颅内出血（intracranial hemorrhage）也可能导致头痛。在这种情况下，临床特征为颅内压升高的特征，即恶心、呕吐、局灶性神经体征、癫痫发作和意识水平改变。

- **脑膜炎**。严重头痛、恶心、畏光、颈部僵硬。其他症状取决于病原微生物：病毒——咽喉痛、关节痛和肌肉疼痛；细菌感染——晚期并发症［局灶性神经症状和癫痫发作、瘀点（petechia）］。如果你怀疑脑膜炎，瘀点（紫蓝点状皮疹）上放玻璃杯压之不褪色（图 14.6）或是瘀斑发生融合，这可能是脑膜炎球菌感染引起的败血症。这是一种紧急情况，需要立即给予抗生素（最好是青霉素或孢菌素）进行治疗。
- **脑炎**。意识水平下降，局部性或全身性癫痫发作，局灶性神经症状，颈部僵直。
- **蛛网膜下腔出血**。突发严重头痛、恶心、畏光、颈部僵直。
- **SOL**。钝痛，早晨严重，伴有紧张、恶心、呕吐，局灶性神经征、癫痫发作、人格改变（见"神经疾病与检查"部分）。
- **药物**。导致头痛的药物很多。主要是血管扩张剂，例如硝酸盐或钙通道阻滞剂。其他药物包括咖啡因、酒精和避孕药。相关的特征与所使用的药物有关，但共同特点是恶心和头晕。包括可卡因、安非他明和大麻在内的非法药物也会引起头痛。长期服用镇痛药、酒精和非法药物后，如果停药，也会引起头痛。这种情况下的相关特征包括出汗、震颤、头晕和易激惹。导致药物性头痛的一种机制是无菌性脑膜炎（一种非因感染而引起的脑膜炎），但这种机制很少见。这类药物包括非甾体抗炎药物、鞘内（进入脊髓液）化疗药物，例如长春新碱或静脉注射免疫球蛋白。
- **牵涉痛（referred pain）**。眼部、耳部、面部、鼻窦、牙齿和颈部病变会导致头部发生疼痛。值得一提的是急性闭角型青光眼，因为及早发现该疾病，不仅可能减少痛苦，而且会挽救视力（visual acuity）。病变眼周围及其上部会有疼痛，且可能很严重。相关的特征包括红眼、瞳孔反应不良为椭圆形、在光源周围看到彩色光晕（角膜混浊导致）、恶心和呕吐。

- **颞动脉炎**。头痛局限于颞部或枕骨部位、全身不适、咀嚼疼痛（颌跛行）、雷诺现象（Raynaud's phenomenon）、视力丧失并伴有风湿病多肌痛（因此近端肌肉疼痛和僵直）。
- **其他疾病**。相关特性取决于基础疾病。低血糖症状为出汗、恶心、头晕、迷茫、困惑、烦躁和昏迷。

特异感觉

视力丧失

视力丧失是一种可怕的症状，需要仔细获取病史，避免漏掉可能导致永久性失明的

要点

- 头痛突然发作（几秒内）提示蛛网膜下腔出血，是一种急症。
- 头痛的严重程度与基础疾病的严重程度不成比例。
- 清醒时出现的头痛，会随着压力增加而恶化，这提示 SOL，除非证明是其他疾病。
- 头痛伴发热、畏光和颈部僵直，提示脑膜炎，除非证明是其他疾病（如果出现紫癜性皮疹，立即使用抗生素，因为这是绝对的急症）。

可以治疗的可能病变。突然视力丧失也是一种眼科急症。

要问的重要问题

"视力丧失是突然发生的还是逐渐发生的？"

突然发作意味着导致视力丧失的原因为玻璃体出血、视网膜脱离以及像中风这类血管原因。短暂性视力丧失可能是动脉硬化斑块的栓子引起的。患者会这样描述：感觉一只眼睛前面被一个窗帘遮住了，通常持续 20～30 分钟后，"窗帘"就拉开了。这叫做一时性黑蒙（amaurosis fugax），是一种重要症状，因为该症状预示即将发生中风。如果视力丧失是逐渐发生的，其原因可能是白内障、老年性黄斑变性（age-related macular degeneration，ARMD）以及原发性开角型青光眼。如果是逐渐发病的，视力丧失可能是隐匿性的，直到疾病后期才可能被发现。这在原发性开角型青光眼中尤为重要，因为如果通过筛查及早发现，就可以及早治疗。

"视觉丧失的性质是什么？"

了解患者所谓的视觉丧失在医学上指的是什么很重要。对于某些人来说，视力丧失是指看不清细节性的东西或是模糊（视力）。对于其他人来说，所谓的视觉丧失就是某种形式的视野缺陷，例如同侧偏盲（homonymous hemianopia）。有些人所指的视觉丧失是指中心视力丧失（因黄斑发生病变），而有些人所指的视觉丧失是指夜间视力差［夜盲症（nyctolopia）］。

"有什么相关的特征吗？"

- **漂浮物**。漂浮物是指不同大小的无形状斑点在患者视野（visual field）中漂浮。

这通常是由玻璃体凝胶变化引起的（玻璃体凝胶位于晶状体后面、视网膜前，是眼睛体积的主要组成部位）。有些人一生都会在视野中看到小而轻飘的物质，尤其在明亮的背景下，例如天空，特别明显。如果出现新的漂浮物，这提示玻璃体凝胶与视网膜发生脱离（后玻璃体脱离），可能引起视网膜撕裂，导致玻璃体出血或视网膜脱落。通常导致的症状是感觉到有灯光闪烁。如果出现了新的漂浮物，需要紧急进行眼科检查。

- **灯光闪烁**。这提示视网膜上有撕裂的可能。玻璃体或视网膜脱落可能是导致有灯光闪烁的原因。偏头痛加重时，也有可能出现暂时性的灯光闪烁［闪光幻视（photopsia）］。

- **畏光**。前葡萄膜炎可能会引起畏光。脑膜炎、脑炎、偏头痛和角膜问题也会导致畏光。

- **复视**。该复视问题会在眼动部分进行详细阐述。

- **头痛与呕吐**。这是非特异性症状，很多疾病都有头痛与呕吐症状。可能是偏头痛综合征症状，也有可能是像脑肿瘤这类 SOL，或脑膜炎或脑炎这类脑部感染性疾病的症状。急性闭角型青光眼也有可能导致头痛和呕吐。如果导致头痛和呕吐的原因不太清楚，询问患者在光源周围是否看到过彩色光晕。如果看到过，是角膜混浊引起，高度提示急性闭角型青光眼。

- **夜盲症**。夜盲症是指在夜间看不清，目前这种情况不常见。可能是维生素 A 缺乏引起的，也可能是色素性视网膜炎的早期症状。色素性视网膜炎是影响早期周围视力，之后会导致失明的一种遗传疾病（见"神经疾病与检查"部分）。

既往史

药物史

药物史一般都很重要。影响眼睛的药物包括：

- **氯喹（chloroquine）**（有时用于类风湿关节炎）——牛眼视网膜（这是由氯喹引起的视网膜病变之一，导致色素在黄斑中心沉着，黄斑周围为低色素区，形成牛眼样外观）。
- **类固醇**—白内障。
- **乙胺丁醇**（治疗肺结核）——视神经炎（optic neuritis）。

家族史

有些疾病具有遗传性，例如视神经萎缩（optic atrophy）、有些类型的白内障和糖尿病。

听力丧失

听力丧失是一种能够减损能力的症状，会导致社会隔绝和抑郁。如果双耳都受到影响且听力损失严重，则更加明显。听力丧失造成的影响也与人生阶段有关。如果是婴儿发生严重听力丧失，且为双侧，那么就无法获得正常的语言交流能力。成年人发生严重听力丧失，会影响其工作和社会活动。

> **要点**
> - 突然失明是眼科急症。
> - 询问相关的特征，如头痛、畏光和飞蚊症（floaters），这可能是潜在诊断要点。
> - 一般要查看药物史（包括非法药物）。

要问的重要问题

"听力损失是突然发生的还是逐渐发生的？"

突发性听力损失可与外伤有关，例如外耳道受到打击，或爆炸时、飞机快速下降等导致耳道内压力迅速变化（耳气压伤）。突发性听力损失是耳鼻喉科（ear, nose and throat，ENT）急症，需要对患者进行紧急评估，确保及时治疗。年龄增长（称为老年性耳聋）或是反复暴露于响亮的噪音环境中，会导致渐进性听力丧失。

"是一只耳发生听力丧失还是两只耳都发生了？"

如果只有一只耳发生了严重的听力丧失，对大部分患者的生活工作影响不是很大。事实上，如果听力丧失是渐进的，患者可能不会意识到他们的听力有问题。有时是配偶或朋友发现他们说话时不得不重复，或是电视声音很高。

"听力丧失伴有疼痛吗？"

如果没有创伤，疼痛通常是由炎症引起的。微生物感染可引起耳郭和外耳道［外耳炎（otitis externa）］或中耳［中耳炎（otitis media）］的炎症。有些疾病会引起耳部的牵涉痛，例如扁桃体炎，但在这种情况下，听力通常不受损。

"耳朵里有分泌物吗？"

外耳炎和中耳炎会有分泌物的产生。通常情况下，耳部先有疼痛，然后再有分泌物的产生，尤其是中耳炎，因为发生鼓膜穿孔后，炎症物质才会从耳内排出。外耳炎和中耳炎都会发展为慢性。外耳炎不会导致永久性听力丧失。相比之下，中耳炎会导致永久性听力丧失，因此，如果怀疑中耳炎，应该及时转诊给相关专家做诊疗。外耳炎和中耳炎都会出现反复性或持续性的分泌物。

"是否有头部损伤或者耳部撞击伤？"

突发性耳聋时，要询问是否受到外伤，不管外伤重否。一个简单的耳光就会使外耳道产生足够大的压力，导致耳膜穿孔。

"耳边是否有响铃声、呼呼声或嗡嗡声？"

耳鸣是指耳朵感觉到异常噪音。耳鸣对患者来说可能很严重，就像听力丧失一样。询问："噪音什么时候最严重？"通常是在夜间或安静的环境中，特别是患者手头没有工作无法分心时。耳鸣有时是患者对自身生理功能的感知，例如耳内血流引起的急促噪音。耳鸣往往是听力丧失的标志。因此，耳鸣患者要去做听力评估（hearing assessment）。

"告诉我你的职业或爱好是什么？"

患者的职业（过去和现在）或爱好可能在听力丧失中发挥很重要的作用。持续处于高噪音环境一段时间后，很可能会导致听力丧失，特别是高频率噪音（高危职业包括航空工业、道路钻探、造船、赛车运动、音乐人［摇滚/流行和古典音乐］）；高危爱好包括射击、听大声音的音乐和夜总会。某些高危工作应该提供保护耳朵的防护措施。你应该检查是否已经提供这些防护措施，患者是否使用。

"你目前在服用什么药物（或者你服用过什么药？）"

某些药物会导致听力丧失。通常情况下，静脉注射或滴注极高剂量的对听力有损害的药物才有可能损害到耳蜗神经。这些药物称为耳毒性药物，包括呋塞米、水杨酸盐类以及氨基糖苷类抗生素（例如庆大霉素）。

> **要点**
>
> - 耳聋（deafness）是造成社会孤立和抑郁的原因之一。
> - 突发性耳聋是一种 ENT 急症。
> - 一般都要询问耳鸣方面的问题。
> - 要询问是否经常接触噪音，询问职业、爱好或其他生活方式。
> - 一般要询问药物史。

"听力丧失对你有什么样的影响？"

尽可能发现听力丧失对患者产生了怎样的影响。轻微的听力丧失对话务员造成的影响要比更严重的听力丧失对退休工人的影响要大得多。了解患者面临的问题后，就可以为患者制订应对这些问题的策略，例如：提供助听器和其他辅助设备，如闪光门铃以及让患者参加唇语课程。

嗅觉障碍（dysosmia）

嗅觉丧失（anosmia）

嗅觉丧失的医学术语是 anosmia。嗅觉减退（hyposmia）是指嗅觉能力的下降。嗅觉丧失是一种令人不愉快的症状，因为该症状导致我们感知食物味道的能力下降。还剥夺了患者重要的预警系统，例如发现泄漏气体或腐烂食物。我们很少见到仅仅称自己嗅觉能力下降的患者。常见的是患者因上呼吸道疾病，如感冒或流感而就诊，而嗅觉丧失往往是这些疾病的伴发症状，患者通常认为是一种暂时性并发症。导致永久性嗅觉丧失的最常见原因是头部受伤。这是因为初级感觉神经元束与嗅球形成突触之前要先穿过筛骨的筛状板。如果大脑受到加速力（向前或向后）的冲击，这些纤维就会被震断。通过了解表 6.6 中有关导致嗅觉下降或丧失的原因，就可以推导出你所问问题的答案。

嗅觉倒错（parosmia）

嗅觉倒错有时又称为嗅觉失调，是指嗅觉感知扭曲或错误。如果不是环境原因导致臭味，那么嗅觉倒错可能是颞叶癫痫的一种表现（且是一种幻觉症状）。嗅觉倒错可能是偏头痛患者的先兆，但这种情况不常见。要记住，如果儿童发生了嗅觉倒错，可能是鼻孔内有异物。嗅觉神经（olfactory nerve）受损患者在恢复期间，可能会有嗅觉倒错的症状。

味觉障碍

味觉丧失（ageusia）

味觉丧失的医学术语是 ageusia（这个术语不常用）。味觉减退（hypogeusia）是指味觉能力下降。当发生感冒或其他上呼吸道感染时，许多人会发生"味觉丧失"。这说明嗅觉在味觉感受方面发挥着重要作用。事实上，有五种味觉感受器：经典的咸、甜、酸、苦以及最近发现的鲜味。鲜味是谷氨酸（一种氨基酸）介导的一种给人美味鸡肉味道的

表 6.6 导致嗅觉丧失的原因

暂时性
上呼吸道感染
过敏性鼻炎，如枯草热
鼻息肉
永久性
头部受伤
开颅手术
前窝（脑前部）肿瘤，如嗅沟脑膜瘤
药物或化学物质
鼻喷雾剂的长期应用
氨

> ### 要点
>
> - 嗅觉和味觉共同作用，让人感觉到各种各样的味道。
> - 上呼吸道感染可能导致嗅觉和味觉暂时性丧失或减少。
> - 头部受伤是导致嗅觉丧失的最常见原因。
> - 药物也可能导致嗅觉或味觉障碍（taste disturbance）。

味觉。它不会使经典的四种味觉得到增强，也不能由甜、酸、咸和苦任何组合形成。味觉体验是味觉感受器和嗅觉共同作用下产生的一种感觉。因此，当嗅觉受到影响时，人们就感觉不到味道了。实际上，患者不会做这种语义上的区分，一般这样提问："你嗅觉也发生变化了吗？"通过了解表 6.7 中有关导致味觉下降或丧失的原因，可以推导出你所问问题的答案（表 6.7）。

运动症状

肌无力

肌无力是一种重要症状，会让人比较痛苦。首先要判断是否是真正的肌无力。有些人用肌无力这个词来形容疲劳状态。有些患者称其手臂或腿部肌无力，但实际上是疼痛限制了肌肉的活动范围。如果是真正的肌无力，确定是近端肌肉群还是远端肌肉群受

表 6.7 导致味觉丧失的原因

面神经麻痹（facial nerve palsy）（鼓索支近端的面神经管处）
口腔干燥症，例如干燥综合征、严重吸烟
药物（抗生素、抗癌化疗药物、地高辛、血管紧张素转换酶抑制剂和胺碘酮）

到累及。如果是不对称的肌无力，要确定哪个肌肉群或肌肉受到影响？重症肌无力（myasthenia gravis）是一种典型的肌无力。患者一开始肌肉充满力量，但随着神经递质的耗尽，会感到很疲劳。确定以下内容。

- 发现肌无力多长时间了？
- 是四肢都无力，还是仅仅影响上肢或下肢？
- 是只影响一侧上肢还是两侧上肢（一侧下肢还是两侧下肢）均受影响？［神经或神经根病变（root lesion）？］
- 肌无力累及的是近端肌肉还是远端肌肉？患者是否有梳头困难或是否很难从椅子上站起来［近端肌病（proximal myopathy）］？他们在抓取物体或打开果酱罐时会有困难吗？［周围神经病变？或周围神经损伤（peripheral nerve lesion）？］
- 患者能够站起来吗？
- 患者能够单腿站立吗？
- 患者能够轻松走路吗？
- 患者是拖着腿走路吗？
- 患者走路时，是否感觉自己像喝醉酒一样？（这提示存在平衡问题，尽管一些患者认为可能是肌无力）。
- 肌无力程度在一天中变化大吗？如果变化大，进行随访，确定这种变化是重症肌无

力，还是仅仅是精疲力尽后的正常反应。
- 患者还有其他哪些活动存在困难？
- 是否有外伤史？

不随意运动

不随意运动是一类重要疾病，会使患者很痛苦，因为患者对动作缺乏控制，导致在公共场合发生尴尬事件。由于不随意运动是一种动态过程，所以无法用一维的描述方式来完全说明这种病变，但是在培训中看到过这类例子，你就会理解这类病变。不随意运动主要类型见表6.8。其中，震颤是最常见的类型，将会进行详细讨论。

震颤（tremor）

什么是震颤？

震颤是一种不随意运动，通常会影响四肢。手部是最常见的累及部位，但足、头部、嘴唇、舌以及眼睑都可能受累。震颤是一种有节奏的重复性动作，动作幅度可以比较大，也可以比较小。震颤主要有四种类型：姿势性震颤（postural tremor）、搓丸样震颤（pill-rolling tremor）、意向震颤和扑翼样震颤。

姿势性震颤

姿势性震颤有时又称为生理性震颤（physiological tremor），因为这类震颤只是

> **要点**
>
> - 确定是否是真的肌无力。
> - 询问肌无力对患者活动和能力的影响程度。
> - 肌无力的类型，例如近端肌肉比远端肌肉严重，不对称。
> - 如果患者肌肉极度疲劳，考虑重症肌无力。

表 6.8　不随意运动的类型

震颤
舞蹈症（chorea）
手足徐动症（athetosis）
单侧抽搐（hemiballismus）
肌张力障碍（dystonia）
肌阵挛（myoclonus）
抽搐（尤指面部或头部肌肉）

正常生理震颤的夸大而已，而每个人都会有正常生理震颤（手部以 5 ～ 8 Hz 的频率在震颤，只是没有感觉到而已）。当这种生理震颤由于各种原因被夸大时，称为姿势性震颤。这种震颤很常见；你可能经历过与焦虑或恐惧相关的颤抖（考试时观察你同学的手部）。患者在休息时你就可以观察到这种震颤，如果你让患者伸出手时，震颤会更加明显。

原因

见表 6.9。

良性原发性震颤（benign essential tremor） 是一种常染色体显性遗传病，摄入酒精会改善症状，可以用 β 受体阻滞剂进行治疗。该震颤与其他姿势性震颤不同，因为该震颤在性质上为动作幅度较大的症状，经常被误认为是帕金森病。

"搓丸样"震颤

搓丸样震颤是一种静止性震颤，动作缓慢（4 ～ 6 Hz）且幅度小，这个名字来源于手指和拇指重复摩擦动作，就像这两个手指之间在搓药丸一样。搓丸样震颤是帕金森病的典型症状。帕金森病的三大症状为静止性震颤、僵直（肌张力增加或僵硬）以及动作缓慢。帕金森病称为帕金森症时，是一种特发性疾病。帕金森病也可能由药物（多巴胺拮抗剂，例如甲氧氯普胺和氟哌啶醇）和病毒性脑炎引起。

表 6.9 导致姿势性震颤的原因

恐惧或焦虑
疲劳
含咖啡因饮料的摄入（如咖啡）
药物，例如沙丁胺醇、锂、茶碱
戒酒
甲状腺毒症（见第 11 章）

意向震颤

意向震颤的特征是肢体静止不震颤，但是有动作时震颤很明显。意向震颤与其他震颤不同，因为该震颤幅度会发生变化。当运动开始后，肢体可能会表现出较小的水平振动，但很快这种振动会变大（在某些情况下，肢体可能会来回大幅度摆动）。一般通过过指试验［辨距不良（dysmetria）］来判断该震颤。病情不严重时，随着运动的进行，震颤幅度可能会减弱或完全消失，但是手臂与目标接近时，震颤可能会再次出现。其他相关症状有共济失调、构音障碍（dysarthria）（说话含糊不清）和眼球震颤（nystagmus）［检查中导致小脑体征的常见原因是脑血管病或多发性硬化症（multiple sclerosis，MS）］。

扑翼样震颤

扑翼样震颤又称为无保持固定姿势之能力，是肝性脑炎、肾衰竭和Ⅱ型呼吸衰竭的重要体征。Ⅱ型呼吸衰竭是患者呼吸不足（通气量不足）导致血液中二氧化碳水平升高所致。有关该震颤的诊断见第 5 章和第 7 章。

关于震颤要问的问题

- "震颤是什么时候开始的？" 起病时是渐进性的还是突发性的？起病是渐进性的提示震颤可能是进行性疾病引起，例如帕金森病。起病急提示震颤可能是中风或开始服用一种新药引起。
- "是否在一天的某个特定时间段恶化？" 清晨发生震颤可能是戒酒引起的。疲劳会加重良性原发性震颤的严重程度，因此，这种震颤在晚上更严重。
- "是否有因素能够缓解震颤？" 酒精可以改善良性原发性震颤。手上握住一个物体可以改善搓丸样震颤。

- "是否有因素会使震颤加重？"许多震颤会因焦虑而恶化，特别是当患者意识到自己被其他人密切观察时。

- "震颤对你有什么样的影响？"震颤会让患者做某些动作的难度增加吗？

- "除震颤外，还有其他症状吗？"构音障碍、平衡不良和意图震颤与小脑疾病有关。僵硬、站立困难、在床上翻身困难以及跌倒的发生率增加都与帕金森病有关。

- "家里有其他人也患有震颤，或曾经患过震颤？"良性原发性震颤是一种常染色体显性遗传病，因此，患者父母中有一人应该患有该疾病。有一些遗传病可以累及小脑，例如具有可变遗传特性的弗里德希共济失调。

舞蹈症

什么是舞蹈症？

舞蹈症是一种不规则的抽搐样动作，可以随机影响大多数肌肉群。在旧的教科书中，常常将这些动作描述为"准目的性"动作，这意味着这些动作几乎都是有意的。许多患者会不遗余力地伪装舞蹈样动作，使他们看起来完全是故意的。因此，如果患者取坐位，且有腿部抽搐的问题时可交叉腿部，利用腿部抽搐，看起来像故意抖动腿部。同样，如果患者的手臂有向上抽动问题，患者可能用挠鼻子这个动作来掩盖问题，这样，人们就不会怀疑患者患有舞蹈症。你首先可能注意到患者看起来有些坐立不安或烦躁不安。你甚至会觉得他们的行为有点古怪。这应该提示你患者可能患有舞蹈症。患者面部可能表现出做鬼脸以及表情会频繁变化。如果你要求患者伸舌，患者可能无法让舌保持在一个固定位置上。舌会反复地伸出

缩回，有时将这种现象称为拉管样舌震颤（trombone tremor）。当你第一次见到患者，如果与患者握手，你可能就已经注意到握手时患者的手在颤动。握力大小会发生变化，就像挤奶女工的挤奶动作一样（我们这些没有挤过牛奶的人，只能想一想挤奶的动作）。最后，查看患者的病史资料时，你会发现患者会发出咕哝声。这是横膈（diaphragm）的非随意收缩迫使空气从喉部排出所致。

原因

见表6.10。

手足徐动症

什么是手足徐动症？

手足徐动症是指一种缓慢的"蛇样"扭动样动作，往往累及末梢区域，包括手部、足部和面部。有时舞蹈症和手足徐动症并存，我们将这种情况称为舞蹈徐动症（choreoathetosis）。

单侧抽搐

什么是单侧抽搐？

单侧抽搐时异常运动很剧烈，以致于身体一侧的一个肢体或两个肢体发生摆动。其原因是对侧丘脑底核（基底节的一个组成部分）发生了病变，通常是中风所致。值得庆幸的是，在临床实践中，这种情况并不经常发生。

表6.10 导致舞蹈症的原因

亨廷顿舞蹈症
Sydenham 舞蹈症（与风湿热有关）（*Thomas Sydenham*，1624—1689，英国医生）
甲状腺毒症
红细胞增多症
妊娠
系统性红斑狼疮（systemic lupus erythematosus，SLE）

肌张力障碍

什么是肌张力障碍？

由于特定肌肉群的持续收缩，身体的某一部分会出现异常的姿势。可以是局部性的，只影响一个或几个肌群，也可以是广泛性的。

局部肌张力障碍

你可能对该病的俗名比较熟悉，例如书写痉挛（writer's cramp）和斜颈（torticollis）［痉挛性斜颈（spasmodic torticollis）］。患有书写痉挛时，人们在书写时手部和前臂肌肉会发生抽搐。患者写了几行字（甚至更少）后，就不得不放弃。一直认为这是一种精神障碍，直到最近为止。痉挛性斜颈是颈部向一侧扭动时（斜颈），胸骨乳突肌发生疼痛性（有时）收缩（图 6.6）。有时，其他颈部肌肉也会受累，导致前屈（颈项前屈）或后伸（颈后倾）。

广泛性肌张力障碍

广泛性肌张力障碍在儿童中更常见，往往是产伤、代谢性障碍或神经退行性疾病导致。一种特发性类型，特发性扭转肌张力障碍（idiopathic torsion dystonia）（过去称为畸形性肌张力障碍）与遗传有关。这种特发性疾病在儿童期较为常见。患者可能出现斜颈、背部扭曲或拱后背、手臂一般向内旋转外展和手腕弯曲。患者走路时，足部跖曲，发生倒置，强迫他们踮着脚尖僵硬地走路。这些极端姿势可以持续数小时，病情严重时，只能在睡觉时才会消失。

肌阵挛

什么是肌阵挛？

肌阵挛是一个短暂性的快速的抽搐，可能只累及某个肌群（局部性）或是多个肌群（广泛性），后者通常是青少年癫痫的一个症状。与舞蹈症不同的是，肌阵挛通常具有节奏感，且不会从一个肌群跨越到另一个肌群。正常人也可能会发生肌阵挛，例如在入睡时。腿部少量几次的肌阵挛就足以让人醒过来。

伸肌痉挛（extensor spasm）

伸肌痉挛是一种快速突发的抽搐动作（通常是臀部），是 UMN 病变的一种非特异性症状。患者会感到不适，甚至很痛苦。普遍认为这是 LMN 背部网状脊髓纤维释放抑制性冲动所致。

联合反应

联合反应也可以发生在长期站立中，是 UMN 病变引起的（通常是中风）。当患者改变肢体姿势或做不随意动作时，例如打哈欠，瘫痪的肢体可能做伴随运动；例如患者打哈欠时，偏瘫腿部可能会弯曲。联合反应的重要性在于，它会传达一种假象。患者可能会认为肢体在恢复，充满了乐观，但后来

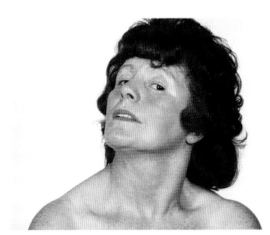

图 6.6 Spasmodic torticollis. Note the dystonic contraction of the left sternomastoid leading to the abnormal posture of the head.

Reprinted from Fig. 6.52（p. 6.18）, *Atlas of Clinical Neurology*（2nd edn）, by G. David Perkin, Fred Hochberg, and Douglas C. Miller（1993）, Mosby Publications, with permission from Elsevier.

却发现根本不是这样，随之希望破灭。

抽搐症

什么是抽搐症？

抽搐症是不断重复发生的不规则性抽搐动作。抽搐症不同于其他形式的不随意运动，因为抽搐症可以通过意愿而被抑制。抽搐症往往出现在面部和上半身，常见的动作包括夸张地眨眼、作鬼脸、嗅动作、耸肩等。有一种疾病会表现出复杂抽动，该疾病为 Gille de la Tourette 综合征（*George Albert ÉdouardBrutus Gille de la Tourette，1857—1904*，法国神经科医生）。最近，将这个疾病简写为 Tourette 综合征，因为该综合征会表现出很离谱的行为，引起了医学关注。有些抽搐症可能为重复猥亵动作。患者还会出现语言上的抽搐，包括咕噜、吠叫，在某些情况下还会骂人。

感觉系统

疼痛

疼痛这个问题很复杂，尤其是神经源性疼痛，有完整的教科书专门讨论这个问题。以下主要简述脊柱和四肢疼痛的处理方法。

局部疼痛（local pain）

局部疼痛源于脊柱、骨盆和腿部的疼痛敏感结构。这些结构包括软组织（如韧带、肌肉）、关节以及骨骼本身。通常与创伤有明确的关系，往往是患者自己受伤导致。疼痛可以是浅表性的，是一种"轻度"锐痛，患者很容易定位。疼痛不影响肌肉功能。深部疼痛往往比较迟钝，不容易定位。此外，周围炎症，简单的痉挛，为了保护该部位，会使肌肉活动能力受限。如果累及附近神经，会导致进一步的神经问题；例如：腓骨头骨折可能损害腓总神经。这会导致足下垂，腿部前侧面和足背失去感觉。

牵涉痛

牵涉痛更难定位，因为疼痛部位与导致疼痛的部位会相离较远。脊柱、骨盆甚至腹部或骨盆内的内脏都会导致牵涉痛。根据累及的结构，可能发生各种性质的疼痛。牵涉痛的重要性在于可能会导致误诊。

神经性疼痛

神经性疼痛是中枢神经系统发生神经损伤而引起的疼痛。有时还会使用神经源性疼痛（neurogenic pain）这个术语，"神经源性疼痛"与"神经性疼痛（neuropathic pain）"含义实际上是相同的。神经痛（neuralgia）也是指神经性疼痛，虽然最近几年神经痛指的是特定神经末端病变，例如三叉神经痛（trigeminal neuralgia）。神经性疼痛在性质上往往为烧灼痛，具有弥漫性、难以定位的特征。周围神经病变时，疼痛具有对称性。这种神经性疼痛很难治疗，但是有些患者服用抗抑郁药阿米替林或抗惊厥药卡马西平后，疼痛会得到缓解。

神经根痛

神经根痛是一类具有特征性的神经性疼痛。神经根痛是一种偶然发生的闪痛，疼痛会沿着狭窄通路传递。当神经根痛特别严重时就称为刺痛。这种疼痛最好的一个例子就是坐骨神经痛。椎间盘突出会刺激邻近神经根。椎间盘突出部位除了局部疼痛外，还会有闪痛，通常会在腿后部感觉到。像咳嗽、紧张、伸展或打喷嚏这样的动作都会刺激神经根并引起疼痛。

在阅读过程中，你可能偶尔会遇到神经性疼痛其他方面的内容。

- **触诱发痛**。这是一种由正常刺激产生的异常和不愉快的感觉，有时又称为"感觉不良"。
- **痛觉过敏（hyperalgesia）**。痛觉过敏是指疼痛阈值降低，以致最轻微的刺激就会引起疼痛，例如，风吹过皮肤就会引起疼痛。
- **痛觉减退**。痛觉减退是指疼痛阈值升高，以致很强烈的刺激才会引起疼痛。痛觉减退患者在很严重的伤害性刺激时才会感觉到疼痛。

问什么

对于神经源性疼痛，最好将注意力集中在有关疼痛本身的问题上。可以以开放性问题作为第一个问题，例如"跟我讲讲你的疼痛问题。"不过，要准备询问一些补充性问题。

- "哪里疼痛？"
- "疼痛持续多长时间了？"
- "疼痛是突然发生的还是逐渐发生的？"
- "是持续性疼痛还是间歇性疼痛？"
- "你能描述一下疼痛吗？"你可以举几个例子来帮助患者回答——例如：锐痛、烧灼痛、射击痛或刺痛。
- "疼痛辐射到其他部位了吗？"例如：辐射到腿后部或腿前部。
- "是什么引起了疼痛？"例如：创伤或肢体移动。
- "有哪些因素加重了疼痛？"例如：咳嗽、打喷嚏或弯曲。
- "有哪些因素缓解了疼痛？"

对这些问题的回答可能提示是神经性疼痛。如果是这样，询问相关神经症状。根据症状，你必须确定患者是夸大了疼痛程度，

> **要点**
>
> - 神经性疼痛在性质上是一种弥漫性的灼烧痛。
> - 外伤损伤附近神经后，会导致神经功能障碍。
> - 一定要谨记牵涉痛的可能性，避免误诊。
> - 神经根疼痛（radicular pain）是一种短暂性的射击痛，会沿着狭窄通路传播。

还是低估了疼痛程度。这是你通过培训需要获得的一项技能。

感觉异常

感觉异常是一种针刺样感觉，或是一种持续性刺痛，通常是由较大的有髓纤维损伤引起的。大多数人都有过感觉异常的情况，例如，有人压着手臂睡了一夜。这个例子说明非神经性原因也可以引起感觉异常，也就是说，动脉血液供应受阻也会引起感觉异常。需要注意的是，有些患者在描述感觉异常的感觉时会有困难，可能会将感觉异常描述为疼痛。感觉异常不一定有客观性的感觉障碍，很难确定病变位置〔感觉异常神经根分布的一个例外就是带状疱疹（shingles）〕。

麻木

麻木是一种感觉减少或缺失，通常伴有本体感觉的丧失。一般都要询问患者所说的"麻木"是什么意思。患者往往用几种表达方式来说明麻木，例如沉重、麻木、寒冷、没有感觉、"感觉与另一条腿不一样"等等。可以提出更多的问题来进一步界定这个问题。确定下列问题。

- 他们穿睡衣、手套、袜子或紧身衣时，

能感觉到这些衣物吗？

- 能分辨东西的冷热吗？
- 他们能分辨不同的地板表面吗？——地毯、瓷砖还是木地板？

有时患者会感觉到自己就像走在棉花或蛋壳上。长时间疼痛感丧失可能会导致烧伤、疤痕或营养性溃疡。如果疼痛感丧失严重，会导致关节错位（Charcot 关节）（*JeanMartin Charcot*，*1825—1893*，法国神经科医生）。患者受伤时，自己可能无法意识到，但可能在后来意识到变化，或是亲戚或朋友注意到。

突然失去感觉提示发生了急性病变，可能原因包括感觉皮层、皮层下结构甚至脊髓的血管事件。也有可能是脱髓鞘［例如横贯性脊髓炎或多发性硬化症（multi sclerosis）］（会导致任何形式的神经异常）。在一段时间内，手臂或腿部逐渐出现麻木，这提示可能有周围神经病变，尤其是发生"手套征和袜子征"时。众所周知，脊髓受压患者在感觉丧失的近端的某一节段会有麻木、感觉异常或感觉过敏。如果怀疑脊髓受压，你就需要询问肠道和膀胱功能，因为脊髓受压时，这些部位会出现危险信号症状。如果患者出现尿潴留和便秘，这就是一个急诊，必须减轻脊髓压迫，防止造成永久性损害。

要点

- 一般都要询问患者所谓的麻木是什么意思。
- 患者会称自己就像走在棉花上或蛋壳上等。
- 长期感觉丧失可能会导致烧伤、疤痕、营养性溃疡，甚至关节错位（Charcot 关节）。

提示

如果你发现感觉有问题和怀疑脊髓压迫，就必须询问有关膀胱和肠功能方面的问题。怀疑脊髓受压，尿潴留和便秘就是一种急症。

获取神经学病史

既往病史

- 患者最近有过病毒性疾病吗？如果有，提示可能有横贯性脊髓炎或 Guillain-Barré 综合征（*George Charles Guillain*，*1876—1961*，法国神经科医生；*Jean Alexandre Barré*，*1880—1967*，法国神经科医生）。
- 患者过去是否做过手术？如果有，提示手术可能造成了附近神经损伤；或是脊柱椎板切除术，提示之前有过背部问题，例如椎间盘突出。
- 患者目前是否患有重要疾病？例如糖尿病或类风湿关节炎，这些疾病会大大增加神经发生病变的风险，例如周围神经病变或多发性单一神经炎。

药物史

对神经有毒害作用的药物有：

- **异烟肼**—抗结核病药物—周围神经病变。
- **利福平**—抗结核病药物—周围神经病变。
- **长春新碱**—化疗药物。

家族史

对某些情况家族史很重要，例如亨廷顿舞蹈症（Huntington's chorea）（*George Sumner Huntington*，*1851—1916*，美国医生），该病是一种常染色体显性遗传病；杜氏肌营养不良症（Duchenne muscular dystrophy）（*Guillaume Benjamin Amand Duchenne*，*1807—1875*，法

国神经科医生），该病是一种 X 连锁隐性遗传病。

系统回顾

一定要进行系统回顾，发现可能的线索，例如：对其他系统和神经系统产生影响的多系统疾病或恶性肿瘤。

如果你在开始忘了询问肠道和膀胱功能方面的问题，特别是脊髓可能受压时，系统回顾会让你有机会对肠道和膀胱功能进行检查。还有其他疾病也会导致便秘和尿潴留，例如帕金森病（James Parkinson，1755—1824，英国医生）、中风等，可能是疾病本身导致了便秘和尿潴留，也可能是治疗导致了便秘和尿潴留。然而，这些情况并不会出现脊髓压迫引起的急症。

神经系统检查的重要性

神经系统只能通过人工进行检查，无法用其他办法代替。尽管我们已经有了像磁共振成像（magnetic resonance imaging，MRI）和计算机断层扫描（computed tomography，CT）这类强大的诊断工具，但是，如果临床评估不佳，就会导致将这些诊断工具用在错误的地方。虽然诊断是你的最终目标，但你的早期目标之一就是确定在复杂的神经系统内，病变部位在**哪里**。这就是为什么我们非常重视区分 UMN 病变和 LMN 病变。这将有助于将脑、脊髓的病变与神经根、神经丛、周围神经的病变区分开来。还有你必须熟悉神经病变的其他表现，后面部分将会对这些表现进行讲解，尤其是在接近最后的分析部分。虽然我们讲述了神经系统各个方面学习的方法，但是，随着信心和经验的增长，你可以根据临床实际情况要求，按照自己的顺序进行评估。当你第一次见到患者，获取病史时，要对患者语言能力进行评估。经验丰富的神经科医生在患者进入科室就诊时，就会对患者的步态进行评估，而不是在最后进行，这是因为仅仅通过观察患者走路，就能获得一组丰富的神经学数据。最后要强调的是，激发各种体征的关键在于练习。技能很好，就很容易激发这些体征，但是如果技术较差，也很容易让人感到困惑。尤其要学会使用肌腱锤，因为肌腱锤对于神经科医生而言，就像听诊器对于心脏病科医生一样。当你第一次使用肌腱锤时会非常生疏，但是，随着时间推移、多多练习后，你会非常自信地激发出这些反射。

神经系统检查概述

准备

1. 准备好神经检查需要的器械。

2. 向患者介绍你自己，在检查前征得患者同意。

3. 让患者就位。

4. 洗手。

5. 在做第 2 步、第 3 步的时候，要整体观察一下患者。疼痛 / 不适？心情？身体不稳？全身消瘦？周围有助行器？

6. 评估语言能力。

颅神经检查

7. 询问患者嗅觉（颅神经Ⅰ）或味觉（颅神经Ⅰ和颅神经Ⅶ）是否有变化（DF 2/10）。

8. 检查视力（颅神经Ⅱ）（DF 6/10）、评估视野（颅神经Ⅱ）（DF 7/10）、瞳孔对光调节反射（颅神经Ⅱ和副交感神经Ⅲ）（DF 5/10）以及进行眼底检查（颅神经Ⅱ）（DF 9/10）。

9. 检查上睑下垂、斜视（squint）（DF 3/10）以及检查眼动情况：检查眼球震颤和询问复视（颅神经Ⅲ、颅神经Ⅳ以及颅神经Ⅵ）（DF 8/10）。

10. 检查面部感觉（颅神经Ⅴ）（DF 6/10）、评估咀嚼肌（masticatory muscle）（颅神经Ⅴ）（DF 4/10）、角膜反射（corneal reflex）（颅神经Ⅴ）（DF 3/10）、颌骨反射（颅神经Ⅴ）（DF 6/10）。

11. 评估面部运动涉及的肌肉（颅神经Ⅶ）（DF 6/10）。

12. 评估听力（颅神经Ⅷ），进行韦伯和莱茵测试（颅神经Ⅷ）（DF 8/10）。

13. 评估软腭（soft palate）运动神经（颅神经Ⅸ和颅神经Ⅹ）、软腭感觉神经（颅神经Ⅸ和颅神经Ⅹ）（DF 5/10）。

14. 评估斜方肌和胸锁乳突肌（颅神经Ⅺ）（DF 4/10）。

15. 评估舌部与舌部运动（颅神经Ⅻ）（DF 4/10）。

运动系统检查

16. 观察：查看肌萎缩（DF 4/10）、肌束震颤（DF 6/10）和不随意运动（DF 7/10）。

17. 评估腕部、肘部、肩部、髋部和膝关节处的肌张力（DF 6/10）。

18. 如果相关，检查阵挛（DF 4/10）。

19. 检查上肢和下肢的肌肉力量，从近端到远端（DF 5/10）。

20. 检查反射：肱二头肌（DF 5/10）、旋后肌（DF 7/10）、肱三头肌（DF 6/10）、膝关节（DF 4/10）和踝关节（DF 9/10）。

21. 诱发跖反射（DF8/10）。

22. 其他反射。

23. 检查协调能力：手指指鼻试验（DF 6/10）；检查手部交替动作（DF 4/10）和足胫试验（DF 3/10）。

感觉系统检查

24. 感觉评估：轻触（DF 6/10）、疼痛（DF 6/10）、本体感觉（DF 6/10）和振动感觉（DF 5/10）。

25. 患者站立，进行闭目直立试验（DF 5/10）。

26. 步态（gait）评估（DF 7/10）。

27. 其他体征。

28. 确保患者感到舒适，感谢他们的配合。

29. 洗手。

30. 分析检查结果。

31. 报告检查结果。

神经系统检查详述

准备

1. 做好准备工作（准备好神经检查需要的器械）

将你检查所需要的器械放在床边。要对神经系统进行全面检查，你需要以下器械：

- 脱脂棉
- 检眼镜（ophthalmoscope）
- 音叉（频率为 256 Hz 或 516 Hz，进行 Rinné 和 Weber 试验）
- 音叉（频率为 128 Hz，进行振动觉试验）
- 红帽针
- 压舌板
- 床边 Snellen 图（Herman Snellen，1834—1908，荷兰眼科医生）
- 肌腱锤
- 神经别针

2. 向患者介绍你自己

与患者握手，并这样介绍自己："你好，

我是詹姆斯·帕金森（James Parkinson），是一名大一的医学生，我可以为您检查一下面部、上肢和腿部吗？"

3. 让患者就位

颅神经检查最好不要在床上进行。你与患者可以坐在椅子上，高度相等，此时，患者面部与你的距离大约是一个手臂。最好在门诊或初级保健机构进行。如果你在病房为患者做检查，患者可以坐在床边，而你可以坐在床边的椅子上。确保床可以升降，这样你与患者差不多处于同一水平，可以面对面进行检查。如果患者太虚弱，最好让他们躺在床上，但这意味着检查时你需要俯身进行，才能够与患者进行面对面检查，但需要注意的是，这会让你很累。

4. 洗手

病菌不是好东西，因此，不要让医院成为病菌的传播媒介！

5. 在做第 2 步、第 3 步的时候，要整体观察一下患者

当你向患者做自我介绍且让患者就位时，要对患者做一个整体观察。这个过程很简短，而你可以从中获得很多线索，但能获得多少与你的消化能力有关。患者看起来是否痛苦或有不适？特别注意患者的情绪。整体观察患者对于每个系统的检查都很重要，尤其是在神经系统检查中。抑郁症可能是慢性问题的最终结果，也可能是导致多种非特异性症状的原因。同样值得记住的是，看上去冷漠和沮丧的人会有面部表情减少的特征，这可能是帕金森症的一个体征。一名欣快的患者可能仅仅是患有简单的精神障碍，但有时这种情绪不稳是某些疾病的常见特征，例如多发性硬化症或中风。这些点说明了神经病与精神病之间有很多特征是重叠的。观察患者面部，查看面部是否有不对称（第Ⅶ对颅神经发生麻痹？），眼睑或瞳孔是否异常？当患者对你的自我介绍做出回应时，是否有嘴角下垂或是声音听起来是否不正常？发现异常后，这个异常会成为你检查的重点。查看是否有脊柱后侧凸，脊柱后侧凸与一定程度的神经退行性疾病有关，例如弗里德里希共济失调。当患者往床上或是椅子上坐时，要观察患者。患者是否看起来不稳？不稳提示患者腿部虚弱或有小脑病变（cerebellar lesion）。患者往床上坐时，近端肌肉无力会让患者使用手部来支撑大腿，将大腿抬到床上。你也可以在床附近寻找线索，例如，是否有助听器或眼镜、糖尿病贴纸〔周围神经病变、多发性单核细胞炎、糖尿病性肌萎缩症（diabetic amyotrophy）〕、步行辅助设备（例如拐杖，甚至是轮椅）。

6. 评估语言能力

语言评估很重要，这也是病史评估的一部分。当听患者讲话时，你必须对患者说话过程中出现的任何语言和声音异常要敏感。通过言语你可能了解到患者的认知功能状态，言语中的任何异常会为你提供有关大脑可能异常的重要线索。记忆障碍可能导致记忆模糊，回忆的事情缺乏细节，或是患者重复自己说过的话，却没有发现。

言语与声音的产生

言语产生主要涉及两个方面，即声音的音量或力量，以及声音的连贯程度，形成语言声音，并赋予涵义。两个方面中的任何一个有异常，都会引起发声困难（dysphonia）或构音障碍。

发声困难：是什么？

发声困难是指声音音量和质量的异常（失声意味着根本没有声音）。

如何识别

患者的声音听起来会很低、嘶哑，或是声音中带有呼吸音。

原因

见表 6.11。

提示

发声困难的大部分原因是声带病变引起，一般需要耳鼻喉外科医生进行诊疗

构音障碍：是什么？

构音障碍是指构词发音异常（构音障碍意味着无法形成流利的语言）。

如何识别

患者讲话很模糊，节奏混乱，语调异

表 6.11 导致发声困难的一些原因

声带	
语音滥用	叫喊、哭泣、唱歌
感染	喉炎（病毒、细菌、真菌感染）
肿瘤	良性（囊肿、结节）；恶性（鳞状细胞癌）
胃酸反流	GORD、LPR
外伤	插管、喉穿透性损伤
神经供应受损	外科手术（甲状腺切除术、心脏 / 肺手术）、肺癌
药物	类固醇吸入剂
内分泌	甲状腺功能减退
神经	帕金森病、延髓性麻痹（bulary palsy）、假性延髓性麻痹（pseudobular palsy）、重症肌无力
精神	

GORD：胃食管反流病（gastro-oesophageal reflux disease）；LPR：喉咽反流（laryngopharyngeal reflux）

常，别人很难理解。有些人主张让患者重复像"英国宪法"这类短语，来评估患者是否有构音障碍，但这没有必要，因为如果有构音障碍，很容易在正常的说话过程中发现。

原因

见表 6.12。

提示

如果患者有构音障碍，且无法用局部因素、疲劳或药物这类简单的原因来解释，那么必须对他们进行神经功能评估，这方面不容忽视。

语言障碍

当我们说话时，想要表达的想法通常是经过思考的，然后选择合适的词，根据我们国家和同年龄群体的语法规则构建一个有意义的句子。大脑的不同区域可以无缝合作，提供有意义的输出，而这种输出往往是瞬间完成而且很流畅。这些关键中心任何部位发生病变都可能导致交流的严重受损。任何语言异常都称为语言障碍（dysphasia），传统的失语症（aphasia）是指没有任何语言功能。然而，目前许多国家和有关团体更倾向于使用失语症而不是言语障碍，因为他们认为这个词有助于将失语症与其他类似的、令人困惑的〔例如吞咽

表 6.12 导致构音障碍的一些原因

局部	
口腔 / 喉部感染	念珠菌感染、溃疡、扁桃腺炎
义齿不合适	
过度疲劳	
药物	乙醇、镇静剂、阿片类药物
神经	卒中、头部损伤、脑瘫、小脑疾病、延髓麻痹、假性延髓麻痹

困难（dysphagia）和发声困难（dysphonia）]
术语区分开来。虽然语言障碍有很多种，但
此处只讲三种：①表达型语言障碍；②接受
型语言障碍；③整体语言障碍。

表达型语言障碍：是什么？

表达型语言障碍是额叶 Broca 语言区发
生病变导致。表达型语言障碍主要特征是患
者很难找到正确的词语或想法来表达自己的
意思。

如何识别

患者在表达意思时，一直在摸索和寻找
合适的词，因此，患者在说话过程中一直会
犹犹豫豫，用停止-开始这样的节奏来说话。
因此，表达型语言障碍又称为不流利性语
言障碍、运动性语言障碍以及 Broca 语言障
碍。患者的理解能力通常没有受损，可以通
过一些测试来判断，例如"让我看看你刚才
喝的是什么。"可以增加测试的难度，判断
更细节性的理解问题，这也是语言治疗师工
作的内容之一。请注意，可能还会有其他神
经功能障碍（如偏瘫），所以，患者需要做
一个完整的神经检查。

接受型语言障碍：是什么？

接受型语言障碍是颞叶 Wernicke 语言
区发生病变导致。接受型语言障碍的主要特
征是在理解他人语言方面发生障碍。

如何识别

接受型语言障碍患者所说的话会很奇
怪，回答可能与你所提问的问题没有任何关
系。这类患者可能会很流利地说一通胡话，
但是，对自己所说的话似乎是忘记了。因此，
接受型语言障碍又称为流利性语言障碍、感
觉性语言障碍以及 Wernicke 语言障碍。患者
话语中可能包含一些患者自己创造的新词

（neologisms），或是用其他词代替想要表达
的词，例如将勺子说成球，这种现象称为语
言错乱（paraphasias）。有时，一句话的意思
被新词和错语破坏，这样使语言变得毫无意
义，称之为术语语言障碍症。

整体语言障碍：是什么？

整体语言障碍是指 Broca 和 Wernicke 这
两个区域受到损害，导致患者发生语言理解
障碍和表达障碍。严重时，患者根本无法表
达语言。

提示

患者发生任何语言障碍都应该尽早转诊
去看语言治疗师。

提示

如果经过努力患者仍无法交流：

- 要确保患者不需要助听器。
- 与患者交流时，尽量放慢语速，语句要短。
- 尽量询问封闭式问题，患者只需回答"是"
  或"否"。
- 手边要有纸笔，便于无法用语言交流时
  使用。

语言治疗师应该准备一些卡片，代表日常
生活中的常见话题，用于手写字无法识别时。

脑神经检查

有 12 对颅神经，均来自脑干。这些颅
神经与头部、颈部（包括眼部、耳部和一些
内脏）一些重要的运动和感觉功能有关（表
6.13）。其中任何一个脑神经的损害都会导
致所支配部位所对应的运动或感觉功能障
碍。另外，视觉、听觉、嗅觉和味觉等这类
特殊感官也会受到影响。因此，了解每条神

表 6.13　脑神经功能

I	嗅神经（olfactory nerve）	嗅觉
II	视神经（optic nerve）	视力、视野、色觉、瞳孔对光调节反射（感觉部分）
III	动眼神经（oculomotor nerve）	眼动、瞳孔对光调节反射（运动部分）
IV	滑车神经（trochlear nerve）	眼动
V	三叉神经（trigeminal nerve）	面部感觉、咀嚼肌和角膜反射（感觉部分）
VI	展神经	眼动
VII	面神经（facial nerve）	面部肌肉、舌前 2/3 的味觉、镫骨肌和角膜反射（运动部分）
VIII	前庭耳蜗神经（vestibulocochlear nerve）	听觉和平衡
IX	舌咽神经（glossopharyngeal nerve）	腭咽感觉和胃反射（感觉部分）
X	迷走神经（vagus nerve）	腭肌和咽肌、呼吸系统的感觉和呕吐反射（运动部分）
XI	副神经（accessory nerve）	乳突肌和斜方肌
XII	舌下神经（hypoglossal nerve）	神经支配舌部运动

经的功能对于判断有关神经异常至关重要。虽然有 12 对独立的脑神经，但它们的功能有时是重叠的。在检查脑神经时，至少有几次经验后，就很容易将它们区分开来并进行相关检查。这会确保不会遗漏。在实际操作中会复杂一些，因为针对每条神经可能会有多个检查，且并不是对一条神经的所有部分都进行检查。随着经验的增加，检查过程会越来越顺利，你和患者所走的弯路也会变少。最后，要尽量提前考虑好，在做某个检查的同时，你应该考虑下一个检查是什么，或是你需要对患者说什么。最后，检查颅神经要变成一种习惯与直觉，这样会集中注意力发现异常！

嗅神经（脑神经 I）

7. 询问患者嗅觉（脑神经 I）或味觉（脑神经 I 和脑神经 VII）是否有变化（DF 2/10）

嗅觉神经负责嗅觉。在临床环境中，很少能够对嗅觉进行客观地检查（有标准气味

的瓶子用于检查嗅觉，但是作者还没有看到有人使用过该瓶子）。实际临床工作中是通过一个粗略的筛选问题来评估嗅觉："你的嗅觉有什么问题吗？"如果患者说没有问题，那么他们的某些神经就不太可能有问题（例外情况是单侧嗅觉丧失，另一侧嗅觉可代偿）。如果患者回答有问题，你需要提问一些补充性问题。"目前，你有感冒或鼻子堵塞问题吗？"如果患者回答是，你就没有必要再询问下去了。如果患者没有感冒，你需要进一步询问，找出嗅觉丧失的原因。你可以继续用一些强烈的可辨认的气味来检查患者的嗅觉，比如橘子味或咖啡味。让患者闭上眼睛，并用手指紧紧地按住一侧鼻孔（手指压住鼻孔看上去很粗俗，简直不能看！）。现在让患者闻一闻，试着辨认出香味。然后再按住另一侧鼻孔，重复上述检查。如果发现异常，应检查鼻孔内是否有异物或息肉（polyps）。理想情况下，应该是专家（即耳鼻喉科专家）做这方面的检查。

当你询问患者有关嗅觉方面的筛查问题

时，也要及时询问味觉（颅神经Ⅶ）方面的问题。由于味觉与嗅觉密切相关，如果嗅觉受到影响，味觉也可能受到影响（有过鼻子堵塞的人都能证明这一点）。然而，如果嗅觉没有受到影响，而味觉受到影响，那么你需要进一步询问，查看导致味觉丧失的可能原因。

视神经（脑神经Ⅱ）

8. 检查视力（脑神经Ⅱ）（DF 6/10）、评估视野（脑神经Ⅱ）（DF 7/10）、瞳孔对光调节反射（脑神经Ⅱ和副交感神经Ⅲ）（DF 5/10）以及进行眼底检查（脑神经Ⅱ）（DF 9/10）

视神经负责视力。首先要问患者有关视力方向的问题："你戴普通眼镜还是隐形眼镜？"或"你是近视还是远视？"这可能提供一些初步线索，让你想到可能存在慢性问题。如果患者戴眼镜，要礼貌地要求他们："你能把眼镜摘下来吗？"检查眉毛、眼睑、巩膜和瞳孔。两眼之间有差别吗？特别要注意是否有眼睑下垂（上睑下垂）、斜视、瞳孔不等以及义眼（prosthetic）等。如何识别义眼通常不需要别人教，注意下列几点，就会鉴别出义眼来。有时，与正常巩膜相比，义眼更亮更白。义眼有时更明亮，且不会向任何方向移动（一些现代义眼会有一定程度的移动，但现在看起来仍然不现实）。最简单的视神经检查分为五个部分：视力、视野、色觉、瞳孔对光调节反射以及眼底镜检查（fundoscopy）。

视力

什么是视力？

视力是眼睛辨别细节的能力。

如何检验

大多数人都做过视力检查，所以应该熟悉这项技术。理想情况下，站在距斯内伦视力表（snellen chart）（Snellen 图）6 米处进行视力测试。在床上时，要有 6 米的设置很麻烦，因此，在 3 米处进行"床边"视力测定也是可以的。确保患者戴他们的远视眼镜（如果诊断出严重缺陷，而患者说："如果我戴眼镜，当然会看得很清楚，视力就没有问题！"这种情况会很尴尬的）。斯内伦视力表由字母构成，从上往下看时，字母会逐渐缩小。每一行的字母大小为标准大小，这样就能够将患者的视力与健康人视力做对比。一次只能测试一只眼睛。仅仅让患者闭上一只眼睛是不够的。有些患者发现闭上一只眼睛会很困难，即使能够成功闭上，也会影响其测定视力。理想的情况下，应该使用遮光板，但是大部分情况下，是让患者用手捂住一只眼睛，并确认患者没有作弊。

提示

再次检查戴眼镜患者是否将一只眼睛完全遮住。

对患者这样讲："请用右手遮住你的右眼，看最顶部的那个字母，并将字母读出来。继续往下读。"即使患者不想往下读了、想放弃，也要鼓励他们继续下去。这样做的目的是让患者读下去，直到某一行，他们辨认不出字母为止。这就是他们的视力极限，你应该注意是哪一行。每一行都有数字编号，顶部那一行是 60，最后一行最小的字母编号为 5 或 6。同样检查另一只眼的视力极限。每只眼的视力用一个分数表示。上面的数字代表患者与斯内伦视力表的距离，距离单位是米，这个数字通常为 6；下面的数字表示患者能够辨别出的最低一行所对应的数字编号。大多数视力表数字编号从上到下为60、36、24、18、12、8、6 和 5。之所以选择这些数字，是因为大多数人在 60 米处时，也能够分辨出最底部的那一行字母；要分辨出第二行字母，需站在 36 米处，以此类推。因此，视力正常的人至少可以辨认出 6 行的字母（通常是在他们佩戴矫正眼镜时），因此，他们的视力为 6/6。你可能听过 20/20 的视力——这是距离单位使用英尺而不是米时测量到的视力，20/20 的视力与 6/6 的视力水平是一样的。如果患者只能分辨出最顶部的字母，则患者视力为 6/60。6/60 意味着健康人在 60 米可以分辨出的东西，患者在 6 米处才可以分辨出来。如果患者站在 6 米处，不能分辨最顶部字母（说明视力很差），将视力表与患者之间的距离缩短到 3 米（如果此时患者能够分辨出字母，患者此时的视力为 3/60），甚至缩短到 1 米。如果患者此时还无法辨认出最顶部的字母，查看患者在 1 米处是否能分辨出手指指示数字，识别手部动作，最后，是否能够感知到光。

提示

如果你没有标准视力表，可以让患者随便阅读一下材料，例如报纸或你的胸牌，可以粗略地评估患者视力。用这种方法将会识别出严重的视觉障碍或两眼之间的差异。再检查一次，查看患者平常是否佩戴眼镜。如果患者看不到任何正常的印刷字体，查看患者是否能看到举在他们面前的手指。

视野

什么是视野？

当你看到一个物体时，你不仅能看到

高质量的彩色（借助黄斑，黄斑是一个富含视锥细胞的视网膜，是色觉感光器），还会感受到周围情况。例如，当你阅读这篇文章时，你可能会意识到眼前环境，比如放在桌面上的书。视网膜的其他部分由视杆细胞构成，负责"周边"视觉，是色觉光感受器，且形成的图像质量较差。视野检查是查看患者对周边情况的映射情况，其目的是检查是否有视野缺损。

如何检查

床边视野测试方法称为对照试验。基本原理就是将你的视野（希望是正常的）与患者视野作比较。做该试验时，姿势很重要（图 6.7）。做视力评估时，患者用其左手遮住左眼。如果是这样，你用右手遮住你的右眼。为了直接比较你和患者的视野，你与患者的面部必须处于同一水平上，距离大约 1 米（就像照镜子）。

这样对患者说："我要你直视我的左眼，且始终保持头部和眼睛不动。"你需要让患者直视前方，同时，你从边缘带入视觉源。移动示指，将手指作为粗糙但可以接受的视觉源。如果想要更准确，你可以使用光源、数指或白色最好是红色的神经帽针来进行视野评估。确保视觉源在你和患者之间是等距的。手臂长度会限制测定的视野范围。对患

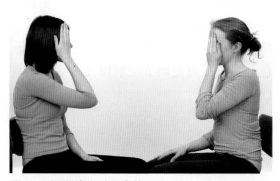

图 6.7 视野检查时的姿势

者说:"当你能够看到我手指移动时,告诉我。"当患者说:"就是现在"时,手指停止移动并确认以后,再开始移动手术,并询问患者:"你能看到我的手指在移动吗?"传统上是检查视野的四个象限:上颞侧、上鼻侧、下颞侧和下鼻侧(图6.8)。手指应该从最远侧向近处移动,每个象限的最边缘为最低值。你的目标是绘制出最大可能的视野图。一旦检查完患者的右眼视野,就对患者说:"放开左眼,现在用你的右手盖住你的右眼。"这一次,你将用左手遮住你的左眼,让患者看你的右眼。绘制出这只眼的最大可能视野图。

提示

你可能会发现,如果你的右手遮住了你的右眼,不换手的话,很难测定鼻侧视野,也就是说,如果你的右手遮住了你的右眼,左手要作为视觉源。一开始动作都很自然,直至手部到达鼻部,你的左臂必须穿过你的身体。与其使用这种笨拙的姿势,不如用左手遮住右眼,将右手作为视觉源。

记住,你的手指只能作为粗糙的视觉目标,可能会漏诊细微缺陷,或是不能很好地发现缺陷,所以在用手指作为视觉目标后,用红色神经引脚作为视觉目标。视网膜对红色非常敏感,视神经或视交叉发生病变时,

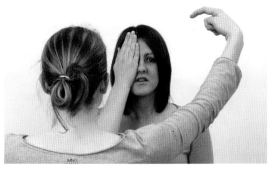

图 6.8 通过对比试验来测试视野。视觉目标从周围向中心移动

可能感觉到红色物体褪色了,甚至感觉到是白色。这一过程称为"红色稀释",这可能是失明之前出现的第一个体征。也可以用神经引脚绘制出盲点。盲点是一个生理性盲点(见下文),位于视神经盘(optic disc)(没有光感受器,因为是视神经的出口)上。慢慢将神经引脚从颞侧向中央移动,且在眼睛水平上测试视野。让患者像前文所述那样看你的眼睛。当红色神经引脚从侧面向中央移动时,患者应该能够注意到红色尖端,直至消失。如果你将红色引脚再向中央移动,就会再次观察到红色引脚。这个"消失"点是暂时性的,很容易被忽略。尽量确定这个点有多大。只需将注意力集中在远处的一个点上,然后从测试眼的颞侧向中央移动视觉目标。检查时,确保另一只眼是闭着的,因为两只眼睛的视野会有重叠,会给你一种所检查的眼"正常"的感觉。然而,如果你在一个盲点周围更大的区域内移动引脚,但看不到红色引脚,这提示盲点可能扩大,是乳头水肿的特征之一。

提示

你可以先在自身上练习该检查,直至很熟练有信心后,再为患者做检查。

提示

不可避免的是,在许多视野评估中,你会发现患者会转动头部,或是直接盯着你的手指看。如果发生这种情况,不要生气,你只需要继续强调,告知患者:"头部不要转动,直视我的眼睛。"

异常发现

异常发现可能是一系列病变,可能是从完全失明到小范围的视力丧失(称为盲点)。

有时，视觉丧失的模式会提示病变位置（图6.9）。了解下列定义有助于发现病变。

- **偏盲（hemianopia）**。偏盲是指半个视野缺失。
- **同侧偏盲**。同侧偏盲是指两侧眼相同一侧视野发生缺损，例如左眼和右眼的左半侧发生视野缺损（图6.9）。
- **象限盲（quadrantanopia）**。是指有1/4的视野发生了缺损。

在解释视野示意图时，你需要记住图像在视网膜上是倒置的。物体顶部光线会在视网膜底部形成图像。另外，来自于环境颞侧的光线会达到视网膜鼻侧，而来自环境鼻侧的光线会达到视网膜颞侧。需要记住的另一个特征是，来自左、右颞侧视网膜的神经纤维不会在视交叉中线处交叉，因此，该神经纤维终止于同侧枕叶皮质。鼻侧视网膜纤维在视交叉中线处交叉，终止于对侧枕叶皮质（图6.9）。

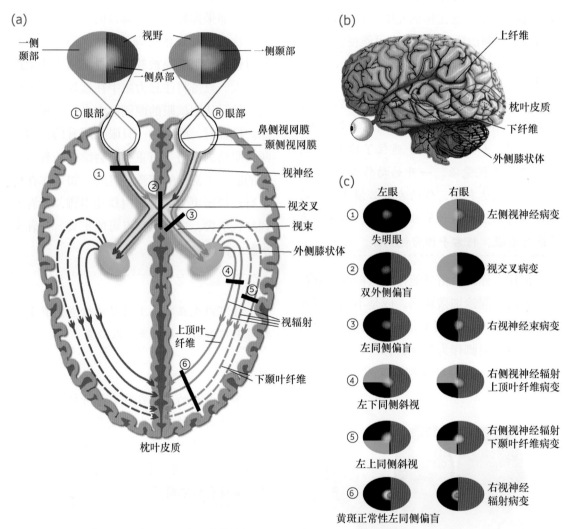

图 6.9 视觉通路以及通路上发生病变导致的各种视野缺损。（a）眼的水平大脑轴向切片；（b）大脑的侧面图；（c）病变相关性视觉缺陷。神经冲动沿视神经（鼻纤维在视交叉处交叉）然后再沿着视神经束，到达外侧膝状体，继续传递。然后，冲动沿视辐射，终止于枕叶皮层。最终，右枕叶皮层负责视野左半部分，左枕叶皮层负责视野右半部分。大脑能够合成视觉刺激，纠正图像倒置，产生有意义的视觉

色视觉

色视觉检查通常不作为临床常规检查项目，但是可以使用石原图（Ishiara charts）查看患者是否有色盲。

瞳孔对光反射和调节反射

瞳孔对光反射：是什么？

瞳孔对光反射是指在明亮条件下，当光线射入眼中时，瞳孔发生收缩，限制进入眼睛的光线数量。正常情况下，光线射入一只眼睛时，两个瞳孔都会收缩。因此，这种反射是光线直射入一只眼后，另一只眼发生与这只眼同样的发射，即同感反射。当光线射入眼睛后，神经冲动沿着视神经（颅神经Ⅱ）传导，在脑干中转，然后传入动眼神经（颅神经Ⅲ）副交感神经分支。这导致该侧眼的瞳孔括约肌发生收缩，进而瞳孔缩小（直接反射）。冲动也会传递到另一只眼的动眼神经，引起瞳孔收缩（同感反射）。见图 6.10。

瞳孔对光反射：如何检查

首先检查两个瞳孔，确保它们大小相等，并确保都是圆形且规则。对瞳孔大小或形状不对称都需要进行检查，发现原因。两侧瞳孔大小有约 1 mm 细微差异是可以接受的，这可能是生理上的差异，尤其是在亮度较差的地方，这种差异保持不变。瞳孔收缩称为瞳孔缩小，瞳孔扩大称为散瞳，瞳孔正常时，在光线较好时会缩小，光线不好时会扩张。尽管瞳孔大小可能有差别，但两侧瞳孔都会有对光的直接反射和同感发射（虽然瞳孔一开始很小时，很难观察到瞳孔大小的变化）。

你要提示患者："我会用光线照入眼内，灯光会有点刺眼。"用笔形手电从患者的侧面照入，连续两次照入同一只眼（照射时间不超过 1 秒）。第一次照射时，查看被照射眼的瞳孔是否有直接反射，第二次照射时，查看没有被照射的眼是否发生了同感反射。有时，我们还从别处了解这种做法：在鼻到前额的垂直方向上放一只手（阻止光线同时进入两只眼），但这种做法比较笨拙，且没有必要。用同样的方法对另外一只眼进行检查。你应该用笔形手电照四次。

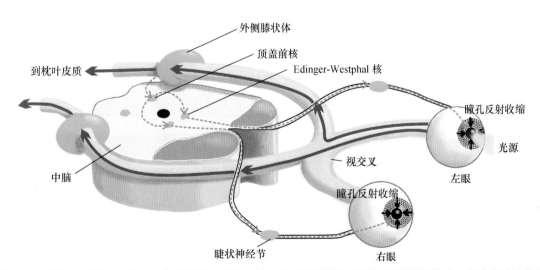

图 6.10 瞳孔光反射相关通路。光线照射左眼后，神经冲动经过视交叉到达外侧膝状体（一些冲动继续传递到达枕叶皮质）。光线会触发冲动，冲动沿着另一条（反射）通路，到达顶盖前核，然后达到两侧 Edinger-Westphal 核（颅神经Ⅲ副交感神经核）。神经冲动继续通过睫状神经节传导到双侧瞳孔括约肌，发生收缩

提示

如果瞳孔一开始很小，就很难辨认出这种收缩。如果是这种情况，要尽量减弱背景光，例如关闭百叶窗或床头灯。或是带患者到灯光昏暗的地方再试一次。

瞳孔调节反射：是什么？

当你看远处，然后再看近处物体时，在这个过程中发生的变化称为调节过程。在这个过程中，你的眼睛会稍微向内转（会聚），且瞳孔也会收缩，限制进入有关区域的光线数量。如前文所述，冲动向上传导，到达视神经，通过脑干，然后返回动眼神经，引起瞳孔收缩。

瞳孔调节反射：如何检查

让患者站在至少6米远的地方（理想情况下，越远越好）。最好给患者一个可以盯住看的物体，而不仅仅是让患者盯着远处看。你可以对患者这样说："看远处墙上时钟上的数字1。"观察患者瞳孔大小，直到你确定它们正聚焦在远处的物体上。当患者需要观察近处目标时，最好准备一张很小的照片、一个小的字母，或是将你的示指靠近患者的脸（约15 cm处），然后让患者快速观察目标物。观察瞳孔，查看两只眼同时专注目标物时，两侧瞳孔是否收缩。仔细观察

两侧瞳孔，因为在某些情况下，瞳孔收缩后，会持续一段时间，所以在短时间内，你无法重复该检查。这种反应程度通常很小，所以很容易被忽略！曾经在梅毒流行时，这个检查很重要，当时的患者有时就会表现出Argyll-Robertson瞳孔（Douglas Moraycooper Lamb Argyll-Robertson，1837—1909，苏格兰眼科医生）。在这种情况下，瞳孔又小又不规则，其主要特点是对光没有反应，但发生调节反射。如今这种情况已很少见，尽管一些糖尿病患者有可能发生。

提示

在远处选择稍微高一点的位置，当你要求患者盯着手指看时，手指要略高于患者的眼睛水平。这样做可以防止在看物体时，上眼睑遮住瞳孔（图6.11）。

异常发现

- **针尖样瞳孔。**双眼使用缩瞳滴眼剂如毛果芸香碱（一种眼科缩瞳药）、阿片类药物过量、脑干卒中（脑桥）、双侧霍纳综合征（*Johann Friedrich Horner*，1831—1886，瑞士眼科医生）以及年龄较大可导致针尖样瞳孔。

- **瞳孔散大。**双眼使用散瞳滴眼剂（例如托吡卡胺）、恐惧或愤怒、药物过量（例

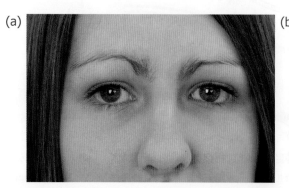
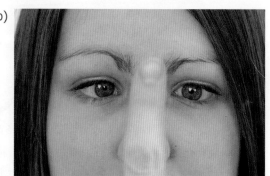

图 6.11　检查调节反射：（a）看远处；（b）盯住手指看：注意双眼是否内聚，瞳孔是否收缩

如抗胆碱能药物）和脑干卒中（中脑）可导致瞳孔散大。

- **单侧性瞳孔缩小**。导致单侧性瞳孔缩小的原因有单侧眼使用滴眼剂、霍纳综合征（图 13.14）、Holmes-Adie 瞳孔（*Sir Gordon Holmes，1876—1965，英国神经科医生；William John Adie，1886—1935，澳大利亚裔英国医生*）。
- **椭圆瞳孔固定**（瞳孔没有对光反射，也没有调节反射功能）。急性青光眼未治疗时会引起。
- **严重不规则瞳孔**（瞳孔没有对光反射，也没有调节反射功能）。由外伤和虹膜与晶状体黏连引起，虹膜炎会导致虹膜与晶状体黏连（称为后黏连）。
- **单侧散瞳**。由散瞳性滴眼剂以及颅神经Ⅲ麻痹引起。
- **Argyll-Robertson 瞳孔**。瞳孔小而不规则（瞳孔没有对光反射，但是有调节反射）。由梅毒和糖尿病引起。
- **马库斯·冈恩瞳孔**（**Marcus Gunn pupil**）（相对性瞳孔传入 [**relative afferent pupillary defect，RAPD**]）（*R. Marcus Gunn，1850—1909，苏格兰眼科医生*）。马库斯·冈恩瞳孔是视神经损伤导致（例如多发性硬化症引起的球后神经炎），也可以是大面积视网膜损伤导致（例如视网膜脱离）。摆动光试验可以检查 RAPD。首先，将光线从侧面射入一侧眼中，持续 3 秒。如果该眼正常，两侧瞳孔都会迅速收缩。快速将灯光转到另一只眼。如果第二只眼异常，该侧瞳孔就会扩大而不是缩小。这是因为神经冲动沿受损视神经传导时，因视神经受损，会导致传导不良，所以你看到的瞳孔扩大是因为之前瞳孔因同感反射而收缩后的放松反应。3 秒后，快

速将灯转回到第一只眼处，就会注意到两个瞳孔会再次出现收缩。你可以在两眼之间来回转动灯光验证你的发现。聪明的做法是在做完瞳孔直接反射和同感反射后，再进行该检查。

提示

当发现瞳孔异常时，你要查看患者是否有眼睑下垂（上睑下垂）。出现上睑下垂将会排除很多原因，但不能排除颅神经Ⅲ麻痹或霍纳综合征。

眼底镜检查

什么是眼底镜检查？

在本文中，眼底指的就是视网膜。眼底镜检查是对视网膜进行检查，使用的仪器叫检眼镜（有时称这种技术为做检眼镜检查法，但这种说法更多的是一种口头说法）。在现实中，当你能熟练使用眼底镜进行检查时，你可以用眼底镜对眼睛其他结构（包括晶状体和玻璃体内的异常）进行检查。

如何检查

做过眼底检查的人都知道眼底镜检查有多难。经过下列四个阶段你才能够熟练进行眼底镜检查，这四个阶段为：

1. 要熟悉检眼镜（图 6.12）。
2. 能熟练地在患者身上使用检眼镜。
3. 要熟悉正常眼底。
4. 了解影响眼底的各种异常。

首先，要熟悉检眼镜操作。检眼镜通常有一个表盘，用一只手的手指就可以操作，但是用哪只手操作与你检查哪只眼睛有关。表盘操作可以调整检眼镜内的镜头。这些镜头有正镜片（这些镜片上可能有红色数字，主

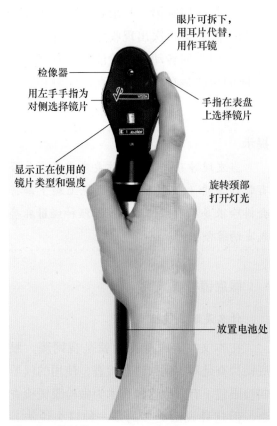

检像器

用左手手指为
对侧选择镜片

显示正在使用的
镜片类型和强度

眼片可拆下，
用耳片代替，
用作耳镜

手指在表盘
上选择镜片

旋转颈部
打开灯光

放置电池处

图 6.12　检眼镜

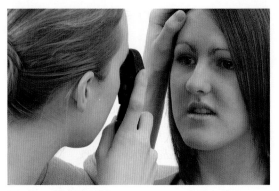

图 6.13　检眼镜用法

要是用来聚焦远视患者）和负镜片（这些镜片上可能有黑色数字，主要是用来聚焦近视患者）。有些型号的检眼镜用红色数字表示负镜片，而用黑色数字表示正镜片，所以一定要小心。检眼镜还有一个可调节灯光的开关。大多数型号的检眼镜在其颈部或底部会有开关，你可以按下或旋转，将灯光打开。也可能有调节灯光大小、亮度和颜色的控制钮。当光束进入小瞳孔时，使用小光束，尽量减少反射，但是对于散瞳患者而言，光束直径越大，效果越好。当观察视网膜上的红色物体时，使用绿光或"无红色光"来增强对比度。这样，更容易观察到小的出血。

现在你可以在患者身上使用检眼镜了。见图 6.13。为了最大程度地看清眼底，应该使患者的瞳孔充分扩张。为了实现这一点，最佳方法是使用短效扩瞳滴眼液。不幸的是，除非是在眼科专科诊所，否则患者很可能不会让你使用扩瞳剂。其次，你可以找一个足够暗的房间，让患者的瞳孔充分扩张——只有手电筒的光照到患者的眼睛，患者瞳孔就会收缩。如果患者佩戴眼镜，一定要摘下。然而，如果你戴眼镜，完全可以戴着而不必摘去（因为这样做会减少在用检眼镜检查时，对你和患者视力进行校正的必要性）。有关眼底检查的常见困难见例 6.1。

提示

如果很难判断灯光是否已经打开，将检眼镜对准你的手掌，查看是否有一个小光圈。用完检眼镜，要检查是否将灯光完全关闭，这更为重要。所以，再次将检眼镜对准你的手掌，确保灯光已经关闭。这是因为用完检眼镜后很容易忘记关闭灯光，使电池耗尽，这样病房中的检眼镜就不能用了（有些病房甚至都没有备用电池，这很令人惊讶）。

提示

练习使用检眼镜，双手都要练习，以获得一定的感觉。要熟悉表盘操作，且两只手都要熟悉，然后再在患者身上使用。

查看患者右眼时，要右手持检眼镜，且

　　问题。你正在进行眼底镜检查，很难在眼底看到标志性结构，这是为什么？

　　讨论。如果你对检眼镜很熟悉，最先想到的问题可能是你操作技术不过关。用非优势手握住检眼镜并用非优势眼查看时，对于许多人来讲具有很大的挑战性。只有练习实践才能解决这个问题。然而，用检眼镜观察眼底时，最困难的是观察缩小的瞳孔。大多数人试图在明亮的灯光下观察眼底，但这种做法注定会失败。扩张瞳孔需要使用短效扩张滴眼液（如托吡卡胺）。第二种办法是最好在较暗的房间内进行检查，让瞳孔充分扩张。

用右眼观察。你需要在患者右侧进行检查。同样，查看患者左眼时，要左手持检眼镜，且用左眼观察。你需要在患者左侧进行检查。这样，你离患者会非常近，所以要确保你已经洗过澡，且在前一天晚上没有吃大蒜！现在你需要稳稳地拿住检眼镜，通过孔查看患者双眼情况。有些人强调，你另外一只眼睛也要保持睁开状态。随着你检查技术的不断提高，你会做到这一点，但在早期阶段，闭上眼睛更容易些。

　　让患者稍微向上看，这样做有两个原因：第一，这样做患者的眼睑就不会遮住瞳孔（你可能需要用另一只手的拇指轻轻地将上眼睑往上拉）。第二，当你将光线从侧面射入时，光线几乎立即"击中"视神经盘（视神经盘是一个重要的参考点）。对患者这样说："请直视前方，看天花板与墙壁相交的地方，即使我挡住了，也要朝那个方向看。"

当你离患者有一个手臂的距离，引发患者两眼视网膜红反射。你应该看到一个红反射，该红反射就像业余照片上的红眼睛一样。红反射有缺失或减少，提示视网膜通路上的某处有不透明。最常见的原因就是白内障。慢慢移动直到你看到视网膜。如果患者是近视，要用负镜片聚焦检眼镜；如果患者是远视，要用正镜片聚焦检眼镜。

　　现在检查视神经盘。视神经盘是视网膜神经纤维的出口点，视网膜神经纤维从视神经盘出去后就形成了视神经。一旦聚焦，要评价视神经盘的三个 C：颜色（colour）、轮廓（contour）和杯（cup）。通常情况下，视神经盘的颜色为淡粉红色。如果有视神经萎缩（见后文），视神经盘的颜色就会变为浅黄色。乳头水肿时，视神经盘的颜色就会变成红粉色。视神经盘的轮廓通常都比较清晰。乳头水肿时，整个视神经盘边缘都会变得模糊（图 6.17 和图 6.18）。视杯是视神经内的椭圆形小孔，血管通过这个小孔进入视网膜。与视神经盘的直径相比，视杯的直径通常较小（图 6.14）。如果患者有视神经缺血或青光眼［引起眼内压（intraocular pressure，IOP）升高和视神经受损，进而导致视野缺损］，那么视神经纤维就会减少，导致相对于视盘，视杯直径增加，这一过程称为"杯状凹陷"。确定是什么导致了"杯

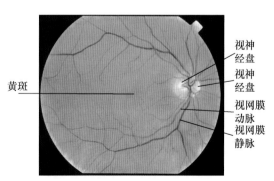

图 6.14　正常眼底

状凹陷"具有一定的主观性，这导致了分歧。对于非眼科医生来讲，如果有任何疑问，请将患者转诊给专家做进一步评估。

从视神经盘上发出的动脉和静脉有四个"拱廊"，每一个"拱廊"分别延伸到颞上、颞下和鼻上、鼻下几个象限。依次跟踪每一条，注意血管和周围视网膜外观。现在让患者向上、向下、向左以及向右看，查看视网膜周围情况。像色素性视网膜炎时的色素沉着（pigmentation）这类体征只有在观察视网膜周围情况时才能发现。这样你就可以通过一个很好的系统性检查方法对眼底进行检查。现在对患者说："直接对着光看……我知道这很难。"这样，你才能评估黄斑。你可能需要重新聚焦检眼镜。最后，再次通过正镜片查看眼睛的前结构。查看内容包括玻璃体内的漂浮物，甚至是虹膜。

了解正常眼底的唯一方法是尽可能多地看。你需要翻阅眼科解剖图，这样就会了解眼底各种解剖结构。见图 6.14。

同样，了解病理学的最好方法是多研究眼科图谱，如果有患者，就尽可能地查看患者眼底。眼科门诊和糖尿病眼科门诊是查看眼底常见异常的最佳场所。图 6.15～图 6.18 显示的是你应该熟悉的重要异常情况。

视神经乳头水肿（papilloedema）

什么是视神经乳头水肿？

视神经乳头水肿是指颅内压升高引起的眼底症状。颅内压升高时，眼睛会发生一系列变化。

1. 最初，静脉搏动消失，静脉可能变得更加扩张和弯曲。很多临床医生没有这方面的足够经验，因此，很难发现这些早期变化。
2. 然后，视杯颜色会变得更红，边缘变得模糊。

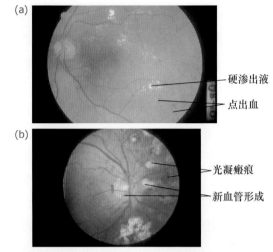

图 6.15　糖尿病性视网膜病：（a）背景型视网膜病变，（b）增殖型视网膜病变

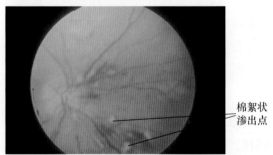

图 6.16　高血压性视网膜病变的棉絮状渗出点特征

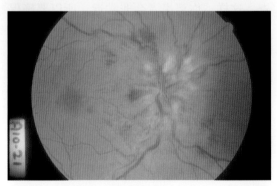

图 6.17　恶性高血压继发的乳头水肿。注意接近视神经盘的静脉似乎消失了，在肿胀边缘似乎有一个环。同时注意火焰状出血

3. 视神经盘的轮廓会变得模糊，视神经盘边缘处的血管似乎消失了，而不是直接进入视杯。
4. 整个视神经盘会变得更加粉红和肿胀。

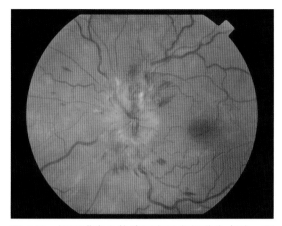

图 6.18　视网膜中央静脉阻塞继发的乳头水肿。注意视神经盘的相似外观；然而，出血点比恶性高血压分布范围更广

5. 其他变化与潜在原因有关，例如：恶性高血压——视神经盘上有火焰状出血。

导致乳头水肿的原因

* 颅压内升高。
* SOL（例如脑瘤、颅内血肿或脑脓肿）。
* 恶性高血压（图 6.17）。
* 良性颅内高压（benign intracranial hypertension，BIH）。
* 重度高碳酸血症。
* 脑膜炎并发症。
* 视网膜中央静脉血栓形成（图 6.18）。

　　乳头水肿的存在提示需要做进一步检查。同时，乳头水肿也是行腰椎穿刺（lumbar puncture）时要考虑的一个警示体征。如果在颅内压升高时做腰椎穿刺，会发生"锥状"危险，也就是说，脑干在压力作用下，通过大孔向下移动，引起致命后果。因此，在颅内压升高考虑做腰椎穿刺时，**必须进行 CT 扫描**。然而，没有乳头水肿并不排除颅内压升高的可能性（因为眼睛的变化可能滞后于颅内压升高）。因此，如果病史提示颅内压升高，即使视神经盘正常，也不要做腰椎穿刺。

要点

* 如有任何视觉障碍，一般都要使用标准视力表（例如斯内伦视力表）来检查视力。
* 如有任何视觉障碍，一般都要检查视野。
* 如果两侧瞳孔大小不一，一定要找到引起这种情况的原因。
* 要观察瞳孔对光反射和调节反射。
* 眼底镜检查是一项重要技术，必须掌握。
* 只有在瞳孔适当扩张的情况下才能进行眼底镜检查，可以使用短效扩瞳滴眼剂进行扩瞳，也可以在足够暗的房间中进行检查，否则你注定失败。
* 确保你对正常的眼底很熟悉。
* 确保你在日常实践中尽可能见到常见的眼部病变，这样你才会对常见疾病的外观比较熟悉。
* 视神经盘肿胀提示颅内压升高。
* 如果没有进行正常的 CT 扫描来确认安全，就不要在有乳头水肿的情况下进行腰椎穿刺。
* 如果病史提示患者有颅内压升高的问题，即使视神经盘正常，也不要在未做 CT 扫描的情况下行腰椎穿刺。

动眼神经（颅神经Ⅲ）、滑车神经（颅神经Ⅳ）和展神经（颅神经Ⅵ）

9. 检查上睑下垂、斜视（DF 3/10）以及检查眼动情况：检查眼球震颤和询问复视（颅神经Ⅲ、颅神经Ⅳ以及颅神经Ⅵ）（DF 8/10）

上睑下垂检查

什么是上睑下垂？

上睑下垂是上眼睑下垂的医学术语。清

醒状态下，上睑下垂的常见情况是上眼睑下缘正好穿过瞳孔上缘。上睑下垂严重时会严重影响视轴线，此时上眼睑会干扰患者的上视野。

意义

上睑提肌是使上眼睑上提的主要肌肉，由颅神经Ⅲ支配。穆勒肌也能够小程度地上提上眼睑，且该肌肉由交感神经系统支配。这就是为什么人处于恐惧状态时眼睛会睁得更大，以及为什么颅神经Ⅲ完全损伤时会导致完全上睑下垂，交感神经系统损伤时（霍恩综合征）会导致上睑下垂。

原因

导致上睑下垂的原因见表6.14。如果你了解能够使眼睑上提所需的不同解剖结构，即神经、肌肉、肌腱，以及"其他"结构，你就很容易记住导致上睑下垂的原因。记住导致假性上睑下垂的一些原因也很重要。假性上睑下垂是指看起来是上睑下垂，但事实上并不是真正的上睑下垂。像甲状腺性眼病、眼球整体内陷、眼眶暴力骨折，上眼睑也会回缩，令上眼睑看起来呈现下垂状态。

找什么

完全性上睑下垂会非常明显。轻微的上睑下垂很容易被忽略。确保患者向前看，然后你观察患者的眼睑（如果患者往上看或往下看，此时查看眼睑会产生误导）。一侧眼睑下垂是否比另外一侧更严重？如果是，快速检查是否有不明显的感染或肿胀。还要快速查看瞳孔大小。小瞳孔（瞳孔缩小）提示可能有霍纳综合征，而对光线没有反应的大瞳孔（扩瞳）提示颅神经Ⅲ有损害。双侧轻微上睑下垂这种情况很难被发现。然而，如果你注意到两侧上眼睑影响到了视轴线，这是异常情况。见图6.19～图6.21。

....

提示

对于大多数类型的上睑下垂，患者可能通过收缩额肌（使前额出现皱纹）来轻微抬

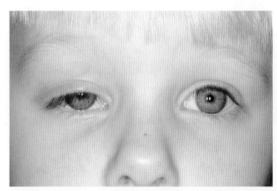

图6.19 先天性上睑下垂。注意：右侧瞳孔与左侧瞳孔大小相当

表6.14 导致上睑下垂的原因

肌原性	霍纳综合征（Horner's syndrome）、颅神经Ⅲ麻痹
神经性	重症肌无力、肌强直性萎缩
肌腱	退化（involutional）（＝年老）
其他	创伤、感染、炎症、肿瘤和先天性

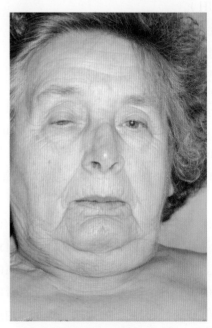

图6.20 重症肌无力引起双侧上睑下垂。注射胆碱酯酶抑制剂可改善上睑下垂

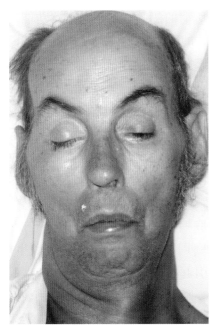

图 6.21　肌强直性萎缩引起的双侧上睑下垂。该患者具有典型的面相特征。颞肌萎缩使太阳穴向里凹陷。面颊和胸骨乳突的咀嚼肌也发生了萎缩。因为是肌病，所以患者无法通过皱起额头改善上睑下垂

高上眼睑。这种情况的例外是肌病导致的上睑下垂，因为肌病时额肌也受到累及。

提示

如果上睑下垂严重到遮挡视野，患者会向后仰头来改善视野。

斜视检查

什么是斜视？

两只眼通常是平行排列，并作为一个整体一起移动。斜视是指其中一只眼偏离平行方向。如果受影响的眼向内倾斜，称之为内斜视（esotropia）；如果受影响的眼向外倾斜，称之为外斜视（exotropia）。可以根据共同性或麻痹对斜视做进一步分类。如果不是这种情况，称为非共同性斜视。麻痹性斜视（paralytic squint）是指受影响眼睛的眼外

肌（extraocular muscle）能力下降。当向瘫痪肌肉方向看时，眼睛倾斜角度最大。

意义

共同性斜视通常在儿童期就可以发现，可能是先天性的或是屈光不正导致的（见第 14 章）。发育中的大脑会抑制受影响眼形成图像，防止复视发生。如果这种抑制作用发生在儿童关键发育阶段，也就是约 8 岁之前，这只受到影响的眼就不会像另外一只眼那样视力正常，也就是说，受影响眼会发生弱视（amblyopia）（也称为"懒眼"）。屈光不正需要通过眼镜来矫正。弱视通常是通过遮盖正常眼睛，强迫使用懒眼来进行治疗。因此，在大脑的这种抑制作用不可逆转之前，必须纠正这种斜视。麻痹性斜视通常是由脑神经Ⅲ、Ⅳ或Ⅵ损伤引起的（颅神经Ⅳ引起的斜视比较轻微）。麻痹性斜视患者需要进一步检查，发现潜在原因。

检查眼球运动：查看眼球震颤并询问复视情况

有三条颅神经支配眼外肌肉，并负责协调眼睛的正常运动（这就是眼球共轭运动）。这些神经中的任何一条发生问题都会影响眼睛运动，导致复视。

眼球震颤：是什么？

眼球震颤是指一只或两只眼无意识地重复振动。眼球震颤的振动频率相等时称为摆动，或是振动时一次快一次慢，称为抽搐。对于抽搐型眼球震颤，眼球震颤的方向是由快速相位的方向决定的，例如：如果眼睛快速地向右振动，然后慢慢地返回到左侧，此时眼球震颤的方向就是向右。眼球震颤通常是发生在水平面上，但偶尔也会出现在垂直面上〔如果是这样，提示可能有脑干病变

（brainstem lesions）]。也有可能会发生旋转，这通常是前庭损伤导致。如果眼球震颤比较严重，休息时就能够观察到。否则，它必须由眼动（临床检查的基础）引起。

眼球震颤：意义

眼球震颤会使保持眼睛姿势和共轭眼球运动发生障碍。问题可能出现在这一条通路上的任何一处，包括眼睛本身、前庭系统、小脑、脑干和它们之前复杂的相互联系。矛盾的是，不正常的并不是眼球震颤的快速相位，而是慢速相位。慢速相位代表了眼睛偏离视觉源的异常漂移，而快速相位则是补偿弹回到视觉源方向。

眼球震颤：原因

见表 6.15。

- **生理性**。这是眼睛对各种刺激的正常反应。视动性眼球震颤是指在跟踪快速移动目标时有时会出现的一种急促的眼球震颤，例如在汽车上看经过的风景。端点性眼球震颤是指在极端注视时发生的抽搐性眼球震颤。如果一个人反复旋转，就会发生前庭刺激，然后就会感觉头晕，并可能出现抽搐或旋转性眼球震颤。冷水进入耳道也可以引起前庭刺激。这就是所谓的热测试，是对迷路功能的一种公认的测试方法。

- **先天性**。先天性眼球震颤在出生时或出生后不久就会出现。在各个方向的注视通常会出现眼球震颤，本质上是摆动。通常具有家族聚集性，没有其他严重后果。

- **视觉缺陷**。视力严重受损的人很难将眼睛固定于目标上；眼睛四处游走，伴随的眼球震颤本质上是摆动。

- **前庭病变**。前庭系统与维持平衡有关。前庭周围结构（如半规管）发生病变，可引起抽搐性眼球震颤或旋转性眼球震颤。眼球震颤方向离受影响侧较远。影响前庭周围结构的相关疾病包括病毒性迷路炎（labyrinthitis）和梅尼埃综合征。相关症状可能包括眩晕、耳鸣和耳聋。这些形式的眼球震颤具有自限性。见例 6.2。

- **中央病变**。这种情况下的中央病变意味着中枢神经系统（本质上是大脑）发生问题。受影响部位通常是后颅窝（小脑所在部位）或脑干。肿瘤、像多发性硬化症这

表 6.15　导致眼球震颤的原因

生理性［视动性眼球震颤（optokinetic nystagmus）、端点性眼球震颤（endpoint nystagmus）以及前庭刺激］
先天性
视觉缺陷
前庭病变（vestibular disease）（BPPV）
中央病变
小脑病变

BPPV：良性阵发性体位性眩晕（benign paroxysmal positional vertigo）

例 6.2

问题。一位 43 岁女性患者，因突然出现的眩晕来急诊室就诊。其症状是房间围绕着一个垂直轴旋转，并伴有恶心。她没有耳聋或耳鸣。检查她的眼睛运动，你会注意眼睛向各个方向移动，只有向左侧移动时才会有眼球震颤。诊断是什么？

讨论。这个病情听起来是典型的急性迷路炎发作。真正的眩晕是突然发作，没有耳鸣或耳聋，这与梅尼埃综合征不同。前庭病变时，眼球震颤的方向远离受累侧，在这种情况下，受累器官是右侧迷路。

类脱髓鞘疾病、影响这些部位的中风都会导致眩晕和眼球震颤（其表现与良性体位性眩晕相似）。与中央病变不同的是，眼球震颤发作前没有延迟，也不会疲劳，任何方向的头部运动都会引起眼球震颤（见"Hallpike-Dix 试验"部分）。

- **小脑病。**小脑也与平衡和运动协调有关。小脑病变导致共济失调（身体不稳）以及受影响一侧方向的抽搐性眼球震颤。有很多疾病都会影响小脑，包括肿瘤（见例 6.3）、多发性硬化症、中风、酒精、遗传病和退行性疾病。当眼睛移动时，要注意眼睛是否有任何异常眼球震颤。而且，这类眼球震颤可能比之前所讲的眼球震颤更为复杂。有些疾病会影响多个器官或是影响到神经通路，导致混合性眼球震颤，例如听神经瘤影响前庭神经引起眼球震颤，且随着该肿瘤的长大，还会压迫脑干，影响中枢前庭或小脑通路。

复视：是什么？

复视是一种结果性复视，通常是眼外肌功能障碍引起。

复视：意义

复视通常是支配眼外肌的神经（即颅神经Ⅲ、Ⅳ和Ⅵ）发生损害所致。其他机制会在后文讨论。眼的运动是由六个眼外肌进行控制的（图 6.22）。记住这些眼外肌的功能相对容易，因为它们的名称反映了它们的功能（除了明显的例外），例如：

- 上直肌——使眼睛向上移动；
- 下直肌——使眼睛向下移动；
- 外直——使眼睛向外移动（称为外展）；
- 内直肌—使眼睛向内移动（称为内收）。

例外情况是"斜肌"，斜肌在插入眼球

例 6.3

问题。一位 59 岁的男性患者头痛 4 周，清早更严重，并伴有恶心。该患者脚下不稳，且向右歪。他今天早上摔倒了，认为需要来医院检查一下。你为他做检查，发现患者很瘦，他对自己右手手指上的烟垢感到很焦虑。经眼底检查发现患者有乳头水肿，患者向右看时有眼球震颤。你为患者做了完整的神经检查，发现其右手有意向性震颤（intention tremor），过指试验阳性。患者为宽底式步态，且走路时向右蹒跚倾斜，特别是转身时。诊断是什么？

讨论。患者病情比较严重。你发现的神经症状提示患者有两个问题。头痛且早上加重以及乳头水肿，提示患者有颅内压升高问题。向右的眼球震颤、意图震颤、右手过指试验阳性、走路不稳且向后倾斜，这些提示患者右侧小脑半球可能有病变。患者病情进行性加重，这很可能是肿瘤引起的。原发性肿瘤在成人中很少见，更有可能是其他部位继发扩散而来。病史提供的另一个线索就是患者手指上有烟垢痕迹。很可能患者是（或曾经是）一名严重的吸烟者，提示支气管癌转移到右侧小脑半球（或副肿瘤综合征）。该患者需要做脑部 CT/MRI 扫描以及胸部 X 线片。

之前有复杂的路径，因此它们的功能与名字提示的意思正好相反：

- 下斜肌——使眼睛向上移动；
- 上斜肌——使眼睛向下移动。

如图 6.22 所示，眼睛向上移动和向下

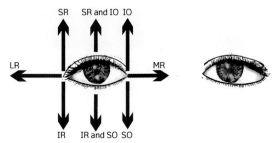

图6.22 眼外肌让眼睛移动的方向。MR：内直肌；LR：外直肌；SR：上直肌；IR：下直肌；IO：下斜肌；SO：上斜肌

移动更复杂。眼外展时，上、下直肌的作用最大。眼内收时，上斜肌和下斜肌的作用最大。当眼睛在外展和内收之间时，上直肌和下斜肌共同使眼向上移动，下直肌和上斜肌共同使眼向下移动。请注意，一些眼外肌也有旋转作用，但你不需要知道这些内容（在颅神经Ⅲ发生病变的情况下，查看颅神经Ⅳ是否发生麻痹的检查方法就是利用这个原理）。

脑干和大脑皮层的神经中心协调眼的运动，这样物体光线会落在两只眼相应的视网膜点（通常是黄斑）上。这种双目输入让大脑能够建立一个三维图。然而，其中一条眼外肌比较弱，来自一个物体相应的光线就会达到受累眼视网膜的更外围，形成另外一个质量较差的图像（图6.23）。

关于复视需要记住三个重点，这样有助于发现受累眼。

- 当眼向虚弱眼外肌方向看时，形成的图像分裂程度最大，例如，如果外直肌比较弱，当眼内收时，产生的图像分裂程度最大。
- 比较靠外的图像一般是虚假图像。
- 受累眼一般产生虚假图像。

眼球震颤和复视：如何检查

检查的目的是重点检查眼外肌，并查看双眼是否有异常震颤以及是否在某个方向上有移动障碍。检查时，将手指放在离患者约1米远处。确保患者的眼睛随着你手指的移动时，头部保持不动。对患者这样说："我希望你的眼睛在随着我的手指移动时，头部要保持不动。"还要告知患者："只要看到重影，就请告诉我。"根据"H"结构来缓慢移动

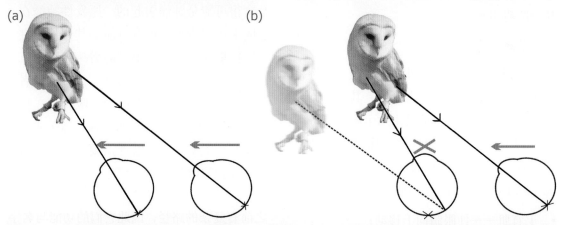

(a)　　　　　　　　　　　　　　　(b)

图6.23 左直肌麻痹导致复视的机制。两只眼是一个功能对。（a）两只眼向左看一个物体。两只眼一起移动，使图像聚焦在每只眼的黄斑上，最清晰地看到物体。注意每只眼所看到的物体的细微差别（但重叠），从而形成3D图像（与立体视觉相关的深度感知）。（b）左侧脑神经Ⅵ麻痹时，左眼无法向左看（外展）。来自物体的光只能击中视网膜的边缘，而那处只有少量光感受器。由于大脑习惯于双眼同时工作，如果眼睛能够正常移动，大脑推断出物体光线的位置。因此，第二个形成的图像，靠外，且图像是**假**的。由于其他部位的光感受器密度小于黄斑处的密度，因此，形成的这个假图像也更模糊。最后，由于视野不再重叠，也无法感知到物体的深度

手指。你只要沿着"H"结构移动手指，从"H"的哪部分开始并不重要（图 6.24）。你需要判断你的手指移动了多远，但只有在一个点上患者可以舒适地看到它，不用扭头也不需要移动头部。如果眼的运动正常，两只眼都应该能够顺利地随着你手指的移动而移动，直至"H"结构的极端位置（没有眼球震颤的证据）。

即使不自愿，也要再次确认并询问："在某个点上出现复视了吗？"有时，如果眼肌虚弱程度比较轻微，在检查过程中可能会有遗漏。如果有复视，可以进行遮盖试验，检查是哪只眼有问题。

如果有眼球震颤，确定是抽搐性、摆动性还是旋转性眼球震颤。如果是抽搐性眼球震颤，查看其震颤方向。你无法仅仅根据眼的运动来推断导致眼球震颤的原因。你需要查看病史，并进行全部神经检查后，才可能推断导致眼球震颤的原因。

提示

当你很熟练时，就可以同时检查眼球震颤和眼球运动异常。

提示

如果你发现患者的眼部运动有偏差，而患者没有出现复视，这通常提示其中一只眼是失明的。

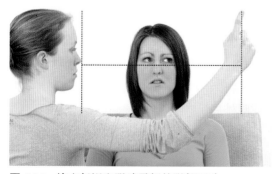

图 6.24　检查复视和眼球震颤的眼部运动

脑神经 III 麻痹

见图 6.25。

脑神经 III 的功能

抬高眼睑（通过上睑提肌），收缩瞳孔（通过虹膜的瞳孔括约肌），支配上直肌、下直肌和内直肌。

脑神经 III 麻痹的临床特征

需要结合多个检查来诊断颅神经 III 型麻痹。

- 患眼有上睑下垂（上睑提肌麻痹）。
- 如果你抬起患者的眼睑，可能会注意到两个特征：

  - 瞳孔扩张（瞳孔括约肌麻痹）
  - 由于没有抑制上斜肌和外直肌的作用，眼睛的位置为外展向下（眼睛向下和向外），也就是为外斜视。

- 很少会有眼动，眼睛在所有方向上移动时都会有复视。

当病变满足上述所有标准时，这种病变就是脑神经 III 完全性麻痹。有时你可能会发现只有部分上睑下垂以及一侧瞳孔不受影响。曾将这种病变称为脑神经 III 不完全或部分麻痹，现在称为保留瞳孔的脑神经 III 麻痹。

提示

瞳孔纤维在脑神经 III 外侧走行，易受到压迫。因此，脑神经 III 麻痹时，瞳孔也受累，应考虑是压迫性病变，如后交通动脉瘤。如果没有累及瞳孔，应考虑血管性原因或糖尿病。

提示

脑神经 IV 发生麻痹时，要判断脑神经 III 是否正常，要观察手指向下移动时眼的移动情况。受影响眼位置向下，如果脑神经 IV 完

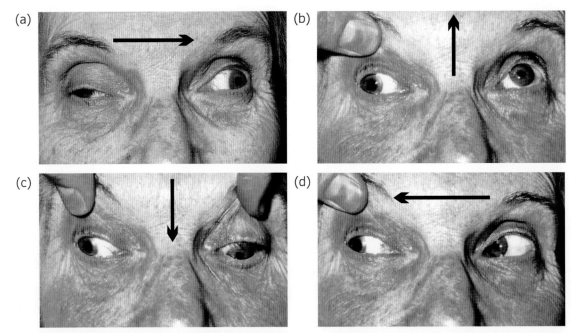

图 6.25　Nerve III palsy：（a）divergent squint more pronounced when attempting to look to the left；（b）failure of the right eye to elevate；（c）failure of down-gaze in the right eye；（d）successful abduction of the right eye indicating functioning lateral rectus（and nerve VI）.

Reprinted from Fig. 14.38（a）-（d）（p. 14.13），*Atlas of Clinical Neurology*（2nd edn），by G. David Perkin，Fred Hochberg，and Douglas C. Miller（1993），Mosby Publications，with permission from Elsevier.

好正常，眼睛就会向内旋转。

原因

后交通动脉瘤、多发性硬化症、脑干梗死、脑干肿瘤、颅内压升高、糖尿病和高血压。

脑神经IV麻痹

脑神经IV功能

脑神经IV唯一的功能就是支配上斜肌（使内收位置的眼睛向下移动）。

脑神经IV麻痹的临床特征

脑神经IV麻痹很少见。

- 患者可能会轻微倾斜头部，远离受累眼，这样，作为一种补偿性动作，尽量减少复视的出现（上斜肌较弱时，无法产生对抗上直肌的力量，这样，眼睛会稍微抬高。眼睛也有轻微向外旋转。头部轻微倾斜有助于让两眼获得统一图像）。

- 当眼睛向下看且远离受累眼时，就会出现复视，且一个图像在另一个图像的上方。患者在阅读和下楼时会有困难，因为这些活动依赖于上斜肌。

原因

外伤、多发性硬化症、梗死和脑干肿瘤。

脑神经VI麻痹

见图 6.26。

脑神经VI功能

脑神经VI唯一的功能就是支配外直肌（使眼外展）。

临床特征

- 受累眼会内收，因为没有对抗内直肌的

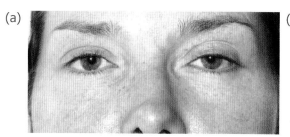
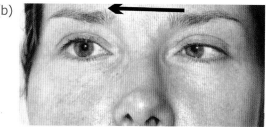

图 6.26 Nerve VI palsy：（a）mild convergent squint；（b）failure of the right eye to abduct.
Reprinted from Fig. 14.38（a）and（b）（p. 11.4），*Atlas of Clinical Neurology*（2nd edn），by G. David Perkin，Fred Hochberg，and Douglas C. Miller（1993），Mosby Publications，with permission from Elsevier.

力量（这称为内斜视）。

- 当患者试图抑制复视时，可能会出现自发性上睑下垂（为了检查这个假性上睑下垂，未受累眼轻轻闭上，让患者睁开受累眼）。

- 几乎所有方向（除了眼内收）的注视都会有复视。当眼外展时，复视最为严重，两个图像并排排列。

原因

多发性硬化症、脑干梗死、脑干肿瘤、多发性单腹膜炎以及颅内压升高。

导致眼麻痹（ocular palsies）的其他原因

偶尔，你可能会遇到不符合正常规则的眼肌麻痹，也就是说，这类眼肌麻痹不具备脑神经Ⅲ、Ⅳ或Ⅵ麻痹的特征。例如，你发现同一患者有上直肌和外直肌麻痹。脑神经Ⅲ麻痹不会选择性只影响一个肌肉群。它所支配的所有肌肉（上直肌、内直肌、下直肌）都会有肌无力的表现。这与脑神经Ⅵ麻痹形成一个不太可能的组合。导致眼麻痹的其他原因见表6.16。

眼眶底部的破裂会使眼缩进眼窝内。可能受累下直肌或下斜肌，导致功能受损。上睑下垂可能是眼外肌功能受损导致的。甲状腺眼病会通过眼球突出（exophthalmos）或肌肉浸润引起眼肌麻痹。上直肌和外直肌是

表 6.16 导致眼麻痹的其他原因

眼眶疾病，如暴力性骨折
突出
眼外肌浸润，如甲状腺眼病
眼外肌无力，如重症肌无力
较高级途径的损害，如核间眼肌麻痹（internuclear ophthalmoplegia，INO）

最容易累及的眼外肌，浸润会导致这些肌肉发生进行性肌无力。在慢性疾病中，纤维化可以将肌肉捆绑在一起。重症肌无力是一种神经肌肉连接紊乱（图6.20），导致神经递质乙酰胆碱耗竭，阻止神经冲动在肌肉骨骼中传递。会有不同程度的上睑下垂和眼肌麻痹。肌无力会随着活动重复而加重，且在一天结束时会更加明显（核间性肌麻痹见"神经疾病与检查"部分）。

单眼复视

关于复视的最后一点是可能会因为疾病累及一只眼，只有一只眼发生复视，这称为单眼复视。曾经有人告诉我们说，如果已经遮挡住一只眼，而复视却持续存在，那么患者很可能是有癔病或是假装的。虽然我们已经将这些诊断方法牢记在心，但现在人们认识到，白内障、角膜疤痕、虹膜病变或玻璃体病变也可以导致单眼复视。这些疾病会引起光线发生折射和分裂，形成一个双重图像。

要点

- 抽搐性眼球震颤时，眼球震颤的快速相位的方向代表了眼球震颤的方向。
- 需要记住复视的三个重要事实：
  - 眼睛向麻痹肌肉方向看时，图像分离情况最为严重。
  - 靠外侧的图像一般为虚假图像。
  - 受累眼睛一般产生虚假图像。
- 脑神经Ⅲ型麻痹会引起上睑下垂，一只眼向下、向外看（外斜视），有时会有瞳孔扩张，眼的运动受到很大程度的限制。
- 当患者阅读或下楼梯时，脑神经Ⅳ麻痹会引起复视。
- 脑神经Ⅵ麻痹导致内斜视和眼无法外展。

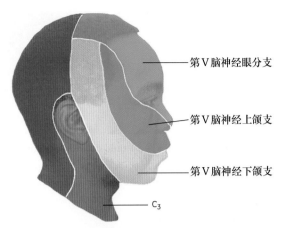

第Ⅴ脑神经眼分支

第Ⅴ脑神经上颌支

第Ⅴ脑神经下颌支

C₃

图 6.27　头颈部的感觉区

三叉神经（脑神经Ⅴ）

10. 检查面部感觉（脑神经Ⅴ）（DF 6/10）、评估咀嚼肌（脑神经Ⅴ）（DF 4/10）、角膜反射（脑神经Ⅴ）（DF 3/10）、颌骨反射（脑神经Ⅴ）（DF 6/10）

　　三叉神经是最大的颅神经，有眼支、上颌支和下颌支三大支。通过这些分支，该神经支配面部和头部前半部感觉、黏膜和鼻窦感觉以及咀嚼肌运动。

面部感觉检查

　　三叉神经三个分支都可以支配面部和头部感觉。它们支配的区域见图 6.27。三叉神经发生病变会导致感觉异常和运动异常，但感觉异常比运动异常更常见。

　　取一块棉毛，用手指使其形成一缕。对

患者说："闭上你的眼睛，如果你能感觉到我在触碰你，给我肯定的回答。并说明是否是棉花在触碰你？"这个问题在感觉测试中很重要，这是因为有触碰时患者会感觉到，但是感觉到的性质会完全不同；例如，某些神经病变会导致棉花的触碰就像针扎一样疼。检查轻触觉时只做一次。比较两侧上颌支之间、下颌支之间的感觉。如果你发现了一个异常部位，必须对这个部位进行详细检查，并查出损伤程度。现在继续进行检查，检查患者的痛觉，这次要用到神经针。对患者这样讲："闭上眼睛，告诉我这是尖的还是钝的。"你也可以用音叉凉尖头对患者的温觉进行大体上的检查。如果你不确定患者的痛觉是否受损，这是一个有用的检查方法（有些患者的反应可能不一致）。如果受损，患者往往感觉凉音叉是温暖的。

咀嚼肌检查

　　通俗地说，咀嚼肌就是负责咀嚼的肌肉。主要肌肉包括咬肌（面颊）、颞肌（太阳穴）和翼状肌。咬肌和颞肌负责牙齿上下咬合，翼状肌是左右磨合。

　　对面部进行快速视检，查看是否有颞肌萎缩。如果颞肌萎缩，太阳穴处就会有凹陷。其余肌肉的检查需要进行触诊。对患者这样讲："你上下咬合一下牙齿。"按压口腔两侧的脸颊来触诊咬肌。当牙齿处于咬合状态时，将指尖放在太阳穴处，你就会感觉到颞肌。让患者放松，你会感觉到太阳穴处的肌肉紧张消失了。

让患者在抵抗阻力下打开下颌。将你的拇指放在下颌下方，施加阻力。在自己和其他患者身上进行练习，了解下颌可以克服多大的力。

对于肌无力的患者，所施加的力较小时，患者才能张开口，有时下颌会向一侧倾斜（如果那一侧的翼状肌无力）。最后，将示指放在下颌一侧，让患者的下颌向那一侧运动。该方法可以对翼状肌做直接评估。同样另一侧也这样做。该检查方法有助于发现不是很明显的肌无力，这种肌无力通过直接观察不容易发现。

角膜反射试验

什么是角膜反射试验？

角膜反射是眼睛的一种保护性机制。轻触一侧眼角膜，两侧眼均发生反射性眨眼。感觉冲动通过三叉神经（传入支）传入，运动由面神经（传出支）传出。该反射是一个重要的测试项目（虽然经常被忽略），因为该反射出现问题是颅神经 V 麻痹的最早体征，例如听神经瘤导致的颅神经 V 麻痹。

如何检查

对患者这样讲："我会用棉棒轻轻接触你的眼睛，你会感到有点不适。你要直视我，且眼睛要一直处于睁开状态。"患者向前直视时，从棉棒上取一缕棉花，轻轻触碰角膜（图 6.28）。

瞄准的是眼前面的透明区域，而不是白色巩膜。你**必须**从侧面靠近，否则患者会因

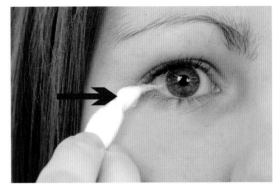

图 6.28　诱发角膜反射

为视觉威胁而眨眼。如果你接触到眼睑，患者也会眨眼，你的检查将再次无效。最好的方法是果断迅速地使棉棒从侧面接近（避免接触到眼睑）。靠近角膜时，放慢速度，这样你就能轻轻地接触到角膜。然后在患者眨眼之前迅速撤出棉棒。查看两只眼是否都眨眼，然后再检查另外一只眼。如果角膜感觉受损，轻轻碰触角膜时不会有眨眼反射（如果 LMN 神经 VII 发生病变，也不会产生眨眼反射，且会更加明显）。需要注意的最后一点就是，大部分人都会以一定的频率自动眨眼。所以你需要在两个眨眼间隔内轻轻碰触角膜，这样碰触角膜产生的眨眼反射与患者自动眨眼就不会重叠。

下颌反射（jaw jerk reflex）

什么是下颌反射？

下颌反射像体内其他任何反射一样，可以被引发出来，参与下颌反射的肌肉包括咬肌。肌腱锤引发的拉伸刺激是由肌肉的本体感受器感受，通过三叉神经的感觉纤维传入。通过反射弧，冲动经过三叉神经的运动纤维传出，传到咬肌。

意义

下颌反射检查对于发现中枢神经系统内的病变位置的临床价值较小。下颌反射出现

异常，表明脑干的桥脑上方发生病变。只有双侧 UMN 发生病变（例如双侧皮质梗死）时，才会出现下颌反射亢进。下颌反射检查的价值在于排除脊髓压迫，脊髓压迫是导致双侧 UMN 发生病变、引起手臂和腿部体征的原因之一。由于 CT 和 MRI 扫描很容易使大脑和上颈脊髓成像，该检查的价值在下降。

如何检查

见图 6.29。这个检查看起来很可拍，可能会吓到患者。在开始检查之前，要让患者放心。对患者这样讲："请放松，张开嘴，让下颌处于放松状态。口腔不要张得太大，轻轻张开即可。我要用肌腱锤轻轻地敲击我的手指……不会伤到你的。"

正常下颌反射是敲击时，下颌微微向下移动一小段距离。如果有双侧 UMN 病变，反射轻快。第一次看到反射轻快时，你不会弄错该下颌反射轻快。下颌向下移动，就像掉到一个弹力板上，然后口腔可能会闭合。有时，你可以观察到下颌两侧的收缩波。虽

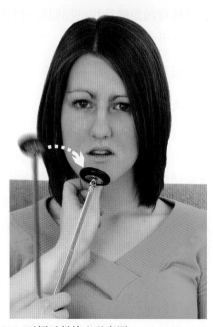

图 6.29　下颌反射检查示意图

> **要点**
>
> - 角膜反射异常可能是神经 V 麻痹的最早体征。
> - 检查角膜反射时一定要从侧面靠近，并确保你接触的是角膜，而不是巩膜。
> - 脑神经 V 的感觉障碍比运动障碍更常见。
> - 下颌反射检查价值有限，只有双侧 UMN 均发生病变时才会出现反射亢进这种异常表现。

然称这种反射为轻快，事实上反射时间比正常反射的时间要稍微长一些。因此"放射亢进"这个词可能更准确。

面神经（脑神经 VII）

11. 评估面部运动涉及的肌肉（脑神经 VII）（DF 6/10）

面神经支配面部表情相关肌肉。面神经还有其他功能，理解这些功能有助于定位异常（仅 LMN 病变）。颅神经 VII 是最容易发生病变的脑神经之一（耳聋和失明通常是由感觉器官发生病变导致，而不是脑神经本身病变导致的）。了解面神经的神经解剖结构，有助于了解各种功能障碍的相关性特征（图 6.30）。面神经 LMN 来源于脑桥（脑干的一部分）。脑神经 VI 在离开脑干外侧前其核外有轴突。此时，该神经加入中间神经，这是面神经的特殊部分，内有味觉、刺激泪液（眼的泪液）和唾液分泌纤维。面神经与前庭耳蜗神经（脑神经 VIII）穿过小脑脑桥角，进入内耳道（脑神经 VIII 支配耳部和平衡器官）。面神经通过面神经管，经过膝状神经节后，发出三各分支：

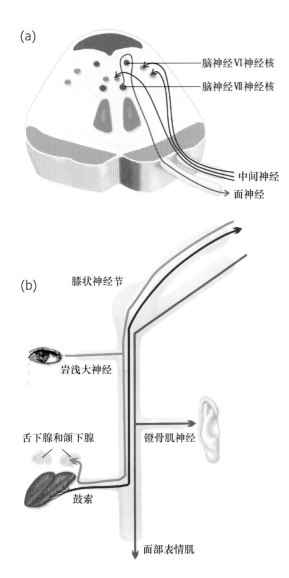

(a)

脑神经Ⅵ神经核

脑神经Ⅶ神经核

中间神经

面神经

(b)

膝状神经节

岩浅大神经

舌下腺和颌下腺

镫骨肌神经

鼓索

面部表情肌

图 6.30 脑干处脑神经Ⅶ及其分支的神经解剖结构：（a）脑干脑桥水平处的面神经核及周围结构；（b）面神经的分支结构

- **岩浅大神经。**该神经支配泪腺和唾液腺，使其产生眼泪和唾液。
- **镫骨肌神经。**该神经支配镫骨肌。噪音太大时，镫骨肌会发生收缩，抑制蜗上镫骨运动。
- **鼓索神经。**该神经支配舌部前 2/3 的味觉。

    之后，面神经支通过茎乳孔离开颅骨，进入腮腺实质，分成若干支，支配面部肌肉。

如何检查

检查之后通常会得出诊断。发现单侧脑神经Ⅶ麻痹很容易。脑神经Ⅶ麻痹时，面部明显不对称，患侧口角下垂，鼻唇沟（鼻部和两侧嘴角之间的皮肤褶皱）变平，微笑时会更加明显。是 UMN 发生病变，也就是来自皮质的支配面神经的神经发生病变，或是 LMN 发生病变，也就是面神经本身发生病变，通过检查，你应该能够诊断出来。面部的上半部分（额肌和眼轮匝肌）由来自大脑皮层左右两侧的双重神经支配。然而，面部的下半部由来自对侧的皮质神经支配。

UMN Ⅶ病变

如果右侧大脑皮层出现异常，例如中风后，左侧面部上半部仍会通过左侧面部接受来自左侧大脑皮层的刺激，因此左侧面部上半部看起来正常。然而，左侧面部下半部不受双重神经支配，会发生肌无力，右侧大脑皮层出现异常时，这部分异常会很明显。

LMN Ⅶ病变

与 UMN Ⅶ病变形成对比的是，如果右侧 LMN Ⅶ发生病变，会导致 Bell 麻痹（*Sir Charles Bell，1774—1842*，苏格兰外科医生），左侧面部上半部及下半部都会受到影响，这是因为最后的共同通路发生病变，而最后共同通路是运动冲动传递到面部肌肉的通路。见图 6.31。

检查面部肌肉的病变情况是最容易的（图 6.32）。对患者这样讲："抬高眉毛"（额肌），你可以亲自给患者做示范，让患者明白你要求他们做什么样的动作。有些患者觉得这很难做到，如果是这样，让患者的眼睛随着你的手指向上移动，且头部保持不动。当患者的眼睛让跟随你的手指运动在自然水

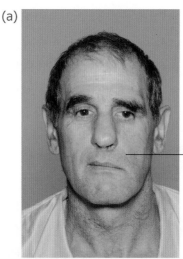

鼻唇褶皱变平

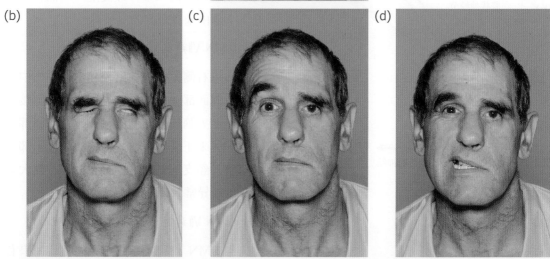

图6.31　左侧 LMN 面神经发生病变。（a）患者处于放松状态时。注意左侧嘴角下垂以及鼻唇沟变平。（b）紧盯眼睛：注意左侧 Bell 现象。（c）抬高眉毛：左侧额肌无法皱起，左侧眉毛无法抬高。这证实了是 LMN 发生病变，而不是 UMN 发生病变。（d）显示牙齿：左侧嘴角没有产生动作

平注视时，额头会自动皱起（除非一侧面部发生 LMN 病变）。现在说："闭紧你的眼睛，不要让我将眼睛撑开"（眼轮匝肌）。正常时，睫毛可以紧紧地埋在下眼睑下面。现在，将你的两个拇指放在眼睑上，并轻轻地拉开眼睑。如果肌肉正常，很有力量，很难拉开眼睑。然而，如果一侧有轻度肌无力，拇指就可以轻轻地将眼睑拉开。LMN 发生严重麻痹时，眼睑可能无法完全闭合，你可能会看到眼球向上转动，暴露出白色巩膜（这称为 Bell 现象）。眼球向上转动是一个正常的生理过程，但这种动作通常隐藏在眼睑后面。如果眼睑无法闭合，眼睛就有危险了。眼睑为眼睛提供保护作用，免受污垢和砂砾，如果这个屏障缺失，角膜可能会溃烂和感染。如果风险很高，医生可能会将部分上眼睑和下眼睑进行缝合，保护眼睛（这一手术称为睑缝合术）。现在对患者说："将两侧脸颊鼓起来"（颊肌）。用手指按压两侧脸颊，确保两侧紧张度大致相同。如果有差异，提示有病变，紧张度较差的一侧为病变侧。对患者这样讲："让我看看你的牙齿"

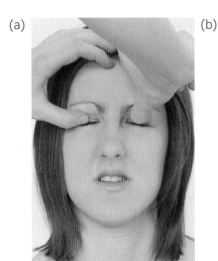 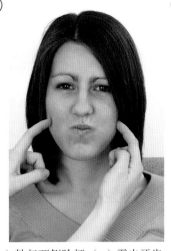 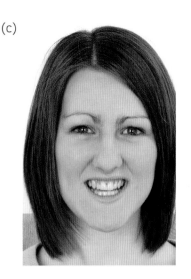

图 6.32 面神经检查。（a）紧闭眼睛；（b）鼓起两侧脸颊；（c）露出牙齿

（口轮匝肌）。在初步检查时，你可能已经发现患者一侧嘴角下垂，患者展示牙齿这一动作可能会使一侧嘴角下垂更加明显。正常情况下，你应该能看到患者的全部牙齿，但是一侧发生病变时，该侧瘫痪的嘴唇会遮挡住牙齿。注意那些有幽默感的老年患者，当你说："让我看看你的牙齿"时，患者可能会指着杯子里的义齿。

提示

在做面部表情检查时，不要让患者笑。这是因为表达情绪的下行通路与随意控制下的 UMN 是不同的。因此，患者可能会自发地微笑，给人一种患者没有发生病变的假象。

提示

有时，你可能会遇到双侧面神经发生麻痹的患者，因而两侧面部对称。发现这种病变的关键是让患者做上述动作，观察到患者面部肌肉几乎没有运动。

异常发现

当面部神经发生病变时，我们要考虑神经系统的病变部位。以下文讲述如何发现病变部位；见图 6.30。

UMN 病变

- 对侧面神经麻痹。
- 只有面部下半部分受影响，因为面部下半部受双重神经支配。
- 也可能是对侧偏瘫。

原因

- 中风。
- 肿瘤。
- 多发性硬化症。

LMN 病变

脑神经受累模式再加上其他临床特征，会提示病变部位。

脑桥

- 同侧面神经麻痹。
- 同侧脑神经 VI 麻痹（神经 VI 和神经 VII 在桥脑中处于同一水平）。
- 对侧偏瘫（皮质脊髓束直到髓质较低水平时才穿过中线）。

原因

- 卒中。
- 肿瘤。
- 多发性硬化症。

脑桥小脑角

- 同侧面神经麻痹。
- 同侧脑神经Ⅷ麻痹。
- 同侧脑神经Ⅴ麻痹。
- 同侧小脑体征（也可能是Ⅸ、Ⅹ和Ⅺ麻痹）。
- 此外，该水平的面神经麻痹也会导致三大分支的功能障碍：
  - 岩浅大神经——导致眼泪和唾液产生障碍。
  - 镫骨肌神经——导致听觉过敏（hyper-acusis）（正常情况下，镫骨肌收缩会导致镫骨动作幅度减少，产生正常音量的声音。如果镫骨肌神经发生病变，镫骨肌收缩会发生障碍，正常声音进入耳部后，感受到的声音异常高）。
  - 鼓索神经——导致舌部前2/3味觉缺失。

原因

- 听神经瘤（见"神经疾病与检查"部分）。
- 脑（脊）膜瘤。

面神经管

- 在这个水平上没有其他脑神经病变。
- 面神经在面神经管这个水平发生病变时，会导致一定的临床症状。上文已经提到面神经发出三大分支。因此，发生在大岩浅神经之后但在镫骨肌神经之前的病变，泪液和唾液产生正常，但会导致听力过敏。

原因

- Bell麻痹（见"神经疾病与检查"部分）。
- Ramsay-Hunt综合征（Ramsay-Hunt synd-rome）（*J. amsay-Hunt，1874—1937，美国神经科医生*）（见"神经疾病与检查"部分）。
- 颅底骨折。
- 中耳炎扩散。

茎乳孔远端

在这个水平，面神经已经离开颅骨，穿过腮腺实质，发出几个分支来支配面部肌肉。根据哪些分支受到影响，某些肌肉可能不会被累及。

原因

- 腮腺癌。
- 腮腺手术。
- 肉状瘤病。

双侧面神经麻痹

- 双侧脑卒中（UMN病变引起）。
- 多发性硬化症（UMN病变引起）。
- 重症肌无力。
- 肌营养不良症（某种类型，例如面部-肩胛骨-肱骨营养不良）。
- Guillain-Barré综合征。
- 肉状瘤病。
- 双侧Bell麻痹。

前庭耳蜗神经（vestibulocochlear nerve）（脑神经Ⅷ）

12.评估听力（脑神经Ⅷ），进行韦伯和莱茵测试（脑神经Ⅷ）（DF 8/10）

前庭耳蜗神经负责听力和平衡，尽管进行检查时只检查听力方面。

听力评估

在颅神经检查（cranial nerve examination）中，只能对听力进行粗略评估。在评估之前，你可能会发现一些线索。患者可能佩戴助听器，或者你发现你必须多次重复问题或指示，患者才能听到。有些医生建议让患者堵住一只耳朵，然后让患者分辨滴答作响的钟表声或手指的摩擦声。另一种敏感度更高的方法是，用一只耳朵倾听低声说出的数字。这个检查方法有一个优点，就是你在报出数字时，可以根据具体情况调整音量。对患者这样讲："我会摩擦你的耳垂，我需要你说出我告诉你的数字。"你摩擦患者耳垂**不是**检查的一部分，这个很重要，你需要记住。摩擦耳垂只是为了制造一种噪音，这样在检查时，这只耳朵就听不到数字。如果患者确定有听力障碍，而另一只耳朵没有遮盖，则这只耳朵可能会听到声音，导致得出被测耳朵听力正常的错误结果。大多数人都能重复你报出的数字。如果患者听不到，你可以提高音量。这提示患者有某种程度的听力障碍。如果你不得不对着患者的耳朵吼，这说明患者的确有听力障碍。如果怀疑患者有听力障碍，你应该继续进行检查，检查方法是韦伯和莱茵试验，以区分是传导性耳聋（conductive deafness）还是感觉神经性耳聋。

要点

- 你必须确定面神经病变是 UMN 病变还是 LMN 病变。
- 额头受双侧皮质源性神经支配，只有发生 LMN 病变或双侧 UMN 病变时，才会出现瘫痪。
- LMN 型面神经麻痹不会使同侧眼得到保护。
- 微笑会误导面神经检查结果。
- 小心双侧面神经麻痹情况。

传导性耳聋

什么是传导性耳聋？

传导性耳聋是指外耳和中耳发生障碍，导致无法将声音传导到内耳。从耳道到镫骨（又称为马镫骨，是耳部小骨之一，与耳蜗椭圆窗相连，图 6.33）之前的任何病变都会导致传导性耳聋。

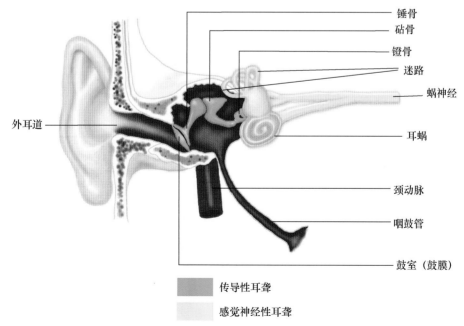

图 6.33 与传导性耳聋和感觉神经性耳聋有关的耳部解剖结构和其他相关结构

原因

见表 6.17。

感觉神经性耳聋（sensorineural deafness）

什么是感觉神经性耳聋？

感觉神经性耳聋是耳蜗（将声波振动转化为神经冲动的贝壳状感觉器官）或耳蜗神经发生病变所致。耳蜗神经与前庭神经形成前庭蜗神经，将声音刺激传导到大脑。

原因

见表 6.18。

进行韦伯试验和莱茵试验

韦伯试验

韦伯试验（Weber's test）（*F.E. Weber-Liel*，1832—1891，德国耳科医生）有时又称为侧向试验，也就是说，该检查方法是用来确定哪只耳朵受累的试验（在实践中，该试验提供的信息不会很明确，但莱茵试验可解决这方面的问题）。你需要一只 512 Hz 的音叉，通常比病房使用的音叉要小（256 Hz 的也可以）。振动音叉，然后将其放置在前额的中线位置上，询问患者："你能听到音叉发出的声音吗？两侧耳朵听到的声音大小相同吗？还是一侧声音比另一侧声音要大？"如果患

表 6.17 导致传导性耳聋的原因

外耳炎
中耳炎
Paget 病（影响听小骨）
鼓膜穿孔

表 6.18 导致感觉神经性耳聋的原因

老年性耳聋（年老导致）
噪声聋
药物性耳聋，例如高剂量的氟脲嘧啶或庆大霉素

者听力正常，两侧耳听到的声音大小相同。如果一侧耳感觉到的声音音量更大，则该侧耳可能有传导性耳聋，或是另一侧耳有感觉神经性耳聋（图 6.34 和图 6.35）。为了区分这两类耳聋，你需要进行莱茵试验。还需要注意的一点就是，在听力受损的情况下，两只耳听到的音叉音量是一样的，这种情况下，这两只耳的听力受损情况大致相当。

莱茵试验

见图 6.36。莱茵试验（Rinné's test）（*Fri-*

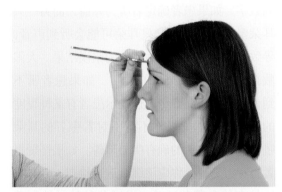

图 6.34 韦伯试验

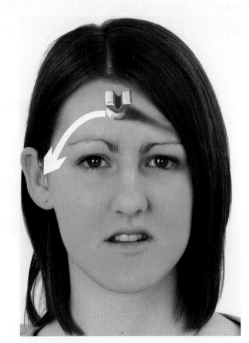

图 6.35 右耳听到的声音较大

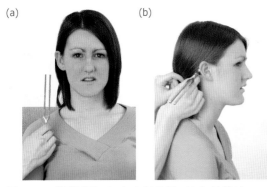

图 6.36　莱茵试验：（a）空气传导；（b）骨传导

edrich Heinrich Adolf Rinné，1819—1868，德国耳鼻喉科外科医生）的原理是，在正常人中，空气传导优于骨传导。如果是这样，称为莱茵试验阳性。找到乳突。乳突就是耳后骨的突起处。振动音叉，并将音叉底部置于乳突处。对患者这样讲："当你再也听不到音叉声音的时候，跟我说一下。"当患者告知你他们再也听不到音叉声音时，移动音叉，让音叉底部离开乳突，让音叉尖端位于耳道入口处。询问患者："现在还能听到声音吗？"听力正常时能够听到。如果患者听不到，这提示患者有传导障碍，这称为莱茵试验阴性。如果患者有感觉神经性耳聋，你会得出莱茵试验阳性的结果（只要听力受损不是很严重，应该都能听到音叉声音）。一发现患者有听力问题，就应该将患者转诊到耳科进行全面评估。

例 6.4 和例 6.5 讨论了你在解释检查结果时可能遇到的问题与难点。

提示

用音叉检查听力的另一种方法是振动音叉，然后将音叉的两个尖端放在耳部前方。之后，用同样的力使让音叉再次振动，这次将音叉的两个尖端放在乳突处，询问患者在哪处听到的声音更大。该检查结果的解释与上述检查结果的解释一样。

例 6.4

问题。你为一位中年男性患者做检查，该患者左耳疼痛已经有两周。患者发现其左耳听力受损在恶化，你通过在患者耳边报数字这种检查方法已经证实了这点。你为患者做了韦伯试验和莱茵试验。在韦伯试验中，患者的左耳听到的音叉声音最大；在莱茵试验中，左耳检查为阴性。你能解释一下检查结果吗？

讨论。本病例比较简单。患者已经表示其左耳听力有问题，你只需证实左耳听力受损即可。韦伯试验结果表明要么是左耳听力发生了传导障碍，要么是右耳发生了感觉神经传导障碍。莱茵试验阴性提示骨传导优于空气传导。因此，莱茵试验阴性结果表明左耳发生了传导性耳聋。该患者需要进一步做耳镜检查，查看是否有中耳炎。

提示

在得出听力受损的诊断之前，你需要查看患者是否有耳垢。大多数检眼镜具有多种用途，也可用作耳镜。将检眼镜头部卸下，然后安装上耳镜附件。你可以安装不同大小的耳镜角。先查看正常耳，打开灯，小心地将耳镜角伸入耳道。另外一只手向上后方向拉动耳朵（就像老师揪淘气孩子的耳朵动作一样，现在不允许老师这样做了）。向上后方向拉动耳朵会让耳道变直，这样你就会清楚地观察到鼓膜。如果你的视野中出现了很多棕色物质，令你无法观察到鼓膜，这些物质就是耳垢。在进行正式检查之前，需要清理掉这些耳垢。

例 6.5

问题。你为一位老年女性患者做检查，该患者儿子称患者有听力障碍。患者称如果在安静房间内与人进行"一对一"的对话，听力障碍不是很严重，但是如果在嘈杂环境中进行交谈时，就听不到别人讲话。耳镜检查发现患者鼓膜正常，你为患者做了莱茵试验和韦伯试验。患者能够直接听到其前方音叉的声音，双耳莱茵试验均为阳性。请解释检查结果。

讨论。该病例比较复杂。病史提示患者有听力障碍，但是用音叉检查时，患者表面上看起来正常。然而，你需要记住的是，莱茵试验阳性要么提示患者听力正常，要么提示感觉神经听力障碍。因此，检查结果提示该患者发生了双侧感觉神经听力障碍，两耳受损程度相当，莱茵试验中两耳感觉到的声音强度相当。在采取像助听器这类的治疗措施之前，需要使用听力敏度图对听力做出更准确的评价。

要点

- 确定听力障碍是传导性的，还是感觉神经性的。
- 有的传导性耳聋可逆，而感觉神经性耳聋通常不可逆。
- 确保在进行正式检查之前，将耳垢都清理掉。
- 莱茵试验有助于确定听力障碍是传导性的，还是感觉神经性的。
- 韦伯试验有助于确定是哪只耳发生了听力障碍。

舌咽神经（Ⅸ）和迷走神经（Ⅹ）

13. 评估软腭运动神经（*颅神经Ⅸ和颅神经Ⅹ*）、软腭感觉神经（*颅神经Ⅸ和颅神经Ⅹ*）（DF 5/10）

颅神经Ⅸ和颅神经Ⅹ往往同时受累，很少单独发生病变。我在此处仅讨论常做的检查。舌咽神经（Ⅸ）是一种混合神经，支配相关运动、感觉，并支配某些副交感神经活动。舌咽神经将来自腭和咽部的感觉和舌部后 1/3 的味觉传入中枢神经系统。舌咽神经还有呕吐反射的传入支。迷走神经（Ⅹ）是一种混合神经，支配相关运动、感觉，并支配某些副交感神经活动。其传出支支配咽部、软腭以及喉部运动和呕吐反射动作。

评估软腭运动

对患者这样讲："请张开口。"使手电筒照到口腔后方，查看软腭。要熟悉正常软腭。正常软腭两侧对称，悬雍垂将软腭大致分成两部分（图 6.37）。患者的舌可能会阻碍你的视线。如果遇到这种情况，请用压舌板。对患者讲："我会用压舌板轻轻向下压你的舌头，可能会有点不舒服。"基于此，压舌板一旦进入口腔，要动作迅速，不要拖拖拉拉。查看两侧软腭是否对称。现在让患者张开口说"啊！"此时，软腭应上升，悬雍垂在中央处。如果有一侧软腭发生了肌无力，悬雍垂就会偏向健侧。

评估软腭感觉

患者口腔一直处于张开状态，你对患者讲："我会用压舌板去碰口腔后面的部位——让我了解一下那个部分是否能够感觉到压舌板。"用压舌板轻轻碰触软腭后，迅速撤回，

(a) 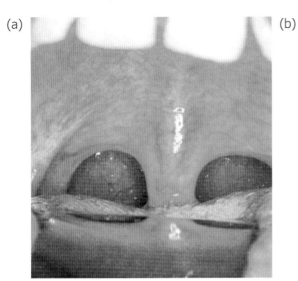　(b)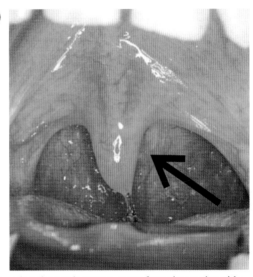

图 6.37　Nerve X palsy：（a）uvula in the midline；（b）on elevation the uvula moves away from the weaker side. Reprinted from Fig. 14.63（a）and（b）（p. 14.22），*Atlas of Clinical Neurology*（2nd edn），by G. David Perkin，Fred Hochberg，and Douglas C. Miller（1993），Mosby Publications，with permission from Elsevier.

然后让患者回答软腭的感觉情况。然后用压舌板碰触另一侧软腭，让患者比较两侧感觉情况。这样做会很容易引起呕吐反射。如果引起，向患者道歉。

呕吐反射

什么是呕吐反射？

如果咽后壁受到刺激，咽部就会收缩和升高［这是一种保护反射（protective reflex）］，引起窒息或呕吐反应。

如何检查

呕吐反射会引起患者不适。对患者这样讲："我会轻轻碰触你的喉的后部，动作会很快。可能会引起一种窒息的感觉，但这个检查必须做，检查时间很短，很短时间内就能完成。"用压舌板轻轻触碰喉后方处。正常时，患者会出现呕吐反射。然后再触碰喉后方的另一侧。两侧都需要检查，虽然很难说服患者接受第二次检查。检查完成后，要向患者道歉，让患者相信你不是施虐狂。如

> **要点**
> - 后组颅神经病变很少单独发生。
> - 无力一侧软腭抬高。
> - 咽反射的传入支为舌咽神经，传出支为迷走神经。
> - 缺乏咽反射也可能是一种正常现象。
> - 单侧或双侧咽反射缺乏时，会有吞咽困难、发声困难或误吸等症状，这是正常现象。

果患者没有发生呕吐反射，你需要询问患者喉后部是否感觉到了压舌板。如果患者没有感觉到，提示呕吐反射（颅神经Ⅸ）传入支发生障碍，也可能是颅神经Ⅸ和颅神经Ⅹ的传入支发生障碍。如果患者能够感觉到压舌板，只是没有呕吐反射，提示是颅神经Ⅹ的传出支发生障碍。

需要注意的一点是，正常人也可能不发生呕吐反射。只有单侧反射消失，或是患

者出现了像吞咽困难、液体吸入肺等这类症状，异常发现才具有意义。

....

提示

　　呕吐反射是一种很不舒服的检查，因此，该反射不是常规检查程序的一部分。只有当患者有吞咽困难、鼻反流或发音困难等相关症状时，才需要进行呕吐反射检查。

....

副神经（Ⅺ）（accessory nerve）

14. 评估斜方肌和胸锁乳突肌（脑神经Ⅺ）（DF 4/10）

　　副神经与脊髓处的有关神经共同支配斜方肌和胸锁乳突肌。

斜方肌

　　对患者说："请耸耸肩。"向患者展示如何耸肩以及观察患者两侧是否对称。让患者再次耸肩，但这次说："我会向下压你的两侧肩膀，你用力抵抗。"将你的手放在患者的两侧肩膀上，用力向下压，感觉一下患者两侧肌肉力量大体上是否相同。

胸锁乳突肌

　　对患者说："向右扭头。"你向患者展示一下如何做，让头位于肩膀上方。然后，对患者说："头部保持这个姿势，我会用力让头回到原来位置上，你用力阻止。"你轻轻推动患者下颌，轻轻增加压力（图 6.38）。同时，当左胸锁乳突肌收缩时，触诊其腹部。之后，对患者说："现在如果你可以向左转头，告诉我。"现在检查另外一侧胸锁乳突肌，记住要触诊右侧胸锁乳突肌。

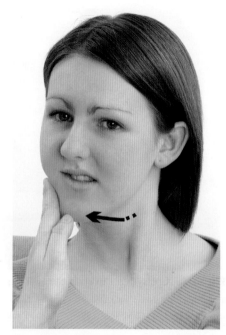

图 6.38　检查左胸锁乳突肌：注意该肌肉的收缩情况

舌下神经（Ⅻ）

15. 评估舌部与舌部运动（脑神经Ⅻ）（DF 4/10）

　　脑神经Ⅻ是运动神经，支配舌内肌。每侧舌下神经受双侧皮质支配，这与面神经一样。因此，单侧核上病变对舌功能无明显影响。双侧皮质梗死会引起"舌痉挛"，使其活动受限，舌无法从口腔伸出。这是假性球麻痹综合征的一部分（见后文）。脑神经Ⅻ（LMN）单侧发生病变，会导致头部发生肌无力，病变侧出现肌束震颤。

　　对患者说："请张开口。"观察患者舌部，是否有舌部肌无力和肌束震颤（见"球麻痹"）。现在评估舌部运动。对患者说："将舌伸出来……向两侧移动。"如果舌部有单侧肌无力，伸舌时，舌会偏向肌无力一侧（图 6.39）。如果还存有疑虑，也可以对患者这样讲："用舌尖向外顶两侧脸颊。"用食指按压脸颊，判断患者的舌部力量，并比较两

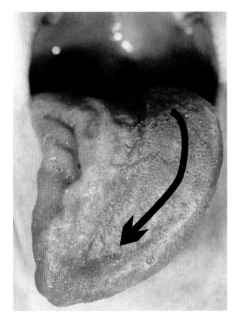

图 6.39 Nerve XII palsy. Note the wasting of the right side of the tongue with deviation towards this weakened side. Reprinted from Fig. 14.67（p. 14.23）, *Atlas of Clinical Neurology*（2nd edn）, by G. David Perkin, Fred Hochberg, and Douglas C. Miller（1993）, Mosby Publications, with permission from Elsevier.

侧力量。

提示

在检查脑神经时，你让患者张开口腔，在评价软腭的同时，也评价舌部。

颈静脉孔综合征（jugular foramen syndrome）

下脑神经单独发生病变的概率很低。往往是一组都会发生病变，通常表现出可识别的综合征，例如颈静脉孔综合征。该综合征是脑神经Ⅸ、Ⅹ和Ⅺ单侧病变导致的症状。右侧发生病变，导致软腭抬高，悬雍垂向左侧偏移；同时还有舌部后 1/3 失去味觉，咽部失去感觉，右侧胃部呕吐反射减弱；右肩会下垂，可能低于左肩，且右肩会发生耸肩困难；患者无法向左扭头。

原因

颅底肿瘤，例如脑膜瘤（meningioma）。

球麻痹

脑干的脑桥和髓质因其解剖结构形似球，因此，有时称这部分结构为球结构。球麻痹是指下脑神经（Ⅸ、Ⅹ和Ⅻ）双侧发生功能障碍。症状包括舌萎缩、松弛、肌束震颤和肌无力。患者会出现吞咽困难，尤其是液体吞咽更困难，鼻反流，失语症。因为难以吞咽液体，唾液就会在口腔内累积，所以患者会周期性地停顿，用以吞咽唾液。

原因

导致球麻痹的原因有：

- 运动神经元病变。
- Guillain-Barré 综合征。
- 脊髓灰质炎。

假性球麻痹

假性球麻痹是双侧 UMN 病变引起的。舌部发生痉挛，无法快速地在两侧移动。患者还有吞咽困难、鼻反流、无法吞咽唾液（会从口角流出）。说话声音异常高而单调（像唐老鸭）。通常有双侧偏瘫伴双侧足底伸肌和下颌反射亢进。患者可能会表现出情绪

要点

- 伸舌时，会偏向肌无力侧。
- 双侧 LMN 病变时，会导致球麻痹。
- 球麻痹会导致吞咽困难（液体的鼻反流）、说话声音低和含糊不清。
- 假性球麻痹会导致舌痉挛、吞咽困难（鼻反流）、说话声音异常高且单调、流口水以及下颌反射亢进。

化，并可能有不适当的哭或笑。

原因

- 双侧卒中。
- 多发性硬化症。

运动系统检查

16. 观察：查看肌萎缩（DF 4/10）、肌束震颤（DF 6/10）和不随意运动（DF 7/10）

肌萎缩

患者在沙发或床上放松时（图 6.40），要注意观察，特别是肌萎缩。

如果发现肌萎缩，你需要知道是全身性肌萎缩还是局部肌萎缩。全身性肌萎缩仅仅是包括癌症在内的虚弱性疾病导致的。在神经系统中，肌萎缩提示运动神经元疾病或其他疾病累及了 LMN。检查是否对称，是否对称提示是神经根病变还是某个神经发生病变。长时间站立时，某个肢体的严重肌萎缩

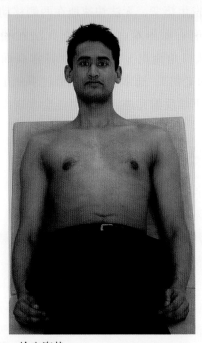

图 6.40　检查姿势

和缩短，提示先前发生过脊髓灰质炎（患者可能需要穿专门的鞋来弥补一条腿长、一条腿短的问题）。大腿部肌萎缩提示近端肌病［肌肉有压痛提示患者可能有多发性肌炎 / 皮肌炎（dermatomyositis）］。Charcot-Marie-Tooth 病（*Jean Martin Charcot，1825—1893，法国神经科医生；Pierre Marie，1853—1940，法国神经科医生；Howard Henry Tooth，1856—1925，英国医生*）是一种典型的肌萎缩疾病，又称为遗传性感觉运动神经病（hereditary sensory motor neuropathy，HSMN），见图 6.41。这种肌萎缩是从远端开始，沿小腿向上发展，有时病变停止在小腿中部。小腿外观通常像倒置的香槟酒瓶。这也与高弓足（异常足底弓）有关，弗里德里希共济失调也是如此。UMN 病变很少会引起肌萎缩，但是，如果该病变导致了肌萎缩，往往是失用引起，且这类肌萎缩不太明显。肌萎缩可

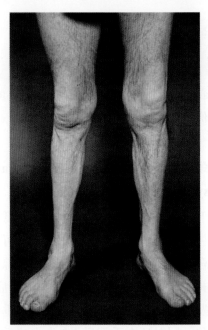

图 6.41　Hereditary sensory motor neuropathy（Charcot-Marie-Tooth disorder）.

Reprinted from Fig. 2.2（p. 2.2），*Atlas of Clinical Neurology*（2nd edn），by G. David Perkin，Fred Hochberg，and Douglas C. Miller（1993），Mosby Publications，with permission from Elsevier.

累及某个肌肉，且比较轻微，例如：腕管综合征中支配拇指运动的鱼际隆起发生局部萎缩（见"神经疾病与检查"部分）。可以触诊肌肉块来确定是否发生了肌萎缩。发生萎缩且肌张力较低的肌肉，往往比较松弛、柔软且肌纤维较少（与你自己的肌肉相比，除非你的肌肉碰巧松弛、柔软且肌纤维较少）。

肌束震颤

肌束震颤一般发生在 LMN 病变，是运动单位自发放电导致的。这种震颤是可见的小收缩，看上去就像蠕虫在皮肤下进行短暂蠕动（persistalsis）。你可能需要观察手臂几分钟后，才有可能观察到一次肌束震颤。

··

提示

如果你在 30 秒内没有观察到肌束震颤，我建议你继续进行其他检查，但你要间隔一段时间就留意一下肌束震颤，甚至在结束之前，也要观察一下是否有肌束震颤。

··

不随意运动

仔细观察双手，查看是否有明显的静息性震颤。你可以让患者伸手，仔细观察是否有姿势性震颤。重点观察拇指，看看是否有搓丸样动作，如果有，提示患者有帕金森病。你是否观察到震颤只有在有动作时才出现，休息时却没有？（这提示患者可能患有意向性震颤，

需要进行检查证实，见"意向震颤"部分。）

其他类型的不随意运动，见"症状"部分。如果你不清楚异常动作是什么，尽可能详细地对这种病变进行描述。甚至在获得患者书面同意后，将患者的异常动作用手机录制下来，发给专家，做出诊断。

17. 评估腕部、肘部、肩部、髋部和膝关节处的肌张力（DF 6/10）

肌张力

什么是肌张力？

肌张力是指关节在一定运动范围内活动所感受到的阻力。

意义

正常人在放松状态时，关节在运动范围内所遇阻力很小。在病理情况下，关节活动时，阻力可能会增加（肌张力亢进），也可能会下降（肌张力减退）。

肌张力亢进（hypertonia）

肌张力亢进可能会有提示可能病变的特征。UMN 病变会导致所谓的"折刀样"僵直（也称为痉挛）。在关节大部分活动中都会感觉到肌张力增加，然后肌张力会下降，这种感觉就像打开折刀。帕金森病会有两种类型的肌张力亢进，一种是典型的"齿轮样"僵直（"cogwheel" rigidity），与齿轮转动时遇到的间歇性阻力类似；另一种是"铅管样"僵直（"lead pipe" rigidity），之所以命名为"铅管样"，是因为关节活动感受到的阻力与铅管（！）弯曲时类似。也就是说，整个运动范围内持续有阻力（"铅管样"这个术语很形象地说明了这种肌张力特征！）。

肌张力减退

肌张力减退临床表现比较轻微，是

要点

- 肌肉萎缩（无营养不良、恶病质、失用）是 LMN 病变的临床表现。
- 肌束震颤也是 LMN 病变的临床表现。
- 一般都要检查不随意运动，这会为诊断提供有用线索。

LMN 病变导致。关节活动时没有阻力（有时称为肌肉松弛）。

如何检查

见图 6.42。在开始检查之前，尽可能让患者放松。查看患者关节是否有疼痛。对患者这样讲："我会移动你的上肢，我需要你尽可能地放松。我活动你的上肢时你不要用力，尽可能放松即可。"腕部肌肉张力测定方法是握住被检上肢的手指，轻轻使手腕进行弯曲和伸展动作。现在评估肘关节处的肌张力。握住患者手指，进行旋转，先让手掌朝下，再让手掌朝上，然后对肘关节进行屈曲和伸展动作。对肩部进行外展和内收动作。虽然这几个关节是单独进行描述的，但检查时是一系列手臂连续动作，这样会以一定的顺序使每个关节都得到检查［经验丰富的神经学家对此很在行，连续动作像墨西哥人浪（人群中，人一个挨一个轮流站起来形成的波浪状形态）］。当你对这方面的检查很自信时，你会发现你可以将注意力从一个关节迅速转移到另一个关节。

现在检查腿部（图 6.43）。再次检查关节，确保所有关节都没有疼痛。对患者这样讲："让腿部处于放松状态，只需放松即可，

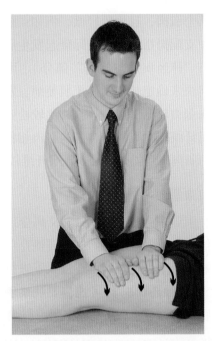

图 6.43　腿部肌张力检查

我会活动你的腿部。"然后将你的两只手平放在要检查的腿上，轻轻向内和向外揉搓腿部（就像用擀面杖将面团压平一样）。现在将两只手放在膝盖下面，迅速抬高膝盖约 15 cm（6 英寸），然后松开（该动作会使膝盖部分弯曲）。腿部正常时，揉搓会非常容易；向上抬高膝盖时，阻力应该很小，松开时，膝盖会较为容易地落回到床上（在肌张力正常的患者身上重复练习有助于你产生一种很自然的"感觉"）。腿部痉挛时，阻力会增加，膝盖弯曲难度会增加。腿部肌张力减退时，腿部就像破布娃娃一样松软，很容易弯曲，且

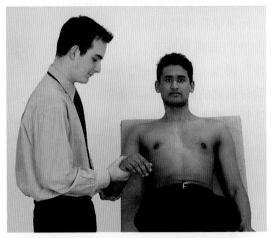

图 6.42　评估手臂肌张力。本图显示的是在关节开始活动之前的姿势

> ## 要点
>
> - 确保你在检查肌张力时，患者处于放松状态（以及保持放松）。
> - 肌张力亢进提示 UMN 病变。
> - 肌张力减退提示 LMN 病变。
> - 检查肌张力亢进比检查肌张力减退容易。

很容易落回到床上。

提示

评估任何关节时，你的检查动作要尽量不同，这样患者就不会摸准你的规律，对你下一步动作做出预测。患者摸准规律后，在你活动肢体时，患者会提供一定的助力，使肌张力检查结果无效。

例 6.6 和例 6.7 是为肌张力评估提供的其他建议。

提示

当评估膝盖处肌张力时，将膝盖向上弯曲后，放松，让腿部向床上回落，要注意观

例 6.6

问题。你正在检查患者上肢的肌张力，但你不确定肌张力是否增加。

讨论。导致肌张力轻度增加最常见的原因是患者没有放松，这会得出错误结论。你活动患者手臂时，有些患者会收缩肌肉来提供助力。当你活动患者手臂时，你感觉到的阻力就是肌肉的反作用力。向患者强调要放松。你也需要仔细查看手臂。感觉一下患者手臂的重量：你扶着患者手臂时，感觉患者的手臂是掉进你手臂中吗？仔细观察手臂，要确保在评估过程中肌肉没有收缩。如果有肌肉收缩，你的评估结果无效。如果患者仍然无法放松，尽量分散其注意力。让患者移动另外一侧手臂或是上下活动腿部，与此同时，你快速评估该侧手臂的肌张力。通常情况下，如果是病变导致了肌张力增加，就需要其他体征来证实，例如轻度肌萎缩和反射亢进。

例 6.7

问题。你为患者评估肌张力，但不确定患者是否有肌张力减退。

讨论。该检查比较难。肌张力正常和肌张力减退之间的差别会非常小。我们认为医生戴上眼罩对肌张力减退做诊断，得出正确诊断结论的概率，与你猜测得到的正确率接近。作者仅仅会在结合其他 LMN 体征，例如肌无力、肌萎缩、肌束震颤和反射减退或消失等，才会做出诊断。

察腿部。如果患者的腿部处于放松状态，腿部会自然地回落到床上。然而，如果腿部没有放松，腿部会保持弯曲姿势，不会回落到床上。你应该也能够观察到股四头肌明显收缩，如果是这样，肌张力评估结果无效，需要重新进行检查。

18. 如果相关，检查阵挛（DF 4/10）

阵挛

什么是阵挛？

阵挛是一种有节奏的抽搐，快速伸展（并维持这种伸展动作）可引发。抽搐是一种最初反射收缩以保护肌肉，然后进行放松。如果肌肉保持拉伸动作，肌肉会再次收缩，然后放松，并可能进入一个反复收缩、放松的循环中，且这种循环可持续多次（＞ 5 次通常提示有病变）。

意义

持续阵挛提示发生了影响到被检肢体的 UMN 病变。

如何检查

阵挛一般发生在踝关节或膝关节处。为了引出踝关节阵挛，要抓住前脚，快速背屈（但不是剧烈），在极限位置上保持一定的向上压力（这样会使肌腱处于拉伸状态）。如果有阵挛，你会感觉足部开始上下抽动。继续保持向上的压力，这样足部会一直处于拉伸状态，足部会一直抽动。见图6.44。为了引出膝阵挛，要用拇指和其他手指抓住髌骨两侧。现在，迅速向下拉，然后保持一定的下行压力。如果有阵挛，髌骨就会出现有节奏的上下抽动。

提示

一种引发膝阵挛更优雅的方法就是将示指放在髌骨上，然后用肌腱锤轻轻敲击。记得在操作结束后，用示指继续保持向下压力。

19. 检查上肢和下肢的肌肉力量，从近端到远端（DF 5/10）

要记住，在你对患者的肌肉力量进行

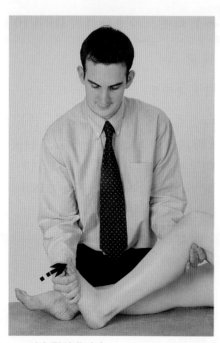

图6.44 引发踝关节阵挛

评估时，要考虑到你对患者肌肉力量的期望值。因此，一名健康的老太太的肌肉力量得分可能会和施瓦辛格得分一样。评估肌肉力量最常用的衡量标准是英国医学研究理事会（Medical Rescarch Council，MRC）量表。肌肉力量分5级：0 ＝无；1 ＝一闪的轻微动作；2 ＝肌肉力量无法抵抗重力；3 ＝肌肉力量可以抵抗重力，但无法抵抗阻力；4 ＝肌肉力量可以抵抗阻力，但肌肉力量比较弱；5 ＝肌肉力量正常。

目前有几种测定肌肉力量的方法，但最好的方法是你向患者示范如何做，让患者模仿你做动作。首先，让患者向前伸出手臂（手掌向上）。该筛查方法有助于发现轻度肌肉力量下降。上肢UMN发生病变时，会导致上肢向前伸直时手掌向下，并向下漂移。现在测试每个肌肉群的肌肉力量，从肩部开始，一般要对比两侧肌肉力量。

肩关节外展与内收

你向前水平伸出手臂，肘关节为屈曲状态，对患者讲："你像我这样将手臂抬起来，现在，我会向下压你的手臂，你要抵抗，不要让我压下去。"（外展，涉及神经根C5和

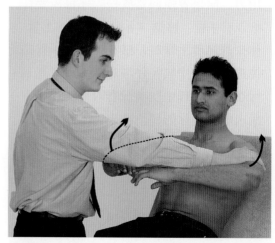

图6.45 检查肩关节（shoulder joint）外展力量。注意箭头表示的是患者产生力的方向

C6；图 6.45）。在这个过程中，你需要在上臂中轴处施加向下的压力。如果患者肌肉很有力量，很难移动手臂（得分 5/5）。如果你用力能够让患者手臂发生移动，患者肌肉力量的得分为 4/5。如果患者刚刚能够外展自己的手臂，无法抵抗你对其施加的阻力，肌肉力量得分为 3/5。如果患者外展手臂时肌肉力量不能克服重力影响，你需要让患者改变姿势。让患者平躺并外展手臂，此时患者手臂与地面平行，手臂不会受到重力影响。如果患者能够执行该动作，肌肉力量得分为 2/5。如果肌肉力量只能维持一闪动作，肌肉力量得分为 1/5。如果根本无法移动，肌肉力量得分为 0/5。评估肩内收肌肉力量情况（内收，涉及神经根 C6、C7 和 C8；图 6.46）。让患者采取与外展相同的姿势，但这次你将自己的手臂放在患者手臂下方，对患者说："用力内收肘关节。"对肌肉力量的评分方法与肌肉外展评分方法一样，但需要注意，此时重力对内收提供的是助力而不是阻力。因此，对于 2/5 和 3/5 这两个得分，你必须对肩关节内收肌肉力量做出合理推测（而不是让患者采取倒挂姿势，评估内收在受到重力影响时的肌肉力量）。随着经验的积累，你在肩关节内收肌肉力量推测方面的准确性会增加。

肘关节屈曲与伸展

让患者像拳击手那样握紧拳头，抬起前臂，对患者说："像这样抬起前臂；现在向内收臂"（肘关节屈曲，涉及神经根 C5 和 C6；图 6.47）。"现在将我向外推"（肘关节伸展，涉及神经根 C7 和 C8；图 6.48）。评估肌肉力量，方法同前述。如果患者肘关节肌肉力量得分为 2/5，也就是说，肘关节屈曲力量无法对抗重力，你不得不握住其上臂，外展到 90°。手臂处于水平位置时，肘关节屈曲不受重力影响，你可以根据肌肉表现，对肌肉力量进行评分。肘关节伸展时，重力提供的是助力而不是阻力，这与肩关节内收相似。因此，对于 2/5 和 3/5 这两个得分，你必须对肘关节内

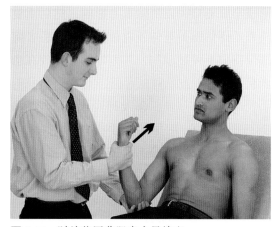

图 6.47 肘关节屈曲肌肉力量检查

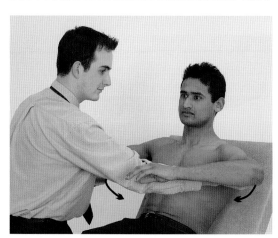

图 6.46 肩内收肌肉力量检查

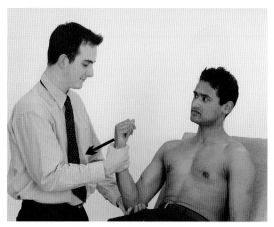

图 6.48 肘关节伸展肌肉力量检查

收肌肉力量做出合理推测。评估肘关节伸展肌肉力量时，确保患者手掌朝向其面部，否则，你评估的肌肉不仅仅有肱三头肌（C7），还有肱桡肌（C5和C6）。

腕关节伸展（背屈）和腕关节屈曲（掌屈）

轮流检查每个手腕，用你的左手稳住患者右前臂，用你的右手施加阻力。对患者说："握拳。现在，你的手腕像这样向上弯曲；我会施加向下的力，你要抵抗，不要让我将手腕压下去"（腕关节伸展，涉及神经根C5、C6和C7；图6.49）。当患者向上伸展腕关节时，你用右手施加向下的压力。如果患者肌肉力量不够，手腕就会发生旋转，形成半旋姿势，以消除重力影响，然后重复检查。评估腕关节伸展力量时，要让患者腕部保持向上伸展动作，并把你的右手放在患者腕关节的下方。对患者说："你向下压我的手。"（腕关节屈曲，涉及神经根C6、C7和C8；图6.50）。用你的左手握住患者前臂，这样患者会使用手腕屈肌产生推力来推你，而不是整个手臂。腕关节屈曲时，重力提供的是助力而不是阻力，这与肩关节内收、肘关节伸展一样。两只手的力量应该是相当的，虽然优势手的力量可能稍微更大一些。

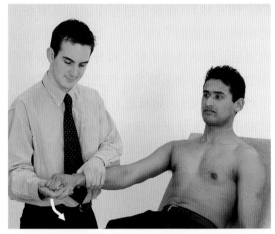

图6.50　腕关节屈曲肌肉力量检查

如有必要，检查手指肌肉力量

如果病史资料或观察表明，患者手部可能有神经病变。手部力量检查项目如下：

- **"用最大力握紧我的手指。"**让患者握紧你的两根手指（图6.51），这可用来评估手指屈曲力量，检测的是屈指深肌和屈指浅肌这两个肌肉的力量。这两个肌肉受正中神经和尺神经分支支配（神经分布主要来自脊髓根C8）（拇对掌由T1支配）。

- **"伸直你的手指，我弯曲你的手指时你要抵抗，别让我把你的手指弄弯了。"**该检查用于评估患者的手指伸展肌肉力量。评估的肌肉是指伸肌，由桡神经支配，神经分布主要来自脊髓根C7。

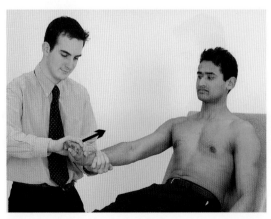

图6.49　腕关节伸展肌肉力量检查

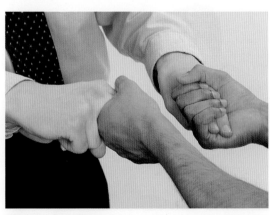

图6.51　握力检查

- "手指分开，我会施加一个力，你要抵抗，不要让我将你的手指并拢在一起。"该检查用于评估患者的手指外展肌肉力量。评估的肌肉是骨间背肌，由尺神经支配，神经分布主要来自脊髓根 T1（图 6.52）。

- "用手指紧紧夹住这张纸，我会往出拉，不要让我拉出来。"该检查用于评估患者的手指内收肌肉力量。评估的肌肉是骨间掌侧肌，由尺神经支配，神经分布主要来自脊髓根 T1（图 6.53）。

- "拇指指向天花板。我会施加向下的压力，不要让我把它给压下去。"该检查用于评估患者的拇指外展肌肉力量。评估的肌肉是拇短展肌，由正中神经支配，

神经分布主要来自脊髓根 T1（图 6.54）。

- "把拇指和小手指放在一起，形成一个圈，我会施加力让圈打开，你别让我打开。"该检查用于评估患者拇指与小指之间的拇对掌肌肉力量。评估的肌肉是拇对掌肌，由正中神经支配，神经分布主要来自脊髓根 T1（图 6.55）。小指运动由尺神经分支支配（C8）。

Froment 征

见图 6.56。夹纸试验［Froment's sign（Froment 征）］（*Jules Froment，1878—1946，法国医生*）是一项显示尺神经病变后，拇指内收肌肉力量下降的试验（见"周围神经病

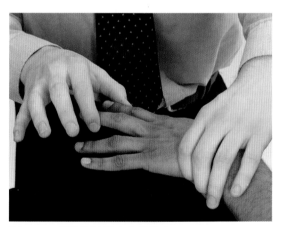

图 6.52　手指伸展肌肉力量检查

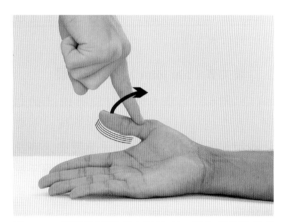

图 6.54　拇指外展肌肉力量检查。箭头表示患者产生的力量方向

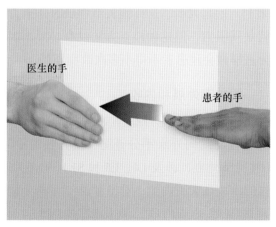

图 6.53　手指内收肌肉力量检查

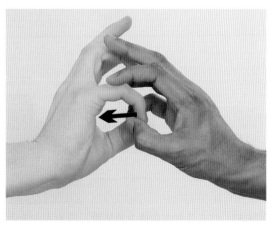

图 6.55　大、小拇指对位检查

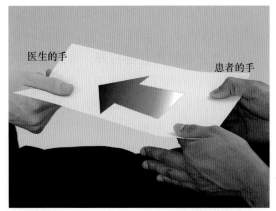

图 6.56　Froment 征。注意患者右拇指屈曲动作，这是一种"代偿性动作"，是拇短收肌麻痹（尺神经支配）引起的

变"部分）。让患者用拇指和示指夹紧一张纸（这会用到拇指内收力量）。尺神经麻痹（ulnar nerve palsy）时，拇指内收力量通过弯曲拇指来实现。

髋关节（hip joint）屈曲与伸展

　　见图 6.57 和图 6.58。对患者说："抬起腿，我会施加向下的压力，你抵抗，不要让我把你的腿压下去"（髋关节屈曲，涉及 L1、L2 和 L3）。当患者抬起腿时，你将手放在患者大腿上方，向下压。如果患者受到重力影响，无法抬起腿（根据 MRC 标准，得

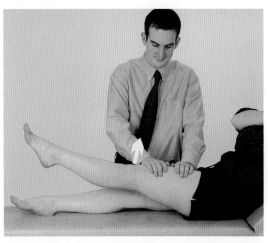

图 6.57　髋关节屈曲肌肉力量检查。箭头表示患者产生的力量方向

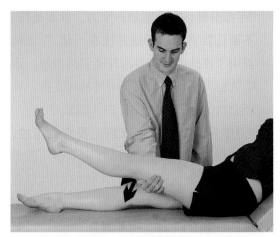

图 6.58　髋关节伸展肌肉力量检查

分为 3/5），让患者侧卧，消除重力对髋关节屈曲的影响（检测的不是被压腿）。现在再次让患者屈曲髋关节。如果患者髋关节可以屈曲，肌肉力量得分为 2/5。如果无法屈曲，只能抽动一下，肌肉力量得分为 1/5。如果肌肉根本无法收缩，肌肉力量得分为 0/5。

　　对另一条腿做同样检查。现在将你的手放在患者的大腿下面，对患者说："腿用力向下压"或是"让腿回到床上"（髋关节伸展，涉及 L5 和 S1）。请记住，髋关节伸展时，重力对其是助力，而非阻力，因此，你对髋关节伸展时肌肉力量评估给分（2/5 和 3/5）要根据经验做出合理判断。

　　纯理论者可能会建议让患者脸朝下躺在床上，抬起大腿，这样髋关节伸展时，重力就是其阻力，但这种检查方法没有必要，因为这样做会让患者不得不多次改变姿势。

髋关节外展和内收

　　将你的两只手分别放在患者两腿的外侧，对患者说："向外水平分开腿，推开我的手"（髋关节外展，涉及 L4、L5 和 S1）。现在将你的手放在大腿内侧，对患者说："将两个腿并拢"（髋关节内收，涉及 L2、L3 和 L4）。对比两侧髋关节外展和内收时，肌肉力量有

无差异，并为肌肉力量评分。对于髋关节外展和内收来讲，重力的影响不大，因此，肌肉力量评分时没有 2/5、3/5 这两个等级。

膝关节屈曲和伸展

见图 6.59 和图 6.60。让患者弯曲膝关节。当患者弯曲膝关节时，你的手放在患者小腿后面，然后对患者说："用力内收腿，用你最大的力。" 或 "让你的脚后跟向底部活动"（膝关节屈曲，涉及 L5 和 S1），你用力抵抗患者拉力。现在检查另一条腿。将你的手放在小腿前方，对患者说："用小腿向前推我，用你最大的力"（膝关节伸展，涉及 L3 和 L4），然后你抵抗患者的推力，对双侧小腿肌肉力量进行评价分级。

足背屈和足跖屈

见图 6.61 和图 6.62。对患者说："将你的

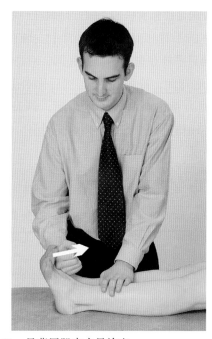

图 6.61 足背屈肌肉力量检查

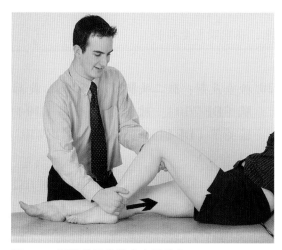

图 6.59 膝关节屈曲肌肉力量检查

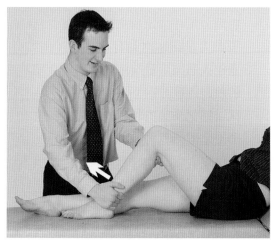

图 6.60 膝关节伸展肌肉力量检查

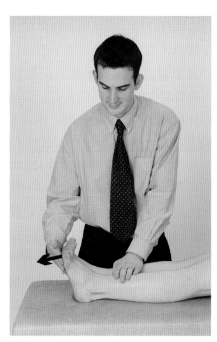

图 6.62 足跖屈肌肉力量检查

两只脚都翘起来。"当患者这样做时，将你的手放在患者足背上，对患者说："我会向下压足背，你要抵抗，不要让我把足背压下去"（足背屈，涉及 L4 和 L5）。你用力抵抗患者足背上向翘的动作。可以同时对两只脚进行评估，方法是让患者将两条腿并排放在一起，然后将你的手背和前臂放在足背上。现在，把你的两只手放在患者两侧足底部，对患者说："向足底弯曲，推我的手。"然后你对患者的足跖屈力量进行抵抗（足跖屈，涉及 S1）。对上述动作进行评分，评分标准同前。

提示

如果患者足部下垂，不要认为是患者足部跖屈。让患者进行跖屈之前，你要先让患者进行背屈。你可能会发现患者的足跖屈居然没受影响，你可能感到很惊讶。

足内翻和外翻

足内翻和外翻检查的比较少，但是如果在先前检查中发现足部有障碍，还是有必要进行这些检查的。确保患者腿部在床上处于完全放松状态。现在将你的手指放在足部内侧，对患者说："向我手指方向转动你的脚……我会对你的脚底内侧发力，你用力抵抗，不让我移动脚底（足内翻，涉及 L4）。"将你的手指从足底内侧撤离，放置在足底外侧，对患者说："向我手指方向转动你的脚……我会对你的脚底外侧发力……我会对你脚底内侧发力，你用力抵抗，不让我移动脚底"（足外翻，涉及 S1）。确保腿部唯一移动的部分是足部，其他部位都不得移动。检查双足，并对足部肌肉力量做出评估，给予得分，要记住，与大肌肉群相比，足内翻和足外翻所涉及的肌肉都比较小。

趾伸展与屈曲

将你的拇指或示指放在大脚趾指甲上，对患者说："向上翘大脚趾"，你施加压力抵抗患者的动作（趾伸展，涉及 L5）。现在将你的手指放在大脚趾底部，对患者说："用你的大脚趾向下压我的手指"，然后你施加压力抵抗患者的动作（趾屈曲，涉及 S1）。

提示

当评估肌肉力量时，你要不时地观察一下患者表情，确保患者不会因痛苦而龇牙咧嘴。如果患者的肌肉力量受损，你要问一下运动时是否有疼痛或是肌肉无力限制了关节活动，因为有些患者即使疼痛也不会说出来，在默默忍受痛苦。

20. 检查反射：肱二头肌（DF 5/10）、旋后肌（DF 7/10）、肱三头肌（DF 6/10）、膝关节（DF 4/10）和踝关节（DF 9/10）

在评估反射时，除了要查看肌肉收缩，还要查看手臂运动本身，因为肌肉收缩力较弱时，运动幅度不会很明显。左侧反射比右

要点

- 肌肉力量评估比较主观，你需要判断肌肉力量正常时是什么样的（例如：老年人肌肉力量与施瓦辛格黄金期时的肌肉力量）。
- 试着回忆与肌肉相关的神经根，这有助于定位神经病变。
- 确保患者做动作时尽了最大力（但不要超过其必要限度）。
- 确保是肌肉无力而不是疼痛限制了患者的肌肉力量。

侧反射更难激发，因此，需要更多的练习。在检查所有反射时，患者必须处于放松状态。最好的姿势是双臂轻松交叉放在上腹部，腿部也处于放松状态。当你检查反射时，你可能不得不多次对患者强调要放松。当你激发出反射时，你可能需要根据表 6.19，对反射进行评估定级。

肱二头肌

（涉及神经根 C5 和 C6）见图 6.63 和图 6.64。用右手（如果右手是优势手）轻轻握住肌腱锤，将你的左侧拇指放置在肘窝处，与肘窝皮肤折痕平行。在此处，可感觉到右侧肱二头肌肌腱，就像一根粗绳。你伸展右侧腕部后，让肌腱锤重端在重力作用下，击中你的左拇指。你不需要施加任何力。如果引发了反射，就没有必要反复进行该试验以确保患者有反射。然后对左侧肱二头肌进行检查，最后对比两侧肱二头肌的反射情况（例 6.8）。

表 6.19　反射分级

－	无
－／＋	需要增强刺激才会发生反射
＋	正常
＋＋	活跃但正常
＋＋＋	异常活跃（反射亢进）

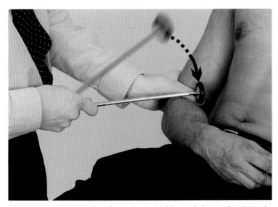

图 6.63　激发右侧肱二头肌反射。确保患者处于完全放松状态

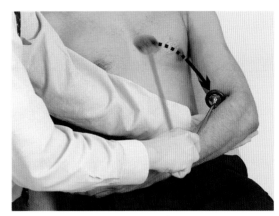

图 6.64　激发左侧肱二头肌反射

旋后肌

（涉及神经根 C5 和 C6）见图 6.65 和图

例 6.8

问题。 当你激发肱二头肌反射时，右侧比左侧反应快，这有意义吗？

讨论。 可能有意义，但是在得出这个结论之前，需要满足一定的条件。在激发两侧反射时，患者是否处于放松状态？如果激发右侧肱二头肌反射时，患者处于放松状态，而激发左侧时，患者处于紧张状态，那么两侧反射就会有差异。因此，要确保患者在整个评估过程中都处于放松状态。另外就是你的检查技术。你需要确保用肌腱锤敲击两侧肌腱时所用力量相等。如果检查右侧肱二头肌时是积极敲击肌腱（而不是仅仅依靠重力来敲击），而左侧却是依靠肌腱锤重力来敲击，那么右侧肌腱受力要大于左侧。多多练习，敲击肌腱时用重力力量来敲击，练习一段时间后，你就能确保敲击两侧时均使用的是重力，给予两侧的刺激是相同的。随着经验的增加，你就能够控制这些因素，最终得出能有效比较的结论。

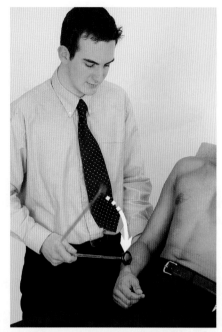

图 6.65 引发右侧旋后肌反射（supinator reflex）

6.66。将你的左手示指和中指放在肌腱位置，也就是前臂桡侧离肘窝距离 3/4 处。肌腱本身很难被感觉到，但不要惊慌，即使在没有感觉到的情况下，也可以将其激发出来。肌腱锤的使用方式与肱二头肌反射激发时一样。现在检查对侧旋后肌。

肱三头肌

（涉及神经根 C6 和 C7）见图 6.67 和图 6.68。肱三头肌肌腱是一种扁平肌腱，从肘

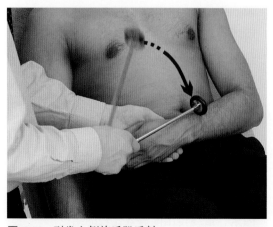

图 6.66 引发左侧旋后肌反射

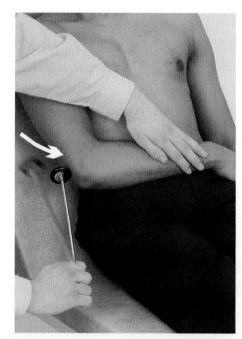

图 6.67 引发右侧肱三头肌反射（triceps reflex）

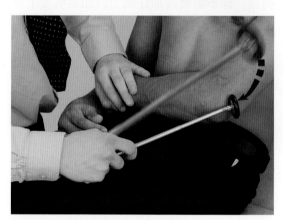

图 6.68 引发左侧肱三头肌反射

尖后侧垂直向上触摸就可以感觉到，就在骨性突出（鹰嘴）上方。这次是用肌腱锤直接敲击在肌腱上，而不是敲击在你的手指上。左侧特别复杂，你需要站在患者右侧，拉其左臂，然后敲击左臂鹰嘴，才能做激发反射。因为无法直接看到肌腱，所以你瞄准肘部上方的大概方向就可以。如果你操作完毕，患者也没有打到自己的脸，那么你操作的很好。例 6.9 讲述了在激发肱三头肌反射时可能遇到的其他问题，腿部激发反射也可

例 6.9

问题。你想激发手臂上的有关反射，但没有成功——为什么？

讨论。有很多原因都可以导致这种情况发生。可能是你的技术有问题；例如：你没有正确敲击肌腱（一开始可能没有找到旋后肌），所以要再次检查你控制肌腱锤的力度以及是否瞄准。激发反射没有成功的另外一个常见原因就是患者处于紧张状态。确保患者处于放松状态，一直监测肌肉紧张情况（同肌张力评估）。你可能需要等几分钟患者才有可能达到放松状态。只有当患者无法完全放松时，你才可以通过加大刺激强度来激发反射。如果加大刺激强度也无法激发反射，这提示患者可能有 LMN 病变，例如周围神经病变。

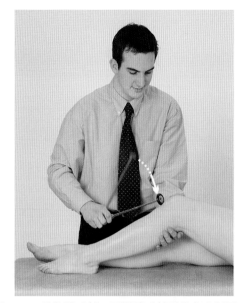

图 6.69 引发膝反射。两侧膝反射引发方法相同

能遇到这类问题。

膝反射（knee jerk）

（涉及神经根 L3 和 L4）见图 6.69。对患者说："两腿放松，并将两腿放在我的手上。"将你的手轻轻地放在膝下面，然后轻轻将膝抬起。确保患者整条腿的重量都压在你的手臂上。如果不是，你可以看到患者的股四头肌在收缩，你可以再次要求患者放松腿部。敲击位于髌骨与胫骨粗隆（4～6 cm 以下）之间的髌骨肌腱。观察腿部的向上抽搐，如果不明显，注意股四头肌上方的收缩情况。观察患者的反射情况，对另一侧膝反射进行检查，然后比较两侧膝反射情况。

踝反射（ankle reflex）

（涉及神经根 L5 和 S1）见图 6.70 和图

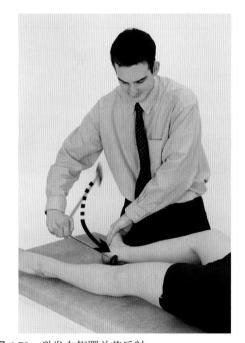

图 6.70 激发右侧踝关节反射

6.71。踝反射很难示范。对患者说："我要移动你的腿，你的腿要保持完全放松。"现在，弯曲膝并水平向外旋转腿，使腿部自然地旋转到一侧（有些人在向外旋转之前，会先将对侧腿放在被测腿之上）。用你的非优势手使跟腱背屈，使跟腱伸直，然后敲击跟腱处，即踝部

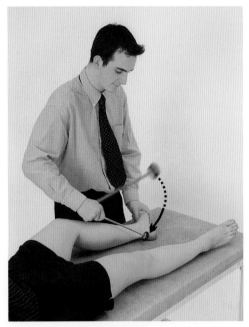

图 6.71　激发左侧踝关节反射

上方。观察足底屈曲和腓肠肌收缩情况。左侧踝反射激发时动作难度更大，需要你具备更高的技巧，因为你背屈左足时，你的非优势手被迫形成一个很难受的拱形，在这个拱形内以一个不寻常的角度用肌腱锤敲击肌腱。你的姿势可能从来没有像这样尴尬过；关键是进行练习。对反射进行评估定级，方法同前，如果反射无法激发，加大刺激强度。作者主张走到床或沙发的另一侧做左侧踝反射激发检查，检查方法同右侧踝反射。这个操作比较简单，在一天内对两侧踝反射都要检查完毕，这很重要（如果两侧踝反射都是使用同样的刺激强度激发的，则两侧比较结果有效）。

....

提示

激发踝反射的另一种方法比较粗糙，就是让患者的腿部放松，平放在床上。你需要站在床的右侧，面向足方向。此时，你只需用你的非优势手背屈足部，用肌腱锤敲击这只手。在考试时（目前）不建议用这种检查方法。

....

强化反射（reinforcement reflexes）

如果无法激发出反射，可以再试一次。如果仍无法激发，你需要尝试强化反射（图 6.72）。向患者说明，让他们放松，当你说"开始！"时，他们需要咬紧牙关（当然，如果他们有牙齿的话）。在这里，时机很重要。当你摆动肌腱锤时，也是患者咬紧牙关时，然后你敲击肌腱即可。该检查很重要，因为没有进行过强化反射检查，你就不能说患者没有反射，只有进行过强化反射检查，患者仍然没有反射，此时才可以说患者没有某种反射。人们往往会忘记该检查。如果能诱发反射亢进，像 Hoffman 反射（Hoffman reflex）、胸肌反射（pectoral reflex）、三角反射和手指反射这类反射，也可以进行强化反射检查。

尽管下肢已充分放松，如果仍无法激发反射，可以进行强化反射检查。让患者将两只手的手指相扣（手掌对手掌，一只手的指尖置于另一只手指的弯曲处，另一只也这样做）。

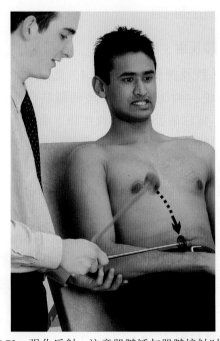

图 6.72　强化反射。注意肌腱锤与肌腱接触时，患者是否紧咬牙关

你对患者解释，当你让患者将两只手分开时，他们就将手分开。对患者说："开始！"此时，你向上挥肌腱锤。如果时机把握得好，你应该在患者做动作的同时，肌腱锤已经敲中肌腱。有时，这种检查又称为 Jendrassik 试验（*Erno Jendrassik，1858—1921，匈牙利医生*）（图 6.73）。对患者的反应进行评估评级。

21. 诱发跖反射（DF 8/10）

见图 6.74。跖反射是表面反射中最为重要的一个反射。当轻轻划动皮肤，皮肤就会因刺激产生反射性收缩。轻轻划动足底，就会发生跖反射。要提前告知患者："我要轻轻划你的足底。"

使用钥匙或橙木签，轻划患者足底外侧缘，自足跟向前划至小趾根部的隆起处转向内侧，注意不要碰到大趾部的隆起。碰到大趾部的隆起，就会导致大趾屈曲，有时称之为退缩反应。仔细观察大趾的第一个动作。大趾的正常反应是向下弯曲（屈曲）。如果

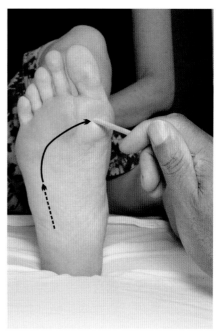

图 6.74 激发足跖反射

是大趾向上伸展，这就是异常情况，称为跖伸展，或 Babinski 征阳性（*Joseph Jules François Felix Babinski，1807—1875，波兰裔法国神经科医生*）。Babinski 征阳性提示有 UMN 病变（请注意，对于正常反应来讲，并没有"Babinski 征阴性"这种说法）。有些人主张观察其他脚趾的运动，帮助判断是否发生伸展反射，这没有必要，还有可能会产生误导，因此，只注意观察大脚趾即可。见例 6.10 和例 6.11。严重周围神经病变时，也不会出现 Babinski 征阳性，这是因为感觉严重障碍、完全瘫痪，甚至在患者紧张时也不会出现 Babinski 征阳性。

22. 其他反射

几乎任何有肌腱的肌肉都会有反射。还有少量的浅表反射。这些反射的价值在于在某些情况下有助于定位病变。

胸肌反射

（涉及神经根 C5 和 C6）胸肌反射的诱

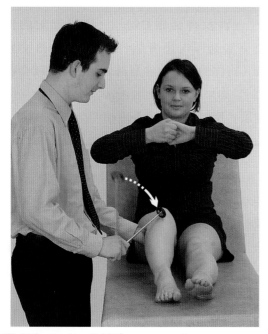

图 6.73 Jendrassik 试验

例 6.10

问题。在神经检查的最后阶段，你没有发现任何异常，但在诱发足底反射时，脚趾向上伸展，这是 Babinski 征阳性吗？

讨论。答案很有可能是否定的。UMN 发生病变时，才会出现 Babinski 征阳性，在这种情况下，你应该诱发其他反应，查看是否有痉挛、阵挛或反射亢进。当人失去意识或是有脑部时，也会出现 Babinski 征阳性。最有可能的是退缩反应。在紧张或轻轻划动足底发生瘙痒时，会引发退缩反应。完整反应是大脚趾向上伸展，膝弯曲，腿部抬高远离有害刺激。真正趾反应关键在于大脚趾的第一个动作。这需要你近距离观察大脚趾（祈祷患者洗过脚）。第一个动作应该是短暂的屈曲，然后才是退缩反应。大脚趾的第一个动作很难观察到，以致于许多医生不同意这种观点。如果你不能确定，想想 Babinski 征阳性提示的 UMN 病变，通过 UMN 发生病变的其他体征来佐证是否是 Babinski 征阳性。在本病例中，没有其他神经学特征，Babinski 征阳性站不住脚。

要点

- 确保你用一个钝的工具，如钥匙或橙木签来诱发趾反射。
- 趾反射为向上伸展时，提示 UMN 病变。
- 大脚趾的第一动作是关键。
- 反应是大趾向上伸展，称为跖伸展，或 Babinski 征阳性。

发方法是敲击胸大肌外侧（手指放在胸壁外侧，按压腋窝上肩膀处），这样会引起轻微

例 6.11

问题。你要为一名左半身偏瘫的急症患者做检查。你发现患者的左上肢、左下肢无肌肉收缩（0/5），肌张力没有增加，且无法诱发左上肢、左下肢的任何反射。你知道中风是导致 UMN 病变的原因，但是你的发现与你所预想的完全相反，你感到很困惑。

讨论。如果患者处于中风早期阶段，通常会出现松弛性麻痹，也就是说，肌张力下降、反射消失和趾反应下降。中风几个小时或几天后，就会出现典型的 UMN 病变特征，即肌张力增高、反射亢进、趾反应为向上伸展。脊髓急性损伤时，也能看到这些特征。

肌肉收缩，使肩部向前收缩。反射亢进时，动作幅度会增加。

三角肌反射（deltoid reflex）

（涉及神经根 C5）。三角肌反射的检查方法是叩击患者肱骨外侧上中 1/3 交界处（将你的手指放在肩部外侧，肌肉就会收缩）。如果三角肌反射正常，该上臂会立即外展。反射亢进时，外展幅度会增大。

手指反射

（涉及神经根 C8）见图 6.75。将两根手指掌侧与患者近端指骨掌侧接触，让患者完全放松，用你的手指承受手部重量。患者应该手掌朝下，处于放松状态。用肌腱锤叩击你的手指。该叩击会导致患者手指轻度屈曲。在正常情况下，观察到手指屈曲比较困难，但是反射亢进时，手指屈曲就会比较明显。

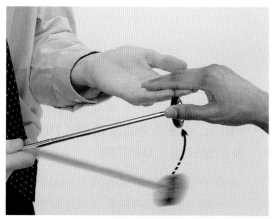

图 6.75 手指反射

Hoffman 反射

见图 6.76。Hoffman 反射（*Johann Hoffman*，*1857—1919*，德国神经科医生）的检查方法是，用你的左手示指和拇指握住患者中指，患者掌面朝下，手要完全放松，用你的右手拇指轻轻向下叩击患者的中指远端。如果反射亢进，患者拇指会发生屈曲。

腹壁反射

见图 6.77。腹壁反射是另一个浅表反射，用髌骨锤或钥匙尖端在腹壁上轻轻划动。划动开始位置为肋下，向前缘方向划动，从侧面向中央划动（D6 ～ D8）。然后在脐水平

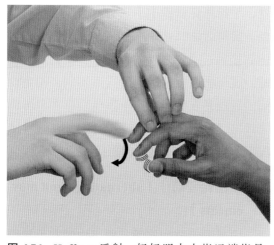

图 6.76 Hoffman 反射。轻轻叩击中指远端指骨，会导致示指和拇指发生屈曲反射

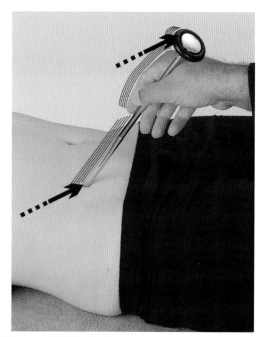

图 6.77 激发腹壁反射（abdominal reflex）

处（D10）再次划动，然后到达髂窝髂嵴处（D11 和 D12）。对侧也是这样检查。腹壁反射正常时，前腹壁在刺激下迅速收缩。不收缩提示在神经根以上的区域发生了 UMN 病变。然而，焦虑或肥胖患者也可能不出现前腹壁肌肉收缩，因此腹壁反射不是一个可靠指标。如果你可能发现了 UMN 病变体征，那么该反射检查可用来进一步证实病变。

睾提肌反射（cremastric reflex）

（涉及神经根 L1）用髌骨锤尖部在男性大腿内侧轻轻地划动，会激发睾提肌反射。睾提肌收缩会导致阴囊收缩。观察同侧阴囊收缩情况。

肛门反射（anal reflex）

（涉及神经根 S4 和 S5）如果在肛门周围皮肤上轻轻划动，外括约肌就会收缩。

球海绵体反射（bulbocavernosus reflex）

（涉及神经根 S2、S3 和 S4）如果轻轻

要点

- 确保患者在整个检查过程中都处于放松状态。
- 要尽量回想记起反射所对应的是哪个神经根，这样有助于定位病变，例如膝反射（涉及神经根 L3 和 L4）。
- 反射亢进提示放射弧以上的上运动神经发生病变。
- 无反射提示反射弧水平的下运动神经发生病变。
- 确保你能够熟练地激发左侧踝反射。
- 如果反射没有被激发，一般要进行强化反射检查。

挤压龟头，球海绵体肌肉就会收缩。最好的方法是用手指轻轻触碰阴茎下方，感觉其收缩情况。很少检查该反射，如果你要做这项检查，需要对患者认真解释！（有医生首先对睾提肌反射、肛门反射和球海绵状反射进行检查，你对这些医生的动机会很好奇！）

原始反射（primitive reflex）

原始反射是婴儿时期出现的反射，但随着额叶活动的增强，这些原始反射最终受到抑制。额叶发生病变会导致这些原始反射再现。

- **噘嘴反射**（snout reflex）。用肌腱锤轻轻触碰嘴唇就可以诱发。如果诱发后嘴唇噘起，反射阳性。
- **觅食反射**（rooting reflex）。用手指触摸上唇外侧，患者嘴部会向手指处移动（像婴儿在寻找乳头一样）。
- **掌颏反射**（palmomental reflex）。抚摸一侧手掌，观察同侧下唇和下颌。如果下唇同

侧枕部肌肉发生收缩，这就是异常反应。

这些反射的应用价值有限，但仍有价值，可以结合其他病变体征，做出合理诊断。

23. 检查协调能力：手指指鼻试验（DF 6/10）；检查手部交替动作（DF 4/10）和足胫试验（DF 3/10）。

需要注意的是，如果患者有明显的肢体无力，协调方面的检查结果就难以解释，因此，如果患者肌肉力量在 3/5 以下，就没有必要进行此处提到的检查了。

手指指鼻试验（Finger-nose testing）

见图 6.78。伸出你的示指，且手指与患者的距离为一手臂的距离。让患者将其右示指伸出，接触你的食指，然后再接触自己的鼻子。可以先演示一下如何做，你可以抓住患者的手指，让患者的手指先与你的手指接触，再让手指接触自己的鼻子，这样患者就知道如何做了。告诉患者重复几次，动作要尽可能快和尽可能准。注意如果你的示指离患者太近，可能会错过细微的不协调。你必须清楚地让患者明白你的意思，否则患者会走到你面前摸你的鼻子！如果患者小脑有病变，手指指鼻试验中手指会有明显的意向震颤。换句话说，当患者进行很熟练的动作时，例如接触一手臂之外的目标时，就会发生震颤。这与帕金森病引起的震颤不同，帕金森病的震颤是在休息状态下发生。患者也可能表现出"过指试验"（辨距不良），在这种情况下，患者触摸不到他们想接触的目标。

手部轮替动作（alternating hand movements）

向患者示范如何做，即用你的右手接触你的左边，先用手掌接触，再用手背接触。

(a)

(b)

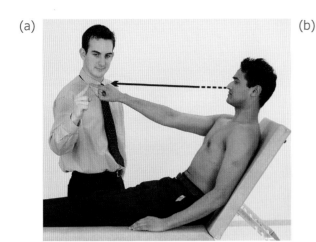
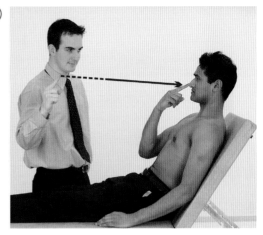

图 6.78　手指指鼻试验

继续快速轮替。小脑发生病变后，手部轮替动作会缓慢而且笨拙，这称为轮替动作障碍（图 6.79）。一种更简单的方法是让患者用一只手的手指反复敲击另一只手的手指，也可以获得类似的结果。

提示

要询问患者的优势手是右手还是左手，因为非优势手往往会比优势手笨拙。

你可能还看到过另外一种检查方法，医生会让患者闭上眼睛，然后向前伸出他们的手臂，即使手臂被向下压，也要一直保持这个动作。然后，医生轻轻向下按压一侧的前臂。正常时，手臂被压后，会迅速回到原来的位置上。小脑功能发生障碍时，手臂回到原来位置时可能会上下剧烈摆动。

Heel-shin 足胫试验（Heel-shin）

见图 6.80。确保患者平躺在床上，双腿伸直。让患者抬起一只腿，将该腿的脚后跟放在另一条腿的膝盖上。然后让脚后跟沿着胫骨下滑到踝关节处。再让他们将脚后跟抬起放回到膝盖上，循环重复几次（大约三次就够了）。你要向患者演示如何做：抓住患者的一只腿，将脚后跟放在另一条腿的膝盖上，然后下滑到踝关节处，之后抬起放回到膝盖上。患者开始后，向患者提示目标方向

(a)

(b)

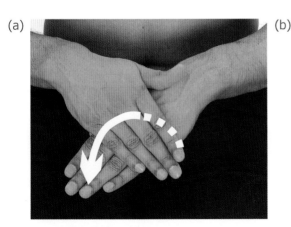
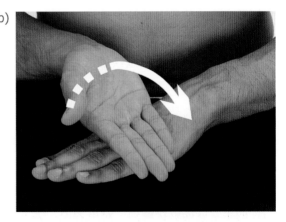

图 6.79　轮替动作障碍检查

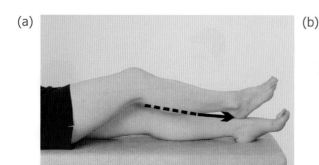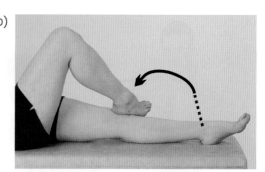

图 6.80　足胫试验

也容易让患者明白下一步动作，例如："沿着小腿下滑……到脚踝，""现在将腿抬起来"，"放回到膝盖上，"然后"向脚踝方向滑动"。正常人做这个动作又快又好。一个不协调的人会发现脚沿着小腿向下滑动时，脚会晃动，无法达到脚踝部（你会发现，脚后跟到达脚踝之前，已经从小腿上掉下来了）。有时人们认为是脚踝的问题，但事实上是动作不协调（其表现是动作缓慢、犹豫不决且动作非常谨慎）导致的。如果你怀疑患者有不协调问题，可以继续观察患者步态，并在上肢（和眼球震颤）寻找有关证据。为了增加试验的敏感度，你可以将手指放在患者足上部的 1 米处，当患者足部到达踝部后，让患者抬起足，用蹬趾碰触你的手指。如果患者的蹬趾无法接触到你的手指，这进一步表明小脑发生了病变。从现在起，患者将脚后跟放回到膝盖上，重新开始这个动作。对另一条腿也进行同样的检查。如果你怀疑患者腿部有不协调的问题，可以做顿足试验来证实这个怀疑。

顿足（foot tapping）

这个试验是让患者的下肢与你的手背接触。将你的手掌放在被测腿的前方。手掌应该与患者的足部足够接近，当跖曲时，足部与你的手掌就能够接触到。对患者说："尽可能快地用你的脚敲击我的手。"虽然足比手笨拙，但正常人的足仍然可以进行敲击，每秒 3～5 次。低于这个频率，提示不协调。这个试验的不足之处在于该试验不是仅仅针对小脑病变的。这里展示的不协调可能只是患者足部比较笨拙，而非小脑病变。然而，如果有其他不协调特征，又出现了足部的不协调，这会进一步说明可能有小脑病变。

24. 感觉评估：轻触（DF 6/10）、疼痛（DF 6/10）、本体感觉（DF 6/10）和振动感觉（DF 5/10）

按照习惯，感官检查都是从远端开始，靠近手臂。在实践中，从哪里开始检查并不重要，重要的是你的检查必须具有系统性，能够将全部感觉检查都覆盖到。记住，感觉缺失共有四大主要病变形式。

- **整体感官缺失**。整个肢体都受到影响，例如中风。
- **周围神经病变**。"手套和袜子"样分布。

要点

- 肢体无力（等级 3/5 以下）或是不随意运动的情况下，不检查协调性。
- 意向震颤、过指试验阳性和轮替运动障碍提示小脑病变。
- 非优势手通常比优势手要笨拙。

- **皮肤感觉丧失**。通常涉及两个以上相邻皮节，是周围神经病变（例如正中神经）导致的。有时，只有一个皮节受到影响，通常是单个神经根离开脊髓后受压导致的。
- **分离性感觉丧失**。分离性感觉丧失是指某些感觉丧失，但某些感觉保留下来，例如脊髓空洞症（syringomyelia），失去痛觉和温觉，但轻触觉和本体感觉保留了下来（见"神经病变与检查"部分）。

轻触

如前所述，轻触冲动主要传入脊髓背柱。皮肤感觉器官、肢体神经、脊髓、大脑皮层这一通路上任何一处受损，轻触感觉就有可能发生障碍。

如何检查

用棉花来进行检查。首先，将棉花的一端弄成一束，然后轻轻接触胸骨上端皮肤（只进行一次）。询问患者是否感觉到有东西在轻触胸骨，并感觉很柔软，像是棉花（有些患者能够感觉到刺激，但知觉发生了变化）。然后，用右手的一根手指接触皮肤。对患者说："如果你能够感觉到，请告诉我，并告诉我这次的感觉和上次的感觉一样吗？"如果患者给予肯定回答，你可以继续以同样的方式轻触皮肤，沿手臂向上轻触，从手臂外侧到手臂内侧，这样你就能够比较不同皮节对轻触的感觉（图 6.5）。同法行左臂检查。另一种方法是在两侧手臂的相同皮节进行轻触试验，直接进行比较，然后像上述方法一样移动到不同的皮节做轻触试验。你需要轻触几次，没有固定的要求，但一只手臂平均轻触次数大约为 8 次。如果发现一个部位有感觉缺失问题，再轻触一次。确认你的发现，然后确定感觉缺失区域。这有助

于你确定感觉缺失是四大主要病变形式中的哪一种。腿部轻触检查也采取类似方法。有关感觉缺失的复杂病例见例 6.12。

···

提示

如果患者下肢感觉丧失，你一般都要检查肛门周围感觉（S4），用手指检查肛门肌张力（肛门松弛提示 S5 发生病变）。你也需要特别注意肠道和膀胱功能。发现患者最近是否有便秘或排尿困难（并检查膀胱）。后两个问题与脊髓压迫有关。

···

提示

脊髓压迫的一个粗略快速的检查方法是用你的手指确定感觉水平。快速触摸胸骨（作为参考点），确认患者能感觉到你的手指。然后，从脚趾开始检查，如果感觉异常，顺着腿部缓慢向上检查，直至腹部。你要一直询问患者，这样你就会知道何时感觉正常了。这项技术有助于你发现其他神经病变，但是必须根据上面描述的方法进行，并进行全面评估。

···

疼痛

疼痛与温觉主要沿脊髓丘脑束到达大脑。

如何检查

检查疼痛时，一般是检查刺痛。一般是使用病房内就有的专门"针刺"。不要使用静脉穿刺针，因为给人带来的痛觉太大，这种针主要用于抽血。痛觉也是从胸骨开始。要预先告知患者你会用锋利物，刺其皮肤。询问患者，确认他们是否能够感觉到锐痛。然后对上肢进行检查，但每次都要询问患者是否能够感觉到这种"锐痛"；或是感觉到本病例中的"钝痛"。如果将锐痛感觉成钝

例 6.12

问题。 一名45岁的女性患者因行走困难来急诊室就诊，并住院治疗。患者有两周的渐进性腿部无力和僵直病史。另外，她还注意到双腿有麻木感。无肠道、膀胱症状。当问到之前的病史情况时，患者称自己在二十多岁时右眼视力模糊，几天后就缓解了。经检查，患者无发热，但有身体不协调、轮替动作障碍、意向震颤以及左臂过指试验阳性。患者两下肢肌张力增加，右下肢有阵挛。右下肢肌肉力量下降，为3/5，左下肢肌肉力量也下降，为4/5。患者全身反射亢进。从双下肢到脐部有感觉缺失。除左侧眼球震颤外，颅神经检查正常。该患者的诊断是什么？

讨论。 乍一看，该患者病变太严重，具有各种各样的神经病变的症状和体征。你要对这些信息进行理解消化，将它们拆分成更小的信息元，看看是否能够识别出某个信息元是某个病变导致的。首先从运动系统开始。左臂（以及颅神经中左侧眼球震颤）体征会让你想到患者左侧大脑发生了小脑病变。腿部体征就不同了。腿部体征提示双侧UMN病变（这种病变模式称为痉挛性下身轻瘫）。然而，上肢没有UMN病变体征，这提示病变部位低于手臂神经供应，说明病变部位位于胸部水平或

脊柱更低水平。导致痉挛性下身轻瘫的原因有很多，但感觉病变程度令人担忧。病变体征提示脊髓受到压迫，进一步定位病变水平（两下肢到脐部）在T10水平周围的几个脊髓节段内。这是神经急症，需要做紧急MRI（或CT脊髓造影）。

然而，脊髓压迫不能解释左侧小脑病变体征。你需要考虑与脊髓压迫无关的另外一种病变来解释这些体征（例如卒中）。患者有可能同时患有两种不同的病变。对患者的体征更好的解释是患者的病变很可能是多发性硬化症。脱髓鞘斑块可以分布在整个中枢神经系统内，引起不同寻常的神经病变体征，这也解释了为什么乍一眼神经病变体征难以发现的病因。多发性硬化症的另一个特征是反复发作。这意味着患者发生神经病变的症状和体征后，过一段时间，症状、体征就会缓解。患者二十多岁时的右眼视力模糊像是神经炎（见"神经疾病与检查"部分），事实上，这是多发性硬化症的一个常见症状。尽管多发性硬化症的可能性非常高，但在这种情况下，谨慎的做法是排除脊髓压迫（前面已经提到），因为在这种类似情况下容易发生误诊。例如：之前认为患者患有多发性硬化症，之后发现患者患有脊髓肿瘤。

痛，这提示患者要么感觉异常，要么你针刺的力度太小，所以针刺时，要放大胆子，使用力度类似于与"叩击"。如果患者没有什么感觉，我们就认为该部位处于无痛觉状态。可以与胸骨处的感觉进行比较，确认你的发现，尤其是感觉差异较小时。

本体感觉（proprioception）

本体感觉是指一个人在闭眼的情况下感受到关节位置的能力。因此，本体感觉也称为"关节位置觉（joint position sense）"。关节的拉伸感受器将位置信息通过脊柱发送到大脑。

如何检查

向患者演示如何做。用你左手的示指和拇指握住患者近端拇指两侧。用你右手的示指和拇指握住患者远端拇指两侧，屈曲指间关节。告诉患者这是"下"。然后伸展指间关节，告诉患者这是"上"。让患者闭眼。上下摆动远端指骨，然后停在"上"或"下"的位置，让患者说出这个位置是"上"还是"下"。使用不同的姿势，重复该检查几次。如果不同位置上患者的回答都正确，那么患者本体感觉正常，就没有必要对手臂进行检查。如果患者回答不正确，重复检查，确认你的发现，然后检查下一个近端关节（即手腕），判断本体感觉异常累及范围（例 6.13）。对足部踇趾的本体感觉也是用这种方法进行

例 6.13

问题。你为患者评估右手拇指的本体感觉。有时患者说的位置是正确的，有时是错误的，是患者将位置说错了吗？

讨论。这种情况很少见（尽管你需要意识到患者可能是在装病）。如果脊柱系统正常，即使变化幅度很小，患者也能够给出正确答案，因此，如果患者给出的答案有时正确有时错误，这说明患者是在猜测答案。这是因为患者认为即使答案不确定，也要回答，必须给出一个答案。通常在这种情况下，你能够发现在患者的表达和声音中会带有不确定性。如果你怀疑患者是在猜测答案，继续提问。即使患者是在猜测问题的答案也只能偶尔猜对答案。你还要检查患者的振动觉和轻触是否有异常，这两种感觉冲动传导是沿着相同的神经纤维进行的。

检查。另一种比较粗糙的方法可用于手部本体感觉缺失的筛检。让患者将双手向前伸出，并闭眼，然后将两个示指依次放在鼻上。正常人即使闭眼手指也能毫不费力地找到自己的鼻子。

振动觉（vibration sense）

振动觉是一种能够感知到振动刺激的能力。其生理作用尚不清楚，但医学上利用这种感觉做检查。振动觉刺激很可能主要通过脊柱向大脑传递。某些神经病变（例如周围神经病变）时，首先会出现振动觉异常。在健康的老年人群中，远端振动觉往往缺失。

如何检查

见图 6.81。使用 128 Hz 音叉（较小的 512 Hz 音叉用于检查听力）进行振动觉检查。音叉上会标注频率值。尽量不要让音叉与床边储物柜等这类具有坚硬表面的物体发生碰撞，使音叉振动。用拇指和示指同时弹两个尖头就会产生足够的刺激。音叉振动后，将音叉底端放在患者胸上，询问患者是否能感觉到振动（或"嗡嗡响"）。再次让音叉振动，然后接触患者右手拇指的远侧指间关节，询问患者："你能感觉到嗡嗡声/振动吗？"如果患者能够感觉到，说明患者右臂振动觉正常，然后继续检查左臂。如果有异常，你需要对右侧腕部进行检查（必要时还

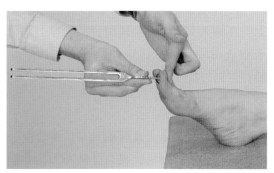

图 6.81 振动觉检查

需要对肘部进行检查）。请注意，检查是在骨的部分进行，因为骨能够更好地传导振动冲动。下肢的检查也类似，从大踇趾开始。如果大踇趾能够感觉到振动，说明被检侧振动觉正常。如果大踇趾没有感觉到振动，检查内踝或外踝，之后是小腿、髌骨甚至髂骨，直至某个部分能够感觉到振动。如果在某个水平患者感觉到振动，将这个水平记录下来。

提示

要确保你这样询问："你能感觉到嗡嗡声吗？"因为如果你只是简单地询问患者是否能够感觉到音叉，当患者感觉到有东西压在胸部或是有个冰凉的东西，患者可能会告知你他们感觉到了。而事实上，你检查的是患者是否感觉到振动，你检查的重点是振动觉。

其他感觉

温度觉和两点判别（two-point discrimination）不是常规检查项目。

温度觉（temperature sensation）

用两个试管，一个凉试管（约 7℃）和一个温试管（约 40℃），检查患者的温度觉（DF 3/10）。做该检查时，动作要迅速，因为在整个检查过程中温度应该保持相对恒定。如果温度太高或太低，会刺激疼痛神经，不仅会让患者不快，也会混淆你的结果。在临床实践中，会使用音叉较凉的部分来检查温度觉，虽然这种检查方法比较粗糙，但更为常用。

提示

在音叉与患者皮肤接触之前，要检查一下，确保音叉是凉的，因为音叉与皮肤接触几次后就会变温热，产生误导性结果。

要点

- 任何感觉（本体感觉除外）一般都要与胸骨上的感觉进行比较。
- 还要比较两侧手臂相应皮节的感觉以及近端与远端感觉，确定感觉缺失的类型。
- 请记住皮节处神经根的赋值，这有助于定位病变。
- 千万不要用静脉穿刺针来检查痛觉。
- 一般要用 128 Hz 音叉进行振动觉检查。
- 确保在振动觉检查中，患者是感觉到了嗡嗡声这种振动，而不是冷或压力。
- 如果你怀疑脊髓受压，确定感觉水平。
- 肛门感觉和肛门肌张力检查也是感觉检查的一个有用项目，千万不要忘记。

两点判别

两点判别（DF 7/10）的检查方法是将回形针两端打开，使两端相距 5 mm，并同时接触皮肤。两端要放到皮肤敏感部位，如手指，皮肤就会感觉到有两个独立的刺激，这是正常反应。两端越来越接近后，皮肤就会将这两个刺激认为是一个刺激。但在疾病状态下，如周围神经病变时，两端越来越接近，而皮肤感觉到的是两个刺激越来越远，有时会感觉到这两个点的距离为几厘米。

25. 患者站立，进行闭目直立试验（DF 5/10）。

患者试图站起来时，你要仔细观察，观察患者维持站姿是否有困难。

闭目直立试验：是什么

闭目直立试验（Romberg 试验）（Moritz

要点

- 直立闭眼试验是用来检查感觉共济失调病变的。
- 确保患者在闭眼之前，能够站稳。
- 如果患者闭上双眼后站立不稳，提示患者有感觉共济失调（关节位置感丧失所致）。

Heinrich Romberg，1795—1873，德国神经科医生）是一种检查患者是否有共济失调疾病的方法。共济失调是足部关节位置感觉异常所致，简单来说，就是患者本体感觉缺失，导致站立不稳。这种不稳在一开始时可能并不明显，因为视觉会有力地帮助患者获得平衡，这个试验就是来检测患者是否有共济失调导致的不稳。

如何检查

当患者站立时，让其双脚并拢，身体要保持平衡。你靠近患者，将你的手臂伸到患者的前方和后方。一旦患者站稳后，让患者闭上双眼。正常人闭眼后也能站稳。但患有感觉共济失调症的人会开始摇摆，甚至摔倒，因此，如果感觉患者要摔倒，你要抓住他们。有关该试验假阳性问题见例 6.14。

26. 步态评估（DF 7/10）

步态（gait）：是什么？

简单来讲，步态是一个人走路时的姿势（而不是你跨过花园栅栏的姿势）。

意义

做腿部神经检查时，必须要观察患者的步态。走路是一个非常复杂的活动，与多种因素有关，包括肌肉、关节、神经和更高级

例 6.14

问题。 你正要为患者做闭目直立试验。你发现患者站立时不稳，围绕重心不断摇摆。当你让患者闭上双眼，患者平衡力差。你得出的结论是闭目直立试验阳性，但是第二天去教学中心向导师报告结果时，他们说你弄错了，为什么？

讨论。 闭目直立试验检查的关键在于患者处于站立姿势，在闭眼之前就应该站稳。如果闭眼之前能够站稳，闭眼之后无法站稳，这才是真正的闭目直立试验阳性。如果患者在闭眼之前就无法站稳，这提示患者患有另外一种疾病。小脑性共济失调会导致站立不稳，闭眼会更加不稳（检查小脑其他特征，例如眼球震颤、发育不良、不协调、意向震颤和过指试验阳性）。

的大脑中心。任何一处出现问题，就会导致步态异常。医生应该了解主要的异常步态，因为这些异常步态有助于你发现可能的致病原因和机制。一旦你掌握了主要的异常步态，在神经检查中，你就能预测到可能出现的体征（这是在繁忙的门诊和外科中节省时间的好方法）。

如何检查

如果你没有机会观察患者走路（或者你正在检查其他项目），可这样询问患者："你走路有困难吗？"如果患者回答说没有困难，你可以在远处观察他们。如果患者说有困难，你需要近距离仔细观察。检查时，你要与患者的距离足够近，这样，如果患者快要摔倒时，你可以扶住他们。让患者转身，往回走。转身是一个更复杂的动作，可能会让那些病

变程度轻微的患者将问题暴露出来。

提示

如果患者容易摔倒，就需要让他人来帮助扶住患者（最好是在你视线之外），这样你就可以在安全的条件下充分观察患者步态。

大多数学生能够识别正常步态，因为当他们在上医学院时，潜意识中已经观察了数千种步态。要观察的关键因素如下。

- **稳定性**。患者走路稳还是不稳？
- **步长**。步长是一定的，还是有变化的？走路利落，还是拖着脚走？
- **步态类型**。步态类型就是患者的走路方式，描述如下。

防痛步态（antalgic gait）

防痛步态是一种很容易识别出来的"跛行"步态。下肢任何部位的任何疼痛，如果足够严重，都会迫使患者尽量将更少的重量压在受影响的肢体上。

共济失调步态（ataxic gait）

共济失调步态是指患者步态不稳。导致共济失调步态的常见原因是小脑损害，虽然前庭或迷路损害也可能造成步态不稳。观察患者走路之前的站姿。患者通常会两脚分开，以便最大程度地使身体稳定下来（有时称为宽基步态）。尽管取宽基步态，有些患者仍然站不稳，可能向受影响一侧（即病变小脑同侧）摇摆或倾斜，可能会被误认为是醉酒。病变轻微时，患者转身会摇摇晃晃（甚至摔倒，所以要小心）。如果你仍然怀疑有小脑病变，但患者表现正常，那就向患者施加更大的压力，让他们两脚沿着一条线走路。正常人没有问题，但共济失调患者会摇晃不稳。

偏瘫步态（hemiplegic gait）

偏瘫步态与中风有关，步态异常情况与中风严重程度有关。患者姿势会为疾病诊断提供一些线索。中风侧腿部可能内收和伸展，足部伸展。同侧手臂内收、内旋，手腕和足部屈曲。偏瘫腿部通常僵直无力，患者往往摆动腿部，做圆形运动（环行运动），而不是将腿部从地面抬起。

痉挛步态（spastic gait）

痉挛步态基本上是偏瘫步态的双侧版（虽然在脊髓损害中，手臂并不是上述姿势）。两条腿都在内收，足部屈曲，给人一种剪刀样外观（有时这种步态又称为剪刀样步态）。每条腿都要僵硬地围绕内收膝盖旋转。患者有时看起来像在泥泞中或流沙中走路。病变较轻微时，患者走路时看起来只是比正常人更僵硬一些。

跨阈步态（steppage gait）

跨阈步态与外侧窝神经麻痹、L5 和 S1 神经根受累以及周围神经病变等足下垂病变有关。患者不能通过足部屈曲离开地面。相反，患者必须抬高整条腿才能使足部离开地面，然后足部会以"拍打"方式回到地面。经过训练的医生就会根据这种拍打，怀疑患者可能患有足下垂病变。如果病变是双侧的，这种步态就像马在夸张地慢跑。

顿足步态（stamping gait）

顿足步态类似于跨阈步态，但顿足步态是足部感觉缺失导致，而不是运动障碍导致。足部不是被动地拍打地面，而是主动地"踏"下去。患者关节位置感受损，因此不确定自己的脚在哪儿。顿足使刺激强度增加，从而增加本体感受反馈机会。病变严重时，走路时患者必须低头查看自己的脚，确定脚在做什么。

震颤麻痹步态（Parkinsonian gait）

患者姿势为屈曲状态，走路时拖着脚走，步长短，手臂有小幅度摆动。有时患者走路时很难开始，似乎卡在某个姿势上。这就是所谓的暂停，可能发生在步行过程中。因为患者姿势为屈曲状态，开始走路时患者向前倾，重心前移，使得患者走路不稳。然后，患者不很不赶快"恢复正常重心"，否则他们就会摔倒（这称为小碎步态）。与此类似的是全速短跑开始时的动作（你自己可以试试），运动员都是采取这个固定姿势。运动员的重心不在腿上，而是前移了。如果你将运动员的手臂移开，他就会摔倒，但是在比赛开始时，他就克服了这种不稳定，双腿使劲快速向前跑，重心也转移到了腿部。

肌病步态（myopathic gait）

肌病步态是髋关节腰带肌的近端肌肉无力导致。当另一条腿摆动时，髋关节腰带肌使骨盆保持水平。然而，当这些肌肉无力时，骨盆会向抬腿一侧下沉。然后，当该侧脚与地面接触时，该侧骨盆抬高，而对侧骨盆下沉。这个过程不断重复，骨盆发生摆动，步态与鸭子摇摆姿态类似（因此，这种步态也称为蹒跚步态）。

失用步态（apraxic gait）

失用步态是一种"更高水平"的步态障碍，也就是说控制走路的大脑部分功能发生了异常。尽管腿部肌肉力量和协调力均正常，但步态仍然异常。这种障碍往往导致起步困难，步距宽，两只脚就像粘在地上一样。走路时，感觉是拖着脚走路，脚很难离地，像是溜冰一样。患者往往会向后倾，也容易向后跌倒。患者这种一开始暂时无法移动、拖着脚走路的这种情况有时会被误认为是震颤

> **要点**
>
> - 进行神经检查时，观察患者走路这一项必须做。
> - 要熟悉不同步态，有助于发现提示可能病变的重要线索。
> - 一定要检查患者是否有行走问题（或者他们是否需要助行器）。
> - 在观察患者走路时，**确保**患者身旁有人，以防患者摔倒。

麻痹步态。这种步态的其他特征包括小碎步或是步长可变，也就是说走路时，一步长，一步短。顺畅的行走模式会打乱，患者甚至会停下来，然后迈出刚落地的那条腿。你也可以观察患者的转身动作。正常人会毫不费力完成这个动作，但失用步态患者需要采取几个小步骤来完成转身这个动作。患者脚印分析显示这些脚印星星形，可称为星形步态。

癔病步态（hysterical gait）

癔病步态可以有多种形式，但关键特征就是（病史和检查）不一致。重复检查时，步态会出现变化，而神经检查是正常的，或是神经病变与步态模式不一致。

27. 其他体征

失认症（agnosia）

什么是失认症？

失认症是指大脑皮层无法识别或解释从感觉器官和通路传递的正常信息。负责识别分析信息的部位主要是非优势大脑半球顶叶皮层。超过 90% 的惯用右手之人和约 70% 的惯用左手之人，右大脑半球不是非优势大脑半球。临床上，失认症有两大类，一个是

视觉，另一个是触觉。如果你怀疑患者因某种疾病（如卒中）导致了皮层功能障碍，那么就有必要进行失认症检查。触觉失认症（tactile agnosia）是指不能通过触觉来识别熟悉的物体。

如何检查

在检查失认症之前，你必须确保手部感觉功能正常。在确认手部感觉功能正常后你开始检查，让患者闭上双眼，将笔或钥匙放在可能受影响的手（通常是左手）中。除非你将笔或钥匙放在右手，或是让患者睁开眼去看，患者无法识别出笔或钥匙。

疏忽

什么是疏忽？

疏忽是指患者无视病变的存在，在极端情况下，否认病变的存在。疏忽也可能是由非优势大脑半球顶叶皮层病变（枕叶病变可能与视觉忽视有关）导致。

如何检查

该检查也是先确保患者感觉正常，然后让患者闭上双眼。现在接触正常手臂（通常是右臂），然后问患者感觉到哪只手臂有触碰。患者通常会给出正常答案。再接触左侧手臂，患者可能会说他们感觉有东西触碰，但不清楚接触了哪个部分。该检查还可以这样进行：同时触摸两只手臂，询问患者哪只手臂感觉到了触碰。正常反应是两只手臂都有。然而，疏忽患者称只有一侧手臂感觉到了触碰，能够感觉到触碰的那只手臂为正常手臂。完全刺激时无法感觉到刺激的情况称为"感觉消失"或"感觉注意力不集中"。检查疏忽的另一种方法是让患者画一个钟面，让后填写代表时间的数字。疏忽患者填写数字时，只会为一半的钟面填写数字（另

一半完全没有意识到）。

失用症（apraxia）

什么是失用症？

失用症是指尽管运动功能完好无损（或仅轻度受损），却无法进行之前会做的动作，这是非优势大脑半球顶叶皮层病变的又一个特征。

如何检查

确认患者肌肉力量正常或是轻微受损（至少 4/5），让患者做日常动作，比如穿衣或看书。患者无法做到，并会显得迷茫，经常停下来考虑下一步行动，他们可能会做一些奇怪的事情，例如套头穿裤子。

提示

进行评估时，认识到顶叶综合征（包括失语症、失用症和疏忽）很重要，因为这些症状有一个共同特征。康复小组发现患者运动或感觉功能良好，但没有进展，对此会感到沮丧。他们可能会错怪患者，认为患者懒惰以及锻炼强度不够。这反过来会降低患者的士气，不利于患者康复，很快形成一个恶性循环。事实上，这些患者往往需要更多的支持，以促进康复。

颈强直（nuchal rigidity）检查

只有当你怀疑患者可能患有脑膜炎时，才进行该项检查。做该项检查最可能的原因是你认为患者可能患有脑膜炎（见"神经疾病与检查"部分）。蛛网膜下腔出血中也可能有颈强直。

如何检查

将双手放在患者脑后，让颈部轻轻向

前屈曲。如果患者患有脑膜炎，颈部轻轻向前屈曲时患者会比较痛苦，且会抵抗屈曲动作。脑膜炎的诊断需要临床判断和经验。最终的诊断依靠病史和检查。经验丰富的临床医生如果认为有必要做腰椎穿刺时，即使没有 Kernig 征、Brudzinski 征或颈强直体征，他们也会做腰椎穿刺。

Kernig 征（Kernig's sign）

Kernig 征（Vladimir Kernig，1840—1917，俄罗斯医生）是用于检查脑膜炎的经典方法之一（图 6.82）。Kernig 征 和 Brudzinski 征是运动神经根在穿过发炎的脑膜（meninges）时受到刺激导致的。虽然这两个体征为经典体征，但它们的敏感度很低。在很多脑膜炎病例，Kernig 征和 Brudzinski 征为阴性。

如何检查

患者平躺，膝关节和髋关节屈曲 90°。然后尽最大幅度伸展膝关节。如果为假性脑膜炎，膝关节伸展幅度不能超过 135°，否则会引发疼痛和抵抗。有些柔韧性不好的人，也可能无法将膝关节伸展开来。然而，这类人膝关节伸展幅度可以超过 135° 且没有疼痛。

Brudzinski 征（Brudzinski's sign）

Brudzinski 征（*Jósef Brudzinski，1874—1917，波兰医生*）是另一种检查假性脑膜炎的方法。患者再次平躺，将一只手放在患者头后，另一只手放在其胸部。抬起患者头部的同时，紧紧压住患者胸部，防止患者从床上坐起来。如果患者有假性脑膜炎，他们会屈曲膝关节和髋关节。

Hallpike-Dix 试验

Hallpike-Dix 试验（Margaret R.Dix，1922—1981；Charles Hallpike，1900—1979，英国神经科医生）是一种用于检查眩晕的方法（图 6.83）。该试验主要用于诊断良性阵发性位置性眩晕（benign paroxysmal positional vertigo，BPPV）（见"神经疾病与检查"部分），但也可用于诊断其他疾病。在检查之前，首先要确定患者没有颈部问题。现在让患者坐在沙发上，然后让患者平躺在沙发上，使头部和颈部悬于沙发之外。然后让其坐起来（请注意，这样做患者可能会眩晕）。现在扶住患者头部，向一侧转动 45°。提前告知患者，你会让他们在沙发边缘躺下，这样他们可能会感到眩晕。如果有眩晕，告诉他们尽可能睁开眼，不要坐起来（这是应对眩晕的方法）。继续将患者放倒，直到他们平躺，继续让头部向下，直至头部低于沙发水平，头部与沙发水平约成 30° 角。观察患

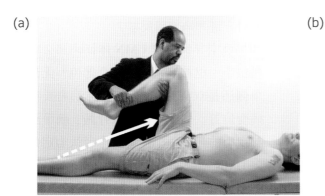

(a)

图 6.82 诱发 Kernig 征

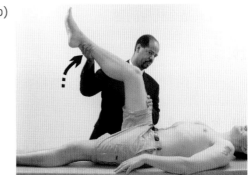

(b)

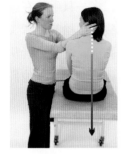 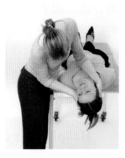

图 6.83 Hallpike-Dix 试验

者的双眼，等待 10 秒钟。

如果患者有 BPPV，过了潜伏期后，患者会有眩晕发生并伴有眼球震颤。眼球震颤通常是旋转的，角膜顶部向下旋转，向受影响耳部转动。眼球震颤持续时间通常很短，不超过 20 秒。如果患者坐起来，可以观察到患者有轻度眩晕和与之前相反方向的眼球震颤。如果你重复该检查，眩晕和眼球震颤还会出现，但持续时间会更短。重复两三次后，眩晕和眼球震颤不再出现，此时眼球震颤称为可疲劳性眼球震颤。如果第一次试验无法诱发眩晕和眼球震颤，让患者头部转到另外一侧（45°），重复该试验。该试验诱发眼球震颤有时表明患者可能有脑干病变。在这种情况下，诱发眼球震颤通常没有潜伏期，而且在做检查时，也不会发生疲劳。

28. 确保患者感到舒适，感谢他们的配合

这只是个礼貌问题。

29. 洗手

在洗手过程中，你要继续分析检查结果。

30. 分析检查结果

你应该边检查边分析结果。分析你诱发出的体征的意义，并逐步推理形成可能的病变情况（就像拼图或识别图片一样）。

从病史中分析提炼信息有助于培养你的医学思维，如果你考虑的范围超出了神经系统范围，没必要担心。你发现的神经问题可能是另一个系统疾病导致的，例如：肺癌转移到脑部或肿瘤相关病症。随着你对神经系统疾病了解的深入，你会自动在神经系统这个框架上形成自己的思维模式，在没有做出诊断的情况下，引导你确定病变位置。虽然通过神经系统检查可以做出一些诊断，但是最好的做法是分析出**病变位置**，而不是这个疾病到底是什么。首先要询问以下几个问题。

1. 是**运动**系统受损还是**感觉**系统受损？如果两者都受到影响，首先分析运动系统，因为该系统检查速度最快，且主观性最小。

2. 如果是运动系统受损，是哪个部分受损？

   - UMN 病变？
   - LMN 病变？
   - 小脑病变？
   - 锥体外系病变？

   如果是小脑病变和锥体外系病变，病变位置会相当明显，但如果是 UMN 和 LMN，仍需要继续检查分析，确定病变位置。

3. 如果是 **UMN** 病变，那么是**单侧病变**还是**双侧病变**？（UMN ＝肌张力升高、阵挛、反射亢进和跖伸肌反射）。

4. 如果病变导致**单侧 UMN** 体征，那么病变是位于中枢神经系统的哪个部位？无论是单侧还是双侧 UMN 病变，你都需要找到病变位置。病变可位于从脊髓、脑干到大脑皮层的任何一个位置。作者认为定位单侧 UMN 病变的最佳方法是中线两侧无力的类型（结合其他有用特征）。

皮质病变

	右侧	左侧
面部	无力	正常
上肢	无力	正常
下肢	无力	正常
跖肌	↑	↓

在这个例子中，身体右侧为无力状态，因为身体右侧受对侧皮质控制，所以病变很可能位于左侧大脑皮层。皮层病变的其他特征包括高级功能受损，包括语言（即言语障碍）、疏忽、偏盲以及意识水平下降等。血管受影响部位会进一步影响病变类型。

内囊

	右侧	左侧
面部	无力	正常
上肢	无力	正常
下肢	无力	正常
跖肌	↑	↓

导致这种病变的另一个可能原因就是内囊损伤。所有运动纤维和感觉纤维都聚集在内囊这一狭窄区域，因此这个部位小的病变就会导致重大疾病。内囊位于"皮层下"，因此，内囊发生病变时，不会导致偏盲以及言语障碍等。

脑干

	右侧	左侧
面部	正常	无力
上肢	无力	正常
下肢	无力	正常
跖肌	↑	↓

脑干病变的主要特征是同侧颅神经缺损合并对侧偏瘫。在这个例子中，是**左侧脑**

神经Ⅶ发生病变，该病变位于脑神经Ⅶ核水平，因此是 LMN 损害。然而在这一水平上，皮质脊髓束尚未到达延髓低处的交叉点，因此右侧上肢和下肢会受到影响。其他脑神经也可能受到影响，例如同侧脑神经Ⅲ麻痹伴对侧偏瘫（韦伯综合征）。

脊髓

	右侧	左侧
面部	正常	正常
上肢	正常	正常
下肢	无力	正常
跖肌	↑	↓

脑干（皮质脊髓束交叉处）以下的任何运动损伤都会影响到同侧肢体。这个例子显示有右侧脊髓损伤。手臂正常提示病变低于神经供应水平。病变最有可能的位置是胸髓（或高位腰椎病变）。其他感觉信息有助于发现病变。如果脊髓的半侧完全受累，这种神经病变模式称为 Brown-Sequard 综合征（脊髓半侧损害综合征）（例 6.15）。

5. 如果病变导致**双侧 UMN** 体征，那么病变位于中枢神经系统的哪个部位？发现导致双侧 UMN 体征的病变位置的方法是观察反射模式。

皮质

下颌反射	亢进	
	右侧	左侧
上肢	亢进	亢进
下肢	亢进	亢进
跖肌	↑	↑

如果皮质病变引起双侧 UMN 体征，那么病变跨越了中线（称为跨旁矢状面病变）。导致的双侧 UMN 萎缩称为痉挛性瘫痪。下颌反射亢进提示大脑皮质病变，意味着双侧

例 6.15

问题。 一位 57 岁男性患者因行走困难，有时右腿僵直，左腿感觉奇怪而就诊。你怀疑这些症状可能是神经病变导致，对患者进行了全面神经系统检查。颅神经正常、下颌反射正常以及上肢未发现神经病变。右腿有肌张力增高和阵挛。右腿肌肉力量强度 4/5 级，有反射亢进和踇伸肌反射。右腿轻触、振动觉以及本体感觉消失。左腿除踇伸肌反射消失外，肌张力、肌肉力量和反射均正常。左腿至脐处有疼痛和温度感觉丧失，患者的诊断是什么？

讨论。 使用本章中讲述的方法和简单步骤进行检查，这样，就会将看似复杂的病例分解开进行分析。

1 该病例中既有运动神经病变，又有感觉神经病变，主要是运动神经病变。

2 右腿有肌张力增高、阵挛、反射亢进和踇伸肌反射，提示 UMN 病变（从运动神经来看，左腿似乎正常）。

3 单侧 UMN 病变时，需要观察中线两侧肌无力情况。本例看起来右腿有单肢轻瘫，颅神经和上肢未受影响。这提示病变在上肢神经供应以下，位于胸脊髓（thoracic cord）水平以下（但不低于 L3、L4，因为膝反射为亢进状态）。皮质脊髓束在脑干交叉，因此，病变与 UMN 体征位于同侧，也就是说在胸椎右侧（前部）。

4 你对病变部位有了了解，但你仍需对感觉神经病变做出分析（第一眼看起来很奇怪）。

5 从右腿开始。右腿轻触、振动感和本体感觉消失。这提示脊柱发生病变。该侧疼痛和温度觉正常说明这是一种分离式感觉丧失，提示脊髓损害。脊柱纤维在脊髓较高位置发生交叉，感觉神经损害发生后，病变特征在同侧，也就是说胸髓右侧发生损害（后半部分）。

6 左腿表现出疼痛感和温度感丧失。与脊柱不同，脊神经束在脊髓的两个节段内发生交叉。因此，损害也是发生在胸椎右侧。还有其他信息。感觉丧失延伸至脐部，大约在 T10 水平。因为纤维在两个脊髓段内交叉，所以损害在脊髓 T8 附近。

在这个病例中，你会发现感觉分析的作用（感觉水平有助于确定病变部位）。该疾病称为 Brown-Sequard 综合征（Charles Édouard Brown-Sequard，1817—1894，法国神经科医生 / 生理学家）。该综合征很少见（特别是表现出全部特征），因为该综合征提示整个半侧脊髓都发生损害，这在自然情况下很难发生。然而，该疾病却是进行脊髓解剖结构与相关临床体征的良好教学疾病。

UMN 病变一定发生在脑干以上。然而，下颌反射正常也无法排除大脑皮层病变。因此，建议行头部 CT 或 MRI 扫描。导致双侧 UMN 病变的原因包括脑血管意外（Cevebral Vascular Accident，CVA）、多发性硬化症和矢状旁肿瘤。

高位颈髓

下颌反射	正常	
	右侧	左侧
上肢	亢进	亢进
下肢	亢进	亢进
踇肌	↑	↑

这些特征提示颈髓病变。上肢反射亢进提示病变部位高于神经供应。下颌反射正常提示病变部位低于脑干。然而，下颌反射正常无法排除皮质病变的可能性，因此在做颈髓成像之前，需要做头部 CT 或 MRI 扫描。C3 以上（不包括 C3）的高位颈椎病变（例如外伤导致脊柱截断伤）累及膈肌神经供应，导致呼吸衰竭，会导致患者死亡。四肢瘫痪称为四肢轻瘫。

颈髓

下颌反射	正常	
	右侧	左侧
上肢	亢进 / ↓ / 无	亢进 / ↓ / 无
下肢	亢进	亢进
跖肌	↑	↑

这些特征强烈提示低位颈椎病变。反射亢进、减弱或缺失的混合病变（UMN 和 LMN 体征）有助于确定病变精确部位。反射减弱或缺失（LMN）提示病变水平。该病变以下的锥体束受累会导致神经支配区域的反射亢进，例如：椎间盘在脊柱 C5/C6 水平产生压迫会导致 LMN 体征（C5/C6 无反射＝肱二头肌无反射 / 三角肌无反射）以及 C7 以下 UMN 体征（C7 反射亢进＝肱三头肌反射亢进 / 手指反射亢进）。

胸髓

下颌反射	亢进	
	右侧	左侧
上肢	正常	正常
下肢	亢进	亢进
跖肌	↑	↑

这些特征提示病变部位低于上肢神经供应水平，也就是说，低于胸髓 T1。双膝反射亢进提示病变在 L3/L4 以上。总之，病变位置在胸髓（更准确地说是在 T1 和 L3 之间）。仅有腿部肌无力称为下肢轻瘫。

6. 导致 **LMN** 体征的病变是**单侧**还是**双侧**？（LMN ＝肌萎缩、肌束震颤、低肌张力、反射减弱或无反射和跖屈反射）。

7. 如果一个病变导致了**单侧 LMN 体征**，那么该病变在周围神经系统中的哪个部位？你需要进行再次分析，确定病变部位。这比 UMN 病变分析容易。病变可发生在从脊髓前角细胞到肌肉终端的任何部位。这种病变要么是神经根病变，要么就是周围神经损害。

神经根病变

因为神经跟病变与周围神经病变的特征比较相似，将两者区分出来具有一定的难度。作者将神经根病变、受累肌腱反射、皮区与受累肌肉对应起来。例如，**C5 神经根病变**——三角肌、冈上肌和冈下肌发生萎缩。

- **运动受影响**——肩完全外展（180°）。
- **肌腱反射受影响**——三角反射（C5）消失、肱二头肌反射（C5 和 C6）减弱或消失。
- **皮区受累**——C5 影响整个肩部（这个部位可能有疼痛）。

将此与**腋神经损伤**做比较——腋神经损伤时，有三角肌萎缩和肌无力（小圆肌未累及）。

- **运动神经受影响**——肩部可以外展，但外展受限，只能外展 90°。
- **肌腱反射受影响**——无。
- **感觉丧失**——肩部一小部分发生某些感觉丧失（或疼痛丧失）。

虽然很多特征相似，但鉴别点如下

	神经根病变	腋神经麻痹
肩部外展	完全外展180°，肌无力	部分外展90°，肌无力
肌腱反射	三角肌反射消失	正常
	↓肱二头肌	正常

周围神经损伤

前面的例子已经强调了四肢重要神经发生损害后所对应的特征。这是发现病变的唯一方法（很遗憾没有捷径可走）。以下几段会详细讲述一些重要神经。

8. 如果有病变导致**双侧LMN**体征，那么该病变是什么？该部分的重点与前面的不同，该部分不需要寻找病变，重点是发现病变模式，进而确定病变类型。

- 双侧上下肢近端无力，提示近端肌病（反射正常，无感觉特征）。
- 双侧上下肢远端无力，提示运动性周围神经病变（反射↓或消失）。
- 如果有手套和袜样分布的感觉丧失（只有上肢或下肢受累），那么这种病变为运动/感觉混合周围神经病变。

9. 是感觉病变，还是混合病变？
10. 单独的感觉病变或运动/感觉混合病变都要分析感觉障碍。单独病变或混合病变中，分析方法是一样的。在混合病变中，建议对运动病变成分进行分析，这是因为：

- 作者在神经系统检查中，就是先进行运动神经检查，之后进行感觉神经检查。
- 感觉神经检查更主观，检查结果可以与你的检查技术（刺激水平不同）或患者的个性（坚忍与强迫）有关。

- 在某些部位，相邻感觉神经会多重支配，这样，这些部位某个感觉神经缺陷引起的病变程度没有你想象的那么严重（尤其是上肢）。
- 有时，感觉障碍（或疼痛）累及范围会超过某个神经的支配范围。

作者将神经病变简单分为四大类：

- 影响整个肢体（皮质/皮质下病变？）
- 影响皮区（神经根病变？周围神经病变？）
- 影响远端肢体（周围神经病变？）
- 分离性感觉丧失（脊髓损伤？）

流程图总结了前面的分析内容，见图6.84。

一些重要的临床表现

周围神经病变

上肢

尺神经麻痹

Palsy这个术语的意思与paralysis相同，都表示麻痹，Palsy是旧术语。尺骨神经起自臂丛内侧束（臂丛是一组神经纤维，来自支配上肢的C5、C6、C7、C8和T1神经根）。尺神经支配上肢内侧的运动和感觉，其神经根值为**C8**和**T1**。它的损伤发生部位有①肘部：骨折或刺伤导致；②腕部：刺伤导致，尺神经浅表走行进入屈肌支持带（是结缔组织形成的纤维带，形成腕管上的顶部结构），因此，刺伤会导致尺神经发生损伤。

肘部损伤

肘部损伤会导致手部小肌肉发生萎缩[除了正中神经支配的鱼际隆起（大拇指底部肌肉）]。

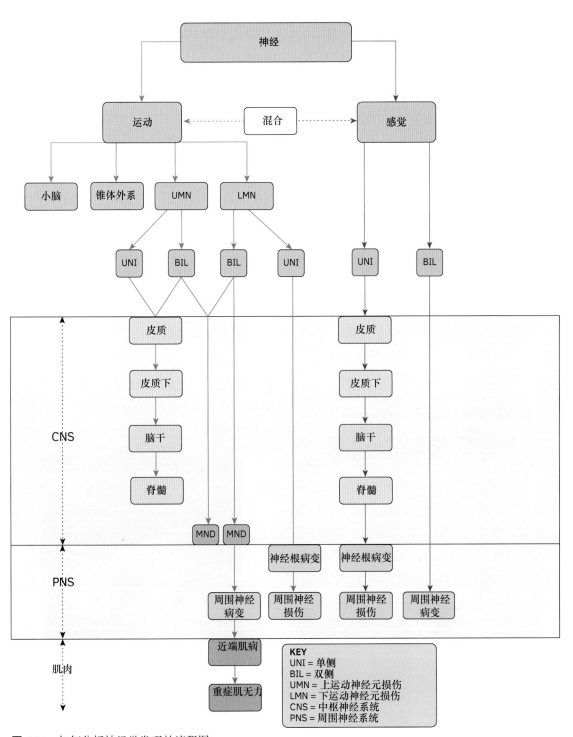

图 6.84 如何分析神经学发现的流程图

- **运动**：手指外展和内收麻痹（患者无法用手指夹住一张纸，见前文），大拇指内收麻痹（拇短收肌鱼际隆起中唯一一个由尺神经支配的肌肉）。Froment 征（夹纸试验）阳性。肌无力、肌萎缩以及非瘫痪肌没有对抗性动作共同导致了爪形手的发生（图 6.85）。
- **感觉**：手部尺侧感觉缺失，以及尺侧一个半手指的背侧和掌侧感觉缺失。

腕部损伤

要询问肘部情况，除了这两种情况外：①前臂内侧肌群未受累；②手背内侧感觉存在。

功能

腕部即使受损，手部也会保留一些功能——大拇指和示指的运动和感觉功能都会保留，捏动作这个重要功能也会保留。

桡神经麻痹（radial nerve palsy）

桡神经起自臂丛后束（C5、C6、C7、C8 和 T1）。桡神经主要支配肱三头肌（肘部伸展）、前臂长伸肌（腕部和手指伸展）以及上肢前臂后侧、手部外侧以及外侧三个半指的感觉。桡神经损伤发生部位有：①腋下，原因有拐杖向上的压力；喝醉后，手臂悬于椅子后背；肱颈部骨折性脱位导致神经向下移动，相关神经发生损伤；②肱骨螺旋沟。肱骨螺旋沟是肱骨干后侧的凹槽。肱骨干骨折、骨折后骨痂形成的压力或石膏紧贴都会导致桡神经损伤。患者失去意识，手臂后侧撞在坚硬表面上后，也会导致桡神经损伤。

腋下损伤

- **运动**：肱三头肌麻痹导致肘部无法伸展，前臂长伸肌瘫痪导致手腕下垂（图 6.86）。
- **感觉**：下臂和前臂后部有小面积的感觉缺失，手背外侧的一半部分和拇指底部也有感觉缺失，且累及区域大小可变。注意，邻近皮肤受多个神经支配，感觉缺失的面积比预期的要少得多。

肱骨螺旋沟损伤

如上所述，如果螺旋沟远端处神经受损，除肱三头肌未受影响外，其他肌肉均受影响，只有大拇指根部有感觉缺失，且累及区域大小可变。

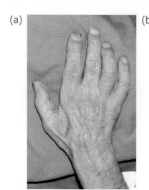
(a)

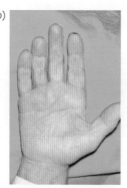
(b)

图 6.85　尺神经病变导致的爪形手

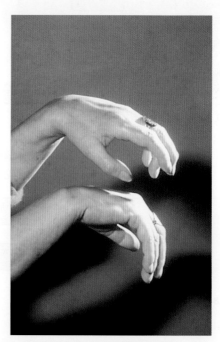

图 6.86　桡神经麻痹导致双侧腕部下垂

功能

手腕下垂，运动功能受到影响。手腕下垂时，前臂长屈肌不能弯曲手指，握力受到影响。可以通过手腕被动伸展来克服这种情况，使屈肌发挥功能，恢复手指握力。

正中神经麻痹（median nerve palsy）

正中神经起自臂丛（C5、C6、C7、C8 和 T1）内侧束和外侧束。正中神经支配前臂长屈肌（除尺神经支配的内侧肌肉外）、鱼际隆起肌肉（除尺神经支配的拇短收肌外）和手掌外侧以及三个半手指外侧感觉（仅指掌侧）。正中神经损伤发生部位有：①肘部，肱骨髁上骨折导致；②腕部，屈肌支持带近端刺伤；③腕部，腕管受压导致。

肘部损伤

肘部损伤会致鱼际隆起发生萎缩，导致"扁平"手。

- **运动**：正中神经麻痹时，尺神经支配的屈肌没有了对抗性的肌肉，导致腕关节屈曲无力，向内侧偏斜。示指和中指无法屈曲，但无名指和小指具有较弱的屈曲能力，因为部分无名指和小指受尺神经支配。拇指实际上无法屈曲和外展，与此对应的伸展和内收也无法进行。
- **感觉**：手掌外侧和三个半外侧（掌面）感觉丧失。

屈肌支持带近端刺伤导致的腕部损伤

如前所述，除前臂长屈肌外，其他不受影响。

功能

屈肌支持带近端刺伤导致的腕部损伤是影响手部运动和感觉最严重的神经损伤。大拇指和示指感觉丧失，捏动作也无法进行，手部呈现无用状态。

腕管受压导致损伤［腕管综合征（carpal tunnel syndrome）］

正中神经在屈肌支持带下走行，因此，腕管综合征会压迫正中神经。腕管综合征会导致鱼际隆起萎缩（图 6.87）以及手臂、手部、三个半手指外侧的疼痛和刺痛。夜间往往会加重，清醒状态握手可缓解。如果 Tinel 征或 Phalen 征为阳性，可进一步确诊。导致腕管综合征的原因见表 6.20。

Tinel 征（Tinel's sign）

见图 6.88。如果你怀疑患者有腕管综合征，可以做 Tinel 试验。正中神经在腕管中走行，因此你可以轻敲腕部，诱发 Tinel 征（*Jules Tinel，1879—1952，法国神经科医生*）。

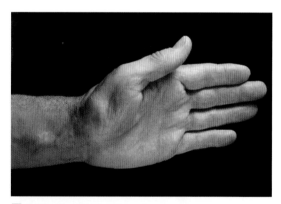

图 6.87 Carpal tunnel syndrome.

Reprinted from Fig 2.39（p.217），*Atlas of Clinical Neurology*（2nd edn），by G. David Perkin，Fred Hochberg and Douglas C. Miller（1993），Mosby Publications，with permission from Elsevier.

表 6.20 导致腕管综合征的原因

特发性
怀孕、绝经和口服避孕药
类风湿关节炎
黏液水肿
肢端肥大症（acromegaly）
淀粉样变性（amyloidosis）
痛风（gout）

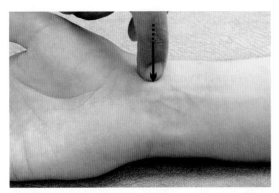

图 6.88 Tinel 试验

让患者较小幅度地屈曲腕部，这样有助于定位正中神经。腕部屈曲，掌长肌腱就会突出。将示指放在掌长肌腱外侧，在离腕褶痕 1 英寸处敲击（对于掌长肌腱不明显的患者，可以先找到桡动脉，然后再稍微向内移动，在离腕褶痕 1 英寸处进行敲击）。如果患者三个半手指感觉到刺痛或疼痛，说明 Tinel 征阳性，也就是说，正中神经支配的区域发生了感觉异常。

Phalen 征（Phalen's sign）

见图 6.89。如果你怀疑患者可能患有腕

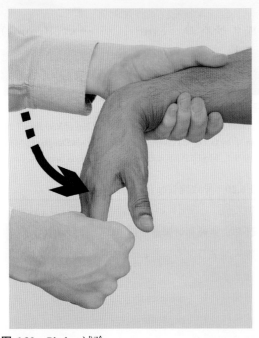

图 6.89 Phalen 试验

管综合征，可以进行 Phalen 试验（*George Phalen*，*1911—1998*，美国骨科医生）来进一步诊断。让患者屈曲腕部 1 分钟。如果患者有腕管综合征，正中神经支配的区域会表现出感觉异常。腕部放松，症状会迅速缓解。

下肢

坐骨神经损伤（sciatic nerve injury）

L4 和 L5 神经丛的延续，再加上 S1、S2 和 S3 构成了坐骨神经，是人体最大的神经。坐骨神经从大转子和坐骨结节出骨盆进入臀部，然后在大腿后侧下降。在腘窝处分出两个主支：胫神经（L3、L4、L5、S1、S2 和 S3）和腓总神经（L4、L5、S1 和 S2）。像骨盆骨折或股骨后脱位（特别是在道路交通事故中）这类外伤会导致坐骨神经损伤。如果操作不恰当，臀部肌内注射也会损伤坐骨神经（臀部肌内注射部位应该在臀部外上象限进行，会避免这种情况的发生）。

- **运动：** 坐骨神经损伤时，膝以下所有肌肉都会有肌无力，导致足部下垂。膝关节无法屈曲。
- **感觉：** 整个下肢后侧、脚踝和足部都失去知觉。

腓总神经麻痹（common peroneal nerve palsy）

腓总神经麻痹又称为外侧腘神经麻痹（L4、L5、S1 和 S2），常见于长期卧床的患者，或是腿部骨折后进行石膏固定的患者。是由腓骨颈部外侧腓总神经麻痹导致。

- **运动：** 整个神经受累时，踝关节和脚趾背屈肌无力，导致足下垂。
- **感觉：** 整个足背都失去知觉。感觉障碍较少。

脊髓受压

外源性压迫

外源性压迫是硬膜外、硬膜内和髓外病变导致（见"神经疾病与检查"部分）。

临床特征

- 患者会有病变部位附近的局部腰痛。
- 另外，如果有神经根刺激，在该神经分布部位可能会有神经根痛，运动或打喷嚏就可诱发这种疼痛。
- 患者可能有低于病变水平的轻度痉挛性偏瘫和 UMN 征。因此，腿部肌张力会增加，患者会感到僵直。当疲惫时，患者感到拖着腿走路。腿部其他体征包括阵挛、反射亢进和双侧跖肌上抬。
- 可能还会累及感觉，从足部开始，向上延伸，一直到腿部和躯干。这个水平以下的所有感觉都会下降或消失。感觉异常水平一般比病变低 2～3 个脊柱节段。
- 可能会出现自主神经特征，包括膀胱和肠道功能障碍。一开始可能是尿频，之后会出现尿潴留，而尿潴留是脊髓受压的危险体征。与尿潴留同时存在的便秘是脊髓受压的另外一个危险体征。另外一个不太显著的特征是出汗程度。由于交感神经受累，病变水平以下可能不再排汗。

必须指出，不再排汗是双侧脊髓受累的特征。然而，如果约一半的脊髓受累，就会产生脊髓半侧横断综合征（例 6.15）。

....
提示

你可以用手指或音叉在下肢和躯干上移动，来判断出汗程度。无汗时，手指 / 音叉会在身体上毫无阻力地滑动，到了出汗的部位，手指 / 音叉就会突然变得黏滞起来。
....

内源性压迫

内源性压迫是硬膜内、髓内病变导致。

临床特征

- 内源性压迫通常导致脊髓中央发生病变，累及横穿脊髓丘脑侧束的脱黏纤维。
- 一开始，患者会有病变对应神经分布区域的疼痛。
- 在相同部位，之后会出现轻微的痛觉丧失和温度觉丧失。
- 受累水平前角细胞可能受损，在某个髓水平会出现 LMN 体征，伴有反射丧失。随着肿瘤体积的增大，肩部、背部和上臂脊髓丘脑束病变导致神经病变呈肩状分布。骶神经纤维在最外围，因此，即使肿瘤非常大，骶神经支配的区域通常不会受累。在后期，皮质脊髓束受累，腿部会出现 UMN 体征。
- 如果病变发生在颈髓，交感神经就会受到影响，产生单侧或双侧霍纳综合征。
- 脊柱很少受累。

马尾综合征（cauda equina syndrome）

来自脊髓末端的腰骶神经根束发生损伤时产生的一系列症状和体征，称为马尾综合征。

临床特征

- 下背痛。
- 下肢可能会有疼痛，这与神经根受刺激程度有关。之后，神经根分布区域可能会出现运动无力和（或）感觉丧失。
- 典型的感觉丧失模式是臀部、大腿上后侧、会阴和肛门周围的鞍状感觉缺失。如果做直肠检查（rectal examination），会发现肛门肌张力减弱，括约肌松弛。

- 坐骨神经痛，可以是单侧，也可以是双侧。
- 膀胱受累，导致排尿困难，出现尿潴留。
- 肠道受累导致便秘。
- 性功能障碍。

31. 报告发现结果

如果你已经得出诊断结论，在报告检查结果的开始就要提到诊断结果。例如：

该年轻患者患有肌萎缩性脊髓侧索硬化症（amyotrophic lateral sclerosis）这种运动神经元疾病。他有痉挛性下肢轻瘫——双下肢姿势异常、双下肢肌张力增加和踝阵挛（ankle clonus）增加。双下肢肌肉力量为 3/5，膝关节反射和足踝反射亢进，双侧跖伸肌反射，双侧远端近端肌肉萎缩和肌束震颤。感觉和协调功能正常，膀胱未受累。

如果无法得出明确诊断结果，不要惊慌。学生会错误地认为做出正确诊断在考试中最为重要。考官更关心的是你的检查方法、临床技能以及你对患者是否有礼貌。报告检查结果时，如果你不确定自己的诊断，你可以提出合理的鉴别诊断，并建议做进一步检查，这样有助于解决诊断不是很确定的情况。例如：

患者双上肢肌张力增加、肌肉力量减弱为 4/5、反射亢进、霍夫曼征（Hoffman's sign）阳性和手指抽搐（finger jerks）。该患者有双上肢上运动神经元病变，还可能有原发性硬化症、运动神经元疾病（虽然我没有看到肌肉萎缩和肌束震颤）、颈髓病变或双侧卒中。为了确定病因，正常情况下，我会获取完整病史资料和检查，包括下肢、颅神经在内的其他神经系统，根据检查结果，再做其他

相关检查。这些相关检查包括头部和颈髓的 MRI 或 CT 扫描。

最后一点很重要，因为如果诱发体征提示 LMN 病变，那么进行头部 CT 扫描就是浪费时间和资源。

神经系统疾病与检查

本章前面已经涉及了各种神经病变。在这部分会进行讲述。一般来说，讲述会比较简短，尽管一些重要疾病会进行详细讲述。

脑部

脑膜

大脑和脊髓有三层膜覆盖，这种膜称为脑膜。这三层膜为硬脑膜（dura mater）、蛛网膜（arachnoid mater）和软脑膜（pia mater）。了解脑膜与脑、脊髓的关系很重要，因为这有助于了解累及中枢神经系统的各种病变。

硬脑膜

硬脑膜是最外层膜，是包裹脑部的一层比较坚硬的纤维状膜。硬脑膜会延伸到枕骨大孔，一直覆盖到 S2 水平的脊髓处。颅神经和脊神经离开大脑和脊髓时，硬脑膜与这些神经周围的结缔组织相连接，形成保护性鞘。

蛛网膜

硬脑膜的下面就是称为蛛网膜的更精细膜。因为该纤维膜类似于蜘蛛网，所以称为蛛网膜。蛛网膜与硬脑膜之间形成的一个潜在腔隙称为硬膜下腔。在大脑中，蛛网膜沿沟走行（而不是沿轮廓走行），在某些部位，投射到静脉窦，形成蛛网膜绒毛。脑脊液（cerebrospinal fluid，CSF）通过蛛网膜绒毛弥散到血液中。蛛网膜延伸通过枕骨大孔，在硬脑膜下包裹脊髓。

软脑膜

软脑膜是一种具有高度血管性的薄膜，是脑膜的最内层膜。软脑膜紧紧贴于大脑表面，与所有脑回和沟相贴。该膜与脑室中特殊细胞（称为室管膜细胞）融合，形成脉络丛。脉络丛参与了脑脊液的形成。脑脊液在滋养大脑、滋养脊髓细胞以及清除细胞废物方面发挥重要作用。脑脊液还会起缓冲作用，与脑膜一起保护中枢神经系统。脑脊液以预定模式在大脑、脑室周围循环，进入软脑膜与蛛网膜之间的腔隙（也就是蛛网膜下腔）。脑脊液最终通过上矢状窦的蛛网膜绒毛扩散到血液中。

脑膜炎

各种感染因素（和非感染因素）都会导致脑膜的炎症。感染原因包括病毒、细菌、原虫和真菌，非感染原因包括药物和恶性细胞浸润。

病毒性脑膜炎（viral meningitis）

任何病毒都会导致脑膜炎。准确了解导致脑膜炎的最常见的病毒有哪些很难，这是因为很多病毒性脑膜炎患者不会来医院就诊。而就诊住院的大多数患者无法分离出病毒（如果进行分离）。在这些情况下，导致脑膜炎的最常见病毒是肠病毒（例如埃可病毒和柯萨奇病毒）。临床上，患者可出现流感样前驱症状，例如精神不振、肌肉疼痛、关节疼痛和发热。另外，患者还会有严重头痛和颈项强直（脑膜刺激征，称为假性脑膜炎）。发现这些特征后，需要进一步进行检查（例如腰椎穿刺）。

细菌性脑膜炎（bacterial meningitis）

细菌通过血液传播感染脑膜，也可能通过头部外伤、中耳炎或鼻窦炎的并发症这种更直接的方式感染脑膜。

导致脑膜感染的常见细菌有脑膜炎奈瑟氏菌（也称为脑膜炎球菌）、肺炎链球菌（也称为肺炎球菌）和流感嗜血杆菌。临床表现为头痛、颈项强直、畏光、呕吐和嗜睡，并发症为合并症、脑神经麻痹或偏瘫。脑脊液可能会发生阻塞，形成脑积水，导致颅内压升高。流行性脑脊髓膜炎是比较令人担心的一种脑膜炎，因为这种脑膜炎恶性速度快，发生败血症后几个小时患者就会昏迷。流行性脑脊髓膜炎具有较高的死亡率。

败血症的一个体征就是出现紫癜性皮疹，压之不褪色。对紫癜性皮疹专业性不是很强的检查方法就是将平底玻璃杯放在皮疹上，轻轻向下压，查看按压后皮疹是否褪色。压之不褪色，提示脑膜炎已经发展到很严重的阶段（图 14.6）。如果怀疑患者患有脑膜炎，应立即注射青霉素，无需等待检查结果。可选择的一个检查方法就是腰椎穿刺。然而，如果出现灶性神经体征、合并症或意识水平下降，首先进行 CT 扫描。

导致脑膜炎的其他原因

还有其他导致脑膜炎的感染性和非感染性原因，例如艾滋病、白血病和服用免疫抑制剂的移植患者。在这些情况下，一些少见的微生物（例如真菌、阿米巴或结核杆菌）也会导致脑膜炎。如果脑膜炎患者使用一线抗生素（根据当地医院处方）后没有效果，就要怀疑是否是这些少见的微生物所致。有时恶性细胞（例如白血病细胞）会浸润脑膜，产生炎症反应。然而，应该在身体其他部位进行检查，查看是否有恶性肿瘤，另外，还需要检查脑脊液是否有肿瘤细胞。

脑炎（encephalitis）

有很多病毒会直接感染脑部，引起脑炎。在英国，单纯疱疹病毒（herpes simplex virus）是导致脑炎的最常见原因，尽管 HIV 感染人数越来越多，将来 HIV 感染人数会占很大部分。有些微生物似乎喜欢累及大脑的某些部位，例如：单纯疱疹——颞叶；流行性脑炎——基底神经节。在其他国家，更多的"外来"病毒会导致某种特定疾病，并可能通过多种媒介（例如蚊子和蜱）进行传播。

临床上，急性头痛发作通常与发热有关。意识水平通常会发生变化，还会有局部体征（例如颅神经麻痹或偏瘫）。可能有脑膜病和癫痫发作。常用检查包括 CT 扫描（排除脑瘤）和腰椎穿刺，有时还需要做脑电图（electroencephalolography）检查，因为在做完前两个检查之后诊断可能还不明确。治疗方法包括支持疗法（静脉输液和抗惊厥治疗）和静脉注射阿昔洛韦或其他抗病毒药物（怀疑单纯疱疹性脑炎时）。

脑部占位性病变

脑部是一个封闭的结构，脑内有肿块时就会使颅内压增高。病变包括肿瘤、出血和脓肿。

无论肿块的性质如何，都会出现下列症状，包括：

- 晨起、躺下、向前弯身、咳嗽、打喷嚏时，头痛会加重。
- 恶心与呕吐。
- 癫痫部分性发作（partial seizures）和全身性发作。
- 有时会有颅神经Ⅵ麻痹。颅神经Ⅵ在脑内走行路程较长，当颅内压升高时，脑干会向下移动，可能会将颅神经Ⅵ压迫到岩骨的岩尖部。如果单独出现颅神经Ⅵ麻痹，

高度怀疑颅内压升高这种可能性。在这种情况下，你可能会在病变部位方面发生判断错误（因为脑干受到压迫，但表现出来的是颅神经Ⅵ麻痹症状，而不是你所认为的脑干压迫症状）。

- 病变部位决定其他特征，例如偏瘫、人格改变和意识障碍等。

颅内压很高时，会压迫脑干向枕骨大孔方向移动，这种现象称为**锥状现象**，是一种致命的并发症。

中枢神经系统肿瘤（central nervous system tumours）

中枢神经系统肿瘤可以是原发的，也可以是继发的。

- **原发性脑肿瘤（primary brain tumours）** 起源于大脑和脊髓内各种神经细胞（和其他细胞系细胞）。原发性脑肿瘤见表 6.21，虽然该表总结的并不全面，但是表中所涉及的原发性脑肿瘤是你可能听过

表 6.21　原发性脑肿瘤

神经上皮	
	星形细胞瘤
	少突神经胶质细胞瘤
	室管膜瘤
	多形性成神经胶质细胞瘤（glioblastoma multiforme）
脑膜	
	脑膜瘤
颅神经和脊神经肿瘤	
	纤维神经瘤（neurofibroma）
	神经瘤（neuroma）
造血肿瘤	
	淋巴瘤
垂体瘤（pituitary tumours）	

或本章介绍过的肿瘤。

- **继发性脑肿瘤**是影响大脑或脊髓最常见的肿瘤，一般是从肺、乳腺、肠道和肾转移到脑部和脊髓的。

星形细胞瘤（astrocytoma）

星形胶质细胞是一种胶质细胞，对神经元细胞起支撑作用。星形细胞瘤是脑内最常见的良性肿瘤，而在脊髓却很少出现。从组织学上看，肿瘤有从高分化程度肿瘤到最低分化程度肿瘤之分，最低分化程度肿瘤恶性程度很高，会发生局部浸润。

少突神经胶质细胞瘤

少突胶质细胞是另一种起支撑作用的胶质细胞，其中一部分会产生神经元髓鞘，起支持神经元细胞的作用。少突胶质细胞瘤生长往往比较缓慢，偶尔见于脊髓（髓内）。

室管膜瘤

室管膜细胞是脑室内膜处的胶质细胞，与脑脊液接触。室管膜瘤很少会导致脊髓压迫（硬膜内肿瘤；髓内或髓外）或马尾综合征。

脑膜瘤

脑膜瘤是来源于硬脑膜的良性肿瘤，生长缓慢。该肿瘤引起的症状与肿瘤位置有关。脑膜瘤会在脊髓内生长，形成髓外硬膜内肿瘤。

纤维神经瘤

纤维神经瘤是由 Schwann 细胞和成纤维细胞组成的混合肿瘤。该肿瘤往往影响脊神经，但也可能影响颅神经。纤维神经瘤虽然是脊柱内的髓外硬膜内肿瘤，但生长缓慢。当肿瘤生长通过椎间孔，这个狭窄口会让肿瘤产生"束腰"效果，形成哑铃状肿瘤。纤维神经瘤也与神经纤维瘤病综合征有关。神经纤维瘤病主要有两种类型，均是常染色体

显性遗传病，但外显度具有可变性。外显度具有可变性是指某些患者可能表现出某疾病的很多症状和体征，而另外一些患者仅表现出少量症状和体征。1 型神经纤维瘤又称为 Von Recklinghausen 病（Friedrich Daniel Von Recklinghausen，1833—1910，德国病理学家），更为常见。纤维神经瘤与皮肤病变（咖啡色斑——通常超过 5 个褐色斑）、皮下神经纤维瘤和皮肤纤维瘤相关。在一种罕见的神经纤维瘤病中，神经纤维瘤过度生长导致严重畸形。最初认为"大象人"就是这种罕见的神经纤维瘤病。现在对这一点有争议，且还有另外一种更罕见的综合征（普罗特斯综合征），也是一种神经纤维瘤病。约 1% 的神经纤维瘤病患者会患有嗜铬细胞瘤（一种肾上腺髓质肿瘤）。

神经瘤

神经瘤有时又称为神经鞘瘤（neurilemmoma），是一种生长缓慢、性质与纤维神经瘤类似的肿瘤。神经瘤也可见于脊神经或颅神经。神经瘤是脊柱中一种髓外硬膜外肿瘤。如果颅神经Ⅷ的前庭部分受累，称为听神经瘤。

听神经瘤

95% 的听神经瘤为单侧，5% 为双侧。听神经瘤，特别是双侧肿瘤，与 2 型神经纤维瘤病有关。最初症状是感觉神经性听力丧失，这种病变过程是渐进的，因此，人们会误认为这种渐进性病变是由于年老造成的，漏诊该病。有时，听力丧失是突然发生的（听力突然丧失时，耳鼻喉医生一般都会进行检查）。其他症状包括耳鸣和眩晕。

听神经瘤生长缓慢，会生长很多年才逐渐长大。该肿瘤在不断长大过程中会压迫周围颅神经和神经结构，可能导致 LMN 面神经麻痹。可能累及三叉神经，导致角膜反射

减弱和面部麻木。巨大肿瘤会影响颅神经Ⅸ、Ⅹ，导致吞咽困难。也可能会压迫脑干和小脑，导致颅内压升高和共济失调。检查方法选择 MRI 扫描，尽管高分辨率的 CT 可以检测到 1 cm 的肿瘤。治疗方法是手术切除。

多形性成神经胶质细胞瘤

多形性成神经胶质细胞瘤分化程度低，恶性程度高、侵袭能力高以及预后差。很少会在脊髓内形成髓内肿瘤。

中枢神经系统淋巴瘤

淋巴瘤是淋巴细胞的恶性肿瘤，而淋巴细胞是免疫系统的一部分。免疫系统渗透到全身，因此，淋巴瘤会出现在大脑、脊髓以及身体的其他部位。如果淋巴瘤来自大脑或脊髓，则称这些淋巴瘤为原发性中枢神经系统淋巴瘤。如果是其他部位的淋巴瘤转移到大脑，则称这些淋巴瘤为继发性淋巴瘤。这种区分很重要，因为二者的治疗方法不同。原发性中枢神经系统淋巴瘤多见于免疫抑制患者，预后较差。最常见的淋巴瘤是非霍奇金 B 细胞淋巴瘤。

垂体瘤

垂体是一个小的腺体，释放负责调节身体生长、发育和新陈代谢的激素。脑垂体就像管弦乐队的指挥，通过对身体的其他腺体（例如肾上腺、甲状腺和性器官等）产生影响而发挥作用。垂体瘤的生长不会导致颅内压升高，这一点与其他肿瘤不同。相反，它会因为局部扩大而引起并发症，例如压迫视交叉或视神经。如果肿瘤是一个功能性腺瘤，通过过量产生某种激素，对全身产生影响。因此，催乳素（prolactin）过量分泌会导致乳腺增生；青春期前期生长激素过量分泌会导致巨人症，而在成人期会导致肢端肥大症；促甲状腺激素过量分泌会导致甲状腺毒症等。

颅内出血（intracranial haemorrhage）

颅内出血是指骨内或脑内出血。颅内出血一般根据血液在脑内的聚集部位进行分类。因此，颅内出血可分为硬膜外出血、硬膜下出血、蛛网膜下腔出血、脑室内出血以及脑内出血。有时，你还会见到轴内出血（intra-axial haemorrhage）和轴外出血（extra-axial haemorrhage）这两个术语。轴外的意思是中枢神经系统之外，轴内的意思是中枢神经系统之内。在颅内出血中，轴外是指大脑外部，轴内是指大脑内部。轴外出血与轴内出血的关系见表 6.22。

硬膜外出血（extradural haemorrhage）

硬膜外出血是由于头部外伤引起的颅骨骨折导致，一般为急性。颅骨骨折会导致血管（通常是脑膜中血管）破裂，血流会在颅骨和硬脑膜之间潜在的腔隙中聚集。如果脑膜中动脉受累，颅内压可能会迅速升高。症状与外伤严重程度有关。外伤严重时，患者可能会死亡或处于昏迷状态。外伤不太严重时，患者可能不会失去意识，或是失去意识的时间很短。如果将患者送往急诊室，必须写明头部外伤，让医护人员对可能发生的并发症有所准备。这是因为部分硬膜外血肿患者在病情恶化前有所谓的清醒期。

表 6.22 轴外出血与轴内出血

轴外出血
硬膜外出血
硬膜下出血
蛛网膜下腔出血
轴内出血
脑室内出血
脑内出血

临床特征

患者可能会出现头痛、呕吐、头晕或视力模糊。患者意识障碍可能会越来越严重。单侧瞳孔扩大提示病情严重。这是因为当颅内压升高并开始压迫脑干时，颅神经Ⅲ也会受到压迫。副交感神经瞳孔纤维就在附近，因此会首先受累，导致固定性瞳孔扩大（与颅神经Ⅲ麻痹相比）。这就是瞳孔的大小和反应性为什么是格拉斯哥昏迷量表（Glasgow coma scale，GCS）评估的特征之一。当脑干进一步受压迫向下移动时，对侧颅神经Ⅲ也会受到压迫，最终两个瞳孔都发生固定性扩大。还可能发生其他症状，例如偏瘫，甚至会有癫痫发作。如果出现这些症状中的任何一个，说明出现了急症。诊断方法是 CT 扫描或 MRI，治疗方法通常是进行外科干预，清除血块。

硬脑膜下出血（subdural haemorrhage）

硬脑膜下出血可以是急性，也可以是慢性。

急性

高冲击会让大脑受到巨大的加速和减速撞击力，导致急性硬脑膜下出血。撞击力足以使连接硬膜下腔的静脉发生破裂，导致血液在硬膜下腔积聚。这会导致颅内压迅速升高。这也是一种急症，需要进行紧急外科干预，缓解颅内压。急性硬膜下出血死亡率较高。

慢性

慢性硬脑膜下出血常见于老年人、酗酒者和儿童。一些老年人和酗酒者会有脑萎缩，这会导致大脑萎缩和硬膜下腔增大。桥静脉就会被拉伸，往往会变脆弱。因此，即使很小的外伤，也会使桥静脉破裂。有多达50%的病例无法获得准确的外伤史资料。出血后不久，血肿周围就会形成一层膜。有些情况下，血肿会慢慢消退，但在其他情况

下，血肿会逐渐扩大。为什么会发生这种情况还不清楚，关于这种情况目前有两个主要理论。其中一个是渗透理论，认为血肿内蛋白质分解，增加了血肿渗透压，使液体通过周围膜向血肿移动。然而，该理论在很大程度上不可信，因为已经证明血肿和周围液体的渗透压是相等的。目前的观点是，反复性出血导致血肿扩大，这种可能性更高。

硬脑膜下出血可能需要经过数周或数月，症状才可能表现出来。老年患者的表现是意识障碍越来越严重和（或）波动性困倦、头部隐痛、局灶性神经功能缺陷和癫痫发作。硬膜下血肿的表现与很多神经疾病类似，诊断的关键是首先考虑到硬膜下血肿这种可能性。诊断方法是 CT 或 MRI 扫描。进行治疗时，如果血肿小，且颅内压没有升高，采取保守治疗；如果血肿大，或是有颅内压升高，导致多种并发症，进行手术干预。手术干预措施是通过颅骨钻孔，去除血肿。

蛛网膜下腔出血（subarachnoid haemorrhage）

蛛网膜下腔出血是指颅内动脉瘤或动静脉畸形破裂后，血液在蛛网膜下腔积聚的现象。临床上，这种出血会导致剧烈头痛突然发作，就像被棒球突然击中一样。如果出血严重，患者会突然倒下并死亡；否则，患者可能会昏迷几个小时。患者可能有局灶性神经体征（在破裂之前，动脉瘤扩张会压迫其他部位，产生相关体征，例如后交通动脉瘤导致完全性颅神经Ⅲ麻痹）。

出血程度较轻时，患者会有头痛和颈项强直（30% 的患者没有颈项强直）。首先采用的检查方法是 CT 或 MRI 扫描。

如果未发现出血，也不能排除蛛网膜下腔出血这种可能性，应该进行腰椎穿刺，查看

是否有脑脊液黄变症（xanthochromia）。黄变症通常出现在出血后 5 ～ 12 小时，持续存在时间可以长达 40 天。确诊为蛛网膜下腔出血的患者需要进行脑部血管造影，发现动脉瘤就要进行夹闭处理，防止进一步出血。

脑室内出血

脑室内出血常见于婴儿，尤其是早产儿。为什么婴儿更容易发生脑室内出血原因不明，有假设认为是婴儿（尤其是早产儿）的血管非常脆弱导致。少量出血不会引起远期后遗症，但大量出血会导致脑积水和颅内压升高。在成人中，脑室内出血通常是严重头部外伤导致，预后不良。目前还没有针对性的疗法，经验疗法（包括利尿剂、反复腰椎穿刺、链激酶和乙胺丁酯）效果不好。

脑内出血

见"卒中"。

卒中

卒中是最常见的神经系统疾病之一。卒中是指血管事件导致的突然发作性局灶性神经功能不全。80% 的原因是血栓形成或血栓栓塞（来自颈动脉斑块或心脏）。你应该知道的其他原因包括颅内出血（例如脑内动脉破裂、蛛网膜下腔出血、硬脑膜下出血和硬膜外出血）（表 6.22）以及患者服用阿司匹林或华法林或因血管性疾病（包括系统性红斑狼疮、感染性心内膜炎和颞叶动脉炎）导致的自发性出血。

危险因素

危险因素包括高血压、高胆固醇血症、糖尿病、吸烟、年龄增长、家族史和高粘状态（例如红细胞增多症和口服避孕药）。血栓栓塞性卒中的其他危险因素包括房颤和近期心肌梗死。脑内出血的主要危险因素包括高血压、抗血小板药物和抗凝血药物以及出血性疾病。

症状

症状与累及的脑内部位有关，将会在后文讲述。本章之前提到过，卒中往往会没有症状，因此，当患者出现症状（例如感觉异常）时，要仔细诊断。另一个常见误解是卒中会导致昏迷，事实上，这种情况很少发生。

卒中疾病分类

一种分类方法是根据症状持续时间：持续时间小于 24 小时称为短暂性脑缺血发作；大于 24 小时称为卒中。最近的一种分类方法将临床特征与脑部血液供应联系起来，下文将进行具体阐述。这种分类方法更有意义，因为该分类卒中患者预后有一个粗略的指示作用，而且该分类方法非常简单，可以在研究中使用。

脑部供血

脑部供血可分为前部和后部。前循环来自颈动脉。前循环分出大脑前动脉和大脑中动脉，参与脑底处 Willis 环吻合血管的形成。这个环又发出血管，供应大脑实质。后循环来自两条椎动脉，参与基底动脉的形成。基底动脉的分支（例如大脑后动脉）形成 Willis 环后部。

卒中的分类

- **完全性前循环综合征（total anterior circulation syndrome，TACS）**。一侧颈动脉循环所供应的整个区域发生梗死后会导致该综合征。临床上有三大特征：

  - 对侧运动或感觉丧失；
  - 偏盲；
  - 语言障碍——言语障碍症（如果累及左半球）或失认症（如果累及右半球）。

预后差，复发率低。

- 部分前循环综合征（**Partial anterior circulation syndrome，PACS**）。当出现上述三个特征中的两个时，就称为部分前循环综合征。预后比 TACS 好。复发风险较高，因此要找到导致卒中的危险因素，并针对危险因素进行预防治疗。

- 腔隙综合征（**Lacunar syndrome，LACS**）。腔隙性梗死是大脑实质内的小血管疾病引起的，与大血管血栓导致的 TACS 或 PACS 不同。典型表现是单独性的运动障碍或感觉丧失或某个肢体的共济失调。然而，严重病变可能会导致严重疾病，例如内囊腔隙性梗死会累及锥体束，导致重度偏瘫。预后良好，复发率高。

- 后循环综合征（**posterior circulation syndrome，POCS**）。后循环综合征是椎基底动脉系统支配的部位发生卒中导致。典型症状包括眩晕、呕吐、眼球震颤（前庭系统受累导致）、复视（因同侧颅神经Ⅲ或Ⅵ麻痹引起的眼肌麻痹）、吞咽困难（支配上颚的颅神经发生麻痹导致）、对侧感觉或运动丧失。预后差异大，复发风险高。

检查

- **血液检查**，包括全血计数（红细胞增多症？）、葡萄糖（糖尿病？）、红细胞沉降率（血管炎？）、尿素和电解质［脱水（dehydration）程度？］。

- **心电图（ECG）**——心肌梗死？房颤？

- **胸部 X 线片**——脑内转移而不是卒中？

- 如果患者前循环部位发生过卒中，并适合做颈动脉内膜切除术，该患者做**颈动脉多普勒**就比较合适。

- **心脏超声**可能有用（尤其是患者有房颤时）。

- **CT 扫描**在两种情况下是有用的：排除出血（如果你正在考虑为患者开具阿司匹林）和如果你怀疑卒中以外的其他诊断（例如肿瘤或脓肿）。

治疗

- 如果患者能够吞咽，可服用阿司匹林用于治疗血栓形成和血栓栓塞梗死。

- 如果患者还有房颤，间隔一段时间后服用华法林，除非有禁忌证。

- 治疗危险因素。

- 通过多学科方法让患者康复。

- 预防并发症（褥疮、挛缩、吸入性肺炎和抑郁症）。

良性颅内高压

良性颅内高压，又称为大脑假瘤和特发性颅内高压（idiopathic intracranial tension）。多种原因可导致，但有些原因未明。女性患病率高于男性，尤其常见于超重女性。发病高峰期在 20～40 岁。可以突然发病，也可以缓慢起病。症状与颅内压升高有关，包括头痛、恶心和呕吐。使用眼底镜检查是否有视神经乳头水肿（除非突然发病，眼部没有时间发生病变）。需要 CT 扫描排除 SOL。如果扫描结果正常，需要进行腰椎穿刺，测量脑脊液压力。如果脑脊液压力升高，确诊良性颅内高压。有些良性颅内高压会自然缓解，有些需要使用利尿剂或类固醇进行治疗。治疗方法还包括反复腰椎穿刺，减少脑脊液，降低颅内压。难治性良性颅内高压需要进行分流手术，将脑室中的脑脊液分流出去，缓解颅内压，但该手术会有自身的风险和并发症。

癫痫

对于普通大众来说，癫痫就是一个人失

去意识后，四肢发生有节奏的痉挛和抽搐。有些人认为很可能是一种智力障碍或是精神疾病发作导致。第二种说法显然不正确，因为大多数癫痫患者智力都正常。经典的癫痫大发作是癫痫患者癫痫发作的一种表现形式，癫痫和癫痫发作的定义会让你明白什么是癫痫大发作。

癫痫：是什么？

癫痫是一种患者处于癫痫易发作的病理状态。

癫痫发作：它们是什么？

癫痫发作是指癫痫患者大脑任何部位发生阵发性、不受控制的神经元活动放电时导致的症状和体征。因此，癫痫发作是表现出来的症状和体征与受累的大脑区域有关。

分类

可根据国际抗癫痫联盟的建议对癫痫进行简单分类。癫痫可分为全身性癫痫发作和部分性癫痫发作。

全身性癫痫发作

全身性癫痫发作时，脑部放电同时扩散到两个大脑半球。有意识障碍，可能有抽搐，也可能没有抽搐。如果从一开始就是全身性癫痫发作，这种癫痫发作称为原发性全身性癫痫发作。全身性癫痫发作可以是无张力性、强直性、阵挛性、强直-阵挛性，也可以没有肌肉痉挛。

无张力性癫痫发作时，患者失去了对所有随意肌的控制，会摔倒在地。**强直性癫痫发作（tonic seizures）**时，这些肌肉收缩导致僵直。这种癫痫发作时，患者也会摔倒在地，因为患者无法维持正常姿势。**阵挛性癫痫发作**时，肌肉会发生交替性收缩与放松，患者四肢和躯干会出现抽搐。**强直-阵挛性癫痫发作（tonic-clonic seizures）**是指肌肉强直性收缩后发生肌肉阵挛。**强直-阵挛性癫痫发作（tonic-clonic seizures）**就是普通公众所认为的癫痫发作，过去称为癫痫大发作。**肌阵挛癫痫发作（myoclonic seizures）**时，肌肉会有一种节律性、休克样的抽搐，与阵挛性癫痫发作相比这种抽搐动作幅度不大，也不剧烈。**无肌肉痉挛性癫痫发作**是指癫痫发作时，没有肌肉痉挛，常见于儿童，也称为癫痫小发作。通常表现为眼睛空洞地凝视一个地方，往往是白日神游导致，持续时间通常短暂。

部分性癫痫发作

部分性癫痫发作（又称为局灶性癫痫发作）是指脑部放电活动局限于大脑某一个部位。部分性癫痫发作进一步可细分为单纯部分发作和复杂部分发作。单纯部分性发作时没有意识障碍，而复杂部分性发作时有意识障碍。单纯部分性发作的症状和体征与受累大脑区域有关。可能表现包括运动障碍、感觉障碍、自主功能异常、记忆障碍以及言语异常等。放电可以向其他部位扩散，导致意识障碍，也就是说，单纯部分性发作发展为复杂部分性发作。如果放电继续扩散，累及两个大脑半球，那么这种癫痫发作称为继发性全身性癫痫发作。放电活动传播的一个典型例子就是贾克森扩布（Jacksonian march）（John Hughlings-Jackson，1835—1911，英国神经学家）。这是一种局灶性发作，运动障碍是渐进性发生的。这种癫痫发作时，抽搐先从一只手开始，然后向手臂、躯干和小腿处扩散。这种癫痫发作不常见。复杂部分性癫痫发作可以从一开始就是，也可以由简单部分性癫痫发作发展而来。很多癫痫发作起源于颞叶，因此这种癫痫又称为颞叶性癫痫。

表现

无论是原发性还是继发性，全身性癫痫发作表现相同。典型的强直-阵挛发作中，首先发生强直。所有肌肉收缩，身体变得僵直。在这个阶段，患者可能会大叫一声，因为呼吸肌收缩会从喉部排出空气。在肌肉强直阶段，患者会因强直摔倒在地，可能会受伤。其他肌肉群收缩会导致舌咬、尿失禁，甚至大便失禁。在这个阶段，氧气无法进入肺部，患者很快就会发绀（这就是恢复前单纯强直性癫痫发作的表现）。这个阶段持续一分钟，然后就会发生阵挛。随之发生四肢和躯干的节奏性抽搐，可能会持续几分钟。上下颌发生痉挛导致口腔内的唾液排出，引起"口吐白沫"（只有单纯性的阵挛发作才会导致口吐白沫的发生）。随之患者就会失去意识。但当癫痫患者恢复意识时，常有一段时间的迷茫，这称为发作后期。

对于一些老年患者，这种发作后期可能会持续几个小时，甚至几天（老年患者反复发生迷茫状态时，要考虑癫痫发作的可能性）。有时，多个癫痫可能会同时发作［癫痫持续状态（status epilepticus）］，这是一种急症。患者有死于心肺功能衰竭的危险，因此需要给予及时治疗。有些患者在痉挛发作之前，可能会有先兆。可能是一种嗅觉、味觉或是无法形容的感觉。这些先兆是简单部分性癫痫发作，是继发性全身性癫痫发作的前兆。有些人意识到这些是癫痫发作的前兆，就会在癫痫发作之前找一个安全的地方。

单纯部分性癫痫发作症状明显，与累及的大脑区域有关。癫痫发作时，还会有表现出很多少见的症状（例如反复性情绪烦躁和奇怪的感觉等），发现这类症状时，很难想到是癫痫发作引起的，因此，你要将这种可能性牢牢地记住。复杂部分性癫痫发作会有意识障碍，有可能是部分性意识障碍，因此，患者晕倒后，对周围发生的事件有意识。事情看上去可能不真实（这种情况称为旧事如新症），或是一种再次经历事件的感觉（称为似曾相识感）。患者可能会有幻觉，幻觉可能会涉及包括视觉、味觉和嗅觉在内的任何感觉。患者即使完全失去意识控制，也能够表现出复杂的行为模式，但没有这方面的记忆（称为自动症）。癫痫发作后，患者可能会感到精疲力竭、困惑和头痛。

原因

导致癫痫的原因很多，包括遗传综合征以及像创伤或卒中这类的后天因素。另外，某些情况下，疾病或非正常社会行为（例如电解质紊乱、酗酒或滥用药物）会导致非癫痫患者的癫痫发作。在某些情况下，导致癫痫的原因未明，这称为特发性癫痫。随着 CT 或 MRI 等诊断工具的完善与进步，过去称为特发性癫痫的某些病例通过诊断发现了器质性病变。最后要指出的一点是，在不同的人生阶段，导致癫痫发作的主要危险因素不同。

压力、厌食症、酒精或睡眠不足会诱发部分癫痫患者癫痫发作。其他患者会发现闪烁灯光，甚至是音乐都能诱发癫痫［这种癫痫有时称为反射性癫痫（reflex epilepsy）］。需要使用抗惊厥药物的患者会发现使用抗惊厥药物后无法控制症状，这是因为患者还会服用其他药物，这些药物会影响抗惊厥药物的代谢，导致抗惊厥药物浓度不足。

治疗

癫痫治疗超出了本书的范围。治疗方法与不同年龄段有关——儿童、成年人和老年人——还要考虑妊娠等特殊情况。治疗时需要遵循的原则包括：

- 发现导致癫痫的潜在原因，如果可能，针对原因进行治疗。
- 如果无法去除原因，需要进行抗癫痫治疗来缓解症状。
- 为患者提供癫痫方面以及日常生活中如何应对癫痫方面的健康教育。
- 也要为患者家人和看护者提供癫痫方面的健康教育。
- 注意开车问题。在英国，患者一年以上没有癫痫发作，才能开车上路。

偏头痛

偏头痛是一种间歇性头痛，通常持续4～72小时。女性更常见。偏头痛往往是单侧，可能会引起严重头痛，会严重影响患者生活（很多患者需要在昏暗房间内躺在床上，以缓解头痛）。这种疼痛通常是一种抽搐痛或撞击痛，往往伴有恶心、畏光、声音恐怖或嗅恐怖（厌恶某些气味）。很多患者头痛发作频率是一个月1～5次，尽管有少数患者发作频率更高。某些患者发现某些因素会诱发偏头痛，这些因素包括压力、饮食、疲劳、失眠、睡的太多、灯光明亮以及女性激素水平变化等。

过去，人们认为在偏头痛发作之前如果有先兆，这种偏头痛称为经典偏头痛，而常见的偏头痛是没有先兆的。现在，就简单地称为先兆性偏头痛和无先兆性偏头痛。视觉障碍包括畏光和视力模糊。偏头痛发作之前，会有多种视觉先兆，包括闪光感和闪光暗点。之后，还会出现暗点或视野缺陷。先兆通常持续30分钟左右，超过2小时的很少见。比较少见的表现包括感觉异常、麻木、瘫痪（偏瘫性偏头痛）、言语障碍、眩晕和共济失调。其中许多症状可能会在头痛发作前几个

小时出现，在某些情况下，很难确定患者是发生过短暂性脑缺血发作而不是偏头痛发作。

应该在病史基础上做出偏头痛的诊断。使用像头部CT扫描这类检查来排除其他疾病。超过40岁的患者首次因头痛就诊时，一般都要怀疑偏头痛。偏头痛的治疗方法包括急性发作时，使用镇痛药和止吐药。对于容易出现严重头痛的患者，使用麦角胺或5-羟色胺激动剂来缓解头痛，例如舒马曲坦在缓解偏头痛急性发作时效果特别好。如果偏头痛患者的偏头痛经常发作，就应该找到导致偏头痛的诱因，使用苯噻啶、β受体阻滞剂、二甲麦角新碱这类药物来预防偏头痛发作，这些药物在缓解偏头痛方面没有效果，却有较好的预防效果。

紧张性头痛

紧张性头痛是最常见的一种头痛。这种疼痛通常是双侧，且晚上更严重。通常与压力有关。紧张性头痛是额叶或枕叶部位的广泛性钝痛，有时是一种紧绷带样疼痛或感觉头顶处有一种压力感。有时会伴有畏光或声音恐惧症，但这种情况少见。导致紧张性头痛的根本原因尚不清楚，尽管有研究表明紧张性头痛与肌肉异常收缩有关（因此，这种头痛过去称为收缩性头痛）。使用镇痛药治疗效果不好，但某些紧张性头痛使用阿米替林（一种具有镇痛作用的抗抑郁药）后可缓解。有时，有的慢性头痛是偏头痛，采用偏头痛的治疗方法进行治疗后可缓解，因此，偏头痛与紧张性头痛会有一定程度的重叠。

丛集性头痛

丛集性头痛会产生严重的、令人难以忍受的疼痛，男性患病率高于女性。该疾病往往影响20～50岁的人群。丛集性头痛一般是单侧，眼周围和后面会感受到疼痛。该

疼痛是一种锐痛、刺痛或烧灼痛，且非常严重，严重到患者会以头撞墙。受影响的眼可能会发红和流泪，同侧会有鼻流涕。丛集性头痛可能与霍纳综合征有关。在某些情况下，酒精会诱发头痛。有些患者丛集性头痛的发作频率为一天 1～2 次，而其他患者发作频率一天可达 7 次。顾名思义，丛集性头痛就是头痛是丛集性发生，发作后，疼痛会持续 2 个月，之后才会缓解。偏头痛的治疗方法可用来治疗丛集性头痛，效果很好。患者到三四十岁时，丛集性头痛就会逐渐缓解减弱。

良性阵发性位置性眩晕

良性阵发性位置性眩晕是某种体位诱发的运动幻觉。我们对该疾病的理解越来越多。了解前庭器官有助于你理解该疾病。内耳有三个相互垂直的半规管（semicircular canals，SCC）。每个半规管内都有液体，壶腹受到液体撞击后，就会感受到液体的流动方向，并转化为电信号，传入大脑。最近提出了半规管耳石症（canalithiasis）理论，认为聚集在半规管内的碳酸钙碎片颗粒导致了良性阵发性位置性眩晕。当患者改变体位时，这些碎片颗粒在延迟一段时间后从半规管滚落下来，撞到壶腹，对壶腹产生刺激。产生的信号与患者头部运动不一致，致患者产生眼球震颤、眩晕和恶心这些症状。如果患者回到之前的体位，碳酸钙颗粒就会返回到原来位置，此时，眼球震颤方向相反（想象一下轮胎里的鹅卵石在内胎内的滚动方式）。一旦运动停止，碳酸钙颗粒就不再移动，眼球震颤和眩晕就会逐渐减退，最后消失。一般认为，年轻时头部外伤导致碳酸钙颗粒形成，随着年龄的增加，迷宫发生退行性变化，这些颗粒也逐渐发展。根据累及的半规管（上半规管、后半规管和外半规管），

对良性阵发性位置性眩晕还可以进一步细分。临床上，患者体位发生变化时会突然发生眩晕。眩晕是间歇性的，可能持续 30 秒后逐渐缓解，然后消失。当患者体位不发生变化时，一般无法发现异常，也无法引发眼球震颤。Hallpike-Dix 检查用于良性阵发性位置性眩晕的确诊。最近提出该疾病的一种治疗方法，即 Epley 复位法。

急性迷路炎

通常情况下，急性迷路炎与急性前庭神经炎（acute vestibular neuronitis）指的是一种疾病，是指以前健康的患者突然发生严重眩晕。该疾病没有听力损失或耳鸣，急性发作可持续数天。患者因害怕跌倒而卧床，并伴有恶心和呕吐。这些症状通常在几周内消退。治疗方法是使用止吐药来缓解症状。

梅尼埃综合征

梅尼埃综合征包括眩晕、听力障碍和耳鸣。病因未明，最终结果是内耳淋巴囊内淋巴液积聚过多。女性患病率高于男性，通常累及 35～55 岁的人群。

听力损失可先于梅尼埃综合征发作；听力损失是感觉神经源性的，首先是低频声音受累。眩晕使患者不得不去医院就诊。耳受压的感觉可能先于眩晕发作。眩晕可持续数小时，并伴有耳鸣。几周内会有几次眩晕发作，但这种情况会逐渐改善。

治疗是使用止吐药来缓解症状，可使用或不使用镇静剂。常给予 β-组氨酸进行治疗，尽管疗效有限。病情严重者有时需要行内淋巴囊减压术或前庭神经外科手术。

小脑综合征（cerebellar syndrome）

累及小脑的疾病有很多。小脑疾病可以

是急性，也可以是慢性，可能导致身体不协调和失去平衡。导致小脑疾病的原因有：

- MS（确诊之前，在患者面前使用"脱髓鞘"一词）；
- 酒精；
- 中风（小脑内或小脑支配范围）；
- 肿瘤（原发、转移或副肿瘤）；
- Friedreich 共济失调和其他遗传性神经退行性综合征。

Friedreich 共济失调

Friedreich 共济失调是一种神经退行性疾病，是最常见的遗传性共济失调病变之一。Friedreich 共济失调常见的一种类型是常染色体隐性遗传，虽然还有其他类型。平均发病年龄为 12 岁。临床特征与受累神经有关：小脑和脊髓小脑束（共济失调、眼球震颤、构音障碍和不协调）、皮质脊髓束（痉挛性偏瘫和跖伸肌反射）和周围神经病变（感觉丧失和高弓足）。其他特征包括视神经萎缩、脊柱后侧凸和心肌病。该疾病具有渐进性，不可逆，患者最终会坐轮椅，一般在发病 40 多年后死于相关心脏疾病。

多发性硬化

多发性硬化病因不明，是以两次以上的神经功能障碍为特征，发作时，神经功能障碍发生的时间和部位都不同，是分散于中枢神经系统中的多个脱髓鞘斑块导致。

上肢发现

可以有小脑病变体征，伴或不伴 UMN 病变体征（例如反射亢进）。

其他部位特征

眼动检查发现眼球震颤（小脑病变导致）、共济失调性眼球震颤（内侧纵束受累

导致）和视神经萎缩。还可能有下肢轻瘫。

治疗

急性发作的治疗方法是使用糖皮质激素（静脉内行短疗程大剂量甲基泼尼松龙治疗）。最近研究表明干扰素也有一定的治疗效果。巴氯芬可用于治疗痉挛。

视神经萎缩

视神经萎缩是视神经乳头部和相关神经纤维发生的一种不可逆的退行性病变，导致视力丧失和视神经乳头苍白。导致视神经萎缩的原因有多种。从遗传方面来讲，该疾病是常染色体显性遗传病（通常比较轻微），也可以是常染色体隐性遗传病。还有一种特殊的视神经萎缩，即 Leber 视神经萎缩（leber's optic atrophy）（*Theodorvon Leber，1840—1917*，德国眼科医生），可能与 X 连锁有关，因为该疾病主要累及男性。一般累及 20 ～ 30 岁的人群。后天原因包括：

- 视神经受压，例如垂体瘤；
- 视网膜中央动脉阻塞；
- 外伤；
- 视神经炎；
- 毒素，例如酒精或烟草
- 视网膜退行性变，例如色素性视网膜炎导致的视网膜退行性变。

治疗的唯一希望是及早干预潜在原因，以免造成不可逆的视力损失。

视神经炎

视神经炎是视神经乳头和视神经的炎症。在英国，导致视神经炎最常见的病因是多发性硬化症。如果累及视神经乳头，那么称为视神经乳头炎（papillitis），眼底镜可观

察到这种变化。如果视神经受累，有时会称为球后视神经炎，认为炎症是发生在位于视神经乳头后面的视神经上，因此，用眼底镜检查时未发现明显变化。视神经乳头炎是炎症引起的视神经乳头肿胀，眼底镜无法区分视神经乳头炎和乳头水肿。只有颅内压升高所致的乳头肿胀，才能称为乳头水肿。乳头炎和乳头水肿区分点见表 6.23。

乳头炎时，中央视力在几个小时就会迅速丧失。几周后，中央视力就会逐渐恢复。几个月后，通常会出现视神经萎缩。如果具有除乳头肿胀之外所有的乳头炎特征，提示球后神经炎。如果是乳头炎或球后神经炎，一般要想到很可能是多发性硬化症导致的。

核间性眼肌瘫痪（internuclear ophthalmoplegia）

两只眼要协调运动，两只眼之间就一定有联系。这种联系是通过内侧纵束实现的。内侧纵束的其他功能还包括将一只眼的颅神经 VI（控制外直肌）与另一只眼的颅神经 III（控制内直肌）连接起来。如果该路径受损，就会影响水平方向的共轭运动。通常表现为一只眼外展时的眼球震颤，另一只眼无法内收。然而，如果眼的注视方向相反，无法内收的眼可以完全外展，但会有眼球震颤。另一只眼无法内收。核间性眼肌瘫痪（internuclear ophthalmoplegia, INO）很少见，

表 6.23 视神经乳头炎与视神经乳头水肿的区别点

视神经乳头炎	视神经乳头水肿
视力敏锐度减退	无视力障碍
± 中心暗点	可能有一个扩大的盲点
瞳孔对光反射减弱（马库斯·冈恩瞳孔）	瞳孔对光反射正常
眼运动时可能会有疼痛	眼运动时无疼痛

往往是多发性硬化症导致的。脑干梗死、外伤或梅毒也可导致 INO。

Holmes-Adie 瞳孔

Holmes-Adie 瞳孔是指瞳孔反应缓慢或肌强直性瞳孔。在较好的光线下，瞳孔收缩之前会在很长一段时间内保持扩大状态。在光线不好的情况下，瞳孔扩大之前，会在很长一段时间内保持收缩状态。该疾病不会出现神经并发症。与颅神经异常不同的是，Holmes-Adie 瞳孔没有上睑下垂，也没有眼球异常运动。Holmes-Adie 瞳孔与肌腱反射消失有关。

Ramsay-Hunt 综合征（Ramsay-Hunt syndrome）

Ramsay-Hunt 综合征是 LMN 面神经麻痹合并带状疱疹感染导致的疾病。一开始，耳朵内可能会有疼痛，但检查时不会发现异常。几天后，在耳郭和外耳道上就会看到特征性的带状疱疹（水泡疹）。水泡内可能含有脓或可能会出血、结痂，最终留下疤痕。可能累及颅神经 VIII，导致感觉神经性耳聋和眩晕。

贝尔面瘫（Bell's palsy）

贝尔面瘫是一种 LMN 面神经麻痹，病因未明。这种麻痹是突然发生的，24 小时内完全发生。面神经发生肿胀，而颅骨内面神经管相对较窄，从而导致症状发生。如果累及范围较大，鼓索支可能受累，导致舌前 2/3 的味觉丧失。也可能有镫骨肌麻痹导致的听觉过敏。另外，眼睛无法闭合，会增加受到异物攻击或感染的风险。因此，需要一个临时贴片来保护眼睛。

帕金森病（Parkinson's disease）

帕金森病是基底节黑质中含有多巴胺的

细胞发生退化导致。

其他发现

- 静止性震颤，动作开始后会改善。
- 评价肌张力有助于发现肌肉僵硬。
- 让患者尽可能快地用手拍打膝盖，查看是否有运动迟缓。

其他部位特征

帕金森病患者面部没有表情（"面具脸"），声音往往单调低沉。患者走路时，表现出弯腰、拖曳步态和手臂不摆动的特征。患者写字时，字通常为蜘蛛状小字（写字过小症）。患者往往会流口水（流涎）以及皮肤会油腻（皮脂溢）。

治疗

左旋多巴及其类似物有助于恢复大脑中的多巴胺水平，在治疗运动徐缓和强直症方面特别有效。这些药物在治疗震颤方面效果不好，如果震颤是主要症状，需要使用抗胆碱能药物进行治疗。

帕金森综合征（Parkinsonism）

除了帕金森病这种特发疾病，会有其他疾病累及基底节，产生与帕金森病类似的症状和体征。这些疾病包括卒中疾病、某些药物（抗精神病药）、阿尔茨海默病（*Alois Alzheimer*，1864—1915，德国精神病学家 / 神经科医生）、头部损伤、肝豆状核变性（Wilson 病）（*Samuel Alexander Kinnier Wilson*，1878—1937，英国神经科医生）和重金属中毒。

如果患者出现 UMN 病变体征（提示卒中疾病）或痴呆（提示阿尔茨海默病），你应该警惕，患者可能患有帕金森综合征，而不是帕金森病，虽然在帕金森病晚期也可能出现痴呆。此外，三个综合征同时出现时，称为"帕金森＋"综合征。

- **Steele-Richardson-Olszewski 综合征**（John C. Steele，生于 1934，加拿大神经科医生；J. Clifford Richardson，1909—1986，加拿大神经科医生；Jerzy Olszewski，1913—1966，波兰裔加拿大神经病学家）。帕金森综合征再加上上脑干退行性病变导致的垂直注视障碍和假延髓性麻痹，就是帕金森＋，又称为进行性核上性麻痹（progressive supranuclear palsy，PSP）。
- **Shy-Drager 综合征**（George Milton Shy，1919—1967，美国神经学家；Glenn Albert Drager，1917—1967，美国神经学家）。帕金森综合征再加上自主神经衰竭（体位性低血压和弛缓性膀胱），就是 Shy-Drager 综合征，又称为多系统萎缩症。
- **Olivo-ponto-小脑综合征**。帕金森综合征再加上小脑病变和锥体系病变，就是 Olivo-ponto-小脑综合征。一般来说，用治疗帕金森病的常规药物来治疗帕金森综合征时效果不好，甚至会发生相反作用。

脊髓

脑干通过枕骨大孔离开颅骨，继续向下走行，成为脊髓，在成年人中终于 L1 椎体水平。脊髓是脑干的延续。脊髓在脊椎孔内向下走行，由脊椎骨和脑脊髓膜保护，在下降过程中保持一定的连续性。即使脊髓在 L1 终止，硬脑膜会继续向下走行，最后终止于 S2 水平。神经根起源于脊髓末端附近，垂直向下，支配下半身身体和四肢。神经根统称为"马尾"，因为神经鞘类似马尾。硬脑膜下的蛛网膜下腔内充满了脑脊液，并与脑内的脑脊液相连，可通过腰椎穿刺这种相对安全的方式获得脑脊液进行分析（如果在高于 L1 水平进行穿刺会有损伤脊髓的风险）。脊髓病变可用脊椎水平［例如颈胸、腰椎（lumbar spine）和骶椎］来说明。当说明大脑与脑膜关系时，也用相同方式说明——硬膜外和硬膜下等。你要熟悉另外一个术语，该术语只表示脑干下段，那就是延髓。脊髓病变可分为髓内和髓外，这表示病变位于髓内或髓外。轴内和轴外这些术语仍可用于脊髓，与髓内和髓外可互换使用。

脊髓受压

脊髓受压是脊髓内或周围有肿块压迫脊髓导致，原因包括：

- 肿瘤
  - 继发转移（最常见）；
  - 原发肿瘤（脑膜瘤、神经纤维瘤和室管膜瘤）。
- 脓肿形成。
- 血肿。
- 椎管狭窄。
- 骨（例如骨折或新骨形成）。
- 椎间盘脱出。

邻近脊髓受压，导致动脉破裂或静脉回流，引起缺血，导致神经细胞损伤，最终引起神经功能缺损。临床症状和体征与病变水平（例如颈椎、胸椎和腰椎）、病变部位（例如硬膜外或硬膜内）以及病速度（例如快速发展的血肿与生长缓慢的肿瘤）有关。然而，无论病变在什么部位，一般会表现出一些共同特征。你必须能够识别脊髓受压的症状和体征，因为如果没有识别出来，就谈不上治疗，脊髓就可能发生不可逆的损伤，导致瘫痪，影响膀胱和肠道功能。临床特征见"重要临床模式"。

马尾综合征

马尾综合征是腰骶神经根发生病变导致的症状集合，临床特征见"重要临床模式"。

原因

- 外伤。
- 椎间盘突出。
- 腰椎骨折。
- 椎管狭窄。
- 脊髓肿瘤。
- 硬膜外脓肿。
- 医源性（例如脊髓麻醉后硬膜外血肿）。
- 脊柱裂。

椎管狭窄

椎管狭窄是指脊髓走行的中央管发生了狭窄。这种狭窄可以是先天性的，也可能是后天性的。后天性狭窄是管腔周围结构病变导致的。这些原因包括骨赘形成、新骨形成向椎管突出和 Paget 病导致椎体扩张。脊柱支撑韧带（黄韧带和后纵韧带）的增生会侵犯椎管，造成椎管狭窄。老年人会发生退行性变，导致脊椎病，也会引起椎管狭窄。此外，椎间盘向椎管内突出、外伤导致脊椎骨折和脊椎滑脱都会导致椎管狭窄。脊椎滑脱（spondylolysthesis）时会撞到脊髓，压迫脊髓，导致椎管狭窄症状。注：先天性原因导致的椎管狭窄，不会有脊髓压迫。

临床特征

- 可能无症状，因其他原因进行脊柱成像时，偶然发现椎管狭窄。
- 可能有脊髓受压的症状和体征，与病变水平有关。
- 此外，腰椎管狭窄患者可能会出现"脊髓跛行"（spinal claudication）。"脊髓跛行"症状与血管源性间歇性跛行症状非常类似，行走时臀部或背部会有疼痛。然而，血管源性间歇性跛行停止行走，疼痛可缓解，而脊髓跛行中停止行走，疼痛不能缓解。脊髓跛行当患者坐下或弯腰（椎管开放，脊髓压力减轻）时，患者疼痛会缓解。MRI 或 CT 扫描可诊断该疾病，针对病因进行治疗。如果患者有明显合并症，或是手术风险太大，采取保守疗法。否则，患者需要进行各种手术治疗，具体手术方法取决于病因。

颈椎病

颈椎病是一种以椎间盘退行性改变、下颈椎周围韧带增厚和骨赘形成（骨组织向外生长）为特征的常见疾病。这些变化可能导致离开脊髓处的神经根受压，导致上肢 LMN 征。C5、C6 和 C7 常常受累。这种疾病可以侵犯脊髓，累及下行的 UMN 神经束。后者有时称为脊髓型颈椎病（cervical myelopathy）。颈椎病累及 C5 和 C6 神经根，就会影响相应的运动纤维，导致肱二头肌无法收缩。相反，在这个病变水平，有感觉冲动传入脊髓，刺激邻近脊髓纤维，例如支配肱三头肌和手指屈肌收缩的神经纤维。这称为反射倒置。如果有颈椎病，下肢可能会出现僵直和其他 UMN 征。有时，患者会出现 Lhermitte 现象（Jacques Jean Lhermitte，1877—1959，法国神经病学家）。低头时可引发 Lhermitte 现象。颈椎弯曲会引起电击样疼痛，并向下传导，会传导到双上肢（有时还会传导到双下肢）。这种现象有时称为理发椅现象，因为在理发时会经常弯曲颈椎，且颈椎弯曲可能会诱发一些疾病。

脊髓空洞症

脊髓空洞症是充满液体的腔在颈髓中央逐渐扩张导致。上肢的脊髓丘脑纤维会在颈髓中央交叉，因此，该纤维最先受到影响，导致上肢痛觉和温度觉丧失。脊柱功能相对保留，这是因为脊柱位于脊髓后部。这会导致"分离性感觉丧失"，因为本体感觉和振动觉相对保留。

晚期特征包括双上肢 UMN 征（支配上肢颈髓前角细胞受到压迫导致）和下肢 UMN 征（下行锥体束受累导致）。MRI 是首选影像学检查方法，治疗方法是通过手术减压。

运动神经元疾病

运动神经元疾病是一种以运动纤维进行性退行性变为特征的疾病。根据所累及的运动纤维，有三种临床类型：

- **进行性肌萎缩症（progressive muscular atrophy）**。前角细胞退行性变导致 LMN 征。
- **肌萎缩性脊髓侧索硬化症**。脊髓侧索束发生病变，因此得此病名。
- **进行性延髓麻痹（progressive bulbar palsy）**。该疾病会累及颅神经Ⅸ～Ⅻ。在现实中，患者往往会表现出多个临床类型的特征。

临床特征

临床特征中既有 UMN 体征，又有 LMN 体征，且感觉缺乏很明显，例如：全身肌肉萎缩、肌束震颤和反射亢进。然而有些病变也会仅仅表现出 LMN 体征，包括构音障碍、吞咽困难（延髓麻痹）和痉挛性偏瘫。

周围神经系统

遗传性多发性神经病

遗传性运动感觉性神经病变（hereditary sensory motor neuropath，HSMN）Ⅰ，又称为 Charcot-Marie-Tooth 障碍或腓侧肌萎缩，

是一种常染色体显性遗传病，会导致手套样和袜样分布的对称性多神经病。

该疾病会导致上肢和下肢远端肌肉萎缩，且会缓慢地向近端发展。下肢会有倒置香槟酒瓶样外观。该疾病也与高弓足和脊柱后侧凸有关。

诊断是在家族史、上述临床特征、神经传导检查和染色体检查的基础上获得。HSMN Ⅱ 具有与 HMSN Ⅰ 相似的特征，但发病稍晚（20～40 岁）。HSMN Ⅲ 或 Dejerine-Sottas 综合征（Joseph Jules Dejerine，1849—1917，法国神经学家；Jules Sottas，1866—1943，法国神经学家）是一种隐性遗传病，发病早，在 10 岁以前就发病，与智力发育迟缓有关。

吉兰–巴雷综合征

吉兰–巴雷综合征（Guillain-Barré syndrome）是一种急性炎症性多发性神经病。超过 2/3 的患者在急性病毒性感染后的 1～3 周出现上行性麻痹、反射消失和轻度感觉障碍。

通常根据临床特征、神经传导检查、脱髓鞘证据以及腰椎穿刺结果（显示脑脊液内蛋白升高）做出诊断。30% 的患者因呼吸肌麻痹需要机械通气。

预后良好，75%～80% 的患者恢复正常，无神经功能缺损。治疗方法是在疾病早期（1 周内），静脉注射免疫球蛋白或进行血浆除去法，效果良好。

单神经病（mononeuropathy）

单神经病是单一神经干受到影响，导致 LMN 无力和相应感觉缺失。其中一个例子就是腓总神经麻痹。

多发性单神经炎

多发性单神经炎是一段时间内有多个孤立的神经或神经根同时或相继发生病变。血管炎是导致该病的最常见原因，包括系统疾病，例如系统性红斑狼疮、结节性多动脉炎、ANCA 相关性肉芽肿性血管炎（过去称为韦格纳肉芽肿病）、肉芽肿合并多血管炎、皮肤结节病、变应性肉芽肿性血管炎（又称为嗜酸性肉芽肿合并多血管炎）、系统性硬化病和其他血管炎。其他血管炎是血管炎症过程引起其他疾病的统称。

糖尿病性肌萎缩

糖尿病性肌萎缩是一种影响大腿肌肉的不对称性股神经病变，导致大腿前肌肉严重萎缩、疼痛和膝关节伸展无力。膝关节反射缺失，但感觉障碍很小。该疾病说明糖尿病控制不良，需要严格控制血糖来改善症状。

杜氏肌营养不良

杜氏肌营养不良是一种肌营养不良蛋白基因突变导致的 X 连锁隐性遗传病。10 岁前，患者首先会出现小腿肌肉假性肥大（这意味着虽然肌肉肥大，但却无力）和束状肌进行性无力，导致摇摆步态和 Gower 征（Sir WilliamRichard Gower，1845—1915，英国神经病学家）；当患者从蹲位站起时，需要用双手辅助下肢才能站起来（图 14.9）。患者十几岁时只能坐轮椅，二十多岁时就发展为呼吸衰竭。保留感觉功能和反射功能。根据家族史、血清肌酸激酶、肌电图和肌肉活检可做出诊断。还有其他类型的肌营养不良症，包括 Becker 肌营养不良、肢带营养不良和面肩胛臂营养不良症。

近端肌病

肩胛带肌肉萎缩和无力，而远端肌肉相对保留，即保持握力。通常没有其他神经病变体征。尤其是反射正常，与 UMN 和 LMN 不同。下肢也会受累，近端肌肉无力，导致从坐位站起时有困难，走路时为蹒跚步态。主要原因包括多发性肌炎、肌无力、骨软化症、酒精摄入和类固醇的使用。治疗方法是针对病因治疗。

多肌炎（polymyositis）

多发性肌炎和皮肌炎是影响肌肉的自身免疫性炎症（皮肌炎是指除肌肉外，皮肤也受到累及）。主要影响大腿、肩部和颈部的近端肌肉，炎症反应也会导致肌肉无力。咽部横纹肌受累会导致吞咽问题。皮肤受累时，在上眼睑周围会出现特征性皮疹（称为鸡血石皮疹）、指尖出现血管性皮疹以及出现甲襞梗死。肌酸磷酸激酶（creatine phospho kinase，CPK）水平升高、炎症标志物（inflammatory markers）水平升高、肌电图和特征性肌肉活检有助于做出诊断。

重症肌无力

重症肌无力是一种自身免疫疾病，身体免疫系统产生了针对横纹肌突触后受体的抗体。正常情况下，神经冲动从运动神经元轴突传递到运动终板。运动终板是一种突触连接，包括神经元终止末端、运动纤维突触后膜以及两者之间的间隔。这称为神经肌肉连接。突触前膜末端释放出含有乙酰胆碱的囊泡。

乙酰胆碱与肌肉纤维的突触后膜上的乙酰胆碱受体结合，发生去极化，导致肌肉收缩。肌肉一旦收缩，乙酰胆碱会在胆碱酯酶的作用下发生分解，肌肉放松。重症肌无力时，机体产生的肌肉受体抗体与乙酰胆碱竞争性结合突触后膜受体。如果乙酰胆碱浓度较低，肌肉纤维容易发生疲劳或根本不收缩。

大多数重症肌无力患者清早肌肉功能正常，这是因为经过一夜的时间，合成足够多的乙酰胆碱，但是随着时间的推移，乙酰胆碱会逐渐消耗，最终竞争不过受体抗体，发生肌肉疲劳。

临床特征

眼肌（包括眼睑）是最常累及的肌肉，导致上睑下垂和复视。有少数重症肌无力患者，眼肌是唯一受累的肌肉，这称为眼肌无力。

- 肌肉可出现疲劳（重复活动）。
- 面部肌肉受累会导致面无表情，或微笑时嘴角无法翘起。
- 累及延髓时，患者可能有流涎、咀嚼困难和吞咽困难，导致吸入性肺炎。
- 发声困难。

呼吸肌受累会导致呼吸困难，会危及生命。这是一种重症肌无力危象，呼吸肌受累会导致通气量不足，引起呼吸衰竭。在这种情况下，患者需要在重症监护病房进行机械通气。

主要治疗方法是使用胆碱酯酶抑制剂，增加乙酰胆碱的有效浓度，克服自身免疫性受体引起的竞争性抑制。常用的胆碱酯酶抑制剂是吡斯的明。也可以用强的松龙来抑制免疫系统，抑制抗体的产生。病情严重时，还可以静脉使用丙种球蛋白，缓解疾病，虽然不是对所有患者均有效。也可用血浆置换来清除血液中的抗体，会在短期内缓解病情。

检查

肌电图

可用记录肌肉纤维电活动的肌电图来诊断。将小的电极针插入受检肌肉。针尖检测到周围肌肉纤维信号。这些信号被放大后记录在示波器上。

特征性发现有助于诊断，虽然在实践中很难清楚地发现特征性发现，因此，需要结合肌电图和临床特征来做出诊断。

神经传导检查

神经传导检查时需要将电极贴在皮肤上。对皮肤刺激后，冲动会沿神经传递，沿神经分布（例如感觉神经）或肌肉上（运动神经元检查）的电极就会检测到冲动受检神经就会激活。获得的信息包括动作电位（运动和感觉）、运动潜伏期和传导速度（运动和感觉）。两个电极之间的距离除以脉冲在两个电极之间传导所用的时间，就是传导速度。神经传导检查有助于区分不同类型的周围神经病变。

脑电图

简单来讲，脑电图（electroencephalolography，EEG）与心电图类似，区别在于脑电图记录的是脑部电活动。需要将多个电极放在指定的位置上。根据脑部电活动记录和患者的特点（例如年龄、药物和唤醒等），做出合理推断。

脑部主要有四个节律：α 节律（频率 8 ～ 12 Hz），常常出现于闭眼时；β 节律（较快，频率 20 ～ 22 Hz），通常见于使用镇静剂的焦虑患者；δ 节律（慢波，频率 1 ～ 4 Hz），通常见于儿童，成人发生病变时，也可见到；θ 节律（频率 5 ～ 7 Hz），见于儿童。解释分析脑电图必须结合患者的病史和检查。脑电图可用于检查癫痫、昏迷、意识障碍和睡眠障碍。可以通过各种生理挑战（例如过度通气或使用闪光灯）来发现潜在病变（通常是癫痫）。

脑电图在诊断方面的价值有限，神经生理学家在分析异常时要考虑到这一点。例如：癫痫患者在发作间隔时，脑电图可能正常。另外，大的脑内病变可能无法发现脑电图异常，而小的病变（CT 扫描看不见）却会引起广泛的脑电图改变。

腰椎穿刺

腰椎穿刺是在腰椎处进入脊柱，抽取脑脊液。因为脊髓终止于 L2 处，一般在 L3 ～ L4 或 L4 ～ L5 椎体之间进行穿刺，风险最小。脑脊液在大脑和脊髓周围循环，因此，从腰椎抽取的液体与大脑周围的脑脊液性质类似。这一特征可用于中枢神经系统疾病的诊断（或鉴别诊断）。检测抽取的脑脊液中的葡萄糖、蛋白质、白细胞和红细胞和微生物（也应该测量脑脊液压力，但不是常规检测项目）。这些指标的任何异常提示中枢神经系统可能有病变。可能诊断的疾病包括脑膜炎（最常见）、脑炎、脊髓肿瘤、吉兰-巴雷综合征、蛛网膜下腔出血和良性颅内高压。做腰椎穿刺时必须小心。在做腰椎穿刺时，必须考虑到颅内压升高的可能性，因为在这种情况下进行腰椎穿刺、抽取脑脊液，会产生压力差，会使脑干通过枕骨大孔向下移动，导致猝死。因此，在做穿刺之前，要做 CT 扫描。如果医疗单位没有 CT，根据临床特征来判断。医生往往要检查眼底，查看是否有乳头水肿，乳头水肿提示颅内压升高。

CT

CT 是一种成像检查方法，敏感度高，是非常好的诊断工具。CT 是连续水平"切片"（相距 2 ～ 10 mm）X 线成像。所获信息由计算机处理，构建二维图像。扫描时经静脉注射造影剂后，会获得更多信息。可以对全身进行 CT 扫描。脑部增强扫描（无静脉造影剂）能够显示颅内出血（显示白色异常区域）或梗死（梗死 24 小时后才会发现异常，24 小时之内扫描结果通常正常）。CT 扫描发现脑组织萎缩，相应脑沟和脑室增大时，提示脑萎缩。仅脑室增大，提示脑积水。静脉造影剂有助于发现血管异常，例如肿瘤、脓肿（显示"环增强"）和动静脉畸形。然而，CT 可能会漏诊非常小的病变，在发现脑干病变方面敏感度不如 MRI。

MRI

MRI 是通过核磁成像而不是 X 线。身体暴露于磁场中时，氢核就会激发（请记住，人体 70% 是水）。产生的信号经计算机处理后，形成与 CT 相似的横断面图。此外，还可获得中线矢状位图像，用于诊断脑干和颈脊髓病变（例如多发性硬化症或脊髓空洞症）。然而，有心脏起搏器的患者不能行 MRI 检查；且因为该检查是在一个小的、封闭空间内进行，幽闭恐惧症患者也避免进行该检查。

期末考试部分

复习时，请阅读本章的检查摘要和要点，并做本章末尾问题。有关日常病例和期末可考病例，分别见表 6.24 和表 6.25。

最常见的神经问题是卒中，卒中患者需要在某些病房治疗，而不是在一般病房进行（这样做可提高生存率和有助于恢复）。常见的其他病变还包括多发性硬化症和帕金森

表 6.24 日常病例

卒中
帕金森病
脊髓型颈椎病
多发性硬化症

表 6.25 期末考试病例

日常病例
小脑综合征
运动神经元疾病

病。如果你正好在神经科实习，你可能会发现许多奇特的疾病。这类疾病会表现出各种临床特征，在期末考试中可能会考查到。

关键诊断线索

也许需要称这一部分为"关键定位线索"，因为很多临床特征有助于你发现病变部位，而不是提示诊断。累及运动功能时，肌张力和反射异常提供的诊断信息最多。累及感觉功能时，感觉丧失模式提供的诊断信息最多。将神经系统的症状和体征分为以下几类，会有助于诊断：

运动

- **UMN**。几乎没有肌肉萎缩、肌张力增高、肌肉力量减弱和反射亢进（腿部阵挛、足底上翻、下肢痉挛或偏瘫步态）。
- **LMN**。肌肉萎缩程、肌张力下降、肌肉力量减弱和反射减弱或消失（下肢足底下翻）。
- **锥体外系**。不自觉动作、肌张力增高和僵直（步态异常）。
- **小脑**。意向性震颤、过指试验阳性、不协调、轮替运动障碍、眼球震颤和下肢共济失调。

感觉

感觉丧失模式：

- 整个肢体（皮层病变？）
- 皮节（神经根病变？周围神经病变？）
- 上肢远端比近端更严重（周围神经病变？）
- 分离性感觉丧失（脊髓损害？）

请记住，上述运动和感觉缺失分类不全

面，还有其他类型。

与考试有关的建议

总则

根据本章讲到的神经学检查方法进行。

指南

OSCE 临床检查通常考查的病例是一些简单病例，且考查要求也简单明了地写了出来。确保认真读题，这样你才能清楚考试的要求是什么。考试时，一般会要求你检查神经系统的某一个方面，例如运动系统、感觉系统或颅神经。也有可能要求你对双上肢和双下肢进行神经系统的全面检查。如果是这样，建议你首先检查运动系统。

整体观察

不要忘记做整体观察。快速观察一下患者的面部和身体其他部分，你可能会发现重要线索；例如：面部无表情和驼背（gibbus）姿势提示帕金森病，这提示你要查看患者是否有搓丸样震颤和齿轮样强直。

让患者放松

在整个检查过程中，要让患者处于放松状态，这很重要。如果你也很放松，有助于患者放松！

神经系统检查

你面临的下一个难题是应该首先检查神经系统的哪一方面，是先检查感觉系统，还是运动系统（除非试题中明确说明要求你检查哪一个系统）。在没有发现主要线索的情况下，我建议先进行运动系统检查，因为该系统检查速度快（肌张力、肌肉力量、反射

和协调性），而感觉系统花费时间更多（轻触、针刺、振动和本体感觉），且与患者的主观反应有很大关系（在检查过程中，与患者的关系应该融洽）。如果运动系统未发现异常，那么很可能是感觉系统有问题。

边检查边分析

检查时，不仅要引发体征，还要对检查结果作出分析（在考官面前）。你要边检查边分析解释每个体征的意义。这有助于你检查后面的体征，例如：查看辅助体征有助于进一步确定诊断，更快得出诊断结论（例 6.16）。

肌张力

不要浪费时间来确定肌张力是否增加。如果肌张力增加，通常会很明显（只要你进行了足够的练习实践）。如果你不确定，继续进行检查，寻找其他线索。如果你发现反

例 6.16

问题。 你发现患者反射亢进（和肌张力增高），但不确定是否需要进行霍夫曼征、手指抽搐或三角肌反射等检查。

讨论。 如果反射亢进很明显，可能没有必要进行上述检查，但是你是在考试中，并且你想向考官展示你在这方面的知识能力比其他人强。如果你在这方面很有信心，你可以进行霍夫曼征检查和手指抽搐检查，这会进一步说明反射亢进（如果你在这方面的信心不足，就不要做了）。我不建议做三角肌反射和胸廓反射这两个检查，因为是画蛇添足，对展示你的技能并没有帮助，除非你怀疑 C5 可能有病变，三角肌反射消失（同时伴肱二头肌、旋后肌和胸反射减退）。

射亢进，那么很可能肌张力处于增高状态。

肌肉力量

肌肉力量检查比较简单。查看肌肉力量是否对称（卒中？神经根病变？神经损伤？），与远端相比，近端肌肉力量是否较弱（近端肌病）。

反射

确保你能够引发左上肢和左下肢的反射。请记住，如果你无法引发反射，就加大力度来引发。

感觉

在进行感觉系统检查时，要有系统性。要对比双上肢或上下肢，查看是否对称。对比两侧近端和两侧远端。对比两侧内侧和两侧外侧。如果你发现感觉缺失，尽量确定感觉缺失模式。是否是整个肢体（皮层病变？）受累？是否是上肢远端受累（周围神经病变？）？例如，上肢桡侧和尺侧差异提示神经根病变（桡侧是 C6 支配，尺侧是 T1 支配）。是否符合皮节分布或符合周围神经分布？如果你在检查过程中能够回答出这些问题，你就会确定病变部位。

检查结果报告

在陈述检查结果时，你需要做完整的神经系统检查，而不是仅仅做某个系统检查，因为在任何部位都有可能发现提示病变部位的线索。陈述结果时要自信，避免使用"似乎"或"可能"这类词。

客观结构化临床考试（OSCE）示例

病史获取部分

你是一名神经科门诊的 FY2，有一位 38 岁的女性，患有头痛，你需要获取该患者的病史资料。获取主要病史，并将可能诊断报告给考官。

请牢记：

- 向患者介绍你自己。
- 询问患者疼痛的有关问题（SOCRATES），尤其是起病是急还是缓：清早 / 弯曲 / 咳嗽时疼痛会更严重吗？排除外伤。
- 询问相关特征，包括恶心、呕吐、闪光、其他视觉障碍、梳头时头皮局部区域头痛、发热、全身感觉不适、感觉异常、肢体麻木或无力。
- 询问既往史和家族史，特别是偏头痛、紧张性头痛、蛛网膜下腔出血、风湿性多肌痛和神经外科手术。
- 询问药物史，包括镇痛药物、硝酸盐和钙通道阻滞剂。
- 社会史——查看吸烟，特别是酒精摄入情况。患者从事什么职业？有压力吗？尤其是现在？生活中的其他压力。
- 要感谢患者。
- 你的鉴别诊断与你获得的病史有关，鉴别诊断包括偏头痛、紧张性头痛、占位性病变、蛛网膜下腔出血、脑膜炎和颞动脉炎等。

检查部分

你是住院部的一名 FY1，你需要对一名刚住院的患者进行神经系统检查。该患者 69 岁，摔了一跤。对患者下肢进行神经系统检查，并报告你的检查发现。没必要获取病史资料。

记住：

- 向患者介绍你自己，在检查之前征得患者同意。
- 洗手 / 用酒精凝胶。

- 对患者做整体观察，查看是否有面神经麻痹、构音障碍、四肢姿势异常——可能是卒中吗？
- 评估运动系统，包括肌张力、肌肉力量、反射（包括跖反射）。还要评估小脑功能。
- 评估感觉系统，包括轻触、针刺和本体感觉。
- 让患者站起来，进行闭目 Romberg 试验（直立试验）。
- 让患者走路，观察其步态。
- 感谢患者，并洗手 / 用酒精凝胶。
- 最后，你通常需要检查颅神经和上肢神经。检查完毕。
- 将你的检查发现报告给考官，注意主要的阴性结果也要报告。

    祝你好运！

问题

1. 肌束震颤？哪种疾病会有肌束震颤？
2. 卒中时如何区分前循环全部梗死和部分梗死？

3. 导致肌张力增加的原因有哪些？
4. 导致小脑综合征的原因有哪些？
5. 什么是感官忽视？对患者卒中康复会有何影响？
6. 帕金森病的主要特征有哪些？
7. 如何区分上、下运动神经元病变？
8. 导致震颤的药物有哪些？
9. 中风的危险因素有哪些？
10. 导致近端肌病的原因有哪些？

拓展阅读

Crossman AR, Neary D. *Neuroanatomy, an illustrated colour text*, 4th edn. Edinburgh: Churchill Livingstone; 2010.

Donaghy M. *Neurology*, 2nd edn. Oxford; Oxford University Press; 2005.

Fuller G, Manford M. *Neurology, an illustrated colour text*. 3rd edn. Edinburgh: Churchill Livingstone; 2010.

Parsons M. *A colour atlas of clinical neurology*, 3rd edn. London: Wolfe; 1992.

Patten J. *Neurological differential diagnosis*, 2nd edn. London: Springer; 1995.

Perkin G. *Mosby's colour atlas and text of neurology*, 2nd edn. London: Mosby-Wolfe; 2002.

Ross RT. *How to examine the nervous system*. New Jersey: Humana Press; 2006.

第7章 消化系统

本章内容

引言

消化系统包括从口腔到肛门的整个消化道以及腹腔内的相关器官。消化系统常见疾病有消化性溃疡、胃食管反流、肠激惹症、炎症性肠和癌症，这些有时会非常严重，因此，消化系统是一个非常重要的系统。另外，其他系统疾病也会导致消化系统症状，例如腹泻、便秘、呕吐以及体重减轻等。在本章，你将学会如何询问消化系统的有关疾病以及如何检查消化系统。

症状

影响胃肠道的疾病有很多。要想正确诊断，你必须了解这些疾病及其表现。虽然本章主要讲述消化系统的常见症状，但一定要记住，虽然表现为消化系统的症状，但并不一定是消化系统疾病引起的。你所要学习的就是通过询问一系列症状以及根据患者的回答，对疾病有整体的了解，然后通过实践，最终得出正确诊断。

腹部疼痛

腹部疼痛（尤其是上腹部疼痛）经常是患者就诊的原因。上腹部疼痛经常被误认为是胸骨后疼痛，或是胸骨后疼痛经常被误认为是上腹部疼痛（例 4.1）。

上腹部疼痛的诊断方法与其他部位疼痛的诊断方法一样。然而，根据疼痛部位的不同，你的问题也应该做出相应调整。导致腹部疼痛的常见原因见表 7.1。

- **食管炎**。食管炎往往是胃酸反流到食管导致的。

- **胃食管反流病**。胃食管反流病也是胃酸反流到食管导致的，但是很多患者食管并没有表现出炎症改变，虽然与食管炎有类似的症状。

- **胃炎（gastritis）**。胃炎是胆汁反流、幽门螺杆菌感染、非甾体类抗炎药或自身免疫性原因（恶性贫血）导致的胃黏膜炎症。

- **消化性溃疡**。消化性溃疡是指在胃和十二指肠处的黏膜溃疡突破黏膜肌层的

表 7.1 导致腹痛的常见原因

食管	食管炎、胃食管反流病
胃 / 十二指肠	胃炎、消化性溃疡
肝胆管	胆绞痛（biliary colic）、胆囊炎
胰腺	胰腺炎
肾	肾绞痛
大肠	便秘、憩室病、肠激惹症
阑尾	阑尾炎
原因未明	

病变。黏膜肌层是指大部分胃肠道都有的一层较薄的肌肉层，形成黏膜基地层，将黏膜与黏膜肌层下方的黏膜下层分开。

- **胆结石（gallstones）**。胆结石是胆固醇或胆色素沉积形成的，往往在胆囊内或胆道内形成。大部分胆结石患者均无症状，胆结石如果发生在胆管，会引起腹痛，如果发生在胆总管，会导致黄疸。胆管内或胆囊内发生结石，会导致感染，分别引起升胆管炎或胆囊炎（cholecystitis）。

- **胰腺炎（pancreatitis）**。胰腺炎可以是急性的，也可能是慢性的。酒精摄入和胆结石是导致胰腺炎的主要原因。

- **肾结石（kidney stones）**。肾结石可由多种成分构成，例如草酸钙。如果肾结石堵塞输尿管，会引起剧烈疼痛，这种疼痛称为肾绞痛。

- **便秘**。便秘的定义有很多，但此处的便秘是指每周排便次数少于三次，或是一次排便时间超过 15 分钟（通常是粪便过硬引起）。

- **憩室病（diverticulae）**。在大肠中，肠腔内压力增加会对肠壁造成过大压力，致在肠壁上形成一个向外突出的憩室。在西方成年人中，憩室很常见，大多没有症状，当憩室发生感染时，会导致腹痛，这就是所谓的憩室炎。

- **肠激惹症（irritable bowel syndrome）**。肠激惹症是具有便秘、腹泻、腹痛等一系列症状的疾病。然而却没有器质上的病变，包括直肠活检在内的所有胃肠道检查都显示胃肠道正常。肠激惹症在西方更为常见，尤其是焦虑或抑郁的人群。有一个理论认为，一些人仅仅是胃肠道功能处于高敏状态而已。

- **阑尾炎（appendicitis）**。导致阑尾炎的最常见原因是粪石。

提示

如果你怀疑患者可能有心肌梗死，为患者做心电图检查。

问什么

这部分内容分为两部分：①疼痛本身的问题；②与疼痛原因有关的问题。

疼痛本身的问题

第一个问题要用开放性问题来询问："跟我说说你的疼痛问题？"如果是胸痛，你需要找个几个关键事实。

- 疼痛是单独发作了一次，还是一阵一阵的发作？

- 哪个部位疼痛？这个问题很重要，因为疼痛位置会提示是哪个器官受累。还要询问疼痛放射的问题，例如向背部辐射（胰腺炎？），还是向肩胛处辐射（胆绞痛？）。

- 是一种什么样的痛（性质）？疼痛很难描述，因此对这个问题要给患者几个选择——刀割样疼痛、烧灼痛还是刺痛。你需要注意的一种疼痛是**绞痛**。绞痛是一种疼痛程度逐渐加重然后又缓解的压榨样疼痛，这种疼痛通常是阵发的。绞痛提示管道或中空器官发生了堵塞，机体正在克服这种堵塞。

- 起病情况？疼痛是逐渐加重的，还是一开始就非常严重？

- 哪些因素能触发该疼痛？要详细询问某些食物，例如脂肪类食物会加重胆结石，辛辣食物会加重消化性溃疡，热茶会加重食管炎。

- 哪些因素能够缓解疼痛？询问治疗效果，例如使用抗酸剂和牛奶能够缓解食管炎和消化性溃疡。

- 疼痛持续多长时间？你需要患者用秒、分钟、小时、天等来回答。要告知患者你只需要一个大概时间，且要给患者几个选项："是持续了几秒钟、5 分钟还是 12 个小时？"

尽量弄清楚疼痛的严重程度。急性腹痛会非常严重。肾绞痛会非常剧烈，患者会因痛苦而打滚。消化性溃疡穿孔引起的疼痛非常严重，患者根本不敢移动。在每种疼痛中，患者脸色都可能发白并出汗。

对上述问题的回答有利于发现疼痛的原因。对每种疾病导致的疼痛都要进行详细描述，这样会提供更多的诊断线索。导致急慢性腹痛的原因见表 7.2。

- **食管炎**会导致胸骨后灼烧痛，柑橘类水果和辛辣食物会加重这种疼痛，而牛奶和抗酸剂会缓解这种疼痛。食管炎引起的疼痛可持续几分钟到几小时。具有反复性。有时，服用三酰甘油就会缓解疼痛，三酰甘油通过其舒缓肌肉的作用，缓解食管痉挛，达到缓解疼痛的目的。

- **消化溃疡性疼痛**通常局限在上腹部，是一种烧灼痛。有人认为饭后会引发胃溃疡疼痛，而会缓解十二指肠溃疡疼痛。然而，这种区分往往不正确，在鉴别诊断方面没有帮助。有时，十二指肠溃疡疼痛会让患者从睡眠中醒来。这种疼痛往往具有局限性，患者可以指出疼痛部位。消化性溃疡的一个并发症就是穿孔，导致腹膜炎（peritonitis）。当发生穿孔时，疼痛非常剧烈，患者只能躺着，不敢移动。

- **胆结石**堵塞胆管或胆囊出口时，会导致**胆绞痛**。疼痛位置为上腹部或腹部右上象限，往往辐射到肩胛下背部。疼痛往往突然发生，逐渐加重到非常痛的程度，然后持续几个小时。疼痛十分剧烈，患者会痛得打滚。虽然称这种疼痛为绞痛，但该疼痛很少会有波动，也就是说，该疼痛没有一会儿缓解、一会儿加重这种特征。

- 急性**胰腺炎**会导致上腹部剧烈疼痛，往往辐射到背部。上腹部发生任何急性腹痛，一定要考虑是否有急性胰腺炎的可能。慢性胰腺炎疼痛程度通常比较低。

- **肾结石**在肾盂和输尿管处发生堵塞，会导致**肾绞痛**。疼痛位置在腹股沟，这种疼痛很剧烈，也会导致患者痛得打滚。肾绞痛会向下辐射到腹部，男性在睾丸处可感觉到疼痛，女性在阴唇处可感觉到疼痛。

- **便秘**会导致疼痛，通常发生在老年人。便秘引起的疼痛可以是短痛，也可能是剧烈疼痛，可以是持续痛，也可以是绞痛。这种疼痛具有扩散特征，患者很难说明疼痛部位。疼痛位置还会发生变化（因为老年人在不同的时间所指的疼痛部分不同，有时会认为老年人头脑不清，或是在说谎）。

- **憩室病**可引起疼痛，发作时为急性剧烈。

表 7.2 导致腹部急、慢性疼痛的原因

器官	急性	慢性
食管		食管炎、胃食管反流病
胃 / 十二指肠	消化性溃疡穿孔、消化性溃疡	消化性溃疡
胆管	胆绞痛、胆囊炎	胆囊炎
肾	肾绞痛	
胰腺	胰腺炎	胰腺炎
大肠	憩室病	憩室病、肠激惹症

疼痛部位可能首先开始于腹部中央处，然后局限到左侧髂窝（或是疼痛部位一开始就在髂窝）。憩室病引起的这种疼痛，其特征就是阑尾炎疼痛的镜面特征，因此，憩室病有时又称为左侧阑尾炎。

- **肠激惹症**会导致各种疼痛。肠激惹引起的疼痛可以是钝痛、锐痛或烧灼痛，这种疼痛可发生于腹部任何位置，很少会剧烈。

- **阑尾炎**发作时会引起绞痛，疼痛部位首先在腹部中央，然后会局限在右髂窝处。然而，有时阑尾炎引起的疼痛部位可能在腹部的其他位置，疼痛局限位置也可能在一些不常见的部位（导致无法及时作出诊断）。

与疼痛原因有关的问题

你除了询问疼痛特征外，还需要询问其他腹部特征——患者是否有恶心、腹泻或排便习惯改变？上次是什么时候排便的？如果时间间隔超过 48 小时（或是间隔时间与平时不一样），患者可能发生了肠梗阻（尤其是肠道内连气体都无法通过，也就是患者无法排气）。如果运气好，你先前的问题会提示你诊断是什么，然后获取更多的信息来证实你的诊断。询问与腹部疼痛疾病**有关的症状和危险因素**。

- **食管痛**。相关症状——恶心、呕吐和腹痛。危险因素——吸烟和饮酒。

- **消化性溃疡**。相关症状——厌食、恶心、呕吐、嗳气和反酸。危险因素——幽门螺杆菌感染、非甾体类抗炎药、吸烟和饮酒。

- **胆结石**。相关症状——厌食、恶心、呕吐、嗳气、黄疸和发热（胆囊炎或胆管炎引起）。危险因素——高胆固醇摄入、年龄 > 40 岁以及女性。

- **胰腺炎**。相关症状——厌食、恶心、呕吐、发热、低血压和体重减轻（慢性胰

腺炎）。危险因素——胆结石、饮酒、病毒感染以及像类固醇这类药物。

- **肾结石**。相关症状——厌食、恶心、呕吐、尿频和血尿。危险因素——水摄入不足、静坐生活方式、高钙血症、尿迟疑、尿路感染（urinary tract infections）和高尿酸血症（hyperuricaemia）（例如化疗后）。

- **便秘**。相关症状——厌食、恶心、呕吐、胃肠胀气和假性腹泻。危险因素——水摄入少、饮食中缺少纤维和药物。

- **憩室病**。相关症状——厌食、恶心、呕吐、腹泻或便秘、经直肠出血和发热。危险因素——饮食中缺乏纤维和年龄增加。

- **肠激惹症**。相关症状——恶心、便秘或腹泻、嗳气、胃部烧灼感和胃肠胀气。危险因素——焦虑和抑郁。

- **阑尾炎**。相关症状——厌食、恶心、呕吐、尿频以及便秘或腹泻。危险因素——低纤维膳食。

你会发现导致急性腹痛的相关特征都非常相似。事实上，导致急性腹症的很多原因仅仅通过病史是很难鉴别出来的，发生急性腹痛时，这些原因都要考虑到，一一进行鉴别。急性腹痛是一种急症，需要在短时间内做出诊断。遇到急性腹痛时，一个重要决定是是否需要进行紧急手术。在急性腹痛中，临床检查比病史更为重要。在临床检查中，你如果发现腹膜炎体征（例如腹部僵直（rigidity）、反跳征或反跳痛（rebound tenderness）），需要立即手术。

我在此处并没有讲述导致腹部疼痛较为少见的原因，例如肠梗阻、肠系膜缺血（mesenteric ischaemia）、糖尿病性酮症酸中毒、急性间歇性卟啉症和高钙血症。这些内容将在本章结束时进行简要讲述。

厌食、体重减轻（weight loss）和体重增加（weight gain）

厌食

厌食是指食欲不佳。我们大多数人都有过暂时性的食欲不佳，可能是生病引起的，也可能是发现汤里有苍蝇。食欲不佳只有持续时间较长、导致明显体重下降，才有临床意义。检查食欲不佳时，不要仅仅停留在表面。对食欲不佳要了解得深一些。有时是其他症状导致患者食欲不佳，例如呕吐、吞咽困难以及味觉丧失等，而你的患者可能仅仅会说自己厌食。

体重减轻

体重减轻是一个很难评估的症状，但该症状很重要。体重减轻分两个阶段：①确认体重减轻（以及确定在某个时间段内，体重减轻了多少）；②寻找导致体重减轻的原因。

- **确认体重减轻。**不幸的是，患者所说的体重减轻在大部分情况下并不具有临床意义的体重减轻，患者所说的体重减轻幅度太低。有人会来就诊，痛苦地表示他们体重减轻了，然后你翻阅患者病历（medical notes）（如果有），可能发现患者在这一年内体重没有发生变化。有些人看起来不关心自己的体重，询问后才发现，体重减轻程度很大。因此，你必须谨慎，尽量确认是否是真正的体重减轻。有些患者会描述的相当精确，例如："我 2 个月内体重下降了 14 斤。"有些患者的描述就不是很精确，需要进一步提问，获得患者体重减轻的程度，例如："你没有发现你的衣服变得宽松了吗？衣服也不合适了？"或是"你有没有发现你的腰带变紧了，需

要向外让一两个刻度？"如果患者回答仍然比较模糊，而且患者看起来营养状况良好，你对患者的有关病史就要有一定的怀疑，不能全信。在这种情况下，只需记录下患者目前的体重，做一些常规的血液检查项目，例如全血计数、尿素与电解质、肝功能检查和甲状腺功能检查。

- **寻找原因。**如果你认为患者体重减轻了，一定要寻找导致体重减轻的原因。第一个问题就是要询问食物摄入情况。有些体重减轻是有意进行的，像节食。厌食可能提示患有其他疾病，但这些疾病类型有很多，很多疾病都会导致厌食。导致厌食的一个不是特别明显的原因就是抑郁症。你会从患者的行为中怀疑患者可能患有抑郁症（退缩、缺乏与他人的眼神接触等）。有时患者表现得不明显，你需要询问一些关键症状："你是否有睡眠障碍？"、"是否早上很早就醒，再次入睡却非常困难？"、"睡得是不是特别多？"以及"对工作或自己的爱好失去了兴趣？"。另一个很难发现的症状就是神经性厌食症。如果你遇到一位体重减轻的年轻女孩，你要高度怀疑这种可能性。现在，患神经性厌食症的女性越来越年轻，且男孩也有。有时，虽然食欲正常甚至增加，体重也可能减轻，其原因是甲状腺毒症（甲状腺功能亢进）、糖尿病或某些恶性肿瘤。还要询问夜间盗汗情况。你要发现患者夜间睡衣或床单变湿的情况。体重减轻和盗汗可能提示患者患有结核病或淋巴瘤。进一步的问题与患者的症状有关，例如老年患者有交替性的腹泻和便秘，这提示患者可能患有结肠癌，应该进一步询问胃肠道、经直肠出血、腹痛、里急后重（大便排不干净的感觉）等方面的问题。对热环境不耐受

和易激惹提示患者患有甲状腺功能亢进，你应该询问腹泻、过度出汗、震颤、女性闭经以及眼睛（Grave病）等方面的问题。如果未发现任何症状，需要根据系统回顾，询问患者问题，查看是否能够发现相关线索。

体重增加

人们一般不会因为体重增加来就诊。有些抑郁症患者体重不会减轻，反而为了安慰自己而大量摄入食物，使体重增加。导致体重增加的另外一个原因就是甲状腺功能减退。甲状腺功能减退的其他症状包括对冷环境不耐受、便秘、皮肤干燥，女性月经期经血多。下丘脑或脑垂体发生病变，会引起甲状腺功能减退，导致食欲增加和体重增加，但这种情况很少见。如果体重增加很快，可能是体液在体内潴留导致。导致体内液体滞留的原因包括充血性心力衰竭、腹水（见后文）以及药物，如非甾体类镇痛药或类固醇（类固醇也能够增加食欲）。

胃部烧灼感

胃部烧灼感是一种常见症状，我们大部分人都有过这种症状。这是一种胸骨后烧灼

> ### 要点
>
> - 确定体重减轻是真的发生了。
> - 食欲很好，但体重仍然减轻，提示患者可能患有甲状腺毒症（或恶性肿瘤）。
> - 要询问夜间盗汗情况，夜间盗汗提示患者可能患有结核病或淋巴瘤。
> - 体重增加可能是液体潴留（fluid retention）（或脂肪堆积）导致。

痛，有时会放射到颈部。胃部烧灼感有时是胃食管反流或消化性溃疡导致。然而，有时却是心肌缺血，甚至是心肌梗死导致。住院患者中，心脏疾病导致胃部烧灼感的比例要比社区的比例高。如果患者说自己有胃部烧灼感，你让患者描述一下，让你知道患者所指的胃部烧灼感和你指的是否是一个意思。还要询问相关症状，例如恶心或反酸。辛辣、柑橘类食物或平躺加重胃部烧灼感，提示可能是胃肠道疾病导致的。如果使用抗酸剂半小时后症状缓解，或使用质子泵抑制剂（例如奥美拉唑）几天内缓解，这进一步证实胃部烧灼感是胃肠道疾病导致的。一般要确定胃部烧灼感与劳力性无关（也就是说，胃部烧灼感与心绞痛无关）。如果有疑问，做心电图检查。

消化不良

什么是消化不良？

消化不良是一个意思比较模糊的术语，不同医生对消化不良的理解不同，例如：有些医生认为消化不良就是食物难以消化。理解消化不良的一个简单方式就是认为消化不良是一系列症状的集合术语，这些症状包括上腹痛、胃部烧灼感、恶心、腹胀和嗳气。因此，消化不良并不是一个单独症状。幸运

> ### 要点
>
> - 确保你与患者所指的"胃部烧灼感"是同一个意思。
> - 要询问其他胃肠道症状，尤其是与胃食管反流和消化性溃疡有关的症状。
> - 要考虑心脏疾病这种可能性。

的是，很多患者来就诊时并不会用消化不良这个术语，这个术语主要是医生在用。我认为这个术语意思模糊，在临床上没有什么用处。如果我听到患者称自己有消化不良，我仅仅认为患者可能有上消化道病变，没有更多的信息了。我更喜欢像胃部烧灼感、上腹部疼痛等这类单独症状，然后根据这些症状进行检查。消化性溃疡是导致消化不良的常见原因，有时，需要鉴别消化溃疡性消化不良和非消化溃疡性消化不良。患者必须进行检查（一般用内镜检查），先排除消化性溃疡，才能得出非溃疡性消化不良。要讲的最后一个问题是要注意恶性肿瘤，恶性肿瘤可能表现为消化不良。危险信号包括厌食、体重减轻、吞咽困难、呕吐、呕血和持续性腹痛。如果患者有上述症状和体征，就应该进行全面检查。

吞咽困难

什么是吞咽困难？

吞咽困难就是难以下咽。吞咽困难一般是食管病变引起，但你一定要询问专门的问题，排除影响吞咽的其他原因。其他原因包

要点

- 消化不良是上腹痛、胃部烧灼感、腹胀、嗳气以及恶心等一系列症状的集合，是一个集合术语。
- 消化不良分为消化溃疡性消化不良和非溃疡性消化不良。
- 如果消化不良患者有厌食、吞咽困难、呕吐、呕血、持续腹痛以及体重减轻，你要警惕，需要为患者做进一步检查。

括①口腔局部原因；②吞咽疼痛（swallowing grain）；③癔病球（globus hystericus）。

- **口腔局部原因**包括口腔溃疡、单纯疱疹和念珠菌感染，这些会导致患者口腔疼痛。这种疼痛可能足以导致患者不愿意进食。缺齿无法让患者充分咀嚼食物，导致食物吞咽困难，只能摄入一些松软食物。
- **吞咽疼痛**可能会由扁桃腺炎、咽炎或念珠菌导致的食管炎症引起。这种疼痛会让患者在吞咽食物时，不愿意吞咽。
- **癔病球这个名称让人觉得该疾病很严重。**癔病给人的印象是患者在尖叫、失去控制，几乎是一种发疯状态。事实上，这种疾病一般发生于有焦虑的人，在其喉部，通常是咽部水平，有一个肿块。咽部肿物感可能具有间歇性，但需要注意的是，即使肿物存在，患者仍然能够正常的吞咽食物。

上述所讲情况都是在食管功能正常时。为了排除上述原因，要询问口腔或吞咽时喉部是否有疼痛。要为老年患者检查义齿，查看是否合适。有少部分癔病球患者会主动说到该症状。**咽部球**这个术语用得越来越多。

可以将吞咽困难的原因分为机械性原因和神经性原因（表7.3）。机械性原因是指因通道缩窄引起吞咽时的物理性障碍。吞咽困难一般是进行性加重，一开始是大块食物的吞咽困难，随后是小块食物，之后甚至是液体和患者自己的唾液也难以吞咽。与食管收缩有关的神经发生损害，也会引起吞咽困难。神经导致的吞咽困难往往是吞咽液体比吞咽固体困难。有时，这类患者还会有鼻反流问题。导致吞咽困难的神经性问题，是延髓性麻痹或假性延髓性麻痹（分别是第Ⅸ、第Ⅹ和第Ⅻ颅神经的小运动神经元或上运动神经元损害导致），吞咽困难只是其中的一个症

表 7.3　导致吞咽困难的原因

机械性原因
狭窄
肿瘤
Brown-Kelly-Paterson/Plummer-Vinson 综合征 [a]
神经性原因
卒中
运动神经元疾病
多发性硬化症
帕金森病
食管弛缓不能（oesophagus achalasia）

[a] Adam Brown-Kelly（1865—1941），苏格兰耳鼻喉外科医生；Donald Ross Paterson（1863—1939），苏格兰耳鼻喉外科医生；H. S. Plummer（1874—1936），美国医生；P. P. Vinson（1890—1959），美国医生；这些医生都提出了食管狭窄与缺铁性贫血有关

状。患者可能还会有构音困难或发声困难，因此，你在听患者讲话时，要注意这一点。

在所有吞咽困难中，都要注意食物反流的可能。有时，患者会将这种情况误认为是呕吐。食物反流的特征是没有嗳气，通常是未消化的食物。更值得关注的是，患者在睡觉时可能会出现食管反流，导致内容物被吸

入呼吸道（例 7.1）。

恶心与呕吐

每个人都经历过恶心和呕吐，可能是食物中毒、晕车晕船、对体检恐惧或考试之后饮酒庆祝（或安慰）导致的。导致恶心和呕吐的原因有很多，很多系统中都会有恶心和呕吐。此外我们将会重点讲述呕吐，因为呕吐比恶心更严重。见表 7.4。

问什么

需要问的问题可分为两部分：①关于呕

要点

- 在做出吞咽困难的诊断之前，要排除口腔局部问题或吞咽相关疼痛方面的可能性。
- 吞咽困难可能是机械性原因造成的，也有可能是神经性原因造成的。
- 机械原因造成的吞咽困难具有进行性加重的特点，吞咽固体比吞咽液体更困难。
- 神经原因导致的吞咽困难，吞咽液体比吞咽固体更困难。
- 吞咽困难会导致吸入性肺炎。

例 7.1

问题。 65 岁的男性患者因肺炎住院治疗。该患者有 2 年的帕金森病病史，已经采取措施控制症状。之前有 40 年的吸烟史，每天吸烟 20 根。患者称自己之前从未患过胸部疾病，直到最近 6 个月，已经因为肺炎入院 3 次。该患者到底患了什么病。

讨论。 患者在如此短的时间内入院 3 次，这敲醒了我们头脑中的警铃，我们对此要高度重视。你应该考虑是哪种因素导致患者多次因肺炎住院。患者吸烟经历容易让其患上肺炎，我们需要排除这种可能性。然而，有帕金森病的患者患吸入性肺炎的风险较高。患者将食物吸入肺，很难被发现，尤其是在夜间。如果你怀疑可能是帕金森病引起的吸入性肺炎，你需要对患者进行言语治疗方面的评估，该方法对评价帕金森病很有帮助。治疗师可能会发现患者有吞咽困难，会提供一些治疗手段，缓解吞咽困难，降低发生吸入性肺炎的风险。

表 7.4　导致呕吐的一些原因

胃肠道
消化性溃疡
胰腺炎
胆囊炎
肠梗阻
非胃肠道
心理
脓毒症
严重疼痛，如心肌梗死和主动脉夹层
内分泌，如糖尿病、艾迪生病和甲状旁腺功能亢进症
中枢神经系统，如脑膜炎和占位性病变
药物，如阿片类药物、非类固醇类药物、地高辛和细胞毒性药物

吐本身的问题；②导致呕吐的原因方面的问题。

关于呕吐本身的问题

有关呕吐方面的细节不要花太多时间。呕吐是一种非特异性的疾病标志，你应该感兴趣的是导致呕吐的原因。尽管如此，你需要了解一些呕吐的重要特征。

- 是急性还是慢性？
- 在呕吐前有恶心或嗳气吗？如果没有，呕吐实际上可能是反流，提示食管病变。
- 患者的呕吐量是多少？你只需要一个大概的数据。给患者一些提示，比如是一个鸡蛋杯、一杯还是一桶。
- 呕吐的内容物是什么？是未消化的食物（例如来自咽囊）？是已消化食物［大量呕吐物以喷射的方式从口腔排出，提示可能是幽门狭窄（pyloric stenosis）］？呕吐物是否为黑色，有粪臭味（提示可能是肠梗阻）吗？

- 呕吐物中是否带血？或者呕吐物中是否有咖啡样物质［这称为吐血（haematemesis）］。

导致呕吐的原因方面的问题

导致呕吐的原因太多，这会为病史获得带来重大挑战。有时，患者自发告知你的答案有助于缩小范围。否则，你需要有条理地、耐心地寻找线索。

- 首先，要询问是否有**诱发因素**。患者开始呕吐是否与摄入某些可疑食物有关。这种情况常发生在社交聚会场合，或食物准备不当的餐馆。摄入受污染的食物后，在 6 小时内就会发生呕吐，这 6 小时可能就是微生物形成毒物的时间，例如蜡状芽胞杆菌（*Bacillus cereus*）在 6 小时内就会在体内形成毒物，导致呕吐；另外还有沙门菌，在 12 ～ 24 小时导致呕吐。
- **疼痛**是需要询问的另一重要特征。身体某个部位的严重疼痛也会导致恶心和呕吐。特别要询问胸痛，胸痛提示心肌梗死；上腹痛，提示各种腹部病变，例如消化性溃疡、胰腺炎以及胆囊炎等（例 7.2）。腹部绞痛伴粪臭味的呕吐物，提示肠梗阻。
- 如果有腹部疼痛，建议对胃部烧灼感、吞咽困难和排便习惯等胃肠道症状进行检查。
- 还要查看既往病史中有意义的事件，例如手术史（手术会导致腹部粘连，引起肠梗阻）。
- 检查糖尿病、肾及肝问题等。
- 必须要查看药物史。几乎所有药物都会引起恶心和呕吐，与剂量正常与否无关，导致呕吐的药物有抗生素、细胞毒性药物、非甾体类抗炎药物。有些药物治疗指数很窄，也就是说，产生有益效果的

例 7.2

问题。病房收治了一名72岁的2型糖尿病女性患者，在家呕吐了4次，现在看上去湿冷、不适。你认为该患者患有什么疾病？

讨论。该女性患者身体不适，你需要尽快获得答案。你必须调整病史获取方法，因为患者病情比较紧急。首先你要对患者进行大致的观察和初步检查，这与获取重要病史资料同时完成。请护理人员做一些初步检查，例如脉搏、血压和体温（该患者分别为58次/分、80/40 mmHg和36.8℃）。静脉取血，并进行血液检查（至少要查全血计数、尿素和电解质以及随机血糖），并进行心电图和胸部X线检查。如果患者低血压，看上去很湿冷，且看起来很不适，那么在你的脑海中，首先要想到三大重要原因：心脏、脓毒症和出血。询问是否有疼痛，特别是胸部或上腹部。是否有呼吸困难（提示可能患有肺栓塞或肺炎）？呕吐物中是否带血（带血提示胃肠道出血可能是病因之一）？患者是否有黑便（再次提示出血）？患者是否感觉到寒战，然后又发热，伴有不受控制的颤抖（提示患者可能有脓毒症）？如果询问这些问题后，是肯定的回答，那么你需要通过系统回顾，询问更详细的问题来获得有用线索。在等待实验室检查结果时，你将已经获得的结果记录下来。

该患者无疼痛，但后来检查发现患者有下壁心肌梗死。该病例是一个"潜隐性心肌梗死"的例子，你需要了解这种情况，特别是遇到像老年人或糖尿病患者这类心梗高风险患者时。

剂量范围很小，剂量稍微增加，就会产生不良反应。这类药物包括地高辛、氨茶碱和苯妥英。还要询问患者乙醇摄入情况，因为大量摄入乙醇后会导致呕吐，或是长期摄入乙醇会损害其他器官，尤其是肝。

- 如果询问这些问题后，你还未获取明确线索，那么你需要慢慢地对消化系统以外的其他系统进行检查，寻找线索。不要忽视情绪的影响，要巧妙地询问患者工作生活中的压力问题，例如考试压力或工作中的欺凌问题。

要点

- 导致恶心和呕吐的原因有很多。
- 严重疼痛和呕吐提示患者有严重病变。
- 呕吐时要考虑是否有食物中毒这种可能性。
- 询问是否晕车晕船。
- 询问呕吐物中是否带血。
- 询问药物使用情况。

呕血与黑便（melaena）

什么是呕血与黑便？

呕血和黑便是重要症状，应予以重视。导致呕血和黑便的原因见表7.5。

呕血

呕血是指呕吐物中带血。颜色可能是鲜红色，也可能是咖啡样外观。鲜红色说明血液是刚流出来的新鲜血液，而咖啡样外观说明血液在胃中停留了足够长的时间，被胃酸转化为咖啡样外观物质。

表 7.5　导致呕血和黑便的原因

食管	胃	十二指肠
重度食管炎	胃溃疡	十二指肠溃疡
Mallory-Weiss 食管撕裂征（Mallory-Weiss tear）	胃糜烂	十二指肠炎
食管静脉曲张	胃静脉曲张	
食管癌	胃癌	

黑便

黑便是上消化道出血后，粪便的颜色为柏油色。食管到右侧结肠任何部位的出血都会导致黑便的发生。一般来说，出血的速度必须足够慢，使血液在流经肠道过程中，有足够的时间发生化学变化。

问什么

呕血

呕血与呕吐询问的问题很相似，但有几个关键的区别点。你需要询问①呕血本身的问题；②与呕血原因有关的问题。

有关呕血本身的问题有四个：①呕出血的外观如何？②患者血流动力学是否稳定？③是否有恶心或呕吐？④呕血量多少？

- 呕出血的外观在诊断导致呕血的原因方面很重要。鲜红色呕血通常很容易发现，而深色呕血会给人以误导，因为并非所有深色呕吐物都是"咖啡样"物质。你需要询问患者，是否摄入过波特酒（葡萄酒的一种）、红酒、黑醋栗饮料等，因为这类饮料如果被呕吐出来，会误认为是吐血。

- 要问的下一个问题是患者血流动力学是否稳定，或低血容量问题。如果失血量较大，患者会有头晕，尤其是站立时（见"吐血"部分）。你的问题应该与快

速视觉检查和体格检查结合起来，判断患者可能患有何种疾病。观察患者是否有面色苍白和湿冷。检查患者脉搏，是否有心动过速（＞ 100 次 / 分是严重心动过速）；血压，是否有低血压（收缩压＜ 100 mmHg）。如果患者有心动过速和低血压，为急症，需要对患者进行紧急复苏并进行检查。患者可能还有其他系统症状，包括心悸、心绞痛和呼吸困难。

- 询问患者在呕血之前是否有恶心或呕吐。重点观察患者呕吐与呕吐的时间。如果患者在呕血之前有反复干呕，提示患者可能有 Mallory-Weiss 食管撕裂征（George Kenneth Mallory，1900—1986，美国病理学家；*Soma Weiss*，1898—1942，美国医生）。早期呕吐中有血液或咖啡样物质，提示患者患有另一种疾病，例如消化性溃疡。毫不费力地呕吐出大量鲜红色血（通常是用桶量），提示食管静脉曲张出血。这是一种急症。如果已知患者患有静脉曲张、酒精性疾病或慢性肝病，就怀疑患者有食管静脉曲张出血。

- 询问患者呕血量，如是一鸡蛋杯、一杯或一桶。

导致呕血的原因比导致呕吐的原因要少。

- 询问是否有反复干呕，如果有，提示 Mallory-Weiss 食管撕裂征。

- 询问疼痛有关的问题，疼痛提示可能有消化性溃疡疾病、胃炎或十二指肠炎。必须注意的是，这些疾病会导致无痛性呕血。

- 查看既往病史。有些患者可能是酗酒者或患有慢性肝病。如果这类患者因呕血住院，头脑里应该紧绷一根弦，导致该患者呕血的最可能原因是食道静脉曲张

出血或溃疡出血。有时，食道静脉曲张患者因吐血入院，并不是食道静脉曲张出血导致，而是其他病变出血导致，因此，寻找导致出血的原因一般需要紧急进行胃镜检查。

- 检查其他胃肠道症状，特别是危险症状，如厌食症、吞咽困难或体重减轻，这提示患者可能患有恶性肿瘤。

- 询问患者用药情况，例如阿司匹林、非甾体类抗炎药、华法林和类固醇药物，这类药物都会导致胃肠道出血。非甾体类抗炎药会导致胃糜烂和胃溃疡。非甾体类抗炎药应用范围很广，尤其是在老年人当中。不要仅仅询问处方药物，还要询问从当地药店购买的包含阿司匹林或非甾体类抗炎成分的非处方药物。华法林不会引起出血，但是会导致小伤口出血严重或是大出血加剧。我还将类固醇列入了出血药物名单，因为过去许多医生都认为类固醇会导致溃疡。研究表明，类固醇并不会导致溃疡，但是，类固醇如果与非甾体类抗炎药合用，会显著增加出血的风险。

- 一般要询问饮酒情况以及一周内酒精的摄入量。

黑便

一般不会弄错黑便外观。唯一可能会出现混淆的情况是患者服用铁剂或铋剂。患者服用铁剂或铋剂也会导致黑便（但通常缺乏柏油样便的一致性特征！）同样要注意的是，服用铁剂的患者也可能有黑便，因此，不要认为黑便仅仅是铁剂引起，也有可能是消化道出血引起，因此，要在全部评估后方可得出结论。导致呕血的原因，如果出血量足够大，这些血就会进入肠道，最终导致黑

要点

- 呕血：确定呕血已经发生，例如鲜红血或咖啡样呕吐物。
- 呕血前有反复性干呕或呕吐，提示患者可能有 Mallory-Weiss 食管撕裂征。
- 黑便：确定黑便已经发生，也就是说，黑便不是铁剂或铋剂导致的。
- 黑便是上消化道出血（或右半结肠病变）所致。见例 7.3。
- 对于呕血和黑便患者，要检查患者血流动力学是否稳定（稳定时脉搏 < 100/ 分，收缩压 > 100 mmHg）。
- 患者是否在服用非甾体类抗炎药或华法林？
- 询问酒精摄入量。
- 询问之前是否有腹痛。

便，因此，导致呕血的原因也可导致黑便。此外，右侧结肠病变（例如盲肠癌）也会导致黑便，因此也要询问大肠相关问题，例如排便习惯改变、里急后重和体重减轻。

经直肠出血

经直肠出血有两种形式：①黑便（前面已经讲述）；②直肠出血。经直肠出血中肛门直肠出血是导致鲜红色出血最常见的原因，虽然乙状结肠和降结肠出血也会导致鲜红色出血。出血部位离肛门越远，血液经过肠道到达肛门的时间就越长，血液颜色就越黑。例外的情况是上消化道大量出血，血液迅速经过肠道到达肛门，血液颜色为鲜红色。在这种情况下，患者通常会有心动过速和低血压，需要紧急干预。经直肠血原因见表 7.6。

例 7.3

问题。一位 56 岁的男性患者因昏迷送往急症室进行治疗，你跟一位急诊室专科实习医生（ST2）（"2"表示实习第二年）进行学习，该实习生正在为患者提供诊疗服务。唯一获得的病史资料是该患者一个月内一直有断断续续的消化不良问题。除高血压外，患者健康状况良好，服用阿替洛尔（50 mg）来控制血压。患者面色苍白、浑身湿冷、脉搏 60 次/分、血压 100/70 mmHg、无发热。专科实习医生怀疑患者心动过速和沉脉是下壁心肌梗死导致；然而，心电图只显示左心室肥厚伴心肌外侧缺血。ST2 现在考虑进行头部 CT 扫描，找到导致患者昏迷的原因。该 ST2 所犯的错误是什么？

讨论。ST2 诊断方法很正确。患者一个月的消化不良可能与不稳定型心绞痛有关，导致心脏传导障碍，引起心动过缓甚至完全传导阻滞。不要因为心电图正常就排除心肌梗死的诊断；如果有必要，几个小时后再重复检查一次，并检查心肌酶，因为发生心肌梗死后心肌酶也会发生变化。在这种情况下，你首先要做的就是检查患者呼吸，并确认气道是否受阻。需取静脉血做血液检查。心电图和之后的便携式胸片检查也很有价值。

在这个病例中，有几个容易犯的错误。第一，就是患者的血压值，患者血压 100/70 mmHg，会误认为是正常血压。然而，该患者是一名高血压患者，血压值应该在一个更高的水平，例如 190/110 mmHg，而这个貌似正常的血压可能说明该患者的血压发生了显著下降。另一个问题就是患者服用了 β 受体阻滞剂阿替洛尔，该药物能够使心率减慢，从而掩盖心动过速。因此，你必须意识到这些陷阱，重新评估这些线索。患者脸色苍白，浑身湿冷，提示患者血液循环有问题。没有线索提示是脓毒症，有可能是心脏原因，但未得到证实。请记住，该患者有一个月的消化不良问题，他可能患有消化性溃疡，这是很有可能的。因此，该患者可能有无明显呕血的出血，你应该想到这种可能性，那就是经直肠出血，然后进行直肠检查。在这个病例中，直肠检查发现有黑便，导致沉脉的原因就很清楚了。予患者补液治疗，取血进行交叉匹配，一旦患者病情稳定下来，就做急诊胃镜检查，发现有胃溃疡。

表 7.6　导致经直肠出血的原因

肛门/直肠	结肠	上消化道
痔	溃疡性结肠炎（ulcerative colitis）	大出血
肛裂	克罗恩结肠炎	
直肠癌	缺血性结肠炎（ischaemic colitis）、结肠癌、息肉、血管发育不良（angiodysplasia）	

问什么

首先要询问患者血流动力学是否稳定或是否有低血容量问题。如果失血量很大，患者会感到头晕，特别是站立时（见"呕血"部分）。除了这个问题外，你需要对患者进行快速观察和检查。查看患者是否有面色苍白和湿冷问题。检查脉搏，是否有心动过速（心率 > 100 次/分提示重度失血）；检查血压，查看是否有低血压（收缩压 < 100 mmHg）。如果有心动过速和低血压，为急症，你需要为患者进行紧急复苏，并迅速为患者做检查。

如果患者病情不是很严重，不危及生命，你可以获得更详细的病史资料。经直肠出血最常见的原因是肛门直肠病变，因此，可以从肛门直肠开始做检查。

- 询问血液是鲜红色还是黑红色。出血部位离肛门越远，血液颜色越深。
- 询问粪便是否与血液混合。在此你需要询问其他问题，因为大多数人排便后，看到血液和粪便混在一起，会告诉你血液与粪便是混合在一起的。因此，还需要询问排便后是否有血液往下滴，或是卫生纸上是否有血液。如果这两个问题的答案是肯定的，那么患者可能患有痔或肛裂。
- 现在询问排便时是否有疼痛。如果排便时没有疼痛，那么诊断很可能是痔。如果排便时有疼痛，那么诊断更可能是肛裂（通常是便秘后，排较硬粪便时）。在得出经直肠出血是痔导致的这个结论之前，要询问其他腹部症状。导致经直肠出血的原因会同时有几个，因此，即使你确定患者有痔或肛裂，你还要继续检查，查看是否还有其他原因导致了经直肠出血。如果没有其他肠道症状，你就可以确定导致经直肠出血是肛门直肠病变所致，那么你就没有必要让患者继续做检查了。
- 询问是否有腹泻和便秘。大量腹泻提示可能有炎症性肠病，例如溃疡性结肠炎或克罗恩病（*Burrill Bernard Crohn*，1884—1983，美国医生）；便秘提示患者可能有肛裂。
- 询问粪便中是否有黏液，如果有，提示腹泻和经直肠出血是炎症导致的。
- 还要询问最近是否有外出旅行史，因为一些感染性疾病也会导致经直肠出血，例如志贺菌感染、阿米巴痢疾或血吸虫病。
- 很多疾病都会导致腹痛。询问疼痛的性质，如果是绞痛，要注意绞痛部位、是否辐射到其他部位以及与排便的关系，例如：溃疡性结肠炎导致的疼痛是一种绞痛，一般在排便前疼痛，排便后疼痛缓解。
- 最后，在某些情况下，失血可能是慢性的、隐匿性的，患者可能会出现贫血症状，例如呼吸困难、头晕或心绞痛。

要点

- 经直肠出血的颜色可能是鲜红色、暗红色，也可能是黑色。
- 血液颜色为鲜红色或暗红色提示下消化道出血。
- 患者血流动力学是否稳定？
- 要询问腹泻或便秘。
- 排便时无痛以及纸上有血提示痔（但你仍需要排除其他原因）。

黄疸

黄疸是病史获取的另一个难点。导致黄疸的原因有很多。在本章结尾处有一部分讲述黄疸生理学，这部分内容有助于你发现导致黄疸的原因。了解黄疸的关键是肝，因为肝是胆红素代谢的主要器官。

什么是黄疸？

黄疸（jaundice）是胆色素在体内沉积，导致皮肤和巩膜发黄的现象。旧版教科书也用 icterus 这个术语来表示黄疸。胆红素是血红蛋白的分解产物，经肝代谢（结合反应）后，以胆汁的形式排出。

原因

见表 7.7。肝是胆红素代谢的主要器官，因此，可以将导致黄疸的原因分为肝前、肝性、肝后三类。有时，你可能会遇到黄疸的不同分类：分为**肝性**黄疸（hepatic jaundice）和**胆汁淤积性**黄疸。肝性黄疸仅指那些损害肝细胞的药物影响了肝功能（包括胆红素代谢功能），导致黄疸。胆汁淤积性黄疸是指胆汁受到阻碍，无法正常排入小肠导致的黄疸。这种黄疸又可分为肝内胆汁淤积性黄疸和肝外胆汁淤积性黄疸。肝内胆汁淤积性黄疸是指肝内胆管和小管发生堵塞导致的黄疸，而肝外胆汁淤积性黄疸是胆总管发生堵塞导致的黄疸。肝性黄疸和胆汁淤积性黄疸这种区分是人为的一种区分，因为有时患者会同时患有肝性黄疸和胆汁淤积性黄疸，例如病毒性肝炎或肝硬化会同时导致肝细胞损害和肝内胆汁淤积症（intrahepatic cholestasis）。

表 7.7　导致黄疸的原因

肝前	肝性	肝后
溶血性贫血，例如自身免疫性遗传性球形红细胞增多症	肝炎（hepatitis），例如甲肝、乙肝或丙肝	胆总管结石
	钩端螺旋体病	胆管狭窄
	棘球蚴病	肝胆管型肝癌（cholangiocarcinoma）
	药物，例如三氟溴氯乙烷	慢性胰腺炎
	自身免疫，例如原发性胆汁性肝硬化（primary biliary cirrhosis）	胰头癌
	酒精摄入	硬化性胆管炎（sclerosing cholangitis）
		恶性肿瘤，尤指肝门恶性肿瘤

问什么

- 询问患者发生黄疸多长时间了。

- 还要询问粪便和尿液的颜色。在梗阻性黄疸中，胆汁中的胆红素（胆红素会影响粪便颜色）无法到达肠道，使得粪便呈苍白色。而过多的胆红素只能从尿液排出，使尿液颜色较暗。

- 还要询问瘙痒问题。沉积在皮肤处的胆红素是一种刺激物质，会引起瘙痒（其机制尚不清楚）。

- 询问疼痛。胆绞痛提示可能有胆结石。上腹部或右肋下隐匿性疼痛提示肝炎。无痛进行性黄疸提示胰头癌，尽管会有其他疾病也会有类似特征。

- 询问发热情况。出汗和寒战提示上行性胆管炎（又称反流性胆管炎）。上行性胆管炎是胆管内发生炎症（通常是胆结石引起）向上逆行导致。Charcot 三联征为黄疸、疼痛和发热。

- 还要询问外出旅行史。外出旅行史一般意味着出国旅行，可能在国外感染了当地的传染病。甲肝在某些地区很常见，可通过海鲜感染。也要询问周围旅行史，在威尔士旅行容易感染上棘球蚴病。

- 要注意患者的职业情况，某些职业增加黄疸发生的风险，例如污水处理工人——钩端螺旋体病；羊农——棘球蚴病；医生和护士——乙肝和丙肝。

- 查看患者的既往史，可能包含有用信息。相关问题包括过去输血史（乙肝，虽然目前筛检技术使感染乙肝的风险大大降低）。询问手术史，特别是胆管周围的手术，这类手术可能会导致胆管狭窄。询问患者之前是否发生过黄疸以及是否患过自身免疫性疾病（例如系统性红斑狼疮），因为自身免疫性疾病与导致硬化性胆管炎的自身免疫性肝炎或炎症性肠病有关。

- 一般要询问药物使用情况。导致黄疸的药物有很多，且发生机制也不同（通常是损伤肝细胞）。引起黄疸的药物太多，如果你不确定某种药物是否会引起黄疸，可以查看《英国处方集》，也可以咨询肝胆科医生、护士以及药师。

- 不要忘记询问酒精摄入情况，因为酒精摄入会导致慢性肝病。

- 询问家族史。有些溶血性疾病具有遗传性，例如遗传性球形红细胞增多症是一种常染色体显性遗传病。

- 询问社会史。询问这方面的问题要有技巧性和策略。你会询问导致病毒性肝炎的高危活动，因此，你需要询问患者的性生活情况。有些患者会认为你的问题冒犯了他们，认为你侵犯了他们的隐私，而有些患者会以沉默的方式来应答，这会让人感到很尴尬和紧张。所以，在询问有关性生活方面的问题之前，要冷静地向患者解释你为什么要问这些问题，并向患者保证你会为他们保密。要询问的问题包括静脉注射毒品和与多个伴侣发生无保护性行为情况

（见第 9 章），特别是双性恋或男同性恋。上述这些行为都会增加乙肝、丙肝和获得性免疫缺陷病的感染风险。

- 最后，要进行系统回顾（特别是原因尚不清楚时），因为多系统疾病会影响到任何器官，例如自身免疫性疾病会影响肝脏；恶性肿瘤会转移到肝。

排便习惯

医生似乎需要检查患者生活的方方面面，大便也不例外。有关排便习惯的问题是对你获取病史能力的一种真正考验。英国人对自己的肠道很感兴趣。在问及心脏病发作有关问题时，患者可能几乎没什么要讲的，但问及他们的大便情况时，患者可能就突然活跃起来。

便秘

什么是便秘?

人们对便秘有自己的理解，因此，你必须弄明白，你对便秘的理解与患者对便秘的理解是一样的。便秘的定义是每周排便次数少于三次或是患者在排便时比较困难，一次排便时间超过 15 分钟。导致便秘的原因见表 7.8。

问什么

- 要询问的一个重要问题就是患者便秘多

要点

- 要询问粪便颜色变浅和尿液颜色变深情况（提示阻塞瘀滞性黄疸）。
- 询问与黄疸有关的疼痛情况。
- 黄疸时是否有瘙痒或发热?
- 询问外出旅行史和输血史。
- 要有技巧性地询问某些生活方式，例如同性恋行为或毒品注射情况。
- 一般都要询问药物史。

表 7.8　导致便秘的原因

特发性
膳食
药物，例如阿片类药物、抗胆碱能药物
结肠癌 / 直肠癌
憩室病
急性肠梗阻
脊髓病
帕金森综合征
甲状腺功能减退

长时间。如果便秘时间超过一年，患者患恶性肿瘤的可能性不大。如果患者一生都有便秘，很可能这种便秘是特发性的，或对于患者来讲，便秘是一种正常现象。此时你就有必要询问患者已忍受便秘这么长时间，为什么此次因便秘突然来就诊。有时可能是因为便秘，致患者排便时有疼痛和肛裂问题，或是患者担心长时间便秘可能导致癌变。

- 询问患者膳食情况。要发现患者每天的饮食情况。你会惊奇地发现有些人吃得很少，或是膳食中纤维多么缺乏。要保持良好的排便习惯，就要摄入足够的液体（至少 1.5 升）以及进行运动。要询问患者是否摄入足够纤维、液体以及进行运动。也需要检查患者的血钙水平、甲状腺功能，排除高钙血症和甲状腺功能低下。

- 还要查看患者的职业情况。有些职业不利于正常排便习惯的形成，例如卡车司机或销售人员，这些人有便意时往往需要忍着，直到有合适时机才会去排便。

- 最近出现便秘，或是有腹泻便秘交替问题的患者需要做进一步检查。这种情况提示可能是大肠癌，尽管憩室病和炎症性肠病也可能出现这种症状。

- 患者出现绝对便秘（甚至是肠胃胀气）、上腹部绞痛和呕吐物带有粪便味，提示急性肠梗阻。

- 还要询问其他腹部症状，例如呕吐、疼痛和消化不良。还有一个症状是里急后重，你可能未听说过。里急后重是一种排便后没有完全排空的感觉，往往会导致患者多次如厕。像直肠癌这类梗阻性疾病以及炎症性肠道疾病等都会导致里急后重感。

- 便秘也可能是其他疾病的特征，即使患者不会因这些疾病来就诊。询问便秘相关问题后并进行治疗，以改善患者的生活质量。如果患者发生了脊柱损伤、卒中、帕金森综合征等，要考虑到便秘的可能性，一般要询问便秘情况，虽然在医护人员眼中便秘并不是一个很严重的问题，优先级别很低，但便秘会给患者带来很大痛苦。

- 还要考虑到某些药物也可能引起便秘，要详细询问药物使用情况。导致便秘常见的药物有阿片类药物、抗胆碱能药物（包括具有抗胆碱能不良反应的药物，例如抗抑郁药或治疗尿失禁的奥昔布宁）、含铝抗酸剂（例如 aludrox、algicon 这类含氢氧化铝、氢氧化镁的药物）。要特别注意，接受姑息治疗的患者会服用大剂量阿片类药物来镇痛，这类患者可能会有便秘问题。即使现在，非姑息治疗专业的医生也往往忘记为服用阿片类药物的患者开具泻药，导致患者不可避免地发生便秘。

腹泻

什么是腹泻？

我们所有人都有过腹泻，然而却很难定义什么是腹泻。我们都知道，如果一天排便次数达到 10 次，且大便为水样便，这是明显的腹泻，这是一种极端情况，根据某些定义，一天排便次数超过 5 次就是腹泻。有些机构对腹泻做了定量规定，认为每天排便重量超过 250 克就是腹泻。虽然该定义在研究中很有用，但是医疗实践中，该定义却没有实际价值。作者认为如果患者大便的性质为水样便，排便次数超过 1 次，那么该患者就有腹泻问题。你还需要对一些边缘病例做出自己的判断，这些病例中，患者排便次数只是轻度增加，或是"粪便质地不像平时那么致密"，与正常排便很相似，要注意区分这种情况。

原因

引起腹泻的原因有很多，此处仅列出一些大的分类，见表 7.9。

问什么

* 你首先要确定患者是否患有腹泻。询问粪便的形态，是固体的、半固体的还是水样的？你还需要知道大致的排便频率：每天 2 次、每天 6 次、每天 15 次等。大多数人都不会仔细观察自己的排便情况（可以理解），因此，他们可能无法准确说出自己的排便情况。如果患者正在腹泻，将大便外观、排便频率等情况记录下来，做成图，直接查看就可以了。该 Bristol 粪便图有助于观察不同状态的粪便。

表 7.9　导致腹泻的原因

膳食	咖喱、营养不良
压力	试验 / 检查、肠易激综合征
感染	病毒性胃肠炎、食物中毒、"旅行者腹泻"、痢疾
慢性炎症	溃疡性结肠炎、克罗恩病（Crohn's disease）、缺血性结肠炎、放射性结肠炎
内分泌	甲状腺功能亢进、类癌综合征（carcinoid syndrome）、Zollinger-llison 综合征[a]
吸收不良	小肠黏膜疾病（例如乳糜泻）、细菌过度生长、外科手术（例如回肠切除术）
胰腺疾病	
药物	滥用泻药、抗生素、地高辛、茶碱、镁化合物
假性腹泻	

[a] Robert Milton Zollinger，1903—1992，美国外科医生；Edwin Homer Ellison，1918—1970，美国外科医生

* 询问腹泻是急性还是慢性。腹泻如果持续时间超过 3 周，通常认为是慢性。这个问题很重要，因为急性腹泻持续时间很短，主要是感染导致的。

* 询问最近参加聚会、去餐馆进餐或信誉不佳的饭馆进餐的情况。这些信息提示食物中毒可能是引起腹泻的原因。虽然食物中毒导致的腹泻一般仅持续 1 周，但有些情况下可能持续数周，例如弯曲菌感染可能会导致慢性腹泻。

* 询问境外旅行史。导致国外旅行性腹泻的原因有很多，其中比较著名的有蒙特苏马腹泻和德里腹泻等。

* 你还需要了解有关腹泻的更详细的信息。询问粪便中是否带有血液，如果有，提示感染性结肠炎、憩室病、炎症性肠病或恶性肿瘤。

* 询问粪便中的黏液情况，粪便中带有黏液提示患有炎症性肠病。

* 检查粪便的特征，是否为非固体状、颜色变浅、量大或粪便呈漂浮状。粪便是否很难被冲走？如果是，这种腹泻称为脂肪性腹泻，是吸收不良引起的。导致吸收不良的原因有很多，小肠黏膜疾病会导致吸收不良，小肠黏膜疾病有乳糜泻、胰腺疾病，这类疾病会导致食物在小肠内吸收不良。粪便中脂肪含量高使粪便具备不成形、量大、臭味难闻的特征，还很难冲走。同样还需要认识到，即使粪便外观看起来正常，患者也可能有吸收不良；如果临床特征和血液检查提示患者可能有吸收不良，你要怀疑患者可能有吸收不良问题，不要因为粪便外观看起来正常，而排除吸收不良这种可能性。

* 查看患者的职业情况。患者职业情况询问是咨询的一部分，不仅仅是为了寻找

线索。感染性腹泻患者如果从事"敏感"工作，例如厨师、食品制作师、教师、医生或护士，此时应停止这类工作，直至痊愈后才可继续从事。

- 还要询问药物使用情况。很多药物都可以导致腹泻，如果你不太确定某种药物是否会导致腹泻，可查阅《英国处方集》。广谱抗生素是导致腹泻的常见原因。如果抗生素服用时间够长，就会杀死肠道中的有用共生菌，产生更多的抗药性致病菌（例如难辨梭状芽孢杆菌快速生长），导致腹泻和严重的"假膜性"结肠炎。还要询问泻药使用情况，尤其是老年患者。过去认为有规律的排便习惯很重要，人们会使用李子汁、泻药等让排便很有规律。有很多老年人因腹泻就诊时，他们可能不会主动向医生提及自己服用李子汁、泻药等排泄的食物或药物。
- 导致腹泻的其他常见药物见表 7.9。
- 做完上述工作后，你如果仍然对导致腹泻的原因没有一个清楚的概念，那么你需要进行系统回顾。要注意这些疾病，例如甲状腺功能亢进（腹泻、正常食欲、体重减轻、对温暖环境不耐受）以及像类癌综合征（腹泻、喘息和面部发红）和 Zollinger-Ellison 综合征（腹泻和复发性消化性溃疡）这类的罕见疾病。
- 最后一点要指出的是，有些便秘患者（通常是老年人）便秘之后就会出现腹泻，会弄脏内衣或发生大便失禁。这种现象看起来比较矛盾。将这种腹泻称为假性腹泻。便秘时水样便是如何形成的，其形成机制尚不清楚，但你必须将这种情况向患者解释清楚，否则，患者认为自己有腹泻问题，而你却给患者开泻药，患者会认为你一定是疯了。

要点

- 便秘：导致便秘的原因有很多。
- 查看患者是否摄入足够的膳食纤维和足够的液体。
- 一般要查看患者的药物史。
- 腹泻：导致腹泻的原因有很多。
- 要考虑食物中毒这种可能性。
- 一般要考虑外出旅行史。
- 粪便颜色变浅、量很多以及很难冲走，提示消化不良。
- 一般要查看患者的药物史。
- 对老年患者一定要考虑到假性腹泻这种情况。

....

提示

　　如果护士告诉你患者有腹泻问题（特别是以前该患者患有便秘），要快速检查药物史，查看患者是否在服用泻药，因为很多医生和护士都有不查看药物史的这种不良做法（尤其是肠道药物和夜间镇静药物）。

....

泌尿生殖系统

　　本节将集中讨论泌尿道症状，有关性病史获取方法见第 9 章。你需要了解很多症状。

排尿疼痛

什么是排尿疼痛？

　　排尿疼痛是指患者排尿时的疼痛，这种疼痛往往是一种烧伤痛，往往提示为下尿路感染。

问什么

　　询问患者排尿时是否有烧灼痛或刺痛。要小心患者这种回答："下次排尿时，我会留意的。"

尿频

什么是尿频？

就像术语提示的，尿频是指一天的排尿次数过多。排尿次数多到什么程度就算是尿频，这个很难定义，因为大量摄入液体时，排尿次数也会增加。然而，当患者的排尿次数多到影响其正常生活时，就需要进行检查了。导致尿频的原因见表 7.10。

问什么

- 要较为准确地了解患者排尿次数，像"排尿很多次"或"有百万次的样子"这类的描述是不够的。要给患者提示，是一天 2 次、一天 5 次还是一天 10 次等。或是询问每次排尿的间隔时间，例如是 10 分钟一次、30 分钟一次还是 1 小时一次等。同时，还要了解患者的排尿量。排尿频繁但每次排尿量很少，提示患者可能患有前列腺疾病，而排尿频繁且每次排尿量较多，提示患者可能患有糖尿病、尿崩症或精神性烦渴。

表 7.10　导致尿频的原因

液体摄入
增加
减少
酒精摄入
肾病
糖尿病
尿崩症
精神源性烦渴
前列腺疾病
逼肌功能失调
药物，如利尿剂

- 要询问患者一天液体的摄入量。患者摄入液体较多，排尿量也较多，例如精神性烦渴（这种疾病会导致患者感觉很渴，使患者一直摄入液体）。比较矛盾的是，摄入液体很少（＜ 1 升）也会导致排尿次数增加，这是因为浓缩尿液对膀胱是一种刺激因素。用杯来描述液体摄入量，例如：一茶杯或一咖啡杯＝ 150 ml，或一玻璃杯＝ 250 ml。

- 这种问法只能大概知道患者的液体摄入量，无法精确地知道患者摄入多少液体，排出多少尿液。一个有用的做法是，为患者预备一本记录本和两个有刻度的水壶，这样患者就能够记录 3 天内他们摄入多少液体，排出多少尿液（记住要给患者两个带刻度的水壶，一个用来测液体摄入量，另外一个用来测尿液排出量）。

- 询问过去膀胱炎或肾感染（这可能会导致肾损伤）的情况。

- 询问药物使用情况，尤其是利尿剂。大多数人都清楚地知道排尿频率与利尿剂有关（但是在说到尿频问题时，他们往往会忘记提及利尿剂）。经提醒后，你很快就会了解到他们沿途是如何安排去卫生间的（此时大多数人停止服用利尿剂）。

少尿（oliguria）

什么是少尿？

少尿是指尿液排出量下降。很少人会因为少尿而就诊，所以少尿一般是通过医学观察获得的。人脱水时，肾会减少水的排泄，以保证身体需要，因而会少尿。少尿也可能是肾衰竭的一个体征。经验法则是患者每小时应该至少产生 20 ml 的尿（如果患者有肾衰竭可能，需要给患者插管，准确测量尿量）。肾衰竭时，尿量也可能正常，因此，必须对尿液进行分析。需要检查分析尿液中的电解质，并对尿液中的尿素和肌酐与血浆中的进行比较。正常人尿液中尿素和肌酐的浓度至少是血浆中的 20 倍。肾衰竭时，尿液中尿素和肌酐的浓度与血浆中的几乎相同。

无尿（anuria）

什么是无尿？

无尿是指根本不排尿。即使是肾衰竭，通常也会产生少量尿液，如果完全无尿，你需要考虑尿流受阻的可能性。这类患者需要进行紧急腹部超声，以发现导致梗阻的原因或是排除梗阻。

尿急（urgency）

什么是尿急？

尿急是指患者一有尿意就迫切要排尿。导致尿频的原因也可引起尿急。

问什么

"当有尿意时，你是必须去排尿，还是可以坚持一会儿？"

尿失禁

什么是尿失禁？

尿失禁是指不自主的排尿，这是个健康问题，也是一个社会或卫生问题。正如尿失禁定义所指出的，尿失禁是一种很尴尬的疾病，患者往往不愿意透露给他人。你询问患者这方面问题时，要具有技巧性，且要敏感，让患者知道有很多方法可能改善尿失禁，让患者放心。

导致尿失禁的原因见表 7.11。导致尿失禁最常见的两个原因是**急迫和压力**（两者可以同时存在）。尿急的患者如果没有及时排尿，就会发生尿失禁，因此，导致尿急的原因也可以导致尿失禁。膀胱过度活动（逼尿肌不稳定）是导致急迫性尿失禁的最常见原因（逼尿肌是膀胱肌肉）。膀胱过度活动可以无明显原因，也可以继发于膀胱流出道梗阻。压力性尿失禁在女性中更常见，因为分娩会使盆底肌肉受损。通常情况下，患者咳嗽、打喷嚏、站立、上举重物或锻炼时，也会使少量尿液漏出。所有这些活动都会使腹内压力增加，膀胱内压力也增加。当膀胱内压力超过尿括约肌所施加的压力时，尿液就会漏出。有时，环境会让患者处于憋尿状态，例如尿瓶放在卒中患者偏瘫侧，或是对于帕金森病患者来说卫生间太远，无法及时到达排尿。

充溢性尿失禁（overflow incontinence）是一个悖论（类似于假性腹泻），因为根本问题是尿潴留。由于不清楚的原因，尿潴留患者有时可能排出少量尿液，或是发展为尿失禁。腹部检查会发现膀胱扩大（或者你可以用便携式超声来扫描膀胱进行确认）。

问什么

在询问患者有关尿失禁的问题之前，最好让患者做好心理准备。对患者这样讲："我很抱歉，但我不得不问你几个比较私密的问题。问这些问题的目的在于发现问题所在，并希望能帮助你。你所说的一切都会保密。"

表 7.11 导致尿失禁的原因

| 急迫 |
| 压力 |
| 充溢性尿失禁 |
| 环境 |
| 大笑 |
| 憋尿 |

- 用之前的方法询问完尿急后，询问这个问题："你是否发现有时无法及时到达卫生间，就尿湿自己了？"
- 问："如果你咳嗽、打喷嚏、站立、锻炼或上举重物时，会有尿液漏出吗？"（压力性尿失禁）。
- 询问液体摄入情况。
- 询问咖啡因的摄入量，一天喝多少茶和咖啡（咖啡因是一种弱利尿剂）。
- 询问药物使用情况。利尿剂本身就可能导致尿失禁，或是使已有的问题更严重。抗胆碱能药物可引起尿潴留，可能导致充溢性尿失禁。
- 检查患者最近是否有便秘，因为便秘也可能会导致尿潴留。
- 询问女性患者生产情况。你需要知道女性患者生育了几个孩子。是否是自然分娩？如果可能，获得孩子出生时的体重、长度，更重要的是，分娩时使用到的医疗器械，例如产钳（压力性尿失禁）。
- 询问之前的手术情况。女性患者可能曾因尿失禁而做过手术，例如膀胱修补术。男性患者可能曾做过前列腺手术，且他们的前列腺症状可能已经复发。有时，少数男性患者在做完经尿道前列腺切除术后，会因为手术时损害了内尿道括约肌而患上真正的压力性尿失禁。
- 检查患者是否患有糖尿病、肾疾病或膀胱疾病。
- 年轻女孩大笑时，可能会发生尿失禁，但这种情况很少见。

血尿

什么是血尿？

血尿是指尿液中带血。如果可以用肉眼观察到，这种血尿称为肉眼血尿；如果用浸渍检查法才能检测到，这种血尿称为显微镜下血尿。血尿是一个重要症状，需要立即进行检查。导致血尿的原因见表7.12。

问什么

- 首先要确定是否发生了真正的血尿。有时可能是因为你进食的食物或药物导致尿液发红。会使尿液发红的物质包括甜菜根、利福平药物（红人综合征）、像果导片或酚酞片这类的泻药以及达灵复（治疗帕金森的药物），所以要询问这些药物和食物。
- 询问疼痛有关的问题。放射到腹股沟处的腰部疼痛，提示肾结石或输尿管结石。无痛性血尿提示尿路恶性肿瘤，例如肾癌或膀胱癌。
- 询问最近外伤史。腰部打击可能会使肾受到损害。交通事故会使尿道受损，跌落时两腿分开与横梁撞击会导致横跨受伤。尿道内干预措施（例如插尿管）也会导致尿道创伤。有些患者尿道内插有尿管，牵拉尿管会导致出血，使尿液中带血。
- 询问其他泌尿系统症状，例如排尿困难和尿频，提示尿路感染；或是男性尿频和夜尿症，提示前列腺疾病。
- 检查患者是否服用华法林（或其他有导致出血倾向的药物）。即使是小的出血，使用华法林也会使出血问题加重。

表7.12　导致血尿的原因

肾	肿瘤、感染、梗死、结石、创伤和肾炎
输尿管	结石和肿瘤
膀胱	肿瘤和感染
前列腺	前列腺增生症、前列腺癌
尿道	外伤

消化系统检查概述

概述中会包含很多术语，在第一次阅读这些术语时，你可能不太理解。会在下一部分"消化系统检查详述"中详细解释。

1. 向患者介绍你自己，在检查之前，征得患者同意。

2. 让患者躺在床上（如果患者未在床上）。你可能需要其他人来帮助你将患者扶到床上。

3. 洗手。

4. 让患者脱去衣物，只着内衣。

5. 让患者躺在枕头上（如果是老年人或有脊柱后凸，可能需要两个枕头）。

6. 在做 1～5 步的同时，对患者做整体观察。患者是否看起来不适？腹部是否有膨隆？是否有黄疸、肌肉萎缩和疤痕等？

7. 检查患者双手，查看是否有慢性肝病（DF 6/10），例如杵状指、灰指甲（leuconychia）、反甲（koilonychia）、掌红斑、杜普伊特伦挛缩、蜘蛛痣（确保压之褪色）和紫癜。

8. 只有怀疑肝衰竭时（黄疸、蜘蛛等），才有必要检查扑翼样震颤（DF 8/10）。让患者伸展上臂，手腕向后伸展。

9. 观察面部，查看是否有睑黄瘤（DF 2/10）、蜘蛛痣（DF 6/10）和其他毛细血管扩张症（DF 9/10）；检查眼部，查看是否有黄疸（DF 7/10）；检查结膜，查看是否有贫血（DF 9/10）。

10. 检查嘴唇处，查看是否有色素沉着或毛细血管扩张（DF 9/10）。

11. 检查口腔（DF 8/10）。检查毛细血管扩张症、色素沉着、牙列（dentition）、溃疡、口角炎（angular stomatitis）和念珠菌病。还要检查舌、扁桃腺以及是否有口臭（halitosis）。

12. 触诊颈部，检查颈部淋巴结（DF 6/10），尤其是锁骨上部位。

13. 检查胸部，查看是否有蜘蛛痣（DF 6/10）、男性乳腺发育症（gynaecomastia）（DF 7/10）和男性腋毛脱落（DF 6/10）。

14. 观察腹部，查看是否有膨隆、疝（herniae）、瘢痕（scars）、条纹、搏动（pulsations）、蠕动和静脉扩张（DF 8/10）。

15. 在开始轻触之前，询问患者是否有疼痛部位。轻轻触诊腹部，发现压痛区域，并注意是否有肿块（DF 4/10）。观察患者面部表情是否有疼痛表现！

16. 深度触诊，并对肿块做更详细的检查（DF 7/10）。

17. 尤其要触诊肿大器官：肝——从右髂窝开始，向上（右肋缘方向）触诊，触诊同时让患者深呼吸；脾——从右髂窝开始，向左肋缘方向触诊，触诊同时让患者深呼吸；肾——从腹侧开始，双手触诊。

18. 对触诊到肿块或器官做叩诊。腹侧部叩诊音如果是浊音，继续叩诊，查看是否为移动性浊音（DF 7/10）或液波震颤（DF 6/10）。

19. 听诊肠鸣音（bowel sounds）（DF 8/10）（必要时还需听诊血管音和摩擦音）（DF 9/10）。

20. 检查腹股沟处，查看是否有淋巴结肿大和疝（让患者咳嗽）（DF 8/10）。

21. 洗手。

22. 现在说："我要进行外生殖器检查，然后进行直肠检查。"报告检查发现。

消化系统检查详述

开始

1. 向患者介绍你自己，在检查之前，征得患者同意

伸出手与患者握手。对患者这样说：

"您好，我是 Berkeley Moynihan，是一名大三医学生。我需要检查您的腹部和手部，可以吗？"

2. 让患者躺在床上（如果患者未在床上）。你可能需要其他人来帮助你将患者扶到床上

通常情况下，患者自己能够躺到床上，但是，如果患者行动不便，无法躺到床上，需要找一名护士，将患者扶到床上。

3. 洗手

这样做，主要是消灭手部细菌。

4. 让患者脱去衣物，只着内衣

一般来讲，腹部检查时，患者"从乳头到膝"部位都应该暴露。现在检查时，考虑到患者的尊严，会用床单盖住腹股沟部位（除非需要仔细检查这个部位）。女性患者做腹部检查时，可以戴胸罩进行。在腹部检查中，胸罩下方没有什么要检查的。然而，你必须仔细观察胸部周围，以免错过毛细血管扩张症。这些扩张的毛细血管或小动脉，看起来像纤细的红色条纹或斑点。压之褪色。这是因为压迫血管时，血管中的血液被挤出，压力消失时，血管就会再次充盈，就会变红。

5. 让患者躺在枕头上（如果是老年人或有脊柱后凸，可能需要两个枕头）

腹部检查姿势为患者平躺，头部下方枕一个枕头。如果患者患有脊柱后凸（通常是老年人），这类患者因脊柱弯曲，难以平躺，此时就需要两个枕头，这样患者会感到比较舒适。有时，你会遇到端坐呼吸的患者，这类患者平躺时就会有呼吸困难问题。在呼吸允许的范围内，尽可能让患者平躺，如果实

在不行，只能在患者坐位时进行腹部检查。不管什么样的情况，要在患者感到舒适的情况下进行腹部检查（图 7.1）。

6. 在做 1～5 步的同时，对患者做整体观察。患者是否看起来不适？腹部是否有膨隆？是否有黄疸、肌肉萎缩和抓痕等

患者看起来很痛苦，提示患者可能有严重疾病。静脉插管时疼痛剧烈，需要使用麻醉剂后方可进行插管操作，这类疾病可能是急性胰腺炎或需要抗生素治疗的感染，例如急性胆囊炎。皮肤呈黄色可提示黄疸；腹部膨隆提示腹水。同时检查是否有全身肌肉萎缩或抓痕。

手部

7. 检查患者双手，查看是否有慢性肝病（DF 6/10），例如杵状指、灰指甲、反甲、掌红斑、杜普伊特伦挛缩、蜘蛛痣（确保压之褪色）和紫癜

慢性肝病是指持续 6 个月以上的肝病变。导致慢性肝病的原因有很多，酒精摄入是最常见的原因。当你检查与肝功能不全有关的症状和体征时，还要注意反映机体补偿的症状和体征。此外，有些体征是营养不良

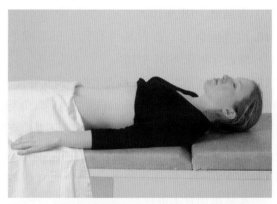

图 7.1 腹部检查姿势

引起的，特别是在酒精性肝病中，酒精取代了正常饮食。这类患者会表现出贫血和维生素缺乏的体征。需要检查的症状和体征有很多。单个体征并不一定提示肝病，也可能是其他疾病引起，但是发现的相关体征越多，越有可能提示是慢性肝病。

杵状指

杵状指（DF 8/10）主要见于呼吸系统疾病，第 5 章中对杵状指进行了详细讨论。在消化系统疾病中也会有杵状指，尤其是肝硬化。在溃疡性结肠炎、克罗恩病和乳糜泻中，也会发生杵状指。

灰指甲

（DF 5/10）见图 7.2。

什么是灰指甲？

白色指甲（与你自己的指甲进行比较，以帮助诊断）。

原因

肝硬化和肾病综合征。

意义

白指甲提示患者患有导致低白蛋白的疾病。

反甲

（DF 8/10）见图 7.3。

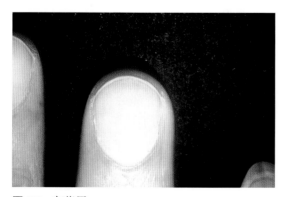

图 7.2 灰指甲

什么是反甲？

反甲是指指甲发生了"匙状"凹陷。在病变早期，指甲会变平，凸度消失。在病变后期，会发生凹陷，指甲中间会有"匙状"凹陷。病变晚期，中间凹陷中能够盛下一滴水。

原因

慢性贫血，还有较为罕见的强力洗涤剂。

意义

反甲提示患者患有慢性贫血（常见原因是缺铁）。反甲会促使我们寻找导致贫血的原因。

掌红斑（palmar erythema）

（DF 5/10）见图 7.4。

什么是掌红斑？

掌红斑是指手掌部有发红的现象。掌红

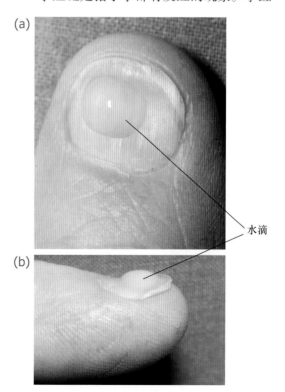

(a)

(b)

水滴

图 7.3 反甲

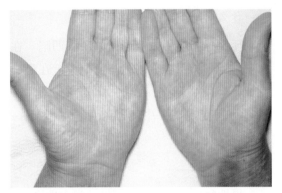

图 7.4　掌红斑

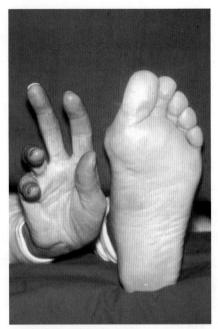

图 7.5　杜普伊特伦挛缩

斑主要集中在大鱼际隆起（拇指下方肌肉隆起）、小鱼际隆起（小指下方肌肉隆起）和手指腹部，但手掌中央没有红斑。这些红斑很轻微，很容易被忽略。将患者的手掌与你的做对比，这样有助于发现不同（除非你也有掌红斑！）。

原因

慢性肝病、妊娠、避孕药和类风湿性关节炎。

意义

在慢性肝病、服用避孕药和妊娠的情况下，手掌红斑是血液中雌激素水平增加所致。在慢性肝病（尤其是酒精性慢性肝病）中，性腺萎缩，睾酮分泌水平下降。更多的睾酮代谢为雌激素。

杜普伊特伦挛缩

（DF 9/10）见图 7.5。杜普伊特伦挛缩（Dupuytren's contracture）是以法国外科医生 *Baron Guillaume Dupuytren*（*1777—1835*）命名的。

什么是杜普伊特伦挛缩？

杜普伊特伦挛缩是指掌腱膜增厚和挛缩，掌腱膜是一种保护手部肌腱的纤维结构。掌腱膜在手指根部分开，附着于近端指骨底部。通常是无名指根部的掌腱膜发生增厚，使无名指向手掌部弯曲。随后，小指会受累。早期病例往往容易漏诊。如果你仔细观察手掌，尤其是无名指和小指部位，你会发现竖直的皱纹，这些皱纹通常是掌腱膜增厚导致。可以用手指来触诊这个部位，有助于做出诊断。在病变晚期，与患者握手时，你也可能发现异常。患者弯曲的无名指可能会挠到你的手掌。所以，当与石匠握手时感到异常，需要迅速观察其手部，因为该患者可能患有杜普伊特伦挛缩。

原因

酗酒、慢性肝病、糖尿病和重体力劳动。

意义

在疾病晚期，手部会很难看，且挛缩会影响手部功能。可通过手术来改善这种状况，手部手术在局部麻醉下进行。

蜘蛛痣

（DF 6/10）见图 7.6。

(a)
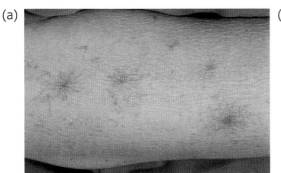

(b)
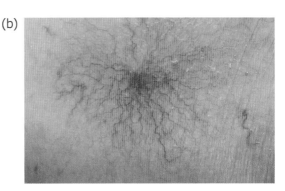

图 7.6 蜘蛛痣

什么是蜘蛛痣?

蜘蛛痣是一种具有特殊外观的毛细血管扩张症。蜘蛛痣的中间是一个中央小动脉,周边辐射状小血管像"蜘蛛腿"。"蜘蛛腿"中的血液来自中央的小动脉。蜘蛛痣压之褪色。用手指压中央小动脉,然后迅速放开。如果你足够快,你应该能看到血液迅速充盈血管,红色蜘蛛腿再次出现。

原因

慢性肝病、妊娠和甲状腺毒症;蜘蛛痣也可以只是一个正常现象而已。

意义

正常人、妊娠和甲状腺毒症患者可能会有一两个蜘蛛痣。然而,如果在患者身上发现的蜘蛛痣超过 5 个,提示患者很可能患有慢性肝病(尤其是你还发现其他的特征)。

紫癜

(DF 2/10)见图 7.7。

什么是紫癜?

紫癜是自发性出血在皮肤处的一种表现。如果出血斑点直径小于 3 mm,称为瘀点。出血斑点直径较大时称为瘀斑。

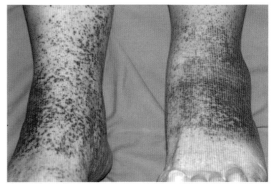

图 7.7 紫癜。药物性紫癜,主要位于腿部

原因

见表 7.13。

表 7.13 导致紫癜的病因

血管异常
类固醇诱导
年老(老年性紫癜)
血小板异常
特发性血小板减少性紫癜(这意味着未知原因导致了血小板计数减低而导致出血)
骨髓恶性浸润,例如白血病、骨髓瘤和骨髓继发肿瘤
凝血因子异常
血友病(凝血因子Ⅷ缺乏)
抗凝治疗,例如使用华法林

意义

在慢性肝病中，出血可能是凝血因子（Ⅱ、Ⅻ、Ⅸ和Ⅹ）缺乏导致的。

扑翼样震颤

8. 只有怀疑肝衰竭时（黄疸、蜘蛛痣等），才有必要检查扑翼样震颤（DF 8/10）。让患者伸展上臂，手腕向后伸展

某些教材将扑翼样震颤称为姿势保持不能。肝病中扑翼样震颤的发生方式与呼吸衰竭中二氧化碳潴留导致的扑翼样震颤发生机制一样（图 5.6）。有时为了说明导致扑翼样震颤的原因是肝病，人们会将这种震颤称为"肝性震颤"。只有当你怀疑肝衰竭（你可能会发现黄疸、蜘蛛痣或其他之前讲述过的体征）时，才有必要检查是否有扑翼样震颤。让患者伸出手臂，并伸展腕部、张开手指。如果有肝衰竭，手部会出现有节奏的扑翼样震颤。事实上，这种震颤更是一种抽搐，而不是颤抖，震颤方向是向地面方向。还有检查肝衰竭的其他体征。患者会有意识不清和昏昏欲睡的体征。肝衰竭时，患者的这种意识不清和昏昏欲睡称为肝性脑病。肝性脑病的一个特征是患者无法画一个五角星，这称为结构性失用症。虽然这是一个有趣的体征，但它的实际意义更为重要，可用来评估肝病患者的意识水平，与肝功能检查和其他血液检查共同用来评估肝功能。此外，肝性脑病（hepatic encephalopathy）患者还会有特征性的呼吸气味（肝性恶臭），这种气味是一种甜的发霉样气味。只有当你遇到肝性脑病患者时，你才会真正了解这种气味。

注意！一些急性肝衰竭的患者，例如对乙酰氨基酚过量使用，肝损害发生的速度会很快，可能不会出现上述任何一个体征。

面部、眼部和嘴唇

9. 观察面部，查看是否有睑黄瘤（DF 2/10）、蜘蛛痣（DF 6/10）和其他毛细血管扩张症（DF 9/10）；检查双眼，查看是否有黄疸（DF 7/10）；检查结膜，查看是否有贫血（DF 9/10）

睑黄瘤

见图 7.8。睑黄瘤是指在眼部周围的一些小的黄色丘疹（脂肪沉积），提示患者有高脂血症。消化系统检查时，睑黄瘤提示胆汁长期淤积（胆汁排出受阻）。睑黄瘤最可能的原因是原发性胆汁性肝硬化。

蜘蛛痣

见前面的讨论。

其他毛细血管扩张症

遗传性出血性毛细血管扩张症（hereditary haemorrhagic telangiectasia，HHT）会表现为另外一种毛细血管扩张症，称之为 Osler-Weber-Rendu 综合征（*William Osler，1849—1919*，加拿大医生；*Fredrick Parkes Weber，1863—1962*，英国医生；*Henri-Jules Louis Rendu，1842—1902*，法国医生）。该毛细血管扩张症看起来像不同大小的红色水泡，

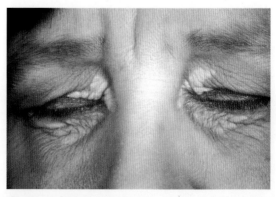

图 7.8 睑黄瘤

一般见于面部、嘴唇、颊黏膜和舌两侧（确保你是从舌下方看）。虽然罕见，但这种毛细血管扩张症的意义在于该扩张症可在其他部位发现，例如鼻部、肠道和肺部等。这些部位出现毛细血管扩张症后容易出血，分别引起鼻出血、消化道出血和咯血。见图 13.15。

黄疸

见图 7.9。检查黄疸最好的部位是眼的巩膜。你在整体观察时可能已经发现患者皮肤发黄，但皮肤发黄可能会误导你。你需要通过观察巩膜是否黄染来确定患者是否有黄疸。

如何检查

在检查之前，征得患者同意："我可以轻轻下拉你的眼睑吗？"你下拉患者的下眼睑后，让患者向下看，你观察患者巩膜。

贫血

意义

很多原因导致的胃肠道出血均可导致贫血。这种出血可以是明显性出血（例如食管静脉曲张出血），也可以是隐匿性出血（例如结肠息肉隐匿性出血）。各种疾病导致铁、叶酸和维生素 B12 的吸收不良，也可导致贫血，例如疾病、酗酒、抑郁等原因导致营养物质摄入不足。慢性贫血也可能引起症状和体征，如果你发现结膜苍白，你应该寻找导致贫血的原因。这些症状和体征包括口角炎（口角处有裂口）、萎缩性舌炎（舌光滑且有疼痛）。缺铁性贫血也会导致食管蹼，引起吞咽困难（见"症状"），虽然这种情况很少见。

如何检查

检查黄疸时，让患者往下看，在眼球之间以及你下拉眼睑时，查看边缘部位的情况。这部分结膜通常为粉红色。如果这部分结膜苍白，提示贫血。如果你不能确定，不要担心。你要多多观察正常结膜和异常结膜。请记住，通过观察结膜来判断是否贫血是一个很粗糙的检查方法，甚至是经验丰富的医生也常常判断错误。

10. 检查嘴唇处，查看是否有色素沉着或毛细血管扩张（DF 9/10）

唇部色素沉着

口腔和嘴唇周围褐色沉着，提示患者可能患有 Peutz-Jehgers 综合征，这是一种很罕见的疾病（Johannes Laurentius Augustinus Peutz，1886—1957，荷兰医生；Harold Joseph Jehgers，1904—1990，美国医生）。该疾病与肠息肉有关。肠息肉会导致肠出血或肠梗阻（图 13.16）。

唇部毛细血管扩张症

唇部毛细血管扩张症提示患者可能患有 HHT。

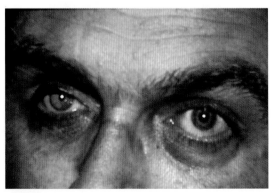

图 7.9　黄疸。注意患者右眼未累及，是因为右眼为假眼

口腔

11. 检查口腔（DF 8/10）。检查毛细血管扩张症、色素沉着、牙列、溃疡、口角炎和念珠菌病。还要检查舌、扁桃腺以及是否有口臭

检查口腔可获得重要线索，所以你不要轻视这部分检查。你在检查时要确保用手电筒进行照射。

毛细血管扩张症

（DF 9/10）口腔处毛细血管扩张症会进一步证实患者可能患有 HHT。

色素沉着

（DF 9/10）口腔周围褐色色素沉着进一步证实患者可能患有 Peutz-Jehgers 综合征（图13.16）。更广泛的色素沉着提示患者可能患有 Addison 病（Thomas Addison，1793—1860，英国医生）。Addison 病是一种内分泌疾病，患者会出现厌食、呕吐和腹泻（图13.11）。

牙列

（DF 4/10）快速检查牙齿和牙龈（gums）。牙列不整齐和牙龈炎提示患者不太注重自身情况。老年患者使用的义齿可能不适合，这会影响食物的摄入。

溃疡

（DF 8/10）导致溃疡的原因有很多。口腔溃疡是一种常见的复发性溃疡（图7.10）。口腔溃疡可以很小，也可能较大，直径超过 1 cm，口腔会非常疼痛，令患者无法吃东西。口腔溃疡基底部为黄色，周围是一圈红色边缘。有些口腔溃疡患者患溃疡性结肠炎的风险可能会增加。严重中性粒细胞减少症（一种正常对抗感染的白细胞亚群数量减少）

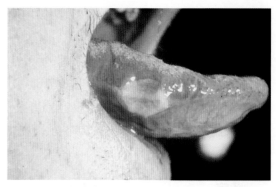

图 7.10 口腔溃疡

的患者在口腔和食管处会出现类似溃疡的病变。疱疹性溃疡具有复发性，病变部位往往在口腔内和口周处。应关注无痛性溃疡，因为无痛性溃疡提示患者可能患有鳞状细胞癌。如果患者称口腔溃疡或肿胀长期存在，一直没有愈合，或是直径正在增加，那么，应该对溃疡处组织进行活检，排除癌症。

口角炎

（DF 2/10）检查时不要忘记检查患者口角。口角处有疼痛性裂开，提示口角炎。口角炎可能是念珠菌感染、慢性贫血或维生素缺乏（很少见）导致，见图7.11。

念珠菌病

（DF 8/10）。

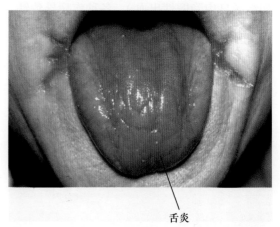

舌炎

图 7.11 口角炎。患者舌光滑且裂开，提示舌炎。导致口角炎的常见原因是缺铁

什么是念珠菌病?

发现念珠菌病［鹅口疮（thrush）］很重要。念珠菌病是一种真菌感染，会引起口腔疼痛。在某些情况下，尤其是免疫低下时，念珠菌会扩散到食道，引起疼痛性吞咽困难。念珠菌病有多种表现形式。

原因

外伤、潮湿地区、抗生素治疗、糖尿病、类固醇治疗（口服和吸入）以及其他导致免疫抑制的因素。

如何检查

在口腔内，观察是否有白色斑块。有时喝牛奶后，口腔内可能会有类似念珠菌病的白色斑块。你应该将斑块刮去，露出红色黏膜（如果你不确定，可以将刮下来的物质送微生物学检查）。如果你多次无法将斑块刮去，提示患者可能患有黏膜白斑病（一种癌前病变），需要进行活检。一种更难辨认的念珠菌病变是红色黏膜炎，该病变可能具有侵蚀性（尤其是义齿使用者）。

舌部

（DF 7/10）口腔检查一般很难漏掉舌部检查，但是如果检查不仔细，很容易错过重要线索。毛茸样舌提示有病变或发热，但完全健康的人也可能有毛茸样舌。有些患者，尤其是抗生素使用者，舌部毛茸可能会发黑。这是舌部乳头过度增长和黑念珠菌感染导致，是一种良性病变。你可以告知患者这种疾病不严重，让患者放心，但该疾病可能很难治疗。舌部萎缩提示可能是神经病变导致（见第 6 章）。你应该查看是否有肌束震颤（运动神经元疾病），并观察舌部运动，查看是否有舌下神经病变。舌部较大不一定是病变，除非舌部非常大。导致舌部增大的

可能原因有甲状腺功能减退（最常见）、肢端肥大症和原发性淀粉样变（图 7.12）。

扁桃腺

（DF 8/10）现在你需要检查扁桃腺，对患者这样说："请张口说'啊！'"。快速观察中央悬雍垂，它应该在中线上。观察悬雍垂下方，检查两侧扁桃腺。扁桃腺是否明显增大？其上是否有脓？扁桃腺可能与淋巴瘤有关，但这种情况很少见。

气味

（DF 9/10）很少会教授气味这方面的内容，因为这部分内容很难讲述。然而，口气是鼻部应提供的重要信息。有些病变会导致特殊气味，例如肝衰竭会导致甜性发霉味；糖尿病酮症酸中毒（diabetic ketoacidosis）会导致丙酮气味。了解这些气味唯一真实的方法是在临床找到实际案例进行学习，然后记住（气味一般不会弄错）。大多数医学生比较熟悉酒精气味，这种气味与很多疾病有

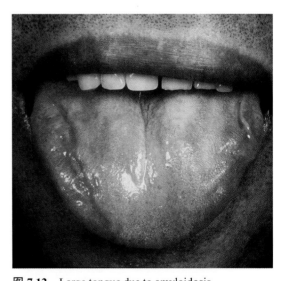

图 7.12 Large tongue due to amyloidosis.
Reproduced from *Rheumatology and the Kidney*,（2nd edn），eds. Dwomoa Adu，Paul Emery，Michael Madaio，2012，with permission from Oxford University Press.

关。口臭可能与牙齿卫生状况不良、鼻咽病变或支气管扩张有关，也可能没有明显原因。

其他

（DF 9/10）虽然皮肤病变超出了本章的范围，但皮肤病变也会累及口腔黏膜。有时，某些皮肤病变是进一步确诊某些疾病的重要线索，例如扁平苔藓或寻常性天疱疮。

颈部触诊

12. 触诊颈部，检查颈部淋巴结（DF 6/10），尤其是锁骨上部位

在腹部检查中触诊颈部时，要特别注意左锁骨上窝。胃肠道癌症，尤其是胃癌可能导致左锁骨上窝淋巴结肿大。该肿大淋巴结称为魏尔啸（Virchow）淋巴结，有时称为魏尔啸征（Troisier 征）。这个部位的淋巴结容易受累，因为肠道淋巴液会引流到此。患者平躺后，用指尖对这个部位进行触诊。然而，触诊颈部其他部位时，你一定要知道更传统的老师认为你应该站在患者的背后进行检查，这种检查方法与在呼吸系统检查时站在患者背后是一样的（见第5章）。（*Rudolph Ludwig-KarlVirchow*，*1821—1902*，德国病理学家；*Charles Emile Troisier*，*1844—1919* 法国病理学家。）

胸部视诊

13. 检查胸部，查看是否有蜘蛛痣（DF 6/10）、男性乳腺发育症（DF 7/10）和男性腋毛脱落（DF 6/10）

蜘蛛痣

同前，观察并按压，查看是否褪色。

男性乳房发育症

什么是男性乳腺发育症？

男性乳房发育症是指男性乳腺组织增大的现象。见图 7.13。

意义

在消化系统检查中，男性乳房发育症通常是慢性肝病导致。慢性肝病会导致循环血液中雌激素水平增加，睾酮水平下降，引起男性女性化，男性乳房发育症就是其中一个体征。男性女性化的其他体征包括腋毛脱落和阴毛（public hairs）女性分布。

原因

见表 7.14。

如何检查

对身材瘦削或恶病质的男性患者，检查男性乳房发育症比较容易。对于肥胖男性，很难分辨乳房增大是男性乳房发育症

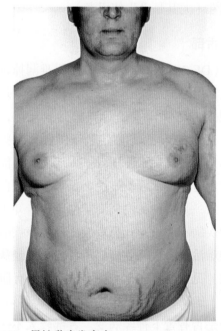

图 7.13 男性乳房发育症

表 7.14　导致男性乳房发育症的原因

青春期（adolescents）
甲状腺毒症
慢性肝病
克莱恩费尔特（Klinefelter）综合征 [a]
睾丸疾病 / 肿瘤
垂体疾病
下丘脑疾病
药物

[a] Harry Fitch Klinefelter（1912—1990），美国医生：提出男性发生女性化综合征是多个 X 染色体与 Y 染色体发生连锁导致。

导致的还是脂肪组织堆积导致的。因此，不仅要观察乳腺，还要触诊，查看是否有腺体组织。这操作起来也不容易，如果你仍然不能确定，就要尽快进行。患者往往会因乳房增大而感到痛苦，这可能会提供重要线索。

男性腋毛脱落

腋毛脱落是另外一个提示慢性肝病男性患者雌激素水平升高的体征。确保不是因为时尚或易装癖而人为剃除腋毛。

导致男性乳房发育症的其他药物见表 7.15。

表 7.15　导致男性乳房发育症的药物

西米替丁
地高辛
细胞毒性药物
甲基多巴
抗雄激素，例如环丙孕酮 [a]
雌激素 [a]
促性腺激素类似物 [a]

[a] 这些药物是用于治疗前列腺癌的药物。此外，在变性手术中，像变成女性的男性需要服用雌激素

腹部视诊

14. 观察腹部，查看是否有膨隆、疝、瘢痕、条纹、搏动、蠕动和静脉扩张（DF 8/10）

似乎腹部检查已经查完成了，**但是**直到你看到这部分，你才发现还有很多尚未检查。当你越来越自信以及熟练时，你会发现检查到了这一阶段所需时间不到一分钟。但要有耐心！此时还不到做触诊的时机。你需要集中注意力观察患者腹部，查看特征。为了便于阐述，需要将腹部分为九个象限。将腹部分为四个象限也是可以的。应该用九象限（四象限）来说明病变位置，例如：在上腹部有一个（5×5）cm 的肿块，或在左下象限处有一个瘢痕（图 7.14 和图 7.15）。此时，应该站在床边观察腹部。查看腹部是否

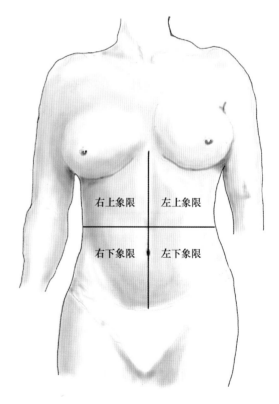

图 7.14　腹部象限划分

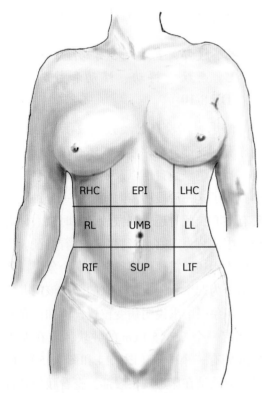

图 7.15 腹部象限划分：LHC：左季肋部；LL：左腰部；LIF：左髂窝；EPI：上腹部；UMB：脐区；SUP：耻骨上区；RHC：右季肋部；RL：右腰部；RIF：右髂窝

大致对称，吸气时腹部是否轻轻向外侧移动。如果患者有腹膜炎和腹部僵直，呼吸时腹部可能没有明显运动。

腹部膨隆

（DF 2/10）瘦削的人腹部为凹腹（舟状）形态；肥胖的人腹部会隆起。这些都是腹部正常外观。你检查的患者越多，就越会感觉到这些差异。对腹部的任何肿胀都需要找到原因。导致腹部膨隆的原因可以用"五个 F"来记忆：脂肪（fat）、胎儿（foetus）、液体（fluid）、胀气（flatus）和粪便（faeces）。前两个通常容易鉴别。你会本能地发现肥胖患者的腹部脂肪，大多数女性患者会告知你腹部膨隆是因为她们怀孕了（尽管你听说过

有一些女性可能没有意识到自己怀孕了）。其他三个原因需要进一步检查来鉴别。有时你会注意到局部隆起。局部隆起的部位会提示你可能是什么病变导致的隆起。如果你对腹部解剖结构比较了解，你就会做出很有根据的猜测，例如上腹部隆起可能是胃癌、胃左叶增大、胰腺囊肿或胰腺假性囊肿引起。下腹部（耻骨上区）隆起提示可能是尿潴留引起的膀胱扩大，或是卵巢囊肿导致。

疝

（DF 8/10）。

什么是疝？

疝是指腹部器官通过异常开口进入其他部位。疝包括内疝和外疝（用肉眼可观察到）。裂孔疝这种内疝是指胃通过膈肌薄弱部位进入胸腔。疝是局部隆起，发生在腹壁薄弱部位。疝往往根据其部位命名，例如上腹疝。疝的一个特征是随着腹内压增加，隆起也增加。让患者咳嗽时，就会发现这一特征。患者躺平时，疝可能会消失（内容物因重力影响返回腹腔）。这类疝称为可复性疝（reducible hernia）。你还可以用手将疝内容物推回。如果疝内容物无法返回，这种疝称为不可复性疝。如果疝内容物与疝壁之间有粘连，就会导致不可复性疝。疝如果发生血流受阻，就会危及生命。疝颈越窄，发生血流受阻的可能性越大。疝颈部狭窄会导致内容物血供受限，引起坏死。

原因

见表 7.16。

类型

见图 7.16。

- **上腹疝（epigastric hernia）**。上腹疝是一种通过腹白线（腹直肌中部）突出形成的

表 7.16 导致疝发生的文献因素

腹壁较弱
先天性
肥胖
恶病质
多产
手术切口（incisions）
腹内压反复升高
慢性咳嗽
呼吸系统疾病
便秘（压力）

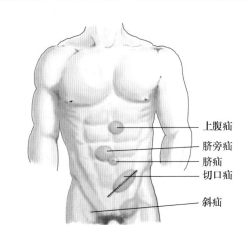

图 7.16 各种腹部疝

小包快。上腹疝可发生于脐上方沿腹白线的任何部位，通常含有腹膜外脂肪。这是一种小疝，会非常疼。

- **脐疝（umbilical hernia）**。脐疝是脐部发生的向外突出，常见于婴儿。
- **脐旁疝（paraumbilical hernia）**。该疝发生在脐上方或下方。脐旁疝常见于肥胖患者和多产女性。这种疝的颈部比较窄，容易发生血流受阻。
- **腹直肌疝**。该疝也常见于肥胖患者和多产女性。这类患者通常腹部肌肉无力，疝内容物从腹直肌之间的垂直腹白线膨出（图 7.17）。

- **切口疝（incision hernia）**。腹部任何手术切口都可能是薄弱部位。有时，腹腔内容物会沿着刀疤向外突出。
- **直疝（direct hernia）**（图 7.36）。
- **斜疝（indirect hernia）**（图 7.36）。
- **股疝（femoral hernia）**。

如何检查

当患者脱下衣服时，你可能会注意到腹部有局部肿胀。做整体观察时，你要注意患者躺下时的肿胀变化情况。如果肿胀增大（躺下的动作使腹内压增高），提示该肿胀可能是疝。如果患者躺下时你没有观察肿胀的变化，不要担心，因为你还有机会：稍后需要检查肿胀与腹内压之间的关系。发现任何肿块，你都需要仔细评估，评估其大小和质地等。如果你怀疑患者可能患有疝，你可以让患者做坐起来的动作，或是让患者做咳嗽动作。这些动作会导致腹内压增高，如果是疝，肿胀会膨出。诊断为疝后，你必须检查疝是否具有可复性。诊断方法是用手指轻轻将疝推回腹部。有时，疝内容物能够推回去，这种疝称为可复性疝。如果无法推回，

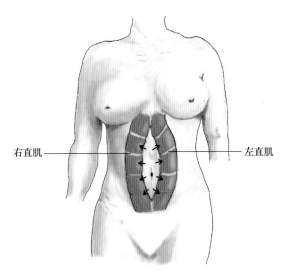

图 7.17 腹直肌疝。腹内压力升高会导致腹部中线突出，迫使腹直肌内缘分离

称为不可复性疝（irreducible hernia）。然后听诊肿胀处，查看是否能够听到肠鸣音。如果疝发生血流受阻，患者会有疼痛。这种疝会引起疼痛，令患者不敢咳嗽。

瘢痕

（DF 3/10）在心血管系统检查中，腹部瘢痕（abdomen scars）会提供有用线索。有时瘢痕信息只是瘢痕信息而已，但有时瘢痕会提供重要信息，例如有阑尾切除术瘢痕〔格子形切口（gridiron incision）〕的患者有右髂窝疼痛，这种疼痛不可能是阑尾炎引起，你需要重新思考。

切开类型

- **正中切口（median incisions）**。正中切口可用于大部分腹腔器官的手术。这种切口主要是紧急情况下使用，特别是在导致外科急症的原因不明时使用（这种手术称为剖腹手术）。
- **正中旁切口（paramedian incisions）**。这种切口曾经是老一代的外科医生行剖腹手术的首选切口。但是，这种切口会增加接触切口对侧器官的难度。
- **Kocher 切口（Kocher's incisions）**。（*Emil Theodor Kocher*，*1841—1917*，*瑞士外科医生*）。这种切口与右胸肋缘平行，且在右胸肋缘下方（又称为右肋下切口）。该切口用于肝和胆道手术（与此类似的左侧切口，用于脾手术）。
- **横切口（transverse incisions）**。该切口有利于上腹部器官的暴露。是另外一种目前不常用的切口类型。
- **格子形切口**。该切口用于阑尾炎切除手术。
- **Rutherford-Morrison 切口（Rutherford-Morrison incisions）**。该切口用于肾手术。

- **Pfannenstiel 切口**。（*Hans Hermann Johannes Pfannenstiel*，*1862—1909*，*妇科医生*）。这是一个在阴毛线下方的横切口。主要用于子宫手术。
- **脐切口（umbilical incisions）**。该切口用于腹腔镜检查（注意，在腹部的任何部位都可以发现小的腹腔镜瘢痕，这是因为腹腔镜技术在某些手术方面的发展导致的）。为了有效地进行腹腔镜手术，需要进行大量培训，提高技能。

如何检查

见图 7.18。有时很难观察到瘢痕，尤其是旧瘢痕或隐匿在皮肤纹理中的瘢痕，例如用于剖宫产或子宫切除术的 Pfannenstiel 切口。你必须仔细观察瘢痕，可以靠近患者进行观察。也可以让患者侧倾斜，查看左侧肾切除瘢痕（Rutherford-Morrison 切口）。你可以从瘢痕的颜色大致推断出瘢痕有多长时间。紫红色瘢痕（白人中）提示是最近的瘢痕，通常是术后一年内的瘢痕。银白色瘢痕提示瘢痕时间更长。

条纹

（DF 3/10）见图 7.19。条纹也可指妊娠纹。这些条纹提示近期腹部周长（特别是扩

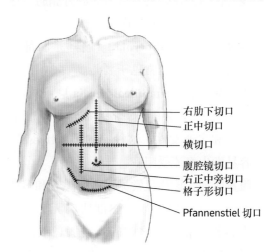

右肋下切口
正中切口
横切口
腹腔镜切口
右正中旁切口
格子形切口
Pfannenstiel 切口

图 7.18 手术瘢痕

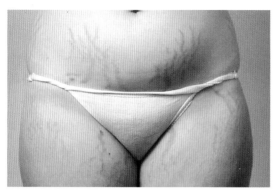

图 7.19　条纹

张的腹部）减少了。妊娠后、腹水流出后或是肥胖患者减肥后都会导致这些条纹的出现。颜色往往是鲑鱼粉红色（时间较长时往往为银白色）。库欣综合征（Cushing's syndrome）（*Harvey Cushing*，1869—1939，美国神经外科医生）也会导致腹部条纹，但颜色为紫红色，数量更多。条纹不仅见于腹部，还可见于肩、上臂、背部、大腿、臀部等部位。

搏动

（DF 4/10）腹部搏动通常是腹主动脉引起。如果人较瘦，摸到腹部搏动是一种正常现象。然而腹部的任何搏动，特别是肥胖患者，提示患者可能患有腹主动脉瘤（abdominal aortic aneurysm）。记住搏动，然后进行触诊，对搏动进行更详细的检查。

蠕动

（DF 9/10）蠕动是指肠道推进食物和肠内容物的收缩波。正常情况下，一般看不到蠕动波（除非患者比较瘦削）。然而，如果患者的胃或肠道出现梗阻，肠道会努力克服梗阻，蠕动就会变得更加明显。小肠梗阻时，在腹部中央可观察到蠕动波。幽门狭窄时，胃流出受阻，从左季肋部到右季肋部可观察到蠕动波（如果胃扩张，可观察到脐与右季肋部之间的蠕动波）。你需要做"振水音试验"来确诊幽门狭窄。振水音试验的方法是抓住患者下胸部左右两侧用力摇晃，就会听到晃动声音（因为胃内有大量内容物）。然而，正常人在餐后 2 小时也可听到这种声音，而且该试验有损患者尊严，因此不建议做。如果你有足够的理由怀疑幽门狭窄，进行胃镜检查。

静脉扩张

（DF 7/10）。

意义

正常情况下，腹壁上扩张的静脉很少。在慢性肝病门脉高压和下腔静脉阻塞（inferior vena caval obstruction，IVCO）中，腹壁上的静脉扩张会非常明显。在这两种疾病中，血液回流进入心脏受阻。为了克服回流受阻问题，血液会通过侧支循环回到右心。因为血容量大，侧支只能通过扩张才能容纳这些增加的负荷。腹部静脉就是一组可见的重要脉络。

如何检查

首先查看扩张静脉的分布情况。以脐为中心向外辐射的静脉［称为海蛇头（Caput medusae）］，提示患者有门静脉高压（图 7.20）。

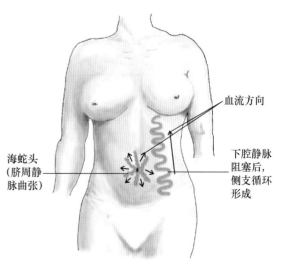

海蛇头（脐周静脉曲张）

血流方向

下腔静脉阻塞后，侧支循环形成

图 7.20　海蛇头（脐周静脉曲张）

如果扩张静脉是垂直分布，提示 IVCO。下一步是判断血流方向，门静脉高压和下腔静脉阻塞这两种情况血流方向是不同的。在门静脉高压中，血流方向是远离脐部，而在 IVCO 中，血流方向是向上。确定血流方向时，你需要将示指按在静脉上。将另一只手的示指放在示指旁，然后向任何一个方向划动手指 3 ～ 5 cm，将血液挤出。然后抬起手指，如果静脉发生充盈，说明血流方向与血液划动方向相反。将手指抬起后，静脉没有充盈，说明血流方向与血液划动方向相同，因为另外一个未进行划动的示指阻挡了血流。见图 7.21。

腹部触诊

15. 在开始轻触之前，询问患者是否有疼痛部位。轻轻触诊腹部，发现压痛区域，并注意是否有肿块（DF 4/10）。观察患者面部表情是否有疼痛表现！

你需要对腹部进行大体观察，然后对疼痛部位和肿块进行仔细观察。腹部疼痛程度不一，从轻微不适，到由腹膜炎导致的极度疼痛。此外，还有很多你需要注意的提示危及生命的并发症的现象，这些现象就是腹肌紧张、反跳痛和僵直。

(a)

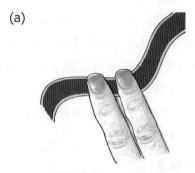

将两个示指放在静脉上

(b)

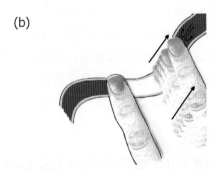

将血液向一个方向挤出

(c)

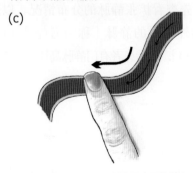

如果静脉充盈，血流方向为箭头所指方向

(d)

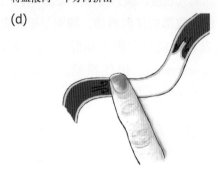

如果静脉没有充盈，见图（e）

(e)

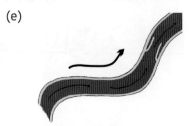

血流方向为箭头所示方向

图 7.21 图示血流方向

腹膜炎

（DF 6/10）腹膜炎是指腹膜炎症。导致腹膜炎的原因一般是细菌感染或是肠内容物后漏入腹腔。肠内容物后漏入腹腔是器官穿孔导致，例如胃溃疡穿孔。其他原因包括穿透伤，例如刺伤或手术后，这些可以从病史中获得。还有血源性原因，但该原因很难发现，且比较少见。腹膜炎会危及生命，因此，必须识别出来。腹膜炎患者通常有病容、湿冷、脉搏细速，且腹部有腹肌紧张、反跳痛和僵直。

腹肌紧张

（DF 7/10）腹肌紧张是指有炎症的器官或腹膜上的肌肉瞬间收缩。这种瞬间收缩是为了保护炎症区域不被进一步刺激。腹肌紧张通常与明显疼痛有关。

反跳痛

（DF 7/10）反跳痛是腹膜炎症的另一个体征。手指从受影响部位快速抬起后就会感觉到这种疼痛。有时腹膜炎非常严重，以致于手指从远离受影响部位的区域抬起时也会引起反跳痛。

僵直

（DF 6/10）严重腹膜炎会导致整个腹部发生僵直。与之相关的疼痛会严重到患者只能静卧，不敢移动。甚至呼吸也会加重疼痛，以致腹部处于完全僵直状态，患者只能通过胸部动作进行浅快呼吸。

如何检查

在开始检查之前，一定要询问患者是否有疼痛部位。你还应该接着对患者说："在我按压腹部过程中，如果有压痛，请告诉我"（因为有很多患者即使有疼痛，为了不

引起麻烦，只会有退缩动作，不会告诉医生）。在接触患者之前，确保你的手是温暖的。如果你用冰冷的手触摸患者（这是一种不专业行为！），患者腹部肌肉会紧张或患者会大声叫出来，你要进行的其他检查可能会变得比较困难。你可以跪在床边（也可以弯腰，但这可能会很累）（图 7.22）。将你的手放在患者腹部，但不要放在触痛部位。手部为平展状态，用指腹轻轻按压腹部。按压方法是手指伸直，掌指关节弯曲。观察患者面部，是否有疼痛面容。用这种方法触诊整个腹部。触诊时，要有系统性，这样你就可以有效地将整个腹部全部触诊完毕。建议是轮流对腹部九个象限进行触诊。对于疼痛部位，要评估是否有肌紧张和反跳痛。在评估疼痛的同时，还要注意异常肿块。在这个阶段，没有必要弄清楚这个肿块的具体情况，只要清楚肿块的位置即可。

16.深度触诊，并对肿块做更详细的检查（DF 7/10）

现在你需要进行深度触诊。如果明显压痛、腹肌紧张、反跳痛和僵直，就没有必要进行深度触诊。深度触诊和轻度触诊方法一

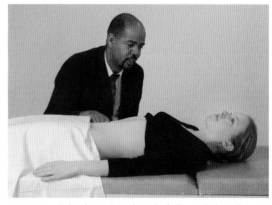

图 7.22 腹部检查时的检查者姿势。蹲或是跪在患者床边进行检查，还要观察患者面部，查看是否有疼痛面容

样，深度触诊只是更用力地向下按压（有些人是通过用另外一只手按压触诊手来实现深度触诊）。

对轻度触诊未发现异常的部位进行深度触诊。深度触诊腹部时，你可能容易犯几个错误。有可能遗漏异常结构，也有可能将正常器官误诊为异常（图 7.23）。深度触诊时，你可以遇到的正常结构有降结肠（位于左下象限，触诊时像一条可以翻滚的管子）和右髂窝处的盲肠（触诊比较柔软，边界不清，按压时会有嘎吱声）。腹主动脉在比较瘦的人身上明显（在上腹部会有一个搏动的血管）。在上腹部触诊到腹主动脉时，可能会将腹主动脉误认为是腹直肌收缩时产生的肿块。要注意这一点，如果你有怀疑，可以让患者放松。患者放松时，肿块应该会消失。在你判断肿块为异常情况之前，要认真考虑上述情况。如果遇到异常肿块，需要进行更详细的评估。以下为需要评估的肿块事项。

腹部肿块评估

- **部位**。
- **大小**。用皮尺测量。
- **边缘**。质地硬，且边缘不规则提示癌症。
- **质地**。质地硬，且边缘不规则提示癌症。结节？提示癌症或肝硬化。
- **压痛**。压痛提示器官有炎症或是器官包膜扩张。
- **活动度**。部分肠道附着在肠系膜上，具有一定的活动度。肠道肿瘤如果发生扩散，侵入邻近器官或皮肤，活动度就会变差。有些器官永远都不会发生移动，例如胰腺。
- **随呼吸运动情况**
- **叩击音**。
- **搏动**。提示血管原因（注意传导性搏动）。
- **体温**。体温较高？提示可能有炎症病变，例如脓肿或囊肿感染。
- **血管杂音（bruits）**。提示血管原因。

这些信息有助于你对肿块形成整体认识，

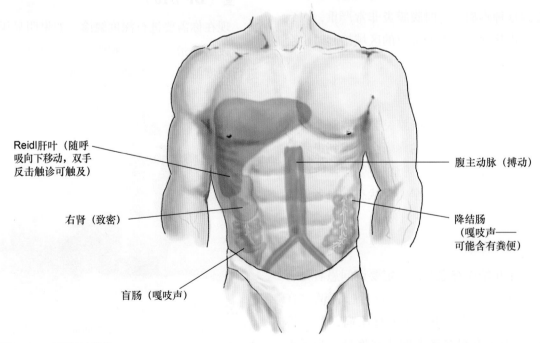

Reidl肝叶（随呼吸向下移动，双手反击触诊可触及）

腹主动脉（搏动）

右肾（致密）

降结肠（嘎吱声——可能含有粪便）

盲肠（嘎吱声）

图 7.23　正常触诊结构

并对肿块有合理的评估。对腹部解剖结构的良好了解有助于发现导致肿块的可能原因。

上腹部肿块

见表 7.17 和图 7.24。

右髂窝肿块

见表 7.18。

左髂窝肿块

见表 7.19。

下腹部肿块

见表 7.20 和图 7.25。导致下腹部肿块的最常见原因是膀胱膨胀，通常是老年男性前列腺肿大，阻碍尿流所致（图 7.26）。此时膀胱会上升至脐部。如果这种情况在极短时间内发生，会非常疼痛。如果是经过数个星期缓慢发生，无疼痛。如果膀胱上升，超出骨盆，在骨盆下无法触诊到其下缘。叩诊音为浊音。卵巢囊肿和子宫肌瘤也具有这些特征。如果膀胱膨胀，需要插管，排出多余尿液（这种做法会缓解急性膀胱扩大给患者带来的痛苦）。如果你不确定下腹部肿块是何原因所致，插管有助于诊断。插管后尿液排出，肿块体积缩小，你就可以确定下腹部肿块就是膀胱膨胀。如果排出尿量少，肿块也没有减小，那么下腹部肿块就不是膀胱膨胀。

其他肿块

主动脉瘤

（DF 7/10）主动脉瘤通常是动脉粥样硬化导致的主动脉扩张，见于腹部中心中线处。随着动脉瘤的扩大，破裂的风险也增加，可能带来严重后果。因此，主动脉瘤的诊断很重要。

表 7.17 导致上腹部肿块的原因

胃	癌症和幽门狭窄
肝	左叶增大
胰腺	胰腺囊肿、胰腺假性囊肿（小囊积液）和胰腺癌头
胆囊（膨胀）	黏液囊肿 / 脓胸

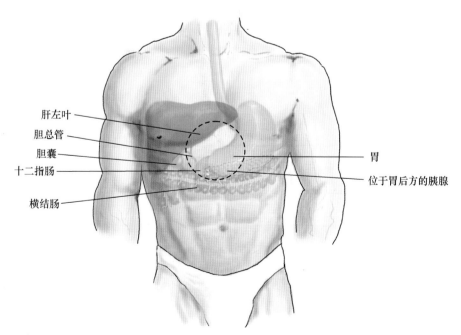

肝左叶
胆总管
胆囊
十二指肠
横结肠
胃
位于胃后方的胰腺

图 7.24 上腹部结构

表 7.18　右髂窝发生肿块的原因

盲肠	癌症、克罗恩病和肺结核
阑尾	阑尾脓肿
卵巢	囊肿和癌症
腰大肌	腰大肌脓肿
髂外动脉	动脉瘤
肾	

表 7.19　左髂窝发生肿块的原因

乙状结肠	癌症和憩室脓肿
卵巢	囊肿和癌症
腰大肌	腰大肌脓肿
髂外动脉	动脉瘤
肾	

表 7.20　导致下腹部肿块的原因

膀胱扩大
卵巢囊肿
子宫肌瘤 / 妊娠
乙状结肠肿瘤

诊断主动脉瘤时，要利用动脉的可扩展性这个重要特征。如果你发现一个肿块有搏动，将你的双手放在肿块两侧，手指轻轻触诊。触诊时，如果手指受到向上向外的推动，这个肿块就是主动脉瘤。这一点很重要，因主动脉上的肿块可以传导搏动，让你误认为肿块为血管结构。在这种情况下，用手触诊肿块，手指会向上移动，而不会向外侧移动。见图 7.27。

胆囊

（DF 9/10）胆囊偶尔能够触诊到。胆囊结石是影响胆囊的最常见病变，通常会导致胆囊纤维增厚，一般也无法触诊到纤维增厚的胆囊。该现象是库瓦济埃定律（Courvoisier's law）（Ludwig Georg Courvoisier，1843-1918，法国外科医生）的基础。库瓦济埃定律认为，如果有黄疸，且可以触诊到胆囊，则胆

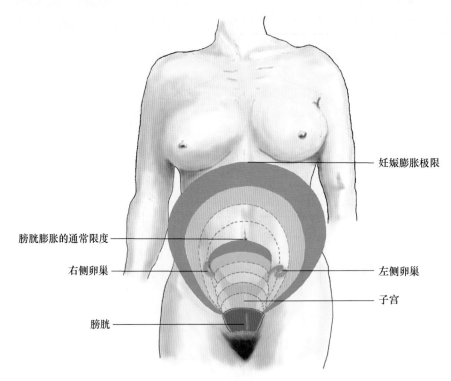

图 7.25　下腹部结构

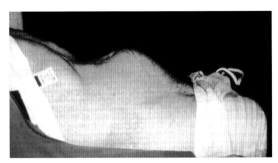

图 7.26 膀胱膨胀。这是在极短时间内尿液滞留导致的，需要紧急插管排尿

囊扩大不可能是胆结石导致（有例外情况）。如果可以触诊到胆囊，提示是其他原因导致的，例如胰头癌，胰头癌会阻塞胆总管，导致正常胆囊扩张。如果没有黄疸，可触诊到胆囊，提示胆结石阻塞胆囊管。胆汁流出受阻，胆色素被胆囊吸收。胆囊上皮不断分泌黏液，导致胆囊扩张。这称为胆囊黏液囊肿。如果黏液发生感染，胆囊就会发生积脓。

17. 尤其要触诊肿大器官：肝——从右髂窝开始，向上（右肋缘方向）触诊，触诊同时让患者深呼吸；脾——从右髂窝开始，向左肋缘方向触诊，触诊同时，让患者深呼吸；肾——从腹侧开始，双手触诊

肝、脾和肾一般都需要检查。这些器官是最常累及的器官，可以通过独特特征来识别。你必须了解这些特征，这样，有助于做出正确诊断。在医学术语中，器官后面的后缀

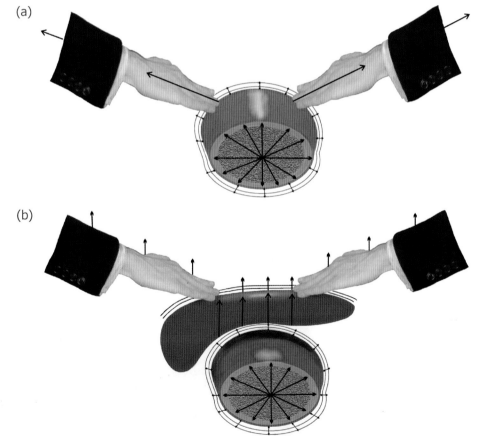

图 7.27 主动脉瘤扩张性搏动与传导性搏动的区别。（**a**）主动脉瘤具有扩张性，将手指向外推；（**b**）主动脉瘤传导性搏动：扩大的肝将搏动向上传递，使手升高

"megaly" 表示"巨大"，例如：hepatomegaly 表示肝大；splenomegaly 表示脾大。

肝

（DF 7/10）肝通常位于右肋缘下，一般情况下触诊不能触到（在右肋缘有时可感知到肝的边缘）。肝大时，会在右季肋部感知肝的边缘。有些疾病会致肝大，使肝下缘下移到右髂窝。见图 7.28。

如何检查

见图 7.29。检查时，检查者要跪在患者旁边。为了不错过严重的肝大，检查应该从

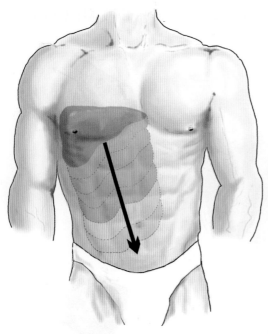

图 7.28 肝大时肝下缘的移动

右髂窝开始。将你的手平放在患者腹部，手指朝向患者头部。向腹部施加坚定而温和的压力，手部要保持平直状态。用示指和中指的指尖寻找肝的边缘。有些人更喜欢用示指指尖来寻找肝的边缘，在手指桡侧（拇指侧）可以感觉到肝的边缘。

肝触诊的要点是触诊时患者要吸气，这样肝会下移。让患者深吸气，你手保持不动。手需要施加一定的压力，这样手就不会因呼吸而移位。肝的下缘下移，会接触到你的手指。"边缘"不一定尖锐，感觉可能是"饱满"的东西或是某物蹦到你手指下方。如果你没有感觉到任何东西，让患者呼气，将手向上移动（右肋缘方向）几个手指宽度的距离，然后保持不动。让患者再深吸一口气。重复该检查，直到你感到肝的边缘或是手达到肋缘。一个常见的错误是将手直接放到肋缘处，让患者吸气，然后寻找肝。如果发现一个肿块，手的移动会给人一种错觉，认为是肿块在移动，所以，手要保持不动。

触诊肝时，会在肋缘感觉到肝实质。在肋缘处，你不会感觉到肝的上缘，因为肝的上缘在肋骨下方。也就是说你不可能触诊到肝的上缘。这是肝的第二重要特征。如果你确实感觉到一个肿块的上缘，那么触诊到的就不是肝。评估肝时，注意肝的表面是否光滑，是否有压痛。也可通过触诊判断肝的大小。你可以用皮尺测量肝的边缘和肋缘之间的距离来准确

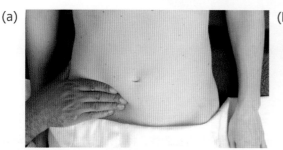

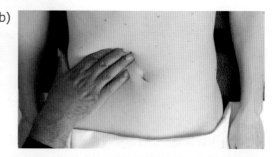

图 7.29 肝的检查（详细解释见正文）

判断肝的大小，或是用指宽大概估计肝的大小。最后，你需要叩诊肝的上下缘，因为肺气肿时，肝受到过度膨胀的肺挤压，向下移动。肝的叩诊音通常为浊音，肝的下方叩诊为清音。向上叩诊，当清音变成浊音时，叩诊部位就是肝。现在叩诊肝的上缘（通常在第六肋间隙）。从右侧乳头上方（男性）开始叩诊，向下移动。在第六肋间隙清音变成浊音。如果在第六肋间隙仍然为清音，提示肺气肿（寻找其他特征），肺气肿导致肝向下移动。

导致肝大的原因

见表 7.21。

脾

（DF 8/10）成年人的脾位于左侧第九肋、第十肋和第十一肋缘下，不超过腋下线。脾大时，会在左季肋部触诊到脾。在某些疾病中，脾会非常肿大，会穿过中线进入右髂窝。见图 7.30。

如何检查

检查脾时取站立位。你应该从右髂窝开

表 7.21 导致肝大的原因

心脏	充血性心力衰竭、三尖瓣功能不全、肝静脉血栓形成（布加综合征［Budd-Chiari syndrome］[a]）
感染	病毒（例如甲肝、乙肝、丙肝和传染性单核细胞增多）、细菌（如布鲁菌病）、寄生虫、原虫（例如阿米巴脓肿）和寄生虫（如棘球蚴病）
血液	淋巴瘤、白血病（特别是慢性粒细胞白血病）、骨髓纤维化和溶血性贫血（haemolytic anaemia）
渗透性	Gaucher 病[b]和淀粉样变性

[a] George Budd, 1808—1882, 英国医生; Hans Chiari, 1851—1916, 奥地利病理学家

[b] Philippe Charles Ernest Gaucher, 1854—1918, 法国皮肤科医生

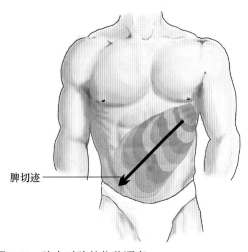

图 7.30 脾大时脾的位移顺序

脾切迹

始，以免错过巨脾（与图 7.29 a 位置相同）。将手放在腹部，手指朝向患者左肩。用示指和中指的指尖来触诊脾的边缘。现在用非触诊手拉起左侧下肋骨。这样做是为了进一步暴露脾。触诊脾（像肝一样）的关键点是让患者吸气，脾会向下移动。脾的触诊方法与肝一样，但脾的触诊是在左侧进行。触诊脾时，要一直向肋缘方向触诊。你不应该从上到下触诊，首先去触诊脾的上缘。这是脾的第二大特征。如果从上开始触诊，你可能无法触诊到脾。现在触到了脾，注意是否有压痛以及脾缘。如果你发现脾上有一个切迹，这切迹是脾的第三个特征。用皮尺测量脾的大小，或是用指宽来测定。最后，叩诊脾从下缘处叩诊清音部位开始。到达脾时，清音变浊音。

有时，你刚刚能触诊到脾。在这种情况下，可采用"脾倾斜触诊"（tipping the spleen）这种方法。让患者右侧卧位，左下肢屈髋、屈膝。让患者伸出左臂，放到左肩处。将你的手放在左肋缘，让患者深吸一口气。此时如果刚能触诊到脾，你可以倾斜手进行触诊（图 7.31）。有时你无法触诊到脾，发现脾肿大的唯一方法就是在 Traube 区（Traube's pace）叩诊，叩诊音为浊音（*Ludwig Traube,*

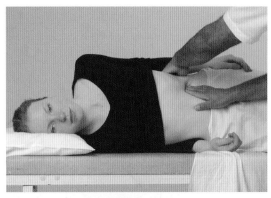

图 7.31　脾倾斜触诊时患者所取体位（见正文）

1818—1876，德国医生）。Traube 区位于第九肋间隙，腋窝前线前方。正常时，Traube 区叩诊音为清音，但是，脾肿大会侵占此部位，叩诊音变为浊音。

导致脾大的原因

见表 7.22。

表 7.22　导致脾大的原因

感染	病毒性（如甲肝、乙肝、丙肝和腺热）、细菌性（如亚急性细菌性心内膜炎）、原虫（如疟疾）和寄生虫（如棘球蚴病）
血液	白血病（特别是慢性粒细胞白血病）、骨髓纤维化、淋巴瘤和溶血性贫血
肝硬化	
渗透	Gaucher 病和淀粉样变性

肾

（DF 9/10）肾触诊难度很大，特别是当你的技术不到位时。对于正常人，触诊是不能触到肾的（对于瘦削的人，偶尔能触诊到右肾）。

如何检查

见图 7.32 和图 7.33。检查肾时，取站立位，需要用双手进行触诊（双手触诊法）。检查右肾时，将你的左手放在患者身体下方的肾角处，也就是在第十二肋下方，髂后嵴上方，未达脊柱和椎旁肌肉处。如果离脊柱和椎旁肌肉太近，你会感觉到很硬、很结实的组织。你可能需要四处移动你的手，直到到达正确的位置，在这个位置你能触诊到柔软组织。将你的右手平放在右侧腹部，与腹直肌平行。你的右手应该在左手的上方，侧腹应该在两手之间。右手向下压，左手手指屈曲。如果肾足够大，右手就可以感觉到肾。如果动作太快，右手可能没有足够的时间来判断肾的质地和大小，除非肾很大。在多囊性肾疾病中，肾可以比较大，且肾的表面不规则，这些特征很容易被发现，且不容易被遗忘。现在，对肾进行叩诊。在肾的上方叩诊时，叩诊音为清音，因为肾的上方覆

(a)

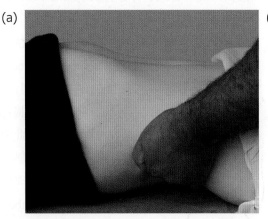

图 7.32　右肾检查（见正文）

(b)

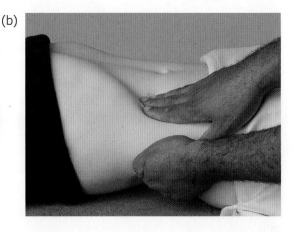

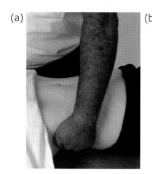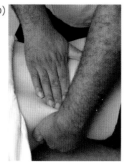

图 7.33　左肾检查（见正文）

盖的是肠道，而肠道中充满了气体。

　　左肾触诊（kidney palpatation）难度较大。还是原来的站立位，靠近患者，俯身，将左手放在左腰下的左肾角处。一开始这种检查动作可能比较尴尬，要坚持。左手触诊到的区域如果比较柔软，说明左手就在左肾角处。现在将你的右手放在左侧腹部，右手位于左手上方，中间为左侧腹部。左手手指屈曲，使肾上移接近右手。大量实践后你才会熟练，动作才会很顺畅。肾确实会随着呼吸而向下移动（就在吸气末），但肾触诊时不利用该特征。

导致肾肿大的原因

　　见表 7.23。

叩诊

18. 对触诊到的肿块或器官做叩诊。腹侧部叩诊音如果是浊音，继续叩诊，查看是否为移动性浊音（DF 7/10）或液波震颤（DF 6/10）

　　叩诊的一般原理是，叩诊实质器官时叩

表 7.23　导致肾肿大的原因

多囊肾
肿瘤
肾盂积水
淀粉样变性

诊音为浊音，叩诊中空器官（通常是肠道）时，叩诊音为清音。如果肿大的器官位于肠道下，在上方叩诊时叩诊音也是清音，例如肾。通常情况下，检查器官肿大或肿块时都要进行叩诊（见上文）。即使你没有任何发现，你仍然需要在肋缘下开始认真叩诊，因为清音变成浊音提示你已叩诊到肝边缘或脾边缘，如果仅进行触诊，很可能会错过。叩诊还可以鉴别导致腹部膨隆的不同原因，尤其是判断是否有腹水。

腹水

什么是腹水？

　　腹水是腹腔内异常聚集的游离液体。根据液体中蛋白质的含量，腹水可分为漏出液和渗出液。如果蛋白质浓度小于 30 g/L，就是漏出液；如果蛋白浓度大于 30 g/L，就是渗出液（在其他教科书中，蛋白含量的数值可能不同，例如 20 g/L 或 25 g/L，但原则是一样的，蛋白浓度高的就是渗出液，蛋白浓度低的就是漏出液）。最近人们认识到，蛋白质浓度会随血浆蛋白浓度的变化而变化，因此，修订后的定义为，如果腹水中蛋白浓度低于 10 g/L 且**低于**血浆白蛋白浓度，那么腹水就是漏出液。因此，如果患者血浆蛋白浓度为 25 g/L，腹水中蛋白浓度为 19 g/L，那么腹水为渗出液（尽管根据原来定义为漏出液）。腹水（和其他液体一样）都会向低处流动（图 7.34）。患者仰卧位时，腹水会流向侧腹部。肠道会漂浮在腹部中央最上方。可以从腹部中央向侧腹部叩诊来发现腹水和肠道的这种分布。

原因

　　见表 7.24。

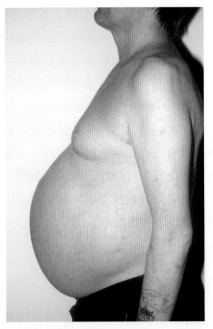

图 7.34 腹水患者

表 7.24 导致腹水的原因

漏出液
充血性心力衰竭
慢性肝病
肾病综合征
缩窄性心包炎
低蛋白血症
渗出液
腹腔恶性肿瘤
细菌性腹膜炎
结核性腹膜炎

如何检查

见图 7.35。叩诊腹部中央，叩诊音为清音。现在向左侧腹部叩诊。如果腹部膨隆是腹部胀气导致，那么左侧腹部的叩诊音为清音。有时腹部膨隆非常严重，叩诊音为鼓音（定音鼓）。如果叩诊音为浊音（且这个部位没有脾大），那么侧腹部处可能有腹水。此时需要查看是否有移动性浊音来确定是否是腹水。侧腹部叩诊发现叩诊音为浊音后，将叩诊手指放在侧腹部，不要移动，让患者向你这个手的方向转身（确保手指不动）。让患者在 20 秒左右转为右侧卧位（这样做时液体会流动，且向右侧流动）。现在继续叩诊，此时叩诊音为清音。有些人喜欢用笔在侧腹部做标记，以表示浊音区域（征得患者同意后进行），让患者转身后，再在这个标记位置进行叩诊。

发现腹水的另一个方法是查看是否能引发液波震颤。如果有大量腹水存在时，这个方法就特别有用。其目的是用指尖敲击侧腹部（用手指轻拍可能会让患者比较痛苦），产生的震波会通过液体传递到对面侧腹部，你可以看到或触诊到。震波也会沿着肥胖患者的皮下脂肪进行传播，因此，你可以让患者（或其他帮手）将手垂直放在腹中线上，手的尺侧牢牢地压在腹中线上。

(a) 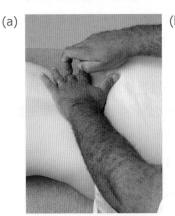 (b)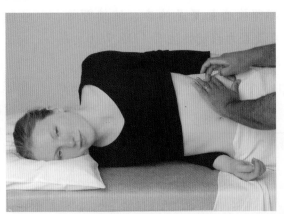

图 7.35 腹水的叩诊（见正文）

诊断腹水的最后一个方法是水坑征（puddle sign）。让患者跪在床上，手也放在床上，患者四肢与床均接触。患者处于这个姿势时，腹水在重力作用下会集中到腹部中央。这个部位叩诊为浊音。这个方法敏感度较高，即使是少量液体也能够检测到。然而，事实证明情况并非如此。因为该检查方法对于患者和医生来说都不太体面，因此不建议做该检查。

需要注意的一点是，大量腹水会遮盖腹腔内肿块或肿大器官。在这种情况下，可采用下沉法。用手指向腹部快速俯冲进行触诊，而不是用手平面来触诊。如果腹部有肿块，手指俯冲腹部时，会感觉手指短暂地碰到某物。这个检查方法只是提醒你腹部有异常肿块，因为无法在如此短的时间内评估肿块特征。许多人对该检查方法的原理感到困惑。该检查方法的原理是惯性。在一个方向上施加相同的力时，质量较小的物体首先会移动，随后是质量较大的物体移动（因为惯性更大）。当手指向腹部俯冲时，首先移动的是液体，也就是腹水。在俯冲力作用下，液体离开手指（和周围肿块）。质量较大的物体，如肠癌，可能长时间内保持不动（由于惯性），因此，在该物体移动之前，你就会感觉到。

听诊

19. 听诊肠鸣音（DF 8/10）（必要时还需听诊血管音和摩擦音）（DF 9/10）

你第一次听到肠鸣音就会识别出来。肠鸣音是每 10～20 秒就会有的一种汩汩音。如果没有肠鸣音（有时你听诊 1 分钟后也没有听到），提示患者可能患有麻痹性肠梗阻，或是腹膜炎导致腹部僵直。肠鸣音通常在饭后会更加明显。腹泻时，肠鸣音会非常响亮，即使不用听诊器，即裸耳就能听到。裸耳就

可以听到的肠鸣音称为肠鸣音异常。机械性肠梗阻中，肠道会扩张，发出叮叮样声音，这种肠鸣音是病态肠鸣音（称为叮叮样肠鸣音）。还可以听到肾动脉血管杂音，在脐部水平腹外侧上方可以听到。在酒精性肝炎或肝癌中，有时在肿大的肝的上方可闻到血管杂音。肝和脾梗死后，在腹部会听到摩擦音（像胸膜摩擦音一样），但这种情况很罕见（罕见到作者还没有听说有谁听诊过腹部摩擦音）。

20. 检查腹股沟处，查看是否有淋巴结肿大和疝（让患者咳嗽）（DF 8/10）

暴露腹股沟部位，在触诊之前先观察。注意腹股沟部位是否有肿胀，观察男性患者的睾丸。慢性肝病中，阴毛会减少（或是男性阴毛分布呈现女性特点）以及睾丸萎缩。现在沿着腹股沟韧带进行触诊。会发现少量的淋巴结形态不规则，这是正常现象，发现直径小于 1 cm 的淋巴结也是正常现象。淋巴结直径较大，应引起你的注意，单侧有腹股沟淋巴结（inguinal lymph nodes）肿大，提示腿部皮肤有恶性变。单侧或双侧淋巴结肿大，可能是淋巴瘤导致（检查其他部位的淋巴结以及肝脾肿大）。

疝

疝的问题在前文已有讲述。腹股沟疝主要有三种类型：腹股沟斜疝（direct inguinal hernia）、腹股沟直疝（indirect inguinal hernia）和股疝。对腹股沟解剖结构的了解有助于理解这三种疝之间的差别，见图 7.36。腹股沟管（inguinal canal）是从内环（腹横筋膜上的一个孔）到外环（腹外斜肌腱膜上的一个口）的倾斜通道。腹股沟管内走行的内容物有男性精索、女性子宫圆韧带以及回肠腹股沟神经。股管在腹股沟韧带下方靠内侧走行。外侧走行

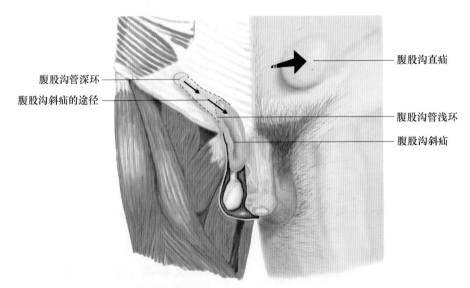

腹股沟管深环

腹股沟斜疝的途径

腹股沟直疝

腹股沟管浅环

腹股沟斜疝

图 7.36 腹股沟区显示腹股沟直疝和腹股沟斜疝

的首先是股静脉，然后是股动脉，最后是股神经。股管内只有一个淋巴结和一些脂肪。

腹股沟斜疝

腹股沟斜疝是股骨沟最常见的疝。疝囊和内容物通过内环进入腹股沟管。如果疝足够大，可以通过外环，下降到阴囊或大阴唇处。如果内环狭窄，疝有被卡住的可能，导致血流受阻。

腹股沟直疝

腹股沟直疝是通过腹股沟管后壁直接突出形成的疝。因为疝颈部比较宽，因此这种疝很少会发生血流受阻现象。腹股沟斜疝与腹股沟直疝之间的解剖关系见图 7.36。

股疝

股疝通过股管到达大腿上部。如果疝足够大，疝囊可通过腹股沟管，向上延伸，到达腹股沟韧带上方。由于这个管很窄，股疝很容易被卡住，导致血流受阻。

如何检查

你可能已经注意到腹股沟处有肿胀。如果你没有发现，可以让患者咳嗽，有隆起提示患者可能有隐匿性疝。让患者再咳嗽一次，这次将你的手放在肿胀上，感觉是否有冲动。如果你仍然没有发现疝，可以让患者站起来，再咳嗽一次。观察和触诊方法同前。鉴别不同腹股沟疝时，你首先需要找到耻骨结节。将你的示指放在阴毛开始处的腹股沟皱褶处。用力按压，你应该会感觉到腹股沟韧带。手指向内、向阴囊或阴唇处移动，直到你感觉到耻骨结节的骨突出部分（这部分触诊时既要快速，又要专业，否则患者会对你产生质疑）。如果疝囊颈部在耻骨结节上内侧，那么该疝为腹股沟斜疝。如果疝囊颈部位于耻骨结节下外侧，则该疝为股疝。你现在用手将疝向内推，让疝复位。该动作有助于区分腹股沟斜疝和腹股沟直疝。一旦复位，对于腹股沟斜疝，用一根手指在内环处就可以控制住（内环位于股动脉搏动（femoral pulse）上方约半英寸即 1 厘米处）。而腹股沟直疝是通过腹壁向前隆起导致的，一根手指无法控制住。

洗手

21. 洗手

形成强迫症或对不卫生状态高度重视。

报告检查发现

22. 现在说："我要进行外生殖器检查，然后进行直肠检查。"报告检查发现

如果感觉到腹股沟处有淋巴结肿大，直接对患者讲："我需要检查您的外生殖器，然后还需要进行直肠检查。"考官通常会指示不需要做这方面的检查。

然后开始观察。结果报告方式与你的检查发现有关。如果你的发现指向一个准确诊断，那么报告结果时要自信，前面已经提到过这点。例如：

> "该患者患有慢性肝病。患者有肝大，在肋缘下有三个指宽，深度触诊到脾。另外，患者还有黄疸、灰指甲、掌红斑和杜普伊特伦挛缩症。腹部未发现其他肿胀，且未发现腹水。"

如果你的发现不能让你得出诊断结论，你可以详细说明检查发现，给出不同的诊断。如果你不确定腹部肿胀是肿块导致，还是器官肿胀导致，提议做腹部超声。例如：

> "该患者患有黄疸，右上象限有一个肿块。吸气时肿块下移，叩诊音为浊音。因此，该患者患有肝大，可能是肝转移、淋巴瘤、肝硬化或充血性心力衰竭导致。腹部超声有助于确诊肝大以及确定病因。"

该学生没有发现有利于诊断的不易察觉的体征。学生不确定右上象限的肿块是什么，但他们说明了肿块的性质（并提到了黄疸），很快推断出肿块与肝有关。然后将这些信息结合起来，给出了不同的诊断。

腹部其他体征

Grey-Turner 征（Grey-Turner's sign）（DF 9/10）

什么是 Grey-Turner 征？

Grey-Turner 征（*George Grey-Turner，1877—1951，英国外科医生*）是指腹外侧有轻微变色，就像轻度瘀伤（bruises）。见图 7.37。

意义

Grey-Turner 征是腹腔内出血，血液进入皮下层导致。原因包括出血性胰腺炎、主动脉瘤破裂或异位妊娠（ectopic pregnancy）破裂。

Cullen 征（DF 9/10）

什么是 Cullen 征？

Cullen 征（Thomas Stephen Cullen，1868—1953，美国妇科医生）也是一种腹部变色，与 Grey-Turner 征类似，但是发生在脐周。见图 7.38。

意义

与 Grey-Turner 征相同。

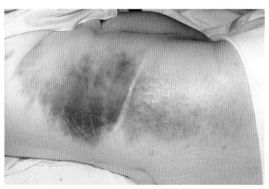

图 7.37 Grey-Turner 征

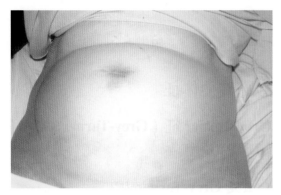

图 7.38　Cullen 征

Murphy 征（DF 5/10）

什么是 Murphy 征（Murphy's sign）？

Murphy 征（*John Benjamin Murphy*，*1857—1916*，美国外科医生）是指在胆囊部位触诊时突然引发的疼痛。

意义

Murphy 征提示胆囊发生炎症，例如胆囊炎。

如何检查

你需要找到胆囊的正常位置（位于肝下方）。胆囊位于腹直肌外侧与右肋缘交界处。患者深吸一口气时，将手指置于右肋缘下方。当患者因疼痛呼叫出来，或是因明显不适呼吸暂停，提示 Murphy 征阳性。如果你怀疑患者有胆囊疾病，你可以专门引发 Murphy 征，有时你可能是在触诊肝时偶然引发 Murphy 征。

腹部疾病与检查

在本章前文已经提到了各种疾病。在这部分我会系统介绍。总的来说，这部分介绍会比较简洁，在其他教科书中没有详细讲述的有些内容，我会在此详细讲述。

咽囊

在旧教科书中，咽囊有时又称为 Zenker 憩室（Friedrich Albert Von Zenker，1825—1898，德国病理学家）。咽囊是食道向外凸出形成的袋状结构，最常见于老年男性。咽囊会引起吞咽困难，有时会导致吞咽时的咯咯嘈杂音。夜间常有未消化食物反流，可能导致吸入性肺炎。治疗方法是通过外科手术或内镜方法进行切除。

Mallory-Weiss 撕裂症

Mallory-Weiss 撕裂症（贲门部黏膜撕裂综合征）是指食管黏膜撕裂，一般发生在反复性干呕或呕吐之后。发生食管黏膜撕裂之后，在随后呕吐物中会发现鲜红色血液。

食管弛缓不能

食管弛缓不能是引起吞咽困难的原因之一。食管弛缓不能可以是原发性的（原因不明），也可以继发于其他疾病（食管恶性肿瘤）。原发性食管弛缓不能是食管肌间神经丛神经细胞变性导致。吞咽困难是由多种因素引起的：食管下端括约肌蠕动减少或消失；下食管括约肌静息压力增加，导致吞咽食物时括约肌无法松弛。

食管静脉曲张

门脉高压时，（任何原因导致）慢性肝病会引起食管静脉曲张。正常情况下，血液会从肠道沿肝门静脉流向肝（门静脉循环），然后流向下腔静脉，最后到达心脏（体循环）。当患者患有门脉高压时，血流无法流向肝，需要从另外一条途径进入体循环。此处血流是通过侧支循环（也就是主要静脉同一方向上的只携带一小部分血液的小血管）进入下腔静脉。如果血流在某个大血管处受阻，机体就会发生代偿，使血液通过小血管进行流动，使些小血管会因血容量增加而扩张。门静脉高压时，主要有四条临床侧支，称为门体吻合（portasystemic anastomoses）（表 7.25）。其中最重要的一条形成了食管静脉曲张。临床上，如果食管静脉曲张破裂，就会导致极短时间内的大量出血。

胰腺炎

胰腺炎是指胰腺的炎症，可以是急性，也可以是慢性，胰腺炎会导致疼痛。最常见的诱因是胆结石和大量酒精摄入。炎症是由胰腺自身的酶引起。胰腺炎会引发一系列的代谢事件，对全身产生影响，导致多器官衰竭。急性胰腺炎时，血清淀粉酶浓度比正常上限高 3 倍（低水平淀粉酶不能排除急性胰腺炎）。急性胰腺炎反复发作就会导致慢性胰腺炎（血清淀粉酶可能轻度升高，也可能正常）。慢性胰腺炎可能会导致吸收不良。

胆结石

胆结石构成成分可能是胆固醇，也可能是胆色素，或两者兼而有之。大多数胆结石患者无症状，往往是行 X 线或超声检查时偶然发现。如果胆结石堵塞了胆总管，就会引起胆绞痛、黄疸或上行性胆管炎。胆囊中的结石会引起胆囊炎。对于有症状的胆结石，最有效的治疗方法是手术。也可以用胆汁酸溶解胆结石，或用碎石术（聚焦声波疗法）粉碎结石。

胆囊炎

胆囊炎是指胆囊的炎症，是胆囊结石的一种并发症。如果结石阻塞胆囊出口，胆汁浓度就会增加，导致胆囊壁发炎。还可能会发生继发性细菌感染。反复炎症发作会引起胆囊纤维化（慢性胆囊炎）。有时没有胆结石时，也有可能发生胆囊炎，这称为无结石性胆囊炎。

黄疸

了解胆红素代谢有助于理解黄疸（图 7.39）。肝是关键，因为它是胆红素代谢的中心，导致黄疸的所有原因都与肝有关，黄疸可分为肝前性、肝性和肝后性黄疸。胆红素是网状内皮系统中旧的或受损的红细胞破裂形成的。胆红素不溶于水，因此需要与血浆蛋白结合运往肝（在此阶段的胆红素称为未结合型胆红素）。胆红素进入肝，与葡萄糖醛酸苷结合后，就会溶于水。这一过程是在葡萄糖醛酸转移酶（在其他教科书可以看到该酶的全称——UDP-葡萄糖醛酸转移酶）作用下进行。结合型胆红素会分泌到胆汁中，最终进入十二指肠。在肠道中，细菌将胆红素转化为尿胆素原（urobilinogen），进而转化为粪胆素，从而使粪便呈现其特有的棕色外观。有些尿胆素原被回肠吸收进入门静脉并运送到肝。在肝中，大部分尿胆素原分泌到胆汁，又进入肠道。尿胆素原的这种循环称为肝肠循环（enterohepatic circulation）。少量的尿胆素原进入体循环，经过肾，从尿液中排出。

表 7.25 门体吻合

门静脉循环	体循环	临床后果
胃左静脉食管支	食管静脉中段 1/3 引流至奇静脉	食管静脉曲张
脐旁静脉	前腹壁浅静脉	脐周静脉曲张
直肠上静脉	直肠中下静脉	痔
升结肠、降结肠、胰腺、十二指肠和肝静脉	肾静脉、腰静脉和膈静脉	

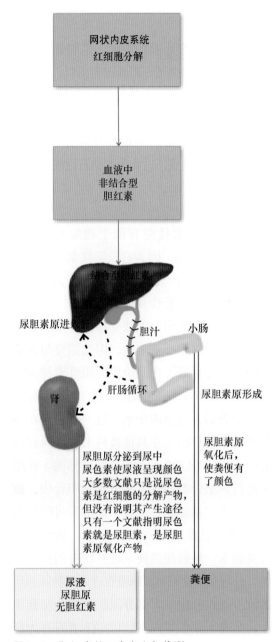

图 7.39 胆红素的正常产生与代谢

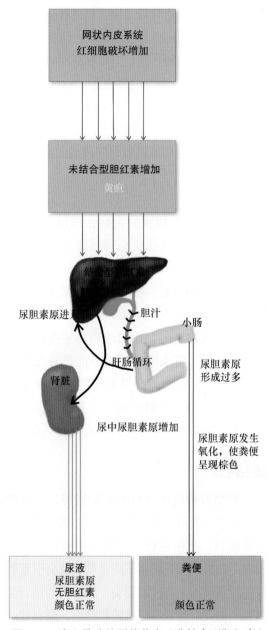

图 7.40 溶血导致的肝前黄疸（非结合型胆红素）

肝前性黄疸（prehepatic jaundice）

导致肝前黄疸的原因并不常见。但你应该了解两种疾病，一种是溶血性贫血，另外一种是吉尔伯特综合征（图 7.40）。

溶血性贫血

溶血性贫血有多种，但所有溶血性贫血都是红细胞过早破坏导致。红细胞过早破坏会导致胆红素的大量产生，当浓度超过 30 μmol/L 时，发生黄疸。胆红素在肝中发生结合反应，但是溶血会导致胆红素产生过多，超过肝的处理能力，因此，血液中的未结合胆红素会越来越多。黄疸一般比较轻微，未结合胆红素水平很少超过 100 μmol/L。

胆红素代谢的其他所有方面均正常，例如胆汁中结合型胆红素的分泌、肠道中尿胆红素原的形成、尿胆红素原肝肠循环以及尿胆红素原尿中排泄。唯一的区别在于大量胆红素被代谢，导致肠道和尿液中的尿胆素原水平大大升高。因此，粪便和尿液的颜色不会发生改变。

吉尔伯特综合征

吉尔伯特综合征（Gilbert's syndrome）（*Nicolas Augustin Gilbert*，1858—1927，法国内科医生）是一种家族性高胆红素血症。该高胆红素血症最常见，约 2% ～ 7% 的人患有该病。胆红素代谢中的一些轻微缺陷会导致轻度非结合胆红素增高型黄疸。这些缺陷包括肝摄取胆红素水平下降、葡萄糖醛酸转移酶活性下降以及轻度溶血。关键是肝功能正常，预后良好。酒精摄入、饥饿或并发疾病后，黄疸会更加明显。通常情况下是在进行肝功能检查时，胆红素轻度升高而肝酶水平正常时，偶然发现吉尔伯特综合征（排除溶血性黄疸后方可确诊）。还有一种非常罕见的家族性高胆红素血症——Crigler-Najjar 综合征（Crigler-Najjar syndrome）（*John Fielding Crigler*，出生于 1919 年，美国儿科医生；*Victor Assad Najjar*，出生于 1914，黎巴嫩裔美国儿科医生）。该综合征是葡萄糖醛酸转移酶缺乏导致（儿童时期会导致儿童死亡），病情较轻时，葡萄糖醛酸转移酶活性只是降低，患者可以存活到成年。唯一的治疗方法就是肝移植。

肝性黄疸

导致肝性黄疸的原因有很多。这种黄疸也可称为肝炎性黄疸或肝细胞性黄疸。原因可以是急性的（例如药物和病毒导致），也是可以慢性的（例如酒精摄入、其他药物和病毒导致）。肝细胞的任何损伤都会影响其

胆红素摄取、胆红素结合或胆红素分泌进入胆汁的能力。另外，有时因胆汁淤积也会导致黄疸，也就是说，结合型胆红素没有分泌到胆汁，而是反流进入血液。这称为肝内胆汁淤积症，其机制尚不清楚。在临床上，如果患者粪便为瓷白色，而尿液为深橙色/棕色，提示胆汁淤积（图 7.41）。

肝后性黄疸（posthepatic jaundice）

导致肝后性黄疸的原因很容易理解。这种

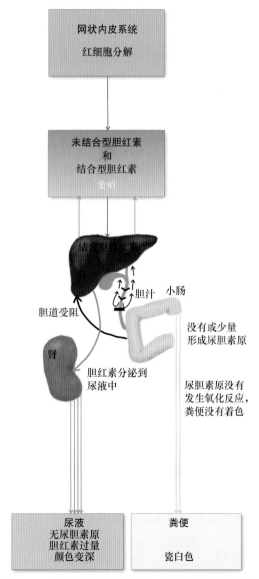

图 7.41　胆汁淤积性肝后性黄疸（结合型胆红素）

黄疸是肝外胆汁流出受阻导致，通常称为肝外胆汁淤积症，可以发生在从肝到十二指肠胆管系统中的任何部位。胆红素无法到达小肠，因此，很少或根本没有胆红素转化为尿胆素原，所以粪便为瓷白色。另外，过量的结合型胆红素（水平可超过 $100\,\mu mol/L$）就会进入血液，并在皮肤（黄染和瘙痒）和巩膜（黄染）上沉积，也会进入尿液，使尿液变为深橙色（图 7.41）。

慢性肝病

慢性肝病是指持续时间超过 6 个月的肝病。有些肝病一开始为急性，随后转为慢性，例如乙型肝炎。有些肝病无症状，只是在血液检查时才发现。随访时会发现患者持续几年没有症状，之后才会出现症状，例如原发性胆汁性肝硬化就是这种情况。其他患者可能没有症状，直至出现并发症，如腹水、食管静脉曲张破裂出血和门脉高压。

肝硬化

从严格意义上来讲，肝硬化是一个病理诊断。虽然通过临床表现怀疑肝硬化，但只能通过活检才能确诊。肝病发展到肝硬化阶段就不可逆了，在英国酒精是导致肝硬化的最常见原因。有时，学生会将肝硬化和慢性肝病互用，这是错误的。虽然肝硬化是许多慢性肝病的终点，但肝硬化是慢性肝病的一种（慢性肝病还包括乙型肝炎和肝癌）。

原发性胆汁性肝硬化

原发性胆汁性肝硬化在女性更为常见。原因不明，尽管强烈怀疑是免疫机制导致。超过 95% 的患者有抗线粒体抗体。

胆管癌

胆管癌是发生在胆管处的一种腺癌。很少见，通常表现为胆汁淤积性黄疸。胆管癌还会导致腹痛、厌食和体重减轻。该疾病预后差，通常采用姑息疗法进行治疗。姑息疗法是通过内镜逆行胰胆管造影（endoscopic retrograde cholangiopancreatogram，ERCP）放置支架（这种中空结构的支架放置在阻塞的管腔内，使液体可以从支架中自由流过）。

硬化性胆管炎

硬化性胆管炎是一种胆道系统炎症，会导致胆道纤维化和狭窄。硬化性胆管炎可以是原发性的，也可能是继发的，如继发于胆管手术、胆囊结石或艾滋病。虽然原发性硬化性胆管炎的原因未明，但与炎症性肠病密切相关。

炎症性肠病

炎症性肠病是指原因不明的、具有肠道炎症浸润这种特征的一类肠道疾病。该疾病一般是指溃疡性结肠炎或克罗恩病，尽管该疾病还包括镜下结肠炎（microscopic colitis）。导致肠道炎症浸润还有其他原因，例如感染、辐射和缺血，但这些原因导致的肠道炎症不属于炎症性肠病。

溃疡性结肠炎

溃疡性结肠炎主要影响大肠。炎症浸润通常影响黏膜，通常会伴有带血性腹泻。其他症状包括厌食、体重减轻、发热和排便缓解性腹痛。溃疡性结肠炎的一个罕见并发症是毒性巨结肠（toxic megacolic）。毒性巨结肠时肠道扩张，病情严重时会导致穿孔。溃疡性结肠炎的肠道外并发症包括①关节——关节炎和强直性脊柱炎；②眼部——巩膜炎；③皮肤——结节性红斑和坏疽性脓皮病；④胆道系统——硬化性胆管炎。某些患者还会有发展为结肠癌的风险，这类患者通常是整个大肠都发生了溃疡性肠炎——全结肠炎。另外，病程较长的患者也会有发展为结肠癌的风险。全结肠炎患者病程在 15 ～ 25 年时，发展为结肠癌的风险为 5% ～ 10%。对这些患者需要通过结肠镜检查进行监测。

克罗恩病

克罗恩病会累及从口腔到肛门的任何部位。克罗恩病是一种炎症浸润性疾病，通常累及黏膜下层。常见临床表现为带血性腹泻，与溃疡性结肠炎症状类似。克罗恩病具有的一个特征就是该病可导致肠道的某些区域发生病变，而病变肠道之间的肠道可以是正常的［这种病变称为跳跃性病变（skip lesions）］。克罗恩病还会导致瘘管形成（瘘管是两个上皮表面之间的异常通道，例如小肠与大肠之间或肠道与皮肤之间形成的异常通道）。回肠受累时，可能会导致吸收不良。克罗恩病也可以有肠外表现，这一点与溃疡性结肠炎类似，虽然两者在并发症的发病频率上有所不同。

镜下结肠炎

镜下结肠炎是一种在结肠镜或钡灌肠检查中肠道看起来正常的一种炎症性肠病。然而，如果用显微镜观察活检组织，就会发现特征性的组织学表现。患者通常会出现水样腹泻（经直肠出血比较少见）。

肠系膜缺血

肠系膜缺血可以是急性，也可以是慢性。该疾病很难诊断，因为临床症状和体征很少，且诊断性检查也很少（再加上医生通常不会考虑到这种疾病）。栓子或血栓阻塞会导致急性肠系膜缺血，引起肠道血液供应减少（虽然心脏病或低血容量休克也会导致肠道灌注减少）。进而发生肠性腹膜炎性梗死，导致腹痛程度增加和腹膜炎表现。慢性肠系膜缺血时，饭后一小时会有腹痛（这种疼痛称为肠跛行或心绞痛，与冠心病或外周血管疾病引起的心绞痛类似）。在老年患者、吸烟者以及有房颤或其他心血管疾病（例如卒中、缺血性心脏病和外周血管病变）的患者中，应该考虑肠系膜缺血这种可能性。

缺血性结肠炎

缺血性结肠炎是缺血导致的一种炎症性肠道疾病，通常累及老年人。通常表现为左侧腹痛和腹泻。经直肠出血较少见。该疾病通过结肠镜检查来诊断（可能需要活检来确诊），是以脾曲为中心的一种变化（脾曲是肠系膜上动脉与肠系膜下动脉的分界线）。

急性肠梗阻

急性肠梗阻有肠梗阻的四大症状：腹痛、腹胀、粪味呕吐物和绝对便秘（甚至无法排气）。导致急性肠梗阻的原因有肠腔阻塞（例如肿瘤）、肠壁堵塞（例如狭窄）以及肠道外因素压迫（手术后粘连）。

憩室病

憩室是肠壁向外凸出形成的袋状结构，是肌肉收缩时肠腔内产生的高压所致。肠腔内压力增高时，肠道中的薄弱部位（通常是血管通过肠系膜进入肠道的部位）就会向外凸出形成袋状结构。肠道中会有散在的憩室，这种现象称为憩室病。憩室发生炎症，称为憩室炎。与憩室有关的全部疾病称为憩室疾病。其他并发症包括腹泻、便秘、经直肠出血、脓肿形成和瘘管形成。如果空肠内出现憩室，憩室中就会有细菌大量繁殖，导致脂肪吸收不良（steatorrhoea）（细菌使胆盐分解，导致脂肪吸收障碍）。

息肉

息肉是从黏膜表面生长出来的小的赘生物。在肠道中，息肉可能是无蒂的（从肠表面稍微升高的扁平状赘生物），也可能是有蒂的（赘生物通过蒂附着在肠道上）。大多数息肉是在肠道检查时偶然发现的。有些息肉会导致出血或缺铁性贫血。息肉的重要性在于某些息肉会发生恶性变。发生恶性变的息肉包括腺瘤和一些遗传性疾病（例如 Peutz-Jehgers 综合征、Gardner 综合征和家族性结肠息肉病）。

痔（haemorrhoids）

内痔（internal haemorrhoid）也称为"痔（pile）"。痔是痔上静脉（也称为直肠上静脉）发生静脉曲张导致。患者取膀胱截石卧位（想想女性患者取宫颈涂片时的体位），如果你从前面看到肛门（提示病情严重），将这个部位当作一个钟，痔会出现在 3 点、7 点和 11 点的方向。痔分为三类。

- **一级痔**（肛管范围内的痔）。
- **二级痔**（排便后，这类痔从肛门处脱出，可自行返回或可用手指使其返回）。
- **三级痔**（从肛门处脱出后，不能返回）。

这三种痔都是无痛的，除非有血栓形成。痔通常会导致排便后经直肠出血，颜色为鲜红色，在粪便中或卫生纸上可观察到。易感因素包括便秘、妊娠子宫压迫、其他盆腔肿瘤压迫以及门脉高压，虽然门脉高压导致痔的这种情况很少见。

血管发育不良

血管发育不良（angiodysplasia）（"angio"是血液的意思，"dysplasia"是细胞失去分化能力）是指肠道中的血管形成不良，容易出血。老年人更常见。最好的检查方法是使用结肠镜检查，因为可以通过结肠镜对病变进行烧灼处理。如果出血过多或病变广泛，就需要将病变的肠道切除，但这种情况很少见。

内镜

内镜是一种柔性光纤仪器，可通过体内的各种腔道来观察内部器官。现代设备已经发展到能够通过内镜进行各种检查，包括：

- 活检（取组织样本，进行组织学分析）。
- 透热（通过电流烧灼，控制出血）。
- 抽吸分泌物或将分泌物冲洗后抽吸，进行分析。
- 放入支架。
- 使用各种篮子将异物或不需要的物质去掉。

内镜（endoscopy）是一个通用的术语，涵盖所有的医疗光纤仪器检查（前缀"endos"的意思是内部）。通常改变前缀来提示检查器官，例如：

- 胃镜（gastroscopy）—胃部
- 结肠镜（colonoscopy）—结肠
- 乙状结肠镜（sigmoidoscopy）—乙状结肠
- 膀胱镜（cystoscopy）——膀胱
- 子宫镜（hysteroscopy）——子宫

根据下列内镜名称，判断这些内镜是用来检查哪些器官的：

- 支气管镜（bronchoscopy）
- 腹腔镜（laparoscopy）
- 纵隔镜（mediastinoscopy）
- 关节镜（arthroscopy）
- 直肠镜（proctoscopy）

内镜逆行胰胆管造影

内镜逆行胰胆管造影是一种特殊的内镜检查方式，内镜可进入十二指肠的第二部分进行检查。在 Vater 壶腹部（胆总管和胰管的共同出口）进行插管。向导管系统注入不透明放射染料，然后在 X 线下观察。这种方法能够进行胆胰疾病诊断。该内镜也可用于治疗，例如取结石或放入支架。

类癌综合征

类癌综合征是指神经内分泌源性肿瘤分泌 5-羟色胺（5-hydroxytryptamine，5-HT），导致体内 5-羟色胺水平较高，引起一系列症状。症状包括面部潮红、支气管痉挛引起的喘息、低血压、心动过速和腹泻。可在胃肠道、支气管、甲状腺和睾丸部位找到肿瘤。肠道肿瘤中，只有出现肝转移时才会表现出上述症状，因为 5-羟色胺在正常情况下是在肝代谢的。支气管类癌不需要这个先决条件，因为 5-羟色胺直接进入体循环，不经过肝。支气管类癌很少见。在尿中发现 5-羟色胺的代谢产物 5-羟基吲哚乙酸（5-HIAA）有助于诊断类癌综合征。

Zollinger-Ellison 综合征

Zollinger-Ellison 综合征是胃泌素瘤（一种分泌胃泌素的肿瘤）导致的，胃泌素瘤通常在胰腺中发现。胃泌素会引起胃酸分泌过多，导致胃、十二指肠甚至空肠发生严重的消化性溃疡。腹泻是该病的一个常见症状。另外，胃酸分泌过多会导致小肠酸度增加，使胰酶失活，引起吸收障碍。有时这种肿瘤与 1 型多发性内分泌瘤病（MEN-1）有关，MEN-1 包括垂体瘤和甲状旁腺功能亢进症（hyperparathyroidism）。

急性间歇性卟啉病（acute intermittent porphyria）

急性间歇性卟啉病是一种罕见的血红素合成障碍（血红素是血红蛋白分子的构成成分）。一种参与血红素形成的胆色素原脱氨酶活性下降，或活性完全丧失，导致血液中副产物不断积累。这会引起严重腹痛［这类患者可能因被误认为是急腹症（acute abdomen）而接受过手术治疗］。该病的其他特征包括高血压、心动过速、周围神经病变、脑病和昏迷。

高钙血症

导致高钙血症（hypercalcaemia）的原因有很多（前缀 "hyper" 表示增加或过多），最常见的原因是甲状旁腺功能亢进症［甲状旁腺是位于甲状腺上的微小腺体，负责钙代谢（calcium metabolism）］和恶性肿瘤。高钙血症会引起腹痛、便秘、口渴、多尿和尿路结石。高钙血症与 "疼痛性腹部结石" 有关。

糖尿病性酮症酸中毒

糖尿病性酮症酸中毒是糖尿病的严重并发症。导致酮症酸中毒的原因有败血症、饥饿或糖尿病患者没有及时注射胰岛素。偶尔，患者可能会第一次出现这种并发症。导致酮症酸中毒的发生是因为患者无法将葡萄糖转化为能量（正常情况下，葡萄糖应该转化为能量）。反而将脂肪作为能量物质，产生大量的酮类物质（乙酰乙酸和羟丁酸），这些酮类物质在血液和尿液中的浓度就会升高，通过检测就可以发现。患者会发生口渴（烦渴）、多尿以及严重脱水导致的体重减轻。酸中毒会刺激呼吸，使呼吸速率增加（称为 "缺氧" 或 "库斯茂尔呼吸"），在呼吸中可检测到丙酮气味。该疾病具有隐匿性，未及时发现可导致意识障碍、昏迷和死亡。腹痛症状很少见。初始治疗是补液和静脉给予胰岛素。

尿路感染

尿路感染是一个非特定术语，是指尿路

上任何部位的感染（包括膀胱炎——膀胱感染；肾盂肾炎——肾的感染）。尿路感染患者可能出现发热、排尿困难和尿频（老年人可能会感觉全身不适或出现意识障碍）。

期末考试部分

本章的这部分与其他章一样，主要是讨论期末考试涉及的问题。复习时，请阅读检查摘要和要点，并回答本章结尾处的问题。

如果说心血管系统是整个医学的核心，那么消化系统就是专科的核心。许多常见的胃肠道疾病（例如胃食管反流病、消化性溃疡和肠易激综合征）的体征不是很多，在小病例考查时不是很难。大多数期末考试小病例都会涉及肿块或器官触诊、黄疸或腹水，这些都是临床技能中的难点。有些肿块，即使临床技术再高也无法发现，所以你无法发现肿块也不要害怕。只要你的临床技能很好，你可以提出合理的鉴别诊断，考官也会给你高分。常见的考查病例见表 7.26 和表 7.27。

表 7.26　期末考试病例

黄疸
肝大
脾大
慢性肝病
肝脾大
腹水
腹部肿块 / 肾可触诊到

表 7.27　日常常见病例

腹痛
消化不良
腹泻 / 便秘
炎症性肠疾病
期末考试病例

关键诊断线索

在现实生活中，许多常见疾病并没有产生有助于诊断的体征。然而，对于所有腹部疾病，尤其是与疼痛有关的疾病，触诊是关键。有些急性并发症的体征提示需要紧急手术，这些体征包括腹肌收缩、僵直和反跳痛。对于小病例考题，肿块和器官肿大是重点，**触诊会提供最重要的线索**。

能够触诊到的常见异常

- **肝大**。肝会肿大到右肋弓下缘（肝大严重时会达到脐部的水平线），且吸气时肝会向下移动，边缘不规则，提示恶性肿瘤（也可能是多囊肝，但这种情况很少见），叩诊音为浊音。**一般在胸部右侧做叩诊，排除肺气肿导致肝下移这种可能性。**

- **脾大**。脾会肿大到左肋弓下缘（脾大严重时会达到脐部的水平线），脾边缘处有一个切迹，吸气时会向下移动，叩诊音为浊音。

- **慢性肝病**。灰指甲、掌红斑、杜普尤特伦挛缩（酒精）、蜘蛛痣、紫癜、黄疸、腋毛脱落、睾丸萎缩、脐周静脉曲张、肝大、脾大和腹水。

- **腹水**。腹部膨隆、脐外翻（有时）、液体震颤、侧腹部叩诊为浊音以及有移动性浊音。

- **肾大（kidney enlargement）**。用双手触诊腹部两侧，吸气时肾向下移动幅度很小，叩诊音为鼓音。

与考试有关的建议

总则

根据本章提到的方法进行消化系统检查。你在考试中可能遇到一些问题，例 7.4 ～例 7.9 针对相应问题给出了一些建议。

说明

考官通常会这样要求你："检查消化系统"或"检查腹部。"听到第二个要求，学生会认为是应该直接检查腹部。千万不要这么做！考官说的"检查消化系统"和"检查腹部"是一个意思，你首先从手部开始检查（先观察手部）。有时考官说得会更加具体，可能会这样对你讲："触诊腹部。"要严格根据考官的要求做。然而，触诊腹部时要保持警惕，留意其他线索（例如黄疸或蜘蛛痣）。这样有助于得出最终诊断。客观结构化临床考试（OSCE）考试中的说明会更直接、更标准化（见"OSCE 示例"）。

整体观察

当你向患者介绍你自己并让患者摆一定姿势的同时，你需要对患者做整体观察。建议腹部检查时，首先要检查患者是否有黄疸。如果发现患者有黄疸，你立刻就知道患者肝胆系统有问题（在期末考试中，一般向这方面考虑，但是你不要忘记溶血和药物等也可能会导致黄疸）。还需要查看是否有蜘蛛痣、血管杂音和腹部膨隆（你甚至可以在开始检查之前就诊断出患者患有慢性肝病，但是你要有方法，找到慢性肝病的**所有**特征）。

例 7.4

问题。你仍然不确定是要做消化系统全面检查，还是仅做腹部检查。

讨论。如果你仍有疑问，那就做消化系统检查。这至少表明你对这方面的检查比较了解。如果考官是想让你做腹部检查，而你要做消化系统全部检查，考官会阻止你，会直接告诉你做腹部检查（不要因考官的表现而心神不宁，集中精力做检查即可）。

姿势

不管患者是何姿势，检查时一定要让患者平躺。在检查之前，要征得患者同意。如果患者已经躺平，要查看患者是否舒适（年老患者或是颈部有肌肉骨骼问题的患者需要两个枕头）。

手部

例 7.5

问题。一般都会遗漏灰指甲和掌红斑。

讨论。你必须**意识**到手部也可能有病变体征，尤其是消化系统病变时。你一直要提醒自己，这样就不可能遗漏灰指甲和掌红斑。

面部

例 7.6

问题。你发现患者手部和面部有蜘蛛痣，并将该发现报告给考官，但考官似乎不满意。

讨论。在向考官报告蜘蛛痣结果之前，你应该对蜘蛛痣进行按压，如果压之褪色，这才说明是蜘蛛痣，考官才会接受你的报告结果。临床检查考试就像考驾照，不管结果多么明显，你都要按检查程序进行，让考官看到你的检查步骤。

腹部

现在到了腹部检查部分，但不要急匆匆地就进行触诊。首先要退后一步，从远处观察腹部。呼吸时腹部会随呼吸运动吗？腹部是否有膨隆？腹壁上有血管扩张吗？不要急于触诊，当你开始检查腹部时要有条不紊。

例 7.7

问题。 你遗漏了 Peutz-Jehgers 综合征或遗传性失血性毛细血管扩张症（HHT）综合征。

讨论。 如果你错过了这些综合征，不要烦恼。这些疾病很罕见，如果遇到这类病例，分数只具有象征意义。考官更关心的是，你不会遗漏那些简单的、常见的、可能危及生命的体征，例如灰指甲。你必须识别出这些综合征。尤其要注意嘴唇。如果你怀疑患者可能患有 HHT 综合征，让患者张口，检查口腔黏膜（观察患者舌部病变，包括下侧）。

腹部触诊

例 7.8

问题。 征得患者同意后，触诊患者腹部，触诊时患者有畏缩动作。是否应该继续？

讨论。 视情况而定。可能是你突然触诊患者腹部，让患者受惊了，也可能是你的手又湿又冷，让患者感到不适。所以你要为引起患者的不适向患者道歉，还要询问患者腹部是否有压痛部位。如果有，询问患者你是否可以触诊疼痛部分，尽管你会轻轻触诊，也要询问（即使腹部没有压痛部位，也要询问患者）。如果尽管只是轻轻触诊，患者仍然因疼痛而畏缩，你需要再次道歉，并放弃检查。你要向考官说明这种情况：因为患者有明显疼痛，你无法继续检查。为了多拿分，你还可以对考官说，正常情况下，你还需要检查腹肌收缩或反跳痛，确保患者没有出现术后并发症。

例 7.9

问题。 在你向考官报告检查结果的过程中，你发现自己总是忘记一两个小的相关特征（尤其是慢性肝病的很多体征）。

讨论。 有两个解决办法。第一种方法是要对所有体征都非常熟悉，就像熟悉自己的手背一样，这样，你就不太可能会忘记你要向考官报告的相关发现结果。第二种方法是你在报告发现结果时，要有连续性："检查患者手部时，我发现患者有灰指甲和掌红斑，我还注意到手臂、面部和躯干有红色蜘蛛状病变，这让我想到了蜘蛛痣。我现在要用手压它，查看是否褪色。如果压之褪色，那么这种病变为蜘蛛痣。"这与你所采用的方法有关。

报告检查结果

一般要检查外生殖器和直肠。要尽量保持自信，避免使用"似乎"或"可能"这些词。

客观结构化临床考试（OSCE）示例

病史获取部分

你是一名在急诊室工作的 FY1。有一位 31 岁女性患者因腹痛伴呕吐而来急诊室就诊。获取该患者的病史并报告你发现的结果。考试时间 10 分钟。

请牢记：

- 向患者介绍自己。
- 获取患者有关疼痛方面的综合病史资料。记住 SOCRATES［S：部位（site）；O：起始（onset）；C：特征（character）；R：放射（radiates）；A：相关症状（association）；

T：时间（持续时间）；E：加重因素和缓解因素（exacerating and relieveing factor）；S：严重程度（severity）〕并询问患者之前是否有过这种疼痛，以及引起疼痛的原因是什么。

- 询问既往史和过去手术史，尤其是与腹部有关的。患者之前做过这类检查吗？有什么发现？患者之前做过手术吗？
- 一次呕吐量有多少，呕吐多长时间了？呕吐物是什么颜色？记住还要询问"危险"体征——有没有吐血/咖啡样呕吐物？
- 询问大便习惯改变情况、便中是否带血、黑便、非刻意性体重减轻、食欲、吞咽困难和尿路症状
- 患者是否怀孕？
- 询问患者目前正在服用的所有药物。尤其要询问非甾体类抗炎药和抗血小板药物（如华法林和阿司匹林），特别是有出血时。
- 询问吸烟和乙醇摄入问题，并对感染原因进行简要筛查——最近旅行史和与感染者接触等。
- 感谢患者。
- 简明扼要地报告你发现的结果，并提出鉴别诊断。

检查部分

你是在消化科病房工作的一名 FY1。一位 68 岁的男性患者因全身不适并疲劳 1 个月，意识障碍 1 周来就诊。患者有过度饮酒史。对该患者的消化系统进行检查，并报告检查结果。考试时间 10 分钟。

- 向患者介绍自己，在检查前征得患者的同意。
- 洗手/用凝胶洗手。
- 在床侧对患者做整体观察。让患者充分暴露的同时，还要考虑到患者的尊严。检查瘢痕、肌肉萎缩、黄疸、蜘蛛痣和血管杂音。
- 检查手部、面部和颈部是否有消化系统病变特征，例如杵状指、掌红斑、贫血、牙龈炎、脱水和锁骨上结节。
- 检查是否有扑翼样震颤，扑翼样震颤提示患者有肝衰竭。
- 仔细观察腹部，是否有膨隆、静脉扩张和器官肿大。
- 在触诊之前询问患者是否有疼痛部位，然后深度触诊腹部九个象限。处在患者水平进行检查，要不断观察患者面部，查看是否有不适。
- 尤其是要触诊肝、脾、肾和搏动性腹主动脉瘤。尽可能多地练习腹部触诊，这样你在腹部触诊考试时会比较熟练。熟能生巧！
- 叩诊肝区和脾区，对腹水进行叩诊，是否有移动性浊音。
- 听诊肠鸣音，然后再听诊主动脉和肾动脉上的血管杂音。
- 感谢患者，洗手/用乙醇凝胶。
- 你可能需要进一步做的床边检查有：获取粪便样本、检查疝孔、经直肠检查、尿液检查及检查外生殖器。

祝你好运！

问题

1. 慢性肝病的体征有哪些？
2. 导致右髂窝肿块的原因有哪些？
3. 导致肝大的原因有哪些？
4. 如何鉴别肾大和脾大？
5. 导致腹部的五大"F"原因有哪些？
6. 如何鉴别可复位性疝和梗阻性疝？
7. 如何确定腹部肿块是腹主动脉瘤导致的？
8. 脾大具有哪些特征？

9. 如果评价触诊时发现的肿块？

10. 肠梗阻的症状有哪些？

拓展阅读

Cline DM, Stead LG. *Abdominal emergencies*. McGraw-Hill Medical, New York, 2008.

Dawson C, Nethercliffe J. *ABC of Urology*. BMJ Publishing Group/ Wiley-Blackwell, Chichester, 2012.

Rhodes JM, Tsai HH. *Clinical problems in gastroenterology*. Mosby-Wolfe, London, 1995.

Sewell DP, Chapman RGW, Mortenson N. *Ulcerative colitis and Crohn's disease, a clinician's guide*. Churchill Livingstone, Edinburgh, 1992.

Silen W. *Cope's early diagnosis of the acute abdomen*, 2nd edn. Oxford University Press, Oxford, 2000.

Smith ME, Morton DG. *The digestive system, basic science and clinical conditions*. Churchill Livingstone, Edinburgh, 2001.

Talley NJ. *Clinical gastroenterology: a practical problem based approach*, 3rd edn. Elsevier Australia, Chatswood, NSW, 2011.

第**8**章 直肠检查

引言

直肠检查（经直肠检查，per rectum examination，PR 检查）是令任何医学生（和患者）都感到不寒而栗的一种检查。但是，检查不像脑部手术那样对医生的要求很高，只是有资质的医生才能做。学生现在不可以单独进行直肠检查，但是将来他们有机会进行这方面的检查。这项检查的障碍有我们不想接触粪便，以及对于患者来讲这是一项侵入性检查，且患者会感到尴尬。即使是现在，一些医生和护士也想不到要做这项检查，或是找理由不做。英国在最近的一次尿失禁的国家调查研究发现，只有 53% 的急症患者、29% 的基层医疗患者、19% 的心理保健患者以及 15% 的养老院患者进行了检查。医生和患者不太愿意做这项检查可能与培训和经验不足有关。对非洲、加拿大、澳大利亚、爱尔兰和英国等这些国家的医学院进行了研究，结果发现，有些学生根本没有做直肠检查的经验或是这方面的经验很少。所有这些研究都发现这些学生在分析解释结果方面缺乏信心。显然，医学院还需要做更多的工作来完善这方面的医学培训。

然而 PR 检查是一种快速、简单、无痛的检查方法。实际上，该检查最难的部分就是戴上手套。由于该检查会密切接触患者的身体，在期末考试时你不可能对真正的患者做该检查。虽然期末考试考到这项检查的频率较低，但是更多的医学院现在使用假人来让学生做这项检查。

直肠检查的重要性

直肠检查会提供很多疾病信息。做直肠检查的常见理由如下。

- 评估像便秘、腹泻、里急后重、直肠出血这类胃肠道疾病。
- 评估男性前列腺。
- 评估急腹症。

有时，还可以通过 PR 检查来查探导致不明原因发热的原因、神经检查判断肛门张力等，虽然基于此类原因的检查很少见。和其他检查一样，医生在做这项检查时，要判断做这项检查的好处以及可能引起的伤害。如果你认为有必要做 PR 检查，要记住一句外科老话"在做出诊断之前，要做直肠指检"。从长远来讲，如果考虑患者的感受，很可能会错过早期发现像早期直肠癌这类本可以治愈的疾病，那就不要过多地考虑患者的感受，该做检查时就做。

直肠检查概述

1. 向患者介绍自己，并解释你为什么要做 PR 检查。
2. 在做 PR 检查前，要获得患者的同意。
3. 要有第三人或一个助手在场。
4. 确保检查所需要的器械已经准备好。
5. 让患者调整姿势。
6. 洗手。
7. 戴手套。
8. 示指上涂抹润滑凝胶。
9. 告知患者你要开始做检查了。
10. 检查肛门附近区域。
11. 将示指放入肛管内。
12. 按顺序检查直肠。
13. 撤出示指，检查粘在手套上的粪便、血液等。
14. 清理肛门附近区域。
15. 告知患者你已经检查完毕，并让患者穿上衣服。
16. 洗手。
17. 报告检查结果。

直肠检查详述

1. 向患者介绍自己，并解释你为什么要做 PR 检查

用这种方式介绍自己："你好，我是 Marjory Warren，一名五年级的医学生。"然后伸出手，与患者握手。同时，要解释你做这项检查的原因。沟通很重要，有助于防止轻微不适发展为受伤。在某些情况下，患者仍然不理解，因为他们似乎是因为一个小问题去看医生，结果医生却要将手指伸入肛门做检查。你认为有必要做 PR 检查，但是患者没有经过这方面的培训，例如患者因最近疲惫来看全科医生（general practioner，GP）。GP 发现患者脸色苍白，且知道胃肠道出血是导致贫血的最常见原因，因此，会立刻让患者做 PR 检查。医生需要看诊大量的患者，在这种压力下，医生不会向患者详细解释做这项检查的原因。后来在酒吧，患者向其同伴讲述了自己的恐怖经历，"我只是感觉有点累了，而医生却将手指伸入我的肛门做检查。"其中一个同伴会这样回答："那个医生真像一个变态，如果我是你，我会投诉的。"这个故事透露出两条信息。一是要向患者详细、坦诚地解释你为什么要做这项检查，而不管你有多忙。二是确保你在做检查时要有第三人在场，当发生投诉事件时有人为你作证。

2. 在做 PR 检查前，要获得患者的同意

向患者解释你做 PR 检查的原因后，要获得患者同意才可以做检查。以这样的方式获得患者同意："我可以检查你的直肠（back passage）吗？"希望患者能够理解 back passage 这个词的意思。然而，如果患者将 back passage 误解为房子的意思，他们可能会疑惑你为什么会对他们的房子感兴趣，你可以用像 anus（肛门）、rectum（直肠）、tail end（尾部）这类词来解释。此时，你需要缓解紧张的氛围。可以这样说："你之前做过

直肠检查吗？"如果回答是否定的，你不要说"我也没做过。"你要有自信，要让患者放心，可以这样说："别担心！我用一根手指做检查，很快就结束，而且通常不会有什么痛苦。"如果患者之前做过直肠检查，且当时患者就感到不适，你这样回答："我**检查**得很快！"

3. 要有第三人或一个助手在场

英国医学总会（The General Medical Council，GMC）在私密检查指南中就直肠检查中在场的第三人的性别没有明确说明。然而，如果是一位男性医生为一位女性患者做直肠检查，极力推荐女性第三人在场。大多数地方指南都会尽可能推荐与患者同性别的第三人在场。有些患者可能会反对第三人在场。在这些情况下，你要态度良好地告知患者检查时为什么要让第三人在场（要从患者和医生两方面来解释）。如果患者仍然坚持反对第三人在场，最好将检查推迟到下次（或让其他人做检查），而不要冒被投诉的风险为患者做检查。

4. 确保检查所需要的器械已经准备好

通常所有的器械都应放在托盘中。你需要的医疗器械有润滑凝胶、一次性手套以及检查结束后为患者做清洁的纸巾或拭子。你的手指在患者直肠内，却意识到周围没有可用之物，也没有办法获得可用之物来清理肛门周围，没有比这更令人尴尬的了（尤其是在还没有第三人在场时）。

······································
提示

要在患者臀部下方放置一次性床单，以防有粪便排出。
······································

5. 让患者调整姿势

在做直肠检查时，患者可以取四个姿势：

- 左侧卧位（图 8.1）。
- 站姿（通常要向前倾，手按在床边的桌子上）。
- 膀胱结石碎石术（图 9.16）。
- 膝肘卧位（图 8.2）。

不同国家可能会采用不同的姿势，例如：在美国许多医生更喜欢采用站姿，英国医生喜欢采用左侧卧位。即使在同一个国家，不同的机构也可能采用不同的姿势。有些小型研究对患者的偏好进行了研究，但是由于这些研究的研究对象有限，说服力不强，且得出了不同的结论。我将在本章重点讲述左侧卧位，该姿势尤其适合于年老体弱以及活动受限的患者（例 8.1）。且人们认为该姿势也是上述姿势中最不尴尬的。不管你选择何种姿势，随后所采用的检查方法是一样的。让

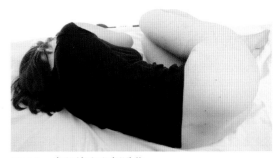

图 8.1 直肠检查左侧卧位

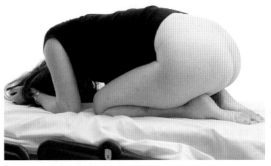

图 8.2 臀部抬起之前的直肠检查膝肘卧位

例 8.1

问题。如果你没有描述不同姿势的检查方法，展示不同姿势又有什么意义呢？

讨论。关键是要让你意识到在做直肠检查时，还可以让患者采取其他姿势。如果有问题出现时，你有多种选择可供你选择。有时，我们会陷入"传统"的思维模式，认为我们学到的方法就是唯一的方法。例如，站姿对于大多数检查来讲是一种很合适的姿势，但是对于截瘫患者来说却不现实。在妇科时，你正在为一名处于膀胱结石切除术姿势的患者做检查，当觉得有必要再做直肠检查时，你应该这样做：让患者倾斜骨盆，你完成检查即可，而不是让患者站起来，调整成左侧卧位再做检查。正如前面提到的，对所有的姿势采用的检查方法都是一样的，虽然你可以根据患者采用的姿势进行调整。然而，只要先检查后面的"臀部"，后检查前面的"生殖器"，一切就都很容易。

患者躺在床上，采用左侧卧位，背对你（图8.1）。让患者靠近床的边缘，靠近你的位置有助于你做检查。调整床的高度，让你在做检查时不会给背部带来较大压力。现在让患者向胸前处弯曲膝盖。如果有一个助手会有帮助的，特别是为老年患者做检查时。当你去洗手时，助手可以查看患者的姿势，并让患者保持冷静。

6. 洗手

手指要洗干净，且这种方法能够有效减少微生物感染的风险。

7. 戴手套

戴手套不像听起来那么容易。大的一次性手套容易戴。手术室用的那种橡胶手套可能很难戴。手套通常只有一个尺码（对于大手的人来说这是一场噩梦），尤其是当你的手心全是汗或是洗手后手没有完全干时，很难将手套戴上。

8. 示指上涂抹润滑凝胶

在指尖处涂抹少量润滑凝胶即可。不要将手指都涂抹上润滑凝胶，使得到处都是润滑凝胶涂。

9. 告知患者你要开始做检查了

要这样告诉患者："你一开始会感觉凉凉的，之后感觉到的就是我的手指。"这样让患者有所准备。

10. 检查肛门附近区域

在做直肠指检之前，让你的头部面对患者的肛门周围区域进行检查。如果无法将床调整到合适高度，你需要屈膝保持直背。用左手的手指掰开患者的臀部。检查应该很简短，所以在你告知患者和进行 PR 检查之间几乎没有延迟。你需要查看皮肤印记、脱垂痔（堆叠）以及很少见的瘘管（图8.13）。腹泻患者在卫生纸经常擦拭部位会出现脱皮现象，年老卧床患者会有褥疮。

11. 将示指放入肛管内

见图8.3。如果肛门括约肌紧绷（可能是因为患者紧张所致），可以让患者深吸一口气，或者让他们采取如厕的姿势下蹲，这有助于你将手指伸入患者肛管内（例8.2）。

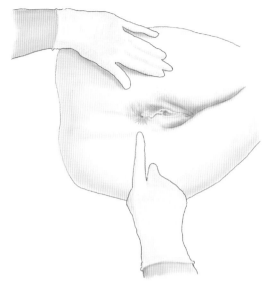

图 8.3　准备从通过肛门括约肌伸入手指

例 8.2

问题。你将手指伸入患者肛门内时，遇到了很大的障碍。

讨论。最有可能的原因是患者紧张，导致括约肌紧绷。根据上文提到的方法让患者放松，例如，让患者深吸一口气或是让患者采用如厕的姿势下蹲。你遇到的阻力就会下降，手指就会滑进肛管（在手指的周围应该会感觉到括约肌的弹性）。有时，肛门狭窄、靠近肛门边缘有肿瘤或是肛裂都会导致手指进入肛门困难。肛裂导致的疼痛会导致括约肌痉挛。

手指伸入患者肛管内后，随着深入患者会感到不适，但是如果患者因为痛苦而呼喊出来，停止检查。直肠疼痛提示患者可能有肛裂。

12. 按顺序检查直肠

一旦手指直肠内，你要对直肠检查做到心中有数。不管你采用什么样的顺序做检查，只要检查全面不漏掉病变部位即可。了解这一部位的解剖结构非常重要（图 8.4）。对直肠的检查顺序做到心中有数会让你按顺序做检查，而不会随机地寻找检查部位，减少这种随意性，缓解患者的焦虑程度。作者采用的检查顺序是先检查后壁（图 8.5）。这是因为手指伸入直肠内后，自然接触到的就是直肠后壁。简单地弯曲手腕和示指，很快就会摸到后壁。在直肠后壁，手指会感觉到比较硬，这是因为在直肠后面直接就是骶骨和尾骨。尽管如此，如果你的手指在直肠后壁的表面扫过，后壁表面应该是光滑的。然后，通过转动手腕来转动你的手指。现在，将手指贴在直肠的左侧壁上（手指的指肚部位会贴在向床的方向），因为患者为左侧卧位。然后手指在黏膜表面进行触诊。充分旋转你的腕部。手指应该向后移动（手指来的方向），然后旋转 180°。检查直肠右侧壁（手指的指肚应指向屋顶方向）。最后，将手指转回你刚刚来的方向，就好像你要重新检查左侧壁，但这次你需要继续多旋转你的手指 90°。要旋转到这个角度，在向上旋转你的右肘的同时，你自然而然地要向左侧弯曲身体，使肘部高于你的腕部。这个姿势很尴尬，但却是检查前壁的唯一方法（图 8.6）。通过前壁，你可以检查患者的前列腺（图 8.7）和女性的子宫颈（但这个方法不是检查子宫颈的标准方法）。

最有可能的诊断是检查结果正常、有粪便（图 8.8）、良性前列腺增生（benign prostatic hypertrophy，BPH）以及直肠癌（图 8.9）。

- **检查结果正常**。这是最常见的检查结果，只有当你在直肠检查方面有足够的经验

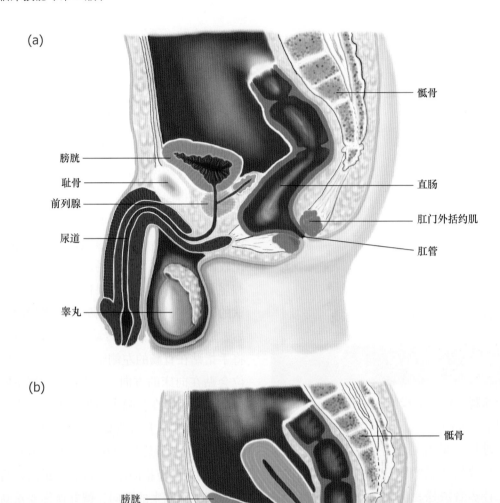

(a)

膀胱
耻骨
前列腺
尿道
睾丸

骶骨
直肠
肛门外括约肌
肛管

(b)

膀胱
耻骨
尿道
阴道
肛门外括约肌

骶骨
子宫颈
直肠
肛管

图 8.4 （a）男性正常盆腔解剖结构；（b）女性正常盆腔解剖结构

时你才能得出这样的结论（也知道什么是异常的）。

- **有粪便**。在老年患者中尤其如此。你的手指可能很容易穿过软排泄物或是摸到硬粪便。这类患者可能会有便秘，或有矛盾性的腹泻（称为假腹泻），且患者没有感觉到便意时的大便失禁。至于为什么在硬粪便周围产生液体性粪便的确切机制还不清楚。治疗方法包括充足摄入液体、增加膳食中的纤维、运动和泻药。对于硬度较大的粪便，建议使用粪便软化剂。触诊时，可能会将触诊到的粪便误认为是直肠肿瘤。然而，手指可以在粪便表面压下坑，且可以将粪便与直肠壁分离开。而直肠肿瘤不可能具有这种特征。

- **BPH**。一开始不容易发现 BPH。你必须

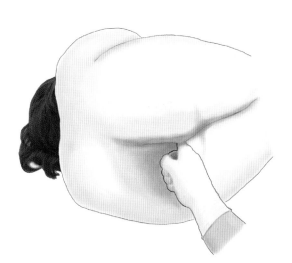

图 8.5 触诊肛管后壁

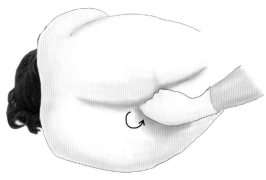

图 8.6 触诊肛管前壁

有足够的 PR 检查经验才能做到对正常的前列腺熟悉了解。对于正常的年轻人，你会在中间感觉到一个橡胶样肿大，沟两侧为前列腺的外侧叶，质地光滑紧致。在良性前列腺增生中，外侧叶非常大，非常明显，中沟还可以触诊到。需要注意的是，即使前列腺大小正常，也会阻碍尿液排出，前列腺增大后，可能会使尿液排出的阻力降低。

- **前列腺癌（prostatic carcinoma）**。在前列腺处一旦触诊到硬块，高度怀疑前列腺癌。另一个提示可能是前列腺癌的发现是中沟的消失，这可能是肿瘤生长导致的。

- **直肠癌**。直肠癌会向直肠管腔内凸出（有时会因为溃烂，破坏黏膜），手指很容易触诊到。一定要检查肿块是否与直肠壁紧密相连，排除粪便的可能性。

13. 撤出示指，检查粘在手套上的粪便、血液等

不要以为抽出手指你的磨难就结束了。在观察示指之前你的检查是不完整的。你还

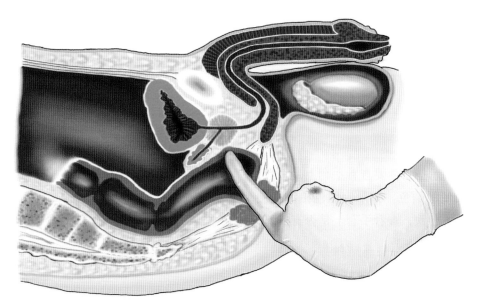

图 8.7 触诊男性前列腺和肛管前壁（横断面）

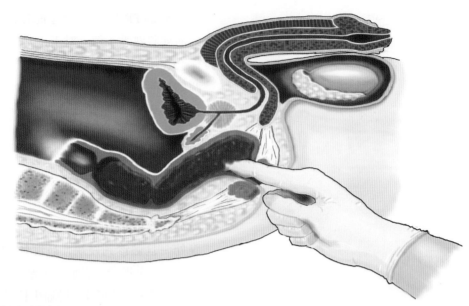

图 8.8 触诊到粪便

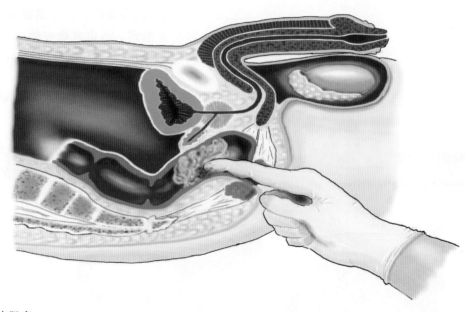

图 8.9 直肠癌

要观察你的示指。你要查看手套上是否有粪便以及粪便的颜色。如果为黑色柏油样便，提示粪便中有铁，查看手套上是否有鲜红色物质或黏液（例 8.3）。

14. 清理肛门附近区域

你应该将患者身上的污渍和多余的润滑凝胶清理干净，这是一种礼貌的行为。

15. 告知患者你已经检查完毕，并让患者穿上衣服

你在分析检查发现时，提示患者穿好衣服。

例 8.3

问题。你做 PR 检查时，一切都正常，直到你抽出手指发现手套上有鲜红色的血液。原因是什么?

讨论。最有可能的原因是痔。通常情况下，痔引起的出血为鲜红色，在如厕或用卫生纸擦拭时会发现。然而，你必须在查看完整的胃肠病史，特别是询问腹泻、便秘、里急后重等，才能得出是什么原因导致了出血的结论。这是因为导致直肠出血（鲜红色）的原因有很多（通常来自像降结肠和乙状结肠这类的左侧大肠病变），包括:

- 肛裂。
- 结肠癌。
- 炎症性肠病。
- 憩室病。
- 结肠血管发育不良。
- 上消化道出血，例如胃溃疡（如果有大量血液迅速通过肠道，经直肠排出的血液为鲜红色）。

16. 洗手

这是最容易被人忽略的临床技能。

17. 报告检查结果

检查结束后，患者很想知道检查结果。在大多数情况下检查结果正常，你可以告知患者，让患者放心。你也应该将检查结果记录下来。作为一名学生，在专业资质医生认可的情况下，你才可以得出有异常发现的结论。通常情况下，你一般是为已经有诊断结果的患者做 PR 检查。

作为反馈，你需要将结果告知给医生。

他们想知道以下几个方面的检查结果:

- 肛门周围异常（图 8.10 ~ 图 8.14）。
- 直肠肿块。
- 男性前列腺。
- 粪便。

请看下面这个例子:

"在直肠检查中，发现肛门周围有一个小病变。直肠里有柔软的排泄物，但未发现肿块。前列腺肿大、质地紧密。"

你通过期末考试后，在做检查时要注

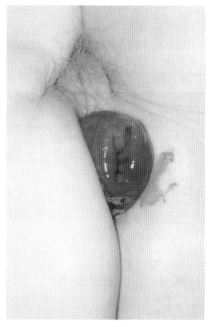

图 8.10　直肠脱垂

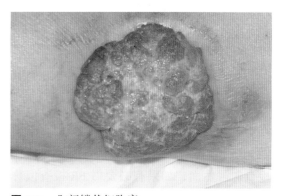

图 8.11　肛门鳞状细胞癌

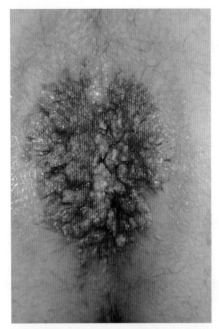

图 8.12　肛周疣

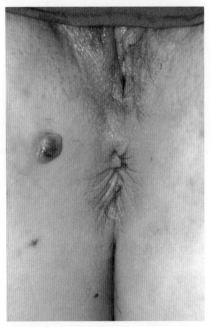

图 8.13　肛瘘

意，你做完腹部检查后决定**不做** PR 检查，你要将这记录下来。在某些情况下没有必要做 PR 检查，例如为简单的胸部感染患者做检查时。然而，如果有必要做 PR 检查但你却没有做，你必须给出理由，例如患者不同

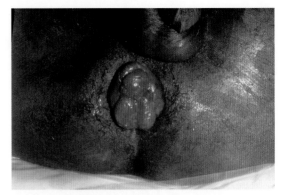

图 8.14　血栓形成的痔

意做 PR 检查。

要点

- 要向患者解释你为什么要做 PR 检查并获得患者同意后方可进行检查。
- 一般要有第三人在场（尤其的男医生为女性患者做检查时）。
- 按照顺序进行检查，要检查肿块和粪便，评价男性前列腺。
- 如果检查时患者感到很痛苦，停止检查。
- 当手指从肛门内撤出后，要检查手套上粘连的物质。
- 在患者病历上记录检查结果。

期末考试部分

　　如前所述，很少会在考试中涉及直肠检查，虽然这种状况可能会有变化。可以用假

人测试学生在直肠检查方面的熟练程度。然而，与一些主要的系统检查不同，直肠检查相对简单，各种结果的可能性都比较小。所以，即使在客观结构化临床考试（OSCE）中碰到了这个检查，也不要害怕，只要将假人（正常患者的假人，不是考官）当作正常的患者，确保你在检查之前获得患者同意，且要有第三人在场。

客观结构化临床考试（OSCE）示例

检查部分

你是一位 FY1 学生，在 GP 手术科实习，医生要求你对一位 62 岁的女性患者进行直肠检查，该患者有经直肠出血的问题。将假人当作患者做直肠检查。

请牢记：

- 向患者介绍自己且在检查前获得患者同意。
- 确保患者完全理解他们面临的检查是什么，且要让患者放松。
- 在开始检查前要有第三人在场。
- 洗手，戴手套。
- 根据上述步骤开始做检查。
- 不要忘记在开始检查前清理肛门附近，并且检查结束后也要清理肛门附近。
- 检查完毕后要感谢患者，并让患者穿上衣物。
- 洗手。
- 虽然患者的病史可能正常，但如果你发现异常，将你的发现说出来，不要害怕。
- 然而，要注意很多病变具有相似性，且要注意直肠癌的体征。

问题

1. 做直肠检查的常见适应证有哪些？
2. 做直肠检查时，患者可采取的姿势有哪些？
3. 正常情况下，在男性前方一般可以触诊到什么结构？
4. 有时，在女性前方可以触诊到什么结构？
5. 患者有权拒绝第三人在场吗？
6. 是否有做直肠检查的神经体征？
7. 在直肠检查中，在后方一般可以触诊到什么结构？
8. 列出导致直肠出血的六个原因。
9. 直肠检查中，前列腺癌的特征是什么？
10. 你做直肠检查的次数超过五次了吗？

参考文献与拓展阅读

Eziyi AK, Ademuyiwa AO, Eziyi JA, et al. Digital rectal examination for prostate and rectal tumour: knowledge and experience of final year medical students. *West African Journal of Medicine* 2009; **28**(5):318–22.

Fitzgerald D, Connolly SS, Kerin MJ. Digital rectal examination: national survey of undergraduate medical training in Ireland. *Postgraduate Medical Journal* 2007; **83**(983):599–601.

Forlan AB, Kato R, Vincentini F, et al. Patient's reactions to digital rectal examination of the prostate. *International Braz J Urol* 2008; **34**(5):572–5.

General Medical Council. *Maintaining boundaries— guidance for doctors*. GMC, London, 2006.

Kyle G. Why are nurses failing to carry out digital rectal examination? *Nursing Times* 2010; **106**(48):8.

Lawrentschuk N, Bolton DM. Experience and attitudes of final-year medical students to digital rectal examination. *Medical Journal of Australia* 2004; **181**(6):323–5.

Nensi A, Chande N. A survey of digital rectal examination training in Canadian medical schools. *Canadian Journal of Gastroenterology* 2012; **26**(7):441–4.

Turner KJ, Brewster SF. Rectal examination and urethral catheterization by medical students and house officers: taught but not used. *BJU Int* 2000; **86**(4):422–6.

第9章　泌尿生殖系统

引言

对于医学生来讲性史采集和生殖系统检查让他们头疼，他们会对这些检查感到恐惧。尽管对性传播疾病（sexually transmitted infections，STI）筛查的接受程度越来越高，但患者对这类检查仍然感到焦虑，因此赢得患者信任至关重要。

在采集性史资料时，我们会询问患者一些比较隐秘和敏感的信息，而这类信息患者是不愿让他人知道的。在保密的环境中，移情的方法对于获得完整真实的病史资料至关重要。

医生和患者都对生殖系统检查感到头痛和焦虑。多种原因可导致这种焦虑，包括尴尬、对检查过程本身的恐惧、对性传播疾病的不正确认识以及对正常变异缺乏认识等。外生殖器除了受性传播疾病的影响外，还会受到非感染性皮肤病和系统性疾病的影响，这也是引发焦虑的原因之一。检查生殖器时，要让经验丰富的医生进行，且检查要有技巧性，这有助于获得想要的检查结果以及能够让患者放心。

在这一章里，你将学习如何采集性史资料以及进行生殖系统检查。你会了解到生殖器正常的变异，以及通过检查来诊断性传播疾病和影响生殖系统的其他疾病。不仅是医院的专科医生需要掌握这些技能，全科医生也需要掌握这些技能。本章还会讲述一些背景资料，包括可能会影响生殖器的一系列常见的性传播疾病和非性传播疾病。

症状

男性生殖系统疾病的主要症状是排尿困难（见第 7 章）、尿道分泌物（urethral discharge）、睾丸疼痛（testicular pain）和生殖器皮肤变化。女性生殖系统的主要症状有分泌物、排尿困难、痛经 / 腹痛、性交时疼痛、非月经性出血和生殖器皮肤变化。直肠症状包括疼痛、出血和粪便特征，这取决于性活动。

女性症状

分泌物

从青春期到更年期这段时间，女性阴道含有乳酸菌。该菌对于维护阴道健康环境很重要。女性阴道分泌一些分泌物是正常的。然而，分泌物可以来自阴道壁，也可以来自宫颈。如果分泌物发生了变化，女性就会注意到，进而促使她们去寻找导致分泌物改变的原因。

问什么

见表 9.1。

提示

一定要询问像盆腔疼痛（pelvic pain）、皮疹、结膜炎和关节疼痛这类的相关症状。

性交疼痛（dyspareunia）

什么是性交疼痛？

性交疼痛是指性交过程中的疼痛问题。虽然男性和女性都会发生性交疼痛，但男性较少见。然而在女性却较常见。当女性因性交疼痛就诊时，你需要确定疼痛的部位。性交疼痛可分为两大类：浅痛和深痛。浅表性性交疼痛指发生在阴道入口周围的疼痛，通常发生于初次进入时。深层性交疼痛是指在性交过程中发生在骨盆内部的疼痛。这两类疼痛有不同的原因，在问及这方面问题时，大部分女性患者能将很容易地区分这两种疼痛。

浅表性性交疼痛

原因

浅表性性交疼痛大多是外阴皮肤炎症导致的。导致外阴皮肤炎症的原因有很多，包括像念珠菌或单纯疱疹病毒这类微生物导致的感染以及像湿疹、扁平苔藓或硬化性苔藓这类的皮肤病。

导致浅表性性交疼痛的其他原因包括：

• 性刺激或前戏不足（使用润滑剂可以解

表 9.1 关于女性分泌物的问题

	分泌物的量是否有变化?	分泌物的颜色	分泌物的性状	是否有异味?	是否有不适或瘙痒?	这种情况持续的时间
感染性原因						
宫颈感染						
衣原体感染	可能观察到分泌物的量增加	透明或白色。可能在性交后带血	黏液样	通常无	可能有疼痛（性交疼痛）	持续时间短
淋病	可能观察到分泌物的量增加	白色、黄色或绿色	黏稠	通常无	可能有阴道疼痛或性交疼痛	持续时间短
子宫颈疱疹感染	增加	水样，有时会带血	稀薄	通常无	可能有疼痛性外疱疹性病变	持续时间短，但可能会复发
阴道感染						
阴道毛滴虫（trichomonas vaginalis）	增加	黄色	多泡样	可能有鱼腥味	瘙痒或疼痛。外皮肤可能变红或变得粗糙	持续时间短
细菌性阴道炎	一般会增加	白色或水样	质地一致	可能有鱼腥味	与不适或瘙痒无关，但阴道处湿度较高	一般持续时间比较长，数周或数月，可能会复发
念珠菌感染	可能增加，但不一定	白色或黄色	黏稠、块状（"白干酪样"）	无	瘙痒可能是唯一症状。皮肤可能变红或变得粗糙	持续时间短，但可能会复发
非感染性原因						
异物，例如遗留在阴道的卫生棉	增加	白色、黄色或绿色	可能变得黏稠	刺鼻的异味	阴道内有不适或盆腔疼痛	持续时间短
激素的使用，例如避孕药	增加	透明或白色	无特异性改变	通常无	无	与激素的使用有关 / 变化
生理性原因，例如宫颈外翻（cervical ectropion）或宫颈息肉	增加	透明或白色，性交后可能带血	无特异性改变	通常无	无	长短不定

决这一问题）。

- 以前的手术，例如分娩后的手术导致阴道开口紧缩。
- 外阴前庭炎（vulval vestibulitis）（前庭痛），疼痛时局限在阴道前庭的某个特定部位，触摸或穿透时会导致疼痛，导致这种疼痛的原因不明。
- 绝经后阴道萎缩。

- 阴道或直肠恶性肿瘤（非常罕见）。

深层性交疼痛

原因

导致性交过程中盆腔深部疼痛的一个主要原因就是盆腔炎（pelvic inflammatory disease，PID）。阴道和子宫内膜的细菌感染向上发展到上生殖系统和腹腔，导致这些部位（输卵管

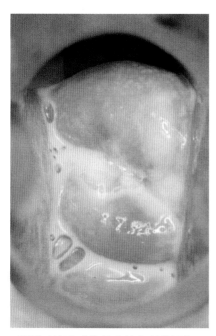

图 9.1　阴道毛滴虫感染导致的宫颈分泌物

炎、盆腔腹膜炎和周肝周炎）的炎症和疼痛。在性活跃的女性患者中，常见的原因是性传播疾病，如衣原体感染或淋病（gonorrhoea）。

引起深层性交疼痛的其他原因包括：

- **子宫内膜异位症**。通常只在子宫内发现的子宫内膜组织在盆腔也发现了。
- **尿路感染**。一般要询问患者的尿路症状，包括排尿困难、尿频和夜尿。
- 在没有任何病变的情况下，**某些性交姿势**可能会使女性感到不适，可能与男性阴茎大小有关。

盆腔疼痛

什么是盆腔疼痛？

盆腔疼痛是指耻骨上方，左或右腹股沟部位的疼痛，引起盆腔疼痛的一个主要原因是 PID。PID 可导致急性、亚急性或慢性盆腔疼痛。未经治疗的感染和炎症会导致瘢痕，影响生育能力，特别是累及输卵管时。

对导致盆腔疼痛的其他原因需要进行鉴别，这些原因包括：

- **耻骨上疼痛或腰痛**。提示可能是尿路感染。
- **盆腔钝性绞痛**。通常在月经前 1 ～ 2 天能感觉到（"经期疼痛"），一般认为女性在月经之前就会有这种疼痛。
- **绞痛**。可能来源于肠道。

患者出现盆腔的急性剧烈疼痛时，极有可能是异位妊娠、卵巢囊肿破裂，尤其是当女性患者全身状况不佳时（发热、心动过速或低血压），因此要及时给予检查。

问什么

检查盆腔疼痛的方法：

- "你的腹部疼吗？指出你疼痛的部位。"
- "疼痛是什么时候开始的？"
- "是什么样的疼痛？"（锐痛、钝痛、持续性疼痛、断断续续疼痛等）
- "其他部位是否有疼痛"？
- "哪些因素使疼痛更加严重？"（例如性行为和排尿）
- "哪些因素使疼痛得到缓解？"
- "疼痛的模式是什么样的？"（是每月一次的"周期性疼痛"？如果是这种疼痛，提示该疼痛与月经周期有关？）
- "你是否感到不适？"

....

提示

异位妊娠是指在子宫外发生的妊娠，例如在输卵管内的妊娠。如果育龄期女性患者有腹痛，首先应排除这种情况。异位妊娠很容易检查，通过尿液孕检（pregnancy test）即可。如果孕检结果为阳性，且患者有腹痛或盆腔疼痛或其他不适，则需要紧急转诊到妇科进行进一步的检查和治疗。

....

经间出血（intermenstrual bleeding）

什么是经间出血？

经间出血是指女性在两个月经期之间那个时间段的出血。

原因

见表9.2。

性交后出血

什么是性交后出血？

性交后出血（postcoital bleeding，PCB）是指性交行为结束后发生的出血。

原因

见表9.3。

在进行PCB诊断时，可以从生殖系统检查和性传播疾病筛查开始，如果检查发现这些方面没有问题而症状持续存在，则需要进一步做其他检查，找到引起PCB的原因。

男性症状

分泌物

正常情况下，男性尿道口不应该有分泌物排出。然而，男性可能会注意到包皮下是相对潮湿的，这是因为包皮和来自包皮下方的阴囊的分泌物会使包皮下相对潮湿。尿道口有分泌物提示患者可能有感染（图9.2和例9.1）。

表9.2　导致经间出血的原因

继发于性病的宫颈炎，如衣原体病或淋病
激素避孕药物（询问是否有漏药或使用紧急避孕药物）
妊娠相关问题，包括异位妊娠
雌激素在周期中突然下降
为避孕近期放置宫内节育器
子宫内膜纤维瘤或息肉
子宫颈、子宫内膜或卵巢癌——必须考虑到这种情况，尤其是年龄较大的女性

表9.3　导致性交后出血的原因

外伤
宫颈外翻
宫颈/子宫内膜息肉
性传播疾病引起的宫颈炎（考虑衣原体病、淋病和阴道毛滴虫病）
对于老年女性患者，必须考虑宫颈癌、子宫内膜癌或阴道癌的可能性

要点

- 检查女性患者的阴道分泌物（vaginal discharge），了解分泌物的量、稠度、颜色、气味和其他相关症状。
- 浅表性性交疼痛通常是外阴皮肤炎症引起的。
- 深层性交疼痛提示可能有PID。
- 女性严重的急性盆腔疼痛可能是异位妊娠或卵巢囊肿破裂所致。
- 对经间出血和性交后出血必须进行检查。

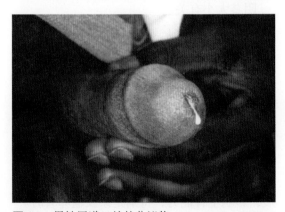

图9.2　男性尿道口处的分泌物

例 9.1

问题。一名 19 岁的学生阴茎有分泌物排出，持续 3 天，分泌物颜色为透明色。他有女朋友，但是在 2 周前与一位在聚会上遇到的女孩发生了性关系。之后，他和女朋友发生了无保护的性行为。他曾接受过非淋菌性尿道炎（nangonococcal urethritis，NGU）的治疗，之后他的淋病和衣原体检测均为阴性。他没有将这件事告诉他的女友，也不打算告诉她，他说没有必要，因为他还没有发现被感染。

讨论。衣原体和淋病试验阴性并不排除性传播疾病是导致分泌物出现的原因［见"泌尿生殖系统疾病和检查"中的"非淋病性尿道炎与非特异性尿道炎"（non-specific urethritis）部分。］重要的是他的女朋友也需要治疗，才能够预防性病传播。

包皮下分泌物（subpreputial discharge）可能与感染或卫生较差有关。

问什么

见表 9.4。

提示

一定要询问相关症状，例如附睾或睾丸压痛、关节疼痛、皮疹和结膜炎。

睾丸疼痛

睾丸疼痛是一种常见的症状。在没有创伤的情况下，要确定疼痛是单侧还是双侧、是突然性疼痛还是渐进性疼痛，以及疼痛的严重程度，这很重要。例如是普通性疼痛还是伤残性疼痛？相关症状，如分泌物、排尿困难、肿胀、上阴囊皮肤变化、发热或全身不适，也有助于鉴别诊断。如果睾丸疼痛剧烈且起病非常急，很可能是发生了睾丸扭转（testicular torsion），除非证实发生了其他问题。约 1/3 的睾丸疼痛患者伴有恶心、呕吐和腹痛。睾丸肿大、触之即痛是一种外科急症，需要紧急的专业诊断治疗。

原因

见表 9.5。

表 9.4　导致生殖系统产生分泌物的原因以及询问方法

	分泌物的颜色	是否有不适或瘙痒	其他症状	症状持续时间
尿道分泌物				
衣原体感染后非特异性尿道炎（non-specific urethritis，NSU）	透明或牛奶色	排尿时刺痛	询问是否有关节疼痛、结膜炎、附睾疼痛和皮疹	持续时间短
淋病	黄色或绿色脓	排尿时刺痛	播散性淋病很罕见（皮疹、关节痛）	持续时间短
包皮下分泌物				
厌氧菌感染	一般为白色，较黏稠	阴茎头可能有疼痛	可能有臭味	慢性或反复性
念珠菌病	一般为白色	阴茎头可能有疼痛和瘙痒	包皮可能开裂和干燥	持续时间短。糖尿病患者或免疫功能低下患者可能会复发

表 9.5　导致睾丸疼痛的原因

附睾和睾丸炎症（附睾睾丸炎）
外伤
扭转
肿瘤

附睾睾丸炎可由性病（如衣原体感染）尿路感染引起，或其他更少见疾病如腮腺炎引起。

精液带血（haematospermia）

什么是精液带血？

精液带血是指射精（或精液内）有血液。对患者来说，精液带血很令人震惊的，但通常并不严重。重要的是，要将精液带血与血尿、尿道出血（见第 7 章）真正地区分开来。导致年轻男性精液带血最常见的原因是生殖道发生了创伤，且这种创伤可能是非常小的创伤，但还要询问患者的其他受伤情况。如果创伤是导致精液带血的原因，那么精液带血通常会自愈。

其他原因包括：

- 前列腺、精囊的感染，有时是睾丸或附睾的感染。
- 凝血障碍，包括使用像华法林这样的抗凝血药物。

要点

- 要查看男性生殖系统的分泌物，观察其颜色和其他相关症状。
- 任何突然出现的睾丸严重疼痛（在没有创伤的情况下）极有可能是睾丸扭转，除非证明是其他情况。

- 前列腺恶性肿瘤——通常见于 40 岁以上的男性（在前列腺恶性肿瘤中，精液带血是一种罕见的症状）。

男性和女性共有的症状

排尿疼痛

什么是排尿疼痛？

排尿疼痛是排尿前、排尿期间或排尿后的疼痛，一般是一种刺痛或灼痛。排尿疼痛与性传播疾病和非性传播疾病有关。尿液接触尿道炎内部病变或破损皮肤外部病变都会导致排尿疼痛。其他的泌尿系统症状已在第 7 章中有所描述，但表明是非性传播性疾病导致的排尿疼痛的症状包括尿频、尿急和夜尿。

生殖器皮肤变化

肿块

生殖器皮肤上的任何变化，无论是真实存在的还是患者自己认为的，都会令患者感到焦虑。人们通常会现身寻求安慰，认为自己"看上去很正常"。生殖器肿块（genital lumps）可能是生理性的，也可能是病理性的，有这样的认知很重要。导致生殖器肿块的最常见原因见表 9.6。

在检查时，你要描述出肿块的位置，用恰当的语言来描述皮肤变化。

溃疡

溃疡是指上皮（例如皮肤或黏膜）发生的任何破溃。生殖器部位的溃疡或破溃是导致患者非常痛苦的原因之一。除了溃疡表面疼痛外，因为这个区域经常与衣服摩擦，或与尿液或粪便接触，所以疼痛可能非常剧

表 9.6　导致生殖器肿块的原因

原因	描述
生理肿块	
阴茎珍珠状丘疹（pearly penile papules）或冠状乳头（coronal papillae）（图 9.3）（也见于阴道）	龟头阴茎（冠状区）或阴道内壁（通常是对称的）下方小的、排列规则的软肿块
表皮包涵体囊肿	起源于阴囊皮肤的真皮或阴茎干上的皮肤或女性的外阴唇。触诊时质地紧密，为黄色，如钙化则为白色
福代斯（Fordyce）斑点	发生在浅表的、小的、肿大的皮脂腺，可以是白色、黄色或皮肤颜色
病理性肿块	
生殖器疣（genital warts）（图 9.4）	外观因生长部位不同而不同。如果生长在黏膜（如龟头、阴道壁、肛周）表面，疣（warts）就比较软；如果是在复层鳞状皮肤表面，疣可能有角化，也可能是光滑的纹理。一般多发，且大小不一
接触传染性软疣（molluscum contagiosum）（图 9.5）	皮疹表面平滑、中心凹陷（中央凹陷）。通常是多个，发生在生殖器皮肤或大腿上

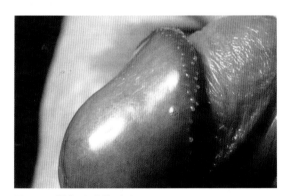

图 9.3　阴茎珍珠状丘疹

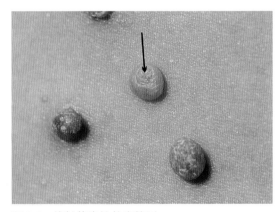

图 9.5　接触传染性软疣特写

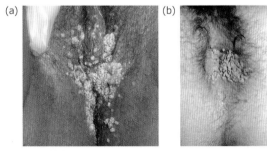

图 9.4　在不同民族中，生殖器疣的外观

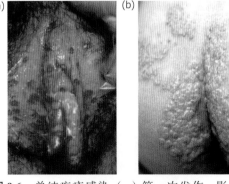

图 9.6　单纯疱疹感染：（a）第一次发作，影响外阴；（b）继发性细菌感染，感染臀沟

烈。在英国，生殖器溃烂最常见的原因是单纯疱疹（herpes simplex，HSV，图 9.6），但不要忘记原发性梅毒（图 9.7），更少见的原因有热带溃疡和全身疾病。询问患者之前是否有过类似的症状，是否患过口腔溃疡，因为 HSV 和某些系统性疾病对口腔和生殖器可能都会有影响。

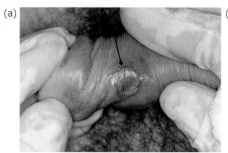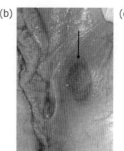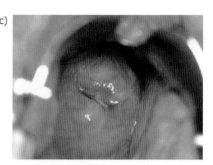

图 9.7　原发性硬下疳（梅毒无痛溃疡）：（a）影响阴茎；（b）影响外阴；（c）影响宫颈

皮疹

人们主诉皮肤上的病变时，通常会用到皮疹这个词，但是患者使用这个词所表示的意思与你作为见习医生时用到这个词所表示的意思可能不同。例如，患者会用"皮疹"来表示生殖器疣或疱疹性溃疡，而你所认为的皮疹应该是皮肤本身对局部或全身触发物的反应。正因为如此，在病史获得早期，要尽可能多地对症状进行了解认识。下面列出了一些可能导致皮疹的原因。

- **摩擦**。性或与衣服的摩擦。
- **特异性皮肤或皮肤干燥敏感**。询问患者最近是否更换了沐浴露或洗衣粉，或询问湿疹史。
- **真菌感染**。念珠菌可引起女性外阴红斑（图 9.8）和男性阴茎龟头红斑。腹股沟内的红斑不断向外扩展，提示有癣病。
- **药物反应**。服用药物后，产生全身性反应，可能累及到生殖器皮肤。固定性药疹可发生在身体的任何部位，也有可能只发生在生殖器，也可发展为溃疡。询问上个月使用新药的情况。
- **梅毒**。二期梅毒可出现广泛的红斑皮疹。
- **带状疱疹**（varicella zoster）。如果大腿或臀部的皮肤受到影响，这些部位就会出现带状疱疹。

生殖器瘙痒（genital itch）

瘙痒是一种很常见的症状，导致瘙痒的原因有很多。一定要询问身体其他部位的皮肤问题，以及皮肤上是否还有其他症状。对于女性患者，询问阴道内或外面皮肤处是否有瘙痒。想一想：

皮肤

- 导致皮肤干燥的疾病，例如湿疹、银屑病（图 9.9）。

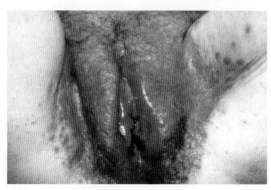

图 9.8　外阴念珠菌病

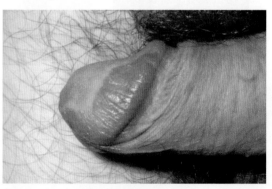

图 9.9　龟头上的银屑病斑

- 单纯苔藓（因反复抓伤后皮肤上的一种生理反应；皮肤发生地衣化反应和变得干燥，从而导致患者更想挠抓）。
- 疥疮（scabies）（可能只是在生殖器上，可能变为为离散的肿块，但一定要检查其他皮肤部位，特别是手指和前臂）（图 9.10）。
- 溃疡性感染（如单纯疱疹）的早期阶段，可能会发痒。
- 皮肤炎症疾病，例如硬化性苔藓、扁平苔藓。

阴毛

- 毛囊炎或毛发向内生长。
- 感染，如阴虱（pubic lice）。

阴道 / 尿道感染

有些阴道感染（如念珠菌）的典型症状可能是瘙痒，但瘙痒也可以是阴道毛滴虫的症状。阴道感染（或男性尿道感染）如果产生大量分泌物，都会让皮肤产生瘙痒感。

其他症状

性传播疾病（sexually transmitted infections，STI）和皮肤病在影响生殖系统的同时，还会影响身体的其他器官。因此，还需要询问任何其他症状。下列是与 STI 相关的最常见的症状。

眼部

像衣原体和淋病这类传染性疾病也会引起眼睛疾病如结膜炎（图 9.11）和葡萄膜炎。这通常是自身接种的结果（生殖器官的感染传染到身体的其他部位）。

关节

STI 也可以引起关节的炎症反应特别是膝和脚踝，这种反应被称为获得性反应性关节炎（sexually acquired reactive arthritis，SARA）。

其他部位皮肤

有些皮肤疾病会影响生殖器皮肤和身体其他部位的皮肤。例如，湿疹会影响屈肌表面（肘部内侧和膝的背部），银屑病影响外展表面（肘部背部和膝的前部）。

口腔

通常情况下，一些影响生殖器的皮肤疾病也会影响口腔。其中一个例子就是扁平苔藓。为生殖器皮肤病（genital dermatoses）变患者做检查时，还要检查患者的口腔是否有病变，例如念珠菌（图 9.12）。

问什么？

性史

重要的是获取患者的性史资料，以确保

(a)
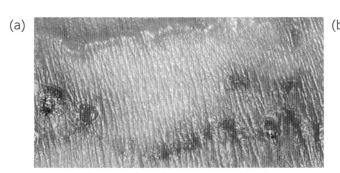
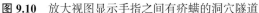

(b)
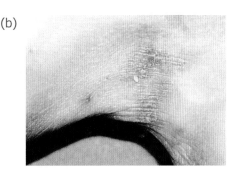

图 9.10 放大视图显示手指之间有疥螨的洞穴隧道

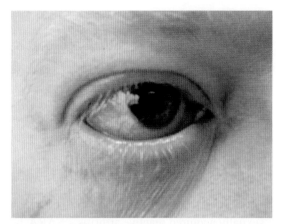

图 9.11 衣原体引起的结膜炎

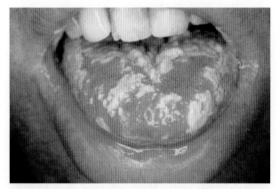

图 9.12 口腔念珠菌病（oral candidiasis）

要点

- 生殖器肿块可以是生理性的，也可以是病理性的。
- 为生殖系统溃疡患者做检查上，也要检查口腔，因为某些疾病在影响生殖系统的同时，会影响口腔。
- 如有皮疹，还应检查其他部位的皮肤表面，因为湿疹和牛皮癣等皮肤病在影响生殖系统的同时，也会影响其他部位的皮肤。
- 注意眼部、关节和皮肤也会感染上性病。

在合适的时间、合适的部位做合适的检查。性史资料的获取还有助于确定患者感染某些疾病（如艾滋病）的风险。这样，医生才能够向患者提供有意义的信息，并确定是否有必要联系患者做进一步检查。当你询问一些涉及个人隐私的问题时，要向患者解释为什么要问这类问题，这对于获得性史资料很有帮助。使用你和患者都能够理解的语言进行询问。并不是所有人都知道生殖系统各个部位的解剖术语，也不知道某一特定性行为的正式名称。不要对他人的性倾向、性行为或是否有性伴侣作假设。

提示

当你询问一些涉及个人隐私（如性史）的问题时，要向患者解释为什么要问这类问题，这样患者会感到更舒服，这对于获得性史资料很有帮助。另外，在你继续询问时，为明确患者是否感到舒适，你要问一下患者可以继续吗，这是一种礼貌。当问到性行为时，试着这样询问"因为你可以通过不同的途径感染上性病，所以我们想知道您的性行为方式，这很重要，可以吗？"然后，让患者对以下问题做出回答，"是阴道性行为吗？""有口交行为吗？""有肛交行为吗？"以"是"或"否"的方式回答。对于男性患者，还需要进一步确认是插入的一方还是被插入的一方。

你应该询问患者最近的性接触是在何时。这一点很重要，因为不同的感染有不同的潜伏期。疾病的潜伏期是从被感染到显示出疾病的症状或体征的阶段。如果在性生活后2天进行衣原体筛查，则不能可靠地排除衣原体。因此，有必要另外安排时间再做这方面的筛查。建议常见细菌感染的筛查时间是在无保护的性行为发生至少14天以后。

建议为患者建立性史病历档案后，还要为患者的性伴侣建立性史病历档案，了解患者与他们是发生过一次性行为还是多次性行为，以及持续时间。了解性接触的类型很重要，这有助于确定哪些部位容易发生感染。还要专门询问患者是否有肛交行为或口交行为，因为患者不会主动得提供这方面的信息（见上文"提示"部分）。要询问患者是否使用了避孕套，如果使用了，要询问是否在所有的性接触中都使用，以及在使用过程中是否出现避孕套破损的情况，这同样重要。同样还要询问患者与其他性伴侣发生性行为的最近时间。确定患者在过去 3 个月内有几个性伴侣，这有助于疾病的诊断，因为这些信息有助于对患者患上性病的风险做出评价，以及为患者何时需要进行血液传播疾病的检测提供依据。

避孕措施

应询问所有的育龄期女性是否使用过任何形式的避孕措施。如果没有使用，给她们提供这方面的建议。一个月经周期的怀孕风险总体约为 20%。但在排卵期间（中期），怀孕的风险最高，达 40%。在英国，所有的女性都能够通过英国国民健康保险制度（National Health Service，NHS）免费获得多种形式的避孕药具。人们面临的一个问题是选择激素类还是非激素类避孕药具（表 9.7）。

任何激素避孕药具都可能对月经周期产生影响，当女性患者出现阴道异常出血时，要考虑到这种可能性。

风险评估（risk assessment）

风险评估的目的是发现那些有可能患血液传播疾病（如 HIV 和肝炎）的高危患者。与患者讨论这些问题很难，因此，要向患者解释你为什么要询问这方面的问题。像"我可以问你一些有关 HIV 和肝炎风险因素的问

表 9.7 激素类和非激素类避孕药具

激素类避孕药具
含雌激素和孕酮的避孕药具
药片
皮肤贴剂
阴道避孕环
只含孕酮的药具
注射
植入
宫内环（Mirena
黄体酮片（"迷你丸"）
非激素类避孕药具
宫内铜环
避孕意识法
阻隔措施
避孕套
隔板
子宫帽
女用避孕套

题吗？"以及"我们经常问这些问题"。这样提问比较容易，且患者不容易反感。重点内容包括：

- **与来自于艾滋病和肝炎高发地区的人发生性行为。** "你有没有和英国以外的人发生过性关系，或者你在英国以外的地方出生？"

- **一名男性与另外一名男性发生性行为。** 人们常常觉得这是最难问的问题：对某位男性说，"你的性伴中有一个曾经是男性吗？"对女性患者说，"你的男性伴有没有和其他男人发生过性关系？"

- **静脉毒品使用。** "你或你的性伴曾经注射过毒品吗？"

- **性工作行为。** "你曾经通过性赚钱，或出钱与他人发生过性行为吗？"

如果你发现了危险因素，那么需要让 HIV 高危的患者做进一步检查。性病诊所的所有患者都需要常规接受 HIV 和梅毒的血液检测，而不需要考虑危险因素。如果患者患乙肝和丙肝的风险增加（静脉注射毒品、从事性工作以及男性与男性发生性行为）了，也需要做这些检查。

男同性行为者和女同性行为者

重要的是确保对从事高危性行为活动的患者的适当解剖部位进行检查和取样，并为患者提供有关性传播疾病风险方面的健康教育。与其使用"同性恋"（gay 或 homosexual）一词，倒不如使用"男男性接触者"（men who have sex with men，MSM）和"女女性接触者"（women who have sex with women，WSW），这避免了人们可能不认同"同性恋文化"的任何含义。对于男同性行为者，有必要询问他们是插入方、被插入方还是两者均可，这与对哪些部位需要进行检查和取样有关，有助于评估感染的风险（例如肛交被插入方感染 HIV 的风险最高）。当描述男同性行为时，使用"插入""被插入"这两个词，不要使用"主动""被动"这两个词。其他性行为方式，如口腔-肛门的性交方式，也是性病的传播途径，因此，也需要询问患者这方面的信息（例 9.2）。请记住，WSW 可能既往曾与男性发生过性行为，因此仍然有患有与插入型性行为有关的性病的风险。她们也可能使用具有插入特征的性玩具，如果和他人共享，也有可能会感染上性病。

变性者

当一个人表述的性别与其外表性别不同时，这类人称为变性者。变性者可能是通过

例 9.2

问题。 一位 40 岁的男性患者患有阴茎无痛性溃疡，他有一个长达 3 年的男性伴，进行肛交时使用避孕套。你怀疑患者患有梅毒，但不确定他是怎么被传染的。

讨论。 重要的是不要忘记询问是否还有其他性伴。两个月前，该患者与几个不知名的男性发生了口交。他做口交时没有使用避孕套，因为他认为这种性行为方式是一种低风险行为。然而，梅毒很容易通过口交进行传染。

服用激素或接受手术来让自己的外表发生变化。重要的是，在你进行生殖器检查之前，要询问患者是否进行过手术，以便准确取样。不要根据外貌特征和性伴的性别对患者的性别轻易下结论。在为变性者提供诊疗服务时，我们以患者自己认为的性别来对待。

要点

- 永远不要对他人的性取向、性行为方式或是否有性伴作假设。
- 应专门询问患者是否有肛交或口交这类性行为方式。
- 确定患者最近的性接触是在何时，因为不同的感染有不同的潜伏期。
- 应询问所有育龄女性是否使用避孕药具。

男性生殖系统检查概述

1. 向患者介绍自己，并征得患者同意后再进行检查。

2. 向患者解释检查过程。

3. 要有第三人在场。

4. 让患者躺在沙发上，脱去衣服，露出生殖器部位；允许患者在私密的环境中脱衣服。

5. 洗手、戴手套。

6. 进行一般检查，特别要注意皮肤皮疹和口腔病变，然后对生殖器皮肤进行更详细的视觉检查。

7. 触诊双侧腹股沟浅淋巴结。

8. 检查阴囊皮肤并进行睾丸检查（testicular examination）。

9. 对生殖器皮肤进行系统检查：阴毛区、阴茎背干、阴茎腹干、前皮（如有）、包皮下、龟头、肛门。视情况从感染部位取样本。

10. 检查肛周和直肠部位并取样。

11. 如果生殖系统病变与其他部位有关，还需要对其他系统进行检查。

12. 洗手，让患者在私密的环境中穿衣后，然后再讨论结果。

13. 常规做 HIV 和梅毒的血液检测。视情况考虑行乙肝和丙肝检查。

14. 报告检查结果。

男性生殖系统检查详述

1. 向患者介绍自己，征得患者同意后再进行检查

作为一名医学生，在没有医生在场的情况下，你不应该独自为患者进行生殖器检查；要确保你为患者做检查时患者没有不满。

2. 向患者解释检查过程

向患者解释检查生殖器的原因。尽量为患者做解释，让患者明白为什么要做检查以及可能的检查结果。

即使没有感染的症状，也需要对患者的皮肤和睾丸做检查，以确保患者没有感染上性病，为"正常"状态，而且要向患者展示患者自己如何检查睾丸。检查还有助于发现之前未注意到的疾病，例如尖锐湿疣。像尿道炎分泌物这类症状体征，如果患者刚排完尿，可能就观察不到。如果患者表现出分泌物的症状，最好在患者至少 1～2 小时内没有排尿时做检查。

3. 要有第三人在场

在做生殖器检查时要有第三人在场。这与你的性别和患者的性别无关。只要做生殖器检查，都要有第三人在场。第三人在场会为患者提供心理上的支持，会让患者安心，因为有些人会觉得生殖器检查比较尴尬甚至是比较痛苦。此外，第三人是一名独立的人员，如果有必要，将来可能需要他来说明这次检查的相关情况。

4. 让患者躺在沙发上，脱去衣服，露出生殖器部位；允许患者在私密的环境中脱衣服

检查时要为患者设置窗帘或屏风。生殖器部位应充分暴露，因此在患者脱衣服前最好解释这一点，例如"将裤子和内裤推到膝盖部位，然后躺在床上。"患者应该对躺在床上做检查时的姿势感到比较舒适。

5. 洗手、戴手套

做任何生殖器官检查都要洗手、戴手套。

6. 进行一般检查，特别要注意皮肤皮疹和口腔病变，然后对生殖器皮肤进行更详细的视觉检查

注意观察患者的整体健康状况以及是否

有明显的皮疹。接下来，仔细观察生殖器部位的皮肤。特别要注意皮肤或阴毛是否有异常，如龟头炎（balanitis）（龟头和包皮的感染）（图 9.13）、真菌感染、溃疡或疣状病变。患者对于正常的解剖结构变异也会感到担心，因此，你可以问一下患者他们有什么特别的顾虑要向你咨询。

7. 触诊双侧腹股沟浅淋巴结

对于消瘦的患者，我们能够触及腹股沟浅表淋巴结，但这些结节应该是软的、无触痛的，直径通常不超过 1 cm。一侧或两侧腹股沟浅表淋巴结肿大或有触痛，提示你应该仔细检查皮肤是否有溃疡或感染（表 9.8）。所有阴茎和阴囊的皮肤和皮肤下的浅表结构的淋巴液都流经腹股沟浅表淋巴结，肛门和肛周皮肤也是如此。这些部位统称为会阴。请记住睾丸淋巴液流经腹主动脉旁淋巴结，该淋巴结

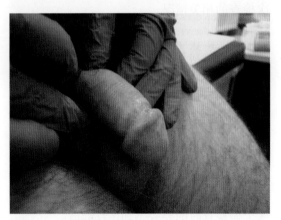

图 9.13　念珠菌性龟头炎

表 9.8　导致男性和女性腹股沟浅表淋巴结肿大的原因

生殖器疱疹
其他浅表性生殖器皮肤感染
梅毒
性病淋巴肉芽肿
恶性肿瘤（如淋巴瘤）
分枝杆菌感染

一般触诊不到。阴茎的其他更深层次的结构（如尿道）的淋巴液是流到腹股沟深处和髂淋巴结，这些部位的淋巴结一般都触诊不到。

8. 检查阴囊皮肤并进行睾丸检查

检查两侧腹股沟，轻轻移动触诊两侧阴囊。

提示

开始生殖器官检查的一个好的方法是询问患者之前是否检查过自己的睾丸；如果没有，你可以建议 20～40 岁的男性每月进行一次自我检查。

检查时，发现左侧睾丸比右侧略低，这是正常的。检查患者睾丸是否疼痛、是否有肿块。用示指、中指和拇指检查。用两只手轮流检查患者的两个睾丸。用三根手指轻轻触诊睾丸是否光滑、是否有触痛以及是否有肿大或肿块。其次触诊附睾和两侧精索，如果发现肿块，需要进一步检查。首先，检查肿块是局限于阴囊还是向上蔓延至腹部。如果能从上方观察到肿块，可能就是肿块。如果不能从上方观察到肿块，则可能是疝气（见第 7 章）。接下来，确定阴囊肿胀或肿块是睾丸的一部分还是与睾丸分离。与睾丸分离的肿胀包括积液（鞘膜内积液，用笔形手电可以做透照）和精索静脉曲张（varicocele）（精索内精索静脉丛肿胀）。精索静脉曲张本质上是静脉曲张，触诊时就像"一袋蠕虫"，患者直立时的触诊效果最好。触诊时感觉与睾丸相分离，但实际上是与睾丸连在一起的肿块，可能是正常的附睾或附睾囊肿。如果附睾有肿胀和触痛，提示可能是附睾炎。除非能证明是其他情况，否则必须将睾丸内的肿块视为是恶性肿瘤，需要紧急进行超声扫描。睾丸弥漫性肿胀可能是睾

丸扭转或睾丸炎 / 附睾炎导致的。如果睾丸为弥漫性无痛性肿大，提示恶性肿瘤。然而，看起来较大的睾丸实际上可能是正常的，而看起来较小的睾丸可能是不正常，可能是感染或不正常导致了睾丸萎缩。之前未下降的睾丸发生恶性变的风险更高，应该仔细检查。如果只能触诊到一个睾丸且没有进行过睾丸切除术，你应该去寻找异位睾丸。

9. 对生殖器皮肤进行系统检查：阴毛区、阴茎背干、阴茎腹干、前皮（如有）、包皮下、龟头、肛门。视情况从感染部位取样本

虽然对生殖器皮肤的检查会让人感觉到被冒犯或不舒服，但是该检查非常重要，需要仔细检查。灯光很重要。对于小的皮损，需要使用放大镜进行观察。只要你考虑周到，并且能够用专业的态度为患者做检查，就可以像其他部位一样对这部分进行检查。

从病变类型（疣、溃疡、斑）、数量和分布、颜色等方面说明你所发现的情况。阴毛部位可能有阴虱或感染等。

检查阴茎轴上的所有皮肤。注：阴茎的解剖位置是直立的。因此，当你观察阴茎时，阴茎背实际上就是阴茎前部，为松弛状态。

轻轻地往回拉包皮，然后放开，让包皮回到原来的位置。

提示

对于检查者来说，往回拉包皮不容易，但让患者自己拉，就比较容易，他们很可能非常善于往回拉包皮，使其回到原来的位置。可以大方地要求患者自己将包皮拉起来。因为患者更喜欢自己将包皮拉起来，而不是让检查者操作，因为检查者操作不仅会带来不适，而且有可能会导致疼痛。

检查龟头，然后查看尿道口。如果尿道口不明显，患者可能患有尿道下裂（hypospadias）。这种情况就是男性尿道口的开口位置不在常见的位置，而是在龟头中部。这种情况相对比较常见，是胎儿发育过程中融合失败所致。这也可能与包皮发育不完全以及阴茎弯曲度（阴茎下弯）不够有关。融合失败导致尿道口在阴茎腹面开口，且在正常开口部位可能有缩进或是盲端。病情轻微时不需要处理，但在检查时应该注意。如果你要取样做检查，两个口都需取样（即使是盲端）。

现在在6点和12点方向轻轻捏住尿道口，查看里面是否有疣、溃疡或狭窄，说明尿道口处分泌物的情况，特别是其颜色和数量。如果需要取样，现在就可以取样［使用尿道拭子（urethral swab），见"标本收集"部分］。

10. 检查肛周和直肠部位并取样

如果患者有直肠症状，或是自称有涉及直肠（包括口 - 肛交）的性行为，你在进行生殖器官检查时，要检查直肠。

要清楚地向患者解释你要检查的项目，

例 9.3

问题。一位男性患者尿道口有分泌物，但患者拒绝用拭子取样，因为他从朋友那里听说过"伞（umbrella）"，认为拭子取样会非常痛苦。

讨论。"伞"指的是一种器械，几十年来该器械并未在生殖器官的检查中得到应用，但是该器械已经成为了谣言。你可以向患者保证尿道口取样虽然可能有不适，但这个过程很短暂，一般只使用一根非常细的棉签取样，且取样很迅速。

并要求患者采取左侧卧位（图8.1）。洗手、换手套。轻轻分开臀部，查看肛周皮肤是否有裂缝、溃疡和疣。充分润滑后，使用直肠镜（图9.14）检查直肠内的黏膜。学生需要在监督下才能为患者做检查。必要时用拭子取样（见"标本收集"部分）。向外取出直肠镜的过程中，查看肛管是否有病变。

11. 如果生殖系统病变与其他部位有关，还需要对其他系统进行检查

需要考虑的部位包括：

- **口腔**。与梅毒和白塞病（Behçet's disease）有关的口腔溃疡；扁平苔藓韦克汉纹（Wickham's striae）。如果患者称自己与男性有过口交性行为，且自己是接受的一方，此时考虑咽部取样，做进一步检查以明确是否有性病。

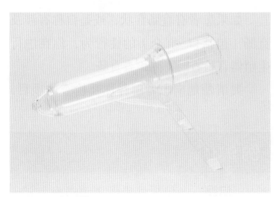

图9.14 直肠镜

- **其他部位的皮肤**。继发性梅毒皮疹（图9.15）可在全身各处发现，但不太会影响手掌和脚底；湿疹 / 银屑病斑、疥疮在皮肤引起的隧道（手指之间和前臂）；脓溢性皮肤角化病（keratoderma blennorrhagica）是发生在手掌和脚底处的皮疹，与SARA有关。
- **眼部**。结膜炎、葡萄膜炎以及梅毒的视神经炎；睫毛或眉毛处的阴虱。
- **关节**。SARA导致的关节肿胀和疼痛。

12. 洗手，让患者在私密的环境中穿衣后，然后再讨论结果

13. 常规做 HIV 和梅毒的血液检测。视情况考虑行乙肝和丙肝检查

如果患乙型肝炎或丙型肝炎的风险增加（静脉毒品注射、从事性工作、MSM），也要进行这些检查。

提示

在进行生殖器官检查时，重要的是要对患者的感觉敏感，让生殖器部位完全暴露，尽可能在最短的时间内检查完毕。这并不意味着你应该匆忙地为患者做检查而忽视某些病变或体征。当患者穿衣时，你可以思考你的检查发现。这样有助于你将前后的发现连系起来。

(a)
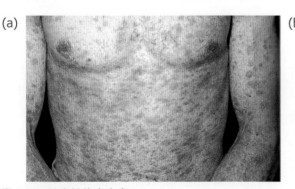

(b)
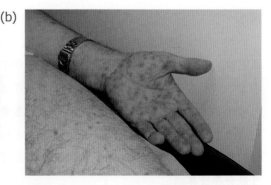

图9.15 继发性梅毒皮疹

14. 报告检查结果

例如：

"一位 **19** 岁的男性患者持续 **3** 天有尿道分泌物，并伴有尿痛。无睾丸疼痛，生殖器皮肤也没有变化。患者并没有提到有其他尿路感染（urinary tract infection, UTI）的特征。他最后一次性行为是在两周前，是与一名不认识的女性。他与其性伴发生的性交方式是阴交和口交，无肛交。没有使用避孕套。检查未发现腹股沟淋巴结肿大，生殖器皮肤无改变。两个睾丸触诊时均正常，附睾也正常。然而，有大量的绿色分泌物。这提示患者可能有淋病，可通过显微镜和培养证实。"

女性生殖系统检查概述

1. 向患者介绍自己，征得患者同意后再进行检查。
2. 向患者解释检查过程。
3. 要有第三人在场。
4. 让患者换上长袍，为检查做好准备。
5. 让患者摆好姿势。
6. 洗手、戴手套，确保已经准备好子宫颈镜。
7. 查看外生殖器，触诊腹股沟淋巴结是否有病变。
8. 使用子宫镜。
9. 检查阴道和宫颈。
10. 宫颈细胞学取样（cervical cytology sampling）
11. 收集样本。
12. 必要时用双手做检查。
13. 其他检查。
14. 洗手，让患者在私密的环境中穿衣后，再讨论检查结果。

15. 做血液检查，筛查 HIV 和梅毒，这是性健康诊所的常规检查项目。
16. 报告检查结果。

女性生殖系统检查详述

1. 向患者介绍自己，征得患者同意后再进行检查

向患者介绍自己。解释检查生殖器官的原因，并在征得患者同意后再进行检查。作为一名医学生，在没有医生在场的情况下，你不应该独自做这种比较私密的检查；要确保你为患者做检查时患者不会不满。患者感到不适，你与患者都会感到不舒服。

2. 向患者解释检查过程

向患者解释检查生殖器官的流程，让她明白为什么要做检查以及检查的结果可能是什么。

3. 要有第三人在场

在做生殖器官检查时，要有第三人在场。这与你的性别和患者的性别无关。只要做生殖器官检查，都要有第三人在场。该原则也适合于为男性患者的生殖器官做检查时。

4. 让患者换上长袍，为检查做好准备

应该提供一个私密的环境，让患者换上长袍。有必要让患者脱去下半身的衣服，包括内裤，但没必要让患者脱去所有的衣服；如果患者在穿着上衣的情况下套上长袍，感觉比较舒服，可以这么穿。

5. 让患者摆好姿势

为了检查更方便，也为了患者更舒适，

有必要留少量时间让患者摆好姿势。患者的姿势与你使用的器械和检查床的类型有关。有能放腿的检查床最理想，因为这能更容易让患者处于类膀胱结石碎石术的姿势，便于你更方便的检查。如果只有一张标准检查床，请患者仰面躺在床上，头部枕在枕头上，然后让患者弯曲臀部和膝，同时将大腿分开，将两个脚踝并在一起（图 9.16）。另外，还要确保光线充足。

6. 洗手、戴手套，确保已经准备好子宫镜

洗手、戴手套。确保已经准备好取样的器械。如果子宫镜是金属的，要先放在温水中，确保温热后再使用。水也会起到润滑作用。如果使用的子宫镜是塑料材质的，使用水基润滑剂。

7. 查看外生殖器，触诊腹股沟淋巴结是否有病变

检查阴部皮肤和体毛。在做这部分检查时，要用手指触诊两侧腹股沟部位是否有淋巴结病变。对于瘦削的女性患者，我们能够触及腹股沟浅表淋巴结，这是正常现象。腹股沟部位有淋巴结肿大，提示有感染或炎症（表 9.8）。

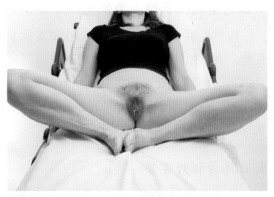

图 9.16　类膀胱结石碎石术姿势

触诊腹股沟部位后，检查外生殖器——大阴唇和小阴唇（labia majora and minora）。用手指轻轻分开小阴唇，仔细检查生殖器皮肤，包括阴蒂部位的皮肤。你需要查找异常的皮肤变化，例如疼痛或破损，这提示可能是生殖器疱疹。皮肤有任何破损，用棉签取样，检查是否为单纯疱疹。还要查看皮肤颜色是否有改变，如果有改变，提示皮肤有病变，如苔藓硬化、皮炎或其他生殖器皮肤病变。

有时，你可能会遇到女性外生殖器切割（female genital mutilation，FGM）这种情况。FGM 是指非医疗原因而切除、部分切除或改变女性外部生殖器的手术。有时 FGM 又称为女性割礼，最常见于非洲裔女性。手术方法包括阴蒂切除（部分或完全切除）、小阴唇和大阴唇切除和阴部封锁术（阴道口缩窄术）。FGM 是对人权的侵犯。如果某个地方有这个习俗，会让人想到这个地方的女童也可能面临 FGM 的风险。外生殖器切割的手术通常在婴儿期到 15 岁之间进行。如果发现这一点，必须要告知年长者，以便他们能够采取行动。

8. 使用子宫镜

对于患者和医生来说，子宫镜的使用似乎令人望而却步。最重要的是记住用子宫镜检查时要考虑患者的舒适问题，做好准备是关键。

1. 对患者说明与检查有关的问题时要用日常语言，让患者明白放心。例如"这是一项非常常见的检查，主要是为了检查阴道和子宫颈是否健康。"
2. 用你的优势手操作子宫镜。如果患者的姿势为半取石位，其腿部放在支撑物上，子宫镜的把手朝向可以向上，也可以向下。

如果患者是躺在普通诊床上做检查，子宫镜的把手朝向应该向下。

3. 用你的非优势手轻轻地将小阴唇分开，暴露阴道入口，然后将子宫镜缓缓地放入阴道内。

4. 在子宫镜打开之前，要确保子宫镜已经完全进入阴道。你应该很容易观察到子宫颈；如果你观察不到子宫颈，有一些技巧供你参考（例 9.4）。

5. 一旦观察到子宫颈，拧紧螺丝，确保子宫镜已经打开，或用非优势手握住子宫镜放置且保持在合适位置上。

6. 当向外取出子宫镜时，确保子宫镜的叶片在打开状态，其末端与子宫颈没有接触，以防在关闭叶片时夹住子宫颈。

请记住，所有女性的子宫形状会有所不同，但子宫镜却是一个尺寸的。分娩过的女性需要叶片更宽的子宫镜，这样才能将子宫镜固定在阴道壁上。身高较高的女性需要叶片更长的子宫镜。

例 9.4

问题。我根据你描述的方法放置子宫镜，但仍然很难观察到子宫颈。我哪里出现了问题？

讨论。最常见的原因是子宫镜在没有完全进入阴道前就打开了叶片。叶片在未打开之前很容易进入阴道，所以要让子宫镜尽可能地深入阴道，然后打开叶片，就可以观察到子宫颈。另一种方法是让患者将自己的拳头放在自己的臀部下方，使骨盆倾斜。然后，让患者咳嗽，这样更容易观察到子宫颈。

9. 检查阴道和宫颈

观察到子宫颈后，仔细检查子宫颈内的分泌物，查看黏膜表面是否有异常以及是否有炎症（宫颈炎）。检查阴道壁是否有分泌物或黏膜异常。见例 9.5。

检查时常见的一个发现是宫颈外翻，宫颈周围有一个红色的环。宫颈外翻发生在子宫颈内内胚层柱状上皮向鳞状上皮的延伸部位。这受激素的影响，因此，在青春期、妊娠和口服联合避孕药会观察到这种现象。柱状上皮是一种腺体，因此，宫颈外翻处黏液分泌会增加。这种柱状上皮比鳞状上皮的强度要小，容易出血。

那勃囊肿（Nabothian cysts，又称子宫颈腺滤泡囊肿）是子宫颈处另外一个常见的发现，可以是单个，也可以是多个。是无害黏液滞留形成的囊肿，囊肿边缘清晰、发亮，是一种浅黄色的圆形囊性病变。

10. 宫颈细胞学取样

通过宫颈涂片取得宫颈样本。取宫颈样本时，要用一个特制的刷子。将刷子轻轻地插入宫颈内，按顺时针方向旋转 5 次。当你

例 9.5

问题。我曾经遇到过一位女性患者，其阴唇非常肿胀，但分泌物很少。这可能是念珠菌感染引起的吗？

讨论。念珠菌通常会引起外阴的炎症和肿胀，有时会引起疼痛。即使阴道内没有太多的分泌物也有可能是念珠菌感染。重要的是采样，不管量多小，用显微镜或通过培养来确定是否是念珠菌。

旋转时，确保刷子末端与宫颈内壁接触。旋转5次后，将刷子从宫颈处退出，根据取样系统的不同，将刷子放在经过无菌处理的器皿中，或是将有样本的末端取下，放到相关器皿中。

11. 收集样本

　　每个医疗机构使用的拭子会有所不同，因此在进行生殖器官检查之前，要向你的前辈确认取哪个部分的样本。要确保所有的样品都有正确的标签。一般情况下，在女性的阴道和宫颈内采样时，各需要一个或多个拭子（图9.17）。

　　在进行宫颈内取样之前，要用大棉签将宫颈内表面清洁干净，确保所获取的样本是真正的宫颈样本。

12. 必要时用双手做检查

　　如果女性患者称自己有盆腔疼痛或深层性交疼痛时，提示需要用双手为患者做检查。

1. 确保患者明白检查的必要性及检查包括的内容项目，并在检查之前征得患者同意。

2. 在你右手（或优势手）的示指和中指涂抹润滑剂后，轻轻地将这两根手指插入阴道内，让手掌的方向是向上转动。

3. 确保首先用左手（非优势手）将患者的阴唇分开，然后左手压在耻骨上（刚好在脐下，但在耻骨上方）。

4. 用已经在阴道内的手指来触诊宫颈，检查是否有任何僵硬的地方或是不规则性的病变。通常情况下，当患者处于仰卧位时，子宫颈为向下、略向后的方向（提示子宫前倾）。

5. 用手指轻轻地向外推动宫颈，检查是否有触痛。如果有，这就是所谓的宫颈兴奋（cervical excitation）或宫颈摇摆痛（cervical motion tenderness），提示盆腔炎。

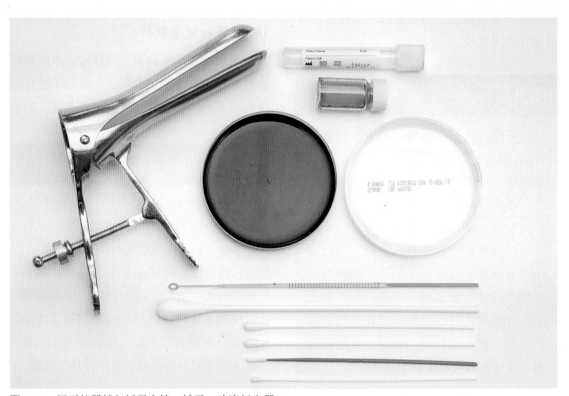

图 9.17　用到的器械包括子宫镜、拭子、琼脂板和器皿

6. 然后触诊子宫，阴道内的手与阴道外的手要互相配合。阴道内的手向阴道外的手的方向推动子宫，固定子宫（这个检查方法与双手检查肾相似）。

7. 一开始，当你找到子宫体的时候固定住子宫颈。然后用外部的手稳定子宫，用位于阴道内的手触诊子宫。评价子宫的大小和位置，确定是否有触痛。

8. 阴道内的手指在前穹窿就可以触诊到子宫。如果子宫后倾时就触诊不到，手指需要向后移动，向后穹窿位置移动，然后触诊找到子宫。

9. 用阴道内的手依次触诊每个外侧穹窿的同时，用外侧手也触诊同样的部位，查看是否有肿块或压痛。

13. 其他检查

如果患者有直肠症状（如直肠分泌物或肛门周围有疣），你做完子宫镜检查后，还应该检查直肠部位。如果与其他系统有关，还要检查其他系统（在男性泌尿生殖系统检查中也是如此）。见例 9.6。

14. 洗手，让患者在私密的环境中穿衣后，再讨论检查结果

要感谢患者并确保患者没有感到不适。用双手为患者做子宫检查时或在宫颈取样时，会导致子宫兴奋，引起女性患者晕厥或恶心。如果患者感到不适，以建议患者继续平躺，直到患者感觉好转为止。让患者在私密的环境中穿衣，然后你再洗手。先处理使用过的器械，再脱手套、洗手。

15. 做血液检查，筛查 HIV 和梅毒，这是性健康诊所的常规检查项目

如果认为患者患乙型肝炎或丙型肝炎的

例 9.6

问题。 一位女性患者直肠内有分泌物排出，有必要做生殖系统的检查吗？

讨论。 异常分泌物对于诊断具有重要意义。如果直肠内有分泌物排出，你应该通过性病史来确定是否为 STI，或是通过其他方法确定是否有其他原因引起。例如急性腹泻病、慢性炎症性肠病、吸收不良、肛门周围瘘的分泌物为黏液性的；瘘管或痔引起的分泌物带血。一旦确定了相关症状，先检查外部，然后使用直肠镜检查肛管和直肠（见第 8 章），可取样进行实验室检查。

风险比较高（静脉毒品注射、从事性工作），就要做这两项筛查。

提示

在做生殖系统检查时，如果患者身上有瘀伤、受伤或患者举止异常，你可能会怀疑患者受到过别人的攻击。要询问患者的性行为是否是自愿的以及患者受伤的原因。你可以这样简单地问："有人伤害你了吗？"这很重要，因为你不主动问，患者可能不会告知这类情况。如果你发现患者确实遭受了性侵犯（sexual assault），一般要询问是否要报警，让警察介入，在做医学检查、非法医检查之前，要做法医检查。如果患者不愿意让警方介入，可以让性侵慈善机构进行法医检查。如果患者日后起诉，这些法医检查会有用的。要牢记，男性也可能会遭到性侵，所以有任何怀疑都要询问。

16. 报告检查结果

检查结果报告的方法与男性生殖系统检

查部分类似。

泌尿生殖系统疾病与检查

本章的前几部分已涉及了与泌尿生殖系统有关的各种疾病和检查，我们将在本部分具体讲述这方面的内容。尽管某些内容可能会非常详细地讲述，但总体上来讲，这部分的讲述比较简短。

非淋菌性尿道炎与非特异性尿道炎

这两个术语具有混淆性，而且你会听到这两个术语在相互替代使用。NGU 是指除淋病以外的男性尿道炎。导致 NGU 最常见的原因是衣原体感染，因此在初始治疗方案中，应该有针对衣原体的治疗方法。NSU 是指除衣原体感染和淋病以外的尿道炎。导致 NSU 的原因很多，包括生殖支原体、解脲支原体、阴道毛滴虫、单纯疱疹病毒、腺病毒和非感染原因（皮肤感染疾病）。通常我们根本无法找到病因，经验性抗生素治疗后症状往往就会缓解。NGU 的初步诊断是在泌尿生殖科取样，进行革兰染色，用光学显微镜检查后方可做出。

衣原体感染

衣原体感染是一种常见的细菌感染，由沙眼衣原体引起（25 岁以下的人群中，衣原体的感染率高达 10%）。传播途径包括口腔、阴道或肛交的性交方式。沙眼衣原体是一种革兰阴性菌，一般位于细胞内，体积非常小，在普通光学显微镜下无法观察到，且难以培养，但通过核酸扩增试验（nucleic acid amplification tests，NAAT）可以很容易地检测到。衣原体一般感染生殖器的黏膜上皮细胞，也可感染结膜。如果不进行治疗，感染会向其他部位蔓延，引起并发症，如 PID 和附睾睾丸炎。衣原体是引起 SARA 的原因之一。超过一半的感染者无症状。衣原体感染的女性患者会有黏液脓性分泌物、产后出血、非月经期间的出血、排尿困难以及盆腔疼痛等症状。衣原体感染的男性患者可能出现排尿困难、透明色或乳白色分泌物、分泌物中带血、附睾或睾丸触痛。MSM 可能会有直肠疼痛，也可能有直肠分泌物。

为女性患者做检查时，查看其子宫颈处的黏液脓性分泌物。你用拭子擦拭宫颈内表面或宫颈管时，可能会在试子上发现血液。如果患者有盆腔疼痛史，需要进行腹部检查，用双手对患者盆腔做检查。对于男性患者，在尿道口处会观察到分泌物。一般要检查其附睾/睾丸是否有触痛。对男性和女性患者都要检查结膜炎体征（成人通常是通过自体接种），以及患者出现的新的疼痛和肿胀，要检查大关节（如膝关节）是否有反应性关节炎（reactive arthritis）。在治疗患者的同时，确保患者的性伴也得到治疗，防止患者再次感染。

在英国的 MSM 人群中，由某种衣原体引起的性病淋巴肉芽肿（lymphogranuloma venereum，LGV）的患病率正在上升。直肠黏膜是衣原体感染的主要部位，大多数男性感染者都会有直肠炎症状。要根除 LGV 以及预防 LGV 对肠道造成的持久损害，疗程一定要足够长。

淋病

淋病是淋病奈瑟菌（Neisseria gonorrhoea）引起的。淋病奈瑟菌是一种细胞内革兰阴性双球菌，是一种具有高度传染性的微生物，可以通过口腔、阴道、肛交等途径在人与人之间进行传播。超过 50% 的受感染女性没有症状，但是如果出现症状，一般在感染后的 10 天内出现。症状包括阴道分泌物增多、腹痛和排尿疼痛。月经间期出血是一种很异常的症状。女性患者在做检查是通常没有异常发现。宫颈处可能有脓性分泌物，容易引起宫颈出血，或盆腔或下腹部触痛。

男性比女性更容易出现症状，潜伏期约 10 天，这与女性的潜伏期相似。大多数有症状的男性患者称尿道有分泌物，可能伴有排尿疼痛。在检查中，通常会发现尿道内大量的黄色或绿色分泌物，这可能与尿道口的炎症有关。如果对淋球菌感染不进行治疗，会导致局部后遗症的发生，后遗症包括男性和女性的脓肿形成以及女性的 PID。淋病奈瑟菌会在全身传播，累及关节和皮肤，导致关节和皮肤的播散性淋球菌感染，但这种情况很少见。

虽然抗生素治疗淋病的效果非常好，但抗生素耐药性引起人们越来越多的关注。因此，需要通过培养来确定抗生素的敏感性，确保抗生素的合理应用，这很重要。同样重要的是，患者的性伴必须接受治疗，防止再次感染。

疱疹

1 型和 2 型单纯疱疹病毒（herpes simplex virus，HSV）是导致生殖器溃疡的常见原因，通过生殖器之间或口腔与生殖器之间的接触传播。一般来讲，患者第一次感染单纯疱疹病毒后，其生殖器上会出现多个疱疹，这些小泡破溃后形成浅表溃疡，且这些溃疡很疼。可能还会伴有淋巴结肿大和全身症状。有些患者可能不会有皮肤变化，特别是女性患者，其症状可能是排尿困难（尿液与生殖器疱疹接触引起疼痛所致）。尿液与生殖器疱疹接触所致的疼痛非常厉害，导致无法正

常排尿。骶神经受累也可能导致尿潴留的发生。肛门周围、肛门和宫颈可能发生溃疡，另外，腹股沟和臀部周围发生非生殖器疱疹。受感染的患者会称其性伴有过生殖器疱疹和口腔疱疹的病史，但很多患者在其性伴没有明显疱疹的情况下也有可能发生疱疹。这是因为其性伴因为没有症状，没有意识到自己也感染了 HSV，并将 HSV 传染给了患者。一旦感染上 HSV 就不能根除，HSV 会潜伏在支配病变区域的神经的背根神经节。病毒可能再次激活，感染皮肤，可能没有症状，也有可能出现新的皮肤损害。但新出现的皮肤病变一般不像最初感染病毒时所致的损害严重，且引起的疱疹数量要少。1 型疱疹病毒（第一年大约 1 次，以后更少）的复发频率低于 2 型（第一年大约 4 次，以后更少）。

疱疹的诊断是在临床怀疑的基础上，对拭子上的病毒做聚合酶链反应（polymerase chain reaction，PCR）检查得出的。阿昔洛韦等抗病毒药物在怀疑是疱疹病毒感染时就开始应用，不要等到拭子上的病毒 PCR 检查结果出来后再应用。往往还需要采用局部镇痛和全身镇痛治疗。不进行治疗病变可自行愈合，复发时通常不需要抗病毒药物治疗。在疱疹疾病的诊断过程中，患者在心理上可能有明显的不适，因此应该对患者做充分的解释，并将可能的结果以及可能会采取的治疗措施告知患者。

尖锐湿疣

尖锐湿疣是人乳头瘤病毒（human papillomavirus，HPV），特别是 6 型和 11 型毒株引起的一种常见的性传播疾病。HPV 通过皮肤接触，经皮肤创口进入患者体内，使患者感染，即使没有发生真正的性交行为，也有可能发生这种感染。这种感染的临床表现可

能是亚临床型的，也有可能是潜伏型的，导致无症状的感染者不断地感染他人。大多数尖锐湿疣都是良性的，治疗只是为了好看。治疗方法包括局部涂抹药膏和像冷冻或刮除这样的物理消融法，但这些方法无法根除病毒，也无法预防复发，直到通过机体的免疫能力将感染自然清除掉。

尖锐湿疣的患者在生殖器区、阴毛以及周围皮肤上会出现皮疹。这些皮疹很痒，患者会抓挠，导致出血。皮疹无痛，颜色为肉色或白色，表面不规则。在为患者检查尖锐湿疣时，要仔细检查患者可能没有注意的部位，例如阴道内和尿道口内。如果疣持续存在（尽管治疗后）、不典型或是溃疡性的，应该做进一步活检，排除恶性肿瘤的可能性。

接触传染性软疣

传染性软疣病毒（一种痘病毒）是一种良性的、具有自限性的、导致皮肤病变的病毒，引起的皮疹特征与疣看起来非常类似。像HPV一样，传染性软疣病毒也是通过皮肤接触进入皮肤，如果生殖器皮肤上有病变，就认为这种皮肤病变是一种性传播疾病。然而，这种疾病也是一种非性传播疾病，尤其是在儿童患者中。通过临床表现能够将接触传染性软疣与尖锐湿疣区别开来。"软疣"是一种珍珠状白色丘疹，表面光滑，中央微凹或呈脐窝状。病变会在2～3个月内自行消退，通常不需要治疗。然而，为了美容原因，可以通过物理烧蚀法进行治疗。

毛滴虫

阴道毛滴虫是一种具有鞭毛的原生动物，大小与白细胞大致相同，感染泌尿生殖系统。毛滴虫通过性接触进行传播，在女性中更常见，因为男性感染后能够主动清除毛

滴虫感染。感染毛滴虫后，男性和女性均可无症状，尤其是男性。这加大了患病率的估计难度。当出现症状时，女性患者的典型表现为阴道处有恶臭、泡沫样分泌物以及阴道炎。如果发生尿道感染，可能会出现排尿困难。教科书中经常有"草莓样宫颈"（小的、点滴样宫颈出血）的描述，但这是一种很少见的临床发现。诊断是在培养和直接显微镜观察的基础上做出的。在显微镜下，能够观察到一个具有鞭毛的微生物，且可看到该微生物在湿滑侧"游泳"这种独特的现象。宫颈涂片报告中应该说明是否有毛滴虫，但这个结论应该建立在培养或显微镜观察的基础上。患者及其性伴均需进行治疗。

细菌性阴道病

细菌性阴道病（bacterial vaginosis，BV）是厌氧菌引起的正常阴道菌群过度生长而导致的阴道感染性疾病。BV是导致女性阴道分泌物改变的一个常见原因，但不属于性传播疾病，虽然性行为是一种诱因。其他诱发因素包括月经期间、阴道"冲洗"（用水在阴道内清洗）、泡浴以及用抗菌产品清洗阴道。所有上述这些因素都会改变阴道的pH值，破坏阴道pH平衡，导致厌氧菌过度生长。其症状是阴道分泌物增加以及有异味（通常是"鱼腥味"）。BV的症状不包括瘙痒和疼痛。许多患者（约50%）不会有任何症状。检查时，会发现阴道壁上有分布均匀的白色稀薄分泌物，在使用子宫镜之前在外阴处也可观察到这种分泌物。将阴道分泌物做革兰染色后在光学显微镜下观察，发现分泌物中乳酸菌缺乏以及有其他混合菌群的存在（某些上皮细胞可能附着这些菌群，这类细胞称为"线索细胞"），才能确诊BV。通常只有有症状的女性患者才需要治疗。

念珠菌病

念珠菌病又称"鹅口疮"，是指任何念珠菌引起的感染，常见的是白色念珠菌引起的感染。念珠菌是一种酵母菌，与皮肤共生（这种微生物在皮肤表面，但不一定对机体有损害）。只有念珠菌繁殖并穿透皮肤黏膜时，才会出现症状。女性比男性更容易患念珠菌病。外阴或阴道有念珠菌感染时，在感染部位会有发痒和烧灼痛。念珠菌可引起局部炎症，并改变阴道分泌物的性质。分泌物为白色黏稠样物质，也有可能是水样或脓性物质。和女性患者一样，男性的生殖器感染念珠菌后，龟头、阴茎或包皮会发炎，其周围部位也会有瘙痒和烧灼痛。检查时会发现龟头或阴茎红肿，或是龟头有白色分泌物。显微镜下直接观察女性阴道分泌物或男性分泌物，发现有念珠菌的存在即可确诊。也可以培养阴道拭子和阴茎龟头拭子上的样本来确诊。念珠菌是人体正常存在的一种菌，只有患者有症状时才需要治疗。

梅毒

梅毒是梅毒螺旋体感染引起的，通过性接触（包括口交）、针头接种以及母婴（经胎盘）途径传播。梅毒的自然发展史可分为两个阶段：早期（有传染性）和晚期（无传染性）。这两个阶段根据是否有症状可进一步细分。梅毒早期，感染后的 9 ～ 90 天内在感染部位就会出现症状（一期梅毒）。经典的一期梅毒时出现的皮疹是无痛丘疹，溃烂后形成硬下疳（chancre），直径 1 ～ 2 cm。还可能伴有淋巴病变。一期梅毒时有些患者可能没有明显的症状，之后进入二期梅毒阶段，二期梅毒的症状一般在感染后 6 ～ 12 周出现。二期梅毒的症状多种多样，包括皮肤损害

（包括手掌和脚底部的皮疹）、黏膜病变以及像器官损害、脱发（hair loss）和眼部损害这类的全身病变。在早期阶段的潜伏期，梅毒患者没有症状，通过性健康、产前或献血筛查时应用血清学方法能够检测到梅毒。晚期梅毒可以无症状（晚期阶段的潜伏期），也可以有症状。症状包括梅毒瘤、心血管和神经症状。先天性梅毒的症状包括婴儿发育不良、皮肤和黏膜损害以及畸形。通过暗场显微镜（dark ground microscopy）（见"实验室检查"）检查、从溃疡处获得的拭子样本的 PCR 以及血清学检查来诊断梅毒。

人类免疫缺陷病毒

第一批人类免疫缺陷病毒（human immunodeficiency virus，HIV）患者于 1981 年在美国首次发现。自此，我们对 HIV 的了解越来越多，也有了相应的治疗方法，在这些方面都得到了迅速发展，但感染 HIV 的人数也愈来愈多。在英国，HIV 的主要传播途径是不安全性行为，因此，对所有性病患者都要进行 HIV 风险评估和 HIV 检测，且 HIV 检测对于这类患者来说是一项常规检查项目。生殖器皮肤上有溃疡或破损会增加 HIV 的感染风险，其他性传播疾病也会增加 HIV 的感染风险。在 HIV 感染初期（原发感染或"血清转化"）会出现与其他疾病相类似的症状，包括咽喉痛、发热、淋巴结肿大、皮疹等。通常在感染后 6 周内出现上述症状，且人们通常不会注意到这些症状，或是将这些症状误认为是其他轻微病毒感染引起的。在此之后，HIV 在一段时间（几个月到几年不等）会没有症状。在 HIV 晚期，会出现像体重减轻、淋巴结肿大、全身不适等全身症状，也有可能出现免疫抑制的直接临床表现（免疫

系统正常时不会出现的感染）和恶性肿瘤。HIV 患者的生殖器官上没有特征性的症状和体征。在 HIV 晚期会出现很多常见的症状和体征，值得注意的包括：

- **全身症状**。肌肉萎缩、淋巴结肿大（常发生在多个部位）。
- **皮肤和口腔**。咽部念珠菌病、卡波西肉瘤（有色素沉着的小的皮损）、严重银屑病、严重脂溢性皮炎以及多发性或复发性带状疱疹。
- **其他**。脾肿大、周围神经病变、视网膜改变。

疥疮

疥疮是由疥螨引起的皮肤感染。疥螨通过皮肤接触传播，虽然接触（例如牵手）几分钟后才有可能实现传播。生殖器部位有疥螨时，很可能是通过性接触传播的。疥螨钻到皮肤表面下后会产卵，这些卵又会孵化出更多的疥螨。只有当机体对疥螨产生免疫反应时皮肤处才会出现严重的瘙痒，而产生这种反应可能需要几个星期的时间。常见的症状是皮疹，常见于手部，尤其是手指之间的缝隙，以及腕部、腋窝和肘部。然而在生殖器官感染中，生殖器部位可能是唯一受累的部位，典型表现为阴囊或外阴处有肿块或丘疹，且有瘙痒。怀疑有疥螨或疥螨的卵时，可以用针将疥螨或卵从皮肤表面的洞中挑出，并在显微镜下观察。可能需要治疗几周后才能使炎症反应消退，进而止痒，治疗方法是使用抗组胺药物。与患者接触的家庭成员和性伴均需进行治疗。

阴虱

阴虱是一种性传播疾病，通常通过皮肤接触进行传播，因此，头发与头发接触也可以传播阴虱。其症状通常是阴部剧烈瘙痒，用肉眼可以观察到附着在阴毛上的阴虱及其卵。阴虱也可以感染其他有粗糙体毛的部位，例如眼睫毛、眉毛和腋毛。

生殖器皮肤疾病

像湿疹和银屑病这类常见的皮肤病有时只影响生殖器皮肤，或是除影响生殖器皮肤外，还会影响其他部位的皮肤。像硬化性苔藓和扁平苔藓这类少见的炎症性皮肤病也会影响生殖器皮肤。仅影响生殖器皮肤的皮肤病是浆细胞性唇炎或外阴炎。对不典型的皮肤变化一般需要进行活检，查看是否有癌变或癌前病变。

患者常常担心生殖器皮肤变化是性病引起的，因此，能够识别常见的皮肤病变有助于让患者安心，并提供正确的治疗措施。有必要询问患者其他部位是否有皮肤病变（包括口腔），或是询问是否与湿疹病变有关的病史（包括花粉热、哮喘和变应性鼻炎之类特异性疾病）。

标本收集

在非医疗环境如社区进行衣原体筛查，可以使用核酸扩增试验（nucleic acid amplification tests，NAAT）来筛查男性和女性的衣原体感染和淋病。女性最好用自带外阴阴道拭子（vulvovaginal swab），因为这种拭子具有较高的敏感性和特异性。在医疗环境中，除了应用最小侵入性取样技术外，还需要使用专业人员使用的拭子。如前所述，不同的环境所需要的拭子的数量和类型可能不同。例如，不同的医疗单位以及不同的科室（如泌尿生殖科和妇科）所使用的拭子类型和数量可能都有所不同。请牢记，在开始检查之前，一定要决定好采用哪种类型的拭子以及拭子数量。下面讲述泌尿生殖科室如何采集样本。

1. 泌尿生殖科室配备有非常好的显微镜，可以用直肠拭子（rectal swab）从尿道、阴道、宫颈取样，然后在显微镜下进行观察。这种检查方法可用于初步诊断，如果结果为阳性，通知患者的性伴（通知那些可能患上某种感染且需要治疗的性伴），在患者离开科室之前让患者接受治疗。泌尿生殖科室所配备的器械加上微生物学实验室具备培养样本微生物的条件，可以将样本微生物接种在培养板上（用于诊断淋病和念珠菌病），将这些微生物隔离开可提高成功率。

2. 所有 MSM 和有症状的异性恋患者，除了首尿留样外，还要留尿道拭子样本。将塑料圈或棉签插入尿道内约 2 cm 处取样。然后将样品接种到淋病培养板，也可以转染到木炭培养基上在实验室培养。也可以将样本涂抹在玻片上，在光学显微镜下观察，然后做出诊断。

3. 有肛交且为受方的男性患者还需要留直肠拭子样本，可以经直肠镜直接取样，也可以将试子插入肛管内 2 ～ 4 cm 处取样，取样时要侧压肛管，避免接触到粪便。应将该样本接种到淋病培养板上，如果患者有可疑的直肠分泌物，将样本涂抹到玻片上，在显微镜下进行观察。直肠拭子样本也可以做衣原体和淋病 NAAT 检查。

4. 有口交且为受方的患者需要留咽部样本，用棉签从患者咽后部、扁桃腺和扁桃腺隐窝上擦拭获取。根据当地的具体政策，可以将拭子样本接种到淋病培养板上，通过淋病和衣原体 NAAT 方法进行检测。

5. 通过宫颈内和外阴阴道 NAAT 拭子筛查衣原体病和淋病。外阴阴道拭子样本获取方法是用拭子涂抹外尿道周围区域，然后将试子插入阴道内约 5 cm，旋转 5 ～ 10 秒后即可获得样本。此外，可以将宫颈和尿道拭子样本接种到淋病培养板上，如有必要，可以将样本涂抹到玻片上，在显微镜下观察。

6. 有症状的女性患者除了需要检测衣原体和淋病球菌外，还需要检测 BV、念珠菌和滴虫。用拭子从阴道侧壁上获取样本，然后在显微镜下观察，查看是否有 BV 和念珠菌。此外，也可以将样本接种到念珠菌培养板上。还可以用拭子从后穹窿处获取样本，然后在显微镜下观察，也可以培养毛滴虫。

7. 有些女性患者也需要留直肠和咽部样本，样本获取方法如上文所述。

8. 男性和女性患者都需要获取溃疡或皮肤破裂处（疑似疱疹）的样本，直接用拭子在皮肤破损处擦拭即可获得。

光学显微镜

将尿道、阴道和宫颈的试子标本进行革兰染色，然后在光学显微镜下观察，直肠样本也可以这样做，但解释起来难度比较大。

可能的诊断有：

- 尿道玻片：推测 NGU 男性患者可能有淋病球菌感染（在脓细胞内发现革兰阴性染色的双球菌）（在高倍视野中发现 5 个以上的脓细胞，且在 5 个以上的视野都会发现这种情况）。
- 阴道玻片：念珠菌、BV。
- 宫颈内玻片：推测淋病球菌（在脓细胞内发现革兰阴性染色的双球菌）。

将阴道液样本放置在生理盐水中浸泡（湿涂片）后，在光学显微镜下观察是否有阴道毛滴虫。

暗场显微镜

暗场显微镜是一种用于识别梅毒螺旋体的显微镜。用普通的光学显微镜无法观察到梅毒螺旋体，因为标本和背景的差别太小。暗场显微镜是利用斜射照明法阻挡透过标本细节的直射光，以反射光和衍射光来观察标本。在暗场显微镜下，梅毒螺旋体的形态是一个轮廓较亮的螺旋体，其背景颜色为暗色。

如果怀疑疼痛或溃疡是由梅毒病变引起的，可以从溃疡处取少量液体样本，涂抹在玻片上，在暗场显微镜下观察。如果在暗场显微镜下观察到梅毒螺旋体，就可以确诊梅毒。在暗场显微镜下不一定都能够观察到梅毒螺旋体，因此如果怀疑梅毒，但在暗场显微镜下没有观察到梅毒螺旋体，就要进行血液检查。某些医疗中心还使用拭子在溃疡处采样后做聚合酶链反应（polymerase chain reaction，PCR）检测。

妊娠试验

妊娠试验是检测尿液中 β - 人绒毛膜促性腺激素（β-human chorionic gonadotrophin，β-HCG），如果是怀孕了，结果为阳性，且是从被扰乱的月经期的第一天开始就为阳性。但无法区分宫外孕和宫内孕。滋养细胞疾病时，尿液检查结果也有可能为阳性。如果结果为阴性但怀疑妊娠，则应在 7 天内再做一次尿液检查。

实验室检查

NAAT 是用于检测病毒或细菌的生化技术。当样本中的 DNA 量不足以做诊断，需用使用 NAAT 扩增 DNA，然后检测，最后作出诊断。该技术可用于检测衣原体、淋病球菌及 HSV，该方法的敏感性和特异性比培养高。PCR 是一种扩增试验，使用聚合酶来扩增 DNA。

阴道 pH 值

女性在月经初期时，阴道 pH（vaginal pH）应小于 4.5。经血或精液会使阴道 pH 升高（即阴道 pH 向碱性方向发展）；宫颈 pH 也会升高。阴道 pH 较高时，易患 BV，但仅仅依据阴道 pH 较高不足以诊断 BV。在泌尿生殖科或 GP 外科中，阴道 pH 是一个简单的检测，方法是将子宫镜置于合适位置上，石蕊试纸贴在阴道壁上，观察试纸颜色变化。

皮肤活检（skin biopsy）

皮肤活检是指从皮肤处取少量组织或是将损伤皮肤切除后取少量组织做活检，是帮助诊断皮肤疾病的一种检查。生殖器皮肤最常见的活检类型是钻取活组织检查：对全厚度皮肤取样（直径在 2 ~ 8 mm）。先局部麻醉皮肤，然后用钻孔活检工具取样。小的穿孔活检取样一般不需要缝合，使用硝酸银止血即可。然后将皮肤样本用防腐剂（通常是甲醛）处理后送到实验室进行染色，在显微镜下观察，给出诊断结果。

超声检查

超声检查是泌尿生殖科用到的一种非常重要的影像学诊断手段，用于识别阴囊和盆腔内的肿块以及发现导致盆腔疼痛的原因。在紧急情况下，超声还可用于评价睾丸扭转和宫外孕。女性还可以做经腹超声或经阴道超声检查。

宫颈涂片检查（cervical smear）

应该根据国家筛查项目规定进行宫颈涂

片检查。在英格兰和北爱尔兰，25 岁以上的女性需要做宫颈涂片检查，而在苏格兰和威尔士，20 岁以上的女性就可以做。每 3 年做一次宫颈涂片检查，直到 49 岁，之后每 5 年进行一次，直到 64 岁。然而，如果检查结果异常，涂片检查的频率要增加，且有可能超过 64 岁后也需要做涂片检查。如果检查结果呈 HIV 阳性，建议每年做涂片检查，因为 HIV 阳性的患者其宫颈上皮内瘤样病变（cervical intraepithelial neoplasia，CIN）的风险增加。宫颈涂片检查的取样部位是宫颈的移行带：内膜柱状上皮与外胚层鳞状上皮的结合部位。

宫颈异常时行涂片检查就不适合了，应采用阴道镜检查和活检，但可以用涂片检查发现宫颈癌的癌前病变——CIN。

期末考试部分

在期末考试时，不大可能遇到让你检查泌尿生殖系统的题目。然而，考官可能会要求你说明生殖系统检查可能涉及的检查项目，因此期末考试时，你应该有这方面的知识储备。另外，考官可能会要求你在男性或女性骨盆模型上做检查，展示你的检查技能。你可以使用各种模型以及多去实验室，让自己熟悉掌握这方面的临床技能。如果要求你去获取患者更多的病史资料，或是要求你解释检查过程，那么"患者"可能会在场。

表 9.9 重点列出了你准备考试时的一些内容。考试的确切时间和考试形式取决于你所在的医学院校。请记住，在一些似乎与性健康无关的科室（如妇科、泌尿科以及与女性盆腔疼痛有关的科室）可能也需要性史资料。

表 9.9 期末考试时常见的考查内容

病史获取内容
男性
睾丸痛
尿道分泌物
排尿困难
HIV 风险评估
女性
盆腔疼痛
异常出血（经间出血、性交后出血、绝经后出血）
阴道分泌物改变
HIV 风险评估
检查
男性
睾丸检查
女性
子宫镜检查和试子样本检测
双手检查
宫颈涂片检查
信息分析 / 解释
解释如何检查男性或女性患者的泌尿生殖系统
解释有症状提示可能患有性病的患者及其性伴进行性病筛查的必要性

客观结构化临床考试（OSCE）示例

病史获取部分

你是一名初级医疗保健机构的 FY1，一位 19 岁的男性患者因左侧睾丸疼痛来就诊。左侧睾丸疼痛已经持续 1 周，且症状越来越严重，对此患者感到很担忧。要获取患者的病史资料，并讨论可能的诊断以及进一步的治疗方法。你不需要检查患者。你有 10 分钟的时间作答。

请牢记：

1. 向患者介绍你自己。

2. 获取患者的疼痛病史和性史信息，询问相关泌尿生殖系统症状，例如异常分泌物或排尿困难。

3. 在获取患者病史资料时，要让患者放松，并解释你为什么要问这些敏感的问题（例 9.7）。

4. 这个年龄组的患者不安全的性行为会导致性病的传播，这是引起附睾炎最常见的原因，但也要考虑其他原因。

5. 要感谢患者的配合。

6. 进一步的处理措施包括性病（衣原体病和淋病）的检查和实验室检查以及获取中段尿样本排除尿路感染。根据当地的治疗指南，使用抗生素治疗附睾炎。

检查部分

你是急诊科的一名 FY1。上周，一名 26 岁的女性患者因盆腔疼痛和性交后出血来就诊。她上次月经是在 3 周前，妊娠试验结果为阴性。去年她的 GP 为她做过一次宫颈涂

片检查，结果为阴性。使用子宫做检查可观察到患者的宫颈，且可以用双手对患者的盆腔做检查。你不需要做宫颈试子检查，也不需要获取其他病史资料。考试时间为 10 分钟。

请牢记：

1. 自我介绍并征得患者同意后再检查。

2. 要求有第三人在场，确保患者愿意接受检查。

3. 确保患者了解检查的程序和内容。

4. 在模型骨盆上做检查，展示所需要的临床技能，确保考官能够观察到你能够找到宫颈（例 9.8）。

5. 完成检查后要感谢患者。

6. 报告检查结果，即使是阴性结果也要报告（例如"患者无宫颈摇摆痛"）。

7. 对检查结果提出多个原因。

检查结果报告 / 解释

你是初级保健医疗机构的一名 FY1，有一名 21 岁的女性患者因轻微下腹部疼痛来就诊。你需要获取该患者的病史资料，采集完病史资料后，向患者解释可能的诊断，以及接下来的处置方法。你不需要检查患者。考试时间为 10 分钟。

例 9.7

问题。我如何在不冒犯患者的情况下询问患者的性史？

讨论。只要你向患者解释为什么要询问性史方面的问题，那么这方面涉及的专业和敏感就不再是问题。有些患者只有在你询问时才回答这方面的问题，因此，要将这方面的问题标记出来，便于提问。你可以这样提问："我可以询问你有关性史方面的问题吗？这方面的问题可能与你的症状有关。"或者这样询问："我询问的这些问题可能与疼痛 / 异常出血有关。"

例 9.8

问题。用子宫镜做检查时未找到子宫，怎么办？

讨论。练习，练习，再练习。即使你已经做过大量的子宫镜检查，但在盆腔模型上会有很大的不同。确保你对考试中所用的盆腔模型和子宫镜非常熟悉。如果你仍找不到子宫，向患者 / 考官解释你站得位置不太对，取出子宫镜，深吸气，再试一次。

请牢记：

1. 向患者介绍你自己。
2. 获取患者的疼痛病史，并查问是否有相关症状（例如阴道分泌物变化或排尿疼痛）。拿一个史，并任何的-的困难（小便）。
3. 查看患者是否有妊娠或性病的风险。
4. 向考官解释，通过妊娠试验来排除腹痛的年轻女性患者怀孕的可能性。
5. 年轻性活跃的女性患者患有下腹痛的同时，又有呼吸困难，其主要的鉴别诊断是 PID。
6. 说明检查的程序和内容，且尽量让患者放松。说明内容中应包括向患者解释进行性病筛查的原因。
7. 如果排除妊娠，且高度怀疑患者患有 PID，讨论说明经验性抗生素治疗可能比较合适。如果对 PID 患者进行了治疗，患者过去的性伴和现在的性伴均需进行治疗。
8. 想好如何向患者解释目前疾病可能会对生育能力造成的影响。

　　你是泌尿生殖科的一名 FY1。一位 19 岁的男性患者因排尿疼痛而就诊，该患者在社区筛查项目中被诊断为衣原体感染。重点获得病史资料。一旦你完成了病史的收集，向患者解释你接下来的诊疗计划。你不需要检查患者。考试时间为 10 分钟。

　　请牢记：

1. 向患者介绍自己。
2. 查看相关症状（如睾丸疼痛、结膜炎或关节炎）。
3. 采取完整的包括 HIV 危险因素在内的性史资料。

4. 建议做检查，并做全面筛查，查看是否有其他感染。
5. 讨论衣原体感染是什么样的疾病，患者感染的可能途径以及如何进行治疗。
6. 解释将患者的近期性伴均视为接触者，并进行治疗的必要性。另外，还需解释禁欲直到患者及其性伴完成治疗的必要性。
7. 讨论安全性行为和安全套的使用问题。
8. 询问患者是否还有其他问题，然后感谢患者的配合。

问题

1. 列出导致男性尿道分泌物的三个原因。
2. 淋病样本在显微镜下的形态？
3. 英国女性何时可以开始进行宫颈筛查？
4. BV 样本在显微镜下的形态？
5. 如何诊断衣原体病？
6. 列出导致月经间出血的四个原因。
7. 列出影响外生殖器部位的三种性病。
8. 列出用于评价患者 HIV 风险的四个问题。
9. 列出实际上是正常的且发生在生殖器的三种"肿块"。
10. 列出导致睾丸疼痛的三个原因。

参考文献与拓展阅读

GMC. *Maintaining boundaries—guidance for doctors.* General Medical Council, London, 2006.

Pattman R, Sankar N, Elawad B, Handy P, and Ashley Price D. *Oxford handbook of genitourinary medicine, HIV, and sexual health*, 2nd edn. Oxford University Press, Oxford, 2010.

Rogstad K. *ABC of sexually transmitted infections*, 6th edn. Wiley-Blackwell, Oxford, 2011.

第10章 乳腺检查

引言

　　乳腺是位于胸前的可以进行调整发生变化的组织。所有哺乳动物都有乳腺，其主要功能是产奶（哺乳），为后代提供营养。在人类，乳腺是一种第二性征，能够体现女性特征。这一重要特征意味着对于该器官的任何检查都会很敏感。在医疗过程中，因乳腺疾病进行转诊的最重要原因是害怕患有乳腺癌。因此，所有临床医生都必须能够区分良性病变和可能的癌性病变，以及知道在良性和恶性界限不明时如何进行处理。本章有助于你对乳腺进行系统、彻底的检查，并介绍临床中常见的乳腺疾病。

症状

影响乳腺的正常生理过程或是病理疾病可能导致症状的产生。近年提出一种称为乳腺正常发育中的畸变与乳腺退化（aberrations in normal development andinvolution in the breast，ANDI）的新疾病类型来描述正常生理过程导致的一类良性疾病。

退化

在医学上，退化是指器官功能由于不使用或年龄增加导致衰退或退化。一般伴随着器官或组织的萎缩。对于乳腺来讲，退化是指乳腺从哺乳状态恢复至非哺乳状态的过程。这可能发生在婴儿哺乳断奶后以及年龄增长后，尤其是在更年期之后。

因此，ANDI 是影响女性从青春期到老年的整个乳腺发育过程的一类疾病。必须指出的是，虽然患者经历的症状是对正常生理过程的反应，但是有些患者的症状会非常明显，使患者非常痛苦。

乳房疼痛

很少能够通过乳腺疼痛特征来判断乳腺疾病，这一点与心血管系统和消化系统疾病不同。一个重要的例外是与患者月经周期有关的疼痛。根据是否具有周期性将乳房疼痛分为周期性乳房疼痛（cyclic mastalgia）和非周期性乳房疼痛。

周期性乳房疼痛

女性在有月经的几十年内，乳房有疼痛和不适是正常现象。有些女性患者常称自己的一侧乳腺或是乳腺的某个部位疼痛，例如乳腺外上象限部位疼痛。这种疼痛通常在月经周期的后半段开始，并逐渐增强，直至疼痛程度不变，月经结束后疼痛缓解，有时会完全缓解，然后从下一个周期又开始循环。疼痛会放射到乳头或腋窝，与感觉神经的分布一致。有些女性的这种疼痛非常严重，不能缓解，且持续时间很长。这种疼痛常伴乳房触痛和乳房极度肿胀，见例 10.1。

例 10.1

问题。患者右胸外侧曾多次出现疼痛和触痛，你需要获取相关病史资料，之前使用抗生素治疗能缓解疼痛，但现在已没有效果。

讨论。乳房疼痛和触痛是很常见的症状。最为重要的是确定这种疼痛是否与月经周期有关。在患者月经开始前的一周内，疼痛的频率和严重程度通常会增加，且疼痛通常会持续到月经开始后的第一、两天。然后疼痛缓解，且可能会完全缓解，约 10 ~ 14 天后这种疼痛又开始。如果是这种模式的疼痛，患者很可能患有周期性乳房疼痛。如果之前已用抗生素治疗乳腺的相关疾病，检查时就要注意查看乳腺是否有红肿以及患者是否有寒战或发热的症状。如果患者没有这些症状和体征，则乳房疼痛不太可能是感染。使用抗生素后，疼痛得到缓解，患者往往会认为是抗生素缓解了疼痛，且认为继续服用可继续缓解疼痛；然而，疼痛还会再次出现。你可以建议患者在疼痛发作时测量体温，此时体温不应升高。一旦确定患者是周期性乳房疼痛，你可以告知患者导致这种疼痛的原因没什么危险，让患者放心。你应该将精力放在寻找缓解患者的症状方面。

非周期性乳房疼痛

还有一种乳房疼痛与月经周期没有明显的关系，这种疼痛没有周期性疼痛常见。在整个月经周期中，与周期性疼痛相比，这种疼痛不会有太大的波动性，且在月经开始后会缓解，而周期性疼痛不具备该特征。这会使诊断变得更加困难，且在做出非周期性乳房疼痛之前必须排除其他疾病的诊断。如果确诊为非周期性乳房疼痛，则这种疼痛与导致感染或可能癌症病变的风险因素无关。

其他容易与非周期性乳房疼痛相混淆的疾病包括肌肉骨骼疾病引起的影响背部或肋骨的牵涉痛、乳房感染和乳腺癌引起的疼痛等。见例10.2。如果是肌肉骨骼疾病引起的疼痛，运动或某种姿势会加重疼痛。感染导致的疼痛，会伴有乳腺红肿以及发热或不适等全身症状。最后，有一小部分乳腺癌患者会有局部的乳房疼痛，这可能是唯一的症状，但很少见。

问什么

询问其他系统中有关疼痛的问题一样，在询问乳房疼痛问题时要问疼痛开始的时间、疼痛部位、辐射部位以及持续时间等（见第4章和第7章）。

- 询问"疼痛是否与你的月经周期有关？"如果有关，仔细核实这种关系。另外，还要询问有关月经方面的问题（表10.1）。
- "你如果正在服用避孕药，最近是否改变了药物类型或剂量？"
- 如果相关，要询问"是否是母乳喂养？"
- 还要询问"皮肤处是否有红肿？"如果有，可能是感染。
- 轻拧乳腺部位，发生刺痛时，是皮肤疼痛还是皮肤下的乳腺疼痛？
- "是否有其他皮肤变化？"如果乳腺皮肤有酒窝样或绳索样变化，表明患者可能有乳腺癌。

良性乳腺结节

有时，患者会因单侧或双侧乳腺有"肿块"而就诊。良性乳腺结节这个术语是指起源于乳腺的肿块，属于ANDI。良性乳腺结节会导致乳房疼痛，特别是周期性乳房疼痛，结节最常发生于乳腺的上外象限。在月

例 10.2

问题。 一位29岁的女性患者称左侧乳房疼痛，你想知道患者是否为非周期性乳房疼痛。你如何能确定诊断结果？

讨论。 不幸的是，非周期性乳房疼痛的诊断没有捷径可言，因为该疾病的诊断是一种排除性诊断。你需要彻底了解患者的病史和检查资料。如果乳房疼痛与患者的月经周期没有关系，你需要了解疼痛的特征。疼痛是从何时开始的？是持续性的还是间歇性的？是否与运动、吸气、用力有关？你可能还需进行像血液检查、胸部X线片、心电图等检查来排除某些疾病，但采取什么样的检查与你的发现有关。不要匆忙做出诊断，你要排除多种可能诊断后才能做出非周期性乳房疼痛的诊断。

表 10.1 需要询问的与月经有关的问题

你上一次月经的第一天和最后一天是什么时候？
月经持续多久？
一个月经周期持续时间是多少？
月经是否规律？
初潮年龄？
如果已进入更年期，询问更年期的开始时间？

经周期的下半段，良性乳腺结节更为明显。过去人们将这种良性乳腺结节称为纤维囊性疾病，但现已不用此术语，因为纤维囊性疾病这个术语没有任何涵义，只是指组织学检查中发现的一种纤维化和囊性改变。病理学家有时用纤维腺病这个术语来指良性乳腺结节，但是该术语也没有什么临床价值，目前使用良性乳腺结节来描述这种病变。

乳腺感染

当发生外伤、皮肤破裂以及其他皮肤病变如湿疹时，微生物就会通过乳头和导管，引起乳腺感染。如果主要累及乳腺的皮肤和皮下组织，这种乳腺感染称为蜂窝织炎；如果较深的乳腺组织也受累，这种乳房感染称为乳腺炎（mastitis）。乳腺炎如不进行治疗会发展为乳腺脓肿。根据患者是否处于哺乳状态，可以将乳腺感染分为泌乳感染和非泌乳感染。泌乳感染更常见，这是因为婴儿吸奶的力量和水分会导致乳头或乳腺处的皮肤发生破损，使得微生物进入乳腺，进而感染

乳腺（见"乳腺疾病与检查"部分）。

乳腺肿块

乳腺肿胀是临床上乳房最常见的症状之一。导致乳房肿块的原因有许多，但患者最担心的是乳房肿块可能是乳腺癌。必须指出的是男性也会有乳房肿块。男性患者也有可能患上乳腺癌。在英国，女性乳腺癌的患病率是男性的 150 倍。

原因

见表 10.2。在"乳腺疾病和检查"部分对某些原因进行了详细讲述。

问什么

首先要询问：

- "你是否能感觉到一个界限清晰的肿块，或是一个触痛部位？"

如果能够触诊到肿块，接着问：

- "你是何时发现这个肿块的？"
- "肿块是否在增大？"

然后确定肿块是否与下列症状有关：

- "乳腺是否有疼痛？"

要点

- ANDI（乳房发育异常）这类疾病包括乳腺正常生理过程引起的良性疾病。
- 与月经周期有明显关系的周期性乳房疼痛这种生理性乳房疼痛很常见。与月经周期无关的乳房疼痛为非周期性乳房疼痛。
- 在下一个月经周期的前一周，乳房最为疼痛。
- 乳房疼痛时伴有红肿提示可能有乳腺感染。
- 乳腺感染在哺乳期女性中很常见。

表 10.2　导致乳房肿块的原因

纤维腺瘤（fibroadenoma）（年轻女性）
囊肿（35 ～ 40 岁）
生理性乳房变化
错构瘤（hamartoma）（软性离散性肿块，比纤维腺瘤软）
脂肪瘤（lipoma）
乳腺癌
乳腺脓肿（吸烟和受伤后形成）
外伤（最近受伤，如座位安全带勒伤乳腺）
之前手术形成的瘢痕
硅植入物（implants）发生泄漏

如果有疼痛，除了询问上述问题外，还要询问：

- "乳头处是否有溢液？"（见"乳头溢液"部分）。
- "过去乳房受过伤害吗？"如果是肯定的回答，接着问"是如何发生的？"

外伤会导致血肿形成，快速形成肿块，之后由于脂肪坏死，机体在修复时形成了肿块。然而，有时患者不记得之前曾受过伤害，因此可能无法通过病史来确定乳腺是否有过外伤。

既往病史

现在获取患者的既往病史：

- "你过去乳腺上有过肿块吗？"
- 如果是肯定的回答，还需要询问"如何治疗的？"
- 还要询问"曾经做过乳腺手术吗？"

曾经做过乳腺手术会让瘢痕周围的组织形成块状结构，因为手术切除部位会形成下陷结构，与周围组织形成一定的坡度，使得边缘看起来像肿块。手术和随后的愈合也会导致脂肪坏死，触摸起来会比周围的乳腺组织质地更密实。患者可能会在胸部植入硅胶，这类患者如乳腺处有肿块时，有可能是硅胶发生了泄露。有时会观察到乳腺发生明显的扭曲，但有时泄漏不会很明显，不会想到肿块是由于硅胶植入物泄露引起的。

药物史

应记录患者完整的药物史，虽然唯一与乳腺疾病有关的药物可能只有避孕药或替代疗法中的激素。如果患者服用避孕药或替代疗法中的激素，要询问药物的剂型、服用时间，因为这些药物可能就是引起乳腺疼痛的

原因，长期服用这些药物还会增加乳腺癌的发病风险（见"乳腺疾病与检查"部分）。抗抑郁药或抗精神病药物与大量乳头溢液有关（见"乳溢"部分）。对于患有男性乳腺增生的患者来讲，药物史会为疾病的诊断提供有用信息（表 7.15）。

家族史

应获取患者的家族史。对于大多数女性来说，患乳腺疾病的最大危险因素就是年龄的增长。然而，少数女性患者携带使癌症发生风险增加的基因。这些基因包括 *BRCA 1*、*BRCA 2* 和 *TP 53* 等（见"乳腺疾病和检查"部分）。你可以这样问"你家人中有人患过乳腺癌吗？"你应该重点关注乳腺癌患者的一级和二级亲属（表 10.3）。你还必须确保这些亲属与患者有血缘关系，来自同一个家族。还要询问家族里少见的乳腺癌类型，这样询问"你家里有谁患双侧乳腺癌吗？"、"家里有男性患乳腺癌吗？"、"家族中有人患过卵巢癌（或其他不寻常的癌症）吗？"，如果有一个问题的回答是肯定的，患者患癌症的风险就会增加。最近的国家卫生和保健研究所（National Institute for Health and Care Excellence，NICE）指南中有对这类患者患癌症的风险分层和治疗。最终有少数患者可

表 10.3　亲属分类

一级亲属	父亲、母亲、儿子、女儿、兄弟姐妹
二级亲属	祖父母、外祖父母、孙子、孙女、外孙子、外孙女、姨、姑姑、叔叔、舅舅、侄女、侄子、同母异父或同父异母的兄弟姐妹
三级亲属	曾祖父母、曾外祖父母、曾孙子、曾孙女、曾外孙子、曾外孙女、叔祖母、叔祖父、第一代堂兄妹、第一代表兄妹、外甥、外甥女

能需要进行基因检测和咨询，且每年行核磁
共振扫描进行监测。

系统回顾

最后不要忘记做系统回顾。对于健康人
来讲，系统回顾相对较快，因为不需要回答所
有问题。然而，有厌食症、体重减轻、呼吸困
难、骨痛这类症状的患者无法用其他疾病来
解释这些症状时，怀疑是乳腺癌扩散导致的。

表 10.2 列出了导致乳房肿块的原因，但
是对大部分乳房肿块还需做进一步检查。

乳房肿块的诊断基石是三大评估法（见
"乳腺疾病和检查"部分）

要点

- 乳房肿块是 NHS 最常见的乳腺疾病。
- 在英国，女性患乳腺癌的风险是男性
  的 150 倍。
- 不要忘记询问患者使用避孕药或采用
  激素替代疗法的情况。
- 如果患者的一级亲属有在较年轻的时
  候就患有乳腺癌，或是双侧乳腺患有
  乳腺癌，且有男性亲属也患有乳腺癌
  或卵巢癌 / 罕见肿瘤，强烈提示患者
  有患乳腺癌的遗传倾向。

乳头溢液

乳头处有液体分泌，无论是自发的还是
刺激导致，对于许多女性来说非常常见，且
通常情况下，乳头处有液体分泌与乳腺疾病
无关。要询问患者"分泌的液体是什么颜色
的？"如果回答是绿色、灰色或白色，那么
可能不是病变引起的。

非病变导致的乳头分泌液的其他特征包
括分泌物为牙膏样，且分泌物与两个以上的

导管开口或与两个乳头独立隔离。这可能与
分泌物干燥后，乳头处可能会有结痂物。这
种情况下没有必要做进一步的检查，可以让
患者放心。

如果分泌物中带血就要引起注意，这提
示可能是严重疾病引起的。提示是病变导致
乳头分泌液体的其他特征包括自发分泌、单
侧乳头分泌，特别是单侧乳头的某个导管分
泌。这种情况下需要做进一步检查。

如果有大量的分泌物，且分泌物为乳白
色或牛奶样，可能是乳溢。

乳溢（galactorrhoea）

什么是乳溢？

乳溢是指乳腺分泌液体，但与分娩后
母乳喂养无关的现象。男性也有可能发生乳
溢，有时新生儿也会有乳溢（这种乳溢在过
去称为奇乳）。

在停止母乳喂养后的几个月内，一侧或
两侧乳头分泌牛奶样液体是一种常见现象，
甚至在停止母乳喂养后的几年内，还有牛奶
样液体分泌。与其他生理类型的乳头溢液一
样，不推荐患者挤压乳房，因为这类乳溢与
刺激有关，这样做会进一步加重乳溢。

如果双侧乳头有大量的牛奶样液体排
出，这很可能是乳溢。

原因

泌乳通常由腺垂体分泌的催乳素控制。
血液循环中的高催乳素水平［高泌乳素血
症（hyperprolactinaemia）］可能会导致乳溢。
见表 10.4 和表 10.5。

引起乳溢的非药物原因很少，在大多数
情况下无法找到引起乳溢的原因。表 10.4 和
表 10.5 只列出了一些原因，更多的原因请参
阅参考文献。

表 10.4 引起高泌乳素血症的非药物原因

特发性（原因不明）
泌乳素瘤（垂体瘤分泌过多的催乳素）
其他垂体肿瘤
甲状腺功能减退
头部创伤
脑炎 / 基底脑膜炎

表 10.5 引起高泌乳素血症的药物

抗抑郁药物，例如像氟西汀这类的选择性 5- 羟色胺再摄取抑制剂
抗精神病药物，例如氯丙嗪、氟哌啶醇、利培酮
抗高血压药物，例如维拉帕米、甲基多巴
口服避孕药

问什么

- 询问"是单侧乳头分泌还是双侧乳头分泌？"
- 对分泌量有一个大概的估计，这样询问"是只分泌几滴还是持续的大量分泌？"
- "是毫无预兆的发生（自发的），还是在乳头被挤压时才有乳溢？"

获取患者的月经周期资料，查问患者是否有孩子，是否是母乳喂养。注意高泌乳素血症的女性患者可能没有月经期（闭经）、月经量过少、性腺功能减退和不孕。

开始的这些问题适合于任何类型的乳头乳溢。

还要获取患者的药物史，特别是要注意表 10.5 中列出的药物。如果你不确定一种药物的不良反应，请查阅英国国家处方集（British National Formulary，BNF）或可靠的网站，就会发现该药物可能就是导致患者乳溢的原因。

如果没有明显的诱因，询问患者是否有头痛或视力障碍，因为这类症状提示患者可能有罕见的脑垂体瘤。与垂体瘤有关的头痛没有单一的诊断特征：这种头痛可以是单侧

的、双侧的，也可以是偏头痛，或是类似于丛集性头痛。有些根本无法进行分类。与某些垂体瘤相关的视觉障碍是两颞侧偏盲，但只有当肿瘤增大到足以压迫视神经交叉时才会发生。事实上，不同的视觉缺陷的发生与视神经、视交叉和视神经束的受影响情况有关。

必须指出的是，许多垂体肿瘤可能是无症状的，但如果你遇到一位乳溢患者，特别是当她有月经异常合并头痛时，应该为患者做进一步的检查，看患者是否有垂体瘤。

要点

- 如果是单侧乳头的单导管分泌液体，且分泌物中带血，提示应该紧急进行进一步的检查。
- 大多数乳溢无法找到病因。
- 如果有高泌乳素血症，一般要考虑是否为药物所致。
- 高泌乳素血症会引起性腺功能减退、阳痿（男性）、闭经和不孕。
- 高泌乳素血症、头痛和视力障碍的患者可能患有泌乳素瘤，但这种情况很少见。

副乳头 / 副乳腺组织

有时你可能会遇到这样的患者，病变看起来像乳头，或是有一个看起来像乳腺的肿块。

什么是副乳头？

就像其他哺乳动物一样，乳腺是由胸壁上专门的皮肤脊发育而来。这些脊（有时称为"乳线"）是从锁骨中点到腹股沟的垂直线。通常情况下，沿乳线的多余组织不会形成乳腺组织，而是萎缩并消失（而在其他哺乳动物，腹侧面会形成成对的腺体）。然而，如果组织不萎缩消失，就会沿着这条线乳形成多余的乳

头。这些乳头也称为额外乳头，其过程为多乳头（polythelia）形成过程。这些乳腺是退化的表现，且退化程度较高，可能表现为皮肤损害的外观，也有可能发育的比较好，有或没有乳晕。这些额外乳头垂直分布，与乳头在一条线上，从这可以看出额外乳头的性质。对这些额外乳头不需要进行治疗，因为这些乳头没有癌变的风险。

什么是副乳腺组织？

沿着这条乳线也会有乳腺组织的发育，这称为多乳房畸形（polymastia）。副乳腺组织常见的表现形式是在腋窝内侧表现为多余的组织皱褶。这些褶皱内含有乳腺组织，在妊娠和哺乳期间，这些组织会更加明显。可以切除腋下副乳腺组织，尽管有些患者称术后有疼痛和触痛的问题。有乳腺癌的病例报告显示副乳头和乳腺组织会发生癌变，但是目前的结论是，对于任何乳腺组织癌变的风险都是一样的。

乳腺植入物

有越来越多的因美容做过隆胸的女性因乳房问题而就诊。就诊原因可能与乳房植入物有关，也可能无关。隆胸中最常用到的植入物是硅胶（外面为硅袋，里面为硅凝胶）。植入物被置于胸大肌下的乳腺后间隙处（乳腺下）或是在肋骨胸大肌下层处（肌下）。

体内有乳房植入物的女性可能会感到一些异常情况。检查时会发现硅胶植入物的褶皱或边缘。当用手指按压时，乳房表面出现褶皱和凹痕，这种异常很明显。

男子乳房发育

见第 7 章。如果男性乳房过大，男性会比较尴尬，且如果怀疑乳腺癌，男性患者会很痛苦。青春期时，男孩的乳房会比较大，可能是荷尔蒙变化引起的暂时性变化，之后会自然缩小，因此，在大部分情况下，告知他们这种情况，让他们放心。对于年龄较大的男性，你需要获得完整的病史，并进行彻底检查，确定是何种疾病引起的。如果男性乳房处有不粘连的肿块，检查方法采用女性乳房三重评估法（triple assessment）（见"乳腺疾病和检查"部分）。

乳房发育异常

年轻女性的两侧乳房大小可能有差异。通常情况下这种差异很小，向患者表明这是一种正常现象，不需要治疗。在有些情况下，乳房最初可能发育正常，但是随后停止，导致一侧乳房比另外一侧要小得多，且两侧乳房的形状也不同。有些乳房根本就不发育，处于未发育状态，通常累及一侧乳房。这类患者就需要到专门的乳腺外科就诊，让专家提供专业的诊疗意见。通常情况下，乳房发育异常与其他重大疾病无关。

乳腺检查概述

1. 向患者介绍自己，在检查前征得患者同意。
2. 向患者解释检查过程，并征得患者知情同意。
3. 让第三人在场。
4. 让患者脱去衣物。
5. 洗手。
6. 让患者坐在沙发/床上，并面对你。
7. 做整体观察。
8. 问一些预热问题。
9. 检查乳腺外形和轮廓，是否有红斑、瘢痕和凹陷，是否有溃疡；检查乳头。
10. 检查颈部。

11. 让患者抬高双臂后，再次检查乳腺。

12. 让患者将双臂垂直向上抬高，或是将双手置于头部后方，然后系统地触诊乳腺。

13. 检查腋窝处，查看是否有淋巴结病变。

14. 让患者平躺，并将手置于头后。

15. 再次观察乳腺。

16. 再次触诊乳腺。

17. 如果相关，检查乳头乳溢情况。

18. 如有必要，还要检查其他系统。

19. 让患者穿衣服。

20. 洗手。

21. 报告检查结果。

乳腺检查详述

开始

1. 向患者介绍自己，在检查前征得患者同意

你可以这样向患者介绍自己："我叫詹姆斯·帕杰（James Paget），是大四的医学生，鉴于您的问题，我可以检查您的乳房吗？"希望你通过获取患者病史资料的机会，与患者建立和谐的信任关系。但是，如果患者拒绝，不要气馁，因为乳腺是敏感部位，学生检查这个部位可能不太合适。当医生做检查时，要询问你是否可以在场，这样你可以通过观察，学习到有关的检查方法和技巧。不要灰心，因为你会有更多的机会进行学习。

2. 向患者解释检查过程，并征得患者知情同意

如果患者同意让你进行检查，那么你必须向患者解释检查的内容是什么，这样在检查过程中患者才不会感到意外，才能获得患者的信任。在所有的身体检查中，都要获

得患者同意后再检查，这点越来越重要，且对较为私密的检查，必须征得患者同意后方能进行。只有向患者解释了你为什么要做检查、检查的内容以及患者在检查中需要做什么，你才可以说获得了患者真正的知情同意。如果解释了上述内容后，患者仍同意进行，则应该将患者的同意情况清楚地记录在医疗记录中。向患者解释检查时患者必须脱去上半身衣服，且需要对乳腺进行视诊和触诊。在大多数情况下，你需要评估乳腺的肿块情况，且你必须让患者认识到，检查肿块时对两侧乳房均需要进行检查，确保两侧乳腺均没有肿块（而且，如果疑似一侧有异常，你还要对两侧做对比）。

3. 让第三人在场

在做乳腺检查时，一定要有第三人在场，最好是女性。如果患者不同意有第三人在场，作为学生，明智的做法是放弃检查。告知导师这种情况，导师将根据具体临床情况判断是否需要继续进行检查。大多数患者都会同意让第三人在场，并明白这是良好执业的一部分。第三人可以为患者提供宝贵的支持，如果检查过程中患者出现焦虑，第三人也可以让患者减轻焦虑。

4. 让患者脱去衣物

应该让患者在私密的环境中脱去衣物。在临床环境中，应该为患者准备长袍。

5. 洗手

在患者脱衣服的同时，你可以洗手。

6. 让患者坐在沙发 / 床上，并面对你

应该调高沙发或床的高度，让患者的眼睛与你的眼睛处于同一水平（图 10.1）。

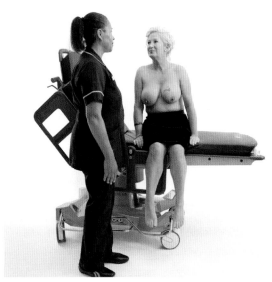

图 10.1　检查时，检查者的初始姿势

7. 做整体观察

虽然是在此处讲述整体观察，但是随着信心和经验的增加，在向患者介绍你自己时，你就可以做这方面的工作。观察患者的情绪：患者是否焦虑？患者可能会有些焦虑，但也可能是对癌症更深层次的恐惧。情绪低落吗？看起来像恶病质吗？这提示患者可能患有晚期癌症。一侧手臂看起来是否比另外一侧的手臂大？如果是，提示患者可能有淋巴水肿。这可能是由于癌症浸润了淋巴系统，导致液体引流不畅，引起手臂肿胀；也有可能是乳腺癌的放射治疗损害了淋巴管，导致液体引流不畅，引起手臂肿胀。

8. 问一些预热问题

你可以这样询问患者："乳房有疼痛或触痛吗？"如果乳腺上有疼痛部位，建议最后检查这个部位。还要询问："你是否注意到乳房有肿块或不寻常的地方？"如果患者称自己乳房有肿块，你可以让患者指出来，你可以这样做："你可以用手指指出肿块的位置吗？"

提示

可以用笔在乳房肿块处做一个记号，这样你在随后的检查过程中会很容易地找到这个位置。

双侧乳腺检查

9. 乳腺视检

检查时，如果患者穿着长袍，可以礼貌地让他们脱掉。

从前面和侧面仔细观察两侧乳房，确保两侧乳房均没有明显的扭曲或异常。记录两侧乳房的大小和对称性。两侧乳房常有轻微的差异。还要注意患者是否有乳房植入物。见例 10.3。有乳房植入物时，乳房的位置可能更高，看起来更圆，更具有吸引力。有些女性不会直接说自己曾经做过隆胸植入手术。做过隆胸植入手术的女性在其两侧乳房下方可能有横向已经愈合的瘢痕。

检查红斑

检查皮肤颜色，特别是查看是否有红斑。可以观察到红色线状痕迹，这是正常的，是胸罩带或金属圈引起的。如果胸罩不合适，红色线状痕迹会更加明显。然而，如果合并有更多的红斑，且红斑疼痛和发热，这提示可能是继发于乳腺炎的炎症。乳房下方发红可能是念珠菌感染引起的，因为这个部位容易出汗，加上不良卫生环境，为真菌感染创造了条件。红斑也可能是累及全身的皮肤病变（如银屑病或湿疹）引起，在皮肤其他部位可能发现皮疹。有时，乳腺癌的放疗也可能引起红斑，根据患者的病史资料，你会很容易发现这一点。

检查瘢痕和凹陷

快速检查完乳腺后，要更仔细地观察

例 10.3

问题。 一位女性患者做过隆胸手术，双侧乳房内有硅胶植入物，你担心会被问到许多关于植入物的困难问题，且担心因为植入物的存在会使乳房检查变得困难。

讨论。 你不需要回答有关植入物方面的问题。应该让在这方面受过培训的医生给予回答。患者可能是因为以下四种原因在胸部放入植入物：①患者可能曾患过乳腺癌，切除乳房后需要放入植入物重建乳房。②患者可能是为了让自己变得更加漂亮而做隆胸植入手术。③患者可能因为单侧或双侧乳房发育不正常而做过隆胸植入手术。④患者因为变性的需要做过隆胸植入手术。在很多情况下，你需要敏感地认识到这样一个事实：患者可能会听到一些容易让人误解的建议，认为乳房植入物对身体是有害的，这类患者可能会后悔做隆胸植入术。此时，不要轻易做判断，以事实为准，这很重要。需要指出的是，硅胶植入物已经使用了约 50 年，目前有很多的研究证据可用。众所周知，有机硅会发生转移，进入周围组织，或是转移到引流淋巴结，例如转移到腋窝处的淋巴结。目前还没有充分的证据表明硅胶外渗会影响到全身，影响全身健康。目前没有证据表明硅胶破裂会增加癌症发生的风险，但可以导致不寻常的疾病，如结缔组织疾病，或干扰患者的免疫系统。硅胶泄漏会导致乳房变硬或变形，引起不适或疼痛。

请放心，有乳房植入物的女性的触诊与没有乳房植入物的女性的触诊难度是一样的。也要明白当你为有乳房植入物的女性做触诊时，你可能会触诊到植入物的褶皱。这可以通过触诊手指施加压力来证实。一旦压力解除，植入物就会回到原来的位置。本质上这是植入物向外的突出，因为没有足够的乳房组织来覆盖，容易触诊到。硅胶渗出后会导致周围组织发生纤维化，导致乳房变形以及触诊时发现明显异常。

是否有其他不太明显的变化。查看是否有手术后留下的瘢痕。现在，外科医生更善于隐藏瘢痕，一般在皮肤皱纹和乳晕边缘动刀，不破坏乳房的美感。直到开始触诊后，你再确定没有漏过隐藏于乳房的瘢痕。查看是否有小凹陷。小凹陷是正常表皮受到影响，皮肤向内牵拉形成小的凹陷。如果之前没有做过乳房手术而出现小凹陷，提示患者可能患有癌症。然后查看皮肤质地。皮肤上可能会出现橘皮样外观（称为"橘皮样改变"），但这种改变很少见。如果癌细胞阻塞淋巴管，引起液体引流不畅和皮下水肿，这种局部水肿会使皮肤毛孔加大，形成橘皮样的外观。在一些乳腺癌或乳腺癌放疗后，伴有乳腺淋巴水肿或明显炎症时，皮肤也会发生橘皮样改变。

查看溃疡

和其他部位皮肤表面的溃疡一样，要注意观察溃疡的大小和外观。见例 10.4。当监测干预效果时，目前观察到的有关溃疡的数据就有用处了。

原因

见表 10.6。

例 10.4

问题。你在一间乳腺诊所见到一位被家人说服来就诊的年龄较大的女性患者。在就诊过程中，患者没有提供任何有用的病史资料，也不愿意医生为其做检查。然而，当患者脱下长袍时，你闻到来自乳腺的臭味，观察到在乳腺的 12 点方向有一个菜花样溃疡。乳腺的轮廓明显被皮肤和溃疡下面的巨大肿块所扭曲。你感到惊讶的是患者就任其发展，你不知道如何着手处理。

讨论。首先，你不要批评患者，也不要对患者胸部散发出来的气味表现出厌恶的情绪。她自己很清楚这种味道，这也许是她不来就诊的原因之一。患者不来就诊的原因有很多。可能是刚移民的某些种族的人，或是避难者，不知道如何就医。有些人没有固定居所，如吉普赛人或旅行者，传统上也不去就医。有些人害怕因为看病不能工作，因为他有要供养的人，害怕失去工作。有些人可能有学习困难（learning difficulties），或是患有精神分裂症、抑郁症或痴呆等精神疾病，不能或不愿去看医生。有些人仅仅是害怕发现不好的病症，或是害怕医生和医院。要探究该患者为什么不愿意让她的家人陪她来就诊，这很重要。尽管你有了初步的怀疑，但你仍然需要对患者进行系统、彻底的检查，同时，你需要对患者的相关情况要敏感。记录溃疡的一个有用的方法就是拍照，在征得患者同意的情况下才可能拍照。如果患者不同意，你需要记录溃疡的大小、溃疡边缘情况、周围红斑，并描述底部是否有坑。如果溃疡有臭味，提示溃疡处有感染，且应该用拭子获取样本。例行观察并触诊乳房后，如果你发现了肿块，要做记录，记录方法同其他部位肿块的记录方法。还要评价肿块的活动度。检查腋窝处是否有淋巴结病变，如果你怀疑患者患有晚期癌症，对其他系统也要进行评价，例如检查腹部，查看肝；检查呼吸系统，查看胸腔积液等。

表 10.6　导致乳腺溃疡的原因

乳腺炎
乳腺脓肿
外伤
放疗
浸润皮肤的乳腺癌
乳房 Paget 病

观察乳头

最后，观察乳头。两侧乳头是否对称？一侧乳头是平的，甚至是向内凹陷的？要询问患者乳头内陷是最近发生的还是很早以前就发生了。如果乳头内陷是最近发生的，就要注意，因为最近乳头内陷是癌症的一个特征。然而，有研究表明，即使是最近发生了乳头内陷，也不太可能是癌症引起的，尤其是当女性年龄在 50 岁以下时；但是，最近有乳头内陷的同时乳头处溢血，或是触诊到肿块，患者患癌症的风险就大大增加。

有时在乳头和（或）乳晕周围会出现脱屑或溃疡。这会导致皮肤深处组织出血。如果其他部位的很多皮肤也出现这种情况，这种病变可能是湿疹。也可能是乳腺 Pagets 病，这是一种很不常见的乳腺癌类型（图 10.2）。

10. 检查颈部

让患者坐在床或沙发末端，你站在患者

背后触诊颈部。如果触诊到颈部有肿块，要告知患者。在检查一开始就可以做这项检查，基于以下几个原因，我认为该检查很有用。患者已经处于便于检查的最佳位置。我还发现，此时在不那么"敏感"的部位进行触诊，会让患者适应我对患者的触碰，便于触诊乳房。用指腹检查颈部和锁骨上区域（见第11章）。

11. 让患者抬高双臂后，再次检查乳腺

让患者竖直向上抬高双臂，且让患者向前看（图10.3）。再一次检查，如果没有发现既往有手术或外伤，则导致乳腺轮廓异常或

扭曲的原因很有可能是恶性肿瘤（图10.4）。此时，可以抬高或移动乳房，以便能够全面

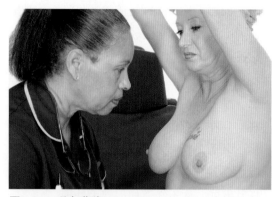

图 10.3 观察乳腺

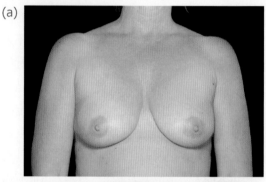

(a)

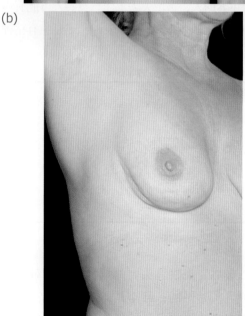

(b)

图 10.4 （a）患者在放松状态时，乳腺看起来正常。（b）手臂向上抬高后，右侧乳腺外侧的小凹陷变得很明显

> ## 要点
>
> - 检查时一般是从观察双侧乳腺开始，观察两侧乳腺的对称性，以及乳腺是否有扭曲。
> - 乳腺上红斑可能是由念珠菌感染、皮肤病或乳腺感染引起。
> - 仔细观察是否有术后留下的瘢痕，尤其是乳晕边缘和乳房下方。
> - 不要忘记检查乳头是否有任何异常，包括向内凹陷、脱屑或提示最近乳头溢液的结痂。

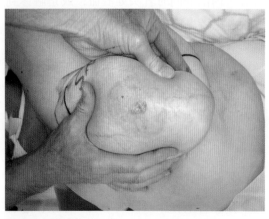

图 10.2 乳头 Paget 病

观察乳房（图 10.5）；在这样做之前要告知患者。抬高或移动乳房有助于发现可能隐藏在乳房下方的手术瘢痕或皮疹。

12. 让患者将双臂垂直向上抬高，或是将双手置于头部后方，然后系统地触诊乳腺

通常情况下，最好从正常的乳房开始检查，避免触诊到触痛部位让患者更紧张。用手指轻轻转圈按压乳房（图 10.6）。用示指和中指朝胸壁方向按压乳房时，要评价乳房组织质地的一致性。这种方法具有系统性，其目的是系统地将整个乳房彻底检查一遍。

系统、彻底地检查乳房的方法还有很多（图 10.7）。现在触诊可能有病变的乳房，并特别注意患者提到的部位。记住触诊时感觉异常的部位。是否有增厚部位？或是有一个边界清晰的离散肿块？有时，你可通过调整触诊时的压力和深度来确定小病变的位置。无论你采取什么策略做检查，都要仔细检查乳头以及触诊乳头后面的部位。必须记住，乳房与腋窝内侧直接相邻，因此腋窝内侧也要仔细检查。见例 10.5 和例 10.6。

如何检查乳房肿块

如果你确实发现乳房有肿块或异常，你

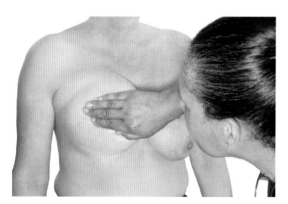

图 10.5 移动乳房，检查隐藏部位

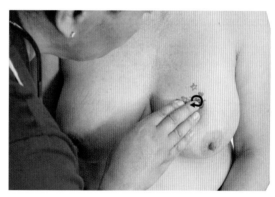

图 10.6 触诊乳房

(a)
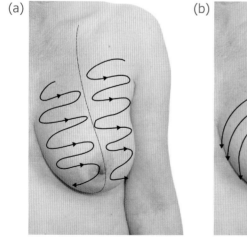

(b)
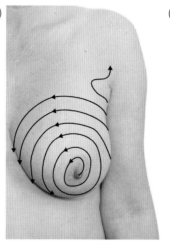

(c)
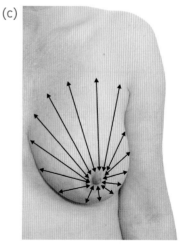

图 10.7 （**a**）乳房触诊方法；先检查一侧乳房的半，再检查另外一半，检查方法是从上到下。（**b**）从乳头开始，向外螺旋移动式触诊。（**c**）楔型或辐条式触诊

例 10.5

问题。 你为一个声称有"乳房肿块"的女性做检查，但你不确定自己触诊到的是真正的肿块还是纤维组织。

讨论。 请记住，触诊到的大多数块状区域并不是病变，这种块状区域在乳腺检查中很常见。一旦做完检查，你对乳房质地的一致性会有一个总体的感觉。所以你尽量找到一个异常或是异常部位。在乳房内你没有发现肿块，这个检查结果很合理。但是如果你感觉到一个增厚部位或是感觉某个部位的质地很密实，你应该用表盘法或四象限法描述出来，或指出来。在这种情况下，你可能需要做诊断性检查才能得出最终的结论。

例 10.6

问题。 你为一位乳腺非常大的患者，做检查，你担心无法检查出异常情况。

讨论。 对于所有的临床医生来讲，检查大的乳腺都比较困难，即使是那些在乳腺触诊方面经验丰富的医生也是如此。因为患者可能因为自己的乳腺太大而比较尴尬，因此，你必须对患者的情绪敏感。确保你根据常规的检查方法对两侧乳腺进行系统检查，检查时要认真专业。检查时，你可以让患者抬高其乳房，便于触诊。当患者平躺时，你可以用另外一只手（非触诊手）将患者的乳腺从腋下向外抬，便于检查。最后，你必须记住，乳腺大并不表明癌症的发病率就高。

需要将其描述出来，描述方法同其他部位肿块的描述方法（见第 7 章和第 11 章）。描述肿块的位置很重要，这样其他医生也能够找到。标志肿块位置的方法主要有两种：将乳房划分为四个象限，或是通过表盘的方法来描述（图 10.8）。如果你在一间乳腺诊所工作，乳腺检查是整体评估的一部分，那么在为患者做检查时，你要将异常部位用笔标记出来，便于患者做随后的超声检查。

评价肿块的活动度

乳房肿块的一个重要特征是其活动度。用示指和拇指抓住肿块，在不同的平面上移动肿块，评价其活动度。如果肿块在乳房内移动的距离超过 2 cm，该肿块不太可能是癌症，很可能是纤维腺瘤。如果肿块的活动范围受到限制，那么该肿块可能是癌症。见例 10.7。

判断乳房处皮肤下乳房肿块与皮肤的粘连程度

轻轻捏住乳房肿块上方的皮肤。如果皮肤能够自由活动，说明肿块没有浸润皮肤。如果皮肤不活动，提示乳房肿块已经浸润皮肤，与皮肤发生了粘连。

查看皮肤向内凹陷

在评价乳房肿块的活动度时，如果皮肤向内凹陷，表明肿块已经浸润到支撑韧带

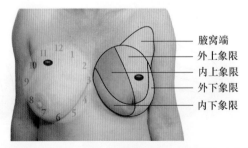

图 10.8　用顺时针法（右侧乳房）或象限法（左侧乳房）描述乳房肿块的位置。右侧乳房肿块位于 11 点方向，左侧乳房肿块位于外上象限

例 10.7

问题。 你为一名女性患者做检查时，发现其乳腺有一个肿块，但是你无法通过临床检查判断该肿块是恶性还是良性，你想知道如何对患者讲述这方面的问题。

讨论。 目前，仅仅通过体格检查，是无法可靠地判断一个乳腺肿块是恶性的还是良性的。这就是三维评估法为什么如此重要的原因。尽管如此，还是有一些特征会提示该肿块是恶性的还是良性的。肿块的活动性越好，恶性的可能性就越低。如果肿块的活动程度很低，且边界模糊，尤其是皮肤或是肿块上的皮肤发生了扭曲，那么肿块是恶性的可能性更高。然而，结合超声（和乳腺 X 线检查，视年龄而定）和活检，才能最终确诊。在临床环境中，不需要处理这种棘手问题，你应该将患者转诊给这方面的专家，观察专家是如何处理的。最好的办法是直接坦白地告知患者发现乳腺有一个肿块，需要进一步检查，才能确定肿块是恶性的还是良性的。如果患者直接询问肿块是否是恶性的，最好告知患者有可能是恶性的，但也有可能是良性的，需要做进一步的检查才能确定。

（Astley-Cooper 韧带）。如果肿块已经扩散到韧带，肿块活动时就会牵拉韧带，也牵拉了附着于韧带的皮肤，导致皮肤向内凹陷。如果肿块足够大，即使不活动肿块，抬高手臂时就能够观察到皮肤向内凹陷。

观察乳房肿块与胸大肌的粘连程度

如果乳腺恶性肿块很大，且浸润能力强，那么肿瘤就会浸润位于乳腺后的胸大肌。用手抓住肿块，然后向不同方向移动肿块，注意肿块的活动程度。现在让患者用双手掐腰。这会导致双侧胸大肌收缩（图 10.9）。现在再尝试活动乳房肿块。与胸大肌处于放松状态时相比，如果肿块活动受限，提示乳房肿块与胸大肌发生了粘连。注意由于肌肉纤维本身具有弹性，即使发生粘连，胸大肌仍然有一定的活动度。此外，你可能还会注意到，你无法将手指插到肿块后面。

提示

如果你不确定胸大肌是否收缩，你可以用拇指和示指触诊腋前纹头来确定。因为胸大肌附着在肱骨上，胸大肌收缩时就会形成腋前纹头。

检查胸壁的粘连程度

癌症还可以一直向后浸润胸壁，浸润

(a)

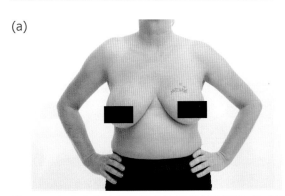

(b)

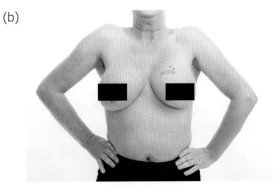

图 10.9 （ a ）在胸大肌收缩前让患者双手掐腰；（ b ）双手向腰部内侧推动，使胸大肌收缩

肋骨和肋间肌肉，使肋骨和肋间肌肉发生粘连，但这种情况很少见。如果肿块很大，你还要用第三和第四个手指才能抓住肿块，然后向在不同方向移动肿块。如果与胸壁发生了粘连，肿块根本不会活动，或是你在活动肿块时患者的整个身体也发生了移动。此外，你也无法将手指插入肿块后面。

提示

判断肿块与胸大肌或胸壁是否发生了粘连的一个办法是让患者向前屈身。没有发生粘连时，两侧乳房应该一起自由向前摆动；但是，如果发生粘连，与胸大肌或胸壁发生粘连的乳房就会受到影响（检查时，如果患者的体位发生变化，也可以观察到这一点）。

---

13. 检查腋窝处，查看是否有淋巴结病变

患者双臂处于放松状态时，可以触诊其腋窝处（图 10.10）。根据第 5 章描述的检查方法进行。

发现腋窝处有小的淋巴结是正常的，但是如果淋巴结很大（直径超过 15 mm），就需要注意。还要观察淋巴结的特征（见第 5

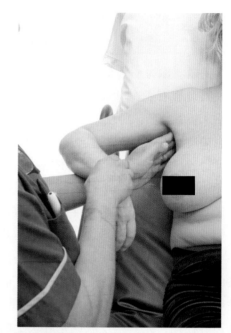

图 10.10　右侧腋窝触诊

章）。如果淋巴结质地很硬、不规则、活动性差，强烈提示癌症已经扩散到淋巴结。

14. 让患者平躺，并将手置于头部后

让患者平躺，并将手置于头后时，更容易观察乳腺处的皮肤和乳腺的下半部，且更容易触诊这些部位。

15. 再次观察乳腺

见图 10.11。

> ## 要点
>
> - 如果在乳腺处发现了肿块，要记录其位置。
> - 确保评价乳房肿块的方法与评价其他部位肿块的方法一致。
> - 判断肿块的活动度时，要确保肿块是否与皮肤及肿块后的结构发生了粘连。
> - 只有通过三维评估法，才能可靠地确定肿块的性质。

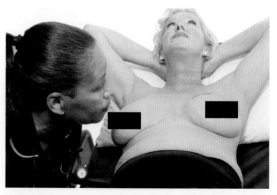

图 10.11　患者处于仰卧位时做进一步观察

16. 再次触诊乳腺

17. 如果相关，检查乳头溢液情况

如果患者称其乳头处有溢液，且乳头没有溃疡或裂伤，则需要用酒精将乳头擦干净，仔细观察是否有分泌物。如果是绿色或灰色 / 白色分泌物，那么不需要采取其他措施，因为这是正常生理现象。然而，如果发现分泌物中带血，提示这可能是一种严重病变，可能是癌症。资深的医生可能会将一些分泌物放在玻片上，让病理学医生检查是否有恶性上皮细胞（乳头分泌物细胞学检查）。文献对这一方法是否可靠还具有争议，需要做进一步研究。

提示

如果看起来分泌物中带血，要用白色材质接一滴分泌物进行观察。这是因为乳头处的绿色分泌物看起来也像分泌物中带血，尤其是当光线很暗时。

乳腺检查之后

18. 如有必要，还要检查其他系统

如果你强烈怀疑患者可能患有晚期癌症（即肿块变硬且形态不规则，伴淋巴结病变），那么需要认真检查其他系统，以防癌症转移到其他系统。对呼吸系统的检查时可能发现胸腔积液，或腹部触诊时可能发现肝大。

19. 让患者穿衣服

让患者穿上衣服，检查结束。

提示

你可以让在场的第三人询问患者对检查是否满意，以及在检查时患者是否极度焦虑或紧张。该做法很有用，有助于及早发现任何问题并消除任何误解。

20. 洗手

当患者在较为隐秘的环境中穿衣时，你可以借此机会洗手。

21. 报告检查结果

这样说：

"该 62 岁的女性患者，其右侧乳腺上有一个肿块，无疼痛，但分泌液中带血。过去 2 个月，体重减轻 6 公斤。检查发现右侧乳房外上象限（10 点钟方向）有一个较硬的不规则肿块，且与此处皮肤有粘连。右腋窝处有明显的淋巴结病变，淋巴结肿大、坚硬、不规则。双侧肺部正常，无肝大。可能诊断是乳腺癌，且已经扩散至腋窝淋巴结。"

该检查结果报告涵盖了病例的要点，同时这名学生对癌症扩散至乳腺外的可能性也进行了说明，表明该学生比较严谨。

乳腺疾病与检查

在本章的开始，我就提到了乳腺的各种疾病与检查方法。在这部分，我将进行讲述。总的来讲，我会简短地讲述，尽管有些部分会进行详述。

周期性乳腺疼痛

导致周期性乳腺疼痛的原因尚不清楚。但是，某些乳腺组织对血液中的激素水平似乎更敏感，当激素水平发生周期性变化时，某些乳腺组织的反应就会非常大。该部位的

局部疼痛会让患者认为这个部位可能有问题。对该部位的检查最好是在月经周期的前半段进行，因为此时激素的影响最小。一旦确诊患者是 ANDI 和周期性乳房疼痛，你可以告知患者她没有患上严重疾病，让她不用担心。你可以告诉患者该疾病的病因尚不清楚，具有自愈性，不会增加乳腺癌的发生风险。治疗方法包括选择合适胸罩这类物理措施、口服普通的镇痛药物，或涂抹月见草油等。月见草油（evening primrose oil）是一种非处方药物，需要常规涂抹几个星期，直至疼痛缓解。虽然有些人推荐月见草油，但是与安慰剂作对照后，其效果很微弱。无论使用什么治疗方法，都要鼓励患者在开始用药前记录疼痛情况，以确定治疗是否有效。

良性乳腺结节（benign breast nodularity）

检查良性乳腺结节最好是在月经周期的前半段肿块最不明显时，再次进行检查。在此阶段，乳腺组织的压痛程度较小，便于做更彻底的检查。良性乳腺结节的治疗目前主要是缓解乳房疼痛，治疗方法包括心理安慰和简单的支持措施。在过去，切除良性乳腺结节会导致乳腺瘢痕（breast scars）和扭曲，且有时不会完全消除症状。

泌乳感染

母乳喂养时，乳腺发生感染的风险非常高，这种感染称为泌乳感染。母乳喂养时，婴儿吸奶动作会导致乳房压力增加以及乳头潮湿，乳头容易发生小裂口，增加微生物进入乳腺的风险，乳腺感染的风险也大大增加。哺乳期的女性如果患有糖尿病或处于免疫抑制状态时，乳腺发生感染的风险会更高。乳腺感染和其他部位感染一样，也是表现为皮肤红肿、疼痛和压痛。可能还会有全身症状，如发热和全身不适等。

泌乳感染的治疗方法是鼓励母亲继续母乳喂养，受影响的乳腺也需要继续喂奶。这种母乳喂养不会给婴儿带来不良影响。还可以进行局部热敷和轻轻按摩，这有助于乳液流出。另外，还可以口服简单的镇痛药物，如对乙酰氨基酚，缓解疼痛，且对婴儿来讲，也比较安全。这类感染大多是由葡萄球菌引起，对抗生素氟氯西林很敏感。如果使用抗生素后没有效果，而疼痛和局部症状和体征更为明显，且有反复发热，提示泌乳感染已经发展为乳腺脓肿（breast abscess）。近几年来，乳腺脓肿的治疗方法和过去已不一样，现在的治疗方法包括脓肿抽吸术，可以在超声引导下或不在超声引导下进行。在随后的几天可以重复抽吸，直至脓肿根除，与此同时，患者仍要使用抗生素进行治疗。如果覆盖在脓肿上的皮肤因为脓肿发生病变，变薄且失去活力，那么需要在该处皮肤做切开，将脓肿从此切口处引流。一旦脓肿引流干净，相关的蜂窝织炎也就消失了，也不再需要使用抗生素。

非泌乳性乳腺感染

这种类型的乳腺感染不常见，虽然多见于吸烟者。感染一般发生在乳头/乳晕周围，这种感染称为导管周围乳腺炎（periductal mastitis）。感染通常发生在乳腺表面，治疗后愈合缓慢。有时会发生乳头瘘（瘘是指两个上皮表面之间的管道），例如乳头导管和乳腺皮肤之间形成瘘管（图10.12）。非泌乳性乳腺脓毒症痊愈非常困难。急性期时，需要使用抗生素进行治疗。如果出现反复感染，可能除了葡萄球菌外，还感染了其他细菌，如革兰氏阴性菌。用拭子从乳腺破溃处

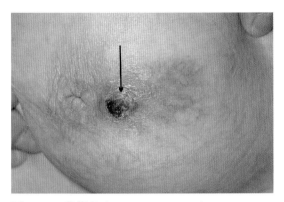

图 10.12 乳管瘘（mammillary fistula）

取样本进行培养，在微生物科室的帮助下确定感染菌。如果脓肿可经皮进行穿刺抽吸，那么穿刺抽吸就是首选的治疗方法。告知患者如果她们继续吸烟，可能会发生反复感染，问题可能无法得到解决。还应告知患者，即使戒烟，仍然有可能发生反复感染。在某些情况下，可以将乳头后所有的导管切断，减少非泌乳性乳腺脓毒症的发生频率。这种手术可有多种结果。

良性乳腺肿块

纤维腺瘤

纤维腺瘤是一种边界清晰、离散的肿块，常见于年轻女性，尤其是 15 ～ 25 岁的年轻女性。触诊时，纤维腺瘤质地密实，边界清晰，活动度好，触诊移动距离超过 2 cm。有时，因为纤维腺瘤活动度高的特点，将纤维腺瘤称为乳腺内的老鼠。纤维腺瘤的发病原因尚不清楚。大多数纤维腺瘤长到一定程度就不再生长。有些女性单侧或双侧乳腺上会有多个纤维腺瘤。

除了临床特征外，还可以通过超声检查进行诊断，通常是经过组织病理学检查后确诊纤维腺瘤。纤维腺瘤不增加发展为乳腺癌的风险，但是，一侧乳腺发生纤维腺瘤后，另一侧乳腺发生纤维腺瘤的风险会增加。纤维腺瘤如果是在胸罩带的部位上，就会有症状，但大多数纤维腺瘤不需要切除。

囊肿

囊肿是一种充满液体的肿块，是女性乳腺中常见的肿块，常见于 35 ～ 50 岁的女性。其他腺体，像甲状腺和卵巢，受到激素影响时也会形成类似的肿块。囊肿有一个很薄的外皮，触诊时感觉很光滑。触诊时有些囊肿质地致密，有些囊肿感觉像葡萄。囊肿具有轻微的活动度。患者可能有多个乳腺囊肿（breast cyst）。可以用针穿刺囊肿并用注射器抽吸囊内液体，抽吸后如果囊肿变小，且抽吸没有血液，就不需要进行进一步的检查分析。

有时在乳腺成像检查中偶然发现囊肿，但没有临床意义，不需要治疗。有些患者会有多个囊肿，会让患者感到不适，但是目前还没有方法能够减少囊肿的形成。绝经后囊肿就不太常见了。囊肿没有发生恶性变的可能，但是要注意具有囊肿样特征的乳房肿块，对这些进行肿块抽吸时不能将囊内液体完全吸出，或是抽吸时含有血液。这类乳房肿块需要进一步检查，因为有些癌症可能是囊性的。

错构瘤 / 神经纤维瘤 / 脂肪瘤

身体其他部分会出现这些类型的肿瘤生长。错构瘤（hamartoma）是一种成熟细胞和组织的过度生长，可发生在任何部位。就乳腺而言，错构瘤由纤维组织、脂肪和乳腺导管组成。错构瘤质地比纤维腺瘤软。神经纤维瘤是一种来源于神经的肿块。有些人就有先天性神经纤维瘤病（见 6 章），身体多个部位（包括乳腺）有多个神经纤维瘤。脂肪瘤是一种脂肪肿块，其特征是触诊时脂肪瘤会从手指上滑落（脂肪瘤的"滑溜"体征）。在临床检查中要考虑所有的可能诊断，通过超声和活检来确诊。

病理性乳头溢液

需要对怀疑患有病理性乳头溢液患者的乳腺进行仔细检查，并配合乳腺的影像检查，确定患者乳腺内是否有癌症。需要注意的是，导致乳头病理性溢液的癌症可能与乳头的距离很远。15% ~ 20% 的病理性乳头溢液患者，其乳腺内会发生恶性肿瘤。对分泌物样本进行细胞成分分析（乳头分泌物细胞学检查）不是一个很敏感的检查。医学文献中关于检测分泌物中的红细胞是否有助于确诊分泌物中带血尚有分歧。近年来，光导纤维镜（乳腺导管光导纤维内镜）已经用于检查乳腺导管，但尚未得到广泛应用。因为这种内镜的检查技术难度较大，且提供的检查结果也不一定准确。

如果发现癌症，诊疗方法见下文（"乳腺癌"部分）。如果没有诊断恶性肿瘤，那么就要切除与病理性乳头溢液有关的乳腺导管，并进行组织病理学检查，查看是否有瘤变。如果没有瘤变，那么导致病理性乳头溢液的可能就是导管扩张症，导管扩张症是导致病理性乳头溢液的一个常见原因。母乳喂养或感染导致导管堵塞，引起导管扩张和导管壁增厚，导致导管扩张症（duct ectasis）。晚期可能发生纤维化，导致导管缩短、乳头内陷。导致病理性乳头溢液的另一个常见原因是乳腺导管中存在疣样病变，称为乳头状瘤（papillomas），不是癌变。乳头状瘤一般都需要切除以进行确诊。

泌乳素瘤

泌乳素瘤是一种良性垂体瘤。垂体肿瘤根据其活动状态可分为功能性肿瘤或非功能性肿瘤。功能性肿瘤是指能够产生一种或多种过多激素的肿瘤，而泌乳素瘤是指产生过多泌乳素的肿瘤。泌乳素是一种能够刺激母乳分泌的激素，一般在妊娠和哺乳期间浓度较高。因此，泌乳素瘤的症状之一是非妊娠女性（男性很少见）有母乳产生。泌乳素还有其他作用，导致其他症状和体征。泌乳素瘤患者月经量减少，甚至会发生绝经，因此泌乳素瘤是导致不孕的原因之一。泌乳素瘤也会导致性欲减退，导致男性阳痿。泌乳素瘤还会导致性腺功能减退，引起性器官功能下降和第二性征消失。

垂体肿瘤根据肿瘤的大小进行分类：直径小于 1cm 的肿瘤称为微腺瘤；大于 1cm 的肿瘤称为大腺瘤。随着肿瘤体积的增大，还会引起其他症状如头痛，或是体积增大后侵犯视交叉神经，导致双外侧偏盲。垂体肿瘤还会干扰其他激素的正常分泌，如促肾上腺皮质激素（adrenocorticotropic hormone，ACTH，也称 corticotropin）、促甲状腺激素（thyroid stimulating hormone，TSH 也称 thyrotropin）、促性腺激素［包括黄体生成素（luteinizing hormone，LH）和促卵泡激素（follicle-stimulating hormone，FSH）］和生长激素（growth hormone，GH），导致这些激素缺乏。

在研究泌乳素瘤时，必须对血液中的催乳素水平做出解释，因为催乳素水平在正常人群中的差异很大。压力大或服用某些药物时，泌乳素水平可能会升高，这种情况易被误诊为泌乳素瘤。如果你怀疑患者可能患有泌乳素瘤，需要将患者转诊到内分泌科进行诊断。检查方法包括对垂体功能的评估、检查垂体所产生的各种激素的水平及其作用器官的情况。如果患者的视力受损，应由眼科医生进行评估，包括评估其视野。诊断方法是 MRI 扫描，MRI 扫描已经取代了 CT 扫描。

小且无并发症的肿瘤用溴隐亭进行治疗，溴隐亭是一种抑制催乳素作用的多巴胺激动剂。有些人使用溴隐亭后没有效果，可以尝试卡麦角林。如果治疗无效，或是肿瘤很大，需要手术治疗。有时要联合应用手术和溴隐亭。可能还需要解决垂体功能减退、视觉障碍等并发症。

乳房植入物

1962 年在美国首次进行了硅胶植入隆胸。目前使用的植入物主要有两种：一种是硅胶壳内填充硅胶内容物，另一种是硅胶壳内填充生理盐水。早期植入物会发生硅胶泄漏情况，硅胶泄漏进入周围组织，形成不规则、较硬的壳样组织，称为囊状结构。这会导致周围乳腺组织扭曲变形，触诊时会发现不规则肿块。因此，在这些部分很难判断是否有癌症，需要采用更直接的检查方式，例如组织活检，来判断是否有癌症。

乳房植入物的存在会增加乳腺 X 线检查的技术难度，降低 X 线检查的灵敏度。乳房植入物不会增加乳腺癌的发生风险，且硅胶泄漏后也不会增加乳腺癌的发生风险。也没有证据表明硅胶泄漏与结缔组织病变有关。

男子乳房发育

男子乳房发育常见于刚进入青春期的男孩或是年龄较大的男性。大多数的男子乳房发育病因未明。可能只累及一侧乳房。对年轻男性患者进行临床检查时，需要检查睾丸。如果怀疑患者可能患有男子乳房发育，要检查血液中的睾丸肿瘤标记物以及行睾丸超声检查，查看是否有异常。对于年龄较大

的男性患者，必须排除医疗原因和药物原因，详见第 7 章。

三维评估

准确确定乳腺疾病原因的方法为三维评价法，这是确定乳腺疾病原因的基础。三维评价法包括临床发现（病史和体格检查）、乳腺成像和细胞病理学检查。每位患者都需要做乳房成像。患者如果有局部症状，特别是患者自称乳房处有肿块，或是临床医生在触诊中发现离散的异常病变，那么就需要对这些局部病变部位做超声检查（靶向超声）。

患者年龄大于 40 岁且有症状，则这类患者需要做乳腺 X 线检查，检查的部位包括两侧乳腺，也包括可疑病变部位。乳腺 X 线检查还会提供有关乳腺周围组织的信息、乳腺癌局部扩散情况以及乳腺其他部位是否有乳腺癌的情况。如果强烈怀疑腋下部位可能有乳腺癌转移，那么应该对腋下进行超声检查，检测是否有淋巴结病变，如有，进行活检。三维评估法中的第三种检查方法是细胞病理学检测方法，局部麻醉后将一根针插入异常部位并样本。针头内的负压会将细胞样本吸入针管，这种方法称为细针抽吸细胞学检查。现在已不常用这种取样方法。更常用的是，临床医生使用一种器械从异常部位获取小圆柱体组织样本；局部麻醉后通过触诊或是超声引导下进行取样，这种取样方法称为核心活检法。

三维评估法能够确保不会漏诊乳腺癌，因为三维评估法中的每种方法在单独应用时，可能都会漏诊乳腺癌。最好的做法是由多学科医疗专业人员组成的多学科小组定期讨论检查结果，优化对患者的管理，尽可能减少漏诊乳腺癌的风险。

乳腺癌

接下来的这部分内容主要是对乳腺癌进行一个总的概述，而不是全面的讲述。乳腺癌是女性最常见的癌症，其发病率随年龄的增加而增加。约 1/10 的女性会受到乳腺癌的影响。30 岁以下的女性患乳腺癌的风险很低，25 岁以下的女性患乳腺癌则更为罕见。大多数的乳腺癌是散发的，这意味着乳腺癌没有明确病因。约 5% 或更少的乳腺癌的发病具有家族性，是一种基因异常疾病，通过母系或父系遗传。已经对许多异常基因进行了测序，但发表较多的基因有 *BRCA 1*、*BRCA 2* 和 *TP 53*。在获取乳腺癌家族史时，确定正确的受累情况很重要。一般来说，一级亲属患乳腺癌的风险比三级亲属大得多（表 10.3）。会使患乳腺癌的风险增加的因素有：①家族中患乳腺癌的人数越多，尤其是一级亲属，患者患乳腺癌的风险越大；②如果亲属中有人患乳腺癌的年龄越小（特别是 < 40 岁），患乳腺癌的风险越大；③亲属中有人两侧乳腺均患乳腺癌，则患乳腺癌的风险增大；④如果有男性亲属患有乳腺癌，患乳腺癌的风险增大；⑤如果亲属中有人患卵巢癌或其他不常见肿瘤，则患乳腺癌的风险增大。德系犹太人患家族性乳腺癌的风险较高。关于确定家族性乳腺癌风险的方法见 NICE 指南（见"参考文献与拓展阅读"）。

原发性乳腺癌发展的最大危险因素是过去癌症史中有一侧乳腺患过乳腺癌。另一个危险因素是使用激素替代疗法。使用激素替代疗法会增加乳腺癌的风险，虽然这种风险较小，但确实会增加乳腺癌的发生风险，且女性使用激素时间越长，患乳腺癌的风险越大。在年龄较小时，因淋巴瘤接受过广泛放射治疗会增加患乳腺癌的风险，这已经得到证实，虽然这种情况很少见。

传统上，根据治疗方法可将乳腺癌分为两大类：一种是手术性乳腺癌，另外一种是局部晚期转移性乳腺癌。

可进行手术的乳腺癌

可进行手术的乳腺癌是指限制在乳腺内的肿瘤，覆盖皮肤没有发生溃疡，无明显的乳腺炎，也没有累及乳腺后面的胸腔。肿瘤可能扩散到腋下淋巴结（axillary lymph nodes），但是如果这些淋巴结活动好，与皮肤、肌肉没有发生粘连，仍然认为这类肿瘤是可以采取手术方法进行治疗的。可进行手术的乳腺癌患者可采取的疗法有手术、放射治疗和全身治疗（药物治疗，药物会通过血液循环到达全身各处）。

手术治疗包括切除恶性肿瘤。手术范围取决于乳房内乳腺癌的大小以及乳腺癌是发生在一侧乳腺的一个部位还是多个部位。如果乳腺癌较大，或一侧乳腺内多个部位有乳腺癌，需要切除整个乳腺（称为乳房切除术）。切除含有癌症的部分乳房（称为局部广泛性切除术）是乳腺癌最常见的外科手术，需要病理学家对切除肿块进行检查，确保癌症没有扩散到肿块边缘。随后，需要对乳房的其他部位进行放疗。乳腺切除术的 1/3 的患者也需要进行放疗。

部分可进行手术的乳腺癌（30% ～ 40%）可通过淋巴管扩散到腋下淋巴结，这种乳腺癌预后不良。这类患者将来可能会在身体的其他部位发现扩散的乳腺癌，因为很显然，这些肿瘤细胞具有迁移能力，且肿瘤细胞向其他部位的迁移可能在做出诊断之前就已经发生了。这类患者死于乳腺癌的风险也会增加。传统的做法是在做乳腺癌切除手术时，需要切除腋下所有的淋巴结，且需要做病理检查来确定乳腺癌是否扩散至腋下淋巴结。目前的做法是在手术前先对腋窝进行检查，特别是通过超声检查来判断乳腺癌是否扩散到腋下淋巴结。如果检查未发现扩散，在做手术时，需要切除与乳腺癌离得最近的一两个淋巴结（称为前哨淋巴结），然后送往实验室请病理医生进行检查。如果前哨淋巴结不包含恶性肿瘤，则不需要切除其他淋巴结。这很重要，因为这样做可避免因不必要的腋下淋巴结清扫而引起手臂淋巴水肿，手臂淋巴水肿是腋下淋巴结清扫的重要并发症。

全身性治疗

乳腺癌全身药物治疗是为了在进行手术切除乳腺癌之前，对可能已经扩散到身体其他器官的乳腺癌细胞进行治疗。这些乳腺癌细胞只是细胞或是细胞小集合，任何身体扫描或血液检测都无法发现，因此称为隐匿性转移性疾病。药物治疗的目的在于在癌细胞体积相对较小的情况下消灭它们，这称为辅助全身治疗。治疗乳腺癌的药物分为三类。第一类是抗激素类药物，具体来讲，是抗雌激素药物，其中最常见的是他莫昔芬（tamoxifen）。当乳腺癌细胞有雌激素受体时，这种抗雌激素药物治疗有效。如果乳腺癌细胞表面没有雌激素受体，则抗雌激素药物治疗无效。这个规则有一个例外，就是有一小部分乳腺癌细胞即使没有雌激素受体，也表现为孕酮受体活性阳性。这类患者也应该接受抗雌激素药物治疗，因为雌激素受体阴性的结果是测量方法异常，而不是真正的癌细胞没有这类受体。

第二类抗癌药物称为化疗药物，通常是静脉给药。第三类药物是曲妥单抗（herceptin）（商品名赫赛汀），该药物是专门针对乳腺癌细胞的抗癌药物，对那些 HER2 基因过度表达的癌细胞具有靶向作用。HER2 基因过度表达的癌细胞往往更具有浸润性，已经证实曲妥单抗在治疗这类乳腺癌方面有效。曲妥单抗只能与化疗药物联合应用。

局部晚期转移性乳腺癌

对于局部晚期转移性乳腺癌患者来讲，任何疗法或联合疗法都无法使她们痊愈（图10.13）。对这类患者治疗的主要目的在于缓解症状，如缓解疼痛。她们可能需要放射治疗和选择性药物治疗。如果癌症是通过血液扩散，那么可能播散到身体的任何部位。最常见的播散部位是骨、肝、肺和脑。

乳腺筛查（breast screening）

包括英国在内的许多国家都为那些乳腺癌患病风险较高的人群提供筛查服务，希望早期发现病变，改善预后。在英国，每 3 年对 47 ~ 73 岁的女性进行乳腺 X 线检查。除

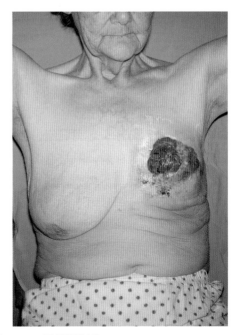

图 10.13　局部浸润癌

非乳腺的 X 线片显示异常或患者在乳腺 X 线检查时发现了异常情况，才需要做进一步检查，否则无需做其他检查。

乳腺筛查可发现大量无症状乳腺癌患者，这类患者比有症状后才进行诊断的患者总生存期要长。然而，这种差异性本身并不能证明乳腺筛查能提高存活率。如果筛查发现的患者与有症状的患者在同一阶段死亡，那么筛查只是将诊断结果提前而已，只是让人提前知道诊断结果。提前知道这种疾病可能会错误地认为会延长生存时间，而事实并非如此。在筛查中，我们把这种偏倚称为**领先时间偏倚**（lead time bias）。要证明筛查能够提高生存率，必须证明患者在出现症状之前通过筛查发现了乳腺癌，经治疗后，生存期比在出现症状后进行治疗的生存期要长。还有另外一种影响乳腺癌筛查的偏倚就是生长缓慢、侵袭性较小的肿瘤在筛查时更容易发现，这是因为侵袭性较大的肿瘤发展快，早期更容易出现症状。因此，如果筛查发现的主要是生长缓慢的肿瘤，那么经筛查发现的患者的生存期就较长，这种偏倚称为**病程长短偏倚**（lengthtime bias）。事实上，有一小部分肿瘤可能永远不会出现症状，且没有必要进行乳腺手术治疗。然而，由于目前还不清楚哪些肿瘤可能会发生转移，在实践中是将所有肿瘤全部切除。毫无疑问，筛查能够延长某些女性的生存期，但是卫生政策制订者在制定政策时要权衡利弊，是否有足够多的女性受益，这种受益程度与筛查项目实施所需要的成本是否相当，甚至这种受益程度大于成本；还需要考虑筛查结果为假阳性问题，有些假阳性女性患者由于这种假阳性结果遭受了不必要的损失，或是有些癌症一生都不会有明显发展，而由于筛查出癌症后，做了不必要的手术。

期末考试部分

复习请阅读本章的考试摘要和要点，并回答本章末尾部分的问题。好消息是，在期末考试中，你遇到的乳腺异常情况有限。重点是学生要记住，考官考查的是你的专业技能、职业敏感度以及检查技能。有些医学院会有人体模型，会在这些人体模型内放置各种各样的肿块，考试时让学生检查这些肿块。

关键诊断线索

乳腺检查比其他主要系统检查要容易简单得多。如果根据检查常规程序进行检查，你就会发现答案。期末考试中最有可能遇到的乳腺异常是乳房肿块，伴或不伴腋窝淋巴结增大。也有可能遇到晚期乳腺癌病变，会合并肝大或腹水，或遇到乳房切除后的乳房重建。主要查看的线索是皮肤凹陷，因为皮肤凹陷提示可能有乳房肿块。如果你遇到乳房肿块问题，关键是要查看肿块的活动度。如果肿块的活动度较好，那么该肿块很可能是良性的（在年轻女性患者中，可能是纤维腺瘤）；肿块如果与其他结构发生粘连，那么该肿块很可能是恶性肿瘤（尤其是年龄较大的女性患者，如果边界不规则且活动度差）。即使活动度较高的肿块被证明是早期癌症，在这个阶段得到治愈或控制的可能性也更大。

与考试有关的一些建议

总体建议

使用本章给出的乳腺检查程序进行检查。

指南

仔细听考官让你做什么。如果你正在进

行客观结构化临床考试（OSCE），那么仔细阅读相关考试说明。在乳腺检查中特别重要的是你要询问患者是否有不适，向患者解释你要做的检查且在检查之前征得患者同意。让她（他）们知道，在整个检查过程中，你可能会与考官说话。考试时，如果你面对的是一个假人，最好对考官这样讲："通常我会向患者进行自我介绍并征得患者同意后再进行检查，并询问检查时是否可以有第三人在场。"即使这不是考试的重点，你这样说会让考官明白你对检查过程中的这些重要程序非常熟悉。更重要的是，有些医学院可能会对整个检查过程分项计分，所以千万不要忘记正式检查前的这些程序。

外观

检查时，患者应该脱去上衣，坐在沙发或床的边缘，面向你。尽量确保你与患者的眼睛大致在同一水平。检查时要具有系统性，根据推荐的检查程序进行检查，查看发际线。患者看起来是否面色苍白，是否戴假发？是否有恶病质？一只手臂是否比另一只手臂大，提示可能有淋巴水肿？整体观察完毕后，要集中注意力观察乳腺。

检查乳房轮廓是否有异常，尤其是皮肤凹陷。检查是否有皮肤红斑，皮肤红斑提示可能有感染。将乳房从一侧移到另一侧，这样做你可以观察到乳腺的所有表面，包括内侧、外侧和下侧。仔细观察是否有提示之前手术的瘢痕。尽可能不要错过小的瘢痕，小瘢痕提示最近可能做过活检。让患者向上竖直举起双臂，再次检查皮肤是否有凹陷。

触诊

用一种有逻辑性的方法对乳腺进行触诊，确保用指腹进行触诊，不要捏，确保在检查过程中要不时询问患者是否有不适。按照推荐的检查程序，先让患者处于坐姿检查乳腺，然后让患者平躺再进行检查。**不要忘记触诊腋下。**

如果发现有乳房肿块，判断肿块的致密程度、边界等肿块所有的常见特征，并特别注意肿块与上覆皮肤和深层肌肉的关系。**一般都要判断肿块的活动度。**

其他部位的检查

如果怀疑患者患有晚期乳腺癌，你可以向考官说明相关情况，因为你怀疑患者可能患有"细胞分裂病变"，你想检查乳腺癌可能扩散到的部位，例如颈部（淋巴结病变）、肺部（胸腔积液）、腹部（肝大）。在考试的情况下，虽然患者可能知道自己的诊断结果，但是在向考官说明可能的诊断结果时，最好采用委婉的说法。如果你的诊断分析完全错误，采用委婉说明会避免尴尬局面。通常情况下，你的分析推理会让考官消除疑虑，不太可能要求你继续进行检查。如果考官这样做了：**就要警醒！** 因为出现其他体征的可能性会非常高。

结果报告

报告结果时要自信，避免使用"似乎"、"可能"这类词。如果你发现乳腺有异常，记住关键术语**三维评估法**。这样做会让考官觉得你熟悉乳腺癌的诊断过程，对最佳的诊断方法很熟悉。

鉴别诊断是后续讨论的一部分，如果你怀疑患者可能患有乳腺癌，那么在患者在场的情况下，要注意如何与考官交流该诊断结果。你应该告知患者诊断结果，且用一种有所准备、措辞恰当的方法告知，而不是让患者从无意中听到的只言片语中得知。记住，OSCE 也可能会考查你告知患者坏消息的能力。

祝你好运！

问题

1. 你能说明一下 ANDI 是哪些词的缩写以及有关含义吗？
2. 使乳腺癌患病风险增加的遗传性因素有哪些？
3. 检查乳腺异常会用到三维评估法，三维评估法的内容什么？
4. 列出导致高泌乳素血症的五个原因。
5. 在乳腺癌筛查中，领先时间偏倚和病程长短偏倚的意思分别是什么？
6. 乳腺肿块如果是恶性的，可能会具有什么样的临床特征？
7. 乳腺癌一般会扩散到哪些部位？
8. 如何证明肿块与胸大肌和胸壁发生了粘连？
9. 乳腺感染的特征有哪些？
10. 乳腺癌全身药物治疗中所使用到的三类药物有哪些？

参考文献与拓展阅读

Blommers J, de Lange-De Klerke ES, Kuik BJ, et al. Evening primrose oil and fish oil for severe chronic mastalgia: a randomised, double blind controlled trial. *American Journal of Obstetrics and Gynaecology* 2002; **187**:1389–94.

Dixon M. *ABC of breast diseases*, 2nd edn. BMJ Books, London, 2003.

Hughes LE. Classification of benign breast disorders, the ANDI classification based on physiological processes within the normal breast. *British Medical Bulletin* 1991; **47**:251–7.

Levy MJ, Matharu MS, Meeran K, et al. The clinical characteristics of headache in pituitary tumours. *Brain* 2005; **128**:1921–30.

Neville EM, Freeman AH, Adiseshiah M. Clinical significance of recent inversion of the nipple: a reappraisal. *Journal of the Royal Society of Medicine* 1982; **75**:111–13.

NICE. *Familial breast cancer: the classification and care of women at risk of familial breast cancer in primary, secondary and tertiary care* (CG41), 2006. **www.nice.org.uk/CG41**

Santen R, and Mansell R. Benign breast disorders. *New England Journal of Medicine* 2005; **353**:275–85.

第**11**章 颈部检查

421

引言

　　颈部为头部提供支撑，可将颈部看作一个巨大的生物性隧道，中间有重要结构通过，沟通头部和身体的其他部位。因此，颈部很少有独特的症状。一些结构在颈部受到影响，并引起可能已在相关章节讨论过的症状，例如消化系统的吞咽困难。颈部最具有临床意义的器官是甲状腺，将会在本章详细讨论。另一个较为重要的器官是甲状旁腺，本章也会进行讲述。通常情况下，颈部病变很容易被注意到，因为患者自己、亲戚或朋友会发现颈部肿块（neck swelling）。因此，本章的重点是颈部的临床检查。

症状

　　颈部肿大的主要原因是颈部"腺体"——颈部淋巴结肿大导致的。这些淋巴结是身体防御系统的先锋，各种病因都会导致淋巴结肿大（表 11.1）。因此，淋巴结检查是一项较难的临床技能，但是，如果采取系统的方法后，你很容易发现引起淋巴结肿大的可能原因。还有其他类型的颈部肿胀，通常无症状（见表 11.4 和"颈部疾病与检查"部分）。所有肿块都会产生局部症状，一些肿块甚至会引起全身症状（根据病因）。如果怀疑颈部肿大是甲状腺病变引起的，你应该详细询问这方面的问题（在后面你会学到这方面的内容）。甲状旁腺病变很少导致颈部肿胀。甲状旁腺在钙平衡中起重要作用，如果甲状旁腺功能紊乱，就会引起明显的症状和体征。

表 11.1　引起颈部淋巴结肿大的原因

原因	举例
感染	
病毒	HSV、腺病毒、巨细胞病毒、麻疹、腮腺炎（mumps）、风疹、传染性单核细胞增多症、甲型肝炎、乙型肝炎、丙型肝炎、人类免疫缺陷病毒（HIV）
细菌	
局部	链球菌性扁桃腺炎 / 咽炎、口腔菌群引起牙脓肿、猫抓病（cat scratch disease）
全身	布鲁菌病、钩端螺旋体病、梅毒、莱姆病
真菌	组织胞浆菌病（histoplasmosis）、隐球菌（cryptococcus）
原生动物	弓形体病（toxoplasmosis）
皮肤病	湿疹、牛皮癣（影响头皮）
癌症	头颈部肿瘤、来自其他癌症的转移癌、淋巴瘤、白血病
药物	卡马西平、苯妥英、青霉素、头孢菌素类
自身免疫疾病	SLE、PAN、类风湿关节炎
其他	结节病

HSV：单纯疱疹病毒（herpes simplex virus）；PAN：结节性多动脉炎（polyarteritis nodosa）；SLE：系统性红斑狼疮（systemic lupus erythematosus）

局部症状

　　疼痛是一个重要的局部症状。大多数肿胀是没有症状的（除非肿胀到一定程度，压迫了周围结构）。有时，器官可能因感染而发生疼痛，例如，继发于扁桃腺炎的急性淋巴结肿大。你可能遇到的其他局部症状将在相关章节中讨论，包括：

- 声音嘶哑（见第 5 章）。
- 声音尖锐（见第 5 章）。
- 吞咽困难（见第 7 章）。
- 颈痛（见第 12 章）。

全身症状

如果发现患者颈部有肿胀，有必要询问一下全身症状，且很多疾病也会引起这类症状。最重要的症状是体重减轻、发热和盗汗。非自主性体重减轻是一个较为严重的体征（见第 7 章）。颈部肿胀的同时又有体重减轻，提示患者可能有恶性肿瘤，恶性肿瘤转移到附近的淋巴结，引起颈部肿胀。这类癌症包括甲状腺癌、支气管癌（见第 5 章）和胃癌（特罗西耶征，见第 7 章）。然而，也有可能是甲状腺的一个孤立的毒性结节引起的，甲状腺功能亢进导致体重减轻（见"颈部疾病与检查"）。体重减轻、发热和盗汗这三种症状同时存在，会让你想到两种疾病（这两种疾病都可以治疗）。这两种疾病是肺结核和淋巴瘤。淋巴瘤是造血系统的恶性肿瘤（包括骨髓、肝和脾在内的造血组织）。淋巴瘤有多种，但最常见的是霍奇金淋巴瘤和非霍奇金淋巴瘤。表现为淋巴组织的局部肿胀，例如淋巴结或扁桃腺，或是包含更多淋巴组织的器官（肝、脾等）。在淋巴瘤疾病中，体重减轻、发热和盗汗归类为 B 类症状，且疾病分期不同，B 类症状也不同（根据疾病的严重程度和累及的范围不同，可以对疾病进行分期，不同分期所采用的治疗方法也不一样，预后也不同）。体重减轻幅度应超过患者原有体重（建议采用患者至少 6 个月以前的体重，尽管实际上很难获得这方面的体重数据）的 10%。你会发现大多数患者都无法说明自己的体重到底减轻了多少。盗汗的程度应足以浸湿睡衣，并有不明原因的 > 38℃ 的

发热。这种典型的发热称为佩尔-埃布斯坦热（Pel-Ebstein fever）［彼得·克劳斯·佩尔（Pieter Klaases Pel），1852—1919，荷兰医生；威廉·埃布斯坦（Wilhelm Ebstein），1836—1912，德国医生］，该热是一种周期热，消退后在几周后又开始发热，且这种热不常见（因此，有人认为这种热不应该叫做典型热）。

问什么

- 肿胀多长时间了？（是急性的，还是慢性的？）
- "你有没有咳嗽、喉咙痛、流鼻涕或鼻窦问题？"（是一种病毒性自限性疾病，还是一种细菌导致的局部感染？）
- "有牙痛、牙龈问题吗？或是最近看过牙医吗？"（再次确定是否存在局部问题。）
- "是否有皮疹？"（如果头皮或颈部受到影响，可能会出现局部淋巴结增生症，尤其是继发性感染时。）
- "其他部位是否有类似的肿块或肿胀？"（查看是否为全身性肿胀）。
- "是否有盗汗？盗汗是否浸湿你的睡衣或床单？"（盗汗提示患者可能患有淋巴瘤或结核病）。
- "你最近体重有没有减轻？"如果体重有减轻，问"你知道减轻了多少吗？"（这再次提示患者可能患有结核病、淋巴瘤或其他恶性肿瘤。）
- "你最近去度假了吗？或是出国旅游了吗？"如果患者的回答是肯定的，那就询问他们做了什么以及与谁接触过等这类细节问题。是否有咬伤、划伤或外伤？患者是否进行过免疫接种或预防？有些感染疾病的潜伏期很长，所以要知道患者在就诊前至少 6 个月是否去度假或出国旅游。有些感染在某些地区流行，例如布鲁菌病在地中海地

区流行，结核病或艾滋病在撒哈拉以南的非洲地区流行。同样，如果患者是从这些地方刚移民过来，要考虑这些感染性疾病。

- 如果没有发现病因，还要进一步询问，并询问性史（见第9章）。对这方面的问题要敏感，你可能还需要询问患者的性伴情况和性行为，特别是高风险性行为（见第9章）。如果这方面的回答为肯定，患者的疾病诊断可能是性传播疾病、感染或HIV（既可以通过性传播，也可以通过静脉注射毒品途径传播）。

- "目前你在吃什么药？"许多药物会引起淋巴结病变，通常是过敏反应，例如苯妥英、卡马西平、青霉素。如果你不确定，查看英国国家处方集（British National Formulary，BNF）或去药房或制药公司查询。不要忘记还有药剂师调配的非处方药。

如果你在看似不相关的系统发现很多完全不同的症状，那么你需要做系统回顾，患者可能患有多系统疾病，或是患者处在癌症晚期，已经发生了扩散转移。

即使根据患者的个人史，也能够找到有用的线索。患者是否养猫或其他宠物（可能是猫抓病）。患者的职业是什么（污水处理工人，兽医——易患钩端螺旋体病）。除了吸烟和饮酒外，患者是否使用助兴类药物或是静脉注射毒品？

意义

大多数颈部淋巴结病变（cervical lymphadenopathy）是良性的，具有自限性，特别是单纯病毒引起的上呼吸道感染，或是对抗生素有反应的扁桃体炎或牙脓肿这类局部感染。然而，如果持续肿胀超过4周，特别是当肿胀在持续增大时；如果直径大于2cm；或有提

示可能是恶性肿瘤的其他症状体征，如体重减轻或盗汗，那么应该将患者转诊到肿瘤科室，让专业医生做诊疗。需要对肿胀相关部位做计算机断层成像（computed tomography，CT）扫描/磁共振成像（magnetic resonance imaging，MRI）或进行活检。

要点

- 大多数颈部淋巴结病变是良性的，具有自限性。
- 标志性的体征包括：
- 4周后肿块不消退；
- 肿块 > 2 cm；
- 有关的全身症状，如体重减轻或盗汗；
- 提示可能是恶性肿瘤的其他症状体征。

甲状腺

甲状腺位于第二和第三气管环水平，包括两个叶以及将两个叶连起来的这个较薄的组织——峡（图11.1）。正常情况下，在大部分男性和约50%的女性中都无法触诊到甲状腺。甲状腺的功能是产生甲状腺素（thyroxine）（T4）和三碘甲状腺原氨酸（tri-iodothyronine）（T3）。这些激素主要是调节机体的代谢过程。简单地说，如果激素分泌不足，代谢过程就会减慢（甲状腺功能减退）；如果分泌过多的激素，代谢过程就会加速，代谢过度活跃（甲状腺功能亢进）。临床上，甲状腺疾病主要分为五种：

- 甲状腺过度活跃，称为甲状腺功能亢进或甲状腺毒症。
- 甲状腺功能低下，称为甲状腺功能减退或黏液性水肿。
- 甲状腺肿（甲状腺肿大）。

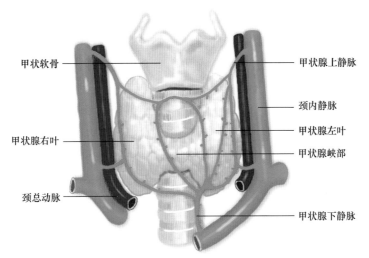

甲状软骨
甲状腺右叶
颈总动脉
甲状腺上静脉
颈内静脉
甲状腺左叶
甲状腺峡部
甲状腺下静脉

图 11.1　甲状腺的解剖结构

- 甲状腺上有离散的肿块或结节。
- 格雷夫斯病（弥漫性毒性甲状腺肿）的眼部体征。

　　请注意，这五种疾病并不是相互排斥的，症状体征可以组合，例如：患者可能有甲状腺肿、格雷夫斯病的眼部体征和甲状腺功能亢进。甲状腺功能亢进和甲状腺功能减退的症状将会在后面进行讨论，其他症状体征也会在更向后的部分进行讨论。

甲状腺功能亢进

　　甲状腺功能亢进患者会感到焦躁不安（你在诊疗时会注意到这一点）。这种行为可能会被认为是患者在就诊时比较焦虑（这容易理解）或是患者的个性。还有另外一类症状就是甲状腺功能亢进患者比较冷漠。这类患者的年龄比较大，看起来毫无生气，昏昏欲睡，常被误认为是甲状腺功能减退。

有关甲状腺功能亢进的问题

- "你最近体重有什么变化？"甲状腺功能亢进患者食欲正常或增加，体重仍会减轻。
- "大便习惯有改变吗？"甲状腺功能亢进患者可能有腹泻或软便。

- "大部分时间你会感觉到很热吗？"这个问题主要是探讨患者对热是否耐受。如果患者的回答是不会感到很热，说明患者对热耐受；如果患者的回答是大部分时间会感到很热，说明患者对热不耐受，这种对热的不耐受可能是甲状腺疾病引起的。回答完这个问题后，还可以询问下面这个问题。
- "出汗是否增加了？"如果答案是肯定的，那么患者患甲状腺功能亢进的可能性就更高了。
- 你有心悸吗？"甲状腺功能亢进会增加心律失常的发生风险，特别是室上性心动过速（supra ventricular tachycardia，SVT）和心房颤动（atrial fibrillation，AF）（如果答案是肯定的，询问第 4 章提到的有关问题）。
- "你有胸痛吗？"有些甲状腺功能亢进患者（尤其是老年患者）会有心绞痛问题。如果有胸痛，那么你需要询问相关问题，看他们对疼痛的描述是否与心绞痛相符。有先兆心绞痛的患者可能会发现心绞痛的发作频率或是严重程度增加。
- "你有呼吸急促的问题吗？"甲状腺功能亢进症患者可能会有高输出量心力衰竭问题（如果答案是肯定的，请询问第 4

章提到的有关问题）。

- "月经有什么变化？"甲状腺功能亢进的女性患者月经量会减少（月经过少）或是没有月经（闭经）。

其他重要问题还包括：

- "最近感觉精力很充沛吗？"
- "你是否感觉焦躁不安？"
- "你是否有入睡困难或是在半夜醒来的问题？"

这些是甲状腺功能亢进的其他特征。

除了上述问题外，还要获取患者的完整病史并询问药物使用情况（有些药物会导致甲状腺功能亢进——见下文）和家族史（例如，像格雷夫斯病这类自身免疫性疾病具有家族性）。

提示

尽管食欲增加，但患者的体重减轻时，考虑患者可能患有甲状腺功能亢进症。

甲状腺功能减退

甲状腺功能减退的患者会昏昏欲睡，对事情提不起兴趣。此外，患者还有心理功能减慢、注意力不集中等症状。可能会将甲状腺功能减退的这些特征误认为是患者比较冷漠，或是像抑郁症、痴呆症这类疾病的特征。甚至可能会认为是年老引起的。

有关甲状腺功能减退的问题

- "你最近体重有什么变化？"甲状腺功能减退的患者尽管食欲减退，但体重仍会增加（有时这种体重增加是由于心力衰竭导致液体滞留造成的）。
- "大便习惯有改变吗？"甲状腺功能减退患者可能有便秘。
- "大部分时间你会感觉到很冷吗？"这个问题主要是探讨患者对冷是否耐受。如

果患者的回答是不会感到很冷，说明患者对冷耐受；如果患者的回答是大部分时间会感到很冷，说明患者对冷不耐受，说明患者患甲状腺功能减退的可能性很高。

- 你是否有胸痛？"心绞痛在甲状腺功能减退的患者中也很常见。
- "你有呼吸急促吗？"充血性心力衰竭是甲状腺功能减退的并发症。
- "月经有什么变化？"甲状腺功能减退的女性患者月经量会增加（月经过多）。

甲状腺功能亢进和甲状腺功能减退的症状的比较见表11.2。

其他重要问题还包括：

- "最近是否感觉特别累？"有时会因为这个原因将甲状腺功能减退误认为是抑郁症。
- "最近皮肤是否非常干？"
- "最近头发是否比较干，比较脆？"

这些是甲状腺功能减退的其他特征。

提示

在抑郁症或痴呆症患者（尤其是老年人）中，一定要考虑甲状腺功能减退的可能性。

提示

尽管食欲减退，但体重仍会增加的这类患者（特别是在没有水肿的情况下），一定要考虑甲状腺功能减退的可能性。

表 11.2 甲状腺功能亢进和甲状腺功能减退的症状的比较

系统	甲状腺功能亢进	甲状腺功能减退
全身	激动/无精打采、对热不耐受[a]	疲劳/嗜睡、出汗、对冷不耐受[a]
心血管	心绞痛、呼吸困难、心悸	心绞痛、呼吸困难、心悸
胃肠道	体重减轻[a]、腹泻	体重增加[a]、便秘[a]
生殖	月经过少、闭经	月经过多

[a] 每种疾病最突出的症状

要点

- 患者同时出现体重减轻（尽管食欲增加）、腹泻和对热不耐受时，患甲状腺功能亢进的可能性非常高。
- 患者同时出现体重增加、便秘和对冷不耐受时，患甲状腺功能减退的可能性非常高。

甲状旁腺

甲状旁腺有四个，嵌在甲状腺上，参与钙平衡的调节。甲状旁腺很难触诊到，即使它们的功能异常时也触诊不到。甲状旁腺是通过干扰钙代谢而产生问题。就像甲状腺一样，甲状旁腺也有功能减退和功能亢进。当功能亢进时，甲状旁腺产生过量的甲状旁腺激素（parathormone，PTH），这称为甲状旁腺功能亢进。甲状旁腺功能亢进可分为原发性、继发性、三发性三种。PTH 会引起血钙水平升高（及其他症状体征）。原发性和三发性甲状旁腺功能亢进（tertiary hyperparathyroidism）主要是使血钙水平升高，并超出上限值，导致高钙血症。继发性甲状旁腺功能亢进症是对其他原因引起的低钙血症进行的反应，继发引起甲状旁腺功能亢进，这是机体纠正低血钙的一种反应机制。因此，继发性甲状旁腺功能亢进症（secondary hyperparathyroidism）中不存在高钙血症。当甲状旁腺活跃程度较低时，就会出现低钙血症，这称为甲状旁腺功能减退（有关该疾病的更多细节请参看"颈部疾病与检查"部分）。甲状旁腺功能减退（hypoparathyroidism）和甲状旁腺功能亢进之间的症状体征比较见表 11.3。

手足抽搐是甲状旁腺功能减退的一个重要征象（但应该与破伤风梭菌感染引起的强直区别开来）。这种抽搐主要是上下肢的抽搐，因此称为手足抽搐（但下肢发生抽搐的频率更低）。手足抽搐（tetany）是低钙血症或是血液中游离钙离子比例下降导致，例如，过度通气会导致血液中游离钙离子比例下降（例 11.1）。上肢主要发生腕关节和掌指关节的屈曲，以及近端和远端指间关节的过度伸展。下肢主要发生腿部内旋和足底屈曲。潜在性手足抽搐可通过两个临床试验来激发——Trousseau 试验（Armand Trousseau，1801—1867，法国医生；）和 Chvostek 试验（Frantiesek Chvostek，1835—1884，奥地利外科医生）。

Trousseau 试验

Trousseau 试验是检测低钙血症（或是

表 11.3　甲状旁腺功能减退和甲状旁腺功能亢进之间的症状体征比较

系统	甲状旁腺功能亢进（高钙血症）	甲状旁腺功能减退（低钙血症）
胃肠道	厌食、恶心、呕吐、便秘	
肾	多尿、烦渴（polydipsia）[a]、肾结石	
神经	昏昏欲睡、思维混乱	
		手部、足部、口腔周围感觉异常，手足抽搐，全身抽搐，基底节钙化（calcification in basal ganglia）——是引起帕金森病的原因，但很少见
眼部	结膜和角膜外缘（角膜缘）转移性钙化	白内障

[a] polydipsia ＝ thirst（口渴）

例 11.1

问题。 一位 39 岁女性患者因泪囊部分切除术而入院治疗，今天是手术后的第二天。手术持续时间比预期的要长，但患者恢复得很好。手术后第二天清晨，患者注意到手指末端和嘴唇发麻，持续时间约 10 分钟。她一开始忽略了这些症状，但中午过后，手指末端和嘴唇又开始发麻，伴有手部和手腕的痉挛抽搐。这种情况引起了护士的注意，但不久之后，患者就惊厥了，这是怎么回事？

讨论。 该事件离手术结束时间很近，这会让你怀疑可能是手术并发症。手术时间比预期的要长，这表明该手术难度可能比较大，可能破坏了周围的结构组织。手部和嘴唇的发麻，以及手部和手腕的痉挛，提示患者可能有低钙血症（可能还包括低镁血症）。手术可能影响了甲状旁腺的血液供应，这种影响可能是暂时性的，也有可能是永久性的。甲状旁腺也可能是无意中被切除了，但在甲状腺切除术中，医生通常都会非常小心地识别并保留这些腺体。因为患者有低钙血症的症状，因此，患者需要补钙治疗。

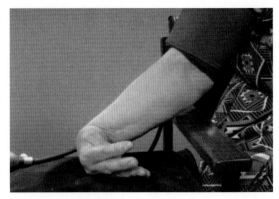

图 11.2　Trousseau 征

Chvostek 试验

Chvostek 试验是一种敲击面神经试验，面神经穿过茎乳孔，支配面部肌肉。实际上，茎乳孔位于耳垂前几厘米处。在这个位置会感觉到骨突出物，与耳道水平走行，这是颧骨弓。用手指在骨突出物下方、耳垂前 2 cm 处敲击。要轻轻敲击。面部有抽搐时，试验结果为阳性。Chvostek 试验的特异性比 Trousseau 试验（高达 25% 的正常人该试验结果阳性）低。见图 11.3。

过度通气，血液中离子型的钙离子水平下降）的试验。低镁血症时，有时在正常人中 Trousseau 试验结果也可能为阳性。血压计袖口放置在手臂周围，然后充气直到压力值高于患者的收缩压。在这个压力值水平保持几分钟（一般不超过 3 分钟），然后查看哪只手发生痉挛。如果发生这种情况，就会有 MCP 关节屈曲，指骨间关节过度伸展，拇指屈曲。这种手姿势称为助产士手（图 11.2）。

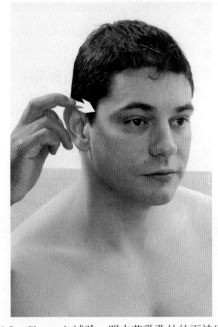

图 11.3　Chvostek 试验：叩击茎乳孔处的面神经

要点

- 甲状旁腺分泌 PTH，在体内钙调节中起重要作用。
- 甲状旁腺功能亢进导致原发性和三发性甲状旁腺功能亢进。
- 甲状旁腺功能减退导致低钙血症。

颈部检查的重要性

颈部会出现各种各样的肿块。你检查的目的是尽可能地做出鉴别，并确定它们是否是良性的（这样你就可以让患者放心），或是否提示是严重疾病（需要进一步的诊断和治疗）。

颈部检查概述

1. 向患者介绍你自己。
2. 让患者摆好位置。
3. 洗手。
4. 检查颈部是否有肿块。
5. 让患者伸舌。
6. 让患者做吞咽动作（手边要有一杯水）。*
7. 颈部触诊。
8. 肿块听诊。
9. 检查是否有淋巴结病变。
10. 如果怀疑甲状腺肿大，触诊甲状腺。*
11. 甲状腺肿时，会延伸到胸骨后，因此做胸骨叩诊。*
12. 叩诊甲状腺肿，查看是否有杂音。*
13. 检查是否有淋巴结病变。*
14. 评估甲状腺状态。*
15. 做进一步的相关检查。
16. 洗手。
17. 报告检查结果.

* 甲状腺肿大检查的解释说明

颈部检查详述

开始

1. 向患者介绍你自己

与患者握手时这样介绍自己：“你好，我是玛丽·居里（Marie Curie），一名大四的医学生。我可以检查一下你的颈部吗？”

2. 让患者摆好位置

颈部检查时，患者的最佳姿势是直立地坐在椅子上，这与大多数检查不同。椅子的靠背最好为低靠背，这样你能够站在患者背后直接触诊患者的颈部。

3. 洗手

洗掉手上的微生物。

4. 检查颈部是否有肿块

让患者稍微抬高下颌。这样你就可以更清楚地观察到下颌部位（包括下颌下区）以及中线上的肿块。

视诊时要有系统性，这样你才能观察到颈部所有部位。如果发现任何异常，一定要注意该异常部位，因为你需要对该异常部位做更详细的检查。

5. 让患者伸出舌部

只有当患者的颈部中线处或中线附近有离散肿胀时，才有必要让患者伸舌。乍一看觉得让患者伸舌是一个奇怪的要求，但是这样做可以较为容易地观察舌部，识别通常由甲状腺疾病引起的某些类型的肿胀，即甲状舌管囊肿（thyroglossal cyst）。

了解一些关于甲状腺发育的知识有助于了解甲状舌管囊肿的概念以及疾病特征。甲状腺是从胚胎时的舌根部发育而来，然后以甲状舌管的形式在颈部下降。在下降的过程中，甲状腺逐渐成熟，直至峡部下降到第二至第四气管环骨水平时，不再下降。甲状舌管通常在甲状腺到达特定部位后就会消失，但仍有部分不会消失，并有可能充满液体，形成甲状舌管囊肿。有时，在这些囊肿中会发现甲状腺组织，且有可能只有这些部位的甲状腺组织具有功能。甲状腺以甲状舌管形式存在时，是附着在舌骨上（因此，位于舌根部），因此伸出舌时，甲状舌管囊肿也向外伸出。

检查时，首先要观察肿胀处，不要移开目光，同时对患者说："你可以将舌伸出来吗？"当舌向外伸出时，如果肿块抬高了几厘米，那么该肿块很可能是甲状舌管囊肿（也有可能是更为罕见的肿块，这种肿块也会随着舌向外伸出而抬高几厘米，但你不需要了解该肿块）。当患者将舌缩回时，该肿块应该回到原来的位置。

6. 让患者做吞咽动作（手边要有一杯水）

让患者做吞咽动作的目的是为了判断肿块是否来源于甲状腺。成熟的甲状腺位于颈前中线处，且甲状腺上方由结缔组织（气管前筋膜）覆盖，而结缔组织与气管相连。因此，当患者做吞咽动作喉部升高时，甲状腺（正常或异常）的位置也会升高。

检查时手边最好放一杯水。在检查时，嘴唇可能非常干燥（包括患者和学生），礼貌地对他们说："先含一口水，我让你吞咽的时候，你再吞咽。"让患者含一口水，确保你能够观察到肿胀，且盯住这个肿胀，然后对患者说："现在吞咽水！"见图 11.4。患者吞咽时，观察肿胀是否上升了几厘米，然后又回到原来位置。如果是，该肿胀就是甲状腺肿。值得注意的一点是，甲状舌管囊肿也会随着吞咽动作或舌外伸动作而升高，然后回到原来的位置。

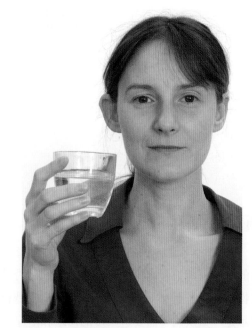

图 11.4　让患者吞咽水

触诊、听诊和叩诊

7. 颈部触诊

当触诊颈部时，发现肿块后，要从下面几个特征对肿块进行评估：部位、大小、质地、活动度、压痛、边缘、血流波动性、透光性（transillumination）。

- **部位。**胸骨乳突肌将颈部分为两个三角区域（图 11.5）。这两个三角区域为颈

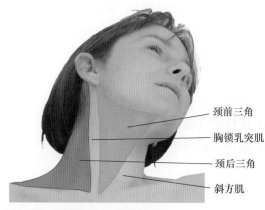

颈前三角
胸锁乳突肌
颈后三角
斜方肌

图 11.5　颈部的三角解剖结构

前三角和颈后三角。一般是通过这两个三角来描述肿块的位置。同样重要的是，你需要了解颈部主要器官的位置，因为这会为肿块诊断提供有价值的线索，例如，颈前中线喉结下方后的一个肿块，提示可能是甲状腺结节。

- **大小**。确定肿块的大小很重要。肿块大小可以用卷尺做粗略测量。获得有关大小的基线资料后，可以监测随着时间变化肿块大小的变化情况。如果肿块持续增大，则为恶性的可能性非常高。

- **质地**。确定肿块是硬的还是软的，以及肿块内的物质是否具有一致性。肿块柔软提示肿块含有脂肪，也有可能是含有液体结构（囊肿）。质地密实或有弹性提示肿块可能是增大的器官或组织。例如唾液腺或淋巴结肿大。肿块较硬提示肿块内可能有恶性肿瘤浸润或钙化。

- **活动度**。有些肿块会在皮肤下表现出一定程度的活动性，因此，要检查肿块的活动度。甲状腺肿随着吞咽向上移动（见步骤6）。如果甲状腺肿没有随着吞咽动作向上移动，提示该甲状腺肿发生了恶性变，与周围组织发生了粘连。淋巴结也具有活动性，如果受到恶性肿瘤或肺结核的影响，也有可能发生活动性下降的情况。在判断活动性时，用拇指和示指捏住肿块，先水平移动，然后再在垂直方向上移动。如果能够自由移动，肿块是良性的可能性更高。

- **触痛**。一般来说，在开始触诊之前你要确定肿块是否有压痛。肿块如果有压痛，提示该肿块为炎症性肿块（如脓肿或感染导致器官发炎）。

- **边缘**。评估肿块的边界情况，查看边界是否清晰，例如：边界处被包裹或边界不清晰，提示有肿瘤浸润或是有炎症浸润。

- **血流波动性**。颈部肿块很少会出现血流波动性这个体征，因为颈部唯一的大动脉就是颈动脉。有一种罕见的肿块就有这种特征，该肿块为颈动脉体瘤（carotid body tumor）［也称为非嗜铬性副神经节瘤（chemodectoma）］。

- **透光性**。这是一个可以在充满液体的病变中表现出来的特征。用手电筒在肿块的一端进行照射，发出的光可以指向肿块的另一端。如果是实体肿块，光线就无法通过。如果肿块内充满液体，光线就会通过肿块。用笔式电筒在肿块的一端照射，如果肿块内充满液体，肿块内就会有橙色光。最好是在光线较暗的地方或是昏暗的房间中（虽然这一点不是很必要）观察。

8. 肿块听诊

人们一般会遗漏肿块听诊这部分检查。将听诊器的膜式听头放在肿块上，如果能够听到杂音，提示肿块要么来源于血管，要么血液供应增加。

9. 检查是否有淋巴结病变

对颈部的所有肿块（包括甲状腺肿大），

表 11.4 导致颈部肿块的原因

脂肪瘤
表皮囊肿（epidermal cyst）
颈部淋巴结病变
甲状腺结节或甲状腺肿（见正文）
甲状舌管囊肿（见正文）
咽囊（见第 7 章）
鳃裂囊肿（branchial cyst）
囊状水瘤
颈肋（cervical rib）
颈动脉体瘤
唾液腺疾病（salivary gland disease）

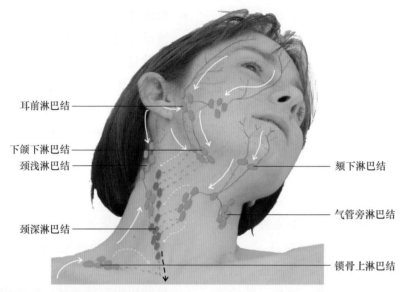

耳前淋巴结

下颌下淋巴结
颈浅淋巴结

颏下淋巴结

颈深淋巴结

气管旁淋巴结

锁骨上淋巴结

图 11.6　淋巴结链

都需要做淋巴结检查。淋巴结肿大、变硬以及形态不规则，提示原发性恶性肿瘤已经扩散到淋巴结。导致颈部肿块的原因见表 11.4，颈部淋巴结见图 11.6。

10. 如果你怀疑是甲状腺肿大，触诊甲状腺

如果你发现肿块位于喉结下方，且吞咽时肿块会抬高，怀疑是甲状腺肿，那么就要对甲状腺进行触诊（图 11.7）。

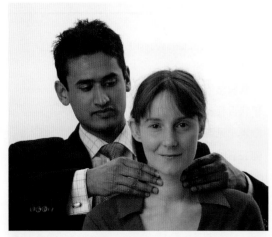

图 11.7　触诊甲状腺

站在患者背后，让患者稍微压低下颌，使带状肌群放松。将手指放在颈部两侧进行触诊，找到甲状腺的两个叶。用示指和中指的指尖找到甲状腺的两个叶。用手指触诊之前观察到的肿块的边缘，判断肿块的边界是否清晰？对甲状腺肿的评价方法与其他肿块的评价方法不应该有区别。评价完肿块的部位和大小后，你现在需要感觉一下甲状腺质地的一致性——质地较软还是较致密（致密提示甲状腺组织正常），或质地非常硬，和石头一样（提示甲状腺癌）？结节往往质地较为致密或较硬，但这并不意味着一定是恶性病变（可能需要甲状腺同位素扫描来确定，见下文）。检查甲状腺是否有压痛，甲状腺炎症可能会导致压痛。

11. 甲状腺肿时会延伸到胸骨后，因此做胸骨叩诊

叩诊在颈部应用比较少。偶尔甲状腺肿可能延伸到胸骨后（称之为胸骨后甲状腺肿），这可能是唯一需要叩诊的地方。叩诊的有关方法见第 5 章（图 11.8）。从胸骨上切口下方开始，朝胸骨角方向，向下叩诊。

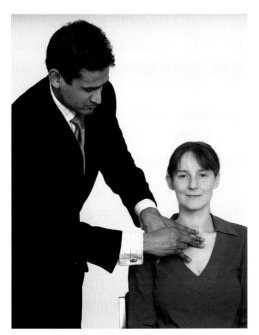

图 11.8 叩诊，查看胸骨后方是否有甲状腺肿

正常情况下，该部位的叩诊音为清音。如果为浊音，提示胸骨后方有甲状腺肿。

12. 叩诊甲状腺肿，查看是否有杂音

见图 11.9。将听诊器膜式听筒放在甲状腺肿上进行听诊。如果听到杂音，提示甲状腺过于活跃（例 11.2）（因为血液供应需求增加）。如果没有听到杂音，不能排除甲状

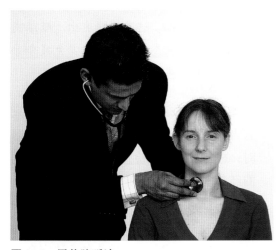

图 11.9 甲状腺听诊

例 11.2

问题。 你在听诊甲状腺肿时听到了杂音，但你不确定杂音是来自甲状腺肿，还是来自颈动脉。

讨论。 有时很难区分杂音是来自甲状腺肿还是来自颈动脉，特别是当甲状腺非常肿大，甲状腺与颈动脉有重叠的地方，用膜式听筒听诊时可能很难区分杂音。因此，有必要检查主动脉区，确保听诊时没有听到主动脉瓣狭窄杂音辐射过来的声音。如果你还不确定，请记住不要孤立地考虑这种情况，要结合其他特征来判断。如果患者有体重减轻、对热不耐受、震颤、眼睑水肿和心动过速，这很可能是甲状腺功能亢进，杂音很可能就是来自甲状腺肿。如果没有上述症状，那么你听到的杂音来自甲状腺肿的可能性不是很大。

腺功能亢进的可能性。

13. 检查是否有淋巴结病变

与甲状腺肿有关的淋巴结变硬，形态变得不规则，提示甲状腺癌扩散到了淋巴结。

临床评价

14. 评估甲状腺状态（thyroid status）

当你发现患者有甲状腺结节或甲状腺肿时，你必须评估甲状腺的活动状态。只有三种可能性：

- 活跃程度正常——甲状腺功能正常。
- 过于活跃——甲状腺功能亢进。
- 活跃程度低——甲状腺功能减退。

你可能从患者的病史资料中推断出甲状

腺的功能状态，例如：

- 对热不耐受、腹泻、体重减轻——甲状腺功能亢进。
- 对冷不耐受、便秘、食欲减退、体重增加——甲状腺功能减退。

  现在就可以对之前的怀疑进行确诊了！

- **观察患者**

  烦躁不安——可能是甲状腺功能亢进。

  比较放松——可能是甲状腺功能正常。

  无精打采和冷漠——可能是甲状腺功能减退。

- **与患者握手**

  手心出汗——可能是甲状腺功能亢进。

- **让患者伸出双手（将一张纸放在手上）**

  有震颤——可能是甲状腺功能亢进。

- **摸脉搏**

  心动过速——可能是甲状腺功能亢进。

  心动过缓——可能是甲状腺功能减退。

  脉搏 60 ～ 80 次 / 分钟——甲状腺功能正常。

  心房颤动——甲状腺功能减退和甲状腺功能亢进均有可能。

- **查看眼睑是否有眼睑退缩**。眼睑退缩与格雷夫斯病（Graves' disease）有关，但眼睑退缩在反映甲状腺功能状态时不是很准确。然而，眼睑退缩是甲状腺常规检查的一个项目。正常情况下，当物体下降时眼睛和眼睑也随着物体的下降而下降。甲状腺功能亢进时，物体下降时眼睑随着下降，但下降延迟。检查时，将示指或笔尖置于患者面前约 0.5 米处，在这个位置患者能够较为舒适地看到示指或笔尖，且患者不需要抬头就能看到。

然后对患者说："示指或笔尖下降时，头部不要动，眼睛随着示指或笔尖移动！"现在，示指或笔尖慢慢地垂直向下移动，让患者盯着示指或笔尖看，头部不要动。与此同时，观察患者的眼睛和眼睑，注意眼睛和眼睑是否随着示指或笔尖的下降而下降，查看眼睑是否有短暂延迟。

眼睑退缩是指上眼睑向后缩，暴露出角膜上方的弧形白色巩膜。在正常人群中，除了恐惧、焦虑或愤怒外，一般情况下是看不到巩膜的。控制眼睑动作的肌肉（上睑提肌）受交感神经支配。增加血液中的肾上腺素或去甲肾上腺素的任何疾病都会导致上睑提肌收缩。甲状腺发生病变后，甲状腺功能亢进时血液中肾上腺素或去甲肾上腺素水平升高。请注意，眼睑退缩是一个特异性很差的体征，其他情况下（包括恐惧、焦虑或愤怒）也会发生眼睑退缩。检查时，只需观察角膜顶点上方是否有新月形白色巩膜。

有关甲状腺功能状态的病例请见例 11.3、例 11.4 和例 11.5。

提示

如果你发现在角膜底的下方有一个白色的新月状巩膜（眼睛自然地向前看），这种情况不是眼睑退缩。这是眼球突出。眼球突出与甲状腺功能状态无关，是自身免疫介导的（见后文）疾病导致的。

- **检查反射**。体征表明患者的反射减慢。只有当你怀疑患者可能患有甲状腺功能减退时，才有必要做该检查。上学时我们学到的经典反射是脚踝反射，但是眼尖的人可能会注意到（如果有机会）其他部位（如肱二头肌和肱三头肌）也会有反射。这种反射的激发方式与神经检查的方法完全相

例 11.3

问题。一位 78 岁的女性患者由全科医生（general practitioner，GP）转诊到医院进行诊疗。患者腹痛和食欲不振 3 天，且 5 天没有大便。GP 怀疑患者有便秘，但希望能够排除急腹症。因为过去的 2 个月，患者变得越来越迟钝，因此，GP 也将患者转诊到精神科。患者对之前的爱好不再感兴趣，且活动也减少，其房子一直很整洁。GP 认为患者可能患上了抑郁症，需要紧急治疗。专科实习生（specialist trainee，ST4）查看了一下病史资料，快速观察了一下患者，就给出甲状腺功能减退的诊断，该 ST4 的诊断是否正确？

讨论。ST4 的诊断是正确的！GP 评估得不错，且将患者转诊到医院的做法也很恰当。严重便秘与肠梗阻症状体征很相似，都有呕吐、食欲下降、腹部绞痛的症状体征，因此，有必要做手术探查排除肠梗阻的可能性。然而很明显，这不仅仅是腹部问题。对日常活动失去兴趣可能是由于抑郁，

甚至是痴呆引起的（虽然发展速度很快，因此这可能是一个非典型病变）。ST4 在得出临床诊断方面的推理能力非常好，但是，这种能力与合理的医学思考和一点点运气有关。ST4 一定还记得甲状腺功能减退具有类似抑郁症的神经精神的症状体征。患者做事情变得迟钝，对生活比较冷漠。此外，他们推断出的便秘也是甲状腺功能减退的一种表现。快速观察患者后，发现患者冷漠、头发粗糙、稀疏，可能还会有热激红斑（患者紧紧地挤在暖气处取暖时，大腿内侧或腹部皮肤上出现的一种棕色网状图案）。尽管这一证据具有提示性，但 ST4 仍然需要一点运气才会得出正确诊断，因为这些症状提示患者可能患有抑郁症，而且他们还没有查看患者完整的病史资料，也没有对患者进行检查。甲状腺功能减退是一种隐匿疾病，很容易被忽视。做出正确诊断的关键是时刻意识到这种疾病的可能性，因为甲状腺功能减退是一种目前可以治疗的疾病。

同。你可能会注意到一个短暂的迅速收缩，之后是一个持续时间更长的松弛阶段。实际上，整个反射动作在一秒钟内就完成了，所以集中注意力至关重要。

提示

你必须检查过许多正常的反射后，才能够了解收缩和松弛阶段的持续时间。当出现反射延迟时，你才能够发现。

提示

在临床实践中，人们不会仅仅根据反

射减慢就诊断患者患有了甲状腺功能减退。这是一个辅助体征：当你已经知道诊断结果，这一体征会让你的朋友和同事更确定诊断结果。

评估甲状腺功能状态时，如果怀疑甲状腺功能异常（例如甲状腺功能减退），你只需检查上面列表中列出的相关特征，例如：甲状腺功能减退——心动过缓、心房颤动（atrial fibrillation，AF）、反射减慢等。检查完毕后，应该进行血液检查，确定甲状腺功能状态来确诊（见"颈部疾病与检查"）。

例 11.4

问题。一位48岁的女性患者，因2个月的慢性腹泻转诊到消化科进行诊疗。有一段时间，患者一天排便次数达4～6次，粪便性质为稀水便，不带血，无黏液。在这段时间，患者体重也减轻了。GP已经送检两个粪便样本进行培养，没有发现病原体。为患者做检查时，患者看起来很焦急，有颤抖，患者似乎盯着你看。患者为窦性心动过速，心率110次/分，腹部检查（包括直肠检查）未发现明显异常。患者腹泻和体重下降的原因是什么？

讨论。这是甲状腺功能亢进的典型病例。然而，只有当所有资料事实都列出来后，诊断结果才会显而易见。临床医生很忙

碌，因此，医生很容易将注意力集中于明显的问题上，例如：GP将腹泻患者转诊至消化科。专家遇到同样的问题，这个问题会更严重，因为专家对自己专业以外的问题不了解。可以先暂停，考虑其他可能性，有时会带来好处。在该病例中，腹泻是慢性的，且没有发现病原体。根据病史资料，患者未患有结肠炎。从一开始就发现了导致腹泻的胃肠道以外的原因。焦虑、震颤以及患者盯着他人，这些症状提示患者有甲状腺功能亢进（也可能是格雷夫斯病）。窦性心动过速更肯定了甲状腺功能亢进这个诊断。其他可能特征包括对热不耐受、甲状腺肿以及甲状腺功能状态的全面评估。

例 11.5

问题。你在GP当实习生，GP为一名来复诊的52岁男性患者提供诊疗服务。1周前患者因喉咙痛和流感样症状就诊，GP怀疑是扁桃体炎，并给予止痛药和抗生素进行治疗。然而患者仍然感到喉咙痛，同时还有"急躁"和"恶心"症状。你检查了患者的口腔和咽部，均正常。你触诊患者颈部的淋巴结，发现患者的甲状腺有压痛。你还注意到患者有轻微的震颤和手心出汗，患者的脉搏为92次/分，血压为130/50 mmHg。

讨论。这是亚急性病毒性甲状腺炎（subacute viral thyroidism）的病例。这种疾病通常一开始是病毒性疾病。甲状腺疼痛常常被误认为是"喉咙痛"。这种病毒性疾病具有自限性，但在某些情况下可能发展为甲状腺毒症，这就解释了患者的持续疾病状态（患者有震颤、手心出汗、心动过速）。治疗方法是使用镇痛药物缓解疼痛，以及使用β-受体阻滞剂缓解甲状腺毒症的症状。患者需进行复诊，才能确定何时停止治疗。

15. 做进一步的相关检查

甲状腺功能亢进和甲状腺功能减退的体征见表11.5。虽然这些体征与甲状腺功能亢进和甲状腺功能减退有关，但是这些体征并不是甲状腺状态的可靠指标，因此，在甲

状腺常规检查中不检查上述体征。做出诊断时，也不一定要有这些体征的存在。

16. 洗手

手脏可能会引起感染。

表 11.5 甲状腺功能亢进、甲状腺功能减退和格雷夫斯病的体征对比

甲状腺功能亢进	甲状腺功能减退	格雷夫斯病
掌红斑	皮肤干燥	胫骨前黏液性水肿
蜘蛛痣	秃头症	甲状腺性杵状指
男子乳房发育	火激红斑	
近端肌病	黄斑瘤	
反射亢进	高胡萝卜素血症 [a]	
骨质疏松	腕管综合征、小脑共济失调、肌病、胸腔积液、心包积液、腹水	

[a] 高胡萝卜素血症是指血液中 β-胡萝卜素过高。甲状腺功能减退时，肝中 β-胡萝卜素向视黄醇（维生素 A）的转化能力下降，导致血液中 β-胡萝卜素水平过高，β-胡萝卜素在皮肤上沉积，导致黄色/橙色的色素沉着

17. 报告检查结果

如果能够直接做出诊断，说出诊断结果，并用检查结果来支持诊断结果。如果你对诊断结果不是很确定，描述你的检查发现，并列出几个可能的诊断。例如：

"这位年轻女性患者患有格雷夫斯病，其症状体征包括眼球突出，有弥漫性、小的甲状腺肿。甲状腺肿在吞咽时自由活动，无胸骨后延伸，无淋巴结肿大，甲状腺上听诊时无杂音。进一步检查发现患者有胫骨前黏液水肿。临床上，甲状腺功能正常，心率 82 次/分、心律齐，无震颤、出汗，无眼睑滞后。"

或例如：

"该男性患者双侧颈淋巴结肿大，淋巴结节为橡胶样，质地密实，活动性好，触诊时有轻微压痛。在没有病史的情况下，患者的可能诊断有多种，包括病毒感染，如传染性单核细胞增多症（腺热）；细菌感染，如布鲁菌病；多系统疾病，如系统性红斑狼疮；以及肿瘤，如淋巴瘤。"

提示

当遇到甲状腺疾病患者时，请记住一定要说明患者甲状腺的功能状态。

颈部疾病与检查

在本章的前面部分，我就提到了颈部的各种疾病和检查。在本部分，我讲述这方面的问题，总体来讲，我的讲述会比较简短，尽管某些部分会进行详述。

猫抓病

猫抓病是由革兰阴性杆菌汉氏巴尔通体（Bartonella hensalae）感染引起的，一般是猫抓伤或咬伤导致的，会导致局部淋巴结肿大，有时还会引起发热、全身不适和头痛等。免疫抑制患者的病情可能会更严重。猫抓病一般具有自限性，病情严重时，可使用抗生素进行治疗。

组织胞浆菌病

组织胞浆菌病是吸入真菌荚膜组织胞浆菌（histoplasma capsulatum）的孢子导致的。这些孢子在环境中广泛存在，鸟类和蝙蝠粪便似乎能够促进孢子生长。在拆除旧房子时，人们往往会接触到大量真菌。该疾病很罕见，一般是免疫抑制患者易患本病。病情轻微时的症状为流感样症状，有时伴淋巴结肿大，病情严重时会发生全身感染。组织胞浆菌病的症状类似结核病，受累器官上有肉芽肿形成。

隐球菌病

隐球菌是另一种在环境中广泛存在的真菌。感染人类的主要有两种：新型隐球菌（Cryptococcus neoformans）和加蒂隐球菌（Cryptococcus gatti）。通过吸入孢子而发生感染，但在大多数情况下，感染者无症状，或是只有轻微的流感样症状。与组织胞浆菌病一样，免疫抑制的人群易患隐球菌病，尤其是 HIV 患者。最严重的一个症状是隐球菌性脑膜炎。这类患者需要静脉注射抗真菌药物进行治疗。

弓形体病

弓形体病由原生动物弓形虫（Toxoplasma gondii）感染引起的。一般感染鸟类和哺乳动物，如果人类食用生的或未煮熟的肉，或是摄入未经巴氏杀毒的乳制品，也会感染弓形虫。猫是弓形虫的主要宿主，通过粪便将弓形虫排出，因此，卫生习惯差的人（尤其是儿童）可能会在没有意识到的情况下摄入弓形虫。大多数感染者无症状，但偶尔也会出现流感样症状和相关淋巴结病变。只有免疫抑制的人群才会有严重的症状。主要影响眼睛，导致视网膜炎、眼盲，也可导致脑炎，引起癫痫发作。在妊娠早期阶段，孕妇会感染弓形虫后并会感染给胎儿，引起先天性弓形虫病，导致婴儿失明和脑损伤。但这种情况很少见。

布鲁氏菌病

布鲁氏菌病由布鲁氏菌（Brucellaspp.）这种革兰阴性杆菌引起，一般感染动物。布鲁氏菌在全球范围内广泛存在，但高风险地区为地中海和中东地区。人类如果食用生的或未煮熟的肉或未经巴氏杀毒的乳制品，可能就会感染布鲁氏菌。布鲁氏菌病会引起高热，呈间歇性上升和下降趋势［称为波动热（undulating fever）］。患者会有头痛、肌肉痛、关节痛和淋巴结肿大。如果不进行治疗，就会发展为慢性、间歇性复发，不同器官会有肉芽肿形成。使用四环素、氨基糖苷类药物或利福平进行治疗，通常联合用药。

脂肪瘤

脂肪瘤是脂肪组织生长形成的一种良性脂肪性肿瘤。脂肪瘤是一个可移动的皮下肿块，虽然在性质上不是囊性肿瘤，但表现出波动性的特点。脂肪瘤不能透光。

表皮囊肿

表皮囊肿曾经被称为皮脂腺囊肿。任何有毛囊的部位都有可能发生表皮囊肿。表皮囊肿可以非常小，也可以非常大，直径达几厘米。囊肿内产生的是角蛋白，而不是皮脂，因此，皮脂腺囊肿这个曾经用过的术语就不太恰当了。表皮囊肿质地可以柔软，也可以是致密的，活动度好、无痛、良性。

颈部淋巴结病变

颈部淋巴结病变是导致颈部肿胀最常见的原因。颈部有 300 多个淋巴结。面部、头皮、鼻、口腔、咽喉部等这些淋巴引流部位，如受到感染、皮肤病、多系统疾病和恶性肿瘤的影响，这些部位的淋巴结就会增大。

鳃裂囊肿

鳃裂囊肿从第二鳃裂口的残余物发展而来。鳃裂是胎儿发育过程中从颈部两侧的四个裂口发育而来。第二、第三和第四个裂口通常消失，而第一个裂口持续发育，发展为外耳道。这种囊肿位于上颈部胸骨乳突肌上方，发生在青春晚期或成年期。鳃裂囊肿具有波动性，可透光，如果继发感染，就会有压痛。

囊性水瘤

囊性水瘤也被称为海绵状淋巴管瘤。囊性水瘤是一种先天性疾病，是淋巴系统发育异常引起的。囊性水瘤起源于胚胎颈部锁骨下静脉和颈静脉之间的原始淋巴囊。水囊瘤常见于颈部后三角的下 1/3 处，增大时向耳部方向发展（还会影响到舌、胸部和腋窝等部位）。囊性水瘤具有透光性。

颈肋

颈肋是指第 7 颈椎上生发肋骨，与第 1 胸肋相连，或是末端游离。该肿块较硬、无痛、不移动。颈肋也可以是纤维束，而不是骨质结构。与骨质结构相比，纤维束导致的并发症更多。血管并发症包括锁骨下动脉狭窄、动脉瘤形成、血栓形成、栓塞和局部缺血。神经并发症包括第一胸椎神经压迫症状或臂丛神经损伤。

颈动脉体瘤

颈动脉体瘤又称为化学感受器瘤，是一种生长缓慢的肿瘤，起源于颈动脉分叉处颈动脉体中的化学感受器细胞。颈动脉体瘤生长缓慢，无痛，具有搏动性。它只能在水平方向活动，在垂直方向上不能活动。颈动脉体瘤是一种血管肿瘤，听诊时会听到杂音。最后一点，对该肿块不能进行活检。

唾液腺疾病

唾液腺主要有三种：腮腺、下颌下腺和舌下腺。与颈部关系最为密切的腺体是下颌下腺。导致腺体肿大的疾病有很多。急细性菌感染会导致腺体肿胀、疼痛。感觉在腺体的导管内有个石块，有时会有脓液进入口腔。副黏病毒感染会引起腮腺炎，导致腺体肿大，尤其是腮腺。病毒感染腺体后引起的腺体疼痛没有细菌感染严重。干燥综合征（Sjögren syndrome，SS）是指干眼症、口干症与结缔组织疾病的综合。修格兰氏症候群时，唾液腺常表现为无痛性肿大。唾液腺也会发生瘤变。但唾液腺瘤很少见，且大多数为良性。唾液腺瘤具有许多病理形式，但大多质地致密，活动性好。恶性肿瘤质地往往较硬，与周围组织易发生粘连。唾液腺恶性肿瘤通过血液和淋巴管转移，有些会沿神经分布进行浸润。

甲状腺激素产生的调控过程

甲状腺产生两种激素，T4 和 T3。这两种激素是在酪氨酸基础上修饰合成的，在合成的过程中需要碘（iodine）的参与，碘是从膳食中获得。T4 和 T3 合成完毕后，在甲状腺内储存，之后再释放。激素是以蛋白结合方式释放到血液中（这种形式的激素没有活性）。只有一小部分的激素是以游离的形式出现的，这部分激素具有生物活性。甲状腺受腺垂体的影响，在垂体肽促甲状腺激素（thyrotropin；thyroid stimulating hormone，TSH）的刺激下发挥作用。垂体受下丘脑的影响，在促甲状腺激素释放激素（thyrotropin-releasing hormone，TRH）的刺激下发挥作用。通过负反馈机制对整个过程进行精细调节，确保体内有适量的 T3 和 T4 产生，维持正常的生物过程。如果机体内 T3 和 T4 水平太低，腺垂体就会感受到，然后增加 TSH，刺激 T3 和 T4 的产生。相反，如果 T3 和 T4 水平过高，就会减少 TSH 的产生，使 T3 和 T4 的水平达到正常（图 11.10）。

甲状腺肿

甲状腺肿（goitre）这个术语是指甲状腺肿大。甲状腺肿按以下方式分为几类：

- 弥散性；
- 单纯性；
- 缺碘性；
- 格雷夫斯病导致的；
- 桥本甲状腺炎导致的；
- 亚急性病毒性甲状腺炎导致的；
- 多结节性甲状腺肿。

弥漫性甲状腺肿（diffuse goitre）

弥漫性甲状腺肿是指甲状腺双叶均肿大，呈对称性。单纯性甲状腺肿是弥漫性甲状腺肿的一种，甲状腺功能不受影响〔有时称为非毒性甲状腺肿（non-toxic goitre）〕。在青春期或女性妊娠时，会出现小的单纯性甲状腺肿。在全球范围内，碘缺乏是弥漫性甲状腺肿的常见原因。碘是甲状腺激素合成的重要辅助因子，通常存在于膳食中。在饮食中碘含量低的地区，这种甲状腺肿很常见，因此，这种甲状腺肿也称为地方性甲状腺肿。过去，英国的德比郡地区碘缺乏，甲状腺肿很常见，后来出现了"德比郡粗脖子（Derbyshire neck）"这个术语。在甲状腺肿早期，肿块的特征为体积小、呈现弥漫性，在晚期，肿块增大，呈现多结节特征。在某些情况下，有些甲状腺肿患者的甲状腺功能状态为减退。世界某些地区采取措施，在食盐或面粉中添加碘，成功解决了弥漫性甲状腺肿这个问题。

亚急性病毒性甲状腺炎

亚急性病毒性甲状腺炎又称为 Dequervain 甲状腺炎（Fritz De Quervain，1868—1940，瑞士外科医生）。亚急性病毒性甲状腺炎是病毒感染引起的，往往女性易受影响。通常会有流感样症状，例如头痛、肌肉酸痛，有时还有吞咽疼痛，吞咽疼痛是因甲状腺炎引起的（容易误认是咽炎或扁桃体炎引起的）。甲状腺炎时，储存在甲状腺中的甲状腺激素会释放到血液中，患者会出现短暂的甲状腺毒症。注意由于没有甲状腺的过度活动，所以这不是甲状腺功能亢进。如果病情轻微，

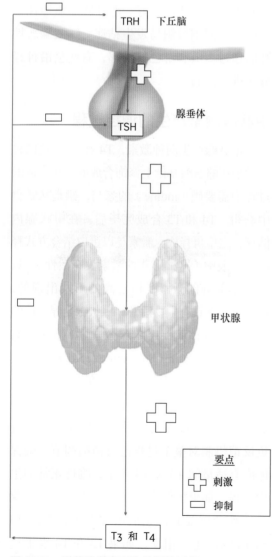

TRH 下丘脑

TSH 腺垂体

甲状腺

要点
✚ 刺激
▭ 抑制

T₃ 和 T₄

图 11.10 甲状腺激素产生的调控过程

不需要治疗。患者需要采用镇痛药物来缓解颈部不适。如果甲状腺毒症比较严重，使用β-受体阻滞剂进行治疗，直到症状缓解。偶尔，患者会有甲状腺功能减退的问题，通常持续 3～6 个月。

桥本甲状腺炎

桥本甲状腺炎（Hashimoto's thyroiditis）（Hakaru Hashimoto，1881—1934，日本外科医生）又称为慢性淋巴细胞性甲状腺炎（chronic lymphocytic thyroidism），女性发病率较高。桥本甲状腺炎是抗体与甲状腺细胞发生反应的一种自身免疫性疾病。这种抗体称为甲状腺微粒体抗体，是由淋巴细胞产生。这类抗体会侵入甲状腺，破坏甲状腺细胞。该疾病易复发。在疾病早期，肿块比较小。有时，一些患者会有甲状腺毒症，持续数周或数月，与格雷夫斯病类似。有时，这种毒症称为桥本甲状腺毒症。这个阶段通常比较短暂，因为甲状腺逐渐遭到破坏。之后，甲状腺微粒体抗体滴度就会降低，或是低到无法检测到。最终，甲状腺受破坏的程度严重，使甲状腺功能减退。治疗主要是缓解症状。如果腺体疼痛，使用镇痛药物缓解。如果甲状腺肿的肿块很大，或是担心发生恶性变，考虑手术治疗。继发甲状腺功能减退时，使用 T4 治疗。

格雷夫斯病

格雷夫斯病（Graves' disease）（Robert Graves，1797—1853，爱尔兰医生）是一种影响甲状腺的自身免疫性疾病。产生的抗体刺激甲状腺细胞，导致甲状腺过度活动，引起甲状腺毒症。女性更易患格雷夫斯病。格雷夫斯病的特征是弥漫性无痛甲状腺肿，见图 11.11 和图 11.12。格雷夫斯病特有的其他特征包括眼病、胫骨前黏液水肿和甲状腺性杵状指。

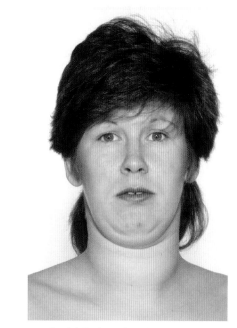

图 11.11 格雷夫斯病导致的弥漫性甲状腺肿

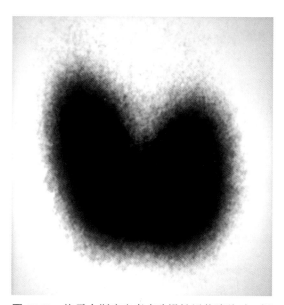

图 11.12 格雷夫斯病患者有弥漫性甲状腺肿时，摄取放射性碘的扫描图

- **眼病**。见图 11.13 和图 11.14。高达 60% 的格雷夫斯病患者都有眼病。在某些患者中，眼病的出现可能早于甲状腺毒症和甲状腺肿。眼球突出（exophthalmos）是最容易发现识别的体征。眼球突出是眼

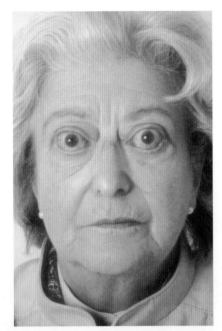

图 11.13 格雷夫斯病引起的眼球突出

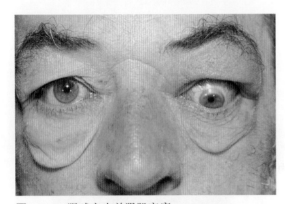

图 11.14 眼球突出并眼肌麻痹

球从眼眶突出的现象，又称为眼球凸起（proptosis），而眼球外凸（exopthalmos）仅仅是指内分泌性原因导致的眼球向外突出。眼球突出与甲状腺功能状态无关。眼球突出是一种自身免疫性疾病，引起黏多糖沉积、淋巴细胞浸润以及眼后水肿。也有淋巴细胞浸润以及最终导致眶后肌增厚。这一系列的变化导致了眼球向外突出，这个过程可能会损害眼球共轭运动，导致复视（这称为眼肌麻痹）。眶后肌长时间增厚和纤维化会进一步加

重眼肌麻痹。随着病情的进展，还会出现一系列特征，包括眶周水肿、结膜水肿和角膜水肿（球结膜水肿）。病情极其严重时，因为视神经的眼内压升高，还会有失明的危险，这种类型的眼病称为恶性突眼（malignant exophthalmos），是一种紧急情况。治疗方法是高剂量类固醇疗法，有时需要手术来降低眼内压。

- **胫骨前黏液性水肿**。见图 11.15。胫骨前黏液性水肿比较少见，1% ～ 5% 的格雷夫斯病患者会有胫骨前黏液性水肿。胫骨前黏液性水肿是一种斑块样皮肤增厚，皮肤较为粗糙，常见于小腿前部，也可以发生在其他部位。胫骨前黏液性水肿可以是紫色 / 蓝色、橙色或棕色，这主要是黏多糖在皮下沉积导致的。为什么有一小部分格雷夫斯病患者会出现这个问题，目前还不清楚。
- **甲状腺性杵状指**。甲状腺性杵状指是格雷夫斯病更少见的症状体征，影响手指（和脚趾），使手指变得像杵一样。

甲状腺结节

结节仅仅是指甲状腺上的一个肿块。可能是单发结节，也可能是多结节性甲状腺肿中的一个结节。结节直径超过 1 cm 时，触

(a) 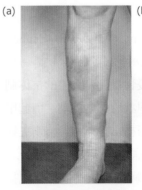 (b)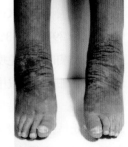

图 11.15 胫骨前黏液水肿

诊时就可以感觉到。

多结节性甲状腺肿

见图 11.16 和图 11.17。这是可以触诊到一个或多个结节的甲状腺肿。直径只有几毫米的结节，触诊不能触到，但是，高分辨率超声的出现，使我们现在也能够检测到这种小结节。因此，最初被认为只有一个结节的

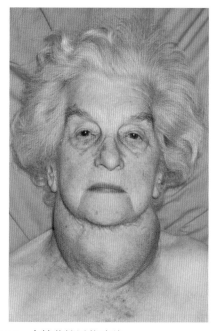

图 11.16　多结节性甲状腺肿

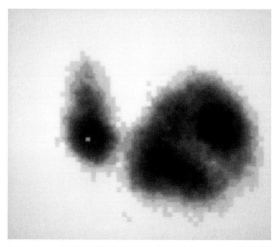

图 11.17　多结节性甲状腺肿碘摄取扫描图：片状摄取特征

患者，事实上是多结节性甲状腺肿患者，需要重新归类。碘缺乏时，结节性甲状腺肿更为常见，且女性的发病率较高。长期甲状腺肿容易发生结节，且单纯性非毒性甲状腺肿也会发展为多结节性甲状腺肿。如果结节内包含有功能的甲状腺组织，那么结节就会分泌甲状腺激素，使体内甲状腺激素过高，导致甲状腺毒症。此时，我们称该患者患有毒性多结节性甲状腺肿。一般是年龄较大的患者易患毒性多结节性甲状腺肿，而甲状腺毒症的典型症状（已在本章前面讲述）可能并不明显。这类患者通常会出现心力衰竭或心房颤动等并发症。（任何原因导致的）大甲状腺肿的并发症包括：

- 吞咽困难（因食管受到压迫）。
- 复发性肺炎（因支气管受压及狭窄远端感染）。
- 喘鸣（因气管受到压迫）。
- 声音嘶哑（因左喉返神经受压）。
- 静脉怒张（因纵隔大静脉受压）。

如果患者有甲状腺毒症，治疗方法为使用抗甲状腺药物控制症状。确切的治疗方法有放射性碘疗法或外科手术（特别适合于大甲状腺肿引起的并发症）。

孤立结节（solitary nodular）

见图 11.18。一般都要确定孤立结节的基本性质。结节可以是囊肿、腺瘤（良性甲状腺瘤）或癌症。请注意，腺瘤可以是非毒性的，也就是说，腺瘤可以不产生过多的甲状腺激素。腺瘤也可以变得越来越活跃，分泌过量的 T3 或 T4，导致甲状腺毒症。此时的腺瘤称为毒性腺瘤。毒性腺瘤的过度活跃可以通过负反馈来抑制其他部分甲状腺的活动。确定结节性质的方法有四种：超声扫描、

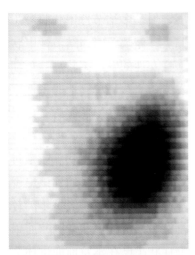

图 11.18　孤立甲状腺结节摄取碘的扫描图

放射性核素扫描、细针抽吸和切除活检。

* **超声扫描**。超声扫描在诊断上的价值有限。超声扫描可以确定结节是实性的还是囊性的（如果是囊性的，良性的可能性更高）。可以检测无法触诊到的小结节，这种小结节提示可能是一种多结节性甲状腺肿，这种特征的甲状腺肿恶性的可能性较低。
* **放射性核素扫描**。将放射性同位素（放射性碘或氚）注射到血液中。该同位素主要被甲状腺吸收和浓缩。甲状腺某些部位同位素浓度高说明这些部位的甲状腺活跃程度增加，通常称这些部位"热"。活跃程度低的部位称为"冷"部位。功能"热"的结节，癌症的可能性很低。大多数癌症都是冷结节。注意，虽然大多数癌症是冷结节，但大多数冷结节不是癌症。只有约 10% 的冷结节是癌症。
* **细针穿刺活检**。这是鉴别甲状腺结节的最佳方法。将一根细针插入甲状腺，取一小块组织进行组织检查。在大多数情况下都能作出诊断。有时可能是因为组织的量太少，或是细胞形态问题，无法得出准确诊断。在有疑问的情况下，可再进行一次穿

刺活检，或是建议患者做手术治疗。
* **肿块切除后进行活检**。有时，当存在疑问时，需要手术切除后进行活检。将结节和周围的甲状腺组织一起切除（通常是偏侧甲状腺切除术），这种手术既是诊断方法，又是治疗方法（因为切除了结节）。

甲状腺毒症

　　甲状腺毒症是指血液中游离的甲状腺激素 T3 或 T4 水平过高而引起的临床综合征。从严格意义上来讲，"甲状腺功能亢进"这个术语是指甲状腺过度活跃，虽然"甲状腺功能亢进"和"甲状腺毒症"这两个术语经常可以通用。表 11.6 中的"其他"列出了导致"甲状腺毒症"的非"甲状腺功能亢进"情况。原发性甲状腺功能亢进是指甲状腺本身导致的甲状腺功能亢进。继发性甲状腺功能亢进是指甲状腺以外的原因导致甲状腺过度活跃，例如垂体分泌过量的 TSH。旧教科书上，你还会看到"三发性甲状腺功能亢

表 11.6　导致甲状腺毒症的原因

原发性甲状腺功能亢进
格雷夫斯病
毒性多结节性甲状腺肿
毒性腺瘤
桥本甲状腺功能亢进 [a]
药物导致 [a]
继发性甲状腺功能亢进
垂体促甲状腺激素分泌瘤（TSH-secreting tumour）[a]
其他肿瘤
其他
亚急性甲状腺炎 [a]
甲状腺素摄入 [人为甲状腺毒症（thyrotoxicosis factitia）] [a]

[a] 很少见

进"这个术语。三发性甲状腺功能亢进是下丘脑原因导致的甲状腺功能亢进。然而，下丘脑原因也是一种继发性原因。导致甲状腺毒症的原因见表 11.6。

药物性甲状腺毒症

药物性甲状腺毒症是 T4 过量摄入或含碘药物使用导致的。

- **T4 过量摄入**。基于多种原因，有些人可能会服用过量的 T4。医生开具处方导致 T4 摄入过多的这种可能性非常低，因为一般都要检测甲状腺功能，会根据甲状腺功能状态调整药物剂量。有些患者因为自己服用过量的 T4，导致体内 T4 过量。还有些患者服用 T4 后假装自己没有服用，导致 T4 过量（这称为人为甲状腺毒症）。这通常发生于有临床背景的人，比如护士。可以通过甲状腺功能检测来判断，检测结果为 T4 升高、T3 正常、TSH 低或无法检测到时，可能就是 T4 过量摄入导致的甲状腺毒症。
- **含碘药物使用**。含碘药物包括胺碘酮、一些咳嗽制剂、静脉造影剂，这类药物会诱导易感群体发生药物性甲状腺毒症〔又称为碘性巴塞多现象（Jod-Basedow phenomenon）〕（Karl Adolph VonBasedow，1799—1854，德国医生；Jod 在德语中是碘的意思）。

垂体促甲状腺激素分泌瘤

垂体瘤会分泌促甲状腺激素，导致过量甲状腺激素的产生，虽然这种情况很少见。垂体瘤的诊断关键是发现 TSH 水平高或正常，T3 和 T4 水平高（通常由于负反馈而无法检测到 TSH）。可通过 MRI 或 CT 扫描检测肿瘤，一般需要手术治疗。

导致甲状腺毒症的其他肿瘤

卵巢肿瘤（ovarian tumour）含有分泌过量 T4 或 T3 的甲状腺样组织，虽然这种情况很少见。以前的教科书将该肿瘤称为"卵巢甲状腺瘤"（struma ovarii）。甲状腺同位素扫描显示甲状腺没有摄取碘，但卵巢摄取碘增加。此外，睾丸、卵巢或支气管肿瘤也会分泌类似 TSH 的多肽，刺激甲状腺产生过量的甲状腺激素，虽然这种情况也很少见。

甲状腺功能减退

见图 11.19。甲状腺功能减退是指甲状腺功能不全致甲状腺激素分泌减少引起的临床症状和体征（也就是甲状腺功能减退的症状和体征）。导致甲状腺功能减退的原因见表 11.7。桥本甲状腺炎已在前面讲述了。

特发性萎缩性甲状腺功能减退（idiopathic atrophic hypothyroidism）

特发性萎缩性甲状腺功能减退是不明原

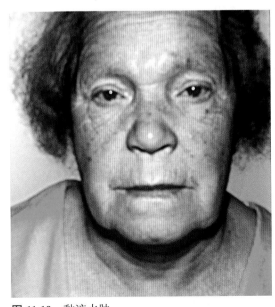

图 11.19 黏液水肿

表 11.7 导致甲状腺功能减退的原因

桥本甲状腺炎
特发性 / 自发性萎缩性甲状腺功能减退
放射性碘或甲状腺切除术疗法、抗甲状腺药物
药物
碘缺乏

因的自身免疫触发淋巴细胞浸润甲状腺导致的。有时，将桥本甲状腺炎和特发性萎缩性甲状腺功能减退统称为"淋巴细胞性甲状腺炎"，强调说明这两种疾病是同一种自身免疫机制导致的。与桥本甲状腺炎不同的是，特发性萎缩性甲状腺功能减退没有甲状腺肿，且特发性萎缩性甲状腺功能减退在女性中更常见。

先前甲状腺毒症的治疗

如果治疗过度或持续时间太长，则可能出现甲状腺功能减退。在进行甲状腺放疗时，很难确定放射性同位素碘的精确剂量，因此，甲状腺功能减退是放射性碘治疗的并发症。在接受放射性治疗的第一年，有 10% 的患者会患甲状腺功能减退。20 年后，大约 80% 的患者会患有甲状腺功能减退。因此，接受放疗的患者需要定期随访。如果发生甲状腺功能减退，则需用 T4 替代治疗。甲状腺切除术可导致 20% 的甲状腺功能减退。

甲状腺功能检查

甲状腺功能检查主要检测甲状腺激素 T4 和 T3 以及 TSH 水平。不同的实验室，这些值的参考范围不同，但是，目前大多数实验室均检测不与蛋白质结合的、游离的 T3、T4（和 TSH）水平。以前的检查还检测 T4 和 T3 总水平，这与血浆蛋白浓度有

关。这就导致了解释方面的问题，因为健康状况不同时，血浆蛋白浓度不同，T4 和 T3 总水平也不同。例如：怀孕时蛋白浓度增加，导致 T4 总水平升高（提示甲状腺功能亢进），而肾病综合征时血浆蛋白浓度降低，T4 总水平下降（提示甲状腺功能减退）。在这两种情况下，T4 总水平的升高或降低与甲状腺功能状态无关。有些实验室为了降低成本，只检测 T4 和 TSH 水平；有时，在某些情况下（患者有甲状腺毒症症状，但 T4 水平正常，可能是 T3 导致的甲状腺毒症），只检测 T3 水平。如果你了解前面讲到的有关甲状腺调控的负反馈机制，那么解释甲状腺功能检查结果就很容易（表 11.8）。

钙代谢调控

人体大部分钙都储存在骨骼中，不到 1% 存在于细胞外液中。细胞外液中的钙成分，约 50% 与白蛋白结合，其余以电离形式存在于血浆。骨骼和细胞外液中的钙处于动态平衡中，少量的钙可以从骨骼进入血液，也可以从血液进入骨骼（该过程在激素的控制下

表 11.8 甲状腺功能检查结果解释

甲状腺功能亢进
T3 ↑，T4 ↑，TSH ↓
甲状腺功能减退
T3 ↓，T4 ↓，TSH ↑
少见原因
T3 毒症
T3 ↑，T4 →，TSH ↓
促甲状腺激素分泌型垂体瘤
T3 ↑，T4 ↑，TSH ↑（或 →）
人为甲状腺毒症
T3 →，T4 ↑，TSH ↓

↑：高于实验室正常参考值范围；↓：低于验室正常参考值范围；→：正常参考值范围

实现）。调控钙代谢的主要激素包括 PTH 和维生素 D（vitamin D）。PTH 是甲状旁腺分泌的一种肽类激素，通过骨吸收、通过维生素 D 增加肠道对钙的吸收以及通过肾小管对钙的重吸收，提高血浆中钙的水平。维生素 D 是阳光照射皮肤后产生的一种维生素，在肝和肾代谢为具有生物活性的 1,25- 二羟胆钙化醇［有时称为骨化三醇（calcitrol）］。它能增加肠道对钙的吸收。第三种激素是降钙素（calcitonin），由甲状腺滤泡旁 C 细胞合成分泌。降钙素能够减少骨吸收，减少肾对钙的重吸收，最终降低血钙水平，但人们认为降钙素对钙的生理调控作用不大。

原发性甲状旁腺功能亢进症（primary hyperparathyroidism）

原发性甲状旁腺功能亢进症通常是甲状旁腺腺瘤分泌过多的 PTH 导致的。也有可能是腺体增生（腺体过度活动）、多发性腺瘤或功能性癌导致，但这种情况很少见。最常见的情况是患者无症状，仅伴有血浆钙浓度轻度升高。如果腺体活动足够活跃，钙浓度升高程度高，就可以引起症状。导致症状出现的钙浓度水平因人而异。这是因为高钙血症的许多症状具有隐匿性——例如便秘、意识不清、多尿和多汗症——而且在疾病早期患者可能认识不到这些症状。检查发现有高钙血症的同时，PTH 水平正常或升高，诊断为原发性甲状旁腺功能亢进症（正常情况下，存在高钙血症时，由于负反馈机制，PTH 水平是减低的）。

继发性甲状旁腺功能亢进症

继发性甲状旁腺功能亢进症是甲状旁腺对慢性低钙血症反应导致的。导致慢性低钙血症最常见的原因是慢性肾衰竭（其他原因包括吸收不良和骨软化）。甲状旁腺会通过增加其活性，合成分泌更多的 PTH，使血钙水平趋于正常。

三发性甲状旁腺功能亢进症

三发性甲状旁腺功能亢进症是指原发性甲状旁腺功能亢进时，甲状旁腺对正常反馈机制不作反应，不再受调控，在这种情况下，血钙水平可能会非常高。

导致高钙血症的其他原因

见表 11.9。

甲状旁腺功能减退

甲状旁腺功能减退会导致 PTH 分泌减少和低钙血症，但这种疾病比较少见。导致甲状旁腺功能减退最常见的原因是甲状腺切除，甲状腺切除术会导致甲状旁腺血液供应紊乱或是意外切除了甲状旁腺。低钙血症可以是暂时性的，也可以是永久性的。特发性甲状旁腺功能减退症与其他自身免疫性疾病有关。现在已经发现抗甲状旁腺抗体，但是这些抗体在疾病发生发展中的作用尚不清楚。甲状旁腺功能减退的临床特征包括低钙血症、白内障、基底节钙化、皮肤鹅口疮、身材矮小、第四和第五掌骨短。

表 11.9 导致高钙血症的其他原因

多发性骨髓瘤
恶性肿瘤
继发于骨转移
继发于肿瘤分泌的类甲状旁腺激素
肉状瘤病
维生素 D 中毒（通常与药物有关）
甲状腺功能亢进
废用性佩吉特骨病[a]

[a] 詹姆士·佩吉特爵士（Sir James Paget），1814—1899，英国外科医生

假性甲状旁腺功能减退症（pseudo-hypoparathyroidism）

假性甲状旁腺功能减退症这种疾病较少见，一般是由于靶组织对 PTH 抵抗导致。它与甲状旁腺功能减退的许多临床特征相似，也有低钙血症的临床特征。

假性假甲状旁腺功能减退症（pseudopseudohypoparathyroidism）

假性假甲状旁腺功能减退症是指患者有假性甲状旁腺功能减退症的临床外部特征，例如身材矮小、异位钙化、第四和第五掌骨短，但生物学特征没有异常，例如没有低钙血症（谢天谢地，目前还没有所谓的假假性假甲状旁腺功能减退症）。

导致低钙血症的其他原因

见表 11.10。

期末考试部分

本章的重点是简短的案例，因为这种考试方式通常会有很大的不确定性。客观结构化临床考试（Objective Structured Clinical Examinations，OSCE）是一种直接、标准化的考试方式（见"OSCE 示例"）尽管考试方式不同，但临床方法是一样的。复习时，要阅读本章的考试摘要和要点，并回答本章最后的问题。关于日常案例和期末考试案例，分别见表 11.11 和表 11.12。

表 11.10　导致低钙血症的原因

吸收不良
慢性肾衰竭
骨软化症或佝偻病
急性胰腺炎

表 11.11　日常病例

甲状腺功能亢进
甲状腺功能减退
多结节性甲状腺肿
颈部淋巴结病变

表 11.12　期末考试病例

日常病例
甲状腺结节
淋巴结转移

与考试问题有关的一些建议

指导说明

考官可能会这样提问："你观察这位患者，该患者的可能诊断是什么？"这通常需要给出一个初步诊断，例如：眼球突出＋甲状腺肿＝格雷夫斯病。考官也可以换种说法，有可能这样提问："你观察患者的颈部，发现了什么？"这个问题仍然需要给出初步诊断，也可能是要求你找到一个可能需要检查另外一个系统的体征，例如科里根征（Corrigan's sign）（见第 4 章），需要检查心血管系统，尤其是主动脉瓣功能不全。如果考官这样说："只需检查颈部"，这意味着需要对颈部进行彻底检查，在这种情况下，是甲状腺诊断的可能性会很高，所以要做好这方面的准备。见例 11.6。

整体观察

继续对患者做整体观察，查看患者整体行为。

- 患者无精打采、烦躁不安吗？——甲状腺功能亢进？
- 患者比较冷漠、昏昏欲睡吗？——甲状腺功能减退？
- 患者看起来是恶病质？——恶性肿瘤？

例 11.6

问题。 考官要求你检查颈部，但你不知道从哪儿开始检查？

讨论。 保持冷静，制订一个策略。最常见的诊断与甲状腺有关，因此要重点检查三个重要部位：

- 眼部：查看是否有眼球突出和眼睑退缩。
- 颈部中线：查看是否有甲状腺肿或结节。
- 周围环境：查看是否有一杯水。

如果上述这些特征都没有出现，那就仔细想想颈部的其他病变，查看颈部是否有异常搏动，即是否有颈静脉压力升高、科里根征；查看颈部其他部位（例如锁骨上窝）是否有肿块。

视检

视检工作你应该已经做了，特别是如果你采用了上述例子的解决办法。让患者稍微抬高下颌，因为这样肿块会更明显。

伸舌检查

如果肿块位于中线或中线附近，让患者伸舌，观察肿块是否随着伸舌动作升高。

吞咽

如果你怀疑患者有甲状腺肿，让患者做吞咽动作，观察肿块是否升高。

颈部触诊

让患者屈曲颈部，放松胸锁乳突肌。对所有肿块都要从以下几个方面进行评价：肿块部位、大小、质地、压痛、温度、活动度、搏动性、透光性和听诊情况。

甲状腺肿

站在患者背后，用指腹触诊患者的甲状腺。

- 请记住要叩诊胸骨部，以防甲状腺肿发展到胸骨后。
- 请记住要听诊。
- 请记住要检查淋巴结肿大。

检查甲状腺功能状态

甲状腺功能状态包括三种：

- 甲状腺功能亢进——易怒、震颤、出汗、心动过速、眼睑退缩和眼睑滞后。
- 甲状腺功能减退——冷漠、心动过缓、放松反射延迟（检查踝关节反射）。
- 甲状腺功能正常——相对放松、心率正常（平均 70 ~ 90 次 / 分）。

查看其他体征

其他体征包括：

- 甲状腺功能亢进——手掌红斑、蜘蛛痣、男子乳房发育、近端肌病和反射亢进。
- 甲状腺功能减退——皮肤干燥、脱发、红斑、黄瘤、高胡萝卜素血症、腕管综合征、小脑共济失调、肌病、胸腔积液、心包积液和腹水。
- 格雷夫斯病——胫骨前黏液水肿、甲状腺杵状指和眼球突出。

你应该能够比较容易地观察到大部分体征。不要试图找到可能存在的每一个体征。有些体征需要全面彻底的检查才能发现，例如近端肌病或腹水，因此，除非有要求，否则没有必要将所有的体征都找出了，或是除非你找到了其他线索，例如腹部有膨出。

例 11.7 列出了一些你可能要询问患者的问题，这些问题与你的检查发现有关。

例 11.7

问题。 在检查甲状腺时，考官可能会引导你，让你询问一些问题。

讨论。 这个比较简单。考官会通过一些问题来检测你对甲状腺疾病知识的掌握情况。

- 如果你的考查病例是甲状腺肿，不要忘记询问吞咽困难、喘鸣、呼吸困难和声音嘶哑等方面的问题。你也可以询问患者之前是否做过造影剂类的检查，是否在服用胺碘酮等药物，是否有类似流感的疾病，这些都有可能导致甲状腺肿。
- 如果你的考查病例是甲状腺功能亢进，要询问对热不耐受、食欲增强、体重减轻和腹泻方面的问题（见"病史获取部分"）。
- 如果你的考查病例是甲状腺功能减退，要询问对冷不耐受、食欲减退、体重增加、便秘方面的问题（见"病史获取部分"）。

客观结构化临床考试（OSCE）示例

病史获取部分

你是一名在基层医疗单位工作的 FY2，遇到一位 32 岁疑似甲状腺功能障碍的女性患者。请获取该女性患者的病史资料，并提出你的诊断。考试时间为 10 分钟。

请牢记：

- 向患者介绍你自己。
- 询问患者是否有非故意的或不明原因的体重增加或体重减轻。
- 询问排便习惯改变情况，并询问是如何改变的。
- 询问患者是喜欢热的环境还是凉爽的环境，并评估患者的穿着是否适合目前的天气。
- 询问患者是否有易怒、烦躁不安或紧张；是否有昏昏欲睡、注意力不集中或情绪低落等。
- 询问患者月经周期变化情况。
- 询问患者心悸、虚弱和皮肤变化情况。
- 询问患者是否注意到颈部有肿块，如果颈部有肿块，询问声音有何变化，还要询问眼部是否有问题。
- 询问是否有甲状腺功能障碍的家族史，以及服用药物情况。
- 请牢记：甲状腺功能减退通常会导致生理功能减缓，因此，会发生体重增加、便秘、月经过多、注意力不集中、嗜睡和情绪低落。甲状腺功能亢进表现为体重减轻、对热不耐受性、烦躁不安或焦虑、月经量少。
- 要感谢患者。
- 向患者解释，如果病史提示可能有甲状腺功能障碍，之后你会检查甲状腺以及进行甲状腺功能试验检查。

检查部分

你是一名在基层医疗机构工作的 FY2，你遇到一位 59 岁颈部有肿块的男性患者，检查患者的颈部并说明你的检查发现。考试时间为 10 分钟。

请牢记：

- 向患者介绍自己，在征得患者同意后再进行检查；向患者解释你要对其颈部进行检查。
- 注意患者说话时声音是否嘶哑。

- 洗手 / 使用酒精凝胶洗手。
- 首先要对患者做整体观察。患者可能有甲状腺疾病吗？患者是体重过轻还是超重？患者穿着适合目前的天气吗？患者是烦躁不安还是昏昏欲睡？
- 在触诊之前，要先观察颈部，观察前部和两侧。
- 想想你从几个方面来评价这个肿块：部位、形状、大小、颜色、与周围皮肤粘连情况，边界不规则还是光滑？
- 让患者伸舌。如果肿块位于中线上，且伸舌时肿块升高，这个肿块可能就是甲状舌骨囊肿。
- 让患者做吞咽动作，观察肿块活动情况，是有粘连还是活动度较好？
- 向患者解释你将会站在患者背后触诊颈部肿块。触诊肿块时，要注意肿块的温度、质地和活动度。
- 要询问患者肿块是否有疼痛或压痛，评价其搏动性和透光性，如有可能，还要确定肿块是囊性的还是实体性的。
- 系统地触诊淋巴结，评估颈部解剖三角区域（anatomical triangle）、颏下、下颌下、耳前、耳后和枕部的淋巴结。这些淋巴结触诊是否增大、疼痛，是热的还是冷的？
- 感谢患者并洗手 / 使用酒精凝胶洗手。

- 简要陈述检查发现，并说明你认为的可能诊断。几个重要的可能诊断有囊肿（皮样囊肿、甲状舌骨囊肿）、甲状腺肿（中线上）、颈动脉瘤（搏动）和淋巴瘤等。

　　祝你好运！

问题

1. 列出大型甲状腺肿的三个可能的并发症。
2. 如果患者有手足抽搐，可能是什么疾病？
3. 伸舌时，甲状舌骨囊肿为什么会升高？
4. 哪种颈部肿块可能有搏动性？
5. 检查颈部肿块时，你要从哪 10 个方面进行评价？
6. 如果肿块没有随着吞咽动作升高，给出一个可能的重要理由。
7. 甲状腺功能减退有什么样的心血管特征？
8. 列举四种甲状腺功能亢进症状。
9. 列举四种甲状腺功能减退症状。
10. 颈部哪种类型的肿块具有透光性？

参考文献与拓展阅读

Hall R, Evered DC. *A colour atlas of endocrinology*, 3rd edn. Wolfe, London, 1989.

Holt RIG, Hanley NA. *Essential endocrinology*, 6th edn. Wiley-Blackwell, Oxford, 2012.

Vanderpump MPJ, Tunbridge M. *Thyroid disease, the facts*, 4th edn. Oxford University Press, Oxford, 2008.

第12章 关节

本章内容

引言

关节（和结缔组织）属于风湿科范畴。最常见的风湿科疾病有骨关节炎（osteoarthritis）和类风湿性关节炎。骨关节炎通常是磨损或年龄增长引起的（但这种解释是不完整的，过于简单化）。类风湿性关节炎是一种多系统疾病，影响多个器官和关节。60% ～ 70% 的类风湿性关节炎患者中可分离出一种称为类风湿因子（rheumatoid factor）的自身抗体，这类患者称为血清阳性（因类风湿因子阳性）类风湿性关节炎。类风湿性因子是如何产生的，目前还不完全清楚。与之相反，如果患者血液中没有类风湿因子，这种关节性疾病称为血清阴性脊柱关节病。这类疾病具有相似的临床表现，且都缺乏类风湿因子。这类疾病包括强直性脊柱炎、赖特综合征（Reiter's syndrome）和银屑病性关节病（psoriatic arthropathy）。

接下来的一部分内容会重点讲述关节炎相关疾病的病史采集，但对于晶体性关节炎这类（例如痛风、假性痛风和血管炎）不太常见的疾病，讲述会比较少；系统性红斑狼疮、颞叶动脉炎会略有涉及。在学习关节疾病时，你不要把思路局限在关节上，关节病变有可能是其他系统疾病的并发症，或是其他疾病累及到关节。

症状

关节疾病最常见的临床表现是疼痛。和其他疾病的疼痛一样，你也需要问一些有关疼痛的关键问题。

关节疼痛

- "你感觉哪儿痛？"（疼痛部位）这是一个重要问题。人们在说明疼痛部位时可能不够具体。不要满足于大概的疼痛部位，要让患者具体说明，可以让他们指出具体疼痛部位。如果疼痛局限于关节，那么很可能患者患有关节病（关节病是一个表示集合概念的术语，是指所有关节异常；关节痛泛指关节疼痛；关节炎是指关节炎症）。如果疼痛不仅累及关节，还累及其他部位，那么很可能患者患有慢性疼痛综合征（例如纤维肌痛）；另外一种可能性是风湿病多肌痛（这两类疾病见"关节疾病与检查"）。

- "是否累及其他关节？"一般要询问这一点。患者可能因为某个关节疼痛严重，而忽略了其他疼痛不严重的关节，忘记告知医生。如果只有一个关节受到影响，这种关节炎症称为单关节炎（monoarthritis）（例12.1）；如果累及 2 ～ 4 个关节，称为少关节炎（oligoarthritis）；如果累及的关节超过 4 个，称为多关节炎。通常情况下，导致单关节炎和多关节炎的原因不同，导致单关节炎和多关节炎的部分原因会导致少关节炎（表12.1）。但单个关节比较热时，你必须考虑化脓性关节炎这个重要诊断。化脓性关节炎（septic arthritis）是一种关节内急性感染，通常是金黄色葡萄球菌感染引起。如果没有迅速做出诊断，就会给关节带来不可挽回的破坏。需要对单个发热关节进行穿刺，抽取液体，进行检查，明确是否有感染。

- "疼痛多长时间了"（持续时间）。急性关节疼痛的疼痛时间可能会非常短暂，例如，病毒感染导致的关节炎，疼痛时间持续几个小时。在这么短的时间内，关节内通常没有炎症。有些全身感染也会导致关节疼痛，这种疼痛持续时间较长，有时可能导致反应性关节炎，例如布鲁菌病。晶体性关节病会导致关节发生剧烈疼痛，疼

例 12.1

问题。 一位 28 岁的男性患者因大蹞趾疼痛而就诊。在来就诊的前一天，他踢足球了，也没有吃晚饭。他记得在比赛中撞到了脚趾，但不记得是撞到哪个脚趾。后来他就去酒吧庆祝球队胜利，摄入大量啤酒。患者目前没有服用任何药物，之前从未住过院。检查时，患者右脚大蹞趾红肿、非常疼痛。未发现其他异常。患者的诊断是什么？

讨论。 该患者患有炎症性单关节炎。累及第一跖趾（metatarsophalangeal，MTP）关节。患者大蹞趾疼痛很可能是外伤导致的。然而，患者在大量运动后，空腹摄入大量的酒精！所有这些因素都会使发生急性痛风的风险大大增加。另外，急性痛风的疼痛程度非常高，一般累及部位就是第一 MTP 关节。可以通过关节穿刺来确诊，虽然小关节穿刺从技术上来讲比较困难（患者也比较疼痛）。

表 12.1 导致单关节炎和多发性关节炎的原因

单关节炎
脓毒性关节炎
晶体性关节炎，例如痛风
血清阴性脊椎关节炎
多发性关节炎
类风湿性关节炎
骨关节炎
血清阴性脊椎关节炎，例如强直性脊柱炎

痛时间可持续几周，尽管有时可能持续几天。像类风湿关节炎、骨关节炎等这类疾病也有可能引起慢性疼痛。这类患者可能因这类疾病疼痛数年。慢性疼痛的自然史

包括更严重的疼痛发作，这代表了疾病的"暴发"，也就是恶化。其他因素如创伤、感染或其他风湿病，例如痛风，也会导致疼痛的恶化。因此，在最终做出疾病暴发之前，你必须考虑其他疾病的可能性，全面评估患者。

- **"疼痛是否放射到其他部位"（放射痛）。** 辐射痛的诊断价值有限，除了神经根或神经卡住的辐射疼痛（见第 6 章）有较高的诊断价值，例如坐骨神经痛。如果是辐射痛，提示这种疼痛可能并不是真正的关节疼痛，而是其他疼痛辐射到关节部位。因此，要特别注意是如何描述疼痛的，特别是当疼痛的范围不明确，似乎辐射到整个肢体时（这可能是慢性疼痛综合征）。粗心大意的人另外一个容易犯错的地方是牵涉痛。牵涉痛是指不在痛源处的疼痛，例如，腰椎关节炎引起的疼痛可能发生在髋部。诊断牵涉痛不容易，该诊断需要在医生怀疑的基础上进行。如果 X 线片和其他检查显示关节正常，考虑牵涉痛这种可能性。

- **"疼痛有多严重？"（疼痛严重程度）。** 这个问题有助于确定疼痛会给生活带来多少问题以及对患者生活的影响程度。如果疼痛的最严重程度为 10，让患者说出自己疼痛的严重程度。你必须对患者的个性特征做出判断，因为不同的人对同一严重程度的疼痛有不同的感受。对疼痛的耐受程度高的人和对疼痛耐受程度低的人对疼痛的感觉不一样，耐受程度高的人对疼痛的感受能力低，而疼痛耐受程度低的人，即使疼痛程度不是很高，可能也会感到特别疼痛。疼痛程度与个人体验有关。

- **"有哪些因素会加重疼痛，有哪些因素会缓解疼痛？"（缓解或恶化因素）。** 在大多数情况下，活动或压力会增加炎症性关

节炎的疼痛程度，例如负重。外伤有可能会使原有的关节炎加重，甚至引起关节内出血。与其他疼痛不同，强直性脊柱炎引起的疼痛是休息时背痛（back pain）加重，往往疼痛在晚上加重，患者在白天活动时会缓解（与机械性背痛不同）。大多数患者都会使用镇痛药物来缓解疼痛，通常能够不同程度地缓解疼痛。一般来说，非甾体类抗炎药（non-steroidal anti-inflammatory drugs，NSAID）效果好提示患者可能有炎症性关节炎（但请牢记骨关节炎患者使用 NSAID 后效果也不错）。

表 12.1 反映了与受累关节数量有关的可能诊断。疾病可能出现很少见的临床表现，例如，类风湿性关节炎最初为单发性关节炎或是多发性关节炎性的痛风。

关节僵直

关节僵直是一种主观症状。许多人在做完不常做的运动或是关节或肌肉受伤后，关节会有某种程度的僵直。在风湿病中，僵直不是暂时性的，而是一种长期的特征。在类风湿关节炎这类炎症性关节炎中，当关节开始活动时，僵直通常最为明显，例如在早晨

要点

- 关节疾病最常见的表现是关节疼痛。
- 尤其要询问疼痛部位和累及关节的数量。
- 确定患者是患单关节炎、少关节炎还是多发性关节炎。
- 要尽量确定关节炎是炎症性的还是非炎症性的。
- 要询问患者是否在服用镇痛药物（包括非处方药）。

时（晨僵）。这种僵直的时间比较长，可持续一个小时以上［注意，晨僵超过 30 分钟，提示可能是（炎症性）关节炎］。询问："关节是否有僵直？" 如果答案是肯定的，需要做进一步检查。

- "出现关节僵直这种情况多长时间了？"
- "关节僵直在一天中的哪个时间段最为严重？"
- "活动时还是休息时，关节僵直较为严重?"

退化性或机械性关节炎随着活动时间的延长，僵直和疼痛也会更加严重。往往会在一天结束时感到关节僵直和疼痛。有一种疾病叫风湿性多肌痛（见"关节疾病与检查"部分），疼痛和僵硬是该疾病的突出症状。该疾病易累及近端肌肉，即肩部和骨盆环带肌肉，使患者从椅子上站起来或梳头发生困难。如果你怀疑患者患有风湿性多肌痛，可以询问下列问题。

- "你梳头有困难吗？"
- "你取高架子上的物品有困难吗？"
- "你从椅子上站起来有困难吗？"
- "你爬楼梯有困难吗？"

也可以考虑询问颞动脉炎的有关问题（例 12.6 和第 6 章），因为多发性肌痛、风湿病和颞动脉炎可能并存。

关节肿胀

询问累及关节是否有肿胀。肿胀可能是软组织肿胀引起，例如滑膜炎（关节内软组织发炎）、骨刺导致的骨形成、关节内积液。肌腱周围也可能发生肿胀（腱鞘炎），肌腱鞘可能发生结节。在检查中，要确认是否有肿胀，这很重要，因为有些患者会称关节肿胀得特别厉害，而事实上关节并没有明显肿胀。关节肿胀是一个动态过程，你为患者做检查时，肿胀可能已经消退，这可能是一种

要点

- 关节僵直的时间超过1小时，提示关节发生了炎症性病变。
- 关节一开始活动时是僵直的（即晨僵），提示关节为炎症性病变，例如类风湿性关节炎。
- 长时间活动后有僵直，提示关节为退行性/机械性病变，例如骨关节炎。
- 与强直性脊柱炎有关的僵直是运动时改善，休息时恶化。
- 近端肌肉僵直和疼痛提示患者可能是风湿病性多肌痛。

自发的缓解，也可能是治疗的结果，例如：使用非甾体类药物或类固醇进行治疗后，关节消肿。如果是这样，就要记住这一点，之后再进行检查。越来越多的人认可"亚临床滑膜炎"（subclinical synovitis）这个概念；也就是说，亚临床滑膜炎中，炎症是存在的，足以引起症状，但临床检查却没有发现明显异常。这个概念很重要，因为亚临床滑膜炎仍然可能导致关节损害。越来越多的成像技术［例如超声和磁共振成像（magnetic resonance imaging，MRI）］已经证明了这一点，表明临床检查结果可能会有误导性。

关节外特征（extra-articular features）

有些风湿病（例如类风湿关节炎）会影响其他器官和关节。多系统性疾病（例如系统性红斑狼疮）可能影响关节以及其他器官。当进行系统回顾时，你会发现这些症状（如果有）。厌食、体重减轻、盗汗以及发热等这些全身性症状很常见。疲劳是患者常见的关节外特征。表12.2列出了应该检查的具

有"器官特异性"的特征。

雷诺现象

什么是雷诺现象？

雷诺现象（Raynaud's phenomenon）［莫里斯·雷诺（Maurice Raynaud），1834—1881，法国内科医生］比较常见，是手部或足部动脉对寒冷产生一种不正常的痉挛性反应。年轻女性发病率最高。手部比足部的发生率高，通常累及双侧。如果累及的是单侧，其原因可能是颈肋。经典症状是手部发生三次变色，从正常颜色变为白色，再变蓝，最后变红。手部变白是动脉痉挛导致手部周围血管的血流量减少引起的。血流量减少导致发绀和发蓝。手最终会变红是因为血管活性代谢物在血管中累积导致动脉扩张。在这三个阶段，手会变得越来越痛和麻木。严重雷诺现象会导致手部发生溃疡。关于雷诺现象的原因，见表12.3。

要点

- 必须对肿胀进行客观性的确认。
- 关节肿胀可能是软组织增生引起，例如滑膜增厚、骨组织过度生长、骨赘，或积液，例如渗出。
- 有些关节炎可能没有临床症状，例如亚临床滑膜炎，但是仍有可能导致关节损伤。

关于雷诺现象的几个问题

- "是否在天气变冷时手就会疼痛？"
- "你的手会在天气变冷时发生颜色改变吗？会变成什么颜色？"尽量诱发手部皮肤颜色变化，查看是否有三种变化，即从

表 12.2　其他疾病的关节外特征

腹泻	类风湿关节炎
炎症性肠疾病	SLE
反应性关节炎	其他血管炎
皮疹	纤维性肺泡炎
银屑病	类风湿性关节炎
SLE	血管炎和其他结缔组织病变
颧颊潮红	**心血管系统**
光敏性皮疹	心包炎
网状青斑	类风湿关节炎
贝塞特综合征（Behçet's syndrome）（见"关节疾病与检查"）	SLE
	其他血管炎
血管炎	心包积液
雷诺现象	类风湿关节炎
系统性硬化症（systemic sclerosis）/ 硬皮病（局限性 / 弥散性）	SLE
	血管炎
SLE	血栓栓塞病
原发性雷诺现象	抗磷脂综合征
口腔	**神经精神系统**
溃疡	精神病
SLE	SLE
赖特综合征	卒中
贝塞特综合征	SLE
口干	颞动脉炎
干燥综合征（Sjögren's syndrome）[a]（见"关节疾病与检查"）	其他血管炎
	癫痫
类风湿性关节炎	SLE
SLE	抑郁
系统性硬化症	大部分原因
眼部	腕管综合征
巩膜炎 / 巩膜外层炎	类风湿关节炎
类风湿关节炎	严重骨关节炎
穿孔性巩膜软化症	**泌尿生殖系统**
类风湿关节炎	尿道炎
虹膜炎和葡萄膜炎、强直性脊柱炎	赖特综合征
其他血清阴性脊椎关节病，例如反应性关节炎	宫颈炎
视力下降	赖特综合征
颞动脉炎	**产科**
呼吸系统	反复性流产
胸腔积液	SLE 和抗磷脂综合征

SLE：系统性红斑狼疮

[a] Hennik Samuel Conrad Sjögren，1899—1986，瑞典眼科医生

表 12.3　导致雷诺现象的原因

特发性	称为雷诺病
结缔组织病	系统性硬化症 /CREST 综合征、系统性红斑狼疮、多肌炎、类风湿性关节炎和干燥综合征（见"关节疾病与检查"）
颈肋、颈椎病	
血浆黏度增加	沃尔登斯特罗姆巨球蛋白血症 * 和冷球蛋白血症
药物	β - 受体阻滞剂和麦角碱
振动工具	气钻
内分泌疾病	甲状腺功能减退和糖尿病

* Jan Gösta Waldenstrom，1906—1996，瑞典医生

白色变为青紫色，然后再变为红色。白色代表血管痉挛，血液供应减少，手部皮肤变得苍白。青紫色代表血液回流减少，周围发绀。红色代表血流过度补偿（血液大量流向手部，引起反应性充血），在这个阶段手部也很疼痛。

- "这个问题有多少时间了？"
- "为了预防这种情况的发生，你采取了什么预防措施？"雷诺现象严重时，患者即使在室内也需要戴手套。这个问题有助于你衡量患者疾病的严重程度。
- "你目前是否在服用药物？"
- "你从事什么职业？"患者是建筑工人还是从事与振动工具有关的职业？（这类职业会导致雷诺现象。）

如果你认为患者有 CREST（主要症状的缩写），即钙质沉着症（calcinosis）、雷诺现象（Raynaud's phenomenon）、食管蠕动障碍（oesophageal dysmotility）、指端硬化（sclerodactyly）和毛细血管扩张（telangiectasia）或系统硬化症，问下列问题：

- 你是否有胸部问题或呼吸问题？（与肺纤维化有关）
- 你是否有吞咽困难？（食管蠕动障碍）

药物史

药物史一般都很重要。有机会要查看患者是否在服用镇痛药物或抗炎药物，以及这些药物的效果如何（不要忘记询问非处方药物和草药）。还要预测药物的可能不良反应，例如 NSAID——消化不良、水肿、胃肠道出血、肾功能障碍等。有些药物会引起关节病变，例如利尿剂会通过减少尿酸（uric acid）的分泌而增加痛风的发生风险。关节病变也有可能是对药物的严重过敏反应。这种情况见于严重疾病累及包括皮肤在内的多个器官。不要忘记询问患者使用非法药物情况，例如静脉注射海洛因。随着静脉毒品的泛滥，像结核、乙型肝炎、丙型肝炎和 HIV 这类少见传染病的发病率也随之上升，这类传染性疾病也会导致关节炎。

泌尿生殖史

如果合适，要获取患者的性病史（见第 9 章）。性病史很重要，因为衣原体感染引起的反应性关节炎的发病率越来越高，另外，雷诺综合征也可能表现为尿道炎和宫颈炎。

家族史

某些风湿性疾病具有家族聚集性，这类疾病包括：

- 骨关节炎。
- 类风湿关节炎。
- 强直性脊柱炎（和其他血清阴性关节炎）。

皮肤银屑病的家族史很重要，因为银屑病提示患者可能患有银屑病性关节病。

疾病影响

在询问的过程中，要查看疾病对患者生活的影响（残疾）以及对功能的影响（障碍）。在获取"社会史"时，可以获取这方面的内容。在询问患者职业和家庭生活情况时，要查看疾病对其生活的影响。这会为你的治疗提供指导性线索。如果无法治愈患者的疾病，你可以提供一些缓解病情的措施或是合适的辅助，改善患者的生活状态，例如"洗浴椅"能够让患者安全地洗澡。询问患者的职业、工作能力和他们不工作的时间——在风湿性疾病的治疗效果测量中会用到这些指标。

关节检查的重要性

风湿性疾病直接影响关节、肌肉和骨

要点

- 风湿性疾病会影响身体的任何器官。
- 不要忘记获取药物史。
- 还要询问患者非法药物的使用情况，例如静脉注射毒品，这会增加肝炎、结核病和 HIV 等这类感染性疾病的发病风险。
- 一般要评价关节炎对患者生活的影响。

骼，可能更为重要的是影响其功能。很多风湿性疾病会有其他系统的临床表现，例如，类风湿关节炎会影响心肺系统。类似的，像糖尿病和肢端肥大症等很多全身性疾病会影响关节。基于此，在进行全身检查时，要注

例 12.2

问题。 一位 40 岁的加勒比黑种人女性多年过敏，有肌肉疼痛，上肢、下肢和面部有皮疹。患者服用苄氟噻嗪（1 天 1 次，2.5 mg）来控制血压。患者母亲最近去过加勒比海，患上了骨关节炎。患者只有一个孩子，身体状况良好，但有过四次妊娠。5 年前，因深静脉栓塞（deep-vein thrombosis，DVT）曾使用华法林治疗。体格检查，患者肥胖，但身体状况良好。未发现累及大关节的关节炎症状，但其左侧腕关节红肿、疼痛。面颊部有红疹，但鼻部没有，其他部位有荨麻疹，还有片状脱发问题。该患者的诊断是什么？

讨论。 你要高度重视这个病例。任何一个症状分开解释都很容易，例如关节疼痛和皮症，提示可能只是简单的病毒感染。然而，如果你退一步，将所有的单独症状联合起来从整体上看，你就会得出一个结论。此例的诊断是 SLE。只要你足够谨慎，你对 SLE 这类疾病越熟悉，就越容易识别出来。一般来讲，SLE 累及的是女性，尤其是具有加勒比黑种人血统的女性，其典型特征是面部有"蝴蝶样"红斑。但是，各种皮疹类型都有可能。脱发也是系统性红斑狼疮的一个特征。肌肉疼痛在系统性红斑狼疮中很常见，且大部分小关节都会受累。SLE 患者还有凝血方面的障碍，一般会有 DVT 病史。流产的发病风险也比一般人群高。患者可能会有持续性的严重高血压，并伴有一定程度的肾损害，但是还会有另外一种可能性，那就是红斑性肾炎引起了高血压。进一步的血液检查有助于确诊。在这个例子中抗核抗体（anti-nuclear antibodies）为阳性（见"关节疾病与检查"部分）。

意观察关节。

关节检查概述

1. 向患者介绍自己，在检查之前征得患者同意。

2. 让患者到床上去（如果患者不在床上）。你可能需要他人帮助！

3. 洗手。

4. 充分暴露相关关节。

5. 在做1～4步的同时，对患者做"整体观察"。患者是否有不适？是否配有明显的辅助工具或是有明显的调整性改变？

6. 在检查关节之前，询问是否有关节疼痛。

7. 对于所有关节的检查，都要进行"观察！触诊！活动性检查！"

8. 手部和足部检查。

9. 肩关节检查。

10. 髋关节检查。

11. 膝关节检查。

12. 脊柱检查。

13. GALS评估。

14. 洗手。

15. 报告检查结果。

关节检查详述

开始

1. 向患者介绍自己，在检查之前征得患者同意

伸出手，与患者握手（注意不要握得太紧！）。像这样自我介绍："您好，我是Abraham Colles，是大三的医学生，我可以为您检查××××吗？"（××××是可能检查到的任何关节）。

2. 让患者到床上去（如果患者不在床上）。你可能需要他人帮助！

一般情况下，患者自己可以到床上去，但是有时患者自己无法上床，如果你有移动患者这方面的培训和经验，你可以帮忙将患者扶到床上去，如果没有，让护士或护工帮忙。

3. 洗手

洗去抗甲氧西林金黄色葡萄球菌（methicillin resistant staphylococcus aureus，MRSA）。

4. 充分暴露相关关节

确保不仅能够观察到关节，你还能观察到关节附近的大肌肉群以及关节的近端和远端。如果上肢和下肢的关节可能有问题，最好暴露整个上肢或下肢，如果要检查脊柱，患者需要脱去内衣。这样，你可能就会观察到肌肉萎缩，肌肉萎缩可能是肌肉失用引起，或是神经病变导致的关节病变、变形或肿胀，进而失用引起。记住可以进行洞眼手术，但不能进行洞眼检查！

5. 在做1～4步的同时，对患者做"整体观察"。患者是否有不适？是否配有明显的辅助工具或是有明显的调整性改变？

你一见到患者就应该对患者的整体情况做一个评估。患者是否看起来不适？是否整体健康状况不好？注意患者的姿势和活动能力。还要观察患者的周围，查看是否有走路辅助工具，例如拐杖、齐默式助行架（Zimmer frame），或是便于关节炎手抓取的具有泡沫把手的餐具等调整性改变。

6. 在检查关节之前，询问是否有关节疼痛

在检查关节之前，一定要查看是否有关节疼痛，不要鲁莽地进行检查，导致不必要的疼痛。鲁莽的检查不仅不符合检查程度，还不够专业，另外，患者可能不愿意配合你（导致检查失败！）

> **要点**
>
> - 在检查关节之前，一定要查看是否有关节疼痛。

7. 对于所有关节的检查，都要进行"观察！触诊！活动性检查！"

在检查关节之前，要牢记"观察！触诊！活动性检查！"这个口诀，这样在大多数情况下，你就能够对关节进行充分检查（尤其是当你脑中一片空白时）。

1. **观察**。当观察关节时，要查看是否有炎症的特征，如红肿和任何明显的畸形。对关节炎症特征总结如下：

   - 红。
   - 肿。
   - 热。
   - 痛。
   - 功能受限。

2. **触诊**。用指尖对关节进行触诊，查看是否有炎症，例如关节是否发热。同样，你也可以用这种方法找到疼痛肿胀的源头。建议双手触诊。你是否能够清晰地触诊到关节？如果是，不太可能是炎症。滑膜炎时，关节为沼泽样肿胀（摸起来感觉像葡萄），通常有触痛。如果是骨肿胀，通常较硬，无触痛。在活动关节时，要沿着肌腱的走行进行触诊——你应该能够触诊到腱鞘肿胀或腱鞘滑膜炎，腱鞘滑膜炎可能会导致捻发音（见下文）。

3. **活动关节**。让患者在各个方向上活动相关肢体（主动活动），然后与被动活动（你活动患者的肢体）作比较。活动范围受限的原因可能是疼痛、肌肉无力、力学问题、渗出或炎症。

手部和足部

8. 手部和足部检查

因为手具有非常重要的功能，因此，应该重点对手部进行检查（虽然手部很多检查与足部项目）。首先你应该熟知手部的解剖结构（图 12.1），手部检查就比较简单了（图 12.2）。

暴露上臂和肘关节。询问患者是否能够自己暴露上臂和肘关节。如果不能，你需要提供帮助，这会为你提供患者功能受限程度方面的线索。现在你蹲下来对患者手部进行检查。检查手部，要采用系统性方法，作者建议使用下面推荐的检查次序进行：

- 指甲。
- 皮肤。
- 骨和关节。
- 肌肉。
- 肘关节。
- 功能。
- 神经检查。
- 血管检查。

> **要点**
>
> - 炎症的典型特征为红、肿、热、痛以及功能受限。
> - 记住"观察！触诊！活动关节！"

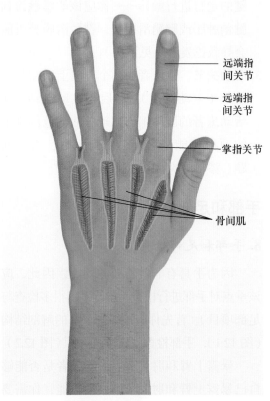

图 12.1 显示手部骨间关节、掌指关节、近端指间关节和远端指间关节

（图中标注：远端指间关节、远端指间关节、掌指关节、骨间肌）

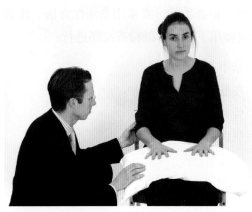

图 12.2 检查患者手部的正确姿势

....

提示

可以让患者将双手放在患者双膝的枕头上，患者会感到比较舒适，有助于检查。如果做不到这一点，对手部进行检查时要轻柔。

....

指甲

要仔细检查指甲，查看表 12.4 列出的体征。见图 12.3。

皮肤

要仔细检查皮肤。不要将目光仅仅局限在手部皮肤，还要观察上肢和面部皮肤。观察是否有与风湿性关节炎治疗有关的类固醇性紫癜；用类固醇进行治疗时，还会导致皮肤变薄（还要查看是否有"满月脸""水牛背"这类提示激素性库欣综合征的体征，见第 13 章）。要查看表 12.5 列出的体征。见图 12.4。查看是否有提示之前做过手术（腕管减压术、腱鞘术、关节置换术）的线性瘢痕。

骨和关节

检查手部骨和关节之前，要告知患者你要对这些部位进行重点检查。对患者这样

表 12.4 比较与疾病有关的指甲体征

体征	描述	提示的可能疾病
小坑和开裂	指甲处有多个小凹陷	银屑病性关节病
甲床剥离症	指甲与甲床分离	银屑病性关节病
角化过度	指甲过度生长	银屑病性关节病
纵脊	沿指甲纵向方向出现小脊	类风湿性关节炎
甲襞阻塞	微小的黑色条纹	血管炎
甲襞毛细血管	甲襞处的微小血管	硬皮病 /SLE
甲周红斑	指甲周围有红斑	结缔组织病
Gottran 丘疹	指关节处有粉红 /紫红鳞屑丘疹	皮肌炎
指端硬化	皮肤变硬	硬皮病
雷诺现象	在寒冷情况下，手指先变白，然后变为青紫色，最后变红	系统性硬化症、硬皮病 /SLE[a] 以及原发性雷诺病

[a] SLE：系统性红斑狼疮

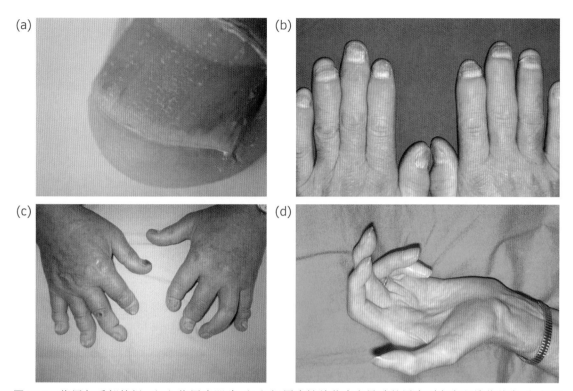

图 12.3 指甲与手部特征。（**a**）指甲小凹陷；（**b**）银屑病性关节病变导致的甲床剥离症和关节肿胀；（**c**）甲床剥离症和残毁性关节炎（arthritis mutilans）；（**d**）指端硬化

表 12.5 比较与疾病有关的皮肤体征

体征	提示的可能疾病
皮肤伸肌侧有银屑病皮疹	银屑病性关节病变
毛细管扩张	全身性硬化症
痛风结节	慢性结节性痛风
类风湿性结节（肘部）	类风湿关节炎
手掌红斑	类风湿关节炎
皮肤紧绷、变厚、发亮	全身性硬化症
皮肤变薄且伴有紫癜	类固醇治疗——可能是类风湿关节炎
指腹处发生萎缩	全身性硬化症
钙质沉着	全身性硬化症
面部发生硬皮病变（钩形鼻、小嘴和毛细血管扩张）	硬皮病

讲："现在我要检查你手部的骨和关节。我会轻轻地握紧关节，如果疼痛，告诉我。"对骨和关节进行检查的方法有观察、触诊和活动关节。是否有骨畸形，例如 Heberden 结节（William Heberden Sr，1710—1801，英国医生），提示骨关节炎？骨关节炎时，会有骨刺（在关节间隙附近有骨赘生物生长）。如果骨刺生长在远端指间（interphalangeal，DIP）关节处，该骨刺称为 Heberden 结节；如果骨刺生长在近端指间（proximal interphalangeal，PIP）关节处，该骨刺称为 Bouchard 结节（Charles Joseph Bouchard，1837—1915，法国医生）。观察和触诊关节肿胀——是否有滑膜炎（关节周围是否有比较柔软的沼泽样肿胀）？仔细触诊手指。如果掌指（metacarpophalangeal，MCP）关节看起来比较肿胀，让患者握拳。如掌指关节正常，握拳时该关节会很清晰明显。如果有滑膜炎，掌指关节周围就会肿胀，掌指关节就不会那么清晰明显了。记住关节肿胀时关节可能会有疼痛。

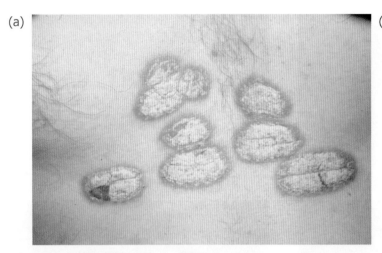

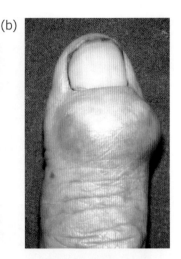

图 12.4 （a）银屑病性皮疹；（b）痛风石

关节可能会脱位（形成关节的末端脱位，两个骨之间不会接触）或部分脱位（两个骨之间有某种程度上的接触）。这些变化一般见于类风湿性关节炎。关节疾病的某些体征见表 12.6。类风湿性关节炎手部变化具有典型特征，且比较常见，应当掌握（图 12.5 和表 12.7）。记住要暴露肘关节，查看是否有类

风湿性结节。类风湿性结节还可见于很多外展肌腱以及前臂的沿尺骨缘处。让患者屈曲和伸展两侧腕关节。关节肿胀或疼痛时，会使活动范围受限。还要考虑症状和体征的类型。MCP 对称性滑膜炎提示类风湿关节炎，而 DIP 和大关节的滑膜炎提示血清阴性脊柱关节病，例如银屑病。

表 12.6 关节疾病的体征

体征	提示的可能疾病
Heberden 结节	骨关节炎
Bouchard 结节	骨关节炎
滑膜炎	往往与类风湿关节炎有关
半脱位	类风湿性关节炎

肌肉

肌肉可能正常，也可能萎缩。你应该关注肌肉萎缩的类型：

* **失用性萎缩**——手部肌肉整体上萎缩。
* **尺神经损伤**——小鱼际隆起、骨间掌侧肌发生萎缩，而大鱼际隆起没有萎缩。

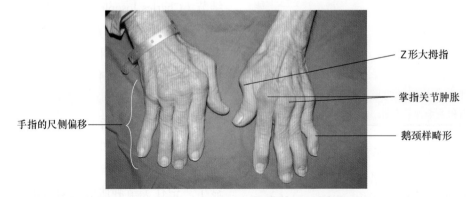

手指的尺侧偏移

Z形大拇指

掌指关节肿胀

鹅颈样畸形

图 12.5 手部的类风湿关节炎

表 12.7 类风湿性关节炎手部变化

变化	解释
MCP 关节和 PIP 关节肿	滑膜增厚 / 滑膜炎
鹅颈畸形	PIP 关节过度伸展伴 MCP 关节和 DIP 关节固定屈曲
Boutonnière 畸形	关节固定屈曲畸形伴 DIP 关节和 PIP 关节伸展挛缩
大拇指 Z 畸形	拇指根部发生半脱位
手掌红斑	
手指触发	肌腱会在腱鞘内顺利滑动，屈肌腱上出现结节后，对滑动过程造成阻碍
手指尺侧偏斜	MCP 关节发生半脱位
类风湿性结节	炎症细胞包围的纤维蛋白样物质

DIP：远端指间关节；MCP：掌指关节；PIP：近端指间关节

- **正中神经损伤**——大鱼际隆起萎缩。

慢性关节炎累及手部时，会导致手部小肌肉发生整体性萎缩，这种萎缩比较常见。某个单一神经病变导致某个肌肉发生萎缩的这种情况比较少见。然而，继发于类风湿关节炎的腕管综合征会导致正中神经麻痹（见第 6 章）。受累肌肉会表现出肌肉力量下降，正中神经所分布区域的感觉功能下降。

肘关节

手部检查中一个重要的检查部位就是观察肘关节。要询问患者你是否可以查看其肘关节（向患者展示你希望患者摆的姿势——图 12.6）。仔细观察肘关节以及前臂的尺侧缘。轻轻用手指触诊这些部位。你应该观察并触诊是否有类风湿性结节和痛风结节。需要注意的是类风湿关节炎患者如果有类风湿性结节，会增加类风湿性因子血清阳性的发生风险（超过 80%）（图 12.7）。让患者将手放回枕头上，手掌朝上，从这个角度

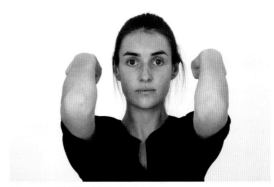

图 12.6 暴露肘关节的正确姿势

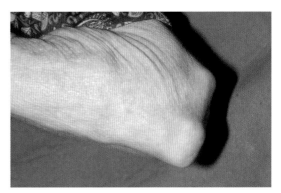

图 12.7 肘关节处类风湿性结节

迅速对手部再次进行检查。查看手部是否有手掌红斑、杜普伊特伦挛缩（Dupuytren's contracture）、手掌部肌肉是否有萎缩以及是否有术后瘢痕。

功能

功能评估极其重要，作者通过让患者做以下五项特定任务来判断大体功能。

- 解开扣子，系上扣子。
- 让患者打开笔帽，写字。
- 让患者拧开药瓶的盖子（检查时，你也可以随身带一个药瓶，见图 12.8）
- 观察患者如何梳后面的头发（这也可以评价肩关节外旋情况）。
- 让患者从桌上捡大小不同的硬币，见图 12.8。

请牢记，当发生关节炎时，患者会因疼

要点

- 一般要观察指甲（趾甲）变化。
- 观察皮肤是否变薄、紫癜和皮疹。
- 要注意观察手部是否有畸形。手部是否对称以及是否有类风湿关节炎的特征？
- 要查看肌肉萎缩的类型，是失用性，还是腕管综合征导致的？
- 不要忘记检查肘部，尤其要检查是否有类风湿性结节或银屑病斑块。
- 不要忘记检查关节功能。

痛或畸形导致功能受限，所以，活动不是很明显时，你可以这样询问："是否是因为疼痛让你无法做那个动作"。

神经系统检查

手部检查应该包括神经评价，具体见第6章。

血管检查

要触诊尺动脉脉搏和桡动脉脉搏（见第4章）。

肩部

9. 肩关节检查

肩关节的主要功能是配合手部完成动作。肩关节的活动性较好，但不好之处就会稳定性较差。稳定性由肩袖维持，肩袖是肩关节周围肌肉和肌腱的集合。构成肩袖的肌肉有冈上肌、冈下肌、肩胛下肌和小圆肌。让患者脱去腕关节以上的衣服，这样就能很好地观察肩部（你可能很快就观察到肩部的哪部分受累）。

1. **观察**。从各个角度观察肩部，并对比两侧。观察皮肤是否有变色、肿胀和肌肉萎缩。肿胀可能代表有积液，如果肿胀覆盖锁骨，提示之前发生过骨折。三角肌发生肌肉萎缩时，会导致平肩。三角肌萎缩可能继发于神经病变。在慢性肌腱炎或发生急性撕裂伤时，冈上肌和冈下肌（从肩胛骨到肩关节的肌肉）会发生萎缩。让患者屈曲肱二头肌（理想情况下是在有阻力的情况下进行），查看是否有肱二头肌肌腱断裂。肱二头肌屈曲时，你会观察到一个紧密收缩的肱二头肌肌块，会在手臂上或

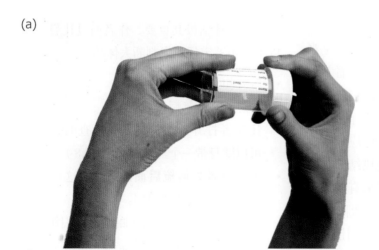
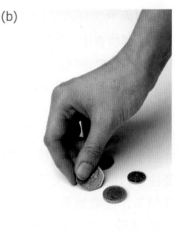

(a)　　　　　　　　　　　　(b)

图 12.8 检测手部功能

靠近肘关节的远端高高隆起。见图 12.9。现在让患者推墙，这样会让肩胛骨的边缘更明显。如果胸长神经或其支配的肌肉（前锯肌）发生病变，会导致肩胛翼或肩胛骨发生旋转，使肩胛骨通过背部肌肉变得更向外突出。

2. **感觉**。轻轻触诊肩部，感觉是否有肿胀或捻发音。当手指在关节上移动时，你会感觉到一种嘎吱嘎吱摩擦的摩擦感（有时也能听到）。捻发音提示关节内发生了退行性变化。积液、滑囊炎、脱位或陈旧性骨折都有可能导致肿胀，盂肱关节或肩锁关节发生退行性改变可能导致捻发音。触诊脊柱和肩胛间部位。将这些部位称为触发点，如果这些部位疼痛，提示有纤维肌痛（是一种良性的功能障碍，会导致各种肌肉疼痛）。纤维肌痛的定义有多种，包括骨骼系统中特定数目的压痛。记住，肩胛部位的压痛和胸椎性病变中的肌肉痉挛表示的是同一个意思。查看锁骨上窝是否有淋巴结肿大以及胸骨锁骨关节是否有关节病变。

3. **活动**。见图 12.10。评估肩关节主动和被动活动状态，尽量用定量的方法评估出肩关节活动情况。在检查肩关节移动时，要确保你不仅仅是让肩胛骨移动导致了肩关节动作，这一点很重要。所以在评估肩关节活动度时，要观察肩胛骨。评估：

- 外展
- 内收
- 屈曲
- 伸展
- 内旋（肘关节屈曲 90°时）
- 外旋（肘关节屈曲 90°时）

  肩关节活动受限具有重要意义，该关节受限意味着病变可能累及了肩关节。导致肩关节活动受限的其他原因有关节炎或肩峰下滑囊炎、肩峰下撞伤、肩袖撕裂伤和肌腱炎。通常首先是外展受限。炎症或积液可能会有其他体征。肩关节主动活动受限**仅**提示肩关节周围的肌肉和肌腱（肩袖）发生病变。主动活动肩关节时往往会有疼痛。肩关节主动活动**和**被动活动均受限提示肩关节本身发生病变。导致活动受限的原因有疼痛、"机械性（骨或关节囊）"原因以及炎症。但也有例外，关节囊炎就是其中的一个例外。关节囊炎时，肩关节的主动活动和被动活动均受限，但肩关节本身正常。对肩锁关节做一个简单的检查。观察和感觉肩锁关节：围巾试验——让患者用示指指尖触摸对侧肩部。观察活动情况，以及注意是否有疼痛。其他体征包括中弧痛，中弧痛提示肩袖肌腱炎和肩峰下撞伤。外旋受限提示关节囊炎。

髋部

10. 髋关节检查

  髋关节是一个球和臼连接起来的关节，在承重中起重要作用。髋关节发生障碍会导

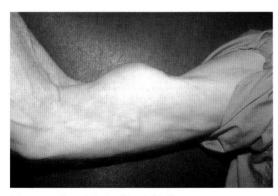

图 12.9　肱二头肌肌腱长头断裂

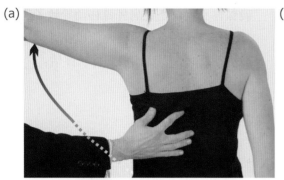

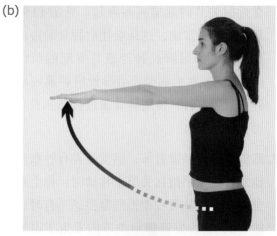

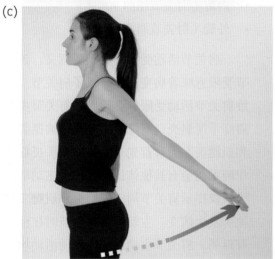

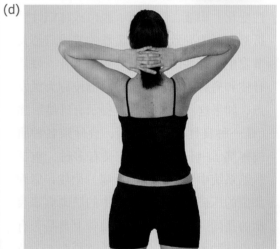

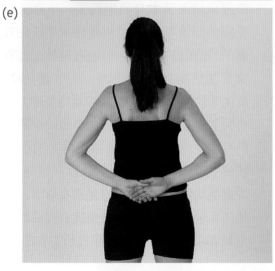

图 12.10　肩关节活动度评价：（**a**）外展；（**b**）屈曲；（**c**）伸展；（**d**）外旋；（**e**）内旋

致疼痛和跛行。检查下列项目：

- 观察步态。
- 测量腿长。
- 髋关节屈曲。

- 髋关节外展。
- 髋关节内收。
- 内旋。
- 外旋。

1. **观察**。当患者在科室或病房内走路时观察患者的步态。是否是减痛步态？减痛步态是因腿部疼痛致走路时跛行的一种步态。髋关节有病变时，患者会向有病变的一侧倾斜，以减少病变侧在走路时的动作幅度。Trendelenburg 步态（Friedrich Trendelenburg，1844—1924，德国外科医生）通常是慢性髋关节疾病导致的一种步态，患者走路时向健侧倾斜。当患者向健侧倾斜时，健侧骨盆就会下降（事实上，你应该让患者用两只脚轮流单脚站立，就会发现该问题——这称为 Trendelenburg 征）。

　　现在测量从髂前棘（骨盆上方的一个骨突出）到同侧内踝的距离，这个距离就是腿长。这个腿长叫做**真正腿长（true leg length）**，因为这样测定的腿长与大腿加胫骨/腓骨之和的长度相等（左右两侧腿长之差有 1 cm 为正常）。但是即使患者两条腿的长度事实上是相等的，看起来仍是一条腿比另外一条腿短！这通常是盆腔、髋关节问题（或脊柱问题，例如脊柱侧凸）导致的，基于此，你除了测量真正腿长外，还要测量**表观腿长（apparent leg length）**。表观腿长为肚脐到同侧内踝的距离，即将盆腔和髋关节也包括了进去（两侧腿长之差超过 2 cm，差异有显著意义）。盆腔发生倾斜，例如脊柱发生侧凸，会导致两侧表观腿长有差异，即使真正腿长是一样的。

- -

提示

　　不要忘记查看导致异常步态的神经方面的原因。

- -

2. **感觉**。在髋关节周围触诊，查看是否有局部疼痛部位。在大转子（患者侧卧时，一般能很容易地看到和摸到，大转子是大腿上方外侧的一个骨突出物，是肌肉的重要插入点）上方触诊。最常见的问题是转子滑膜炎（是覆盖大转子上的滑膜发生了炎症，具有疼痛感）。

3. **活动**。当患者平躺时，你可以检查髋关节的所有活动（伸展除外），先开始被动活动，根据下列顺序活动。

（1）**髋关节屈曲**。见图 12.11。髋关节屈曲时，膝关节弯曲，屈曲角度达到 120°。

（2）**髋关节外展**。见图 12.12。腿部保持伸直，将左手放在髂前上棘处，稳定骨盆，用右手支撑住患者腓肠肌群，然后将右腿向你的方向拉动（或是使左腿远离你）。一旦骨盆开始外偏（你会感觉到骨盆同大腿一起向外展），这就是

要点

- 肩关节是一个活动性较大的关节，相对不稳定；因此，容易发生脱位和半脱位。
- 使肩关节稳定的主要结构就是肩袖肌群。
- 肩关节动作包括外展、内收、屈曲、伸展、内旋和外旋。

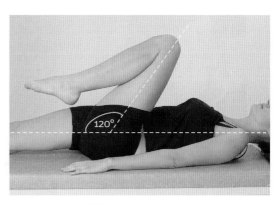

图 12.11　髋关节屈曲

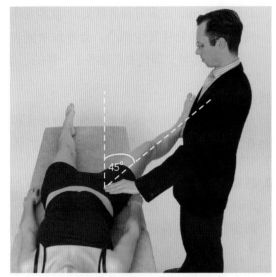

图 12.12 髋关节外展（确保骨盆稳定）

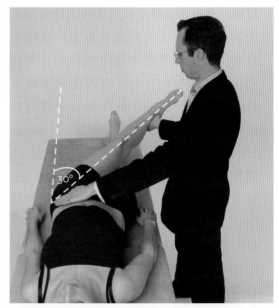

图 12.13 髋关节外展

髋关节外展的最大程度。通常约45°。

（3）**髋关节内收**。见图12.13。你的手放的位置与髋关节外展时一样，但这次是使右腿越过中线远离你（会将左腿向你的方向拉动）。再次，让腿部绷直，固定盆腔。正常情况下，髋关节内收角度约30°。

（4）**髋关节内旋和外旋**。见图12.14和图12.15。髋关节内旋和外旋异常是髋关节病变最早、最可靠的体征。膝关节屈曲90°，向外侧旋转足部，髋关节发生内旋。同样，向内侧旋转足部，髋关节发生外旋。内旋和外旋角度都应该能够达到45°。

（5）**髋关节伸展**。让患者翻身，处于俯卧位；让患者将腿伸直，伸展髋关节。被动完成每个动作后，让患者主动重复上述动作，注意观察是否有疼痛、活动受限。

(a)

(b)

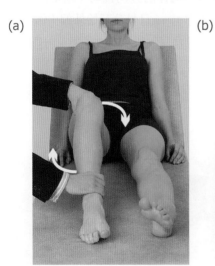
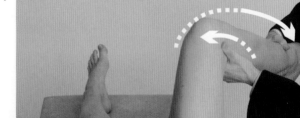

图 12.14 髋关节内旋。（a）开始位置；（b）结束位置

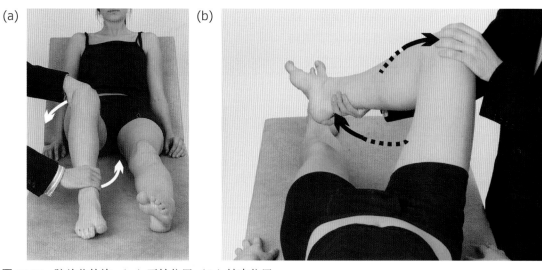

图 12.15 髋关节外旋。(a)开始位置;(b)结束位置

膝部

11. 膝关节检查

膝关节是一种调整过的铰链式关节。它的稳定性依赖于内部结构 [交叉韧带(cruciate ligaments)和半月板(menisci)] 和外部结构(侧副韧带和周围肌群)(图 12.16)。半月板是位于膝关节内侧和外侧的类似弯月形的软

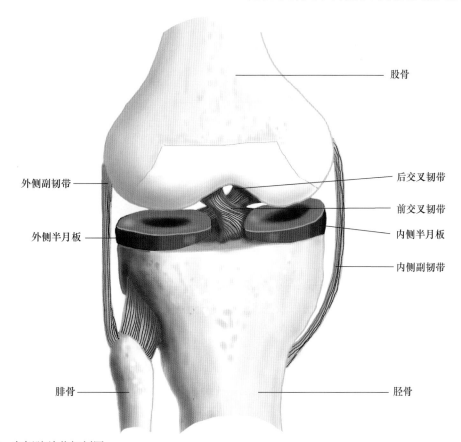

股骨

外侧副韧带

后交叉韧带

前交叉韧带

外侧半月板

内侧半月板

内侧副韧带

腓骨

胫骨

图 12.16 右侧膝关节解剖图

骨。半月板相对不稳定，容易受到损伤。血清阴性脊柱关节病（例如银屑病性关节病和强直性脊柱炎）和类风湿性关节往往累及膝关节。

> **要点**
>
> - 一般都要检查髋关节病患者的步态。
> - 髋关节活动动作包括外展、内收、屈曲、伸直、内旋和外旋。
> - 内旋困难是髋关节病最早的体征之一。

观察膝关节

让患者脱去腿部的衣物，但要用床单等遮住患者的腹股沟部位，保护患者的隐私。现在，观察患者双腿。你需要查看以下特征：

- 膝内翻（genu varum）
- 膝外翻（genu valgum）
- 膝反屈（genu recurvatum）
- 肌肉萎缩

膝内翻

见图 12.17。膝内翻是指与股骨接触的胫骨发生内侧脱位，导致腿部向外弯曲，形成 O 型腿。佝偻病、受伤以及感染都有可能导致这种"O 型"腿。有时，骨骺生长板或膝关节内侧异常也可能导致膝内翻。

膝外翻

见图 12.18。膝外翻是指与股骨接触的胫骨发生外侧脱位。佝偻病、受伤以及感染都有可能导致膝外翻，骨骺生长板或膝关节外侧异常也可能导致膝外翻。膝外翻更常见于炎症性关节疾病，如类风湿关节炎。

膝反屈

见图 12.19。膝反屈就是膝关节向外伸

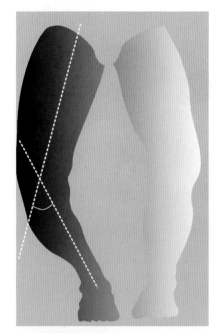

图 **12.17** 膝内翻

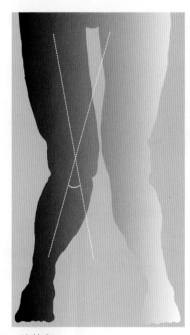

图 **12.18** 膝外翻

展过度，超过 10°。这与活动过度症状有关。例如 Ehlers-Danlos 综合征或弹性假黄瘤（pseudoxanthoma elastin）。良性高活动度综合征（benign hypermobility syndrom）是最常见的原因，胶原合成异常引起韧带松弛，

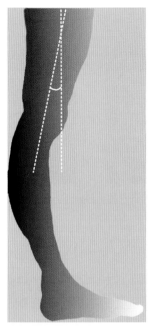

图 12.19 膝反屈

进而导致关节过度运动（简而言之，就是"双关节"）。

肌肉萎缩

查看股四头肌，任何膝关节慢性疼痛都可能导致股四头肌萎缩。你需要多多检查股四头肌取得经验后，才有可能发现肌肉的轻度萎缩。为了监测肌肉萎缩或恢复速度，可能需要测定股四头肌周长（图 12.20）。在髌骨上极上方 10 cm 处进行测量。

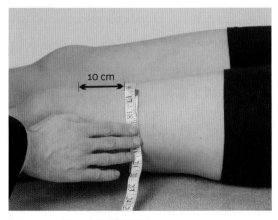

图 12.20 股四头肌周长测量

肿胀检查

导致关节肿胀的原因有很多。对于健康的年轻人来讲，关节肿胀往往是外伤引起的关节血肿导致的。然而，有几种炎症性疾病也可以导致关节肿胀（表 12.8）。导致关节肿胀的原因有液体、骨生长或滑膜增厚。液体导致的肿胀可以是全身性（渗出液）的，也可以是局部性（滑囊）的。有几种临床检查方法可用于检测渗出液。每个检查，首先都要让患者坐在沙发上或床上，膝关节为伸展状态，且要暴露膝关节。首先，要观察髌前是否有明显漏出液膨出形态或髌骨沟失去正常形态。然后再进行更细致的检查。

膨出试验（bulge test）

见图 12.21。该试验用于检查少量渗出液。用右手手掌划动关节周围的液体，从关节内侧开始，一直划到髌骨囊处。现在你的左手越过关节置于关节内侧边缘处，拇指放在膝上，这样会阻止液体从关节内侧反流回去。现在，你可以用右手背向下划动液体，将液体从髌骨囊处划到膝关节外侧缘处。膝关节内侧沟处有液体膨出证实膝关节处有少量渗出液。

髌骨叩击

见图 12.22。髌骨叩击是检查更多渗出液的一种方法。两侧膝关节处于伸展状态，将左手放在髌骨囊上（髌骨囊内含有液体），然后将液体向髌骨方向轻轻挤压，确保你一直施加向下的压力（图 12.22）。现在将你的

表 12.8 导致关节肿胀的原因

败血症性关节炎
类风湿关节炎
骨关节炎
假性痛风
痛风

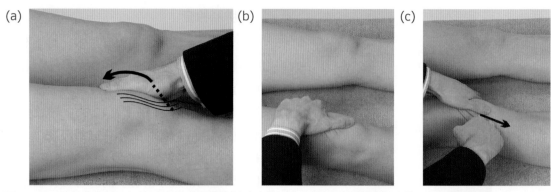

图 12.21　膨出试验。（**a**）从近端向髌骨囊处划动液体；（**b**）握住髌骨囊内的液体；（**c**）从髌骨囊向远处划动液体

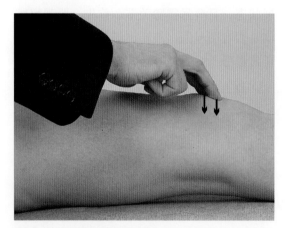

图 12.22　膝盖骨轻敲检查

右手放在髌骨上，轻轻叩击。如果有液体存在，在你感觉到髌骨下降后才叩击骨。将患者的情况与你自己做对比（假设你自己没有积液）。髌骨不应向下移位或有"叩击"感。请注意，如果积液很多，这些检查也不太准确。如果积液看起来比较局部，那就考虑可能是滑囊炎。检查其位置，查看是否与滑囊解剖学位置有关。任何局部肿胀都要确定其一致性、大小、压痛、搏动、还原性和透光性（如果肿胀具有透光性，提示肿胀内有液体）。

贝克囊肿破裂

贝克囊肿（Baker's cyst）（William Morrant Baker，1839—1896，英国外科医生）是一个有重要临床意义的肿胀。该囊肿位于腘窝（在膝后面），如果发生破裂，会导致小腿突然疼痛。膝盖处肿胀减轻，小腿会发生凹陷性肿胀。最重要的鉴别诊断是 DVT，因为两者都会产生相似症状（小腿肿胀、水肿、疼痛以及发红）。如果患者有这类表现，应使用超声对其下肢静脉进行扫描（检查是否通畅）或进行静脉造影（将显影剂注入足部静脉，查看是否正常向腿部回流。如果回流受阻，提示下肢静脉有栓塞）。超声可用来检查膝关节处的任何液体、贝克囊肿残留以及软组织水肿，因此，超声在此的应用价值很高。

稳定性检查

膝关节稳定性与多种结构有关。这些结构包括交叉韧带、侧副韧带、膝关节囊和半月板。你应该检查侧副韧带和交叉韧带的稳定性。

膝关节有两条侧副韧带，分别是内侧副韧带和外侧副韧带。侧副韧带在膝处为垂直走行，阻止膝关节向内侧（内翻）或外侧（外翻）移动。检查侧副韧带时，膝关节应屈伸 20° 左右。一只手握住脚踝，另一只手支撑大腿。为给外侧副韧带增加压力，在膝关节上施加外翻（外侧）力。如果你正在检查右腿，用你的右手向内侧（远离你自己）推患者脚踝，同时用右手向侧面拉膝盖内侧。为给内侧副韧带增加压力，在膝关节上施加内翻（内侧）力，用你的右手向外侧（接近你自己）拉患者脚踝，同时用右手向侧面推膝盖内侧。检查胫骨和股骨之间的连接处是否有分离。侧副韧带变弱或发生撕裂，再加上对侧胫骨和股骨之间的连接处发生分离，在外侧（或内侧）运动时，侧副韧带病变就会变得更加明显。见图 12.23 和图 12.24。

膝关节有两个交叉韧带，即前交叉韧带和后交叉韧带。前交叉韧带从股骨前侧走行到胫骨后侧。后交叉韧带从股骨后侧走行到胫骨前侧。交叉韧带能够防止股骨在胫骨上的向前或向后移动。前交叉韧带防止胫骨在水平平面上向前滑行（这在下楼梯时很重要）。后交叉韧带防止胫骨向后滑动。

前交叉韧带评估

前交叉韧带的评估方法是 Lachman 试验。检查时，膝关节屈曲 30° 左右。将你的左手放在大腿后部，牢牢握住股骨。现在将你的右手放在腓肠肌群背部，牢牢握住胫骨。用力向前拉胫骨。前交叉韧带正常时，会阻止胫骨向前移动。移动幅度大于 5 mm，

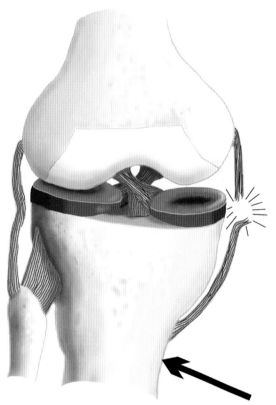

图 12.24 侧副韧带拉伤后，会导致胫骨和股骨连接处形成一定的角度和分离。胫骨的任何横向移动都会导致过度移位和角度变化

提示前交叉韧带可能有病变。

前交叉韧带评估

前交叉韧带评估的另一种方法是前抽屉试验（anterior drawer test），这与 Lachman 试验（Lachman's test）相类似，但是在检查时，患者膝关节屈曲 90°，见图 12.25。髋关节不应内旋或外旋，因为这不利于前交叉韧带的评估。因为这个原因，前抽屉试验不如 Lachman 试验。如果胫骨不小心向内旋，后交叉韧带就会紧张。如果胫骨有前移，可能是后交叉韧带紧张导致。

后交叉韧带评估

后交叉韧带的评估方法是后抽屉试验（posterior drawer test）。检查时，患者膝关

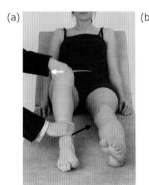 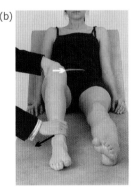

图 12.23 外侧韧带评估。（a）对内侧副韧带施加压力：白色箭头代表左手产生的力，用于稳定膝盖（防止其移动）。右手向内侧推腿踝关节；（b）对外侧副韧带施加压力

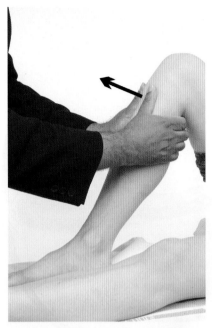

图 12.25　前抽屉试验：向前交叉韧带施加压力

节屈曲 90°。如果后交叉韧带有撕裂伤，胫骨就会出现后半脱位。见图 12.26。进行前抽屉试验将纠正这一现象（后抽屉征）。如前所述，胫骨内旋时，你也可以进行前抽屉试验，评估后交叉韧带。

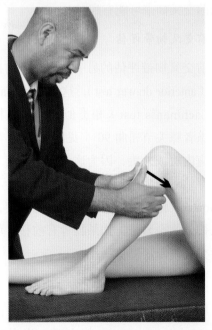

图 12.26　后抽屉试验：向后交叉韧带施加压力

活动范围

在评估膝关节活动范围时，你需要考虑以下几个问题：

- 俯卧试验（prone-lying test）。
- 膝关节积极过度伸展。
- 股四头肌滞后（quadriceps lag）。
- 膝关节被动伸展。
- 膝关节主动屈曲。
- 膝关节被动屈曲。

俯卧试验

如果只是简单的观察，往往会错过膝关节屈曲畸形。俯卧试验是一种检查膝关节屈曲畸形的良好方法。让患者俯卧在床上或沙发上，双脚张开，超过床或沙发两侧。腿前侧与床或沙发表面接触，膝关节自然伸展。如果有屈曲畸形，那么膝以下部位就会离开床或沙发的表面。运动员的腿筋会长期处于紧绷状态，这样会导致膝关节屈曲畸形。在被动检查中，对伸展这种抵抗是渐进的。闭锁膝关节会对伸展动作产生抵抗作用，导致突然疼痛，这提示关节内有碎片，例如来自半月板撕裂的碎片。需要骨科手术进行处理。

膝关节积极过度伸展

当患者处于仰卧位时，让患者抬起脚后跟，但膝关节与床面保持接触。这就是膝关节积极过度伸展。正常人膝关节能够过度伸展，但角度不超过 10°（图 12.27）。超过这个限度的过度伸展，称为膝反屈。见图 12.19。

股四头肌滞后问题

现在让患者抬高下肢，伸展膝关节。该动作有助于发现肌无力导致的股四头肌滞后

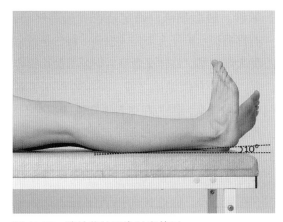

图 12.27 膝关节的正常过度伸展

问题。如果一条腿抬高所需时间比另外一条腿长，说明这条腿的肌肉力量比另外一条腿的肌肉力量要弱。

膝关节的被动伸展、主动屈曲和被动屈曲

让患者自己屈曲膝关节（主动），比较两侧膝关节。现在你将患者的膝关节伸展开来，并与另一侧膝关节进行比较。然后你将患者的膝关节进行屈曲。膝关节的活动范围应该是正常、两侧相等以及无痛（例 12.3）。

要点

- 注意膝关节的任何畸形（俯卧试验可能会揭开一个难以觉察的弯曲固定变形）。
- 如果膝关节有疼痛问题，一般都要检查膝关节韧带的完整性。
- 如果膝关节有肿胀，进行膨出试验或髌骨敲击检查。
- 在膝关节进行主动伸展时，注意是否有股四头肌的滞后问题，如果有，提示该肌群有肌无力。
- 贝克囊肿破裂可出现类似 DVT 的特征。

例 12.3

问题。一名 32 岁男性患者踢足球时膝盖受伤。膝盖发生红肿，但未及时就医。在"床上休息几天"之后，肿胀减轻，患者就重返工作，该患者是一名会计。患者发现自己伸展膝关节时有时会"卡住"，因而去急诊就诊。有一次患者伸展膝关节时特别疼痛，当时就摔倒在地。该患者的诊断是什么以及如何处理？

讨论。理想情况下，你应该有机会弄清楚患者是如何受伤的（例如膝盖直接受到撞击或扭伤），这样有助于预测膝关节可能发生的损害。然而，膝关节发生损伤后可能会有严重并发症。该患者患有膝闭锁（locked knee）。这是骨科急症，因为如果不及时治疗，患者关节可能会进一步受损。需要行关节镜进行检查，因为患者的半月板很可能已经遭到破坏，某个碎片可能阻碍了膝关节的伸展运动。韧带完整性检查是膝关节检查的一部分，所以也要进行检查，查看关节是否有不稳问题。

脊柱

12. 脊柱检查

在英国，背痛是导致无法工作的最常见原因之一。由于脊柱具有许多重要功能（四肢支架、保护脊髓和缓冲振动），最轻微的病变也会造成严重影响。患者出现背部问题时，通常先去家庭医生处就诊，然而，急性严重背痛患者往往会去急诊室就诊。背痛有几个重要原因。造成背痛的最常见原因是外伤，例如上举重物或腰部突然扭伤（例 12.4），但有时，导致背痛的原因可能很严重。提示

可能出现脊柱严重病变的症状体征有：

- 发热和不明原因的体重减轻；
- 膀胱或肠功能障碍；
- 癌症病史；
- 健康状况不佳或有其他疾病；
- 进行性神经病变；
- 步态异常或鞍状麻醉；
- 发病年龄＜ 20 岁或＞ 55 岁；
- 类固醇的使用；
- HIV 感染。

导致背痛的原因见表 12.9。为了便于检查，可将脊柱分为三段：颈部（颈椎）、上背部（胸椎）和下背部（腰椎）。如果你要检查整个脊柱，患者应取站姿。如果你检查的是颈部，可以让患者坐下。

颈椎

1. **观察。**当患者走进房间时，观察患者的颈部姿势。如果你只检查患者颈部，可以让患者坐下。可以从前面和侧面观察患者颈部。从前面观察颈部时，查看颈部是否笔直或是否有斜颈。导致成人斜颈的常见原因有外伤、颈椎慢性瘢痕或颈椎间盘病变。婴儿斜颈可能是胸锁乳突肌肿瘤导致。侧面观察患者颈部时，查看颈部曲线是否正常（脊柱前弯症）。脊柱前弯症（lordosis）是指在强直性脊柱炎中，为了补偿胸椎异常后弯（驼背），颈椎的向前弯曲度增加的一种疾病。见图 12.28。

表 12.9　导致背痛的原因

外伤
肿瘤
炎症
感染
机械原因 / 退化

2. **触诊。**触诊颈部，确定是否有局部疼痛，有疼痛提示可能有炎症或损伤。触诊是否有肿大淋巴结。站在患者身后做颈部触诊很容易，但是在做触诊之前，一定要告知患者你要做什么，因为在患者不知道的情况下，你从后面触摸其颈部会吓到患者的！

3. **活动。**颈部有几个基本动作（屈曲、伸展、侧屈和旋转），对这几个动作都需要评估（图 12.29）。你应该向患者解释清楚你想让他如何做颈部运动。最好向患者演示。例如：如果你让患者左耳与左肩接触一下，患者很可能会抬高左肩来与左耳接触。这说明患者肩部运动功能很好，但与检查目的不符，本次检查的是颈部侧屈。

在检查颈部时，还要进行一些补充性检查。

- **莱尔米特征（Lhermitte's sign）（理发师椅征）**（Jacques Jean Lhermitte，1877—1959，法国神经科医生 / 精神病医生）。神经处于刺激状态时，颈部屈曲会导致手臂和腿部感觉异常。莱尔米特征是多发性硬化症导致的。
- **反莱尔米特征。**颈部伸展时，手臂会出现感觉异常，这种情况称为反莱尔米特

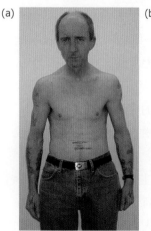
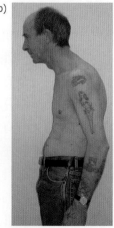

(a)　　　　　　　　　(b)

图 12.28　强直性脊柱炎。从前面看时并不明显，但从侧面看，这种典型的问号姿势很明显

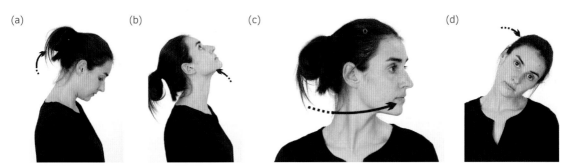

图 12.29 颈部运动:(**a**)屈曲;(**b**)伸展;(**c**)旋转;(**d**)侧屈

征。反莱尔米特征是脊髓型颈椎病导致的(见"关节疾病与检查"部分)。

胸椎

1. **观察**。从后面和侧面观察胸椎。正常胸椎稍微向后弯曲(图 12.30),椎骨在垂直水平上彼此对齐。侧面上的任何弯曲都是异常情况,称为脊柱侧凸(图 12.31)。强直性脊柱炎、骨质疏松症或退变性椎间盘疾病等慢性疾病会使正常胸椎后凸程度逐渐增加。椎骨感染或骨折也是让异常胸椎后凸发生。可能导致角状后突(俗语驼背)。轻微程度的侧凸是可以接受的,但更明显

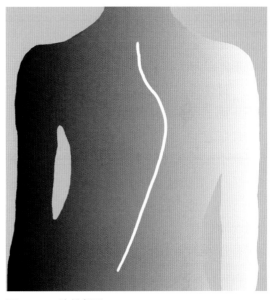

图 12.31 胸椎侧凸

的脊柱侧凸可能是下列因素导致的:

- 腿长不等。
- 体位性(只有当患者坐下时才会发生)。
- 神经系统疾病(脊髓灰质神经纤维瘤病)。
- 先天性(椎间盘缺失或融合)。
- 椎间盘感染。
- 影响脊椎的肿瘤(原发或转移)。

然而,通常情况下脊柱侧凸病因未明,我们将这种侧凸称为特发性脊柱侧凸。

2. **感觉**。沿着脊柱轻轻触诊以及对个别椎骨进行叩诊来确定疼痛部位。椎骨疼痛是一个重要的症状,这提示可能有椎体塌陷

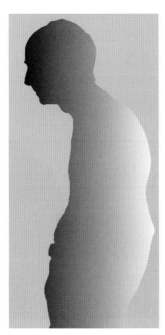

图 12.30 胸椎后凸

例 12.4

问题。一位 72 岁的男性患者因严重背痛入院，目前该患者吸烟。该患者以别扭的姿势搬动化肥导致背部严重疼痛。患者服用丙酰胺酚，虽然暂时缓解疼痛，但之后疼痛程度还是与之前一样。检查发现患者脊柱后凸，且 D10～D12 处有压痛。疼痛很严重，以至于患者的脊柱无法做任何运动。X 线片显示脊柱处骨质普遍减少，D9～D12 发生楔形骨折。该患者如何进行治疗？

讨论。很显然，患者上举重物时姿势不正确，导致几个椎骨发生骨折。骨质疏松症在老年人中很普遍，会导致骨骼脆弱，进而引起骨折（即使轻微用力也会导致骨折）。骨质疏松主要影响老年女性（超过 50 岁的女性人群中，每三个人中就有一人患骨质疏松），但人们普遍认为骨质疏松对男性影响不大（超过 50 岁的男性人群中，每 12 个人中就有一人患骨质疏松）。基于此，患者是一位体力较好的老年男性（这是我们认为的，因为患者还在做园艺类的体力劳动），因此，你需要考虑该患者的骨质疏松可能是其他原因导致的。查看患者是否在服用类固醇药物，筛查患者是否患有甲状腺毒症、吸收不良、肝疾病、骨髓瘤以及其他恶性肿瘤（包括前列腺癌，可通过前列腺特异性抗原来检查）。需要给予患者常规镇痛药物治疗，使其疼痛得到缓解，在紧急情况下，可使用双膦酸帕米膦酸盐（该药物的镇痛效果非常好）来缓解疼痛。如果没有发现骨质疏松的原因，可以继续口服双膦酸帕米膦酸盐进行治疗，保护其脊柱，采用双能 X 线吸收法测定骨密度，并建议患者戒烟，因为吸烟也是导致骨质疏松症的危险因素。

（例 12.4）、椎间盘感染或脊柱肿瘤。

3. **活动**。测量第一个胸椎间盘（D1）到最后一个胸椎间盘（D12）之间的距离（图12.32）（D＝胸椎），然后让患者弯腰（前屈）；这样，这两点之间的距离应至少增加 3 cm。让患者将一只手放在同侧腿的一侧。然后侧屈，与中线成 15° 左右。评估脊柱的旋转情况时，握住患者的骨盆（或让其坐下），让患者向一侧旋转，然后向另外一侧旋转。请记住，胸椎的屈曲、伸展和侧屈与腰椎屈曲密切相关，不可分离。胸椎前屈的测量见图 12.32。

腰椎

1. **观察**。从后面和侧面观察腰椎。腰椎是前凸的。确定腰椎前凸幅度是增加了还是缩小了。要查看腰椎处是否有脊柱侧凸？见表 12.10 和图 12.33。

2. **感觉**。沿椎骨轻轻触诊，查看是否有压痛，并依次叩诊每一个腰椎。

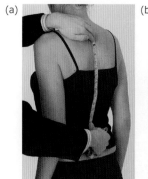
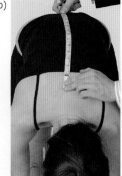

图 12.32　检查胸椎前屈功能

表 12.10　导致脊柱前凸程度降低和增加的原因

脊柱前凸程度降低
退行性椎间盘疾病
脊柱前凸程度增加
脊椎前移 [a]
髋关节固定屈曲畸形
妊娠
肥胖

[a] 脊椎前移是指下面的椎骨向前移动（且往往是腰椎发生这种病变）

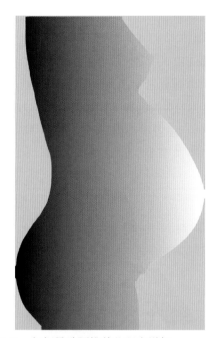

图 12.33　妊娠导致腰椎前凸程度增加

3. 活动。腰椎活动与胸椎运动密切相关，很难说某一个运动与单独的某一节段有关。事实上，有专门的检查方法来评估腰椎屈曲，就像有专门的检查方法评估胸椎屈曲一样。Schober 试验就是评估腰椎屈曲的最好方法。当患者站立时，在后上部找到髂棘，也就是 L5（图 12.34），在这两个髂棘之间想象有一条线。从这条线的中点向上 10 cm，用笔做好标记。要求患者向前弯曲，触摸脚趾，重新测量标记与两个髂棘连线中点的距离。这个距离应至少 15 cm。屈曲程度下降提示患者可能有强直性脊柱炎。在正常情况下，当

要点

- 脊柱可以支撑四肢和器官，缓冲振动以及保护脊髓。
- 脊柱可分为颈椎、胸椎和腰椎。
- 正常情况下，颈椎前凸，胸椎后凸，腰椎前凸，注意这些弯曲度情况，是否有增加或减少。
- 触诊和叩诊每个椎骨（和椎骨旁部位），查看是否有压痛。
- 做 Schober 试验确定腰椎屈曲程度。

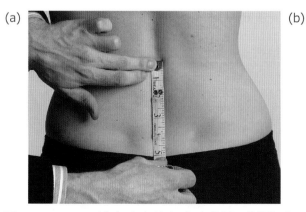
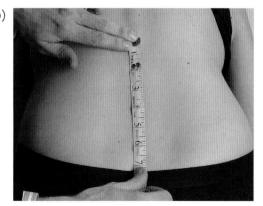

图 12.34　Schober 试验：（**a**）站立；（**b**）前屈，接触脚趾

向前弯曲时，腰椎长度应该增加。还需要评估是否能够完全侧屈和旋转，以及两侧幅度是否相等。

13. GALS 评估

要很快地对肌肉骨骼系统的完整性做筛查。事实上，大多数检查都是在不接触患者的情况下进行的，只需让患者根据你所演示的动作做动作（让患者跟着你的动作做，比你向他们解释动作要容易得多）。风湿病的主要症状是肿胀、畸形、疼痛和运动困难。因此，至少需要筛检以下几个项目：

- 查看是否有肿胀、畸形，四肢或个别关节姿势是否异常。
- 观察患者运动，查看是否有运动困难或活动受限。

该系统检查的顺序不重要，检查顺序与周围环境（门诊、病房等）和患者情况有关。重要的是需要评估四大部分，首字母缩写 GALS 有助于记忆，GALS 是指步态（**gait**）、上肢（**arms**）、下肢（**legs**）和脊柱（**spine**）。使用该方法能够对肌肉骨骼系统的完整性进行快速有效的评估。该方法**并不是**诊断性检查。这是个筛查方法，筛查发现异常情况后，根据异常情况进行更详细的检查。患者在做动作时，询问是否疼痛。注意到异常情况，进行更详细的检查，检查方法如前所述。一旦你熟悉了风湿病的各方面检查后，你就能快速、有效地做好 GALS 筛查工作。

步态

只要患者在行走，你就可以观察患者的步态。先观察对称的正常步态。肌肉骨骼系统紊乱会导致各种异常步态，包括不对称、僵直和行走时疼痛。有些患者行走需要助行器，而另一些患者需要他人帮助。你还要观察患者坐下和站起的难易程度。观察膝关节（内翻、外翻和屈曲畸形？）、足部（足内翻和足外翻畸形、脚趾姿势？）以及身体平稳程度——尤其是转身时。将患者姿势情况记录下来——观察脊柱的正常弯曲度（颈椎前凸、胸椎后凸和腰椎前凸）。

上肢

手部

让患者做祈祷姿势（图 12.35）。该动作可测试腕关节伸展（当倒转过来时，是屈曲）、MCP 和 PIP 关节伸展、屈肌腱和软组织伸展。让患者握紧拳头——能够掩盖指甲吗？评估示指与拇指的捏动作和握拳肌肉力量（图 12.36）。当患者手部伸展时，观察手掌，是否有腕掌骨关节炎、远端指间关节（Heberden

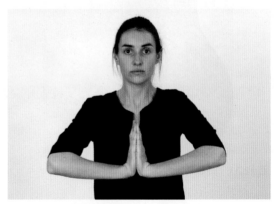

图 12.35　祈祷姿势

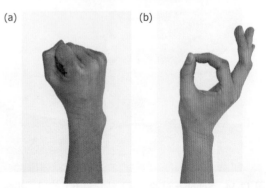

（a）　　　　　　　　　　（b）

图 12.36　（**a**）握拳；（**b**）示指与拇指的捏动作

结节）和近端指间关节（Bouchard 结节）是否有骨刺。轻轻地、缓慢握紧拳头，让掌指关节慢慢屈曲，注意是否有疼痛，如果有，提示可能有炎症性关节炎。检查滑膜肿胀（滑膜炎），查看关节轮廓是否消失。如果正常关节轮廓消失，触诊软组织肿胀，查看近端指间关节是否有滑膜炎。记住，滑膜增厚时会有和葡萄相似的质感。肌腱鞘内衬滑膜，类风湿关节炎时感觉肌腱鞘会增厚，且会有捻发音，并且可能有结节（类风湿性关节炎或系统性红斑狼疮导致），会引发疼痛。

肘关节

肘关节至少伸展180°，但通常不超过190°。肘关节屈曲很容易让手指与肩部接触。检查近侧桡尺关节与肘关节连接处。让患者手掌向下，然后手掌向上。

肩关节

检查肩关节外展和上抬，注意从肩胛骨运动到肩胛胸廓运动。检查肩关节内旋，该动作对于穿衣服很重要。此外，还要检查外旋，肩关节囊发生病变会导致肩关节外旋受限。

脊柱

检查患者脊柱时需要患者脱去衣服，因为你需要对脊柱进行观察、触诊和叩诊，查看其解剖结构。

颈部

检查颈部时，患者可坐可站。肩胛提肌有压痛往往提示颈椎有问题以及纤维肌痛。随着年龄的增长，颈部会变得越来越僵硬，因此，颈部运动程度下降不一定提示患者患有某种疾病（侧屈检查对发现疾病更敏感）。

躯干

让患者坐下（消除骨盆和腿部旋转），然后旋转躯干。

腰部

患者站立，让患者弯腰，用手触摸脚趾，注意腰椎分离过程。如果患者称背部疼痛或运动限制，需进一步检查，查看腿部是否有疼痛或假肢。

下肢

髋关节

患者仰卧时，检查髋关节屈曲情况。

膝关节

导致异常肿胀的原因有液体、骨骼和软组织方面的原因——查看正常轮廓是否消失和检查渗出。

足部和踝关节

检查脚底胼胝，查看脚趾间异常分离，然而轻轻挤压跖骨头。检查姿势是否对称，是否有异常。需要进一步评估疼痛或异常。

洗手

14. 洗手

不要将你手部的细菌传染给患者。

检查结果报告

15. 报告检查结果

现在开始报告检查结果。如果你的检查发现指向一个诊断，报告时要有信心，并将结果报告出来，例如：

"诊断结果为类风湿关节炎，因为患者有炎症性关节的对称性变形、天鹅颈、

钮孔状畸形、拇指畸形和手掌红斑、手部小型肌肉萎缩、尺骨偏斜、肘关节处有结节，远侧指间关节未受累。这些症状体征提示类风湿关节炎，有结节进一步提示患者为血清类风湿因子阳性的可能性。我现在想继续检查胸部，查看是否有胸腔积液；检查皮肤是否有类固醇性变化；以及检查眼睛是否有巩膜炎。"

有关临床情况说明见例 12.5 和例 12.6。

关节疾病与检查

本章的前几部分已经提到了各种关节疾病。本部分会对这些疾病进行讲述。对这些疾病一般进行简单讲述，尽管对某些疾病会进行详细讨论。

埃勒斯-当洛斯综合征

见图 12.37。埃勒斯-当洛斯综合征（Ehlers-Danlos syndrome）（Edvard Lauritz Ehlers，1863—1937，丹麦皮肤科医生；Henri Alexandre Danlos，1844—1912，法国皮肤科医生）是一种结缔组织疾病，有不同亚型。该疾病的主要特点是关节过度活动（"双关节"）。皮肤往往较薄，但很有弹性。该病愈合差，会产生典型的"鱼嘴"瘢痕和假瘤（钙化血肿）。患者可能有脊柱后侧凸和膝反屈，易发生自发性气胸、消化道出血、夹层动脉瘤、主动脉瘤破裂以及主动脉和二尖瓣功能不全。

例 12.5

问题。一位 54 岁女性患者因颈部疼痛来就诊。患者肩部、手腕、手部疼痛持续两年，且没有缓解。晚上睡不着觉，胃口也很差。患者称自己所有关节全部肿胀，且每天都处于僵直状态。最近患上头痛和肠易激综合征。患者是一名秘书，目前工作压力较大。经检查，疼痛不限于特定某个关节，其颈部、斜方肌、肩部和背部都有压痛。患者虽然称自己所有关节都肿胀，但检查发现关节正常，无炎症。患者所有关节活动范围正常。患者的诊断是什么？

讨论。该病例第一眼看上去比较难，而且有大量的疼痛和各种症状，你可能被吓到。然而，有些线索却十分明显。疼痛是一种弥漫性疼痛，并不局限于关节，尽管患者称自己有关节肿胀，但未有客观证据证明这一点。这些症状不是炎症导致的，也就是说，关节发炎并不僵直，且发炎时关节活动范围会受限，而本例中的患者关节活动范围并没有受限。疼痛性质为弥漫性疼痛，且全身有多个压痛点，提示患者可能患有纤维肌痛。纤维肌痛的疼痛界限不清楚，且病因不明（见"关节疾病与检查"），往往伴有紧张性头痛、肠易激合并症以及慢性疲劳综合征。在压力增大时，这些症状会变得更加严重，而且值得注意的是，患者正处于工作压力之下。有人认为对纤维肌痛没有必要进行过度细致的检查，因为这样做会强化患者患有严重疾病的这种想法，会使患者压力更大。对纤维肌痛不做过多检查这种做法比较明智，尽管在实践中，有些家庭医生会将复发患者转诊给专家进行诊疗，以及患者坚持让医生为他们提供相关诊疗服务。

例 12.6

问题。 一位 72 岁的女性患者因持续肩关节和髋关节疼痛和僵直 3 周而就诊。病情进行性恶化，严重到患者无法轻易从椅子上站起来，也无法爬楼梯，使得患者不得不在楼下睡觉。患者梳头困难，且梳头时头皮会很疼痛。患者疼痛到无法将食物从最上面的橱柜里取出。该患者晚上盗汗，且有体重减轻问题。检查未发现异常。无关节炎症，虽然疼痛使患者活动受限，但四肢肌肉力量良好。患者无皮疹，但右颞动脉有压痛。该患者的诊断是什么？

讨论。 病史提示患者有近端肌肉问题，可能是肌病。然而，患者肌肉力量良好，仅仅是疼痛使活动受限。其他重要线索就是颞动脉压痛和梳头时头皮疼痛。诊断为风湿性多发性肌痛，以及颞动脉炎（很可能）。颞动脉炎时会伴有夜间盗汗和体重减轻这类全身症状体征。即使如此，还要排除其他可能疾病的诊断，例如多发性肌炎、恶性肿瘤、甚至不典型的类风湿性关节炎。还需要做进一步检查，包括颞动脉活检、肌酸激酶、类风湿因子以及恶性肿瘤相关检查。使用类固醇后，症状会迅速缓解。

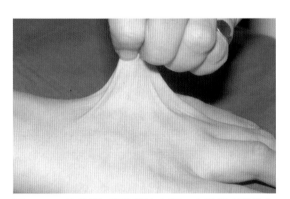

图 12.37 埃勒斯-当洛斯综合征，皮肤具有弹性和可膨胀性

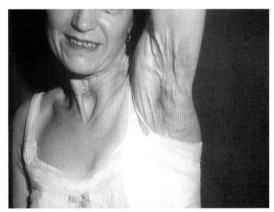

图 12.38 弹性假黄瘤

弹性假黄瘤

见图 12.38。弹性假黄瘤是一种遗传性弹性蛋白疾病，具有多个亚型，其特征是皮肤外观发生改变，皮肤就像一只"无毛鸡"。皱褶部皮肤——腋窝、颈部、肘部和腹股沟——往往松弛。患者关节活动过度，并可能出现膝反屈。并发症包括胃肠道出血、缺血性心脏病以及主动脉和二尖瓣功能不全。

纤维肌痛

纤维肌痛是一种慢性疼痛症状。纤维肌痛界限往往不清，不限于关节，有时为"全身性疼痛"。导致纤维肌痛的病变还不清楚，但该肌痛与全身多个压痛点有关。有精神症状（例如睡眠不良、懒散和易怒、紧张性头痛、肠易激综合征和慢性疲劳等）的患者往往会有纤维肌痛。这并不意味着纤维肌痛是一种"精神"疾病，却意味着纤维肌痛不会危及生命，不需要太担心，且治疗方法（包括理疗、分级运动、改善睡眠和解决心理问题 / 抑郁 / 焦虑）与风湿病的标准方法也不同。

痛风

　　痛风是一种"晶体关节病"，是尿酸钠在关节和肌腱中沉积导致。痛风男性患病率高于女性，通常会导致单关节炎或少关节炎，但也会导致与类风湿性关节炎类似的多关节炎。痛风会导致关节发生红肿热痛（往往累及大脚趾第一 MTP 关节）。尿酸是 DNA 和 RNA 中鸟嘌呤和腺苷的分解产物。尿酸产生增加或肾排出尿酸减少均会导致血清尿酸水平升高（高尿酸血症）。虽然高尿酸血症是患痛风的先决条件，但并非所有高尿酸血症的人都会出现痛风。痛风具有反复发作性，并可能发展为慢性。在慢性痛风中，尿酸晶体的大量沉积可能会导致痛风结节（是一种干酪样渗出物）。痛风结节可见于关节、肌腱鞘和耳郭结构（图 12.39 和图 12.40）。通过穿刺，在显微镜下发现特征性晶体（偏光显微镜下为针状、负双折射晶体），即可诊断为痛风。

假性痛风

　　假性痛风是另一种"晶性体关节病"，是

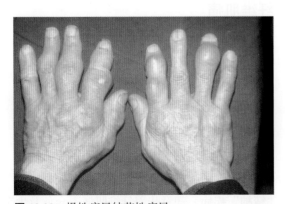

图 12.39　慢性痛风结节性痛风

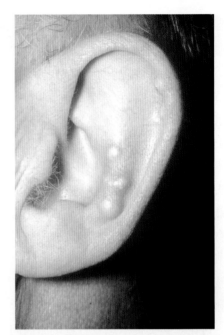

图 12.40　耳郭处有痛风结节

焦磷酸钙晶体沉积于关节所致。顾名思义，假性痛风也可能导致与痛风相似的一个或多个关节发生红肿热痛。但假性痛风的这种疼痛往往比典型性痛风（可能持续数周）持续时间更长。诊断方法与痛风类似，也是抽吸，然后在偏光显微镜下进行观察，发现的是焦磷酸钙这种正双折射晶体。焦磷酸钙在软骨中沉积称为软骨钙质沉着病（chondrocalcinosis），X 线上可在受累软骨关节面上观察到一根很细的白线。许多代谢性疾病都会导致这种病变外观，例如黏液水肿、甲状旁腺功能亢进和肝豆状核变性。然而，需要注意的是，软骨钙质沉着病通常没有症状，这与假性痛风不同。

脓毒性关节炎

　　脓毒性关节炎是微生物主动感染关节导致的。一般是细菌感染，但也有可能是病毒感染（以及免疫低下的患者中，也有可能是真菌感染）。导致成人脓毒性关节炎最常见的细菌是金黄色葡萄球菌。这种关节炎的特征是热痛，使得患者不愿意移动。一般通过穿刺进行确诊。不经过这种检查方法可能会造成漏诊，引起不可挽回的损害，所以该检查必不可少！

银屑病性关节病

　　银屑病是一种皮肤病，其皮损特征为红色基底上附有银色鳞片，常见于肘部伸展部位（图 12.4）、头皮、肚脐以及耳后。15% ～ 20% 的银屑病患者会发展为关节炎（少数病例中，关节炎可能早于银屑病）。银屑病患者中为什么有些人会发展为关节炎，而有些人不会，其机理尚不清楚。银屑病性关节病有五大类：

- 远端关节疾病主要影响手部和足部远端指间关节。
- 单关节病或少关节病。
- 类似类风湿性关节炎的对称性多关节病。
- 残毁性关节炎——一种罕见的、严重的破坏性关节炎，会导致严重畸形。
- 骶髂关节炎。

　　这几类银屑病性关节病可能有重叠。银屑病性关节病通常会导致指甲改变，包括凹陷甲、甲裂开、甲剥离（指甲与甲床相分离）以及角化过度（指甲的角蛋白过度生长）。

赖特综合征（反应性关节炎）

　　经典赖特综合征（Feiter's syndrome）（Hans Conrad Julius Reiter，1881—1969，德国医生）具有三大特征：关节炎、生殖道炎症和结膜炎。该综合征是特定感染诱发的。最初认为赖特综合征是性传播疾病（例如衣原体）的后遗症，但现在认为是腹泻病的后遗症。男性的患病率高于女性，主要影响年轻人。该综合征被归类到血清阴性脊柱炎，与血清阴性脊柱炎（seronegative spondyloarthritides）具有很多共同的临床特征，虽然该综合征往往累及下肢。有时会累及手掌和足底，出现特征性皮疹，称为白斑角皮病。其他特征包括虹膜炎和口腔无痛性溃疡。需要针对症状进行治疗，以及针对病因进行治疗。

贝塞特综合征

　　贝塞特综合征（Behçet's syndrome）（Hulusi Behçet，1889—1948，土耳其皮肤科医生）是一种多系统疾病，通常认为是血清阴性脊柱关节病的一种。最常见的表现为单关节炎或少关节炎。贝塞特综合征与口腔和生殖器溃疡、皮疹、无菌脓疱、虹膜睫状体炎和血栓栓塞有关。

血清阴性脊柱关节病

　　血清阴性脊柱关节病是具有类似临床表现的一类疾病，均没有类风湿因子。共同特征如下：

- 骶髂关节炎；
- 不对称性外周关节炎；
- 起止点病（腱附着端炎症）；
- 虹膜炎或前葡萄膜炎。

强直性脊椎炎

　　强直性脊椎炎是一种血清阴性脊柱炎。男性患病率更高，与 HLA B27 有关，往往累及脊柱。该疾病一开始是局部骶髂炎，最后发展到整个脊柱。棘间韧带发生钙化，在晚期发生脊柱融合（称为关节强直过程）。在 X 线片上，看起来像一根竹竿，有时称为竹子样脊柱。患者为了向前看，会发生代偿性颈椎前凸。从侧面看，患者看起来像问号（因此，这种姿势有时称为问号姿势）。见图

12.28。记得要进行 Schober 试验。这类患者胸部扩张很差，依赖"膈肌"进行呼吸。用卷尺测量胸部扩张情况，并记录乳头水平处胸廓数值。吸气时，胸廓应该增加 4 cm，但在强直性脊柱炎时却是减少。其他特征包括虹膜炎、主动脉炎和主动脉功能不全、心脏传导缺陷和肺尖纤维化。

系统性硬化病

系统性硬化病是以皮肤外观发生改变（紧、硬和蜡样）为特征的一种疾病，可能是局限性疾病（称为 CREST），也可能是弥漫性疾病（称为硬皮病）。累及其他器官时，称为系统性硬化病（尽管许多人在使用时，认为系统性硬化病和硬皮病是同义词）。系统性硬化病女性的患病率更高，与雷诺现象具有很强的关联性。其他特征包括反流性食管炎、食管狭窄、食管动力障碍、小肠可动性减少、导致吸收不良的细菌过度生长、肺纤维化和肾衰竭。另一类型的系统性硬化病是局限性皮肤系统性硬化病（之前称为 CREST 综合征，需要记住这个早期名称，因为这个名称中的大写字母是这个综合征的几大症状的缩写）。

风湿性多肌痛

人们对风湿性多肌痛这种疾病了解不多。风湿性多肌痛与颞动脉炎具有重叠之处，但血管炎原因无法解释风湿性多肌痛单发的现象。风湿性多肌痛女性患病率更高，往往累及 50 岁以上的白种人。该疾病会引起近端肌肉群（肩部和盆腔带肌）疼痛和僵直（**不会引起肌无力**）。这种僵直在早晨更严重，往往持续几个小时。患者很难从椅子上站起来，爬楼梯、梳头以及够头顶上的物体都有困难。其他特征包括厌食症、体重减

轻、夜间出汗和疲劳等非特异性症状。通常炎症标志物会升高，也就是说，红细胞沉降率和血浆黏度会增加。这是一种很重要的临床诊断，类固醇治疗后，症状会迅速改善，效果很好。风湿病多肌痛可能需要长期治疗，治疗时间可持续数年，一旦停用类固醇，往往会复发。

类风湿关节炎

类风湿关节炎是一种以影响滑膜关节为特征的多系统炎症性疾病，在某些情况下以类风湿因子存在为特征。类风湿关节炎女性的患病率较高。该病的最常见表现为对称性多发性关节炎，持续数周或数月，尽管更多的情况是急性发病。晨僵持续时间超过 1 小时。类风湿关节炎时，关节滑膜发炎，如果不进行治疗，会导致软骨和骨发生病变（通常是骨质疏松和骨质侵蚀）。之后会发展为关节畸形。类风湿关节炎可能会有发热、出汗、厌食、体重减轻和疲劳等非特异性体征。另外，该疾病还会有血管炎特征，例如甲襞梗死、指坏疽、溃疡、巩膜炎、外巩膜炎、周围神经病变和多发性单神经炎。可能累及的器官有：

- 双肺——胸腔积液、肺纤维化、类风湿结节、细支气管炎和矿工卡普兰综合征（类风湿结节和尘肺症）。
- 心脏——心包炎和心内膜炎——主动脉功能不全与心肌炎。
- 神经——腕管综合征、颈部肌病、周围神经病变以及多发性单一神经炎。
- 干燥性角膜结膜炎综合征或干燥综合征。
- 脾——费尔蒂综合征——脾大和脾功能亢进导致贫血（有时出现全血细胞减少症）。
- 贫血——药物性贫血——非甾体类抗炎药

导致胃肠出血、金或青霉胺导致骨髓抑制、慢性疾病性贫血、膳食性贫血（例如叶酸缺乏）以及恶性贫血（维生素 B_{12} 缺乏）。

诊断标准是由美国风湿病协会（American Rheumatism Association）和美国风湿病学会（American College of Rheumatology）制订的。七大诊断标准如下：

1. 晨僵持续时间超过 1 小时。
2. 手部关节炎。
3. PIP、MCP、腕关节、肘关节、膝关节、踝关节和 MTP 中至少有三类关节受累。
4. 对称性关节炎。
5. 有类风湿性小结。
6. 有类风湿因子。
7. X 线显示手腕和手部关节有侵蚀。

上述七个诊断标准至少要具备四个才能做出类风湿性关节炎的诊断。标准 1 ~ 4 持续时间至少在 6 周以上。

血管炎

全身血管炎是血管内炎症和纤维蛋白样坏死导致的一类病变。这种炎症过程可以是原发性的，也就是说，根本原因未知或继发于另一种疾病，例如类风湿性关节炎。原发性血管炎可根据受累血管大小进行分类，分为：

- 大血管——例如颞动脉炎。
- 中血管——例如结节性多动脉炎。
- 小血管——例如颞动脉肉芽肿性血管炎（granulomatous temporal argiitis，GPA）。

某些血管炎在某些年龄段更常见，例如川崎病（Kawasaki disease）（Tomisaku Kawasaki，1925—，日本儿科医生）在童年容易发病，而颞动脉炎在老年容易发病。其他血管炎容易累及某些器官，例如：颞动脉炎累及颞动脉；变应性肉芽肿性血管炎（Churg-Strauss syndrome）（Jacob Churg，1910—，出生于波兰的美国病理学家；Lotte Strauss，1913—1985，美国病理学家）累及肺部。大多数血管炎通过对受累器官进行活检可做出诊断，一般的治疗方法是类固醇药物。

骨关节炎

骨关节炎是一种导致软骨和软骨下骨发生进行性损害的慢性关节疾病。过去认为骨关节炎是一种退行性疾病，因为该疾病只累及老年人。然而，其他因素在骨关节炎中也起作用，这些因素包括遗传因素（软骨成分）和机械压力，例如肥胖、重复的高强度活动、异常修复的创伤（有越来越多的证据支持炎症在骨关节炎中的作用）。骨关节炎症状包括疼痛（活动时加重，休息时缓解）、僵直（一段时间不活动就会导致僵直）以及晚期病变时，关节出现畸形。病理变化是关节软骨逐渐变薄，导致关节间隙缩小。之后，软骨完全（或接近完全）破坏，软骨下骨表面会发生侵蚀，修复后出现硬化。骨反应会导致骨组织在关节边缘生长，形成骨赘。在手部，这些骨赘位于远端指间关节（Heberden 结节）和近端指间关节（Bouchard 结节）处，使这些关节发生肿胀，且肿胀质地较硬。如果双手有这些结节，那么称该患者患有结节性骨关节炎（女性更常见）。往往会有第一掌骨底部半脱位，导致"方形手"畸形。如果三个以上的关节受到影响，这种骨关节炎称为广泛性骨关节炎。

系统性红斑狼疮

系统性红斑狼疮是一种多系统疾病，病因未明，患者体内会有针对生物细胞成分

（包括细胞核和表面抗原）的抗体。实际上，系统性红斑狼疮可能会累及任何一个器官，尽管会有一些特定的疾病模式，例如：有些只累及皮肤（皮肤狼疮）。系统性红斑狼疮女性患病率更高，且在黑人（而不是非洲人）中更常见。其他特征包括：

- **皮肤**——典型的"蝴蝶"面颊皮疹、光敏皮疹、称为盘状红斑狼疮的盘状皮疹（可单独出现）、血管炎性皮疹、网状红斑、秃头症和雷诺现象。
- **口腔**——溃疡。
- **心血管**——心包炎、心内膜炎和心肌炎。
- **肺部**——胸膜炎、胸腔积液和肺纤维化。
- **神经**——精神病、癫痫、痴呆、中风和周围神经病变。
- **消化系统**——慢性活动性肝炎与脾肿大。
- **风湿性疾病**——关节痛和关节炎。
- **妇科**——闭经与反复流产。
- **血液病学**——慢性疾病导致的贫血、溶血性贫血、脾功能亢进以及导致反复血栓形成的抗磷脂综合征（例12.2）。

干燥角膜结膜炎综合征

干燥角膜结膜炎综合征主要影响眼睛，是眼泪减少或缺乏导致的"干眼症"。润滑液缺乏会导致眼睛粗糙，容易发炎和感染。干燥角膜结膜炎综合征往往与"口干症"有关，口干症是另一种不太好的症状，可能会导致牙齿卫生不良、牙齿和牙龈疾病。

干燥综合征

干燥综合征（Sjögren syndrome）可以是原发的（干燥角膜结膜炎和口腔干燥症），也可以是继发的（与结缔组织疾病有关，例如系统性硬化病、系统性红斑狼疮或类风湿病）。

炎症标志物

C 反应蛋白（C-reactive protein，CRP）、血浆黏度和血沉均是炎症标志物。不管导致炎症的原因如何，只要有炎症，这些标志物都会升高，因此，这些标志物具有非特异性。炎症标志物为炎症程度提供了有关信息，可用于监测治疗进展。

类风湿因子

类风湿因子是一种自身抗体，会聚集形成免疫复合物，使脾和其他免疫器官更容易将其清除。大多数试验主要检测 IgM 抗体，IgM 抗体针对 IgG 恒定区（Fc）产生的一种抗体。酶联免疫吸附试验（enzyme-linked immunosorbent assay，ELISA）能够检测其他类风湿因子（IgG、IgA），但临床应用不广泛。也可以做乳胶凝集试验，测定效价，大多数实验室认为 > 1∶40 为阳性。散射比浊法试验的单位是国际单位（IU），正常范围与特定的实验室条件有关（通常小于 20 IU）。对于类风湿性关节炎，类风湿因子试验的敏感性和特异性都不高。很多疾病类风湿因子可能为阳性（因此，该检查的特异性较差）。事实上，正常人群中类风湿因子阳性率高达 10%。但是类风湿因子却是类风湿性疾病最有用的预后指标，类风湿因子阳性说明疾病侵袭性更严重。早期疾病中，类风湿因子阳性率为 60%，确诊疾病中，类风湿因子阳性率为 75%。类风湿因子在确诊多发性关节炎是否是类风湿关节炎时也很有用处，如果为阳性，多发性关节炎是类风湿关节炎的可能性很高。类风湿因子还可以用于随访的患者，预测淋巴瘤发展情况。

抗核抗体

有许多抗核抗体。抗核抗体是在血清中发现的针对细胞核某些成分的抗体。不同疾病中，不同的抗核抗体为阳性，但抗核抗体的特异性较差，因此，抗核抗体不是一个很好的诊断工具。抗核抗体可分为抗核抗体和可提取核抗原。见表 12.11。其他重要标志物包括抗中性粒细胞胞浆抗体（anti-neutrophil cytoplasmic antibody，ANCA）。活动性广泛性 GPA 患者 C-ANCA 阳性率为90%，但多动脉炎、结节性坏死、新月体肾炎中，C-ANCA 阳性率也较高。P-ANCA 是血管炎相关性新月体肾炎的标志物，但在其他全身坏死性血管性疾病（包括结节性动脉炎、丘尔格-斯特劳斯综合征和 < 10% 的系统性红斑狼疮）中也有该标志物。P-ANCA

表 12.11 抗核抗体及其可能的相关疾病

抗核抗体	可能的相关疾病
双链 DNA（dsDNA）	系统性红斑狼疮
单链 DNA（ssDNA）	药物性系统性红斑狼疮
抗组织蛋白	药物性系统性红斑狼疮
抗着丝粒	CREST 综合征
抗核仁	系统性硬化病
抗斑点	系统性硬化病
可提取核抗原	
平滑肌（Sm）	系统性红斑狼疮
抗 Ro（SSA）	Sjögren 综合征、系统性红斑狼疮和新生儿狼疮
抗路德抗体（SSB）	Sjögren 综合征、系统性红斑狼疮和新生儿狼疮
抗 -Scl 70	系统性硬化病
核蛋白（RNP）	混合性结缔组织病和系统性红斑狼疮
抗 -Jo-1	多发性肌炎和纤维性肺泡炎

DNA：脱氧核糖核酸

标志物也常见于溃疡性结肠炎。

骨扫描

骨扫描时，可以向静脉注射放射性同位素，这有助于检测到骨内的恶性物质。患者可出现骨痛和体重减轻。虽然骨扫描对诊断风湿性疾病没有帮助，但可发现炎症，提供有关炎症模式的信息，可能对诊断有帮助。请注意，双能 X 线骨吸收（dual energy X-ray absorptiometry，DEXA）骨扫描是使用 X 线测量骨密度，不要与同位素骨扫描相混淆。

关节穿刺与注射

大多数关节都可以通过穿刺去除液体（用于治疗或诊断）或注射药物。例如，对于类风湿性关节炎导致的膝关节炎而言，可以进行膝关节穿刺。

- 去除导致关节疼痛的渗出液。
- 注射类固醇及局部麻醉剂抑制炎症。
- 排除其他病因，例如痛风、假性痛风、感染或关节出血。

另外，如果遇到一位膝关节肿胀的患者，不清楚该患者患有哪种关节炎，我们可以抽吸膝关节内的液体做诊断。这里最重要的鉴别诊断是化脓性关节炎。关节液检查后可诊断出某些疾病。因此，从关节取出的液体应送往微生物室进行显微镜观察、培养和敏感性检查，并送往生化实验室进行偏光显微镜下观察，见表 12.12。做抽吸液的白细胞计数，现在这种检查已经不是常规检查。在偏光显微镜下，关节液检查可诊断和鉴别痛风和假性痛风。

关节镜检查

关节镜检查是对关节的直接检查。在局部麻醉后，将关节镜放入关节内进行检查。

表 12.12　节吸出物的诊断特点

	正常	OA	RA	脓毒性关节炎	痛风	假性痛风
外观	清澈、黏稠	清澈、黏稠	黄色、稀薄	脓液、黏稠	清澈、稀薄	清澈、稀薄
白细胞计数	＋	＋	＋＋	＋＋＋＋	＋＋	＋＋
晶体	无	无	无	无	有	有
培养	无菌	无菌	无菌	无菌	无菌	无菌

OA：骨关节炎（osteoarthritis）；RA：类风湿关节炎（rheumatoid arthritis）

关节镜直径小，因此可以用于对很多关节进行检查。关节镜一旦进入关节，就可以对关节结构进行检查，评估炎症性质和程度。此外，还可以通过关节镜取液进行诊断，或是注射药物进行治疗。有时还可以用关节镜做小型手术。

期末考试部分

本节的重点是简短案例，因为这种考查方式通常有多种。客观结构化临床考试（objective structured clinical examination，OSCE）通常是一种更直接的、标准化考试。尽管考查方式不同，但用到的临床方法是一样的。复习时，要阅读本章的考试摘要和要点，并回答本章结尾处的有关问题。关于日常病例和期末考试病例，分别见表 12.13 和表 12.14。

表 12.13　日常病例

类风湿关节炎
骨关节炎
痛风

表 12.14　期末考试病例

日常病例
银屑病性关节病
慢性痛风结节性痛风
强直性脊椎炎
系统性红斑狼疮
雷诺现象

关键诊断线索

与其他系统不同，关节部位没有关键诊断线索。在检查关节时，最重要的是确定是否有真正的关节炎或滑膜炎，因为导致关节炎的原因与导致非关节炎性病变的原因是不同的。在关节部位，触诊很重要。关节肿胀触诊有泥沼感，提示滑膜炎。如果触诊感觉到关节很热，提示炎症过程很活跃。

与考试问题有关的一些建议

风湿病病例是考官喜欢考查的病例！风湿病的类型有很多，且风湿病患者虽然患有这类疾病，但健康状况尚好。这类疾病既可以用于长病例，也可以用于短病例（初步诊断）来考查学生。在短病例（初步诊断）中，会给出你提示某种风湿病的主要特征，根据该特征，你可以立刻得出诊断，例如面部蝶形皮疹，提示系统性红斑狼疮。在短病例（初步诊断）中，请准备好随时回答初步诊断的相关补充问题（见第 13 章）。

指导说明

考官会对你说："观察该患者，该患者的可能诊断是什么？"（或相类似的问题）。这提示该问题是一个初步诊断问题（见第 13 章）。更有可能的问题是"检查患者手部"。见例 12.7。

例 12.7

问题。当考官让你检查手部时，你不确定是让检查手部关节还是进行神经检查。

讨论。不要惊慌，你的观察是关键。快速观察一下手部，确定手部是否有异常。运气好的是，大多数关节疾病都很明显。查看是否有肿胀或畸形。如果你发现患者手部有肿胀或畸形，余下的就比较简单了（但也不要太放松，因为还有工作要做）。如果没有明显异常，那么开始做神经检查。

整体观察

对手部进行深入检查之前，先对患者的面部和身体其他部分做整体观察。类固醇治疗类风湿关节炎后，患者会有多血症、满月脸、手臂上有紫癜等类库欣综合征。

手姿势

如果手部有明显畸形，询问患者手部是否有疼痛。如果手边就有枕头，让患者将手放在枕头上，手掌与枕头接触。如果没有枕头，要小心握住患者手部，不要引起患者不适。

观察

一般先观察指甲，否则会忽视这方面的体征。观察指甲是否有凹陷、甲剥离、角化过度（银屑病）、甲床出血和甲襞梗死（血管炎）。将手翻过来。有手掌红斑吗（类风湿关节炎？）查看是否有畸形和明显病变，例如手指是否偏向尺侧（风湿性关节炎）？手指是否有天鹅颈或钮孔状畸形？畸形是否对称，也就是说，两只手的病变是否相似（如果对称，可能是类风湿关节炎导致）？如果

不对称，可能是血清阴性的脊柱炎或痛风导致（在慢性痛风结节性痛风中，在关节处查看是否有干酪样物质渗出）。现在，快速查看手臂上是否有紫癜（类固醇治疗？），皮肤上是否有银屑斑块或类风湿结节。

感觉

现在观察所有远端指间关节，注意是否有肿胀。这些关节触诊起来是比较柔软且有沼泽的感觉（滑膜炎？），还是比较硬？（Heberden 结节）。对近端指间关节（Bouchard 结节）和掌指关节也做相同检查。检查手腕处是否有畸形和滑膜炎，然后触诊尺侧前臂到肘关节。你可能会触诊到类风湿结节，而这些结节在观察时却很难发现。肘部肿胀有波动提示鹰嘴滑囊炎（痛风？类风湿性关节炎？）。再次检查，确保肘部伸展侧没有隐匿性银屑病斑块。

活动

你需要快速检查功能。让患者脱去衣物，拿起一支笔，以此类推。

牢记！

你可能会遇到类风湿足！不要惊慌，类风湿足与类风湿性手部的检查方法一样，体征也类似。

补充线索

对手部关节疾病进行检查时，（你希望）在早期你通常就会知道手部是什么样的病变。

因此，在检查最后，你可以将额外发现的相关线索也加入到结果报告中（但请参阅例 12.8）。例如，类风湿性关节炎时，你可以下拉下眼睑，查看巩膜炎或外巩膜炎；或是慢性痛风结节性痛风时，你可以查看外耳郭

例 12.8

问题。你已经完成了手部类风湿性疾病的检查，但你不确定是否要进行神经系统检查。

讨论。你应该知道类风湿关节炎可能会导致神经功能缺陷，但神经检查耗时较长。更糟糕的是，如果你犹豫不决，考官可能会（错误地）认为你没有发现疾病线索。作者的建议是做完类风湿性疾病检查后，告诉考官你已经完成了检查，但是，通常情况下需要进行神经检查，因为你明白类风湿性关节炎会引起神经功能缺陷。还要注意线索，例如：提示腕管综合征的鱼际隆起肌肉萎缩。如果是这种情况，作者会调整自己的说辞，这样对考官说："通常情况下，我应该继续对神经系统进行检查，特别是我注意到提示腕管综合征的鱼际隆起肌肉萎缩。"这样，考官会认为你对这方面的知识掌握不错，且通常会让你知道是否继续进行神经检查。

处是否有痛风结节。重要的是要注意，这些检查虽然并不重要，但可以证明你对你所怀疑的疾病有很好的了解，也熟知关节外的表现。

结果报告

报告检查结果时要自信——避免使用"似乎""可能"这类词！

客观结构化临床考试（OSCE）示例

病史获取部分

你是一名 FY1，目前在急诊科。一位 34 岁的女性患者因左膝严重肿胀就诊。请获取患者的病史资料，并将你的发现告知考官。然后，你应该讨论鉴别诊断并提出如何治疗。

记住：

- 向患者介绍你自己。
- 获取疼痛病史资料（记住 SOCRATES；见第 4 章）。
- 确定左侧膝关节活动范围是否受限。
- 要特别询问过去两天发热和其他不适情况（如果有这些症状，提示可能患有化脓性关节炎）。
- 既往病史——该患者哮喘控制不良，常规使用类固醇进行控制。
- 询问药物史、社会史和家族史；特别是关于类风湿性关节炎或痛风这方面。
- 询问"最近有受伤吗？"——也就是说，要询问是否有可能的感染源（该患者一周前有一个感染性水疱）。
- 询问关节是否有肿胀。
- 要感谢患者。
- 将病史资料简洁地报告给考官。
- 鉴别诊断有化脓性关节炎 / 痛风 / 假性痛风 / 类风湿关节炎。
- 最重要的检查——紧急关节穿刺，获取抽吸液——送交实验室，进行显微镜下观察、培养和敏感性检查，对左膝进行 X 线检查。
- 其他检查包括：全血计数（full blood count, FBC）、尿素和电解质（urea and electrolytes, U&E）、胸片检查（chest radiograph, CXR）、尿检和血液培养。

检查部分

一名 17 岁的男性患者因腰痛就诊，为该患者做 GALS 检查。进行 Schober 试验，不需要获取病史资料。

记住：

- 向患者介绍你自己，在检查前征得患者同意。
- 洗手／使用乙醇凝胶洗手。
- 首先，询问筛检性问题——"目前是否有疼痛？""你能爬楼梯吗？""你手部活动有问题吗，例如扣纽扣有困难吗？"
- 进行彻底的 GALS 检查，采取"观察、感觉和活动"策略，在检查到每一个阶段时，你都要告知考官。
- 检查过程中要不断对比左右两侧，查看是否对称。
- Schober 试验：在髂后棘水平腰椎处做标记。在标记上方 5～10 cm 处画一条线。让患者向前尽可能弯曲。如果直线增加幅度没有达到 5 cm，提示腰椎屈曲程度下降（例如强直性脊柱炎）。
- 感谢患者，并洗手／使用乙醇凝胶洗手。

祝你好运！

问题

1. 列举出银屑病性关节病中指甲的三种改变。
2. 与膝关节稳定性有关的结构有哪些？
3. 什么是腕管综合征？
4. 脊柱后凸、脊柱侧凸和脊柱前凸是什么意思？
5. 列举与类风湿关节炎有关的三种呼吸系统并发症。
6. 导致膝关节积液的原因有哪些？
7. 如何进行髌骨叩击？
8. 局限性系统性硬化病（CREST 综合征）的五个主要特征是什么？
9. 如果只有一个关节有发热现象，你可能想到的最重要的诊断是什么？
10. 在慢性痛风结节性痛风中，痛风结节容易在哪些部位沉积？

参考文献与拓展阅读

Adebajo A. *ABC of rheumatology*, 4th edn. BMJ Publishing/Wiley-Blackwell, Oxford, 2010.

Bellamy N. *Colour atlas of clinical rheumatology*. Kluwer, Lancaster, 1985.

Boyle AC. *Colour atlas of rheumatology*. Wolfe, London, 1986.

Doherty M, Dacre J, Dieppe P, Snaith ML. The 'GALS' locomotor screen. *Annals of Rheumatological Disease* 1992; **51**:1165–9.

Doherty M, Doherty J. *Clinical examination in rheumatology*. Wolfe, London, 1992.

Gross JM, Fetto J, Rosen E. *Musculoskeletal examination*, 2nd edn. Blackwell Science, Oxford, 2002.

第13章 现场诊断

本章内容

引言

现场诊断（spot diagnosis）并不是指对痤疮的诊断。现场诊断疾病（spot cases）是指具有明显症状体征，通过观察就能够快速得出诊断结论的一类疾病。任何系统疾病，例如内分泌系统、皮肤或神经系统都可以得出现场诊断结论，其共同特征就是"观察患者！患者的可能诊断是什么？"（或是换种说法）。现场诊断所需要的诊断技能与你目前已经学习到的技能不同，它需要你能够立即识别出临床症状体征（这与通常的诊断方法不同）。现场诊断的关键是经验。如果你一次又一次地看到临床症状和体征，你就能够快速地处理这些信息并快速做出诊断。就这么简单。某些现场诊断的疾病的难点在于很容易被忽视的症状体征。然而，如果你了

解了这些疾病的明显特征，一看到某些特征，你就会想到某些疾病，这样你就不会忽视这些特征了。

现场诊断场景可能会让学生感到不安，因为现场诊断不是舒适的、已经制订好的诊断程序，学生事实上就是在"现场"学习。现场情况可能会让你更加紧张，因为患者可能患**任何**系统的疾病，你从哪里开始着手呢？本章的目的就是让你了解，作为学生，现场就可以做出诊断的常见疾病，且给出一些现场诊断的系统方法。

现场诊断的重要性

现场诊断虽然在考试中遇到的概率越来越低，但是在病房教学中仍然教授这方面的内容。现场诊断技能很重要，因为这种技能

可以为诊断提供捷径，例如：当你在获取患者病史资料时，你会注意到患者眼球突出，并盯着你看。然后，你会将这种情况与患者的体重减轻和腹泻联系起来，你得出患者可能患有格雷夫斯病和甲状腺毒症。站在床边的临床医生观察了一下患者，甚至都没有接触患者就得出了诊断结论，每个人对这种情景都印象深刻。随着经验的积累，你通过对所有系统的整体观察，就能够快速得出关键诊断。这种技能在今天异常繁忙的临床环境中必不可少，尤其在你职业上升阶段。如果你是一名全科医生，需要出门诊，甚至需要在住院部查房，那么你与患者接触的时间会非常有限。因此，现场诊断技能是医生必备的重要能力之一，这就是本章讲授现场诊断的原因。然而，在临床实践中应用现场诊断技能时，有一些注意事项。

- 第一印象可能具有误导性，你认为蜘蛛痣是毛细血管扩张症引起的，但是其他疾病也会引起蜘蛛痣，例如，系统性硬化病（例 7.7 和图 13.13）。
- 你的诊断可能是准确的，但是疾病可能与患者的症状无关。
- 你的诊断可能是准确的，且症状与疾病诊断相关，但患者可能还有其他系统的病变。这称为共病，在老年人中尤为重要。

疾病的现场诊断方法

现场疾病诊断能够检测你观察患者症状体征、形成诊断的能力，有时这种能力是你期末考试时所需要的。然而，更常见的情况是，现场疾病诊断是进一步检查或询问的基础。这也是你展示对疾病掌握程度的机会。所以如果可以，要将主动权握在自己手中。在现场诊断中，考官的考试说明很重要，可

能会很具体，例如："你观察患者的腿部。"主要考查病例通常比较直接简单，你不需要在很远的部位寻找病变。你面临的唯一问题是，是否能够将症状体征识别出来（如果遇到这样的病例，不要害怕，描述你所观察到的，并说明合理的结论；如果必要，给出不同的诊断）。考官常用这样的问句来考查，"该患者的诊断是什么？"或是更难的，"观察一下患者，该患者的可能诊断是什么？"这种病例有很多，因此，你观察时必须具有系统性，即使有些病例第一眼看上去症状体征非常明显。

首先要对患者有一个整体印象，第一眼就可能足以让你得到诊断结论。如果是这样的话，你可以再花费几秒钟观察一下其他症状体征，进一步证实你的诊断，然后再向考官报告你的诊断结果（不要花太多时间，否则看起来你并没有观察到症状体征）。如果症状体征不是很明显，无法立即得出诊断结果，观察一下患者的行为和情绪。患者看上去是不是比较冷漠、毫无表情（帕金森病？黏液水肿？）？患者看上去是不是无精打采，焦躁不安（甲状腺毒症？）？患者是否驼背？［提示可能是帕金森病、骨质疏松症（库欣综合征）导致的椎骨骨折、佩吉特病或肢端肥大症］。还要查看患者的肤色。患者是否有色素沉着（最常见的原因是种族或晒黑），但在考试中，色素沉着可能与某种疾病有关（艾迪生病？血色病？）。皮肤看起来发黄吗（黄疸？）。对患者进行了简短的全身评价后，如果还没有得出诊断结果，你需要采用更系统、更具体的方法来观察患者。作者更喜欢"自上而下"的方法，因为我发现有关疾病的大部分信息都集中在头部和面部。首先观察头部形状。前额是否增大（佩吉特病？）？是否有异常秃顶（营

养不良性肌强直症）或脱发（秃头症）［系统性红斑狼疮（systemic lupus erythmatosus, SLE）？黏液水肿？］？评估面部形状，是圆的还是满月脸（库欣综合症？）？观察面部的对称性。一侧面部是否下垂（面神经麻痹？）？

现在观察眼睑，检查两侧是否对称。一侧眼睑是否下垂？上睑是完全下垂（第三脑神经麻痹？）还是部分下垂？（霍纳综合征？）。观察眼睛，并对比两侧眼睛。患者是否在盯住你看？（眼球突出？）或者巩膜是否黄染？（黄疸？）。观察鼻子，是否增大、球根样形状？（肢端肥大症？）或是呈收缩状和"喙"样？（系统性硬化病？）。观察嘴唇，是否比较薄，周围是否有放射状皱纹？（系统性硬化病？）。或者有多个红色"斑点"，提示毛细血管扩张症［遗传性出血性毛细血管扩张症（hereditary haemorrhagic telangiectasia, HHT）？］或有斑点性色素沉着？（Peutz-Jehgers综合征？）（Johannes Laurentius Augustinus Peutz，1886—1957，荷兰医生；Harold Joseph Jeghers，1904—1990，美国医生）。此时，还需要观察一面部的其他部位，查看是否还有色素沉着。脸颊上可能会有毛细血管扩张（蜘蛛痣？）或"蝴蝶疹"（SLE？）。

面部观察完毕后，向下观察颈部，中线上有弥漫性肿胀吗？（甲状腺肿？）。或是有一个离散的肿块？（多结节性甲状腺肿还是甲状腺腺瘤？）再向下观察，查看两侧锁骨，是否有肿块（恶性淋巴结？左侧有肿块，为魏尔啸氏结节？）。最后观察四肢。如果四肢暴露，查看是否有毛细血管扩张症（蜘蛛痣？）或紫癜（库欣综合征？）。四肢有畸形吗？（佩吉特病）。患者的姿势是否正常（例如，偏瘫引起肘关节屈曲和手臂内旋）？

症状体征如果多，看起来令人望而生畏，但是有了经验后，你会发现你会快速地自动处理信息。不要试图将目前提到的所有疾病都记住。事实上，还有很多这类疾病。本章的目的是给你提供一个进行现场诊断的系统性方法，为你提供寻找异常发现的框架（特别是那些容易忽略的症状体征）。你不需要严格根据讲述的检查顺序进行。你可以采用相反的顺序或是根据个人的喜好进行，重要的是你需要按一定的顺序进行，不要错过症状体征。

下一部分将会介绍常用于现场诊断的疾病。但介绍的不会很全，可能有些疾病并没有列出来，而你在临床工作中有可能遇到此处没有讲述到的疾病。此处讲述到的疾病一般通过整体观察（而不是集中检查身体的某个部位）就能够得出诊断结果。每种疾病都会有一个特异性症状体征，让作者联想到这种疾病（就像大型动物和鼻子让人想到大象一样）。

想到某种疾病后，观察到的其他特征会促使你寻找更多的症状体征，或是询问患者相关问题，来确定自己的诊断。如果可以确定，在期末考试中要主动大胆地将结果说出来。告诉你的考官可能的诊断是什么以及为什么，并告诉考官你还会查看哪些症状体征以确认诊断。如果考官允许继续查看的话，你就继续检查。如果考官没有让你继续检查，他们可能会询问有关该疾病的问题，测试你对该疾病的掌握情况。

提示

对于本章未讲述到的疾病，你可以尝试将这些疾病的特异性特征以及那些容易让你想起某种疾病的特征总结出来。

现场诊断疾病

佩吉特病

什么是佩吉特病？

　　佩吉特病是一种未知原因的骨骼病变，导致骨形成与骨溶解（破坏）之间的动态平衡发生紊乱。其结果是骨骼可能增大，但骨柔软、拉伸强度差。

容易让人想到佩吉特病的明显特征

* 头部形状——前额增大。
* 年老患者。

　　佩吉特病常见于老年患者，其额头可能会增大［额部隆起（frontal bossing）］。面部形成一个三角形轮廓（三角形的底为头顶部，点为下颌）（图 13.1）。患者佩戴助听器，会进一步确定该诊断，因为佩吉特病会通过影响听小骨（听小骨是中耳处的一个微小骨，其作用是将中耳的声音传导到内耳），引起耳聋。

其他特征

* 长骨弯曲——在体重作用下，肱骨、胫骨和股骨发生弯曲（图 13.2）。
* 病理性骨折——骨骼可能由于轻微压力而骨折。
* 脊柱后凸（驼背）——因脊椎骨折，脊柱弯曲。
* 视神经萎缩——骨增大会累及第二脑神经，导致视神经萎缩。
* 高输出量心力衰竭——在疾病早期，受影响的主要是血液供应丰富的骨骼，需要有足够的血液分流到骨骼中，迫使心脏更努力地工作。
* 脊髓压迫——可能是脊椎骨折或是脑干内陷（虽然这种情况很少见）导致的。

　　正常情况下，颅骨以及内容物的重量与颈椎所产生的向上力处于平衡状态。如果佩吉特病累及颅底，向上的力会推动软化的颅底，向上推动脑干，产生严重后果。

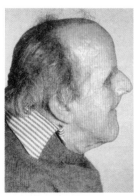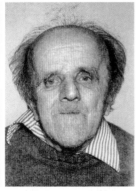

图 13.1　佩吉特病：注意额部隆起，使头部呈现典型的三角形状

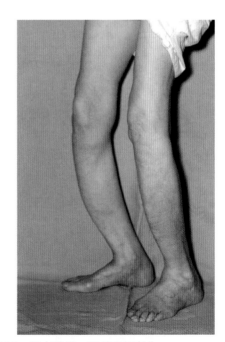

图 13.2　佩吉特病：胫骨双侧弯曲

帕金森病

什么是帕金森病？

　　帕金森病是基底节多巴胺耗竭引起的一种慢性神经系统疾病。

容易让人想到帕金森病的明显特征

- 冷漠、面具脸。
- 常见于老年人。
- 屈姿。
- 搓丸样震颤。

　　帕金森病的检查不仅对学生有压力，对于患者来讲，压力也很大。如果患者目光茫然地盯着一个地方看，且没有表情，你应该怀疑患者可能患有帕金森病。患者一般年龄比较大，尽管该疾病也累及年龄较小的人［例如演员迈克尔·J·福克斯（Michael J. Fox）］，且患者有驼背。如果发现患者有搓丸样震颤，你就可以松一口气了，因为这个特征有助于确定诊断。人们不认为搓丸样震颤是容易让人想到帕金森病的明显特征，这是因为在检查中不一定有搓丸样震颤。帕金森病患者往往会盯着一个地方看，但目光是茫然的。

　　如果你确信患者患有帕金森病，你要主动告诉考官，

　　"患者面无表情，是面具脸，我怀疑患者患有帕金森病。如果您同意，我想评价患者的其他健康状况。"大多数考官都会同意你继续检查。首先向患者介绍自己，并询问是否可以检查他们的手臂。然后检查是否有钝齿轮或铅管样强直（见第 **6 章**）。

其他特征

- 动作迟缓。
- 强直（动作迟缓、强直和震颤是帕金森病的标志性特征）。
- 皮脂溢。
- 流涎。
- 写字过小症。
- 曳行步态。
- 容易摔倒。
- 体位性低血压。

眼球突出

　　见图 13.3 和图 13.4。

什么是眼球突出？

　　眼球突出（exophthalmos）是指眶后浸润和水肿导致眼睛向外突出，导致眼球突出最常见的原因是自身免疫性甲状腺疾病。有时你可以听到术语"proptosis（眼球突出）"。exophthalmos 和 proptosis 这两个术语是同一

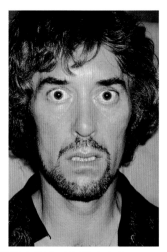

图 13.3 格雷夫斯病引起眼球突出

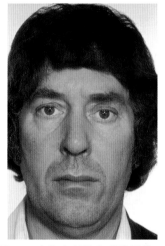

图 13.4 图 13.3 中的患者治疗后的照片

个意思，但 exophthalmos 通常是指甲状腺疾病引起的眼球突出。有 25% 的格雷夫斯病患者有眼球突出问题。眼球突出与甲状腺功能状态（即甲状腺功能亢进、甲状腺功能正常和甲状腺功能减退；见第 11 章）无关，且眼球突出可能发生在格雷夫斯病之前。

容易让人想到眼球突出的明显特征

- 盯着某人看。

现场诊断时，容易忽略眼球突出这个疾病。患者（通常是女性患者）似乎在盯着你看（有时甚至到了无礼的程度），但是正常

人也有可能会盯着某人看。你必须记住，你是在参加考试，患者盯着你看可能是唯一的线索。如果你将患者盯着你看与眼球突出联系起来，你可能就会得出诊断结果。仔细观察患者的眼睛，特别是虹膜周围。如果你能清楚地看到虹膜下缘处的白色巩膜（也可能是上缘），那么患者很可能就是患有眼球突出。眼球突出通常不对称。有些人建议，当患者采取坐姿时，从患者背后观察患者头顶部，从这个位置你可以观察到眼睛向眼眶外的突出程度。虽然这种做法会进一步证实眼睛是突出的，但不会增加任何有用的信息。

其他特征

- 角膜溃疡——眼球进一步向外突出时，角膜变得暴露和干燥（因为患者无法眨眼，从而失去了眨眼润滑眼睛的功能）。然后角膜易发生溃疡和感染。
- 球结膜水肿——眼球突出时，静脉和淋巴引流受阻，导致结膜水肿和眶周水肿，在疾病晚期，结膜会变得非常红肿。
- 恶性突眼——眶内压力太大时，会压迫视神经，阻断血液供应，对视力造成不利影响。注意视力受损程度与突眼程度无关。
- 眼肌麻痹——眼肌麻痹会影响眼球运动，导致复视。眼肌有浸润和水肿时，就会导致眼肌麻痹。病程较长时，会导致纤维化，这会进一步影响眼球运动（图 11.14）。
- 甲状腺肿——通常是光滑的、弥漫性的甲状腺肿（该疾病也是可以进行现场诊断的疾病——见后文）。

甲状腺肿

图 11.16。

什么是甲状腺肿？

甲状腺肿是指甲状腺的肿大。

容易让人想到甲状腺的明显特征

- 颈前部有肿大。
- （旁边有一杯水）。

颈前部有肿大这个特征容易让人忽略。然而，如果你坚持使用系统评估方法，就会检查到颈部，就会发现颈部肿大（特别当患者是女性患者时）。如果你观察到甲状腺肿，快速查看一下是否有眼球突出。然后对考官这样说，

"我发现颈部中线上有一个肿块，肿块光滑且对称。没有发现眼球突出。患者最有可能的诊断是甲状腺肿。我想确认一下肿块是否会随着吞咽而移动，以及想检查一下甲状腺功能状态。"

如果考官允许你继续检查，拿一杯水（可能手边就有一杯水，这是甲状腺疾病的另外一个线索），观察肿块是否随着吞咽动作升高。如果肿块随着吞咽动作升高，肿块来源于甲状腺。同时检查颈部周围淋巴结。然后继续检查甲状腺功能状态（见第 11 章和本章的"甲状腺毒症"和"黏液水肿"）。

....

提示

如果患者在颈前部中线上有一个离散结节或肿块，让患者伸舌，以排除甲状舌骨囊肿（见第 11 章），即使你看到在旁边有一杯水。然后让患者吞咽水，确定肿块是否为甲状腺结节。你仍然需要用前面讲述的方法来检查淋巴结和评估甲状腺功能状态。

....

其他特征

- 呼吸困难（气管受压或偏离引起）。

- 咳嗽。
- 喘鸣（气管阻塞产生的吸气杂音）。
- 吞咽困难（大的甲状腺肿引起食道受压引起的）。
- 声音嘶哑（左喉返神经受压引起）。
- 霍纳综合征（颈部交感神经受压引起）。

甲状腺毒症

什么是甲状腺毒症？

甲状腺毒症是指甲状腺激素分泌过多引起的综合征。

容易让人想到甲状腺毒症的明显特征

- 患者看起来很焦急、无精打采、烦躁不安。
- 体位频细震颤。

甲状腺毒症是一个比较难的现场诊断疾病，因为几乎没有易让人想到甲状腺毒症的明显特征。有时考官可能会提供一些辅助信息来引导你。唯一的生理线索可能是患者（通常是女性患者）看起来无精打采、焦躁不安。如果可能，观察患者手部，查看手部移动时是否有频细震颤。在某些情况下，甲状腺毒症、格雷夫斯病和眼球突出同时发生，出现甲状腺肿时，提示可能有甲状腺毒症，你可以这样告诉考官，

"该年轻女性患者看起来焦躁不安，提示患者可能患有甲状腺毒症。未发现明显的眼球突出或甲状腺肿，但我想全面评估该患者的甲状腺功能状态。"

如果你的考虑方向正确，你可能得出正确的诊断结果。如果你的考虑方向错了（有些人在考试时会很紧张焦虑），考官应该对你的想法予以肯定后，引导你往正确方向上考虑。现在检查甲状腺功能状态（见第 11 章）。

1. 观察手臂伸展后是否有体位震颤。

2. 查看手心是否出汗。

3. 检查脉搏，查看是否有心动过速。

4. 检查脉搏，查看是否有房颤。

5. 查看是否有眼睑回缩。

6. 查看是否有眼睑滞后。

其他特征

- 疲劳。
- 对热不耐受。
- 食欲增加。
- 体重减轻（尽管食欲增加）。
- 腹泻。
- 咽喉痛。
- 心动过速。
- 房颤。
- 心力衰竭。
- 蜘蛛痣。
- 掌红斑。
- 骨质疏松症。
- 轻度高钙血症。
- 近端肌病。
- 女性闭经。

黏液水肿

见图 13.5 和图 13.6。

什么是黏液水肿？

黏液水肿是黏多糖沉积导致皮肤和皮下组织粗糙增厚，与甲状腺不活跃有关（有时，黏液水肿与甲状腺功能减退可以同义互换，但甲状腺功能减退不一定有黏液水肿）。

容易让人想到黏液水肿的明显特征

- 面无表情。
- 面部皮肤粗糙增厚。

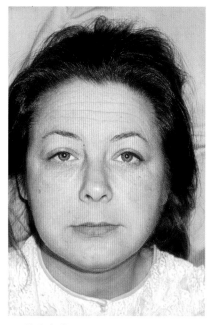

图 13.5　黏液水肿

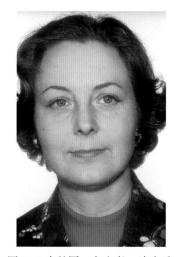

图 13.6　图 13.5 中的同一名患者，治疗后

- 毛发稀疏。

黏液水肿是一种很容易被忽视的疾病。患者通常年龄较大（和女性患者）。有时，患者可能有高胡萝卜素血症，皮肤会发黄（例7.8）。还要检查患者是否有眼球突出或甲状腺肿。有时，格雷夫斯病患者会有自发性甲状腺功能减退。但更常见的情况是，黏液水肿是同位素碘放射性疗法或甲状腺切除术治

疗甲状腺毒症后的并发症（仔细检查下颈部领口处的瘢痕情况——外科医生尽可能在隐蔽的地方开刀，尽可能隐蔽让瘢痕）。你如果认为患者患有黏液水肿，对考官这样讲，

"该患者面无表情、皮肤粗糙增厚、头发稀疏。这提示患者可能有黏液水肿，如果可以，我想检查脉搏和反射情况。"

如果考官允许你检查脉搏和反射情况，要简短地向患者介绍自己，并询问患者是否可以为她做检查。当患者回答问题时，听一下患者的声音，判断声音嘶哑吗？声音嘶哑是甲状腺功能减退的特征。检查患者是否有心动过缓，然后评估其脚踝反射（你正在寻找反射减慢问题）。

··

提示

如果患者不太适合进行踝关节反射检查，可以检查肱二头肌和肱三头肌的反射减慢问题。

··

其他特征

- 疲劳。
- 对冷不耐受。
- 体重增加。
- 腕管综合征。
- 咽喉痛。
- 心包积液。
- 小脑共济失调，小脑性共济失调。
- 抑郁。
- 女性月经过多。

肢端肥大症

见图 13.7。

什么是肢端肥大症？

肢端肥大症的英文是 acromegaly，"acro"

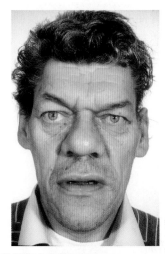

图 13.7 肢端肥大症样面容

是四肢、末端的意思，"megalos"是大的意思。肢端肥大症是指能够使骨头、软组织和器官增大的疾病，是垂体瘤分泌过多生长激素所致。肢端肥大症的主要特征是骨骺（骨骼生长端）融合。如果骨骺不融合，骨骼就会不受限制地生长，带来灾难性影响。

容易让人想到肢端肥大症的明显特征

- 头颅及面容宽大。

一般不会把肢端肥大症诊断错误。患者头颅及面容宽大、眶上脊突出、鼻部大球状、嘴唇增厚。患者下颌前突，使下列牙齿比上列牙齿向外突出。牙齿之间距离增大，尽管看起来不明显，但与患者交谈时你就会发现。

其他特征

- 手部和足部增大（图 13.8）——手部的软组织厚度增加，使得手部与"甜甜圈"很像。
- 患者的帽子、手套、鞋子的尺寸都增大。
- 皮脂溢。
- 脊柱后凸。

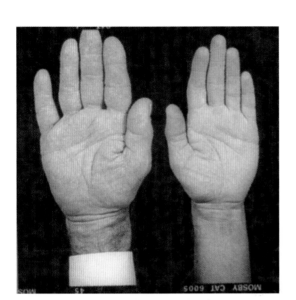

图 **13.8** 右手为肢端肥大症，左手正常

- 骨关节炎。
- 肝大、脾大和肾大。
- 心肌病。
- 高血压。
- 糖尿病。
- 腕管综合征（见第 6 章）。
- 近端肌病（见第 6 章）。
- 垂体瘤导致的其他体征。
- 头痛。
- 双颞侧偏盲（图 6.9）。

库欣综合征

见图 13.9 和图 13.10。

什么是库欣综合征？

库欣综合征（Cushing's syndrome）[哈维·库欣（Harvey Cushing），1869—1939，美国神经外科医生]是皮质醇长期过量分泌导致的一系列症状体征。

原因

- 类固醇长期治疗——最常见的原因。
- 垂体瘤引起促肾上腺皮质激素（adreno-

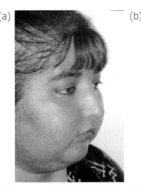
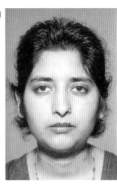

图 **13.9** 库欣综合征：（**a**）治疗前库欣综合征样面容；（**b**）治疗后库欣综合征样面容后

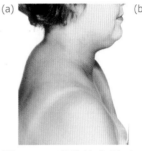
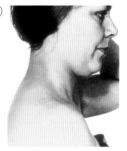

图 **13.10** 库欣综合征：（**a**）库欣综合征水牛背；（**b**）治疗后库欣综合征水牛背消失

corticotropic hormone，ACTH）分泌——过度刺激肾上腺（增生）分泌过多的皮质醇（这称为库欣病）。
- 异位 ACTH 产生——肿瘤分泌，例如支气管癌；在某些情况下，癌症的发展非常迅速，无法观察到库欣综合征的全部特征。
- 肾上腺肿瘤——腺瘤和癌。

容易让人想到库欣综合征的明显特征

- 满月脸。
- 向心性肥胖。
- 紫癜。

如果你遇到一位满月脸的患者，不要认为这是单纯性肥胖（特别是在考试时）。在库欣综合征中，脂肪的分布是不同的。库欣综合征时，脂肪集中分布在颈部和躯干周（分布在颈部，导致"水牛背"；集中在腹部，会在腹部形成紫色条纹）（图7.19）。四肢会变得细瘦，形成所谓的"梨形身材"。观察面部和暴露的四肢，确定是否有瘀伤样痕迹。如果你看到紫癜，诊断为库欣综合征的可能性更大（这是因为皮肤血管变脆以及支持皮肤的结缔组织变少所致）。

其他特征

* 皮肤变薄。
* 骨质疏松症。
* 高血压。
* 糖尿病。
* 近端肌病。
* 抑郁。
* 精神病。
* 女性闭经。

艾迪生病

见图13.11和图13.12。

什么是艾迪生病？

艾迪生病（Addison's disease）［托马斯·艾迪生（Thomas Addison），1793—1860，英国医生］是由于肾上腺皮质受损而导致皮质醇和醛固酮缺乏的一种疾病。

原因

* 自身免疫。
* 累及肾上腺的结核病。
* 败血症［脑膜炎球菌性败血症，累及肾时称为沃特豪斯·弗里德里克松综合征（Waterhouse-Friderichson syndrome）］［鲁珀特·沃特豪斯（Rupert Waterhouse），1873—1958，英国医生；卡尔·弗里德里克松（Carl Friderichson），1886—1979，丹麦儿科医生］。

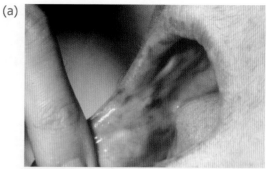
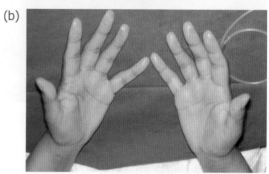

图13.11 艾迪生病：（a）颊黏膜色素沉着；（b）掌纹处色素沉着

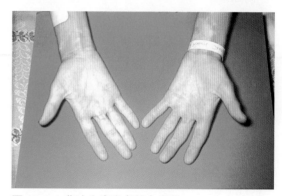

图13.12 艾迪生病患者的白癜风

* 双侧肾上腺切除术（用于治疗恶性肿瘤和库欣综合征）。
* 肾上腺功能不足的继发原因包括长期类固醇治疗、导致ACTH合成减少的垂体或下丘脑疾病。

容易让人想到艾迪生病的明显特征

* 皮肤上有全身性的棕色色素沉着（和近期瘢痕）。

这显然可能是其他原因导致的不具有特异性的特征。它强调了艾迪生病是一种隐伏的疾病。大部分症状体征不具有特异性,你需要一个很高的怀疑指数才有可能想到该疾病。如果遇到一位全身棕色且看起来身体状况不好的患者,你一定要考虑艾迪生病的可能性。色素沉着是缺乏肾上腺皮质激素导致的,通常反馈给垂体。缺乏肾上腺皮质激素时,垂体会分泌更多的 ACTH,过度分泌会刺激黑色素细胞,导致色素沉着。

导致棕色色素沉着的其他原因

- 血色素沉着症(有时为瓦灰色)。
- 纳尔逊综合征(发生在双侧肾上腺切除术后,肾上腺皮质激素缺乏,导致 ACTH 过度分泌)。
- 异位 ACTH 合成(通常是分泌激素的癌症,例如支气管的小细胞肿瘤)。

如果你遇到一位色素沉着的患者,在方式上要更加灵活,你可以这样告诉考官,

"我观察到该患者全身棕色色素沉着。如果患者不是生活在一个炎热的国家或是在太阳底下过度暴晒,那么导致全身色素沉着的可能原因包括艾迪生病、纳尔逊病、异位促肾上腺皮质激素合成和血色素沉着症。如果可以,我想进一步检查患者并问一些问题。"

如果考官允许你检查患者,首先向患者介绍自己,并检查患者手部。观察掌纹,查看是否有色素沉着。观察肘部,查看是否有瘢痕。注意肘部是否有色素沉着(只有近期艾迪生病活跃时,形成的瘢痕才会有色素沉着)。让患者张口,用手电检查口腔。口腔内是否也有色素沉着?有色素沉着的其他部位包括乳头和摩擦部位,如肘部和膝盖。如果这些部位也有色素沉着,提示患者可能患有艾迪生病。如果你还有时间,可以询问患者双侧肾上腺是否切除(如果是,提示患者可能患有纳尔逊综合征)。询问艾迪生病的其他症状(见下文的"其他特征")。

其他特征

- 厌食。
- 体重减轻。
- 呕吐。
- 疲劳。
- 腹泻或便秘。
- 低血压。
- 体位性低血压。
- 低血糖。

系统性硬化病

见图 13.13。

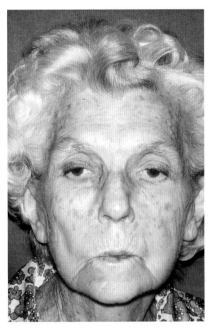

图 13.13 系统性硬化病面部特征。注意患者唇部紧揿,口腔周围有放射性沟纹(假鞍裂),面部有毛细管扩张

什么是系统性硬化病？

系统性硬化病是一种广泛性的结缔组织疾病，引起胶原蛋白的增殖以及皮肤、皮下组织、小血管和器官的纤维化。原因不明。

容易让人想到系统性硬化病的明显特征

- 喙形鼻。
- 唇部紧抿。
- 口腔周围有放射性沟纹（假皲裂）。
- 毛细管扩张。

系统性硬化病患者（通常是女性患者）的面部特征不会让人将该病误认为其他疾病。尽管如此，除非你处于警醒状态，否则系统性硬化病的面部特征很容易被忽略。我发现鼻部和口腔特征有助于识别该疾病。你一旦理解了系统性硬化病，就有机会向考官展示你对该病的掌握程度。告诉考官，你怀疑患者患有系统性硬化病并解释原因，说明你希望检查患者的双手，寻找指端硬化（指尖萎缩）、雷诺现象和钙质沉着症的证据。

其他特征

- 皮肤有光泽，为蜡状皮肤。
- 香肠状手指（早期雷诺现象）。
- 吞咽困难。
- 肺纤维化。
- 肾衰竭。
- 心包积液。
- 心肌病。

面神经麻痹

见图6.31。

什么是面神经麻痹？

面神经麻痹是面神经受损导致的疾病，可能是上运动神经元或下运动神经元受损导致。

容易让人想到面神经麻痹的明显特征

- 两侧面部不对称，面神经麻痹一侧下垂（有时会有双侧面神经麻痹，这很难观察到，在本科考试中应该不会考到这种情况）。

单侧面神经麻痹很容易发现。然而，还有许多工作要做。你需要确定面神经麻痹是上运动神经元（upper motor neuron, UMN）病变还是下运动神经元（lower motor neuron, LMN）病变引起的。你用这样的方式告诉考官，

> "我发现左侧面部下垂，这提示患者可能患有面部神经麻痹。我想进一步检查确定面部神经麻痹是上运动神经元病变还是下运动神经元病变引起的，以及确定引起神经元病变的原因。"

向患者介绍自己，并详细检查评估面神经。让患者鼓起脸颊、露出牙齿、向上抬起眼睛，以及抬高眉毛。如果患者无法将眼睛向上抬起或是无法抬高眉毛，这可能LMN病变引起的（见第6章）。如果是LMN病变引起的，迅速查找引起LMN病变的可能原因。观察腮腺部位，查看是否肿大（腮腺肿瘤）或是否有先前手术留下的瘢痕。用笔或手电检查耳部和外耳道，查看是否有疱疹（Ramsay-Hunt综合征）。桥小脑肿瘤会引起LMN病变，但这种情况很少见。所以要询问患者其听力是否有问题（脑神经Ⅷ，耳蜗）或是是否会摔倒（脑神经Ⅷ，前庭）。如果你有时间，检查是否有眼球震颤（见第6章）。如果你确定是UMN病变引起的，最常见的原因是卒中。要立刻查看四肢的姿

势。如果一侧的上肢屈曲，下肢伸直，下肢走一步划半个圈，这是典型的偏瘫步态。

霍纳综合征

见图 13.14。

什么是霍纳综合征?

霍纳综合征的三大体征为:

- 上眼睑部分下垂。
- 瞳孔缩小。
- 无汗。

一些书中提到眼球内陷问题，但我们不清楚是真的眼球内陷，还是上睑下垂引起的错觉（见"容易让人想到霍纳综合征的明显特征"部分和例 5.16）。

容易让人想到霍纳综合征的明显特征

- 眼睑轻度下垂。

霍纳综合征是另外一个很容易被人忽视的症状。上睑部分下垂是霍纳综合征最明显的特征，即使是这个特征，稍不留意就会错过。因此，在检查眼睛时，要花时间检查两侧眼的对称性。如果怀疑患者有霍纳综合征，你需要进一步检查确认你的怀疑。让考官知道你在做什么，你这样说，

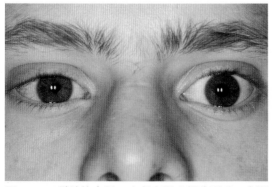

图 13.14 霍纳综合征。患者右眼睑部分下垂，右眼瞳孔缩小

"我发现患者右眼睑部分下垂，怀疑患者可能患有霍纳综合征。如果您允许，我想检查一下瞳孔是否缩小。"

向患者介绍自己，并对比两侧的瞳孔，查看一侧瞳孔是否缩小。如果瞳孔有缩小，患者很可能患有霍纳综合征。你可以用示指触摸患者前额，触摸完一侧，再触摸另外一侧，查看患者是否有无汗症。正常皮肤会轻微出汗，手指在皮肤上移动时会有肥皂油滑的感觉。如果没有出汗，皮肤比较干燥，手指滑动时没有阻力。没有必要检查是否有眼球内陷，现在认为眼球内陷是眼睑下垂引起的幻觉。

提示

还需要进一步检查，因为在老年患者中，年老也会导致上睑部分下垂。这是因为年老会导致提肌变弱或是提肌与眼睑脱离。

提示

在考试时，可能没有时间从光亮的环境换到昏暗的环境，如果由于光线太亮，使两侧瞳孔之间的差别很小，那么将患者带到昏暗的环境做检查（并解释原因，以免患者怀疑你的意图）。在昏暗环境中，正常瞳孔会扩大，这样两侧瞳孔间的差异会更明显。

提示

年老会使瞳孔缩小，另外，老年人可能使用眼药水治疗青光眼等眼疾，使瞳孔收缩（有些药物使瞳孔扩大），这些问题令霍纳综合征瞳孔缩小的特征复杂化，因此，要询问患者是否有眼睛问题以及是否正在使用眼药水。

遗传性出血性毛细血管扩张症

见图 13.15。

什么是遗传性出血性毛细血管扩张症？

遗传性出血性毛细血管扩张症（HHT）是一种遗传性疾病（常染色体显性遗传），表现为皮肤和黏膜中的毛细血管发生扩张。这些部位的血管很脆弱，导致出血。

容易让人想到遗传性出血性毛细血管扩张症的明显特征

* 面部有疱疹，特别是在嘴唇周围。

导致面部毛细血管扩张的疾病有很多，包括系统性硬化病（见"系统性硬化病"部分）和慢性肝病（蜘蛛痣）。然而，HHT 会导致嘴唇周围、颊黏膜和舌部的毛细血管扩张。因此，如果你观察到毛细血管扩张症，特别是在嘴唇周围（没有发现系统性硬化病或黄疸的特征），对考官这样讲，

"我发现患者面部和唇部周围有病变，可能是毛细血管扩张症导致。我想证明这种病变就是毛细血管扩张症，因此，我想检查患者的口腔黏膜和舌，因为我怀疑患者患有遗传性出血性毛细血管扩张症。"

如果允许，按一下皮疹处，褪色后血管是否能够充盈。然后让患者张开口，用手电筒检查。一定要检查舌下方。如果口腔有病变，则诊断为 HHT。

其他特征

* 缺铁性贫血。
* 消化道出血。
* 咯血。
* 鼻衄（鼻出血）。

Peutz-Jehgers 综合征

见图 13.16。

什么是 Peutz-Jehgers 综合征？

Peutz-Jehgers 综合征是一种遗传性疾病（常染色体显性遗传），导致皮肤和黏膜色素沉着和肠息肉病。

容易让人想到 Peutz-Jehgers 综合征的明显特征

* 嘴唇周围有褐色雀斑样色素沉着。

这个特征很容易被忽略，但是如果你对这个特征很熟悉，那么诊断就简单直接。你在观察患者面部时，只需记住这个特征即

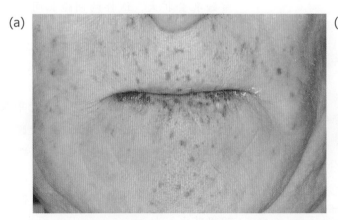
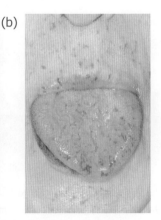

(a)　(b)

图 13.15　遗传性出血性毛细血管扩张症：（a）嘴唇周围毛细血管扩张；（b）舌部毛细血管扩张

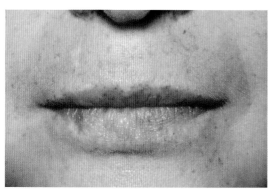

图 13.16 Peutz-Jehgers 综合征的口腔周围色素沉着

可。在手部和足部也可以发现色素沉着。

其他特征

- 肠息肉（组织学上是错构瘤）。
- 缺铁性贫血。
- 消化道出血。
- 很少发生恶变。

黄疸

见图 13.17。

什么是黄疸？

黄疸是胆色素胆红素在体内累积，引起皮肤和巩膜黄染（见第 7 章）。

容易让人想到黄疸的明显特征

- 巩膜黄染。
- 皮肤黄染。

黄疸容易被发现还是不容易被发现，取决于导致黄疸的潜在原因。在床边检查时，你一下就能发现完全梗阻性黄疸，而轻度吉尔伯特综合征性黄疸不容易被发现（如果考官没有让你进一步观察患者面部，但希望你发现轻度吉尔伯特综合征性黄疸，这是不公

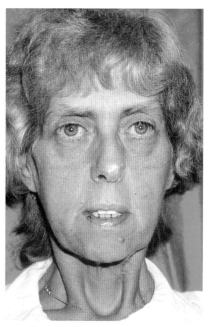

图 13.17 黄疸：该患者看起来是恶病质，提示恶性肿瘤是导致黄疸的原因

平的）。如果你发现皮肤黄染、抓痕（提示有瘙痒）以及任何毛细血管扩张症（可能是蜘蛛痣），提示可能是慢性肝病引起的黄疸。现场诊断发现黄疸后，往往需要对消化系统进行全面检查。告诉考官，你发现了皮肤黄染和巩膜黄染，怀疑是黄疸。为了确诊，你需要对腹部进行全面检查，特别要查看慢性肝病的特征，确定导致黄疸的原因。

其他特征

黄疸的其他特征取决于导致黄疸的原因。慢性肝病是导致黄疸的常见原因，因此，你要熟悉慢性肝病的特征要（见第 7 章）。

参考文献与拓展阅读

Ryder REJ, Mir MA, Freeman EA. *An aid to MRCP PACES*, 4th edn. Wiley-Blackwell, Oxford, 2012.

第 14 章 儿童检查

本章内容

引言

儿童临床检查不仅仅是成人的小人化检查，而是一种适应儿童特征的检查。儿科检查（paediatric examination）时，需要针对每个儿童的特点做出调整，这与儿童的年龄、理解和合作水平有关。检查婴儿或很小的孩子时，大多是进行观察，并需要利用合适的时机，例如，在孩子安静时，观察孩子走路、呼吸情况以及在心脏处听诊。与孩子互动是一种通过实践和经验培养起来的一种技能，但可以通过父母参与、游戏治疗师来加强与孩子的互动，在一个让孩子舒适的环境中完成儿童检查。还应该记住，幼童在陌生环境中遇到陌生成人后，可能会感到害怕和不知所措。认识到这一点，检查时让自己处于同孩子一样的水平，这样检查时既有趣又轻松，有助于检查。

一般来讲，儿童比较健康和健壮。发现儿童正常与发现儿童异常一样重要，例如，一定要能够区分正常心脏杂音（heart murmurs）和病理性心脏杂音。当父母确信孩子健康时，千万不要低估父母的宽慰。孩子在身体、精神和情感上发展成熟时，我们应该抓住每一个机会来评估他们的发展情况。在每次提供诊疗咨询服务时，都要考虑到儿童健康促进、儿童安全、育儿技能和儿童保护问题。最后，人们会记住儿童时期医学诊疗的良好经历，这种经历对成人接受诊疗服务会有正面的影响。

儿童评估是一个很大的课题，因此本章讲述的并不全面。然而，我们会提供一个架构，让学生能够有效地运用他们的技能对各种各样的儿童进行检查。当然，我们对儿童的几个极端时期进行强调（即新生儿和青春期），就这些时期所特有的问题进行讨论。祝你好运！

术语

- **新生儿期**：从出生到第 28 天。
- **婴儿期**（infants）：1 岁以下（"infans" 是拉丁文，"in" 是 "不" 的意思，"fans" 是 "说话" 的意思）。
- **学龄前期**：5 岁以下。这个期间可分为幼儿期（1～3 岁）和年龄稍大（3～4 岁）的学龄前期。
- **学龄期**：5～16 岁。这个期间可分为较小的年龄组（5～10 岁）和较大的年龄组（11～16 岁）。
- **青春期**：第二性征出现到生殖功能基本成熟。
- **父母**：父母或主要看护人（例如养父母）。

病史

儿科检查中，病史资料是做评估诊断的最重要依据之一。当病史资料收集得比较好时，有时仅依靠病史资料就可以得出正确诊断。病史资料收集是任何一门医学专业都需要掌握的技能，这是一门实践的艺术，是一项宝贵的技能。从孩子父母或看护人那里获得良好的病史资料比较困难，但很值得。学习如何收集病史资料的最好地方是病房、门诊和急诊。抓住每一个机会练习从这一章中学到的技能，因为医学是一门实践的学科。在获取儿童病史资料时，良好的沟通技能必不可少。在获取病史资料时，具有良好的洞察力以及作为良好的倾听者也很重要。至关重要的是，父母和儿童所关切的问题得到倾听，且你要有同感。开始提问时，一般都要问开放性问题，这样父母或看护人会提供更多的信息，例如："请告诉我，孩子怎么了？"

提示

要倾听父母或看护者所关切的问题，如果他们感到担忧，你也应该感到担忧。

儿童病史获取与成人病史获取有许多相似之处，你从成人那里学到的基本原则也可以应用到儿童病史获取中。主要区别在于儿童病史资料是从第三方获得，通常是从父母或看护者那里获取。父母提供信息时，可能会受到其观念和恐惧的影响，使信息的真实性受到影响。所以，你尽可能地与孩子进行互动，让孩子参与进来。大约从 4 岁开始，孩子就可以做简单的交流，即使他们很小，也努力地让他们参与进来。如果存在语言障碍，要请翻译解释清楚，不要为了保密而让家人或朋友来解释。

既往史就是对患者既往的健康状况和过去曾经患过的疾病等问题进行详细的询问和记录。儿童经常就诊可能表明有儿童虐待或是严重疾病，例如，非偶然性的反复骨折或是导致反复骨折的骨疾病。

儿科病史的其他方面可以通过"BINDS"简化记忆：

- 出生、妊娠和新生儿期（**B**irth，pregnancy and neonatal）。
- 免疫接种（**I**mmunization）。
- 营养与生长（**N**utrition and growth）。
- 发育（**D**evelopment）。
- 社会史（**S**ocial）。

出生、妊娠和新生儿

出生、妊娠和新生儿方面包括详细的出生史，包括出生体重、分娩方式、妊娠和新生儿期的并发症。

免疫接种

根据英国免疫规划（表 14.1），查看儿童的免疫接种情况，确保没有落下免疫接种。这些信息会记录在称为"红皮书"的儿童个人健康记录中（图 14.1）。

营养与生长

做好儿童饮食记录；第一次去儿科门诊

表 14.1　英国免疫接种规划表

年龄	疫苗
2 个月	DTaP/IPV/Hib（白喉、破伤风、百日咳 / 脊髓灰质炎 / 流感嗜血杆菌 PCV（肺炎球菌）
3 个月	DTaP/IPV/Hib Men C（脑膜炎球菌）
4 个月	DTaP/IPV/Hib Men C PCV
12 ～ 13 个月	Hib/Men C PCV MMR（麻疹、腮腺炎和风疹）
3 岁 4 个月～ 5 岁	DTaP/IPV/Hib MMR
12 ～ 13 岁女孩	HPV（人乳头状瘤病毒）
13 ～ 18 岁	Td/IPV（破伤风 / 白喉 / 脊髓灰质炎）

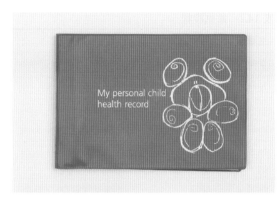

图 14.1 儿童个人健康记录（"红皮书"）

就诊时，有时需要患儿家长回忆过去 24 小时患儿的饮食情况。如果婴儿吃的是配方奶粉，要询问每次喝多少瓶以及每瓶的奶量。如果是母乳喂养，询问正常情况下每次的喂养时间，以及多长时间喂一次。确定孩子发育是否良好，且将这一信息记录在"红皮书"这个儿童个人健康记录中。

发育

要详细询问父母养育孩子、孩子在托儿所或学校的详细情况。父母认为孩子的发育情况是否与孩子的兄姐或同龄人的发育情况相当？要详细询问标志性的发育特征，这些特征将会在本章的后面讲到。

社会史和家族史

患儿的社会背景是病史的一个重要组成部分，因此，要为患儿做一个详细的家谱图（图 14.2）。从这个图中我们会很容易地发现患儿的高发遗传病或与社会有关的疾病。

- 要询问家庭成员以及共同生活人的情况。
- 询问亲缘关系（父母之间的亲缘关系，通

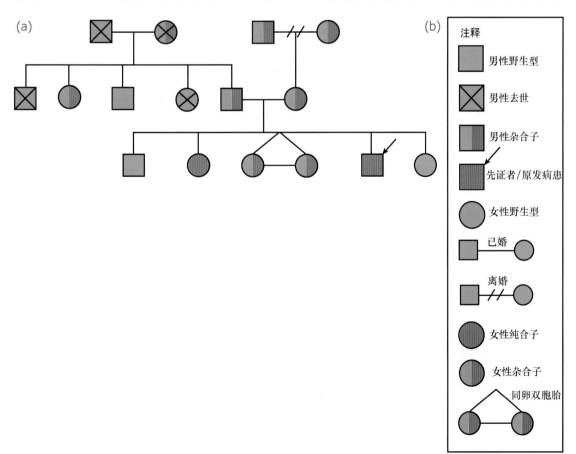

图 14.2 （a）家谱图；（b）家谱图注解

常是近亲），因为这会增加遗传病的风险。

- 询问父母的职业，因为通过职业可以看出这个家庭的社会经济地位。确定家里是否有宠物，因为宠物会增加哮喘等疾病的发生风险。

- 一般要考虑到儿童受虐待的可能性，始终要将儿童的利益放在首位。

- 询问家中其他孩子的健康状况，确定他们是否有特殊需要。

1岁以下的婴儿和1～3岁的婴幼儿最常见的急性疾病就是感染，因为这类人群正处于发育中的免疫系统与新病原体刚刚接触；常累及呼吸道和胃肠道，患儿大部分都是患这类疾病。学会走路、跑步的孩子发生跌倒撞伤等问题也很常见。这一年龄段的孩子是儿科急诊和住院人数最多的人群。发热、咳嗽、呕吐是常见的症状，且要结合良好的病史资料，确定诊断。发热可能是最容易引起焦虑的症状。大多数儿童都可能患非特异性病毒性疾病，但要结合可能提示患儿患更严重疾病（特别是脑膜炎）的有关病史来确定诊断。相关的症状包括皮疹、鼻涕、喘息和呼吸窘迫、排便习惯和排尿习惯改变等，这些都很重要，都要询问。还要询问导致咳嗽的可能相关事件，例如，吸入异物。重要的是，要根据可能的诊断，构建病史获取过程。常见症状见表14.2。

新生儿病史/背景资料

新生儿是指不满28天的婴儿，因此很明显，必须从其他来源获取收集病史资料。在检查新生儿之前，应迅速查看产妇和婴儿的记录。产妇记录内容包括产妇年龄、胎次、产前检查、胎儿生长、产前检查细节［包括三联筛查方案、羊水穿刺、血清学检

表14.2　常见症状

主要症状	其他症状	可能诊断
发热	咳嗽和鼻涕	病毒性上呼吸道感染
发热	咳嗽 ± 呼吸困难	下呼吸道感染，例如肺炎
咳嗽	高调喘鸣音	格鲁布性喉头炎（croup）、异物、细支气管炎
咳嗽	喘息	细支气管炎、哮喘
呕吐	腹泻	胃肠炎、过敏
易呕吐	婴儿	反流性胃炎、胃肠炎
呕吐	发热	尿路感染、脓毒症、脑膜炎

要点

- 儿科病史的其他部分包括：
  - 出生情况（**Birth**）
  - 免疫接种（**Immunizations**）
  - 营养与生长（**Nutrition and growth**）
  - 发育/上学情况（**Development/school**）
  - 社会史和家族史（**Social and family history**）
- 如果有语言障碍，避免为了保密而让家庭成员或朋友来解释。
- 确保孩子按时进行免疫接种。
- 儿童个人健康记录（"红皮书"）包含很多重要、有用的信息。
- 咳嗽、发热、呕吐是常见症状。

查（人类免疫缺陷病毒、乙型肝炎和丙型肝炎、风疹、梅毒）］以及妊娠期间可能的产科疾病或其他疾病，这些记录会提供有用线索。产妇吸毒史、药物使用史、社会史和儿童保护问题都会对新生儿的健康产生影响。需要在新生儿记录中查找像分娩开始、胎儿

窘迫、脓毒症危险因素（产妇在分娩时发热、膜破裂时间延长）、分娩性质、出生状况和复苏等这类围产期事件。询问助产士有关新生儿情况。

青春期患者病史

青春期患者这方面的医疗卫生服务往往很差。这一点在从青春期后期向成人过渡时尤为明显。青春期是指生殖器官发育成熟、第二性征发育、初次有繁殖能力的时期。青春期开始时，孩子的健康、经济和个人需求在很大程度上还仍依赖父母。然而，青春期结束时，孩子差不多能够对自己的健康状况负责，也越来越独立。

在为青春期患者做评估时，病史的基本结构不变。然而，需要作出一些调整，例如，增加青春期评估内容（如果有必要）以及社会史的重点也发生变化。重要的是，在获取病史的过程中，不是从患者父母或看护者那里获得，而是从患者那里获得，这承认了青少年逐渐成人和独立的地位。要给患者留出时间说明他们自己的担忧，倾听他们。要赢得患者的信任，且对患者的逐渐成熟要表现出尊重。

有父母 / 看护者和朋友的陪伴对病史的获取既有益处又有坏处。来自家人和朋友的关心和不加评判的陪伴有助于从青少年那里获取相关病史资料。然而，他们的陪伴可能会使某些问题变得比较尴尬（例如，在父母面前讨论痤疮或排便习惯或性史），在获取病史资料时，要考虑到这一点。

提示

- 在问到敏感问题时，必要时，应礼貌地要求陪伴之人离开。

- 在开始常规问诊之前，就要考虑到这种

可能性，让各方做好准备，避免青少年难堪以及父母的不必要猜疑。

- 另外，询问完病史后，可以将患者带到另外一个房间询问更敏感的问题，而不是让陪伴之人在问诊过程中离开。

发育史 / 青春期评估

在评价青少年生长发育过程中，应确定青少年的青春期状态，如果是女性，确定其月经初潮（menarche）和月经周期。要询问初次出现青春期体征时的年龄。如果青春期已经开始，检查青春期的发育情况是否正常。有些青少年可能不知道自己已经进入青春期，尤其是男孩，你可以问一下皮肤或头发变得光滑、身体气味或情绪等方面的变化。

家族史和社会史

青少年家族史的获取方法和之前婴幼儿的获取方法一样，也应该包括家谱。其他关系可能也很重要，如同伴或后代。

在获取社会史时，要评估青少年增加患病风险的因素，如吸烟和服用娱乐性药物。这些都是比较敏感的问题，因此，可以和饮酒和性行为问题一起询问。这也是提供健康教育咨询的机会，可以与青少年讨论安全的性行为，预防性病传播、避孕和戒烟等方面的问题。

提示

通常情况下不要带有评判色彩，最好这样询问："你一个月喝多少酒？"或"你试过哪种药？"而不是这样询问"你吸烟 / 喝酒 / 吸毒吗？"

了解患者目前学习情况、上大学和未来职业抱负、家庭和爱好等情况后，对患者的目前生活和对未来的憧憬就有了整体了解。你询问这些问题后，容易获得患者的信任和尊重。

饮食障碍在青春期和刚刚成年时最为常见。在获取病史的过程中，要询问饮食习惯方面的问题，特别是当怀疑患者有饮食障碍问题时。

在病史获取快要结束时，要查看一下青少年或其父母是否还有一些他们想询问但没有说出来的问题。

检查儿童时的特别注意事项

检查技能贯穿于医学院的整个课程，是成为一名训练有素的医生的关键。对成年患者的检查方法已经在本书的其他章节进行了深入介绍。许多成人检查的原则可用于儿童。然而，对这些知识和技能需要进行调整，以便于对儿童或青少年检查。

这一部分强调的是儿童和成人检查的不同之处。我们致力于提高你的儿科检查的信心，因为尽管儿科检查是个挑战，但是检查工作也是很有趣的！见例 14.1。

主要考虑因素有：

- 孩子不太会配合你的工作，需要抓住合适的机会来获取病史资料。有趣的游戏有助于孩子病史资料的获得！
- 孩子会有多种疾病。观察技能是检查最重要的工具——匆忙地为小孩子做检查，不仅会让人心烦意乱，且检查结果也不尽如人意。
- 注意孩子的发育情况和年龄。例如，孩子会有陌生人焦虑症（6 个月后就开始有这个问题），如果将孩子从父母 / 照料者的怀里抱出来，放在检查沙发上，孩子就不会很好地配合检查。

例 14.1

问题。 在检查孩子时，我会非常谨慎小心，因为我担心孩子会哭闹，甚至担心自己会弄疼孩子。

讨论。 有这种担心非常正常，所有学生都会有这样的担心。孩子们见到陌生人，一般都会害怕，而且碰到一个哭闹的孩子，也会让你望而生畏。孩子哭闹不仅让你担忧，也让家长担忧。此时，良好的沟通技巧就很重要。平静地向孩子和家长解释你要做什么。正常情况下，为孩子做检查时不会伤害到孩子，但是你要确保你在做检查时，不会给孩子带来危害。记得要与孩子进行交谈，如果孩子年龄比较大，你还要询问是否疼痛。为孩子做检查时，让自己与孩子处于同一水平，即使这意味着你得跪下来为孩子做检查。如果人没有你高大时，你就不会很害怕。检查时，要注意抓住合适机会；例如：孩子停止哭闹但还没有开始下一轮的哭闹之前，你要抓住机会听诊孩子的心脏。最重要的是，要培养你的观察能力。例如，精力旺盛、机敏、喜欢闹腾的孩子患病的风险比较低。尽管你尽了最大的努力，孩子还是有可能会闹腾。如果你努力分散孩子的注意力，也安慰了孩子，孩子还是闹腾，你可以推迟检查，直到孩子安静下来后，再为孩子做检查。

- 与孩子建立友好关系，并赢得他们的信任；将检查变成游戏，并使用与年龄匹配的玩具。一旦孩子不那么警惕，你就触摸孩子，例如，将听诊器放在孩子身上。

将孩子分为四个不同的年龄段有助于分

析：婴儿（0～1 岁）、学龄前（1～4 岁）、学龄期（5～10 岁）和青春期。

婴幼儿

发出有趣的声音和笑声来分散孩子的注意力。有时，使用奶嘴或干净的小拇指（获取父母后再做），有助于分散孩子的注意力。孩子从 6 个月开始会亲近父母，因为孩子从 6 个月开始出现陌生人焦虑症。

学龄前

做检查时，尽可能地让学龄前儿童（preschoolers）坐在父母膝上（图 14.3）。向孩子展示洋娃娃、喜欢的玩具。可以让孩子摸一摸听诊器，这样孩子就对听诊器熟悉了。

学龄期

成人的那套检查方法更适合学龄期儿童，但是你要告知孩子有关检查事项，并确保他们知道你要做什么。试着让检查变得"有趣"，不要让检查看起来太吓人。为青少年做检查时，要尊重他们，在没有父母陪伴的情况下为青少年做检查时，要有第三人在场。

青春期

见"青春期检查。"

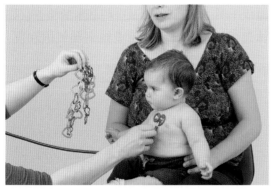

图 14.3　做检查时，学龄前儿童坐在父母膝上，且要用玩具来分散孩子的注意力

要点

- 试着与孩子建立友好关系，让问诊变得有趣和不那么害怕。
- 在获取病史的过程中，让孩子参与进来。
- 良好的沟通技巧对于获取详细病史和得出正确诊断至关重要。
- 根据孩子的发展阶段来调整检查方法。
- 集中精力培养自己的观察能力。
- 尽管你尽了最大的努力，孩子还是哭闹，你就推迟检查。

总之，对孩子进行检查成功的关键在于培养良好的观察能力和抓住合适的机会。孩子往往害怕陌生人，准备是必不可少的。培养儿科检查良好技能的唯一方法就是在病房和门诊实践。

儿童检查概述

1. 准备好儿童检查所需要的物品。
2. 向儿童和家长介绍自己，征得同意后再做检查。
3. 洗手。
4. 让儿童处于较为舒适的位置。
5. 对儿童做整体观察。
6. 手部检查。
7. 头部、面部和颈部检查。
8. 皮肤检查。
9. 心血管系统检查。
10. 呼吸系统检查。
11. 消化系统检查。
12. 泌尿生殖系统检查。
13. 骨骼肌肉系统检查。
14. 神经系统检查。
15. 儿童发育评估。

16. 评估儿童的听力和视力。
17. 耳鼻喉评估。
18. 感谢儿童和家长。
19. 洗手。

儿童检查详述

开始

1. 准备好儿童检查所需要的物品

确保准备好儿童检查所需要的一切物品。所准备的物品与年龄有关，所有年龄段都需要准备的物品包括：

- 听诊器。
- 卷尺。
- 年龄生长图表。
- 笔式手电筒或其他光源。

也需要用到眼底镜进行检查，但一般在病房或门诊使用。为青春期的男性做检查时，你可能还会用到普拉德睾丸测量计。

....
提示

没有必要专门买一个儿科听诊器。对大一点的孩子来说，成人听诊器就足够了。对于年龄比较小的孩子，要在病房准备一个适合这类孩子的听诊器。
....

2. 向儿童和家长介绍自己，征得同意后再做检查

以这样的方式说："我是恩斯特·莫罗（Ernst Moro），是一名大四的医学生，我可以为您检查一下 ×××× 吗？"

3. 洗手

为儿童洗手。

4. 让儿童处于较为舒适的位置

正如前面所讨论的，在何处检查以及如何检查决于孩子的年龄（请参阅"儿童检查特殊考虑事项"部分）。

5. 对儿童做整体观察

站在床边花一分的时间，对儿童和周围环境做一个整体观察。在客观结构化临床考试（objective structured clinical examination, OSCE）中，这样做会让你有时间在闹腾的环境中冷静并镇定下来。观察床上情况可以获得许多信息。例如，如果孩子有哮喘，床边就会有氧饱和度监测或是雾化器（一个针对儿童的小容积装置，便于将药物输送到肺部；见第 5 章）。见表 14.3。

需要掌握的一个重要技能就是能够判断出患儿的健康状况是良好还是不良。孩子昏昏欲睡或是烦躁不安，可能说明孩子不舒服。矛盾的是，如果在检查过程中，孩子特别乖（在某些情况下），表明孩子可能有严重疾病。及早发现孩子的疾病可以显著改变愈后，且随着经验的增加而不断改善治疗结果。特别要关注是否有苍白、黄疸或发绀（分别见第 4 章、第 7 章和第 5 章）。是否有皮疹？如果有皮疹，压之查看是否褪色；如果不褪色，表明可能是脑膜炎球菌引起了败血症（图 14.6）。也要做一些基本的检查，如体温、脉搏、血压、呼吸频率和氧饱和度。

表 14.3　整体观察时查看的事项

患儿看起来健康是否良好？
昏昏欲睡 / 烦躁不安 / 警惕？
疼痛 / 不适体征？
脱水体征？
儿童行为 / 清洁情况
瘢痕

要点

- 一般对孩子的整体外观做评价。
- 孩子看起来不舒服吗？昏昏欲睡、烦躁不安以及在检查时孩子太乖（在某些情况下），这些都是令人担忧的体征。
- 一定要检查患儿是否有苍白或发绀。
- 是否有皮疹？如果有，压之查看是否褪色？
- 一般都要检查生命体征。

不同年龄段孩子相关指标的正常值见表 14.4。

详细检查

6. 手部检查

手可以为诊断提供很多线索。查找导致杵状指的体征。导致儿童杵状指的原因，见表 14.5。查看患儿手掌处是否有通贯掌纹。通贯掌纹是 21 三体综合征［唐氏综合征（Down's syndrome）］等一些综合征的体征。然而，请注意，有通贯掌纹这一体征并不一定意味着患儿就是 21 三体综合征，正常儿童中也有人有通贯掌纹。查看贫血和心内膜炎的体征，如甲床出血、血性结节（Janeway lesions）（Janeway 结节）。

表 14.4　不同年龄段孩子相关指标的正常值

年龄	心率 （次/分）	呼吸频率 （次/分）	收缩压 （mmHg）
< 1	110～160	30～40	70～90
2～5	95～150	25～35	80～95
5～12	80～120	20～25	90～110
> 12	60～100	15～20	100～120

表 14.5　导致孩子杵状指的原因

呼吸系统
囊性纤维化
肺结核
心血管系统
左向右分流型先天性心脏病
感染性心内膜炎
消化系统
炎症性肠疾病
乳糜泄
自身免疫性肝炎
其他
甲状腺毒症
特发性疾病

7. 头部、面部和颈部检查

一般要先观察孩子的面部，确定是否有畸形（见"新生儿检查"部分）。可以触诊新生儿和婴儿的前囟，评估它是凹陷还是膨出（见表 14.14、"新生儿检查"部分和例 14.2）。查看颅骨是否对称以及测量头围。儿童可能是由于睡姿对颅骨造成不良影响，使头部形状异常。有时，会有一个或多个颅缝过早融合，导致头部形状异常，这种现象称为颅缝早闭（craniosynostosis）。查看是否有黄疸、发绀或贫血，检查方法与成人检查类似。记住，导致儿童黄疸的原因与成人不同（表 14.6）。检查颈部，查看淋巴结情况。在儿童颈部前三角和后三角处常可触诊到小淋巴结，这与急性扁桃体炎等疾病有关。如果淋巴结很大，提示可能比较严重，要给予关注（表 14.7）。

8. 皮肤检查

集中注意力观察皮肤颜色，确定是苍白、黄疸还是发绀？是否有皮疹？孩子可能

例 14.2

问题。 在为婴儿检查囟门（fontanelle）和骨缝（sutures）时，我不知道应该如何观察和触诊？

讨论。 囟门骨缝检查是新生儿和婴儿特有的检查。前囟通常在 18 个月闭合，后囟通常在 6 个月闭合。将你的手放在婴儿前额上，向后移动，手要与头皮接触。如果感觉到头皮上有一个"小坑"，说明囟门有凹陷。孩子还可能有脱水的特征（表 14.14）。囟门膨出时，会感觉到头皮上有一个"肿块"。患儿整体状况不好时，有发热、嗜睡的特征，提示患儿可能患有脑膜炎。婴儿检查中，囟门触诊很重要。尽可能抓住机会多多触诊正常的囟门，因为这样做，你才能够识别出异常的囟门。骨缝触诊也很重要。婴儿有 1 ~ 2 mm 的骨缝很正常，但是如果骨缝大于 5 mm，以及前囟很大，提示患儿可能有脑水肿（hydrocephalus）（脑周围的脑脊髓液累积导致骨缝加大）。新生儿出生几天时，存在颅骨骨缝可能是正常的。对于年龄较大的婴儿，如果颅骨之间没有间隙，能够触诊到脊，提示可能是颅缝早闭。

表 14.6　导致儿童和婴儿黄疸的原因，包括导致游离型高胆红素血症和结合型高胆红素血症的原因

游离型高胆红素血症（unconjugated hyperbilirubi-naemia）	结合型高胆红素血症（conjugated hyperbilirubi-naemia）
母乳性黄疸	染色体性（例如 21 三体）
生理性	内分泌（例如甲状腺功能减退）
溶血性疾病： 　Rh［血型］不相容 　ABO［血型］不相容 　葡萄糖 -6- 磷酸脱氢酶缺乏症 　血红蛋白病（如：镰状细胞性贫血 / 地中海贫血） 　败血症 　微血管病变（如溶血性尿毒症）	感染： 　细菌感染，例如败血症 / 尿道炎 　病毒感染，例如甲型肝炎、乙型肝炎、巨细胞病毒 　寄生虫感染，例如疟疾
药物	药物
红细胞增多症	代谢，如半乳糖血症
内分泌，例如甲状腺功能减退	基因（例如囊性纤维化、Alagille 综合征）
基因（例如囊性纤维化）	肠外营养
遗传性：吉尔伯特病	

会发生各种皮疹。你最好能够识别出诸如水痘和麻疹这类的皮疹（图 14.4 和图 14.5）。首先要确定皮疹按压后是否褪色。父母知道确定皮疹按压后是否褪色是通过"玻璃杯试验"。玻璃杯试验是指将玻璃杯压在皮疹上，确定皮疹是否会因压力而消失（图 14.6）。导致压之不褪色的皮疹有几个原因（表 14.8）。对压之不褪色的皮疹必须认真对待，因为这提示患儿可能患有脑膜炎球菌脑膜炎 / 败血症。

表 14.7　令人担忧的淋巴结肿大的特征

淋巴结快速增大且进行性增大
与底层组织发生粘连
直径大于 3 cm
淋巴结处皮肤发生溃疡
新生儿期起病
虽然经过治疗，但炎性肿块仍大于 3 cm 且持续＞6 周

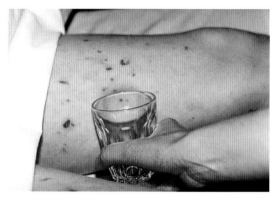

图 14.6　儿童有压之不褪色的皮疹——"玻璃杯试验"

表 14.8　导致儿童压之不褪色皮疹的原因

感染：脑膜炎球菌感染性疾病、其他细菌导致败血症，病毒感染性疾病
创伤 / 机械 / 特发性血小板减少性紫癜
过敏性紫斑（Henoch-Schönlein purpura）
急性白血病
溶血性尿毒综合征（haemolytic uraemic syndrome）

提示

　　一般根据孩子的整体身体状况来评估皮疹情况。孩子看起来健康状况良好还是不良？

　　查看婴儿身上是否有不正常的痕迹或可疑瘀伤，如耳或脊柱上方是否有可疑瘀伤，因为这些特征提示患儿可能受到虐待（图14.7）。见例 14.3。

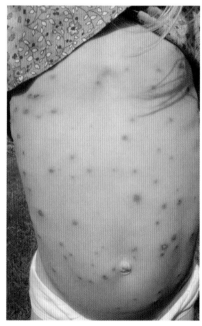

图 14.4　水痘

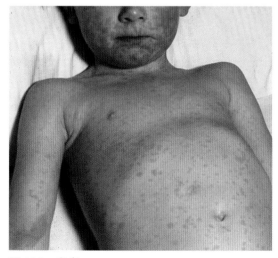

图 14.5　麻疹

(a)　　　　　　　　　　(b)

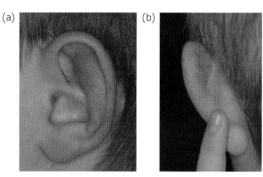

图 14.7　（a）and（b）A bruised pinna due to child abuse. Reproduced from Welbury R，Duggal M，Hosey MT，*Paediatric Dentistry*，4th edn，2012，with permission from Oxford University Press.

例 14.3

问题。检查时，发现孩子有瘀伤，可能是虐待导致的，也有可能不是，我担心自己会判断错误。

讨论。即使是最有经验的儿科医生也会有这方面的担忧，所以你有这方面的担忧很正常。事实上，这是一个非常有争议的问题。瘀伤没有什么特征，因此，不可能说某一颜色的瘀伤更可能是虐待或是更可能是意外。其中最重要的线索之一，尤其是在婴儿或幼儿，要查看瘀伤是否有明确的似合理的原因——这些可以从病史中看出。如果没有明确的似合理的原因，则怀疑瘀伤可能是虐待导致。考虑瘀伤的位置——是否位于耳朵、非骨性部位等这些非常见部位？（见"儿科疾病与检查"部分以及图 14.28）。还要考虑孩子的发育年龄。例如，一个 2 个月大的婴儿不会移动，因此，不太可能跌落下来而导致瘀伤。最重要的是，要记住，将你的发现结果报告给本医疗小组的资深成员，不要与父母发生冲突，因为这样做肯定会给你带来麻烦！

9. 心血管系统检查

大多数儿童心脏健康，心血管系统正常。检查儿童的心血管系统时，通常是检查先天性心脏病和更罕见的后天性疾病（例如心力衰竭）。

畸形

观察孩子面部，查看是否有畸形特征，心脏疾病可能会表现在面部；例子见表 14.9。畸形特征是面部正常结构的一种不寻常的构形，表现为一种特殊甚至是特征性外观。

表 14.9 先天性心脏病综合征

常见综合征	心脏疾病
21 三体综合征（唐氏综合征）	AVSD、VSD
13 三体综合征（帕套综合征）	VSD、右心室双出口
18 三体综合征（爱德华综合征）	VSD、右心室双出口
特纳综合征	主动脉缩窄
迪乔治症候群（先天性胸腺发育不全综合征）	法洛四联症（tetralory of Fallot） 家族性 VSD （先天性）主动脉弓断离 圆锥动脉干异常 总动脉干
威廉综合征	主动脉狭窄 肺动脉狭窄
努南综合征（Noonan's syndrome）	肥厚型心肌病 肺动脉瓣狭窄

AVSD：房室间隔缺损（arterioventricular septal defect）；
VSD：室间隔缺损（ventricular septal defect）

要点

- 在床边开始检查，首先是观察孩子。
- 一定要学会识别健康状况不良的孩子。
- 在不寻常的部位有瘀伤或受伤，形状不正常或反复出现，提示可能有儿童虐待问题。

营养状况

评价孩子的营养状况，并参照儿童生长曲线图上的参数判断孩子的发育情况——孩子冷湿、呼吸急促、面色苍白、发育迟缓（developmental delay），提示可能有心力衰竭。

发绀

发绀有助于确定先天性心脏缺陷的类型（表 14.10）。如果缺陷导致血液右向左分流，

表 14.10 发绀型和非发绀型心脏病

发绀性心脏病	非发绀性心脏病
法洛四联症	室间隔缺损
大动脉转位	房间隔缺损
	动脉导管未闭
	肺动脉瓣狭窄
	主动脉缩窄
	主动脉瓣狭窄

有部分血液就不会到达肺部与氧气结合（导致发绀）。

脉搏检查

感觉婴儿的臂丛脉搏。大一些的孩子，要感觉其桡动脉脉搏。左、右侧脉搏均要检查，确定是否有延迟，有延迟提示主动脉缩窄。评价脉搏的速率、特征和节律。

血压

用袖带合适的血压计为孩子测量血压。儿科病房或门诊都要备有不同尺寸袖带的血压计。选择的袖带要覆盖上臂约 2/3。

毛细血管再充盈时间（capillary refill time）

评价儿童毛细血管再充盈时间的方法是：用手指或拇指按压胸骨 5 秒，然后放开，观察皮肤颜色恢复所需的时间。毛细血管再充盈时间的正常值为 2 秒或更短。

颈静脉压

你习惯测量成人的颈静脉压（jugular venous pressure，JVP），但儿童一般不需要测量。

颈动脉脉冲特征

检查颈动脉搏动。

胸部检查

查看是否有提示之前做过心脏手术的瘢痕。触诊心尖部位，注意脉搏的位置和特征。在儿童，心尖通常位于锁骨中线第四肋间隙处。确定患儿是否为右位心。触诊胸骨上是否有隆起（有隆起提示有肺动脉高压）以及心前区是否有振动。

听诊

* 听诊四个区域（主动脉瓣区、肺动脉瓣区、二尖瓣区和三尖瓣区）。

* 判断是否有第一和第二心音，以及是否能够听到杂音。如果有杂音，要判断是收缩期杂音还是舒张期杂音、杂音最响部位、是否向周围辐射；尝试可以使杂音增强的动作，然后判断杂音的等级（见第四章成人心血管系统检查）。

* 杂音在儿童中比较常见，且大多数杂音均为正常现象。杂音具备下列特征（记住 5 个 S）后，才可能是正常杂音：柔和（soft）、收缩期（systolic）、短（short，不是全收缩期杂音）、无症状（asymptomatic）、左胸骨缘可听到（at the left sternal edge）。正常杂音会有一种音乐感，无辐射，且不会随儿童的姿势和位置的变化而变化。正常杂音无临床意义且心脏结构正常。与结构异常有关的杂音详见表 14.11。

* 在背部听诊，检查杂音是否辐射到背部（例如动脉导管未闭）。

表 14.11 先天性心脏异常及其相关杂音

心脏病	相关杂音
室间隔缺损	左胸骨下缘收缩期刺耳杂音
房间隔缺损	胸骨左缘上方收缩期杂音伴第二心音固定分裂音
肺动脉瓣狭窄	肺动脉瓣区收缩期喷射性杂音
主动脉瓣狭窄	主动脉瓣区收缩期喷射性杂音
动脉导管未闭	左锁骨下区持续性或收缩期杂音，辐射到肩胛骨之间

- 在肺基底部听诊，是否有肺水肿，触诊是否有肝大。注意：儿童发生心力衰竭时，周围水肿很少见。
- 作为检查的一部分，有必要触诊股动脉脉搏，因为股动脉搏动弱或是无，提示可能有主动脉缩窄。检查学龄儿童时，在检查之前要征得同意，因为这部分检查可能不适当。

提示

触诊隆起的方法与成人检查的方法一样，但是儿科检查时所需要的压力更小，通常使用掌根部对儿童进行检查。

10. 呼吸系统检查

造成儿童呼吸窘迫的原因有多种，且与成人不同。儿童肋骨轮廓为软骨质，柔韧性很好，这就是儿童呼吸窘迫时，会出现明显的凹陷体征（表 14.12 和例 14.4）。肋骨垂直于脊柱，呼吸过程中肋骨"桶柄"活动程度较低；另外，肋间肌肉和辅助肌也没有发育成熟。为 1～3 岁的儿童做检查时，很难完成呼吸系统的全部检查项目。下文是应对年龄较小、较为哭闹儿童的建议。

- **观察**。查看畸形、补充氧、发绀、异常

表 14.12　儿童呼吸窘迫的症状体征

症状体征	解释
肋下凹陷	肋缘下软组织向内凹陷
肋间凹陷	肋骨间隙有凹陷
气管牵曳	气管向内下牵拉
咕噜声	婴儿呼气时，对抗闭合声门时产生的呼气声，这会增加 PEEP，使下气道保持开放
鼻发红	鼻翼发红提示呼吸量增加
头摆动	使用斜角肌和胸锁乳突肌辅助通气

PEEP：呼气末正压（positive end-expiratory pressure）

例 14.4

问题。为儿童做呼吸系统检查时，我发现不同类型的凹陷比较难。

讨论。凹陷是呼吸窘迫的临床征象，胸腔内负压增加导致胸部向内凹陷。儿童的胸部有一定的顺应性，因此，儿童和成人发生呼吸窘迫时，胸部的症状体征会有所不同。一般来讲，2 岁以下儿童的胸腔"比较软"，所以，当胸腔内为负压时，你可以看到整个胸部向内移动！在胸骨凹陷中，你会发现胸骨的全部或部分都被"吸"进去；这是严重呼吸窘迫的体征。肋下凹陷是指胸骨下方发生向内凹陷（在肋缘下方）。成人和年龄较大的儿童呼吸时，会使用辅助肌，可能出现肋间凹陷（肋骨之间有凹陷），因为这类人肋骨轮廓更"硬"，柔韧性较差。

呼吸音（咕噜声 / 喘鸣 / 喘息）、杵状指、呼吸频率、呼吸窘迫体征（表 14.12）、胸扩张、营养状况、贫血和瘢痕。

- **听诊**。（早做这项检查，在孩子哭闹之前就听诊！）。儿童听诊部位和成人相同。
- 触诊
  - 触诊心尖搏动——右位心和原发性纤毛运动障碍与 Kartagener 综合征有关（见"儿科疾病与检查"的"Kartagener 综合征"部分）。
  - 触诊气管。
- **叩诊**。年龄非常小的儿童不一定都需要做叩诊，因为叩诊结果对诊断不一定有帮助，且叩诊会引起孩子不适。
- **肝检查**。肺部过度扩张会压迫肝，使肝向下移动。

- **眼部、鼻部和喉部检查**。一般在最后才做这项检查，因为该检查引起儿童不适的程度很高。

　　在年龄较大的儿童中，采用的检查方法与成人传统的检查方法相似，但要注意以下几点：

- 检查儿童的胸部，查看是否有漏斗胸、鸡胸（图 14.8）、桶状胸、哈里逊沟（表14.13 和例 14.4）等胸壁异常。
- 查看是否有湿疹体征，因为哮喘儿童一般会有其他过敏症，如湿疹 / 枯草热。
- 对于所有年龄段的儿童罕见行触觉语音共振检查。
- 婴儿的胸部叩诊检查几乎没有什么意义。

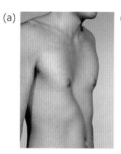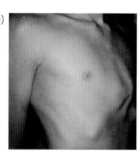

图 14.8　胸部异常：（**a**）漏斗胸；（**b**）鸡胸

- 呼吸峰值流速测定仅适用于约 5 岁以上的儿童（一些年龄较小的儿童可能会按照要求吹气，也值得一试）。

提示

　　在做任何引起儿童不适的检查（如气管触诊）之前，都要告知他们，让他们有所准备。

　　例 14.5 和例 14.6 探讨了在儿童呼吸系统检查时你可能遇到的一些困难。

11. 消化系统检查

　　儿童消化系统检查方法与成人相似，但需要注意以下几点：

- 患儿是否有鼻胃管、静脉插管或原位胃造瘘口？
- 营养状况——根据儿童成长曲线图判断患儿的发育情况。如果患儿可能有营养不良，最好测量一下患儿的上臂中部周径（mid upper arm circumference，MUAC）。正常情况下，6 个月～ 5 岁儿童的 MUAC 至少为 14 cm。
- 查看周围水肿的体征，周围水肿是肾病

表 14.13　胸廓畸形

名称	类型	解释
漏斗胸	先天性	最常见的先天性胸壁畸形 下肋骨和胸骨发育异常引起前胸下半段凹陷。一般在出生时就会发现，但是在青春期会更严重 通常没有症状。可能与马方综合征有关
鸡胸	先天性	第二常见的先天性胸壁畸形 胸壁向外突出。通常无症状，在青春期出现
哈里逊沟	获得性	胸腔下方的横膈处有一个固定沟槽。患有严重哮喘的儿童，尤其是在肋骨的柔韧性最强时（＜ 2 岁），患哈里逊沟的风险最高。哮喘时，呼吸功增加，使横膈长时间承受压力，导致畸形，形成哈里逊沟。佝偻病也可能有哈里逊沟：骨骼中缺乏钙这种矿物质会导致骨软化，使骨向内移动
桶状胸	获得性	胸部前后径增大，使其呈桶状 桶状胸提示哮喘、囊性纤维化等慢性肺病会导致肺内空气滞留

例 14.5

问题。当我对儿童做呼吸系统检查时，何时应该诊断为细支气管炎，何时应该诊断为细菌性肺炎，对于我来讲，难度很大。

讨论。这两疾病的鉴别难度较大，尤其是婴儿，因为细支气管炎和细菌性肺炎都有发热的症状，检查时，两者都有呼吸困难和水泡破裂音。肺炎患儿有局灶性体征，包括局部水泡破裂音、受累部位空气进入量减少和高热。毛细支气管炎患儿整个胸部会有喘息和水泡破裂音，以及有典型低热（＜ 38℃）。

例 14.6

问题。听诊时，我自信在患儿胸部听到了喘息音，但我不确定是哮喘引起的喘息，还是病毒引起的喘息。

讨论。要详细考虑患儿的病史。通常情况下，至少在 1 岁之前，不考虑哮喘这种可能性，有哮喘时，一般认为与感冒有关，一般不用支气管扩张药物来治疗喘息。学龄前儿童可能有患上呼吸道病毒感染（即感冒）的诱发因素，对这类患儿你应该考虑可能是病毒引起的喘息。对于有些儿童，这些症状会自愈。如果患儿反复发作和有间歇性症状（如夜间咳嗽），有特异性个人体质、家族史以及诱发因素（例如运动、接触宠物、潮湿和花粉），那么不太可能是感冒，患儿很可能患有哮喘，使用支气管扩张药物效果可能会很好。你还可以从英国胸科学协会（British Thoracic Society）哮喘指南中获取更多信息。

综合征的一个特征（见"儿科疾病与检查"部分）。

- 检查儿童的臀部；如果臀部消瘦，儿童可能有乳糜泄（见"儿科疾病与检查"部分）。
- 查看脱水体征。脱水体征见表 14.14。
- 观察腹部，查看是否有手术留下的瘢痕。
- 检查腹部膨出。引起腹胀的原因为 5 个 F：脂肪（fat）、肠胃胀气（flatus）、液体（fluid）、粪便（faeces）、胎儿（fetus）（青春期后有这种可能）。在儿童中，便秘是引起腹部膨出的常见原因。
- 在触诊之前，先停下来确定一下儿童是否有不适。如果有疼痛，询问是何处疼痛，并最后检查疼痛部位，且检查时要小心谨慎。
- 腹部触诊的理想状态是儿童平躺后再进行触诊，但有时这不太可能实现。通常是在儿童躺在父母的腿上时进行触诊。首先轻轻检查腹部的九个区域，与成人九个区域相似。然后，如果儿童没有不适，深度触诊。你需要评价是否有腹壁紧张、反跳痛、叩诊痛，这些体征都是腹膜炎的体

表 14.14 儿童脱水的体征

轻度（5%）	中度 （5% ～ 10%）	重度 （＞ 10%）
口唇干燥	口唇干燥	口唇干燥
尿量正常	尿量减少	超过 12 小时无尿
精神状态较好	精神萎靡	格拉斯哥昏迷量表（Glasgow Coma Scale, GCS）评分下降
囟门正常	囟门凹陷	囟门严重凹陷
皮肤饱满	皮肤饱满程度下降	皮肤饱满程度严重下降
脉搏正常	心动过速	心动过速
血压正常	血压正常	低血压
毛细血管再充盈＜ 2 秒	毛细血管再充盈 2 ～ 3 秒	毛细血管再充盈＞ 3 秒

征。然后对肝和脾进行触诊和听诊。

- 对于新生儿和婴儿来说，在肋缘下 1 cm 处触诊到肝边缘是正常现象。

- 右侧髂窝触诊时，触诊位置要尽可能低，以避免错过实质器官肿大。

- 用之前学过的肾触诊法进行肾触诊。如果能够触诊到肾，说明肾很可能增大。腰部压痛提示可能有肾盂肾炎，需要做进一步检查和尿液分析。

- 最后，检查腹股沟，查看是否有疝——年龄大些的儿童可能觉得腹股沟检查比较尴尬，因此在检查之前，要先询问儿童，或是在考试过程中，要先询问考官后，再做检查。

- 直肠检查是消化系统检查一部分，通常情况下，还需要进行直肠检查。然而，儿童很少进行直肠检查，只有经验丰富的儿科医生或外科医生才可以对儿童进行直肠检查。直肠检查包括肛门的外部检查，查看是否有提示便秘或性虐待（sexual abuse）的裂口或扩张。

- 消化系统检查结束时，检查儿童的尿液和大便。

提示

　　腹部触诊时，要与儿童处于同一水平，避免对腹部施加过多的压力。

12. 泌尿生殖系统检查

　　学龄前男童需要检查是否有隐性睾丸、阴囊积水（hydrocele）和疝。如果学龄前女童有泌尿症状，需要检查其外生殖器，因为可能患有外阴阴道炎（外阴和阴道的炎症），可能是青春期前女孩的卫生条件不好导致的。

　　尿路感染（urinary tract infections，UTI）在儿童中很常见，如果不治疗，就会导致儿童发生肾瘢痕。婴幼儿的尿路感染症状往往是非特异性的，因此，很难做出诊断。儿童只要发热，都应该做尿液检查。所有 6 个月以下已经确诊的尿路感染患儿都需要做成像检查。通常情况下，治疗 6 周后，应该做腹部超声扫描；但也有可能需要做进一步检查。对于年龄超过 6 个月的儿童，如果尿路感染是非典型性微生物引起的，或尿路感染有反复性，那么需要做其他检查，例如：二巯基琥珀酸（dimercaptosuccinic acid，DMSA）和排尿式膀胱尿道造影（micturating cystourethrogram，MCUG）。

13. 骨骼肌肉系统检查

　　评估儿童骨骼肌肉系统的最佳方法是使用 pGALS 工具（表 14.15）。pGALS 是儿科（paediatric）步态（gait）、双上肢（arms）、双下肢（legs）和脊柱（spine）这几个英文单词的缩写。pGALS 是在成人版的基础上修订后的一种筛查工具。如果发现异常，则需进一步评估关节。全文可在关节炎研究运动网站 http: //www.arthritisresearchuk.org/ 上查阅。在本科阶段，这个工具足够应对所有考试中儿童骨骼肌肉系统的检查。pGALS 的顺序基本上与成人相同，但 pGALS 增加了对足部、踝关节、腕关节、颈部和颞下颌关节的评估。

提示

- 在定位或描述幼儿疼痛方面难度较大。

- 幼儿有疼痛时，不需要他们说出来，通过观察我们也可以获得线索，儿童可能会出现行为改变、睡眠减少、发育迟缓。

14. 神经系统检查

　　为婴幼儿做神经系统检查可能是一件

表 **14.15** pGALS 评估工具小结

	检查项目和操作方法	评估
步态	观察孩子的站姿，然后让孩子走路，观察其步态 让孩子踩着脚后跟踮起脚尖走路	观察孩子的姿势和体型、皮肤以及查看是否有畸形 观察孩子的足姿、足部和脚踝
双上肢	让孩子向前伸手臂，进行观察，然后让孩子将手臂翻转并握紧拳头，进行观察 触摸所有手指的指尖 挤压掌指关节 双手紧贴在一起，手掌对手掌以及手背对手背，对其进行评估 让孩子抬起手臂，做触摸天空的动作，并抬头看天花板 将双手放在头后 让孩子张大嘴，并让其将三根手指伸进嘴里	检查手部、前臂或上臂的肌肉是否有萎缩 检查关节是否有肿胀 评估腕关节、肘关节和肩关节的运动范围 评估运动时是否有疼痛 查看手灵巧度是否受限
双下肢	感觉膝盖上是否有渗出物 主动活动膝关节 被动活动膝关节	检查大腿或小腿是否有肌肉萎缩 检查关节是否有肿胀 评估膝关节和髋关节的运动范围 评估运动时是否有疼痛
脊柱	让孩子用耳接触肩膀 让孩子弯腰摸自己的脚趾	颈部活动范围 胸腰椎活动范围 评估是否有脊柱侧凸的迹象

困难的事情，因为婴幼儿无法理解你给他的指令，也无法根据指令做出正确的回应。检查神经系统时，你的观察能力很重要。儿科神经系统检查的内容与成人相同（肌肉的结实度、力量、反射、感觉、协调能力和脑神经），但是儿童的检查方法不同，因为儿童的配合程度不同。对 10 岁儿童的神经系统的评估方法与 1 岁儿童显然不同，这就是为什么儿童意识水平的评估要分为两个部分进行讲述。

评估儿童意识水平

和成年人一样，如果儿童的状况不好，应该对其神经系统进行快速评估。这是气道、呼吸、循环、障碍、暴露（airway, breathing, circulation, disability, exposure, ABCDE）方法的一部分，应该正式进行，避免使用"昏迷""无法唤醒"这类模糊无用的术语，因为不同的医生对这类术语的理解不同。

AVPU 量表是用于评估意识水平的一种简便、快速的方法。

- A——警觉（**A**lert）。
- V——对声音的有反应（responds to **V**oice）。
- P——对疼痛有反应（responds to **P**ain）。
- U——对所有刺激无反应（**U**nresponsive to all stimuli）。

向父母 / 儿童解释你要做什么。如果儿童处于清醒状态，那么他就处于 A（警觉，alert）状态。如果处于非清醒状态，通过与儿童交谈，来判断儿童对声音的反应性。如果儿童能够睁开眼睛、移动、哭泣、说话（或是非语言性的动作，例如哭泣、唠叨），都认为是对声音有反应，记录为 V（对声音有反应）。如果对声音没有反应，应该评估对疼痛刺激的反应。拇指用力按压儿童的眶上切迹（眉毛内侧端下方）会产生疼痛（表 14.16）。

表 14.16　儿童格拉斯哥昏迷量表

	> 5 岁	< 5 岁
睁眼反应		
E4	自发性的睁眼反应	
E3	声音刺激有睁眼反应	
E2	疼痛刺激有睁眼反应	
E1	任何刺激均有睁眼反应	
C	眼睛无法睁开（由于肿胀或绷带）	
语言反应		
V5	对人物、时间、地点等定向问题清楚	与平常一样警醒、唠叨、咕咕叫、往外蹦字或是句子（正常）
V4	对话混淆不清、不能准确回答有关人物、时间、地点等问题	表达能力下降，烦躁、哭闹
V3	言语不流畅，但字意可辨	对疼痛的反应是痛哭
V2	言语模糊不清，字意难辨	对疼痛的反应是呜咽
V1	对疼痛无言语反应	
T	有插管	
动作反应		
M6	可按指令动作	正常的自发性动作反应
M5	能够定位眉棱骨痛（超过 9 个月的儿童）或是对触碰有回缩反应	
M4	对甲床的按压疼痛有回缩反应	
M3	对眶上疼痛有屈伸动作（去皮质）	
M2	对眶上疼痛有伸展动作（去大脑）	
M1	对眶上疼痛没有反应（无活力）	

最后，如果儿童根本没有反应，应记录为 U（无反应，unresponsive），需采取恰当的紧急诊疗措施。

格拉斯哥昏迷量表（Glasgow Coma Scale，GCS）是一个比 AVPU 更详细的评估量表，花费的时间更长。可以首先用 AVPU 量表进行评估，然后再用格拉斯哥昏迷量表进行评估。GCS 最初是用于评估头部损伤的量表。给出分项分数，然后得出总分，提示意识水平（见第 3 章例 3.12）。对于 5 岁以下的儿童，使用修订量表（表 14.16）。对于 5 岁以上的儿童，可以使用成人版量表。

- 拇指用力按压眶上切迹（眉毛内侧端下方）会产生疼痛，但 M4 除外。M4 的测定是用铅笔的平端按压指甲表面来进行的。
- 如果两侧体征不对称，记录得分高的。
- 如果有疑问，5 分钟后再重复一次，而且还可以寻求帮助。
- 使用镇静剂不影响得分。

选择合适的图表，根据时间曲线来判断 GCS 变化。

婴儿或学龄前儿童的检查

当孩子穿衣服和玩耍时进行观察。孩子穿衣服和玩耍的动作会为你提供其是否有神经异常的基本线索。技能发育程度会为神经是否正常提供线索。观察是儿童检查中最有用的检查方法，避免采用会让孩子哭闹但提供信息效果不好的检查（例如：为哭闹的孩子做反射检查）。通过观察孩子玩耍就可以对肌肉是否萎缩、步态和协调性做出评估。

儿童的身高与比例

和其他孩子相比，孩子的头是不是看上去很大，与身体比例不协调？如果是，提示可能有脑积水。测量头围，并根据生长曲线图判断孩子的头围是否正常。

外形异常特征

孩子是否表现出与神经疾病有关的综合征？孩子是否有嘴角下垂或面无表情？下垂或面无表情是肌病（例如肌强直性营养不良）的一个特征。

头部

注意头部形状、颅缝、囟门和头围。如果孩子曾经有过颅内压增高的情况，那么可能做过脑室穿刺引流或脑室胸腔分流术。

眼睛

观察孩子眼睛的活动情况。如果眼神飘忽不定，提示可能有眼盲。是否有眼球震颤或斜视？

运动

孩子四肢是否明显萎缩？是否总是用一只手，而另一只手不常用？18 个月以下的婴幼儿如果有用手偏好，提示孩子可能患有脑瘫。如果孩子双下肢交叉呈剪刀状，提示可能患有痉挛性双瘫。孩子是否能走路，是否能跑？另外，观察孩子的协调性。

四肢和脊柱

接下来，将孩子的衣服全部脱掉，只余尿布，检查四肢是否有畸形以及查看肌肉大小。观察孩子的背部，查看是否有脊柱裂（毛发异常、有凹陷或肿胀），是否做过矫正手术。见例 14.7。

肌张力

- 肌肉结实度可以通过将孩子提起来进行评价。婴儿"陌生人意识"很少，因此，这种检查更容易，效果更好。如果孩子感觉自己是"从你手中滑过去"的，提示孩子的肌张力不够。

例 14.7

问题。脊柱裂的临床特征是什么？

讨论。脊柱裂是一种下运动神经元病变。与痉挛性脑瘫一样，肌肉力量也会下降。与脑瘫不同的是，脊柱裂时肌张力也会下降，反射也会减弱或消失，没有阵挛。脊柱裂时还会有膀胱和肠道病变。需要查看是否有脑积水的体征，因为脊柱裂可能会导致脑积水。

- 孩子双腿交叉呈剪刀状是髋部外展肌痉挛的体征（通过髋关节外展来检查），踮着脚走提示足底屈肌痉挛（通过足部背屈来检查）。
- 当孩子处于俯卧位时，也就是孩子趴着时，评估孩子的头部控制以及头颈部肌张力——孩子能将头抬起来吗？
- 当孩子处于坐姿时，可以评估孩子控制头部和躯干的能力。
- 较小的婴儿在他人的帮助下，可以取坐姿，而年龄稍大的婴儿有或无支撑物都可以处于坐姿状态。
- 让年龄较大的婴儿或学步期孩子坐在父母／看护者的腿上做检查也是可以的，只要孩子能够安静并放松下来，你可以拉动孩子的四肢来判断孩子的肌张力是增加还是下降。
- 阵挛评估是一项很重要的检查。孩子痉挛评估方法与成年人一样，只是对孩子用的力更温和。肌张力改变提示可能有脑瘫（例 14.8）。

肌肉力量

- 年龄较小的孩子无法做正式的肌肉力量检查。

例 14.8

问题。我发现很难理解脑瘫患儿的临床特征。

讨论。脑瘫是一个集合名词，指的是导致运动障碍的一类脑部不再发育的脑部疾病（brain disease）（80% 产前、10% 围产期和 10% 产后）。脑瘫是一种上运动神经元病变；脑瘫的临床特征为肌肉力量下降、肌张力增加和反射过度活跃。如果孩子早期就有运动迟缓问题，考虑可能是脑瘫。婴儿最初肌张力可能会非常低，随后会发生肌张力过高和痉挛。可能还会引发阵挛。如果出现肌张力过高，需要评估关节是否可以放置在正常位置，可以以主动的方式，也可以以被动的方式，如果无法放置在正常位置上，孩子可能有固定畸形（表 14.17）。脑瘫通常是痉挛性的（单侧或双侧）；旧术语包括偏瘫、双瘫和四肢瘫痪（表 14.18）。脑瘫也可能有共济失调（7%）、运动障碍（4%）或两者皆有（4%）。

表 14.17　各关节（和延髓肌）肌张力增加或挛缩的结果

关节	结果
踝关节	跖屈
	足内翻 / 外翻畸形
膝关节	屈曲
髋关节	屈曲
	内收受限
	内旋转
腕关节	屈曲
	手掌向下
肘关节	屈曲
肩关节	内收
延髓肌	吞咽困难
	流口水——不能吞咽分泌物
	可能为不安全吞咽

表 14.18　脑瘫术语

累及侧	旧术语	新术语
单侧——右侧或左侧	偏瘫	单侧瘫痪
双侧	双侧麻痹	双侧瘫痪 描述的是这样一种双侧瘫痪形式，例如：下肢瘫痪的严重程度大于上肢
	四肢瘫痪	双侧瘫痪 描述的是这样一种双侧瘫痪形式，例如：下肢瘫痪的严重程度与上肢一样

- 观察孩子的总体运动技能，有助于评估孩子的肌肉力量是否受损。对于年龄较小的婴儿来讲，如果婴儿有剧烈踢腿和反重力运动，提示婴儿的肌肉力量正常。
- 让孩子处于站姿，有助于评估孩子下肢的肌肉力量。对于年龄较大的婴儿和学步期的孩子，可观察孩子的坐、爬、走路等这些动作来进行判断。
- 注意是否有不对称运动，例如，患有单侧脑瘫（偏瘫）的孩子。

感觉和本体感觉检查

- 对于学龄前儿童，不太可能对感觉和本体感觉进行正式检查。
- 可以从患儿病史以及观察孩子对轻触的反应（例如挠痒）来判断感觉是否正常。
- 可以对年龄较大的孩子进行更正式的检查，重要的是，在检查时不要给孩子带来疼痛。如果检查项目本身就会引起患儿疼痛（例如静脉穿刺），要对这方面进行评估。

反射

- 在孩子放松的情况下，可以使用成人的

方法来诱发反射。

- 将1～2个手指放在肌腱上（尤其是上肢），用手指敲击肌腱，这样做，在可以诱发反射的同时，也不会导致孩子太大的疼痛。
- 跖伸肌反射会一直持续到约8个月。
- 还可以评估新生儿检查中的原始反射。
- 随着原始反射的消失，防御反射（表14.19）逐渐形成。
- 如果原始反射持续存在，提示患儿可能出现神经病变，如脑瘫，且这种神经病变可能不利于防御反射的发育。

协调能力

- 可以通过观察孩子的精细动作来评估其协调能力，例如：观察孩子玩玩具或画画。
- 孩子可能有震颤或共济失调。可以让2岁以上的孩子做手指鼻和脚后跟踢小腿的动作。
- 3岁的孩子应该能够做短暂性的单腿站立。

提示

婴儿和年龄较小的学龄前儿童主要的神经系统检查方法是观察。

表 14.19　防御反射

年龄	反射	解释
4～5个月	下落时的防御反射	将孩子举起来，然后迅速下降时，就像垂直下降一样，孩子身体就会伸展开，双腿向外展开，就像降落伞一样。
6～7个月	横向跌倒防御反射	如果孩子处于坐姿，倾斜时，孩子就会伸出手臂来保持平衡。
8～9个月	向前跌倒防御反射	如果孩子向前跌倒，手臂会向前伸。
9～10个月	向后跌倒防御反射	如果孩子处于坐姿，向后摔倒时，双臂向后伸，防止摔倒。

脑神经检查

- 脑神经Ⅱ～Ⅳ和Ⅵ的检查方法主要是观察。
- 观察面部是否有不对称，这会提供有关脑神经受累情况的大体信息（主要是脑神经Ⅶ）。
- 让孩子与玩具玩。然后，通过观察孩子微笑或哭泣情况来评估脑神经Ⅶ，因为脑神经Ⅶ受损时，孩子微笑或哭泣时面瘫会变得很明显。
- 需要正式评估脑神经Ⅷ，检查方法见步骤14。
- 可以通过观察孩子的吸吮和吞咽来评估脑神经Ⅸ。Ⅹ和Ⅻ。
- 有时，你可以让学步的孩子伸舌进行观察，然后评估脑神经Ⅻ。

学龄前和学龄期儿童的检查

对这个年龄段的孩子可以做类似于成年人的检查。为了使检查变得有趣，可以通过表扬和鼓励来奖励孩子。成年人肌张力、肌肉力量、协调能力、反射和感觉的检查的基本原则适用于儿童。将本书提到的方法进行调整后，对孩子进行这方面的检查。脑膜炎的检查方法是查看是否有畏光症和克尔尼格征（例14.9和图6.82）。

儿童检查有与成人的不同之处，以下是关于儿童检查的一些建议：

- 开始检查时，检查儿童背部，观察其步态。当你要求儿童做某些动作时，确保这个年龄的正常儿童是否能够听懂你的指令，是否能够做出这些动作。
- 当评估步态时，判断僵直程度，走路僵直提示儿童可能有上运动神经元病变。如果孩子行走时两腿远分，提示可能有小脑病变。行走时摇摇欲坠，提示可能

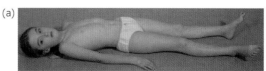

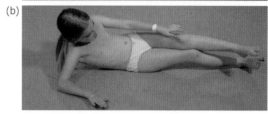

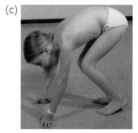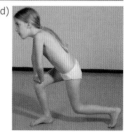

图 14.9　Gower 征

例 14.9

问题。如何为脑膜炎患儿做检查？

讨论。需要认识到在非常年幼的孩子身上做神经病变检查一般都很难，因为他们不会以常见的方式表现出来。例如，4 个月大的脑膜炎婴儿不会告诉你他有头痛或畏光，你将无法判断婴儿是否患有克尔尼格征。因此，你必须依靠你的临床技能和听取父母对孩子的情况说明来进行判断。如果父母告诉你孩子烦躁不安、很难哄，且孩子宁愿单独待着也不愿让父母抱，这些就是脑膜刺激征的表现，根据这些，能够很容易地判断出孩子可能患有脑膜炎。在临床上常遇到的情况是，脑膜炎只有高声调哭声、易激惹、肌张力增高这种体征。如果孩子出现了这些症状体征，特别是还伴有高热，那么需要进行包括腰椎穿刺在内的全部脓毒筛查试验。

是一种肌肉营养不良症，如杜氏肌营养不良症（Duchenne's muscular dystrophy，DMD）。

- 如果检查结果提示孩子可能患有 DMD，那么可以让孩子平躺在地板上，然后让其站起来。如果是 DMD 患儿，在试图站起来时，他就会向前滚，呈现祈祷姿势，由于近端肌肉虚弱，患儿必须借助双手才能站起来，这称为 Gower 征（图 14.9）。
- 检查肌肉力量的一些测试指令孩子往往很难理解，因此，你必须做出调整，让孩子能够听懂。例如，评价 C5（肩外展）和 C6-8（肩内收）的肌肉力量时，让孩子做"像鸡一样的拍打动作"，必要时，

你要先给孩子演示一下如何做。

小脑检查

需要评估小脑病变体征，因为中枢神经系统肿瘤一般会表现出小脑病变体征。儿童小脑检查的方法与成人相同。小脑病变体征可以用"DANISH"这个缩写来简化记忆：

- 轮替运动障碍（**D**ysdiadochokinesia）。
- 共济失调（**A**taxia）。
- 眼球震颤（**N**ystagmus）。
- 意向震颤（**I**ntention tremor）。
- 讲话断断续续或含糊不清（**S**taccato or slurred speech）。
- 肌张力减退（**H**ypotonia）。

脑神经检查

脑神经检查耗费的时间比较长。如果临床提示可能有脑神经病变，应该进行全面评估。脑神经检查应该根据儿童的年龄和发育情况做出调整。见表 14.20。

表 14.20 颅神经检查总结

颅神经	作用	如何检查
嗅神经（Ⅰ）	嗅觉	询问他们的嗅觉或味觉是否有变化。
视神经（Ⅱ）	视力、视野、色觉、瞳孔光反射和调节反射（感觉部分）	使用斯内伦视力表（Snellen chart）检查视力；使用石原忍色盲本（Ishiara plates）检查视野和色觉；用眼底镜检查瞳孔对光反射和调节
动眼神经（Ⅲ）	眼球运动及瞳孔对光的调节反射（运动部分）	检查是否有上睑下垂和斜视。检查是否有眼球震颤，询问复视情况
滑车神经（Ⅳ）	眼睛运动	检查是否有上睑下垂和斜视。检查是否有眼球震颤，询问复视情况
三叉神经（Ⅴ）	面部感觉，咀嚼肌和角膜反射（感觉部分）（对儿童很少进行）	对所有 3 个感觉分支所支配的面部区域进行感觉检测。让孩子咬紧牙关后，感受按摩器
外展神经（Ⅵ）	眼睛运动	检查是否有上睑下垂和斜视。检查是否有眼球震颤，询问复视情况
面神经（Ⅶ）	面部肌肉、舌部前 2/3 的味觉和角膜反射（运动部分）[a]	让孩子闭紧双眼，鼓气，露出牙齿
前庭耳蜗神经（Ⅷ）	听觉和平衡	Weber 测试和 Rinné 测试
舌咽神经（Ⅸ）	腭咽感觉和咽反射（感觉部分）[a]	让孩子张嘴说"啊"
迷走神经（Ⅹ）	腭部肌肉、咽部肌肉和咽反射（运动部分）[a]	让孩子张嘴说"啊"
副神经（Ⅺ）	胸锁乳突肌和斜方肌	让孩子耸肩，你在孩子肩部施加向下的力，让孩子抵抗。之后让孩子向右扭头，然后向左。在向右或向左扭头过程中，你施加阻力，孩子抵抗阻力
舌下神经（Ⅻ）	舌的运动	让孩子张嘴，观察他们的舌头是否有任何萎缩或肌肉束。然后让孩子伸舌，并左右摆动

[a] 注意对儿童很少进行咽反射和角膜反射检查，除非特别要求，否则不应进行

提示

在进行眼底镜检查时，可以让孩子看一看面前的一张照片，然后关于照片问孩子问题。如果孩子愿意，将房间的灯关了。

15. 儿童发育评估

儿童发育是一个动态过程。正常的神经发育以及与周围环境的互动会让孩子在相对较短的时间内变得独立起来；从一个不会移动、不会说话的婴儿发展为一个能够走路、与他人交流的人。

任何影响大脑发育不良的事件（产前、围生期、产后）都会导致严重发育障碍和神经病变。导致发育迟缓的其他原因可能是遗传性的或先天性的（表 14.21）。

发育迟缓可能是整体性的，所有系统的

发育都迟缓，或是某特定领域发育迟缓，例如：自闭症（autism）影响语言和沟通技能。发育这个领域有一些令人困惑的术语；学龄前儿童整体发育迟缓几乎会导致儿童发生**学习障碍（learning disability）**。发育正常的孩子也会有**学习困难**，直到孩子上学时才可能被发现。学习障碍的定义是智商低于 70；患儿还会有社交和自理能力等方面的问题。发病年龄一般是在 18 岁之前。学习困难与儿童的特殊学习困难有关，如阅读障碍，与智商无关。学习障碍和学习困难是两个不同的概念，但这两个概念经常会互换；但尽量避免互换，尤其是当你与孩子的父母讨论孩子的问题时。见例 14.10。

学习障碍儿童的家庭很可能多次去医院就诊过。花点时间阅读孩子的就诊记录和病历，这样你就可以了解孩子的情况。对于患儿的家长来讲，没有什么比重复讲述敏感信息更让他们心烦意乱和恼火了。对于孩子的情况，你应该考虑哪些信息可以从家长那里获得，哪些可以从病历中获得。对于有的问题，你需要询问家长，不要认为自己了解了

表 14.21　导致整体发育迟缓的原因

产前	产前出血； 母亲感染（例如感冒）； 先天感染； 药物：处方药物和娱乐性药物； 乙醇摄入。
围生期	缺氧（例如胎儿产时窒息）； 感染（例如 B 组链球菌）。
产后	早产并发症（例如脑室内出血）； 感染（例如脑膜炎）； 代谢疾病（例如低血糖、高胆红素血症）。
遗传	染色体疾病（例如 21 三体、脆性 X 染色体）； 杜氏肌营养不良症、苯丙酮尿症（phenylketonuria）。

例 14.10

问题。当遇到发育迟缓和学习障碍的孩子时，我不确定如何能够更好地接触孩子及其家人。

讨论。这可能非常具有挑战性。需要记住的最重要的一点是，你可以通过与孩子交流获得相关信息。对于年龄较大的孩子，你与之的交流方式可与成人类似。孩子给出的信息可能有限，但是你最好不要忽视孩子的交流能力，最好还是要与孩子进行交流。你会犯的一个较大的错误就是认为孩子坐在轮椅上，既有学习障碍的问题，又有身体上的问题。如果孩子无法回应或是回应困难，在询问过孩子的意见后，可向家长或照顾者询问相关情况。

所有的情况，家长要比你更了解孩子。如果家长觉得孩子很痛苦，询问家长为什么这么认为——例如：行为、饮食习惯、排便习惯发生改变。询问时，要尽量谨慎，避免冒犯家长或令其感到痛苦。如果有疑问，询问资深同事。

学生一般认为儿童发育检查比较难，这是因为成人没有这方面的检查。虽然因为小的孩子不配合，导致发育评估一般都比较有难度，但是这种检查工作也是有成就感的和令人愉快的，尤其是当你成功获得重要信息时。发育评估可分为四大类：

体态与运动

孩子在幼儿期时的姿势很重要，随着年龄的增加，大动作越来接近成人。如果运动功能有损害，提示孩子脑部可能有问题，例如可能有脑瘫。

精细动作、视觉与操作

精细动作包括手部运动和手部运用。为了促进精细动作发展，孩子的视力应该足够好，并进行手部动作练习，这样可促进儿童正常发育。

听力与交流

语言交流能力的获得是一个从非语言到语言的有序习得过程。要获得这种能力，需要听力正常。然而有些儿童听力严重受损，但仍能交流。听力严重水平决定了孩子获得交流能力的水平，某些孩子在听力受损的情况下，也有进行部分语言交流的能力。

社会行为与玩耍

这方面的发育一开始不明显，但是照顾者从一开始就应该给予关注和重视，因为这是孩子正常发育的软体征，发育开始后，玩耍技能和社会行为就会越来越明显。有时人们会忘记这一点——该部分发育不良会对孩子造成严重影响，严重影响孩子的能力。

提示

当向考官报告检查结果时，要从四方面系统说明检查结果。要牢记在报告孩子的年龄时，一定要报年龄范围（例如9～12个月），这是因为月龄为12个月的孩子，如果你报告为9个月大，孩子的父母或照顾者会不高兴。

学龄前儿童发育的里程碑事件的详细信息见表14.22。以3个月为一个阶段，将学龄前儿童期分为几个阶段，这有助于了解学龄前儿童的发育情况。当评估儿童发育情况时，一旦发现危险信号，一定要引起重视（见表14.23）。儿童早期运动发育迟缓，提示儿童可能患有脑瘫。联合发育与神经检查的有助于作出诊断。孩子超过5岁时，正常发育水平的差异更增加，这是因为孩子向青春期阶段发展，不同儿童发育成熟速度是有差异的。与年龄较小的孩子相比，年龄超过5岁的孩子们之间在掌握的技能方面差异很大。例如，两个运动发育均正常的孩子，一个孩子会游泳，但另一个孩子在学习游泳方面的难度可能就会比较大。可通过学校成绩来评估孩子的学习能力和认知能力。

在实际评估孩子的发育情况时，应该在一个宽敞的房间内进行，且要有适量的玩具，玩具不能太多，因为太多会分散孩子的注意力。孩子的父母或照料者应在场，让孩子有安全感。一个成功的评估取决于你是否能够获得孩子的信任。评估时，学龄前儿童，特别是2岁以上的儿童更容易配合，你可以与这些孩子进行口头交流，激发他们对某些活动（例如积木和绘画）的兴趣。

目前已有评价儿童发育状况的筛查测试，例如丹佛Ⅱ（Denver Ⅱ）。丹佛Ⅱ是一种被广泛使用的测试方法，且需要培训。丹佛Ⅱ是一个有用的监测工具，用于监测发展延迟的儿童或是怀疑有发育迟缓的儿童。丹佛Ⅱ测试分为运动、精细运动/适应、个人/社会和语言技能四个部分，共计125项。在孩子的年龄和技能之间画一条线，如果某个

要点

- 学习障碍和学习困难的意思不完全相同。
- 学习障碍会影响其智商，学习困难不会影响智商。
- 有学习障碍的孩子其学习障碍一般发生在18岁之前。

表 14.22 学前儿童发育的里程碑事件

年龄（月龄）	姿势和动作	精细动作和视觉	听力、语言和交流	社会行为和玩耍
3	在他人帮助下处于坐位时，可以控制头部。被拉起站立时，膝关节弯曲。俯卧位时，可以将头部抬起	双手能互握；伸手抓物品；颈部力量增强，能够固定头部，且能180°转动头部，能抬头和低头；能防御性眨眼	能够根据声音转动头部或眼睛；对熟悉的声音做出反应；别人对他讲话时，孩子会很喜欢	会专注地看照顾者；吃奶会很兴奋；对规律性事情，例如洗澡，很喜欢
6	独坐，不需要依靠其他物品，头部控制良好。站立位时，腿部能够蹦跳。俯卧位时，能够抬头，且在上肢帮助下能够翻身（5～6个月；7～8个月）	抓取物体、递东西；对30 cm范围内的玩具和物品感兴趣，会用双眼看玩具和物品	会顺着耳朵水平上的熟悉声音转动头部。能够发出"啊啊"这类带有元音的声音。高兴时会大笑，生气时会尖叫	喜欢玩耍；开始出现怯生；当吃奶时，会手抓奶瓶或乳房。奶膘开始减少
9	独坐，能够自己调整姿势；能够拉着东西站起来；会滚会爬	喜欢探索和玩玩具；会用食指指东西；对物品持续感兴趣	会顺着较低声音的方向转动头部；会发出"ma-ma，da-da"的声音；别人叫自己的名字时会有反应；能够理解同意和拒绝的意思	有陌生人意识；喜欢玩"偷窥—啵"游戏；喜欢自己用勺子吃饭
12	已经学会爬行；会顺着家具行走；可能会独立行走	会用手紧紧握东西；能够将物品放到容器里；能够指向远处的物体；能够认出熟悉的面孔	能够听出熟悉的声音；模仿成人的声音	会挥手，表示"再见"；会展示物体（例如梳子）如何使用；会尝试穿衣
15	能够独立行走；会爬楼梯	对书籍感兴趣；开始涂鸦；能使用双手	能说6个字的句子；能够理解简单的指令	探索周围环境；希望得到照顾者的关注
18	能够走得非常稳；开始学习跑；能够扶着栏杆爬楼梯	能够翻好几页书；能够搭3个积木	能说6～20个字的句子；能够根据指令做动作（例如穿衣服）；能够指身体部位	对危险没有意识；能够独自玩耍，且能玩得很好，但需要成人陪伴，给予其安全感
24	会跑；能够扶着栏杆两脚一台阶地爬楼梯	可以用拇指、示指和中指捏住铅笔；会简单地翻书；能够搭6～7个积木	能够说50个字和短句子；叫自己名字时，知道是叫自己；喜欢问问题（例如物品的名称）	能够与其他孩子玩；会发脾气；可以很好地自己用勺子吃饭；会尝试说出上卫生间的需求
30	能够从台阶上双脚向下跳；会扔球	认出自己的照片；有自己的优势手；会看插图绘本，并会猜测内容	会说200多个字；会说2～3个字的短句子；知道自己的全名	玩扮演游戏，例如过家家/把娃娃放到床上进行安抚；学会如厕的，进行大小便训练
36	能够两脚交替上楼梯；会攀爬；会蹬三轮车；会举过头顶扔球；会很好地踢球	连线，搭配颜色；用玩具剪刀剪东西	更多结构化句子；会唱几首童谣；会从1数到10	想像玩耍；发脾气次数减少；喜欢同龄人；喜欢帮助成人做家务
48	单足站立时间可持续3～5秒；能够熟练地骑三轮车	描红十字和字母；会搭三层积木；会识别和念出颜色	会说语法正确的句子；知道自己的名字和自己家的地址	有了过去、现在和将来的意识；更加独立；有了自己的想法
60	跳跃；会沿着一条线走路；蹦蹦跳跳地走路	会很熟练地扔球和接球；画图；会很整齐地填充颜色	喜欢玩笑；会正确使用新学词	会独立穿脱衣服；会很好地使用刀叉

表 14.23 发育评估中的一些危险信号

父母 / 照料者的担忧
退步（即孩子最初学到的技能现在又消失了）
没有获得运动技能（例如：4个月时头部控制不佳；9个月不会坐；18个月之前没有用手偏好；18个月时不会走路）
发育不协调（即一个部位的发育与另一个部位的发育不协调）
有发育问题的家族史

技能跨过某个线，就需要进行检测。该测试易于使用和理解，可以获得测试和培训材料，获得地址见本章末尾处的参考文献与拓展阅读。发育的其他测试方法包括增长技能测试表、Griffiths 测试法、Baileys 测试法等，但这些方法都比较耗费时间，且不属于本科的学习范围（见"参考文献与扩展阅读"）。在实际使用这些测试表时，会有一些建议，请参见例 14.11。

提示

评估精细运动时，不要使用体积非常小的物体，因为孩子可能会吞咽这些物体，导致窒息。如果征得家长同意，你可以使用"数百和数千"物体，也可以在钢笔或铅笔末端放置玩具来测试孩子。一开始要看孩子是否能够用手掌握笔，然后查看是否能够握住笔杆，最后看是否能够紧紧抓住玩具。

提示

判断婴儿的运动能力时，首先让孩子处于仰卧位，让孩子进行"360°"动作，也就是说，将孩子拉起，让其处于坐位，然后是站位，之后是俯卧位，最后是仰卧位。在此过程中，你还可以将婴儿置于腹侧悬挂位，以评估孩子的肌张力和头部控制能力（图 14.23）。

例 14.11

问题。 我在儿童神经学和发育检查方面具有很好的理论基础。但是，我在将理论付诸实践方面却有困难。

讨论。 发育评估不容易，特别是评估正在发育陌生人意识的婴儿。观察是对孩子进行发育评估的重要方法，必须从第一眼看到孩子开始就要对孩子进行观察。观察孩子周围，看是否有其他线索，如助听器、行走辅助工具、眼镜、婴儿车或轮椅。在观察孩子玩耍时，你可以和父母 / 看护者进行交谈。你可以蹲下来，处于孩子的眼睛水平，也有助于观察。不要一上来就立即对孩子进行检查，因为这种做法不可避免地会引起孩子烦躁。你尝试用有趣的玩具吸引孩子；可以让孩子的父母也参与到游戏中。一开始的检查项目最好是你认为孩子能够做到的，对孩子具有鼓励作用的技能。一开始就让孩子做一些他们做不到的事情会让他们感到不安，且会产生抵触情绪。一旦发展发育评估顺利开展后，再确定孩子哪些事情无法做到，哪些技能没有发育好。某个特殊领域的发育技能所对应的发育年龄位于那个年龄段和已经获得某种技能的年龄之间。不断地表扬孩子很重要，因为这样做有助于孩子进一步配合你的工作。你可能需要询问家长或看护者，完成部分评估内容，可能还需要与他们交谈获得孩子在家里或学校完成任务的情况，因为不是所有的孩子在其他人面前都会表现良好。

16. 评估听力和视觉

听觉和视觉发育的重要里程碑事件见表 14.21。部分神经发育史和检查包括一些视觉和视觉评估。相关信息可以从父母或照顾者处获得，也可以通过观察获得。

视觉

儿童最常见的视觉障碍是斜视。高达 7% 的儿童可能有斜视问题，有学习障碍的儿童中斜视的比例更高。因此，斜视检查很重要。需要注意的是，3 个月大的孩子在视觉发育过程中会出现间歇性斜视，这是一种正常现象。学生们经常认为斜视考试的难度很大。然而在考试时，如果按照一定的逻辑有序进行，那么经过一段时间练习后，难度会越来越低。

斜视：是什么？

斜视是指两眼不能同时注视目标，两眼的视觉轴不与凝视目标相交。斜视患儿会有复视或视力模糊问题。幼儿时，斜视如果不加以矫正，大脑就会抑制从受累眼得到的图像，且这种作用具有不可逆转性。通俗来讲，这种情况称为懒眼，医学术语称为弱视。

斜视的原因

- 眼的屈光错误（共同性）。这是童年时期最常见的原因。
- 眼肌麻痹（称为非共同性）。对儿童而言这种情况很少见。眼肌麻痹可能是继发于脑神经麻痹、颅内压增高以及 Brown 或 Duane 这类良性综合征。

如何检查

1. **观察**。观察眼睛是否有明显的异常或不对称。检查是否有变形特征。21 体或内眦有赘皮和低宽鼻梁的儿童会给你该儿童有斜视的印象，而事实上没有（这种情况称为假性斜视）。如果经初步观察你就发现了显性斜视，这称为显性斜视。如果受累眼向鼻侧倾斜，这种斜视称为内斜视；如果向远离鼻侧倾斜，这种斜视称为外斜视。还有上斜视和下斜视，但很罕见。

2. **角膜光反射**。如果怀疑孩子患有斜视，但不太确定，观察角膜光反射，这可能会带给你其他线索。将手电筒的光集中在鼻梁上，让孩子看光。应该在两侧瞳孔约中间的位置上看到光反射。如果有不对称，提示可能有斜视。

3. **遮盖试验**。遮盖试验是发现斜视的更加动态的一种方法，可以通过下列方式进行：
   - 单侧遮盖试验（遮盖 / 揭开试验）；可检查显性斜视。
   - 交替遮盖试验。

- **单侧遮盖试验（遮盖 / 揭开试验）**。用于检查显性斜视。可通过要求孩子盯住对象 / 图片来进行。为了评估成功，选择的图片应该是适合孩子且孩子感兴趣的，2 岁以上的孩子就可以进行这种试验。用封堵器或手遮挡正常（至少 5 秒）后，受累眼注视一个物体（只要没有眼肌麻痹，即非共同性斜视），这种斜视就是显性斜视。注视物体，如果眼睛向外移动，这种斜视为内斜视；如果眼睛向中间移动，这种斜视为外斜视。也就是说，眼的移动方向与斜视的方向相反。为了确定起见，至少应重复试验三次。如果将受累眼用封堵器遮挡住，另外一只眼不需要移动就可以注视物体，因为这只眼就是发挥主要作用的眼。

- **交替遮盖试验**。这种试验方法用来检查隐性斜视。该试验方法与上一个试验方法相似，但封堵器使用的方式不同。在观察、光反射或单侧遮盖试验后，都没有发现显性斜视，眼睛最初为对称状态。用封堵器遮住一只眼 1 ～ 2 秒后，迅速移动到另外一只眼上进行遮堵（在双眼发生聚焦之前）。这种快速移动会导致两只眼的功能分离，被遮盖的眼将处于休息或"斜视"状态，当移开封堵器时，眼睛恢复注视。如果眼睛需要通过明显移动才能注视物体，这提示孩子可能有隐性斜视。在这种情况下，注视物体时，如果眼睛向外移动，这种斜视称为内隐性斜视；如果眼睛向中间移动，这种斜视称为外隐性斜视。在检查过程中没有发生补偿性运动，提示可能没有表现出隐性斜视。这并不意味着孩子没有斜视，因为他们的斜视可能是间歇性的，只有当孩子疲惫时才会变得明显，这种斜视称为失代偿性斜视。因此，隐性斜视可能会失代偿发展为间歇性斜视，进一步失代偿发展为显性斜视。第一个例子中的斜视儿童应该去斜视校正医师那里就诊，必要时，转诊给眼科医生做全面眼部评估。

其他眼部检查

- **眼球运动**。让小孩子的眼睛随着灯光或玩具移动（就像脑神经检查中那样）。
- **视力**。对年龄较大的孩子可以用对数视力表进行视力检查；对于年龄较小的孩子，可以用图片进行检查，两只眼分别进行。
- **眼底镜**。检查是否有红光反射（redreflex），如果可能，为孩子做眼底镜检查。年龄较小的孩子做眼底镜检查比较困难。

听力

最初听力检查是在新生儿期进行（见"新生儿检查"）。传导性耳聋继发于"胶耳"[渗出性中耳炎（otitis media with effusion，OME）]，

且很常见，高达 50% 的学龄期儿童都会有传导性耳聋。持续性 OME 会影响孩子的学习、语言习得和行为。对有些孩子需要采取措施。每 1000 名儿童中会有 1 ～ 2 名发生感觉神经性耳聋（sensorineural hearing loss，SNHL）。感觉神经性聋的危险因素见表 14.24。

一般发生于婴儿后期和儿童期，通常是父母首先发现。如果父母对孩子的听力有担忧，特别是发现耳部或面部可能有异常，应该进行全面检查。还应进行正式的听力评估。每个孩子在 8 个月时都会做注意力分散

表 14.24　感觉神经性耳聋的危险因素

早产 / 低体重儿
家族史
耳和颅面畸形
先天性感染（如 CMV、弓形虫病、风疹）
耳毒性药物（如庆大霉素）
遗传综合征（如 21 三体）
儿童感染（例如脑膜炎、腮腺炎、麻疹）

CMV：巨细胞病毒（cytomegalovirus）

要点

- 有两种类型的斜视，即共同性（非麻痹性）和非共同性（麻痹性）斜视。
- 共同性斜视最为常见，通常是屈光不正引起的。
- 共同性斜视可能向中间聚集（受累眼向内转动：内斜视），也有可能是向外发散（受累眼向外转动：外斜视）。非共同性斜视可能继发于脑神经麻痹、颅内压升高或是良性综合征的症状，在儿童中很少见。
- 记住"tropias"是指显性斜视，而"'phorias"是指隐性斜视。

试验，但这个试验的准确性不是很高，因为，该试验不再是儿童监测中的常规检查项目。听力发育中的里程碑事件见表 14.22。

17. 耳鼻喉评估

一般要把耳鼻喉检查项目放在最后，因为该检查最让孩子难受。耳鼻喉检查很重要，因为它可以为孩子发热的原因提供线索，有助于采取进一步措施，有时耳鼻喉检查这个比较痛苦的检查是必查项目。让家长明白你给他们的指示，因为家长要以正确的姿势抱孩子。图 14.10 展示了正确姿势。然后，用耳镜检查耳道和鼓膜，查看是否有中耳炎、异物或耳屎，同样检查另一侧耳部。接下来，家长将孩子放在膝上，面向医生。让家长用一只手臂抱住孩子，另一只手放在孩子头上（图 14.11）。轻轻用压舌器打开孩子的口腔，检查孩子的牙列和口咽。仔细观察扁桃体，查看是否有脓或渗出液。

18. 感谢儿童和家长

有时当你分析你的检查发现时，可能会忘记这个步骤。

19. 洗手

这个步骤也容易忘记。

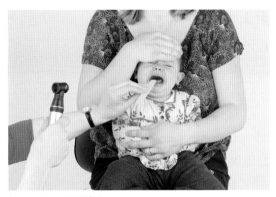

图 14.11　口咽检查

新生儿检查

新生儿检查对于家长和孩子来讲可能是与医生的第一次接触，因此，缓解家长的焦虑非常有用。这也为早期发现先天异常提供了良好机会。新生儿检查通常是在婴儿出院前由训练有素的卫生专业人员在医院进行。这次检查结束后，下一次检查是在孩子出生后的 6～8 周进行，通常是在家庭医生的手术室进行。重要的是要将新生儿检查的详细情况记录在婴儿记录和儿童健康记录中，包括随访的详细情况。

要点

- 你要采用系统性方法进行检查。
- 首先要与孩子建立良好的关系，取得孩子的信任。
- 不要忘记在检查过程中家长对孩子的支持作用。
- 将让孩子感到不适的检查放在最后。
- 在每个系统检查完毕后，根据孩子生长曲线图判断孩子的发育情况。
- 检查前后均要洗手。
- 在病床边不断提高自己的临床技能，要不断地练习。

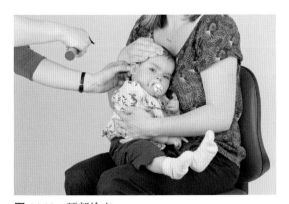

图 14.10　耳部检查

新生儿检查的目的

1. 评价孩子的整体健康状况：

- 喂养情况；
- 胎便；
- 尿液；
- 体重／头围。

2. 提供与家长交谈的机会：

- 缓解焦虑；
- 解决家长关心的问题。

3. 发现明显的先天性异常

在新生儿检查中可能无法发现的一些疾病包括：

- **先天性心脏病**。有些先天性心脏病与动脉导管未闭有关，例如：左心发育不良（hypoplastic left heart）、肺动脉瓣闭锁影响全身循环或肺循环。动脉导管通常在出生后几天内关闭，动脉导管关闭后，这些疾病会变得更加明显。在出生几天后，主动脉缩窄的症状也会表现出来。
- **先天性代谢缺陷**。通常会在后期才会出现（代谢物累积需要时间）。

父母需要意识到这一点，如果他们怀疑孩子可能有这方面的问题，应该询问医生，及时就诊。

理想条件下，新生儿检查应该在父母双方在场的情况下进行。重要的是，要进行自我介绍和明确说明新生儿检查的目的。在检查之前，做好手部卫生的预防工作。

新生儿检查与成人检查有很大不同，甚至与年龄较大孩子的检查也有很大不同，因为新生儿检查必须根据每一个婴儿的具体情况和情绪作出调整。如果婴儿安静，最好先听诊心音，将会给婴儿带来不适的检查项目（臀部、眼部）放到最后。你必须向孩子父母解释你将为孩子做哪些检查，并说明根据孩子的安静情况，在不同的时间点进行检查。如果你对你的检查发现有疑问，一定要向你的上级医生征求意见，因为有些发现可能并不是很清楚。

提示

- 确保孩子处于温暖环境。
- 确保在做检查时，你的手是温暖且干净的。
- 如果孩子烦躁不安，给孩子喂食。

从自我介绍开始，然后观察一下父母是否特别担心孩子。在检查之前，要先说一说孩子如何喂养以及喂养的充分性这些普通话题。然后和家长确认合适的检查时间。新生儿排出的胎粪为深绿色，这是正常现象。新生儿一般在出生后24小时内就会排出胎粪（meconium），大多数新生儿在出生后的4～48小时排尿。胎粪排出延迟可能与肠道异常有关，如先天无神经节性巨结肠症、胎粪性肠梗阻。排尿延迟或是排尿不佳，特别是男婴，可能与尿路阻塞有关，例如后尿道瓣膜（posterior urethral valves）的存在。

新生儿每天的睡眠时间为16～18小时，有些父母可能会因为婴儿的睡眠时间而感到焦虑。

准备好检查所需要的物品

- 听诊器
- 检眼镜
- 皮尺
- 专门的生长曲线图
- 光源
- 手套

新生儿检查

检查从观察婴儿开始，特别是观察手脚

的整体屈伸状况和活动情况。正常的新生儿清醒时，四肢的屈伸程度会增加，且四肢活动时对称（图14.12）。婴儿过度乏力通常意味着婴儿可能患有某种全身性疾病（如感染、低血糖）或神经肌肉方面的疾病。接下来是将婴儿的衣服全部脱去，但要注意保暖（用毯子为婴儿保暖）。尿布弄脏几乎不可避免，换尿布可能是新生儿实习医生需要学会的一项基本技能！

记录婴儿的体重和头围，并根据合适的生长曲线图（性别、妊娠情况等）来判断婴儿的发育情况。该检查很重要，因为这有助于早期发现生长迟缓问题（表14.25）。婴儿体重小于10百分位数时，称为"小于胎龄（small for gestational age，SGA）"，这提示婴儿可能有发育迟缓问题。如果婴儿体重大于90百分位数，称为"大于胎龄（large for gestational age，LGA）"，可能与产妇糖尿病有关（表14.26）。

头围测量

用软尺测量头围。测量的是枕额头围，这种测量方法能够将颅骨上最突出的点也包括在内。理想情况下，头围应该测量三次，应将最大测量值作为婴儿的头围值（图14.13）。头围小于平均值的3个标准着称为小头畸形（2百分位数）；头围大于91百分位数称为大头畸形（表14.26）。

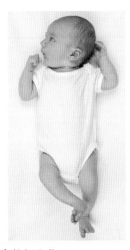

图 14.12 正常的新生儿

表 14.25 导致发育障碍的原因

宫内生长迟缓（intrauterine growth retardation, IUGR）
子宫胎盘功能不全
母亲吸烟
先天性感染
染色体疾病
大于胎龄（LGA）
糖尿病产妇
体质因素
Beckwith-Weidemann 综合征和其他综合征

表 14.26 导致头围异常的原因

小头畸形
先天性感染
染色体疾病
胎儿酒精综合征（fetal alcohol syndrome）
家族性小头畸形
大头畸形
脑水肿
积水性无脑畸形
硬膜下血肿

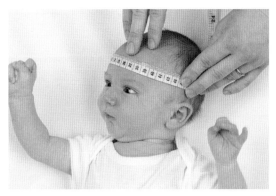

图 14.13 头围测量

　　头部检查应包括前囟触诊，囟门是指位于前额上方的颅骨的膜性部分，大小通常约（4×4）cm。前囟较大与某些染色体异常疾病有关，如21三体或脑积水。胎头水肿（caput succedaneum）在新生儿中较为常见，是分娩时发生了创伤，导致皮下组织水肿和肿胀。胎头水肿一般在出生几天后自行消退，不需要治疗。头颅血肿是头皮处骨膜下血肿，具有波动性，缝合会导致这种血肿，一般几周后就会消失（图14.14）。查看孩子出生时是否有损伤，孩子出生时器械的使用可能会导致头皮和面部瘀伤。

皮肤

　　查看皮肤颜色，尤其是是否有苍白或黄疸。大约60%的足月儿都会出现黄疸，是肝未发育成熟所致。通常在出生后一周内就会消退。如果在新生儿出生后的一天内就出现黄疸，或是黄疸持续时间超过14天，需要做进一步评估，排除可能原因。新生儿身上会出现大量的皮疹，大部分是生理性的，无需任何治疗就会消退（表14.27和图14.15）。

面部

　　查看面部是否有明显的瘀伤或其他痕

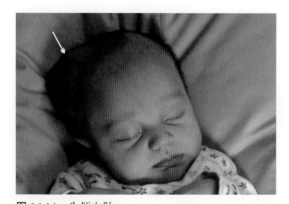

图 14.14　头颅血肿

表 14.27　新生儿常见的皮肤病

疾病	分布	颜色	措施
毒性红斑	躯干 / 四肢	红色	安抚家长情绪，使其放心
胎斑	背部 / 骶部	青紫色	无需采取措施
毛细血管扩张斑	面部	红色	安抚家长情绪，使其放心
深红色胎痣	面部	红色 / 青紫色	*r/o 颅颜面血管瘤综合征等这类疾病
粟粒疹	鼻部	黄色	安抚家长情绪，使其放心
脓疱	任何部位	黄色	抗生素

* r/o：排除（rule out）

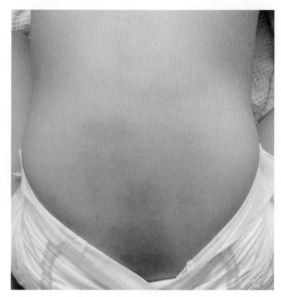

图 14.15　青紫色胎斑

迹。检查婴儿的面部特征很重要；如果面部看起来不正常，要查看父母双方的面部特征，以免这些面部特征是遗传的。21三体（唐氏综合征）常见的畸形特征见表14.28。另见例14.14。

　　查看面部是否有胎记（痣 / 血管瘤）。面部有深红色胎痣，尤其是当该痣只在一侧面部出现，需要进行评估，以排除颅颜面血管

表 **14.28** 21 三体（唐氏综合征）常见的畸形特征

扁平枕骨（短头畸形）

低位耳

眼睛向上倾斜 / 向下倾斜

内眦赘皮

眼距过宽（宽鼻桥）

凹陷鼻

小颌畸形

舌突出

畸形足（club foot）

颈后皮肤松弛

单掌褶

指短粗

手指弯曲变形（见正文）

肌张力低

蹬趾与第二趾指间距大

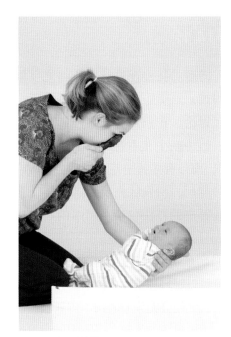

图 **14.16** 红光反射检查

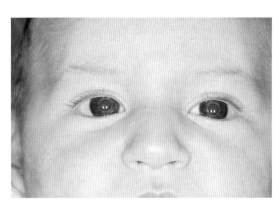

图 **14.17** 红光反射

瘤综合征。颅颜面血管瘤综合征与可能导致癫痫发作的脑内血管瘤有关。

眼部

因为新生儿刚出生时，本质上畏光，所以眼部检查就比较困难。在柔和的灯光下观察新生儿双眼，因为在这种环境下，婴儿会睁开眼睛。不要强行拉开眼睑，让婴儿睁眼，因为这样做会引起婴儿不适，不利于检查。

提示

轻轻摇头有助于让新生儿睁开眼睛。

观察双眼是否有不对称。眼睛向上或向下倾斜都是其他畸形的重要特征，可以为诊断提供线索。红光反射检查对于排除先天性白内障或肿瘤是至关重要的，将光照射在眼睛上，查看是否有红光（你在未经校正的照片中看人们的面部时，可以看到与邪恶的红眼睛类似的眼，见图 14.16 和图 14.17，例 14.12）。

上颚

上颚检查很重要，查看是否有腭裂（图14.18）。重要的是，在检查栅格时，既要**观察**，也有**感觉**，因为腭黏膜下裂仅通过观察，很难将其诊断出来。

耳部

检查双耳是否有耳前凹、皮垂。低位耳是一种常见的畸形特征，如果有其他特征存在，提示患者可能患有一种综合征。

例14.12

问题。 我发现进行婴儿红光反射检查很难，尤其是当婴儿哭的时候。

讨论。 我们预想到婴儿红光反射检查，因为新生儿本身就会有生理性"畏光"，而且有些新生儿出生后会有眼睑水肿。然而，引发红光反射这一体征很重要。解决的办法包括在黑暗的房间中做红光反射检查；如果孩子哭闹，可以在他们吃东西时检查。当婴儿颈部有支撑时，可以轻轻摇摇婴儿的头部，引发迷路反射，促使婴儿睁开眼睛。皮肤黝黑的婴儿，由于黑色脉络膜，不一定能激发红光反射。然而，如果视网膜血管清晰显示，意味着中膜正常，没有病理性阻塞。

颈部

检查颈部是否有凹陷、肿胀或畸形。颈部常见肿胀包括囊状水瘤、鳃裂囊肿和胸锁乳突瘤。

呼吸系统检查

测量呼吸频率（表14.29），查看新生儿是否有过度呼吸的体征，包括呼吸困难、鼻炎、肋下或肋间下陷和咕啾声。这些体征的存在提示需要对该新生儿进行紧急评估和干预。

心血管检查

听诊胸部是否有心音和杂音。在新生儿时期，心肺发生适应性变化，杂音很常见。检查股动脉搏动是心血管检查的一个重要方面。用你双手的两个大拇指同时评估两侧股动脉搏动量。如果两侧股动脉搏动不对称或是缺失，提示新生儿可能患有主动脉缩窄，需要通过超声心动图来进行进一步评估，尤其是当婴儿的整体健康状况不好时。用常规的检查方法很难发现先天性心脏病，目前常规使用脉搏血氧饱和度仪来测定异常导管后氧饱和度（下肢），且这种方法越来越广泛地用于检测先天性心脏病。在新生儿中，血压测量不是一项常规的检查，但是如果怀疑新生儿可能患有先天性心脏病或是健康状况不好时，需要进行血压测量。

腹部检查

检查腹部是否有肿块、肿胀或器官肿大。在新生儿可能有时会触诊到肝、脾和肾。检查脐带周围是否有分泌物、发红或硬结。脐

表14.29 新生儿生命体征正常值

心率	120～160/分
呼吸频率	40～60/分
血压	70/40 mmHg

(a)

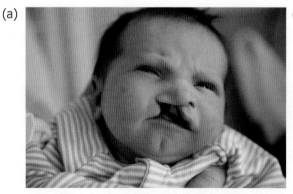

(b)

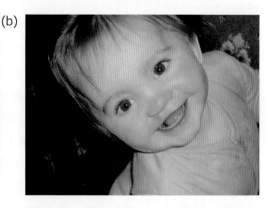

图14.18 腭裂：（a）手术前；（b）手术后

带肉芽肿比较常见，脐带肉芽肿是脐带残留脱落后，脐部肉芽组织过度增生所致。如果肉芽肿持续数周或是很大，则需要进行治疗。

对于男婴来讲，需要触诊其两个睾丸并检查它们是否位于阴囊内。阴囊异常肿胀包括腹股沟疝或积液，见例 14.13。检查尿道口，确保没有尿道下裂（尿道口位于阴茎干的下表面）。如果有尿道下裂，应将新生儿转诊到泌尿科，可能需要通过手术进行矫正。有些地方有包皮环切的文化传统，建议父母不要给孩子做这样的手术。

例 14.13

问题。 在为新生男婴做检查时，我发现很难判断睾丸是否已经下降，是否遗漏了其他诊断，如阴囊积水或腹股沟疝。

讨论。 足月出生的孩子，双侧睾丸应该已经下降。你可能需要将双侧睾丸向下挤，因为睾丸可能会回缩。如果触诊没有发现睾丸或是只发现一个睾丸，需要将婴儿转诊到儿科。如果观察或是触诊发现阴囊有肿胀，这可能是阴囊积水或腹股沟疝。事实上，阴囊积水或腹股沟疝具有相同的病因。在胎儿时期，随着睾丸下降，鞘状突（processus vaginalis，PV）应该逐渐消失；但是，如果鞘状突遗留了一个小直径的突状物，液体就会积聚，引起阴囊积水。如果鞘状突持续存在，且直径比较大，腹部内容物就会通过鞘状突，形成腹股沟斜疝。因此，检查时你一定不要遗漏肿胀方面的检查。具有透光性的肿胀（即笔式手电筒照到阴囊表面，可以透过一部分光）更有可能是阴囊积水。

四肢

检查上肢和下肢，查看是否有明显的分娩损伤。检查所有肢体的肌张力和动作，并检查手指和脚趾的个数。

双上肢

检查锁骨，查看是否有骨折或断裂。欧勃麻痹（Erb's palsy）通常是分娩时牵拉导致臂丛神经损伤所致。新生儿的受累手臂发生掌向下或向后转动，手指一直为伸开状态。如果发现新生儿有臂丛神经损伤，需要转诊给理疗师进行治疗，通常预后良好（图 14.19）。

单掌褶

单掌褶（single palmar crease）又称为猿线（simian crease），与一些综合征有关，特别是唐氏综合征。小指内弯是指小指向其他手指的方向弯曲，这也与唐氏综合征有关。

双下肢

检查双下肢褶痕、肌张力是否对称。内翻足（talipes）是指足向踝关节处弯曲的一

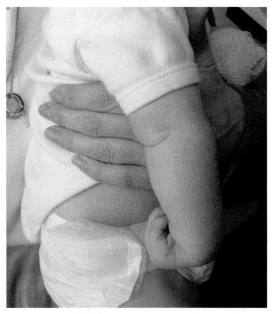

图 14.19 欧勃麻痹

种疾病（"talus"是拉丁文，指脚踝，"pes"也是拉丁文，指足），见图14.20。有时你会看到内翻足完整的说法——马蹄内翻足（talipes equinovarus），其旧术语为club foot。畸形有多种形式，可以是体位性畸形。检查发现内翻足需要转诊给理疗师进行治疗。一般要排除脊髓异常、相关髋关节脱位、双侧内翻足中神经/神经肌肉问题。

髋关节检查

髋关节检查是新生儿检查中的重要组成部分。检查时，婴儿需要平躺，充分暴露髋关节。向父母解释髋关节检查的内容，因为该检查项目会让孩子感到不适。髋关节检查的目的在于发现髋关节发育不良（developmental dysplasia of the hip，DDH），这种髋关节异常会导致脱位（导致髋关节发育不良的危险因素见表14.30）。首先检查双下肢的长度是否一致，以及皮肤皱纹是否不对称。髋关节检查有两个检查项目：

Ortolani 试验（Ortolani's test）（还原）

该检查是为了检测髋关节是否已经脱位。

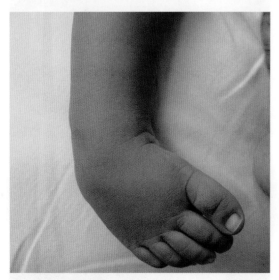

图 14.20　马蹄内翻足

表 **14.30**　导致髋关节发育不良（DDH）的危险因素

女婴
后肢先产
DDH 家族史
神经/神经肌肉疾病

通常一次检查一个髋关节。检查时，婴儿是仰卧位，膝关节屈曲90°。将中指放到婴儿的大转子上，拇指放在小转子上，握住大腿。抬高大腿的同时，轻轻外展。这样使得股骨头从后位转到对面的髋臼。关节脱臼时，股骨头向前移动，会产生"嘎吱声"（图14.21）。

Barlow 试验（脱位）

该检查是为了检测髋关节是否容易脱位。一只手的拇指向前放在耻骨联合处，其他手指向后放在尾骨上，将骨盆固定住，另外一只手用同样的方式固定骨盆，操作方法与Ortolani试验一样，然后将大腿轻轻向下拉动，向内收。当股骨头向髋臼的后唇处滑行时，可触诊到脱位。如果怀疑新生儿患有DDH，需要进行髋关节超声检查，征求骨科医生的意见。即使髋关节没有关节响动的沉闷音，关节的"滴答"声提示需要做超声对髋关节进行评估，尤其是当新生儿有表14.30中所列的危险因素时。

神经系统检查

新生儿的神经系统检查包括肌张力和姿势评估。正常的足月新生儿会有屈曲姿势，他们的运动充满活力。婴儿肌肉松软时，为低张力状态，大腿外展为"青蛙腿样"姿势。腹侧悬吊时，即新生儿处于腹部朝下的姿势，一只手放在新生儿腹部下，另一只手放在其背部（图14.22），新生儿正常时，颈部的伸肌会表现出一定的肌张力。肌张力低的新生儿其颈部伸肌的肌张力也比较低，全身低肌张力状

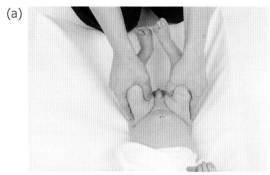

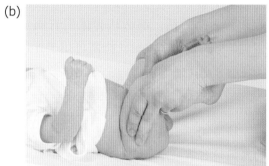

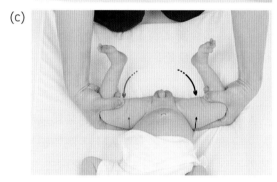

图 14.21 Ortolani 试验：（**a**）开始姿势；（**b**）开始姿势，侧面图；（**c**）最后姿势

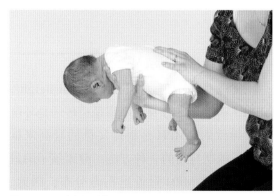

图 14.22 腹侧悬吊

态使新生儿呈现一种 C 姿势。新生儿常见的反射包括莫罗反射、吸吮反射和抓取反射。

莫罗反射（Moro reflex）

莫罗反射的引发方法是将一只手放在婴儿的肩膀下方，另一只手放在头部，然后轻轻但突然地让头部下降几厘米。一个完整的反应包括突然的外展和伸臂，然后内收和屈曲（图 14.23）。莫罗反射不对称，提示婴儿可能有臂丛神经麻痹或产伤。如果新生儿没有莫罗反射，提示新生儿的整体健康状况不好或是有神经肌肉 / 神经问题。手掌和足底抓握反射的引发方法是对手掌和足底施加压力后，手指或脚趾就会产生屈曲动作。

新生儿筛查

所有新生儿在出生时都要进行听力筛查，如果发现异常，需要进行随访，进行诱发反应听力测定。英国全国筛查委员会（UK National Screening Committee）建议英国所有婴儿需要进行筛查的项目包括：苯丙酮尿症（phenylketonuria，PKU）、先天性甲状腺功能减退（congenital hypothyroidism，CHT）、镰状细胞疾病（sickle cell disorders，SCD）、囊性纤维化（cystic fibrosis，CF）以及中链酰基辅酶 A 脱氢酶缺乏症（medium-chain acyl-CoA dehydrogenase deficiency，MCADD）。这些筛查项目通常在出生 5 ～ 7 天后，从脚后跟取血进行检查。

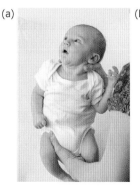
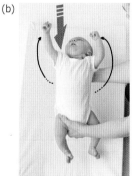

图 14.23 莫罗反射：（**a**）开始姿势；（**b**）显示外展和手臂外伸动作

例 14.14

问题。我不是很确定新生儿是否有畸形，我该怎么做？

讨论。对于刚入行的人来讲，确定新生儿是否有畸形确实比较有困难，且这种困难对于刚入行的人很常见，因为婴儿刚出生后，长相会有很大差异。观察孩子的父母很重要，因为新生儿会与父母有着惊人的相似之处。从病史资料中也有可能发现重要线索——母亲的年龄（母亲年龄较大时，生下唐氏综合征患儿的风险较高）、产前检查异常（颈项皮肤厚度增加、肾异常、心脏异常、发育迟缓）以及遗传病家族史。婴儿出生后不久很难确定临床特征，因为许多婴儿在分娩时脸部和头皮都有擦伤/肿胀。建议过一段时间等擦伤/肿胀消退后，再进行检查。喂养困难、过度松弛（肌张力降低）和宫内发育迟缓的存在，提示婴儿出生后很可能有问题。当怀疑可能有畸形时，有必要进行进一步检查。助产士和新生儿护士在处理婴儿方面非常有经验，会在鉴别正常与畸形方面提供帮助。

青春期检查

孩子从青春期到成人这一阶段往往会对自己的身体感到难为情，所以安慰、感同身受以及专业性在减少检查过程中的尴尬很重要。在检查前，一般要征得孩子的同意（至少是口头同意）。正常的青春期孩子一般都能够自己表示是否同意检查（和治疗），且应该尊重他们的意见。

孩子一般是指未满18周岁的未成年人。然而，法律上，16岁以上和未满16岁的未成年人的同意能力是不同的。如果孩子是16、17岁，法律上认为孩子有做出是否同意检查的权利能力。如果16、17岁的孩子不具有同意能力，监护人有义务为孩子做出决定（但是应该让孩子尽可能多的参与）。

一般认为未满16岁的孩子在法律上没有是否同意检查的权利能力。然而，未满16岁的孩子如果有对检查过程"足够的理解能力和智力"的话，那么认为他们有同意能力。Gillick能力和Fraser指南可用于评估孩子理解和做决定的能力。

提示

检查时，让家长陪同或是在一个单独的房间进行有助于减少检查过程中的尴尬情况。另外，同伴、亲属或朋友在场也会让孩子放心。在检查之前了解孩子的喜好。同性检查能够减少尴尬。

为青春期孩子做检查时，一般需要第三人在场。这第三人不是患者的亲属或看护人，应该是另外一名专业人士（例如护士或另外一名医生）。如果进行全身检查，有些部位需要暴露时（例如女性胸部），有第三人在场比较合适。

生长发育

父母身高中值法

父母身高中值法（midparental height，MPH）有助于区分身高障碍是遗传还是环境因素导致的。MPH是根据父母的身高来推测孩子预期身高的一种方法。健康孩子的最终身高是在MPH附近呈正态分布，因此，MPH能够减少不必要的检查。如果父母身高差异很大，MPH的可靠性下降。

男性和女性的平均身高差距为14cm，

所以在女孩身高预测值为父亲身高减去 14 cm，男孩身高预测值为母亲身高加 14 cm。做预期身高的校正时，女性为 MPH±8.5 cm，男性为 MPH±10cm，分别代表 MPH 的 2 百分位数和 98 百分位数（表 14.31）。

身高速率

身高速率是指孩子身高增长的速度，一般是计算 6 ～ 12 个月期间身高增长情况。可以根据身高速度图来判断正常与否，如果超过一定的百分位数，需要做进一步检查。

青春期分期

青春期会发生一系列的事件，分期对于评估很重要，有助于确定孩子的发育和身高增长的最高速度是否在正常范围内。坦纳分期是最常用的分期方法（图 14.25）。

儿童期生长发育分期

孩子的坦纳分期可分为 3 期——婴儿期、儿童期和青春期——虽然三个分期的机制有些差异，但是这三个分期是连续的。在婴儿期，主要评价的是甲状腺是否正常、是否有足够的感情支持以及营养状况。一开始为线性生长，且生长速度较快，在出生后 12 个月内，身高大约增加 25 cm，虽然在这个阶段生长速率（身高速率）明显下降。儿童生长期大约从出生后 6 个月开始，但主要是

从 3 岁开始，主要受生长激素的影响，虽然正常的甲状腺功能是正常生长发育的必要条件。这个阶段身高增长速度为 4 ～ 8 cm/ 年，且男性和女性在这个阶段身高体重的增长速度没有差别，生长增长速度是缓慢下降的，直至青春期。

在青春期，性腺分泌导致男性体内雄激素和女性体内雌激素增加，导致生长发育快速增加。这是下丘脑-垂体-性腺轴激活的结果，导致生长激素分泌显著增加。在女性，青春期生长发育加速与青春期开始是同步的，此时乳房开始发育，比男性早 2 年左右。身高增长最快时，增长速度达大约 8 cm/ 年，且是在 12 岁这一年增长最快。因此，身高增长高峰期后的月经初潮代表身高增长速度下降，月经初潮后一年身高的平均增长速度为 5 cm/ 年。英国女性月经初潮的平均年龄为 12.9 岁。青春期男性快速生长发育时，睾丸体积达到 10 ～ 12 ml，此时就是男性的青春期。当男性睾丸体积达到 12 ～ 15 ml 时（约 14 岁），身高增长速度达到峰值，约为 10 cm/ 年，男性与女性在成人后，身高平均差异为 13 ～ 13.5 cm。

十进制年和身高增长速度

将时间年用十进制表示，可以使计算更容易、更准确，尤其是计算身高增长速度时。一天为一年的 1/365。临床生长图表用十进制年表示。

临床上计算孩子的十进制年龄的方法为，如果孩子就诊日期为 2013 年 10 月 20 日（十进制就诊日期为 2013.800），出生日期为 2001 年 3 月 12 日（十进制出生日期为 2001.192），十进制就诊日期（2013.800）减去十进制出生日期（2001.192）为孩子十进制年龄（表 14.24）。

表 14.31 父母身高中值法（MPH）计算女孩身高的方法

母亲身高（mother's height，MH）= 156 cm
父亲身高（Father's height，FH）= 185 cm
MPH =（MH + FH）/2 － 7
=（156 + 185）/2 － 7
= 164 cm
身高范围 = 164 cm±8.5 cm

十进制年计算

	1	2	3	4	5	6	7	8	9	10	11	12	13	14	15	16	17	18	19	20	21	22	23	24	25	26	27	28	29	30	31
JAN	000	003	005	008	011	014	016	019	022	025	027	030	033	036	038	041	044	047	049	052	055	058	060	063	066	068	071	074	077	079	082
FEB	085	088	090	093	096	099	101	104	107	110	112	115	118	121	123	126	129	132	134	137	140	142	145	148	151	153	156	159			
MAR	162	164	167	170	173	175	178	181	184	186	189	(192)	195	197	200	203	205	208	211	214	216	219	222	225	227	230	233	236	238	241	244
APR	247	249	252	255	258	260	263	266	268	271	274	277	279	282	285	288	290	293	296	299	301	304	307	310	312	315	318	321	323	326	
MAY	329	332	334	337	340	342	345	348	351	353	356	359	362	364	367	370	373	375	378	381	384	386	389	392	395	397	400	403	405	408	411
JUN	414	416	419	422	425	427	430	433	436	438	441	444	447	449	452	455	458	460	463	466	468	471	474	477	479	482	485	488	490	493	
JUL	496	499	501	504	507	510	512	515	518	521	523	526	529	532	534	537	540	542	545	548	551	553	556	559	562	564	567	570	573	575	578
AUG	581	584	586	589	592	595	597	600	603	605	608	611	614	616	619	622	625	627	630	633	636	638	641	644	647	649	652	655	658	660	663
SEPT	666	668	671	674	677	679	682	685	688	690	693	696	699	701	704	707	710	712	715	718	721	723	726	729	731	734	737	740	742	745	
OCT	748	751	753	756	759	762	764	767	770	773	775	778	781	784	786	789	792	795	797	(800)	803	805	808	811	814	816	819	822	825	827	830
NOV	833	836	838	841	844	847	849	852	855	858	860	863	866	868	871	874	877	879	882	885	888	890	893	896	899	901	904	907	910	912	
DEC	915	918	921	923	926	929	932	934	937	940	942	945	948	951	953	956	959	962	962	967	970	973	975	978	981	984	986	989	992	995	997

图14.24　十进制年计算表

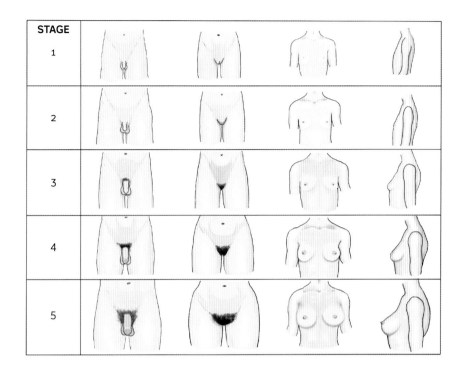

要点

男性

生殖系统发育（genital development，G）
阶段 1　青春期前期——睾丸、阴囊和阴茎的大小和童年时期类似
阶段 2　阴囊和睾丸增大。阴囊皮肤变红
阶段 3　阴茎增大；首先是长度增加
阶段 4　随着阴茎长度的增加，阴茎宽度和龟头也在发育。睾丸和阴囊也增大
阶段 5　生殖器的大小和形状与成人一样

阴毛（pubic hair，P）：
阶段 1　无阴毛
阶段 2　阴毛较长、色浅、细、分布稀疏，主要位于阴茎基部
阶段 3　阴毛色泽加深、变粗、更卷、分布更致密，位于耻骨联合处
阶段 4　阴毛近似成年男子外观，但要小得多，且大腿内侧没有阴毛分布
阶段 5　质量与外观与成人相似

女性

乳房发育（breast development，B）：
阶段 1　青春期前，只有乳头突出
阶段 2　蓓蕾期；乳房和乳头轻微丘形隆起
阶段 3　乳房进一步增大，乳晕无明显轮廓
阶段 4　乳晕和乳头继续增大，并在乳房上方形成第二个丘形隆起
阶段 5　乳晕退行性变，只有一个乳头隆起

阴毛（pubic hair，P）
阶段 1　无阴毛
阶段 2　阴毛较长、色浅、细、分布稀疏，主要位于阴唇处
阶段 3　阴毛色泽加深、变粗、变弯曲，稀疏地分布在耻骨联合处
阶段 4　阴毛与成人女性外观相似，但要小得多，大腿内侧没有分布
阶段 5　质量与外观与成人相似。

图 14.25　Tanner 分期

$$1997.192 - 2009.800 = 11.608 \text{ 年}$$

身高增长速度为身高差（cm）除以时间差（十进制年）。

骨龄

骨龄是用左侧腕骨和手部的 X 线检查评估发育中孩子骨骼的发育成熟情况。只有腿部长骨和椎骨的骺闭合后，身高才停止生长。因此，骨骼成熟程度是评估生长发育程度的良好指标。与孩子的年龄相比的骨龄延迟意味着孩子还会继续生长发育的可能性很大，而骨龄提前与之相反。

青春期

正常的青春期发育会有一系列的事件按照一定的顺序发生，虽然个体之间在开始和结束的时间方面有很大的差异性。在女孩中，青春期首先发育的是乳房，出现乳房隆起，生长速度高峰出现在 B 2-3（图 14.25）。月经初潮发生在青春期结束时，伴随着生长速度的明显减慢。在男孩中，青春期首先发育的是睾丸，体积从 4 ml 增大到 4 ml 以上，虽然睾丸体积达到 6～10 ml 时，生长速度会下降。

为了正确评估孩子的青春期发育阶段（表 14.32），使用 Tanner 标准很重要，在临床生长图表（图 14.25）和男孩普拉德睾丸测量器（图 14.26）中都会用到。女孩青春期分期评估项目包括乳房（breast，B）、阴

表 14.32　青春期发育的临床评估

青春期发育的临床评估
青春期身高体重图
计算父母身高中值和预期身高范围（cm）
根据十进制年计算身高增长速度
用坦纳标准 ± 睾丸测量计评估青春期阶段
左侧手腕和手部通过 X 线来进行骨龄测定

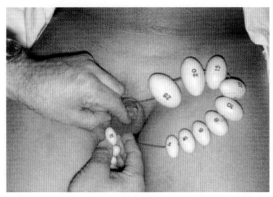

图 14.26　普拉德睾丸测量器

毛（pubic hair，P）和腋毛（axillary hair，A）；男孩青春期分期评估项目除了阴毛和腋毛外，还包括生殖系统发育和睾丸体积（genital development and testicular volume，G）。阴茎长度是从阴茎底部到龟头的长度，在排除性腺功能低下方面很有用，尤其是对于肥胖男孩，因为阴茎上脂肪垫挤压得比较致密时，会使阴茎大小看起来正常。

在女孩中，使用盆腔超声来评价子宫形状、大小和子宫内膜回声，能够提供雌激素效应方面的信息，是进行青春期评估的有用技术。如果在青春期评价的诊断方面还有不确定之处，可以进行生化检查。

性早熟与性发育延迟

性早熟

性早熟是一个通用术语，意思是性发育提前，既可以指真正的中枢性早熟（true central precocious puberty，TCPP）（是指下丘脑异常提前激活，使得青春期提前发生），也可以指假性性早熟（是性激素异常分泌引起，与下丘脑-垂体轴无关）。在英国，TCPP 是指女孩在 8 岁之前就开始了青春期，男孩在 9 岁之前。TCPP 在男孩中很少见，且病因上不太可能是特发性的，因此，需要对潜在原因进行彻底检查。

性发育延迟

性发育延迟是指女孩在 13 岁时或男孩在 14 岁时，缺乏第二性征。根据问题的部位，性发育延迟可分为中央性和外周性（例如下丘脑-垂体轴问题和性腺问题）。

青春期延迟的主要原因是简单的青春期发育体质性延迟（constitutional delay in growth and puberty，CDGP）。典型的情况是孩子在儿童期发育正常，但是青春期发育延迟，快速生长也延迟。他们的骨龄也是延迟的，成人后的最终预测身高是正常的，这往往与推迟性发育的家族史有关。这种情况最常见于男孩。青春期发育延迟会给孩子带来痛苦，因为发育延迟时，孩子的个头可能会比同龄人要小，年龄看起来也比较小，会受到他人的取笑，或是处境比较尴尬。

虽然区分 CDGP、家族性矮小、低促性腺素性功能减退症很重要，但是除了进行骨龄测定外，没有必要进行其他检查，因为这类原因导致的发育迟缓的预后都比较好。有时需要为超过 13.5 岁的男孩提供短期的睾酮治疗，促进青春期发育。有关青春期发育的例子见例 14.15、例 14.16 和例 14.17。

儿科疾病与检查

这部分主要介绍本章中提到的几种疾病。这部分的内容只是一个简单的概述，无法替代儿科核心教材。

急性淋巴细胞白血病

儿科中 1/3 的癌症为白血病，最常见的一类白血病为急性淋巴细胞白血病（acute lymphoblastic leukaemia，ALL），这是一种未成熟淋巴细胞（淋巴母细胞）癌。

例 14.15

问题。一名 13 岁的女孩因青春期延迟转诊到你这里。你注意到女孩个子比较矮，低于父母中值预期身高范围值。她也没有第二性征，也没有青春期发育延迟的家族史。该女孩是患有简单的 CDGP，还是患有其他疾病？

讨论。根据女性青春期延迟和身材矮小的特点，会让医生考虑患者可能患有特纳综合征。特纳综合征是由 X 染色体完全或部分缺失引起的，因此特纳综合征患者的核型为 45X，而不是 46XX，每 2500 名活产婴儿中就有 1 名是特纳综合征。这类女孩个头很矮，可能是唯一的临床特征。大多数患有特纳综合征的女孩会有卵巢畸形，这类患者的卵巢由一系列无法产生足够水平的雌激素或卵子的卵巢组织组成。虽然子宫和外部女性生殖器正常，但是这类女孩在青春期需要进行雌激素替代治疗，且这类患者不孕。其他内部器官也可能有异常，如主动脉和肾。检查方法包括核型分析和盆腔超声扫描。

病因

儿童 ALL 病因未明（尽管更常见于某些遗传疾病，如唐氏综合征）。

症状

症状包括继发于低血小板水平的出血倾向（如鼻出血/瘀伤）、白细胞异常导致的感染易感性增加以及贫血（导致疲劳和嗜睡）。

诊断

骨髓和外周血中发现未成熟淋巴细胞异

例 14.16

问题。当为身高、乳房发育超过正常水平且肥胖的女孩做检查时，如何知道这类女孩并不是真正的性早熟呢？

讨论。一般来说，肥胖儿童的身高比同龄人高，往往会骨龄提前。然而，通常情况下，生长发育速度并不会持续增加。他们往往青春期会稍微提前，但最终身高不会受到影响，成人时身高会正常（这与性早熟不同）。在女孩中，乳房发育是青春期的第一个体征，但在肥胖女孩中，很难区分脂肪组织和乳腺组织，因此，需要对青春期发育的其他体征进行监测。

常增多就可以做出该诊断。

治疗

治疗方法主要是化疗。在英国，随着化疗方案的改进，总生存率已经超过 90%。

房室间隔缺损

房室间隔缺损（atrioventricular defect，AVSD）是指心脏的房室间隔处有缺损（孔）。

病因

AVSD 最常见于唐氏综合征的患儿。

诊断

AVSD 是通过心脏超声（心脏回声）进行诊断。完全性 AVSD 是指房室之间、左右心室之间都有一个缺损，且这四个腔共用一个瓣膜。部分 AVSD 是指心房上有缺损，但两个心室没有直接连通。在 AVSD 中，肺动

例 14.17

问题。你在诊所遇到一名 15 岁的男孩，个头比同龄人矮得多；身高低于最低百分位数，最近体重减轻。他两侧睾丸体积均为 4 ml，有些阴毛。你需要做哪些检查（如果有）来得出诊断结果？

讨论。单纯 CDGP 是导致男孩青春期延迟和身材矮小的最常见原因，但单纯 CDGP 无法解释患者体重减轻、学习成绩差和腹部症状。炎症标志物升高（elevation of inflammatory markers，ESR）提示可能是克罗恩病，需要做内镜检查和钡检查来确诊。

对于青少年，获取全面病史和进行检查很重要，因为针对可能原因的成功治疗才有可能解决身材矮小和青春期延迟问题。在这种情况下，通常不需要进行睾酮治疗。虽然生长激素有时用于治疗慢性疾病以改善身材矮小，但不适合治疗炎症性肠病，可能需要进一步评估内分泌系统。克罗恩病患儿在出现胃肠道症状之前，可能就会出现发育速度下降的问题。

脉高压是由于左向右的分流引起的。

症状与治疗

对患者可能需要采取措施（利尿剂）治疗心力衰竭，大部分 AVSD 患儿在出生后的 6 个月内需要进行手术治疗。

自闭症

自闭症是终生性疾病，在儿童早期就会发病；一般在 2 岁以后才会发现，尽管很早

就出现了症状。

病因

自闭症病因不明，但可能与遗传有关。MMR（麻风腮三联疫苗）并不是导致自闭症的原因，因此围绕 MMR 与自闭症关系的研究是有很大问题的。自闭症有很多并存疾病，包括癫痫发作和学习障碍。自闭症在结节性硬化病患儿中也很常见。自闭症是自闭症系列障碍（autistic spectrum disorders，ASD）中的一种，ASD 还包括阿斯伯格综合征（Asperger's syndrome）。ASD 患病率约为 1/100。

诊断与症状

自闭症的诊断标准包括：社会交往障碍、社会交流障碍、兴趣极其有限、行为僵化重复。

治疗

目前没有治愈自闭症的办法，而且自闭症对儿童和家庭的影响很大，尤其是在对该疾病没有很好的认知时。治疗方法包括大量行为、教育和心理方面的投入。还有很多其他干预方法，但目前没有证据表明这些方法是有效的。

贝-维综合征

病因

贝-维综合征是一种先天性生长障碍，与 11 号染色体缺陷有关。

症状

症状包括新生儿低血糖、大于胎龄儿、喂养困难、舌和眼突出、脐疝或脐膨出、耳垂水平有皱褶、器官巨大症、身体一侧生长过剩、睾丸未降到阴囊以及某些肿瘤（肾母细胞瘤和肾上腺癌）发生的风险增加。

诊断

根据临床表型特征和遗传检测结果做出诊断。

治疗

目前还没有专门针对贝-维综合征的治疗方法，只有缓解相关问题的治疗方法，如喂养困难。

细支气管炎

病因

多种病毒均可引起细支气管炎，最常见的是呼吸道合胞病毒（respiratory syncytial virus，RSV），患儿大部分是出生后 1 ～ 9 个月的婴儿。

症状

细支气管炎的症状特点是鼻塞、呼吸急促、喘息和咳嗽。检查主要发现为呼吸困难、喘息和细末吸气水泡破裂音。

诊断

细支气管炎通过检查鼻咽抽出液（nasopharyngeal aspirate，NPA）内是否有常见病毒来进行诊断。

治疗

只需要进行支持治疗。氧饱和度低的婴儿需要给予氧疗；如果有喂养困难，那么需要插入鼻胃管，甚至静脉输液。有些婴儿需要进行机械通气。

脑性瘫痪

病因

脑性瘫痪是发育中的胎儿或婴儿脑部的一种非进行性损害，导致运动和姿势上的障碍。脑性瘫痪有多种类型，导致脑性瘫痪的原因有多种，包括痉挛性偏瘫、痉挛性双瘫、痉挛性四肢麻痹、运动障碍、混合性脑性瘫痪、低张性脑性瘫痪和单瘫。

诊断

诊断方法为临床检查和对累及脑部进行脑成像检查。

治疗

治疗方法是支持治疗，缓解脑性瘫痪引起的不良后果，如喂养困难、关节定位以及像癫痫这类相关症状。其目的在于预防并发症的出现、改善功能、提高生活质量。

儿童保护与保障

接触儿童的每一位医生有责任保护和保障儿童的利益（有关的英国法律是《2004年儿童法案》）。目的在于确保为儿童提供安全和有效的照料，保护儿童免遭虐待。你应该考虑儿童是否有受到虐待的威胁或是正在遭受虐待。详细阐述系统检查中的儿童保护医学检查超出了本章的内容范围。然而，所有与儿童有接触的学生和医生都必须了解受虐儿童可能出现的基本症状体征以及怀疑有虐待行为时，应该采取什么样的措施。图14.27详细说明了如果这些部位出现损伤，应该怀疑这类损伤不是意外引起的，可能是虐待导致的。

虐待儿童在法律上的定义是在《1989年儿童法案》中做出的，是指"由于缺乏足够的家长保护或控制，儿童正在遭受重大伤害或是有遭受重大伤害的威胁。"根据社会服务儿童保护计划，儿童虐待可分为四类，包括：

- 身体虐待；
- 性虐待；
- 忽视；
- 心理虐待。

儿童可能遭受多种形式的虐待。身体虐待的含义与非意外性受伤相同。对受伤原因的解释不一致或是不断变化，或是给出的原因与受伤机制不符，这些都应该引起你的注意，促使你进行调查，孩子是否受到了虐待。

英国全国预防儿童虐待协会（National Society for the Prevention of Cruelty to Children，NSPCC）对另外三种类型的虐待的定义如下：

- **儿童性虐待**是指"引诱或强迫儿童参与性行为，或是鼓励儿童以不恰当的方式表现出性行为。"
- **心理虐待**是指"最终给儿童的心理健康和发育带来了不良影响的持续性的严重伤害。"
- **忽视**是指儿童的基本需求（例如细心、可靠、善良的照顾者提供的食物、水、住所、保暖、保护和医疗保健）持续得不到满足。

如果怀疑儿童正在遭受虐待或是有遭受虐待的威胁，你有义务采取行动。应该将你的怀疑报告给资深的专业人士（例如儿童咨询医生），必要时，打电话给社会服务机构或报警。如何做应该根据国家或当地的儿童保障指南。英国医学总会（The General Medical Council，GMC）和国家卫生与医疗

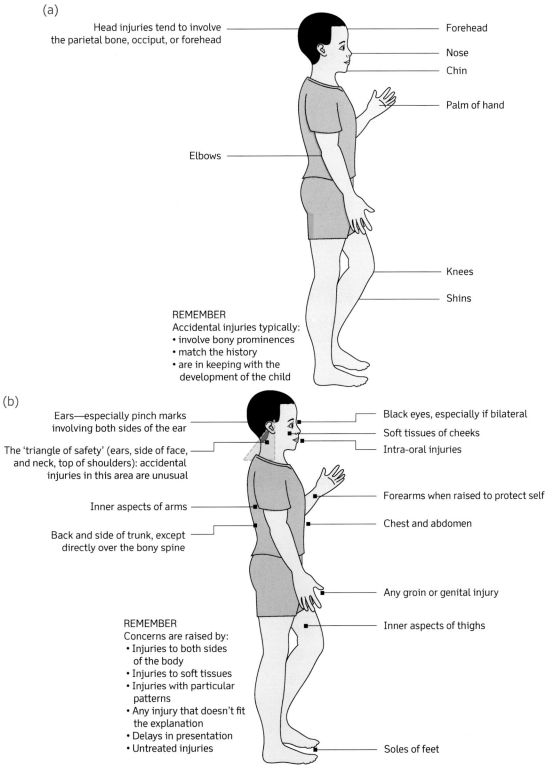

图 14.27 Diagrams contrasting the sites of accidental injuries with suspicious injuries:（a）sites of accidental injuries;（b）sites of injuries that should cause concern.

Reproduced from Harris J, Sidebotham P, Welbury R et al. Child protection and the dental team: an introduction to safeguarding children in dental practice. COPDEND: Sheffield, 2006. **www.cpdt.org.uk**

优选研究所（National Institute for Health and Care Excellence，NICE）在如何处理可能遭受虐待的儿童方面有相关指南（见"参考文献与拓展阅读"）。

主动脉缩窄

病因

主动脉缩窄是指主动脉的狭窄，通常是左锁骨下动脉远端，与动脉导管交汇处易发生狭窄。

症状

婴儿常在新生儿期出现循环衰竭。股动脉脉搏缺失或股动脉放射延迟是主动脉缩窄的临床表现。

诊断

通过心脏超声确诊。

治疗

主动脉缩窄患者在进行心脏急症手术前，必须静脉给药（前列腺素静脉滴注）保持动脉导管通畅，确保有另外一条循环通路。

乳糜泄

病因

乳糜泄（coeliac disease）是一种自身免疫性疾病。基因易感人群对麦胶（见于小麦、大麦和黑麦）分解后的麦胶蛋白产生异常免疫反应。乳糜泄与其他自身免疫疾病有关。

症状

乳糜泄在断奶后的任何时间都可能出现（最常见于出生后 9 个月到 3 岁）。该疾病主要影响小肠。症状包括慢性或间歇性腹泻、生长缓慢或发育迟缓。持续或不明原因的胃肠症状，包括恶心、呕吐、反复腹痛、肠绞痛或胀气，或是不明原因的缺铁性贫血。

诊断

乳糜泄的筛查试验为血液检查，除了检查血液中的总 IgA 水平，转谷氨酰胺酶（tissue trans glutaminase，tTGA）是首先要检查的指标。如果 tTGA 结果为阳性，则需要进行小肠活检（内镜下取十二指肠或空肠组织）来确诊。活检特征包括次全绒毛状萎缩。

治疗

乳糜泄患者需要终生摄入不含麦胶的食物。乳糜泄患儿如果不注意膳食，患小肠淋巴瘤的风险就会增加，因此，要监测这类患儿。

先天性甲状腺功能减退

病因

先天性甲状腺功能减退（congenital hypothyroidism，CHT）是指出生时体内甲状腺激素减少或是缺乏。CHT 主要是结构缺陷（如甲状腺发育不全）引起的，其他原因包括甲状腺素代谢紊乱以及更少见的下丘脑-垂体轴功能不全。

症状

如果没有发现 CHT 且不加治疗，就会导致不可逆的神经损伤和生长发育障碍。

诊断

CHT 是新生儿筛查项之一，婴儿出生后在其"脚后跟上"针刺取血。

治疗

确诊后，需要终身进行甲状腺素替代疗

法，且需要定期监测，确保甲状腺素水平保持在正常范围内。

义膜性喉炎 / 会厌炎

病因

义膜性喉炎一般发生在婴儿出生后 6 个月到 6 岁之间。禽流感病毒是导致义膜性喉炎的最常见原因，其他病毒也会引起这种喉炎。

症状

义膜性喉炎的特征性症状为犬吠样咳嗽、严重喘鸣、嘶哑、鼻炎和低热。

诊断

必须将此病与会厌炎区分开来，会厌炎是由流感嗜血杆菌引起的一种危及生命的疾病。会厌炎患儿一般看起来有中毒表现、流涎和高热。

治疗

治疗义膜性喉炎的方法是口服地塞米松或雾化吸入布地奈德。病情严重时，可以给予喷雾肾上腺素进行治疗。如果怀疑孩子患有会厌炎，你不要进行处理，要找在这方面经验丰富的资深专业人士，包括麻醉师、耳鼻喉科外科医生，且需要静脉注射抗生素进行治疗。如果孩子有呼吸窘迫，鼻气管插管会导致气道完全阻塞。

囊性纤维化

病因

囊性纤维化（cystic fibrosis，CF）是欧洲白色人种最常见的致死性隐性遗传病。在英国，25 人中就有 1 人是该遗传病的携带者，每 2500 名白色人种的婴儿中就有 1 人患有 CF。

CF 是囊性纤维化跨膜调节剂（cystic fibrosis transmembrane regulator，CFTR）功能受损引起，是 7 号染色体发生缺陷导致的。有 1000 多个突变与 CF 有关，但 △ F 508 突变最常见。CFTR 作用与一种氯离子通道有关，同时能够抑制上皮钠通道。因此，CFTR 发生缺陷时，呼吸上皮表面产生的液体就会减少，且钠的重吸收增强。

症状

CFTR 缺陷导致分泌物黏稠，黏液纤毛间隙受损时增加了感染的风险。累及的其他器官包括肠道、胰腺、肝和生殖系统。儿童典型表现为反复胸部感染、大便大而油腻、生长发育缓慢。

诊断

诊断 CF 的黄金标准是发汗试验。其他诊断方法还包括痰或咳嗽拭子样本法、胸片和 DNA 基因分型法。现在经常用 Guthrie 卡免疫反应胰蛋白酶来筛查 CF，CF 患儿中，免疫反应胰蛋白酶升高。

治疗

治疗方法包括预防感染（例如预防性使用氟氯西林）、强化理疗、加强营养，通过胰腺外分泌补充剂［例如得每通（含胰酶、脂酶、淀粉酶和蛋白酶）］和溶性维生素来加强脂肪吸收。CF 患儿一般需要住院 2 周进行静脉注射抗生素治疗。还有许多能够提高生存率的新疗法。

髋关节发育不良

病因

"髋关节发育不良"（developmental dysplasia of the hip，DDH）是指一类疾病，包括髋关节稳定的轻度髋关节发育不良、更严重发育不良（往往与新生儿髋关节不稳定有关），伴或不伴后期半脱位或脱位的髋关节发育不良等。DDH影响1%～3%的新生儿。

症状

DDH在新生儿期可能没有症状，即使病情更严重的病例，也可能没有症状。如果漏诊，这种疾病会导致并发症，例如髋关节炎。

诊断

对所有新生儿均需进行DDH筛查，用Ortolani和Barlow试验检测是否有髋关节不稳定或髋关节脱位。对有髋关节发育不良家族史的新生儿要进行髋关节常规超声检查。

治疗

临床上有髋关节脱位或半脱位的新生儿需要进行骨科干预，可以束带或手术方法使髋关节恢复到原有位置上。

迪格奥尔格综合征（先天性胸腺发育不全综合征）

病因

迪格奥尔格综合征是22号染色体缺失导致的。

症状

迪格奥尔格综合征患儿一般会有心脏异常（特别是法洛四联症）、面部异常、低钙血症、胸腺发育不全（引起免疫缺陷）和

腭裂。

诊断

通过荧光原位杂交（fluorescent in situ hybridization，FISH）基因检测方法进行诊断。

治疗

该疾病不同的患者症状不同，需要根据患者的具体症状，采取对应的治疗措施。

杜氏肌营养不良

病因

杜氏肌营养不良（Duchenne's muscular dystrophy，DMD）是20多种肌肉萎缩中的一种。与DMD（X连锁隐性基因）相关的基因异常会导致抗肌萎缩蛋白（在肌纤维中很重要）发生缺陷。DMD只影响男性（例外极其罕见），这种缺陷蛋白会导致肌细胞逐渐破裂丢失，引起进行性肌肉无力。

症状

患儿通常在1～3岁时出现行走困难。盆腔带肌无力很明显（坐在地板上的患儿很难站起来），还可以观察到小腿假性肥大。随着疾病的发展，患儿在儿童后期（8～10岁）往往无法走路，需要依赖轮椅，而且预期寿命大大缩短（约25岁）。

诊断

DMD患儿血清肌酐激酶（creatinine kinase，CK）升高。通过特定基因检测、肌肉活检，结合上述临床症状就可以做出诊断。

治疗

对DMD的进行性虚弱、其他并发症（心肌病、呼吸衰竭和反复胸部感染）、延

长寿命和提高生活质量的治疗方法目前有很多。

欧勃氏麻痹

病因

欧勃氏麻痹（Erb's palsy）又称为臂丛神经麻痹，主要是生产时导致的一种产伤。

症状

产钳或肩难产可能会导致臂丛神经损伤，累及上肢，使肘关节伸展，前臂旋前，腕关节（服务员小费手部姿势）。麻痹可以是部分性的，也可以是完全性的；每条神经的损伤可以是瘀伤，也可能是撕裂伤。

诊断

根据上述临床症状特征和产伤病史就可以做出诊断。

治疗

有些婴儿会自行痊愈，而有些婴儿可能需要理疗，但很少需要外科治疗。

胎儿酒精综合征

病因

母亲在妊娠期间过量摄入酒精会导致胎儿酒精综合征。

症状

患儿有马鞍状鼻、上颌发育不全、人中缺失、上唇短而薄。该疾病与发育迟缓和心脏缺陷有关。

诊断

结合上述临床症状特征和母亲在妊娠期间酒精摄入的病史就可以做出诊断。

治疗

该疾病有多种表型，根据患儿的具体情况，提供有针对性的治疗措施。

脆性 X 综合征

病因

脆性 X 综合征是导致男孩学习困难的最常见的遗传疾病。脆性 X 综合征是由于 X 染色体脆弱区域基因代码重复次数增加，导致 *FMR 1* 基因发生变化。*FMR 1* 基因是一种编码大脑发育所需蛋白质的基因，如果发生缺陷，大脑蛋白的量就会下降，甚至没有。该疾病也可累及女性（X 染色体失活），但是通常不严重。

症状

除了发育迟缓外，还存在一些具有特征性的异常，包括脸部较长、前额大、下颌突出。患儿可能会有超伸直的关节、肌张力下降，以及青春期时出现扁平足和大睾丸。

诊断

根据基因检测结果做出诊断。

治疗

主要提供支持治疗以及根据患者的实际情况，提供有针对性的治疗措施。

溶血性尿毒症综合征

病因与症状

溶血性尿毒症综合征的三大特征为急性肾衰竭、微血管病溶血性贫血以及血小板减少。该疾病一般是大肠杆菌 0157：H7 引起的胃肠炎导致的，会累及多个器官。

诊断

临床上出现三大特征以及微生物检测大肠杆菌阳性可做出诊断。

治疗

治疗方法为支持疗法，包括输血和透析。

亨-舒综合征

病因

亨-舒综合征（Henoch-Schönlein purpura，HSP）又称过敏性紫癜，是病毒导致的一种血管性炎症，一般发生在 3～10。

症状

临床特点是下肢和臀部出现紫癜性皮疹、关节痛、关节周围水肿、腹痛（可能继发于肠套叠）以及肾小球肾炎。

诊断

根据临床表现做出诊断。

治疗

该疾病是一种自限性疾病，可采用支持疗法（包括镇痛）。建议监测肾的并发症（定期检测尿液中蛋白质/血液的含量）。父母要了解并注意可能是并发症的特征（如肠套叠、睾丸疼痛），一旦发现，建议去医院就诊。

先天性巨结肠病

病因

先天性巨结肠病与部分大肠的肠系膜和黏膜下丛缺乏神经节细胞有关。病变肠道会从直肠近端开始，不同患者累及的肠道长度不同。

症状

先天性巨结肠病通常在新生儿时期就会出现症状，胎粪无法通过肠道。

诊断

通过直肠活检确诊。

治疗

通常需要外科手术切除无神经节肠道。

阴囊积水

病因

阴囊积水是指在 PV 内有异常液体聚集。

症状

该阴囊肿胀通常具有波动性且用灯光照射阴囊时具有透光性。透光性是阴囊积水的特征性表现。

诊断与治疗

正常情况下，2 岁时积水就会消退，一般不需要任何外科治疗，除非积水持续存在。

脑水肿

病因

脑水肿是脑脊液（cerebrospinal fluid，CSF）形成、流动或吸收障碍。脑水肿会导致中枢神经系统内的压力增加。导致先天性脑水肿的最常见原因是大脑导水管发生阻塞，阿-基综合征（Arnold-Chiari）或 Dandy-Walker 畸形。早产儿脑水肿可由严重脑室内出血所致。年龄较大的儿童脑水肿可能是严重头部损伤导致。

症状

脑水肿在临床上有几个症状体征，包括囟门向外凸出或头围迅速增加，同时颅缝处于开放状态。任何年龄发生脑水肿时，都可能有眼睛向下移动的特征，且都会比较明显。年龄较大的儿童颅骨缝闭合后，会有颅内压升高的体征。

诊断

根据临床特征和颅骨成像（如头颅超声或 MRI）可做出诊断。

治疗

一般需要进行神经外科手术治疗，包括脑室腹膜分流术这类手术。

左心发育不全

病因与症状

左心发育不全会导致发绀。二尖瓣小或闭锁，左室为多余状态，主动脉瓣一般为闭锁状态。该疾病往往与主动脉缩窄有关。

诊断

根据心脏超声扫描可做出诊断。

治疗

该疾病预后很差，一般认为无法通过手术治愈。可进行姑息性手术或心脏移植。

免疫介导的血小板减少性紫癜

病因

免疫介导的血小板减少性紫癜（immune-mediated thrombocytopenic purpura，ITP）是导致儿童血小板减少的最常见原因。该疾病是免疫介导网状内皮系统内血小板破坏导致的。主要发生在 2 ～ 10 岁，认为是由病毒感染引起的。

症状

ITP 患儿发生瘀伤和紫癜，也容易发生鼻出血和黏膜出血。

诊断

未发现引起血液学变化的其他原因时，做全血细胞计数，可做出诊断。

治疗

通常情况下不需要治疗，只需要告知父母，孩子应该避免接触类运动或比较类似剧烈的活动，避免头部受伤。如果有活动性出血的迹象，可使用强的松龙进行治疗。有些情况下，需要使用免疫球蛋白进行治疗，但这种情况少见。只有在危及生命的急性出血期，才需要输注血小板，因为急性出血期会快速消耗大量血小板。

幼年特发性关节炎

病因

幼年特发性关节炎（juvenile idiopathic arthritis，JIA）是一种儿童自身免疫性关节炎，可以是急性疾病，也可以是慢性疾病。

症状

最初症状一般具有非特异性，如食欲下降、体重减轻、橙红色皮疹、嗜睡和流感样症状。最初症状后，会出现关节肿胀（往往累及腕关节 / 踝关节 / 膝关节 / 手部 / 足部）。与这些关节肿胀相关的疼痛往往在清早更严重，随着关节活动，疼痛会缓解。关节变形会随着时间的推移而变得更严重。JIA 有三种类型：多关节型（在发病的前 6 个月内累及五个以上关节）、少关节型（在发病的前 6 个月内累及四个以下关节）和全身型（关节炎、发热和典型的"橘红色"皮疹）。

诊断

通过临床特征和自身免疫血清检查来确诊。JIA 与虹膜睫状体炎有关，因此，JIA 患者需要定期进行裂隙灯检查，检测是否有虹膜睫状体炎。因为如果不进行治疗，JIA 会导致永久性眼睛损害。

治疗

治疗方法包括使用类固醇和其他免疫抑制剂。

Kartagener 综合征

病因

Kartagener 综合征以原发性纤毛运动障碍和右位心为特征。原发性纤毛运动障碍与纤毛功能缺损有关。纤毛运动有效性缺乏会导致纤毛清除黏液异常。

症状

Kartagener 综合征会导致反复性或持续的呼吸道感染、鼻窦炎、中耳炎和男性不孕。

诊断

用鼻刷获取样本后在电子显微镜下分析，发现纤毛异常，可做出诊断。

治疗

治疗方法与 CF 类似，需要进行大量的理疗以及反复使用抗生素来治疗反复感染和细菌定植。

川崎病

病因

川崎病（Kawasaki disease，KD）是一种急性、自限性血管炎，主要发现在年龄较小的儿童。KD 的原因未明，虽然已经提出了包括超抗原介导途径在内的多个理论。

症状

KD 的特点是突发高热，持续时间超过 5 天，以及下面四种以上的症状：多形性皮疹、双侧非渗出性结膜炎、黏膜炎（草莓舌、嘴唇开裂）、颈部淋巴结肿大、手指和脚趾脱皮。儿童往往会很痛苦和瘙痒。

诊断

KD 没有特异性的诊断方法，但白细胞计数升高、血小板增多、红细胞沉降率（erythrocyte sedimentation rate，ESR）增加、C 反应蛋白（C-reactive protein，CRP）增多以及血脂水平下降与 KD 有关。

治疗

最严重的并发症是冠状动脉瘤。KD 的治疗方法是使用阿司匹林（至少 6 周）、免疫球蛋白进行治疗，并需要密切监测和随访。

中链酰基辅酶 A 脱氢酶缺乏症

病因

中链酰基辅酶 A 脱氢酶缺乏症（medium-chain acyl-CoA dehydrogenase deficiency，MCADD）是一种常染色体隐性遗传疾病，是 *ACADM* 基因发生突变引起中链酰基辅酶 A 脱氢酶（medium-chain acyl-CoA dehydrogenase，

MCAD）缺乏或是功能缺失导致（该酶在分解脂肪、释放能量中起重要作用）。

症状

该缺乏症通常在婴儿期或儿童期出现，在不摄入食物或生病时会出现低血糖（引起昏睡和疲惫，导致昏迷、脑损伤，甚至死亡）。

诊断

在新生儿出生后不久，取"脚后跟"血进行筛查，是新生儿筛查项目之一。

治疗

治疗方法包括规律饮食，以及在生病期间摄入含糖饮料，防止低血糖。

胎粪性肠梗阻

病因

在胎粪肠梗阻中，小肠远端的浓稠黏性胎粪挤压导致低位或远端肠道发生梗阻。

症状

出生后 48 小时内胎粪无法通过，大大增加回肠穿孔的风险。

诊断

胎粪肠梗阻与 CF 密切相关，对所有胎粪肠梗阻患儿都要进行充分检查，是否有 CF。

治疗

手术去除胎粪梗阻。

脑膜炎球菌败血症

病因

脑膜炎球菌病可引起细菌性脑膜炎或败血症，或两者。该病是梅瑟菌脑膜炎球菌这种革兰氏阴性菌感染导致的。

症状

最常见的症状是四肢疼痛、皮肤苍白或有斑点以及手脚冰冷。在疾病早期，大多数患儿都会出现皮疹，为斑丘疹，压之褪色。这些皮疹几乎都会发展为压之不褪色的瘀点或紫癜。

诊断

通过细菌培养和 PCR 检测进行确诊。

治疗

脑膜炎球性菌败血症是一种急症。疑似脑膜炎球菌病的患儿需要尽快静脉滴注抗生素。选择什么样的抗生素治疗脑膜炎球性菌败血症与当地的政策有关，然而，最常使用的抗生素是第三代头孢菌素。如果是全科医生首先发现脑膜炎球性菌败血症患儿，应该先肌肉注射青霉素 G，然后将患儿转诊到急诊室。

肾病综合征

病因与症状

肾病综合征是一种以大量蛋白尿、低白蛋白血症和全身性水肿为特征的肾疾病，常伴有高脂血症。在儿童中，最常见的肾病综合征是微小病变性肾病（minimal change disease，MCD）（80%）。其他类型包括局灶性节段性肾小球硬化症（focal segmental glomerulosclerosis，FSGS）和系膜毛细血管肾小球硬化（mesangiocapillary glomeruloscl-erosis，MCGN）。

诊断

通过临床特征和肾活检来确诊。

治疗

大多数 MCD 患者经全身类固醇治疗后病情都会缓解，但许多患者在治疗过程中会出现复发。

努南综合征

病因

努南综合征（Noonan's syndrome）是一种常染色体显性遗传疾病。

症状

临床表现范围广泛，包括短蹼颈、轻度学习困难、漏斗胸、身材矮小、肺动脉瓣狭窄或房间隔缺损。

诊断

通过临床特征和基因检测可以做出诊断。

治疗

治疗方法主要是缓解症状，包括治疗心脏异常，有些患者需要使用生长激素，使其身高向正常水平发展。

动脉导管未闭

病因

动脉导管未闭（patent ductus arteriosus）又称 persistent ductus arteriosus，是指婴儿出生后，连接肺动脉和降主动脉的动脉导管没有闭合。这种疾病往往发生在早产儿。

症状

临床上可在股动脉搏动和（或）左胸骨边缘处听到收缩期杂音。

诊断

通过心脏超声扫描做出诊断。

治疗

只有在有症状的情况下才需要进行治疗。一开始可以尝试的治疗方法有限制液体摄入、使用吲哚美辛或布洛芬。如果这些治疗方法失败，需要外科手术结扎导管。

苯丙酮尿症

病因

苯丙酮尿症（phenylketonuria，PKU）是以体内无法分解苯丙氨酸（像牛奶和鸡蛋等这类富含蛋白质的食物都包含苯丙氨酸）为特征的一种常染色体隐性遗传病。PKU 患儿体内缺乏苯丙氨酸羟化酶。苯丙氨酸参与黑色素的产生，因此，PKU 患者的毛发／皮肤的颜色往往比没有该病的兄弟姐妹要白。

症状

该疾病如果不进行治疗，苯丙氨酸和其他有害毒素就会在体内堆积，导致中枢神经系统受损和脑损害。这些毒素会导致患者在呼气时以及在皮肤上有一种奇怪的"发霉"气味。

诊断

在英国，所有婴儿在出生后都要从"脚后跟"采血，筛查苯丙酮尿症，这是新生儿筛查项目之一。如果筛查试验为阳性，则需要进一步做血液尿液检查以确诊。

治疗

治疗方法是终生需要控制饮食，要摄入

含极低苯丙氨酸的膳食，尤其在儿童发育阶段和妊娠期间。如果能严格控制饮食，预后都比较好。

后尿道瓣膜

病因

后尿道瓣膜（posterior urethral valves，PUV）是指尿道中出现多余的瓣膜组织，会导致尿路阻塞。这是一种先天性疾病，只见于男孩，约每 8000 名婴儿中就有 1 例。

症状

尿路流出道的梗阻程度决定病情的严重程度。在严重梗阻时，可能有尿路扩张，包括膀胱和双侧膀胱输尿管反流。PUV 患儿会表现为排尿困难、易患尿路感染和慢性肾衰竭。

诊断

早期诊断 PUV 是预防持续性肾损害的关键，通过 MCUG 可做出诊断。

治疗

治疗方法是在内镜下进行瓣膜切除手术。

脊柱裂

病因

脊柱裂是一类包括一系列脊柱畸形在内的神经管缺陷。囊性脊柱裂（脊髓脊膜突出）是最常见的脊柱裂，通常见于腰椎部位。脊柱裂开，为囊样突出。几乎所有的囊性脊柱裂患者都有 Arnold-Chiari 畸形（小脑扁桃体经枕骨大孔向下移位）。

症状

脊膜膨出、硬脑膜和蛛网膜囊性肿胀，通过椎弓内的脊柱裂缺损向外突出。囊性脊柱裂患者一般都会有一定程度的下肢麻痹和感觉缺失、膀胱和肠道功能障碍以及认知功能障碍，也有可能发生脑水肿和脑干压迫症状。

诊断

超声扫描和孕妇血清甲胎蛋白（alpha-fetoprotein，AFP）检查可在产前发现病变。

治疗

治疗方法是通过神经外科手术（通常在专家中心进行）纠正缺陷，患儿往往会有后遗症，需要根据患者的具体情况进行多学科的团队治疗。

Sturge-Weber 综合征（脑三叉神经血管瘤病）

病因

Sturge-Weber 综合征是一种罕见的神经皮肤疾病，婴儿一出生时软脑膜和面部皮肤处就有血管瘤。皮肤血管瘤叫做葡萄酒色斑。

症状

该病患儿一出生时面部往往会有葡萄酒色斑。病变部位不同，神经表现不同，通常位于顶部和枕部。症状包括癫痫、局灶性症状（如偏瘫、头痛）和发育障碍。

诊断

根据临床表现和脑成像来判断脑内是否受累。

治疗

癫痫控制可以改善神经系统预后。一开

始使用药物控制癫痫发作，如果治疗失败，可以考虑为合适的患者手术治疗。并发症包括青光眼、偏瘫和中风样发作。患者的生活质量取决于症状预防控制效果。需要定期去眼科和神经科进行检查。

法洛四联症

病因

法洛四联症有四个解剖结构异常：室间隔缺损（ventricular septal defect，VSD）、主动脉骑跨、右室流出道梗阻（肺动脉瓣狭窄）和右心室肥厚。法洛四联症与DiGeorge综合征有关。

症状

法洛四联症是导致先天性紫绀性心脏病最常见的病因。在新生儿时期，患儿会表现出紫绀和急性心力衰竭的症状体征，出现紫绀性"发作"时，会出现发绀恶化和晕厥。

诊断

根据心脏超声扫描做出诊断。

治疗

治疗方法是通过外科手术使VSD闭合以及扩大肺动脉流出道。患儿可能需要多次外科手术治疗。

特纳综合征

病因

特纳综合征一般累及女性，核型为45X。

症状

临床表现为身高矮小、新生儿手足淋巴水肿、颈蹼、肘外翻、乳头间距增大、心脏缺陷（主动脉缩窄）、卵巢发育不良、正常智力和马蹄铁肾。

诊断

基因检测发现有单个X染色体时可确诊。

治疗

治疗方法包括使用生长激素，使患者身高向正常水平发展。有心脏缺陷时，还需要手术干预。

室间隔缺损

病因

室间隔缺损是指心脏室间隔处有一个或多个洞。VSD是一种常见的先天性心脏缺损，可以单独发生，也可以与其他心脏缺陷同时发生。

症状

小的VSD缺损患者可能无症状，但进行心脏检查时可听到收缩期杂音（在心尖处最响亮）。较大的VSD缺损可能导致婴儿出现心力衰竭的症状体征（例如喂养不良和体重增长缓慢、吃奶时出汗）。

诊断

通过心脏超声扫描可做出诊断。

治疗

小的VSD缺损患儿通常不需要治疗（需要监测），因为小缺损可能会随时间推移自动闭合。较大的VSD缺损患儿会因为通过缺损的左向右分流而发生心脏衰竭的症状体征。较大缺损可能需要药物（利尿剂）和外科干预。

威廉斯综合征

病因

威廉斯综合征是 7 号染色体微缺失导致，通常具有散发性。

症状

临床表现包括身材矮小、高钙血症、主动脉瓣狭窄和轻度至中度学习困难，还包括星状图案虹膜和"鸡尾酒会"样讲话。

诊断

根据上述临床表现可做出初步诊断，经基因检测（FISH）可确诊。

治疗

治疗方法为支持疗法，主要是改善症状，包括避免摄入额外的钙，修复心脏异常。

DMSA 扫描

DMSA 扫描是一种使用二巯基丁二酸（dimercaptosuccinic acid，DMSA）进行放射性核素扫描的方法。最常用来发现尿路感染后是否有瘢痕。

排尿式膀胱尿道造影

排尿膀胱尿道造影（micturating cystourethrogram，MCUG）是通过导管将造影剂注入膀胱，进行一系列实时 X 线（透视）造影成像的一种检查方法。这是膀胱-输尿管反流唯一的确诊方法。

期末考试部分

考试要点

我们知道大多数考生只要想到要为孩子

做检查，就感到前途灰暗。不要害怕！我们会为你们提供大量的考试建议，帮助你通过该项具有挑战性的考试。本部分会介绍一些儿科临床检查中的常见要点（表 14.33）。涵盖所有可能的考查内容已经超出了本书的范围。请注意，所就读的医学院不同，考试的形式和时间也会有所不同。关于儿科检查问题方面的建议，见例 14.18 ～例 14.22。

表 14.33　期末考试中的常见考查内容

病史获取
发热
皮疹
呕吐
腹泻
高热惊厥
哮喘控制
反复性腹痛 / 急性腹痛

考试
呼吸系统：囊性纤维化
心血管系统：正常杂音
消化系统：炎症性肠病
神经系统：斜视评估、脑性瘫痪
发育评估
综合征：21 三体 / 特纳综合征

信息说明 / 解释
向母亲解释唐氏综合征的并发症
展示如何使用吸入器 / 雾化剂 / 峰值流量计
向母亲解释如何处理夜间遗尿症
根据生长曲线，判断孩子发育情况，并作出解释
婴儿腹绞痛
尿路感染诊疗
免疫接种情况咨询
解释新生儿黄疸
向母亲解释说明母乳喂养的好处

例 14.18

有关儿科检查考试问题的一些建议

问题。 我如何在有限的时间内完成儿童的全部检查？

讨论。 你不需要在一个考题中将儿童的所有系统全部检查完毕。因此，你要做的就是仔细审题，确保题目要求你检查哪个系统。一般要查看题目考查的重点，例如：病史获取、某个系统的检查或是信息陈述。

例 14.19

问题。 孩子不合作或很沮丧。

讨论。 请记住患者的选择要实际。考试时，考官不太可能选择健康状况太差的孩子，也不可能选择年龄太小的孩子或婴儿。因此，你检查的孩子很可能是一名相对比较健康、愿意合作以及不是很害羞的学龄期儿童。如果孩子不愿意合作，或是比较烦躁，不要害怕。这种情况并不意味着你考试失败。孩子可能是累了，脾气暴躁，所以不要让这事影响到你。重要的是要记住，通过观察可以获得很多信息。如果你坚持为孩子做检查，会让孩子更加烦躁不安，你会失分的。

客观结构化临床考试（OSCE）示例

病史获取部分

一名 9 个月大的婴儿被送到急诊室就诊。你是一名 FY1 医生，在急诊科工作。你需要从患儿母亲那里获取病史，不需要对患

例 14.20

问题。 在发育评估时，孩子不会完成某些里程碑性的动作。

讨论。 孩子不愿意做某些动作，这并不稀奇！你可以询问考官你是否可以询问孩子的母亲/看护人一些问题。这在评估生长发育时很重要。如果你运用自己的主动性和观察能力，而不是为一个不太高兴的孩子继续做检查，让孩子感到痛苦，考官很可能会给你高分。

例 14.21

问题。 如果我没有用系统方法对孩子进行检查，得分会不会比较低？

讨论。 考官希望你根据具体情况采取合适的方法进行检查。如果你面对的是一个蹒跚学步的孩子，那么在孩子变得烦躁之前你先听诊胸部是明智的选择。如果孩子不合作，你不得不放弃某些检查，你可以向考官解释哪些检查没有做。

儿进行检查。一旦完成病史获取，向母亲解释你认为患儿最有可能的诊断是什么以及你会采取什么样的治疗措施？考试时间 10 分钟。

考官希望你做到下列几点：

- 确定这是发热性疾病还是无发热性疾病。
- 确定发病时长。
- 婴儿全身正常还是比较僵硬？是失去意识了吗？是局部性还是全身性？有人看到吗？
- 是发作后期吗？
- 获取病史资料，尤其要获取既往病史、

例 14.22

问题。我如何在不冒犯看护者或孩子的情况下，说明畸形特征？

讨论。这个比较难，在说孩子看起来有畸形之前，你必须对自己的诊断有信心。如果你认为孩子患有 21 三体综合征，那就描述你看到的特征，例如："检查时，我发现 Jack 有内眦赘皮、单个手掌皱褶、低位耳，这些特征符合 21 三体综合征。"如果你不确定孩子是否有畸形，对此不要发表评论。

发育史、癫痫和高热惊厥家族史。

- 解释：儿童癫痫患病率统计（6 个月～ 5 岁儿童的患病率为 3%），发展为癫痫的风险（1% 的儿童会最终发展为癫痫），癫痫儿童再次发生癫痫的风险（为 1/3）。母亲可能要询问癫痫对儿童发育的影响（没有影响）。你向患儿家长说明如果急诊部有这方面的宣传资料，你会给他们一份。

检查部分

你是一名在基层医疗卫生机构工作的 FY1。有一名 5 岁的女童来做手术伴有发热。对该女童进行一次彻底的心血管检查，并将你的检查发现和诊断结果提交给考官。考试时间 10 分钟。

考官希望你能做到：

- 你能够与女童建立良好关系，并要尊重孩子。
- 用系统的方法对心血管系统进行彻底检查。
- 以简洁的方式报告你的检查发现。
- 证明你听到了杂音，并描述在胸骨左缘听到柔和的收缩期杂音，没有辐射到其他部位。
- 在结束检查时，根据生长发育曲线，判断孩子的身高体重是否在正常范围（21 三体综合征和特纳综合征患儿有特殊的生长发育曲线图）。
- 解释最可能的诊断是正常杂音。
- 理解正常杂音的诊疗方法。

信息说明

你是一名在儿科工作的 FY1。一位 8 岁的女孩在母亲的陪伴下，因遗尿来就诊。获取相关病史资料，与患儿的家人谈论多种诊疗方案。考试时间 10 分钟。

考官希望你做到：

- 确定是原发性还是继发性夜间遗尿症。
- 确保没有致病因素，如脊柱裂、尿路感染或便秘。
- 记录孩子的液体摄入情况。
- 获取详细的社会史和家族史。
- 解释夜间遗尿症的常见情况，最好通过统计数据来说明（5 岁儿童发生夜间遗尿症的可能性为 10%，10 岁儿童为 5%）。
- 探讨各种治疗方法，例如星图、遗尿症警报以及药物治疗等。
- 如果有宣传资料，给家长一份。

问题

1. 列举除脑膜炎球菌败血症外，导致儿童压之不褪色皮疹的三种原因。
2. 儿童呼吸窘迫的五个体征是什么？
3. 发育的四个阶段是什么？
4. 列举四个与发育迟缓有关的"危险信号"。
5. 婴儿发生脑性瘫痪的临床表现是什么？
6. 如何诊断 21 三体综合征以及 21 三体综合征的治疗方法有哪些？

7. 女孩青春期发育第一阶段的特征是什么？

8. 如何区分新生儿呼吸系统疾病和心脏疾病？

9. 参与青少年生长突增的激素有哪些？

10. 可能提示新生儿有先天性异常的产前危险因素有哪些？

参考文献与拓展阅读

Advanced Life Support Group (ALSG). *Advanced paediatric life support*, 5th edn. Wiley-Blackwell, Chichester, 2011.

British Paediatric Neurology Association (BPAN). *Child's Glasgow coma scale*, revised, 2001. **http://www.bpna.org.uk/audit/GCS.PDF**

Denver II tool. To obtain test and training materials for the Denver II tool, contact DDM, Inc. 1(800) 419–4729, Sales@denverII.com, or UK Hogrefe Ltd., 4630 Burgner House, Oxford Business Park South, OX4 2SLJ, UK, +44(0) 1865 402900, **http://www.hogrefe.co.uk**

Department for Education. *What is the difference between safeguarding and child protection?* **http://www.education.gov.uk/popularquestions/a0064461/safeguarding-and-child-protection** Accessed 11 February 2013.

Foster HE, Jandial S. pGALS—a screening examination of the musculoskeletal system in school-aged children. *Hands On. Reports on the Rheumatic Diseases;* series 5, no.15, 2008. **http://www.arthritis**

researchuk.org/shop/products/publications/information-for-medical-professionals/hands-on/series-5/ho15-series-5.aspx**

General Medical Council (GMC). *Protecting children and young people: The responsibilities of all doctors*, 2012. **http://www.gmc-uk.org/guidance/ethical_guidance/13257.asp** Accessed 11 February 2013

Jordan N, Tyrrell J. Management of enlarged cervical lymph nodes. *Current Pediatrics* 2004; **14**:154–159.

National Society for the Prevention of Cruelty to Children (NSPCC). *Worried about a child? Online advice*. **http://www.nspcc.org.uk/help-and-advice/worried-about-a-child/online-advice/online-advice_wdh85524.html** Accessed 11 February 2013.

NICE Clinical Guidance. *Urinary tract infections in children (CG54)*, August 2007.

NICE Clinical Guidance. *Feverish illness in children (CG47)*, May 2007.

NICE Clinical Guidance. *Diarrhoea and vomiting in children under 5 (CG84)*, April 2009.

NICE Clinical Guidance. *When to suspect child maltreatment (CG89)*, December 2009.

Raine J, Donaldson M, Gregory J et al. *Practical endocrinology and diabetes in children*, 2nd edn. Blackwell, Oxford, 2005.

Sheridan MD. *From birth to five years: children's developmental progress*, 3rd edn (revised and updated by Ajay Sharma and Helen Cockerill), Routledge, New York, 2008.

Wheeler R. A plea for consistency over competence in children. *BMJ* 2006; **332**:807.

第 **15** 章　胸片检查

引言

　　胸部 X 线片（chest radiograph，CXR）（胸片）是常见的检查方法之一。所有胸片都是由经验丰富的放射科医生在做完胸部 X 线检查后，经一段时间才给出相关报告。当你是一名实习医生，应该想到可能有患者让你解释胸片内容。所以，作为一名医学生，你的老师可能在病房甚至在考试中考查你对胸片知识的掌握情况，你不要感到惊讶！胸片是一种重要的检查手段。胸片有助于我们诊断影响心肺系统的急慢性疾病。胸片是一种非侵入性、价格相对便宜、易于操作的检查手段。然而，电离辐射可能对人体有害。

孕妇做 X 线检查时，你应该特别注意。X 线会导致放射性癌症和遗传性疾病。为了防止这种情况发生，制定了辐射防护规则。考试时，一般不会让你进行胸片检查，但是一旦你成为一名放射科医生，就会不可避免地接触到 X 线。强烈建议你掌握如何解释胸片的检查结果。胸片有几种类型，你需要识别出来。你看得越多、越熟悉，就越容易识别出来。当然，还必须要联想与胸片有关的临床特征。在考试中，往往会有一段话给你提示，让你找到正确方向。在讨论各种异常胸片之前，你必须了解 X 线是如何产生的以及必须识别正常胸片。

X 线是如何产生的

　　X 线是在真空管中产生的一束放射线。这束放射线直接到达患者胸部。人体的不同组织，其密度不同，吸收 X 线的程度也不同。一定量的辐射量会从患者的另外一侧辐射出来，就会被胶片捕捉到，形成不同程度的灰色。黑色区域表示低密度组织（如肺中的空气），白色区域表示高密度组织（骨组织）。严格来讲，X 射线是机器产生的辐射，然后到达患者，X 线片就是我们看到的片子。尽管如此，大多数人（包括医生在内）口头表达时说的 X 线就是胸片。

> **要点**
>
> - 遇到生育年龄段的女性做胸片检查时，要查看该女性是否怀孕了。

正常胸片

　　图 15.1 是在吸气后屏气时拍的正常胸片。正常胸片为前后方向（posteroanterior，PA），PA 意味着 X 线是从身体后方（posterior，P）

进入，向前方（anterior，A）通过。有时患者的健康状况非常差，无法起床，医生会使用便携式胸部 X 线检查仪为患者做检查，这种便携式仪器发出的射线是从患者前胸（A）进入，从背部（P）射出（这称为 AP 胸片）。拍胸片时，患者应该吸气后屏气（有少数例外情况）。拍胸片的方向很重要。就像你从表 15.1 中所见，投射方向发生改变，在胸片中看到的结构也发生变化。该 PA 胸片是在深吸气后屏气时拍的，这种情况下获得的胸片会提供有关胸部的大部分信息，是黄金标准。因为其他原因，可能会采取其他投射角度（表 15.2）。在发现胸片上的异常之前，你必须了解正常人的胸片以及胸片上的结构和标志。图 15.2 显示了正常人胸片上可以看到的重要特征。

提示

　　如果可能，尽量在放射科拍胸片，这样可获得高质量的 PA 胸片，从而提供尽可能多的诊断信息。

表 15.1　PA 胸片与 AP 胸片的不同

	PA	AP
心脏	没有放大	放大
肩胛骨	与肺部旋错开	叠加在肺上
锁骨	与肺部交叉，在肺尖下 5 cm 处	投射在肺尖上方

表 15.2　投射角度不同，意义不同

角度	意义
PA	黄金标准
AP	健康状况差、卧床患者
侧面	发现是否有浊斑或肿块
呼气	识别小气胸或支气管阻塞
侧卧和平投照位	识别肺下积液（患者站立时，有少量液体可能隐藏在横膈处；让患者侧卧，使液体重新分布）

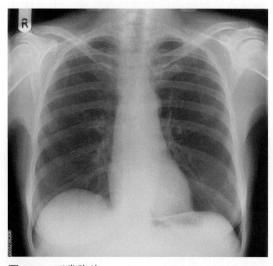

图 15.1　正常胸片

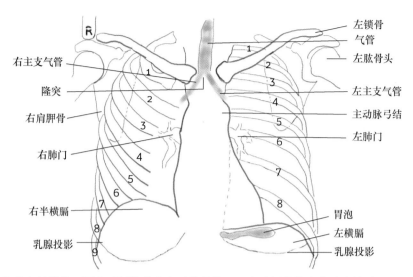

图 15.2　正常胸片上的结构。图左手侧的数字表示肋骨前面，右手侧的数字表示肋骨后面

如何分析胸片（概述）

1. 熟悉流程
2. 患者详细信息
3. 技术因素（可选择）
4. 骨
5. 气管
6. 心脏
7. 纵隔
8. 肺门区
9. 脏
10. 叶间裂
11. 软组织
12. 横膈
13. 横膈下
14. 隐藏区域

如何分析胸片（详述）

学习胸片没有正确的学习方法之说。重要的是你如何处理以及是否按照常规方法来处理。即使考生得出了正确诊断，考官也可以区分出哪些考生对胸片熟悉，哪些考生不熟悉。因此，你学习时必须要使用系统化方法，你可以边检查边说。下面就是作者使用的程序性方法。

开始

1. 熟悉流程

考试时，要将胸片正确地放在灯箱上。这往往是考官的评分点，所以，你不要用手接触胸片。一开始最容易犯的错误就是用手接触胸片，致胸片沾有指纹或是其他污渍。如果考官让你将胸片递过来，他的意思是让你将胸片放在灯箱上。不要在普通灯光下看胸片（你在电视剧中往往看到医生会在普通灯光下看胸片）。

2. 患者详细信息

首先要查看标签，确认患者和日期。你可以这样说："这是一张 PA 胸片，是 2012 年 9 月 20 日在圣詹姆斯大学医院拍的，患者是 Hugh Jart。"此时，给你的建议是你需要告诉考官你会按照系统顺序查看胸片，查看完毕后，你退后一步，然后整体观察胸片。这是因为如果肺野有较大的病变，即使有白内障的鼹鼠都能够看到，而你却在研究骨小梁的复杂结构，考官会对你很失望！通常情况下，这样说："左上区有明显病变，当我系统查看完胸片后，再给出结论。"

··

提示

　　注意右位心，考试最容易考。这种情况下，心脏位于患者右侧。考官可能非常狡猾，将胸片反面放在灯箱上，模仿正常胸片。唯一的线索是，胸片上的标识在患者左侧（你右手边）。

··

技术因素

3. 技术因素（可选择）

　　如果你够勇敢，你可以提到胸片对准问题。如果胸片位于中央，两侧锁骨内侧端与脊椎突等距。如果患者向右旋转，右锁骨内侧端与椎骨突的距离比左锁骨内侧端要短，如果患者向左旋转，左锁骨内侧端与椎骨突的距离会变短。见图 15.3。

　　胸片曝光要适量。如果过度曝光，骨组织就会发黑，看起来会比较透明（图 15.4）。同样，如果曝光不够，骨组织和肺野均会发

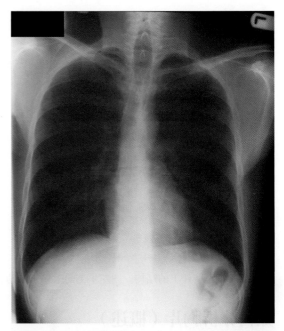

图 15.4　胸片过度曝光

白（图 15.5）。检查曝光合适程度的方法就是查看脊椎。如果你只能通过纵隔看到所有的椎体，那么曝光量是合适的（图 15.1）。

　　呼气时的胸片与吸气时的胸片是有差别的（一般是在吸气时拍胸片）（图 15.6 和图 15.7）。

··

提示

　　技术因素可以说明，也可以不说明。除非你对技术因素很了解，建议你在考试时不

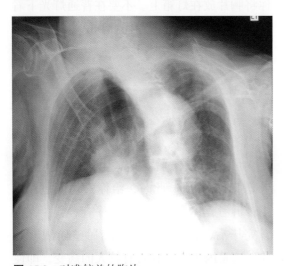

图 15.3　对准较差的胸片

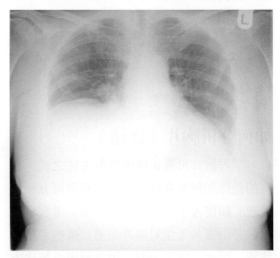

图 15.5　胸片曝光不足

要涉及这方面的内容（技术方面问题一般是放射科医生才会涉及）。

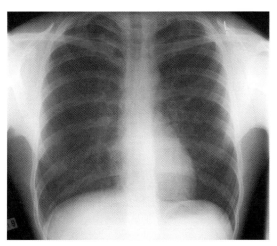

图 15.6　吸气时胸片

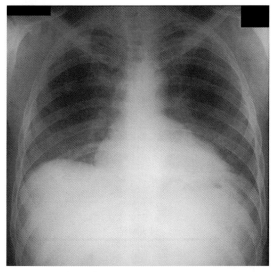

图 15.7　呼气时胸片

骨

4. 骨

你应该仔细检查所有的骨。靠近胸片，首先观察肱骨、锁骨，然后再观察肩胛骨。随后观察椎骨，最后是肋骨。查看是否有骨折、骨转移和骨质疏松。查看每块骨的边缘看是否有骨折。查看骨的内部是否有黑色区域（这意味着可能有骨转移），比较骨密度，两侧骨组织密度应该相同。胸片显示肋骨环绕胸部。根据惯例，我们将肋骨分为前、后两部分（图 15.2）。

气管

5. 气管

气管位于中央，在主动脉弓节附近偏右侧处。如果不在中央，一定有病变将气管拉到一侧或挤到另外一侧（图 15.8）。纤维化或部分肺不张会将气管拉到一侧。纵隔肿块（如胸骨后甲状腺肿）会将气管挤到一侧。隆突角（carina angle）度为 60°～ 70°。左心房扩张或淋巴结肿大会使隆突角变大（图 15.9）。

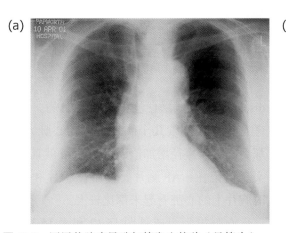

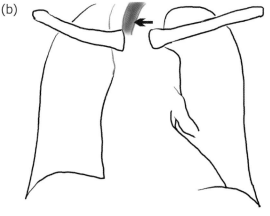

图 15.8　因甲状腺癌导致气管发生偏移（见箭头）

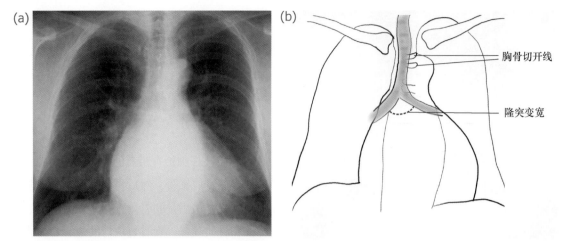

图 15.9 左心房增大导致隆突增宽。注意（b）胸骨切开线。胸骨切开线意味着患者之前做过心脏手术，左心房增大提示很可能是二尖瓣做过手术

心脏

6. 心脏

通常只有 1/3 的心脏位于纵隔右侧。一般都要确定心脏大小，通过计算心胸比（cardiothoracic ratio）来判断。心胸比为心脏横径与胸廓横径之比，应该小于 1∶2（图 15.10）。心胸比大于 1∶2，称为心脏扩大（图 15.11）。导致心脏扩大的原因你至少应该想到四个重要原因：缺血性心脏病（ischaemic heart disease，IHD）、瓣膜性心脏病（valvular heart

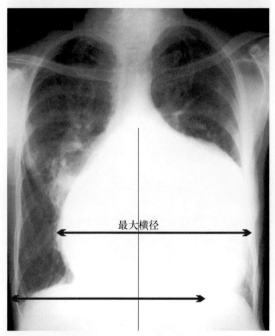

图 15.11 胸片显示心脏扩大。即使用肉眼，也可以看到心脏直径在整个胸腔的比例增加

disease，VHD）、心包积液和心肌病。如果考官让你在连续几个胸片上比较心脏大小，那么心脏横直径增加值超过 1.5 cm 就具有意义。请记住：AP 胸片、仰卧位胸片和呼气时胸片上的心脏看起来都比较大。

心脏投影组成见图 15.12 和表 15.3。如

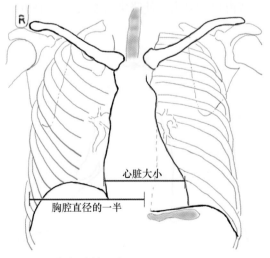

图 15.10 如何计算心胸比

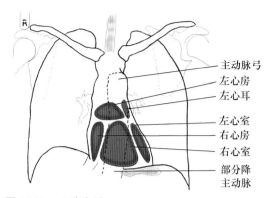

图 15.12　心脏边界

主动脉弓
左心房
左心耳
左心室
右心房
右心室
部分降
主动脉

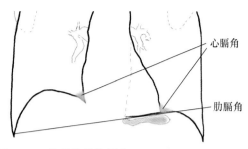

心膈角
肋膈角

图 15.13　胸片的模糊部位

表 15.3　心脏边界组成

心脏边界	区域	组成
右心边界	右横膈至右肺门	右心房
右肺门及上部	上腔静脉	
左心边界	左横膈至左肺门	左心室
左肺门以下凹陷	左心耳	
左肺门水平	左肺动脉	
左肺门上	主动脉弓节	

果我们查看侧面胸片，会发现心脏后缘由左心室和右心室前缘组成。

要点

AP 胸片、仰卧位胸片和呼气时胸片上的心脏看起来都比较大。因此，在这类胸片上你无法对心脏大小做出准确判断。

纵隔

7. 纵隔

纵隔的边缘应该清楚。心脏与膈肌之角（心膈角）、肺尖和右肺门有些模糊是可以接受的（图 15.13）。纵隔其他任何部位的边缘模糊提示肺有问题（要么是肺不张，要么是肺实质化）。纵隔可能会变宽，原因包括纵隔肿瘤、纵隔炎、胸腔积液和淋巴结肿大。

肺门区

8. 肺门区（hilar region）

肺门区有肺动脉和肺上叶静脉。它们的密度和大小应与凹边界相同。左肺门通常比右肺门高 1 cm（图 15.1 和图 15.2）。

肺

9. 肺

在放射学上，可将肺分成几个区域。每个肺有三个区域：

- **上区**——从肺尖到前侧第 2 肋骨；
- **中区**——从前侧第 2 肋骨到前侧第 4 肋骨；
- **下区**——从前侧第 4 肋骨到横膈。

请记住，从解剖学上来讲，右肺有三个叶，而左肺只有两个叶（图 5.8）。在解释胸片时，你应该用"区"这个术语来说明。肺的半透明度应该相同。在正常肺内，能够看到的结构只有血管、叶间隙和大支气管壁。之所以能看到血管，是因为与周围充满空气的能够透过射线的肺相比，血管相对不透明。如果肺泡充满了液体，就会变得不透明，而且肿块也是不透明的。同样，乳房阴影也会使肺下区看起来更加不透明（图 15.14 和图 15.15）。因此，一个肺区不仅要与对侧的区相比，还要与同侧的其他区相比。

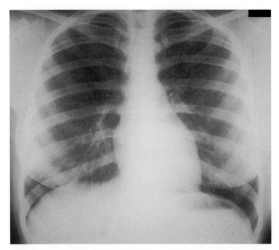

图 15.14 胸片显示乳腺阴影

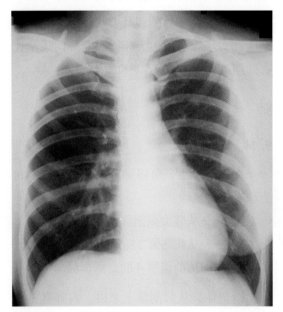

图 15.15 右侧乳房先天性缺失。注意右侧肺野比左侧肺野要黑（和图 15.14）

叶间裂

10. 叶间裂

叶间裂是肺叶的解剖标记。在 PA 胸片上，仅可以看到右水平裂。右水平裂从右肺门延伸到前面第六肋腋下线处。该水平裂将右上叶和右中叶分开。只有右肺有斜裂，斜裂将右中叶和右下叶分开。只有在侧面胸片中才能观察到斜裂。有时还可以观察其他

裂——奇裂和左水平裂（图 15.16）。

软组织

11. 软组织

寻找正常女性的乳腺阴影。注意乳房切除患者——这是考试中的易考查点！一侧乳腺切除后，那侧的软组织阴影就会缺失，而且是在你很容易忽略的这个部位，除非你特意查看了这个部位（图 15.24，并与图 15.15 作比较）。

横膈

12. 横膈

横膈轮廓应该光滑，并向上凸。轮廓缺失提示肺下叶发生感染。右半横膈穹隆比左侧高 2 cm，深吸气时，右半横膈穹隆在前侧第六肋处。右半横膈的最高点位于右肺野中部，左半横膈位于左肺野偏外侧处（图 15.1 和图 15.2）。肥胖人群心脏边缘附近可能有一个脂肪垫。

横膈下

13. 横膈下

大多数胸片都会显示胃中的气体——胃泡（图 15.1 和图 15.2）。通常只看到横隔的上边界。如果有内脏穿孔，腹部就会有气体（气腹），那么在横膈下面就会看到空气，

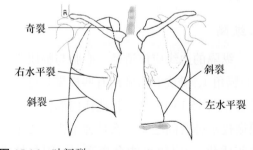

图 15.16 叶间裂

但是只在站立式的胸片中才能看到气体（图15.17）。有时，你会看到胆结石。

隐藏区域

14. 隐藏区域

胸片上容易被遗忘的区域是肺尖和心脏后面。记住要查看这些部位，尤其是没有发现任何病变时。心脏后面的液体水平可能提示食管裂孔疝（图15.18），或贲门失弛缓症。

异常胸片

这部分主要讲述的是在胸片上可以观察

到的常见的重要病变。重点查看白肺野、黑肺野（black lung field）、心脏和肺门处。

白肺野（white lung field）

导致胸片上白肺野的原因有很多，本部分介绍最常见的几个原因。

胸腔积液、肺不张和肺实变

通过胸片区分这三种病变很困难。这三种病变都会导致肺野发白，见图15.19～图15.21以及表15.4。支气管中的空气是有用的特征。发生肺实变时，肺泡间隙会充满液体，而气道却不会。因此，你会在白色背景

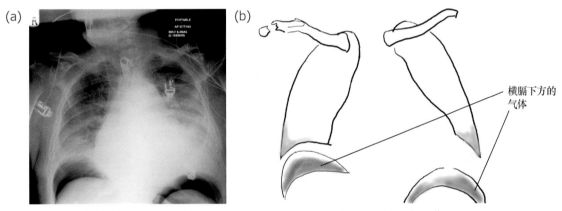

图 15.17　胸片显示的是气腹。注意右锁骨处有骨折，提示创伤在气腹发生中发挥了作用

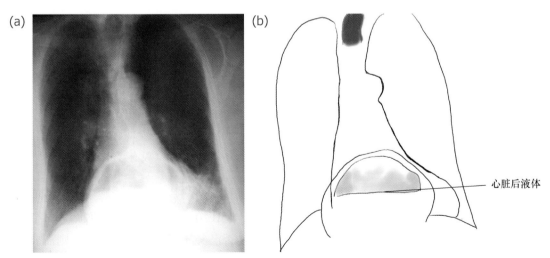

图 15.18　胸片显示心脏后有液体，这是食管裂孔疝

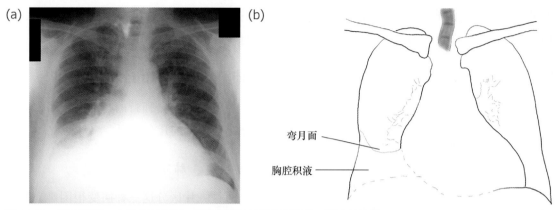

图 15.19 胸腔积液。右半横膈模糊，病因线索是凹形弯月面，提示是液体

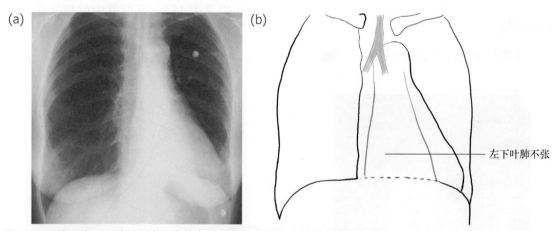

图 15.20 肺不张。心脏后面有一个三角形阴影遮住了左半横膈的内侧部分

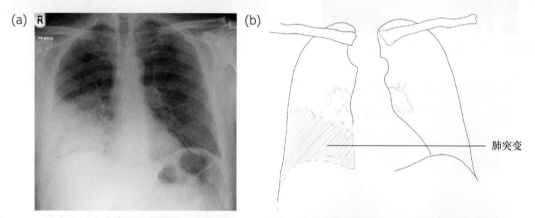

图 15.21 肺实变。右半横膈比较模糊，但与图 15.19 不同，上边缘边界模糊（没有弯月面）

下看到黑色小气道（图 15.22）。因为肺实质变时，肺泡内会有液体积累，所以，会发现实质变区域底部密度较高，提示液体。肺实质变一般都需要拍后续的胸片。临床症状缓解后，从胸片上还是能观察到液体的。因此，应在约一个月后再拍一次胸片，查看肺部是否已经干净。如果不干净，则需要做进一步检查，以排除癌症等可能的原因。

表 15.4　胸腔积液、肺不张和肺实变不同特征的比较

病变	特征
胸腔积液	均质阴影[a]、弯月面（特别是在侧向胸片）、侧峰（某侧横膈升高会导致中央峰也升高）、积液使纵隔发生移动、查看导致胸腔积液的原因（心力衰竭时心脏扩大、肺肿瘤 / 转移）
肺不张	纵隔向肺不张方向移动、胸片标志性结构发生变化（叶间裂发生移动、肺部体积减小）、气管向肺不张方向移动、均质阴影[a]
肺实变	异质阴影[b]、空气支气管征、之前胸片类似病变提示纤维化

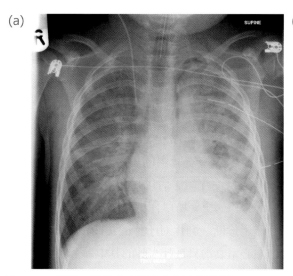
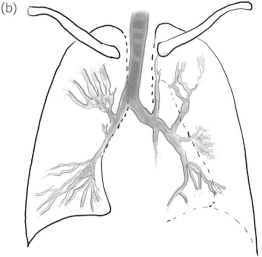

图 15.22　两肺广泛肺实变导致空气支气管征

肺切除

　　临床实践中，你会从病史中得知患者之前做过肺切除术（pneumonectomy）。但不幸的是，考试时，你可能不知道患者的病史！肺切除部位在胸片上是一个白肺野。剩余肺组织向另外一侧移动，使气管和纵隔位置发生变化。在肺切除一侧的某些肋骨也可能被切掉（图 15.23）。

硬币样病灶（coin lesion）

　　硬币样病灶就像名字所提示的，在肺区会看到大的、离散、通常是圆形的白色病变区域。这种病灶很重要，因为通常提示是癌症（要么是原发性肺癌，要么是转移性癌）。硬币样病灶也可能提示是其他疾病：

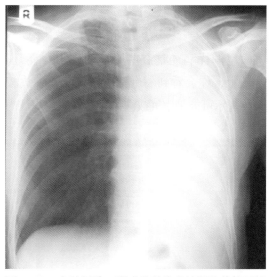

图 15.23　左肺切除。形成这种胸片特征的其他可能原因包括左侧严重胸腔积液（伴有肺不张，解释了气管为什么没有偏向右侧）、左肺广泛性肺实变

- **良性肿瘤**——例如良性错构瘤。
- **感染**——引起局灶性肺实变。
- **梗死**——肺栓塞（pulmonary embolism，PE）。
- **肉芽肿**——例如类风湿性结节。

肺部转移癌是一种常见的恶性硬币样病变（图 15.24）。硬币样病变的某些影像学特征有助于确定病因（但病史和检查更有帮助）。例如，一位年轻女性患有严重的关节病，关节发生变形，且对称。该患者肺部可能有类风湿性结节，但是对于终生吸烟的老年患者来讲，如果老年患者有恶病质，该患者很可能患有原发性支气管肺癌。以下特征提示相关病因：

- 边缘带刺、不规则、分叶——**恶性病变**。
- 钙化（病灶内有白色阴影，提示密度较高的病灶）——**良性病变**。
- 空洞（中心较暗）——**结核病**（tuberculosis，TB）。
- 病变内空气支气管征——**肺实变**。
- 多个硬币样病灶——**转移癌**。
- 与淋巴结病变或骨转移有关——**恶性病变**。

空洞样病变

空洞样病变是有些中空的硬币样病灶。本质上，你会看到一个硬币样病灶，中央较暗，提示可能是空气或液体。你可能在病灶内发现液体平面。导致肺部空洞样病灶的原因有：

- **感染**——脓肿，尤其是金黄色葡萄球菌（有时称为肺膨出）。
- **真正空洞**——TB。
- **肿瘤**——恶性。
- **梗死**——硬币样病灶中央有一个坏死区的 PE。

再与之前的胸片对照，查看增长速度。然后，考虑临床特征。葡萄球菌性肺脓肿患者全身健康状况不佳（图 15.25）。

左心室衰竭

作者保证你开始临床实习时，一般会遇到急性左心室衰竭的患者。你需要作出诊断并进行治疗。患者的健康状况往往极差，无法提供病史，所以你更侧重于根据检查结果来作出诊断。胸片对于你的诊断很重要。记住，左心室衰竭只是肺水肿的其中一个原因。左心室衰竭的胸片将显示如下信息（图 15.26）。

- **上叶分流**。正常情况下，上叶血管比其他叶血管要细。所以，上叶血管与其他叶一样宽，或是更宽，这就是上叶分流。这只适用于站立位胸片——在仰卧位时，上叶分流是正常的。上叶分流是因为下叶肺泡缺氧导致血管收缩引起的。

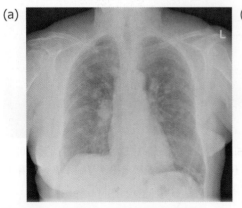

图 15.24 乳腺癌合并乳房切除和肺转移

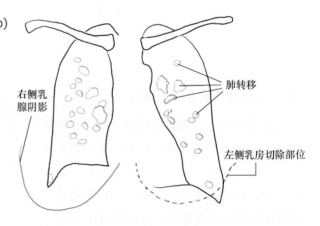

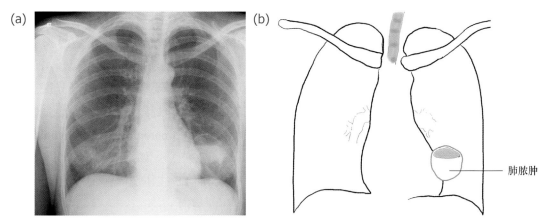

图 **15.25** 肺脓肿

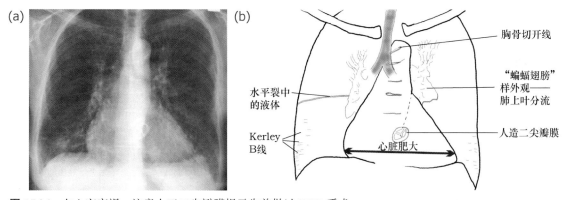

图 **15.26** 左心室衰竭。注意人工二尖瓣膜提示先前做过 VHD 手术

- **心脏扩大**。如前所述，测量心胸比。
- **Kerley B 线（曲线）**（Peter James Kerley，
  1900—1978，爱尔兰神经学家，对放射学
  感兴趣。）这是一种小的、无分支的水平
  白线。见于肺下区的边缘处（图 15.27）。
- **蝙蝠翅膀样外观**。只有在严重的左心室
  衰竭时，你才会看到这种从肺门区域扩
  散出来的白色翅膀状的外观。这种外观
  提示肺泡水肿。

肺纤维化

肺纤维化会导致白肺野，但比较少见。
肺纤维化是一个长期过程，所以你会在一系
列的胸片中发现这种病变。它会导致肺萎
缩。肺纤维化累及双侧和基底部。肺纤维化
也可能发生在单侧，如果是这样，会导致纵

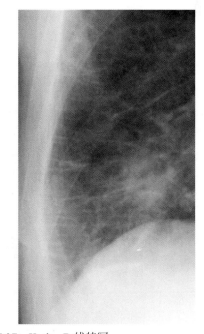

图 **15.27** Kerley B 线特写

隔向病变侧移动。

在放射学上，肺纤维化被描述为"网状结节"，其真正的意思是一个由线和环组成的网络（图15.28）。网状结节在外观上可能很细，显示为"磨玻璃"的外观。在后期，肺部呈现"蜂窝状"外观（图15.29）。导致肺纤维化的原因有很多，其中一些原因见表5.16。

黑肺野

导致黑肺野的原因比导致白肺野的原因要少，知道这一点，你会很高兴。本文讨论了四个原因。正常胸片上肺野的颜色为深灰色。然而，在同一张胸片上，一个部位可能比另外一个部位要黑，或是两张胸片相比，一张胸片上的肺野可能更黑。当评价肺野黑色程度时，要考虑胸片的曝光度。如果曝光度正常，肺野黑最可能的原因是慢性阻塞性肺疾病（chronic obstructive pulmonary disease，COPD）。如果双侧肺野均发黑，提示气胸，而PE往往是单侧。

提示

检查患者是否有旋转（见"技术因素"）。旋转会导致胸部一侧更靠近放射源，穿透的

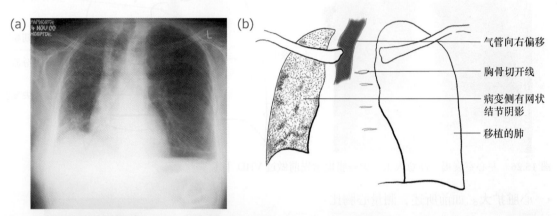

气管向右偏移

胸骨切开线

病变侧有网状结节阴影

移植的肺

图15.28 右肺网状结节阴影。注：患者做了左肺移植

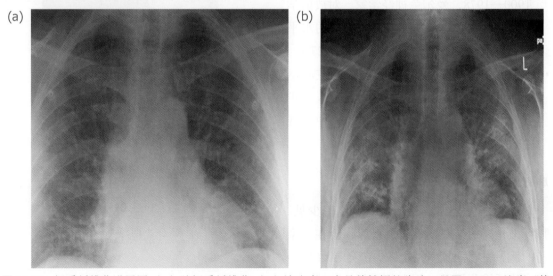

图15.29 间质纤维化进展图：（a）肺间质纤维化；（b）该患者7个月前拍摄的胸片，见**图15.28**。注意"蜂窝"肺的变化过程

射线更多（因此更黑），而另一侧离放射源较远，穿透的射线少（灰度较低）。

慢性阻塞性肺疾病

慢性阻塞性肺病（慢阻肺）患者胸部过度扩张（图 15.30），所以你如果在前面数横膈上方的肋骨，就会发现肺下缘超过第 7 肋

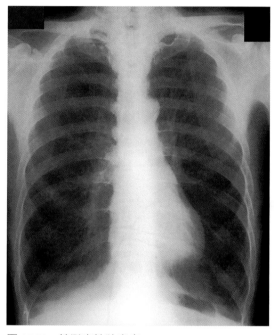

图 15.30 性阻塞性肺疾病

骨。同样，如果在后面数，肺下缘会超过第 10 肋骨。横膈会变平。如果在一侧的半横膈处，在肋膈角和心膈角之间画一条假想的线，横膈穹顶最高处比这根线要高，但高度不要超过 1 cm（图 15.31）。在胸部扩大的情况下，心脏看起来会比较小。然而，如果心脏看起来大小正常或扩大，你应该考虑患者有心力衰竭和慢阻肺（肺心病是右心室衰竭继发于慢阻肺）。在胸片可能看到肺大疱。肺大疱在胸片上的特征为圆形、密集大的黑色区域，周围环绕显示出薄壁空气空间的细线。如果只有一个，称之为肺大疱。

气胸

单侧黑肺野是一个重要发现，往往提示气胸（图 15.32）。不幸的是，气胸可能会非常小，有时难以看到。基于此，如果你怀疑患者有气胸，且胸片上不明显，可以拍一张呼气时的胸片，气胸可能就会比较明显。呼气时肺部收缩，气胸变得更加明显突出。检查肺部所有区域，包括隐藏区域（检查完一遍后，再复查一遍，这是个好主意）。大的气胸会很明显，一眼就能看到。气胸侧无肺标志。查看肺不

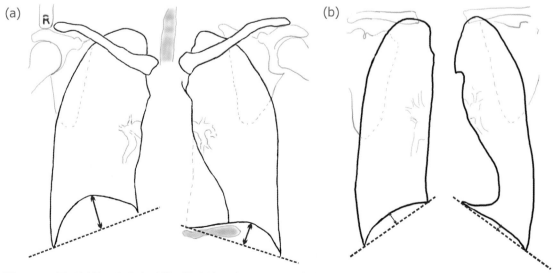

图 15.31 用于评估正常和扁平横膈的虚线示意图：（a）正常横膈；（b）扁平横膈

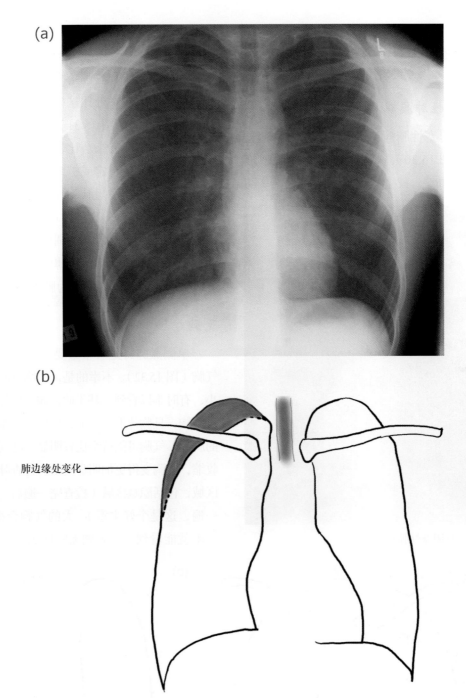

(a)

(b)

肺边缘处变化 ————

图 15.32 显示肺尖气胸。注意，右肺的肺尖是黑色的，没有肺纹理。肺边缘处变化很小，容易忽略

张的边缘。气胸内的气体首先会在肺尖部聚积。这会导致垂直白线的产生。询问考官你是否可以将胸片水平旋转，以寻找提示气胸的垂直白线。有时肺大疱与气胸很相似，但肺大疱通常有肺标记。导致气胸的原因如下：

- 自发的。
- 创伤，例如中心静脉导线插入或胸膜抽吸造成的创伤。
- 囊性纤维化。
- 马凡（Marfan）综合征（Antoine Bernard

Jean Marfan，1858—1942，法国儿科医生）。

- 埃勒斯-当洛斯综合征。

肺栓塞

肺栓塞（pulmonary embolism）在放射学上的变化不明显，胸片往往正常。血栓阻塞肺动脉会导致相应截断的肺组织血量减少（灌注不良）（Westerman 征）。所以黑色区域会在一定的解剖位置出现。首先要排除慢阻肺和气胸，因为这两个原因是导致黑肺野的较为常见原因。其他改变包括受影响肺部节段近端急性扩张（Pallas 征）、右心房和心室扩张以及肺部其他部位代偿性过度灌注，让有关

方面的专家来处理。一旦发生 PE，就有肺梗死，然后发生一系列继发性改变，这很常见。你可以在 PE 同侧看到小的胸腔积液、楔形阴影或半横膈向上凸起（图 15.33 和图 15.34）。

心脏

二尖瓣狭窄

二尖瓣狭窄会导致左心房扩大（图 15.9），在胸片上可见左心房边界有一个凸出和两个右心边界，左心房扩大。隆突变宽，大于 90°。如果你仔细观察，在心脏阴影内可能会看到钙化的二尖瓣。请记住，二尖瓣狭窄可与肺

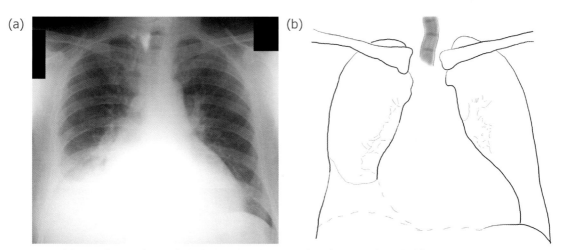

图 15.33 肺梗死早期。注意，右侧有胸腔积液，右心边界附近弯月面上方阴影增加

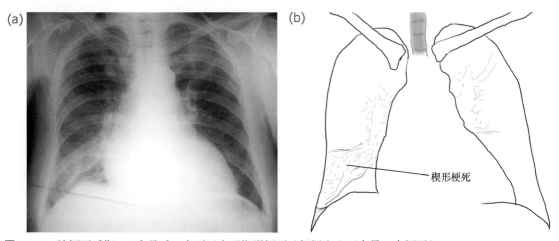

图 15.34 肺梗死后期。2 个月后，右下区出现楔形梗死（怀疑左上区有另一个梗死）

水肿共同出现。

左心室动脉瘤

你应该看到心脏左边界有凸出，并可能有钙化（图 15.35）。

心包积液

心脏周围有心包积液，因此，心脏在总体上扩大（相对于心脏的特定区域）时，你应该想到可能是心包积液（图 15.36）。心包积液发展迅速，所以要与之前的胸片做对照。

肺门

当肺门扩大（hilar enlargement）时，可能的原因是：

* 支气管源性肺癌（图 15.37）。

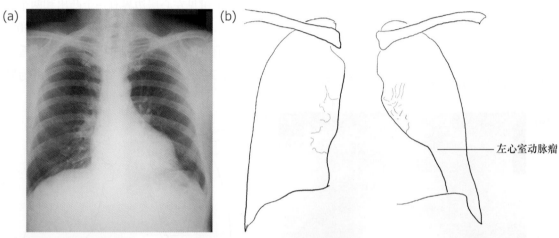

图 **15.35** 左心室动脉瘤

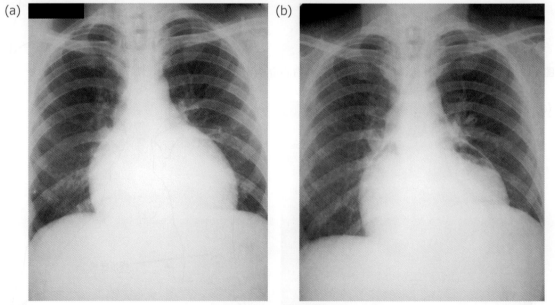

图 **15.36** 心包积液。（**a**）注意心脏扩大时，心脏呈球状特征；（**b**）心包穿刺后的外观。空气已经进入心包膜

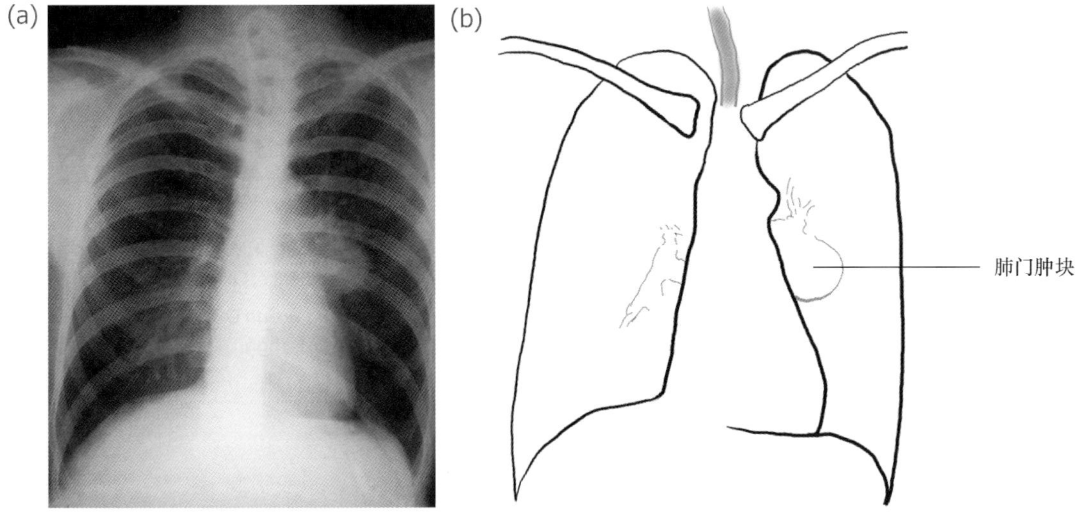

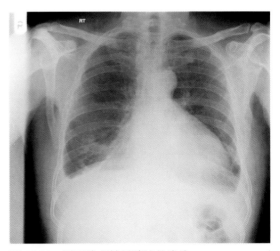

图 15.37 胸片显示单侧肝门扩大，是恶性肿瘤所致

- 肺门淋巴结病——可能是恶性肿瘤、淋巴瘤和感染导致的。
- 血管阴影。

提示

如果患者在拍胸片时，任何旋转都会使纵隔看上去很宽。所以，要注意拍片时的技术因素。

有病变的肺门看起来变大了，密度也增大了。肺门会失去正常凹形。然而，如果患者拍片时身体有旋转，肺门看起来也会变大，因此，要与以前的旧胸片对照看。双侧肺门扩大也可能是肺血管纹，或是癌症或淋巴结肿大所致。

提示

对于任何肺部病变，要尽可能与之前的胸片做对照。这会让你知道病变是之前发生的还是新发的，以及病变的进展情况。

检查结果陈述

检查结果陈述很重要。如果要求你根据图 15.38 中的胸片做检查结果陈述，你可以这样说：

“这是 Clause 先生的 PA 胸片（平片），于 12 月 25 日在北极总医院拍摄。最明显的异常是心脏扩大。第一遍系统地研究胸片后，我就注意到了这个问题。胸片在灯箱上放置正确，曝光合适。患者在拍胸片时，没有旋转。骨骼没有明显异常。气管没有偏移。纵隔边界清晰，肺门没有扩大，密度也没有变化。胸片上未发现肺部病变，扩张程度正常。可

图 15.38 用于检查结果陈述的胸片

清楚地看到横膈，尽管右侧肋膈角处有钝化，弯月面提示有少量积液。在横膈下未发现异常，软组织内也无异常。心胸比超过 1 : 2。因为这是一张 PA 片，这证实心脏扩大了。导致心脏扩大的原因有四种：IHD、VHD、心包积液和心肌病。"

参考文献与拓展阅读

Corne J, Pointon K. *CXR made easy*, 3rd edn. Churchill Livingstone, Edinburgh, 2010.

Harvey CJ, Roberts HRS, Shaw RJ. *Radiology casebook for the MRCP*. Oxford University Press, Oxford, 1999.

Ray KK, Ryder REJ, Wellings RM. *An aid to radiology for the MRCP*. Blackwell Science, Oxford, 2000.

Scalley P. *Medical imaging, an Oxford core text*. Oxford University Press, Oxford, 1999.

引言

期末考试或"课程结束测试",是指在成为最基本的医生之前还需要通过的最后一项测试。没有任何一个考试像这个考试让人们以传说、谣言的方式议论纷纷,让人焦虑。然而,该考试就像之前你顺利通过的考试一样,只要有条不紊复习到位就能够顺利通过。

你几年后再看期末考试这个章节,我们对你的远见表示赞赏。此处提到的许多要点提示和建议(如果不是全部的话)有助于你顺利通过头几年的临床实践,最终让你顺利通过期末考试。如果你还有几个月就要进行期末考试,那么几乎可以肯定的是,现在就要开始认真备考了。复习小组很重要,尤其是在临床检查的考试方面。要认真挑选复习小组成员!小组合作能够克服图书馆学习中的单调乏味。如果还剩几周就要考试了,我们希望你正在复习当中。下面讲述的内容有助于完善简化这几个月的复习工作。注意不要让自己精疲力竭;确保选择合适的时间进行复习,让自己的复习效率最大化。如果你

还有几天就要考试,那么最后的复习计划也应该开始了。在最后几天复习某一两个特定话题。这有助于防止"在短时间需要复习所有内容"这一困境的发生,这种复习方法无法达到复习的效果。

本章可以总结为一个词——练习!考试的每一个内容在某种程度上来说,具有可预测性。应该牢记,考试的目的在于评估你是否能够顺利通过临床考试并且能够适应临床实践。有些医学院明确指出对考试内容作出调整,就是为了反映这一点;另一些医学院还是采用传统的考试方式。然而,无论你在哪所医学院就读,最基本的要求都是一样的。你能顺利通过考试吗?

当然,有个老生常谈是这样讲的,"考官就是为了淘汰你",而这种说法是真的。我们从很高的未通过率就可以看出,在进行最后一项考试之前,需要通过很多考试,所有这些考试都比最后一项考试的通过率高。

大多数学院考试分为笔试(written examinations)和临床检查两部分。本章也分为这

两个部分。

笔试

不同学院笔试形式不同。你应该尽早知道笔试考查细节，这样就能够有针对性地进行复习。大多数医学院均采用单项选择的考查方式。这种考查方式非常流行，很多课程考试均采用这种方式。单项选择能够达到考查的目的，同时，还可用计算机进行判卷！

正确 / 错误

正确 / 错误题是一种较老的考查方式，要求学生判断某一个说法是否正确。正确答案获得一分，错误答案失去一分，未答不得分。这种考试方式采用答错倒扣分的机制，引入了"确定性"问题。现在不太采用这种考查方式了。

扩展匹配问题

英国医学院广泛采用扩展匹配问题（extended matching questions，EMQ）这种考查方式。每个问题通常会有一个主题，例如动脉通气分析。然后会有 5 个临床小病例，随后会有 10 ~ 15 个疾病。下面的例子就是一个有关代谢异常的各种疾病。根据问题，必须将某个小病例与某个代谢疾病匹配起来。EMQ 考试结构如图 16.1 所示。

每个小病例都会提供有助于诊断某种疾病的足够信息。EMQ 主要分为三类：

- **诊断**。小病例中包括了症状 / 体征信息和一系列可能诊断。这种类型的 EMQ 往往更简单，通常的措辞是"请选择最有可能的诊断"。

- **辅助检查**。小病例会提供少量临床信息，但问题往往是这样的：例如"请选出最

有助于诊断的检查方法"，该问题与"请选出第二大最适宜的检查方法"这个问题明显不同。

- **管理**。管理方面问题的问法与辅助检查方面问题的问法类似，但管理方面的问题是关于你下一步如何做。

例如，图 16.1 小病例 1，第一步是认识到患者患有糖尿病性酮症酸中毒；下一步是明白该疾病的代谢特征。做这类题目的方法是先读主题，跳过（甚至掩盖）题面，读问题，然后再读小病例。考虑好每个小病例问题的答案后，返回题面，寻找答案。如果没有找到答案，重读问题，寻找间接线索。例如，小病例 3 说到了慢阻肺患者需要在家中配备氧气和雾化剂。根据作者的经验，这些讲述会将你的注意力吸引到小病例的细节上，有助于避免你被一系列可怕的疾病名称分散了注意力。

与正确 / 错误题一样，EMQ 也有一个"诀窍"，通过练习就可以掌握。阅读问题很重要，因为问题中措辞的细微变化就会导致答案大大不同。尤其在单选题中，这个问题尤其重要，因为每张试卷会有数百道单选。有些单选题会非常难。这是有意的，目的是将最后学年的学生成绩拉开。医学院通过每个问题的分类分数来说明问题的难度和重要性。例如，如果一个问题非常难，且该问题涉及的疾病很少见，那么该问题分数分配就会比较低。然而，如果一个问题比较容易，且该问题涉及的疾病很重要、较常见或是急症，那么该问题分数分配就会比较高。虽然这些与如何回答某个问题没有什么关系，但是理解考试框架和题型会让复习过程更加明确。

论述题 / 简答题

这种题型不常用，在医学这种大型课程

动脉血气分析　[主题]

A	B	C	D
CO_2 11 O_2 6.2 氧饱和度 81%	O_2 16 CO_2 3.78 pH 7.48	HCO_3 23 O_2 13.74 CO_2 5.23 pH 7.43	BE −6 HCO_3 12 CO_2 2.9 pH 7.15
E	F	G	H
氧饱和度 91% HCO_3 35 O_2 7.4 CO_2 9.1 pH 7.345	pH 7.451 HCO_3 38 CO_2 8.2 O_2 13.6 BE +7	pH 7.51 CO_2 3.8 HCO_3 24	pH 6.98 O_2 6.19 CO_2 4.6 HCO_3 8 O_2 氧饱和度 83%

已经获取下列患者的动脉血样本（室内空气中）。为患者选择最合适的动脉血气(arterial blood gases, ABG)结果。每个答案可选多次。　[问题]

(1) 一名25岁的男性糖尿病患者，昏昏欲睡，其母称该患者已经有两天没有注射胰岛素，因为患者感冒了，也没有进食。

(2) 一名79岁的女性患者，因恶性肿瘤行AP切除术，术后4天，正在与其女儿谈话时，突然发生呼吸困难，患者手捂胸口，看起来非常不适。　[小病例]

(3) 一名55岁的患者，有吸烟史，目前已经戒烟，有绿色痰、发热和呼吸困难的症状，家中备有雾化剂和氧气。

(4) 足球比赛结束后，获取一名26岁守门员的动脉血，得到其ABG检查结果。

(5) 一名27岁的女性患者，很焦虑，口腔周围有刺痛，患者称自己喘不过气来。

范围

pH	7.35~7.45
pCO_2	4.7~6
pO_2	10.5~14
血浆	HCO_3 22~28

(1) D. 病史告诉你，该病例是典型的糖尿病酮症酸中毒。

(2) H. 术后大量肺栓塞导致代谢性酸中毒。

(3) E. 慢性阻塞性肺疾病感染性加重。　[答案]
　　注意患者有吸烟史、家中备有雾化剂和氧气，这些提示患者患有慢性肺病。

(4) C. 正常！

(5) B. 嘴唇处有刺痛和焦虑，提示患者过度通气，因此为呼吸性碱中毒。

图 16.1　EMQ 结构图

考试中简答题不可能超过 10 个。然而，如果你所在的医学院采用这种考查方式，那么需要仔细阅读问题、计划考试时间以及考试前需要做练习。记住，开始写论述题之前，要计划好每个问题所需要的时间，因为在考试的情况下，在论述过程中，你很容易忘记时间。

练习

应该经常练习单项题型。目前有很多纸质和在线资源供你练习。无论是选择纸质还是在线资源，都要确保你做的题型就是期末考试的题型。一个好的练习题应该附有解释，说明为什么要选择这个答案而不选择其他答案。这样有助于你更有针对性地进行复习。

快到考试时，要卡时间做模拟题，这在评估你的复习程度方面很有价值。如果你自信十足，那么可以做针对英国皇家外科医师学会会员（Member of the Royal College of Surgeons，MRCS）或英国皇家内科医师学会会员（Member of the Royal College of Physicians，MRCP）的练习题。然而，基础医学和外科无法仅仅依靠这种复习方法来完成，基础医学和外科需要全面复习，才能达到良好的复习效果。记住，你需要证明你具备了成为 F1 的能力，而不是成为外科教授。

考试日

考试当天，不要忘记考试需要的证件和用具。笔试时间为三个小时，如果你将学生证落在家里，匆忙返回去取，这会影响笔试。准时到达，这样会避免人们坐在一起讨论复习如何不到位或是自鸣得意地背诵有关内容。

要仔细审题。确保要留出足够的时间能够将答案誊到答题纸上（或是边做边誊答案）。考试时，并没有安排其他时间来誊写答案，因此，自己要预留出时间。你要检查

将答案誊写到正确的位置上。在交卷前 1 分钟你才发现，问题只有 150 个，而答案却有 151 个，没有比这更糟糕的感觉了。

临床检查

临床检查是医学期末考试中最重要、最具挑战性的一部分。临床技能能说明你在医学院的学习情况和实践操作能力。这要求学生对医学和临床表现具有良好的理论知识，并且在病史获取和检查时，能够积极观察，且眼光要敏锐。这些技能通过医生实践和外科过程才能掌握，而这需要你在与患者接触时具备仁慈和专业素养。以前的临床检查考试会有"短"病例和"长"病例这类试题，但是目前大部分医学院都采用客观结构化临床考试（objective structured clinical examination，OSCE）。

长病例和短病例

长病例检查方法与医生为新住院患者的检查方法最相似。你有 45 ~ 60 分钟的时间获取病史资料、为（真正的）患者做检查，包括简单的床边检查（例如眼底检查）。考试时间结束时，你应该对患者的病情有一个总体了解，能够得出可能的诊断或鉴别诊断，并针对患者的疾病状况提出生物-心理-社会综合管理方案。

短病例的考试方式是考官会将你带到一些患者面前，这些患者就你要进行检查的对象。考试范围极广，这类题型没有一定的标准，考官的要求也有很大不同。有些人认为，你见过的病例越多，考试通过的可能性就越大。事实上，真的是这样；然而，如果你只是匆匆忙忙地复习了七个病例，没有细致地复习，很可能无法通过考试；如果你认

真复习了四个病例，很有可能会通过考试。

以前的短病例和长病例的临床检查与实际临床检查没有太大的差别，但是检查结束后，考试考官的要求和讨论可能会有很大不同。不同考官，要求不同。长病例时，有的考官会让你报告所有异常发现，然后直接询问你接下来怎么办，而其他考官会直接问你诊断是什么，然后问一些深度问题，检测你的知识（甚至还会涉及汗腺！）。此外，患者配合程度也会影响病例检查的考查成绩。不同的考官以及患者配合方面的差异性让学生认为这种考试不公平，希望有一种更结构化、更客观的考查方式。

客观结构化临床考试

OSCE 考查方式由一系列短而高度集中的考试站组成。对所有的考生而言，OSCE 采用相同的评分标准，选择的患者具有相同的症状体征（或对真正的患者进行检查，这些患者有类似的症状和体征）。在去每个考试站之前，考生会拿到精确要求说明，在 5 ～ 10 分钟内完成检查，然后在 2.5 ～ 5 分钟内回答已经预设好的一系列问题。考试成绩不是由考官主观判定的，而是根据你是否能够回答评分方案中的考点确定的。

OSCE 方式

OSCE 可用于任何临床考试，包括病史获取、告知患者不良诊断结果、患者检查和临床技能考试。考试时，可能会用到病模，特别是病史获取时，这样，考官才能确保患者对所有考生的回答都是一样的。不同医学院，OSCE 具体考试方式不同，因此，与所有考试一样，你必须了解你所在的医学院 OSCE 考试题型，做针对性复习。

例如，有的 OSCE 由 8 个考试站构成，

每个考试站考试时间为 15 分钟，10 分钟与"患者"交流，5 分钟口头回答结构化问题。有时，短病例也是采用这种考查方式，5 分钟与"患者"交流，2.5 分钟口头回答结构化问题。

在开始每一个考试站考试时，考生通常会拿到一个简短的考试说明，一般有 1 分钟的阅读时间，读完后进入考试站开始检查。考试过程中，通常会有计算机声音，提示你阅读考试说明，开始考试，口头回答问题，离开考试站，然后进入下一个考试站，继续阅读考试说明等等。一个或两个考官会在考试站的角落，你获取病史资料时，考官是不与你互动的，只有在计算机声音提示开始口头回答问题时，考官才会与你互动。通常情况下，只有你在规定的时间内（例如 10 分钟）完成了与患者的交流且规定的时间到了，你才能回答问题，即使较早完成任务，也不允许回答问题。所以尽可能充分地利用所给的时间。如果你时间富余，可以理理思路，准备如何回答可能提出的问题（见"OSCE 口头回答问题"）。

OSCE 内容

不同的医学院，每个 OSCE 考试站的考试内容不同，虽然 OSCE 总体上都是包括病史获取和临床检查。

病史获取与交流 OSCE 考试站

病史获取与交流 OSCE 考试站很可能会考查到很多临床技能，包括临床理论知识、推理能力、同情能力和沟通能力。这种"模拟性交流"应该与真正的患者进行交流的方式是一样的。病模们知道如何回答每一个问题，且能够对你的问题和行为给予回答，所以，如果问题不是很明确或是没有意义，病

模的回答可能没有什么价值。

　　不同考试站对考生交流能力、推力能力的分数分配不同；一般情况下，大多数考试站都会给交流能力、推力能力分配一定的分数。因此，如果你不能进行专业交流，即使推理得很好，也不能取得好成绩；同样，如果你交流能力很好，对患者很和善，如果推理能力很差，无法得到合理的鉴别诊断，也无法获得好成绩。

　　病史获取与交流 OSCE 考试站举例说明：

- 你是住院部的一名 FY1，需要获取一位 55 岁的胸痛患者的病史。
- 你是一名神经科门诊实习医生，需要获取一位 24 岁视觉障碍的女性患者的病史。
- 你是急诊住院医师。花 5 分钟阅读一名 65 岁肺炎患者的病例，然后给重症监护病房（intensive care unit，ICU）打电话，将其转诊到 ICU。
- 你是手术病房住院医师。你为接受姑息治疗的患者开具了芬太尼，但病房护士拒绝执行，与该护士进行交流。
- 你是急诊外科医生。一位 50 岁需做胆囊切除术的患者有一些疑问，你需要与该患者进行交流。
- 你是 GP 外科的一名医生；一位 48 岁的卡车司机新诊断出癫痫，你需要与该患者进行交流。
- 你是一名急诊 FY2；你发现一位 2 岁女孩走路跛行，你需要从其母亲那里获取病史资料。

临床检查 OSCE 站

　　临床检查 OSCE 站经常需要对真正的患者进行检查，你不要惊诧需要对右上象限有防御性腹部收缩或是"正常"的病模进行检查。这些考试站的目的是为了考查你是否能够安全、专业地检查患者、发现常见明显体征、做出合理诊断推测、进行进一步的检查和治疗。

　　同样，考试站的考试时间为 15 分钟或 7.5 分钟。有些考官喜欢你边讲边检查，而其他考官喜欢你检查结束后做总结性陈述。大多数考官不会介意讲述方式，如果考官有强烈偏好，按考官的要求进行。

　　15 分钟考试站的考试要求包括：

- 对该患者进行心血管系统检查。
- 对该患者进行呼吸系统检查。
- 对该患者进行腹部检查。
- 对该患者进行脑神经检查。
- 对该患者进行外周神经系统检查。
- 对该患者进行外周血管系统检查。

　　7.5 分钟考试站的考试要求包括：

- 你在风湿科工作：检查患者手部。
- 有一位患者经常来内分泌科（例如肢端肥大症患者）就诊，为该患者做检查。
- 该患者腹股沟处有肿块，目前在普外科，为该患者做检查。
- 检查该患者的髋关节。
- 检查该患者皮肤损害，边检查边讲述检查发现。
- 考试站还会考查你阅读和分析常见放射性图像的能力。计算机上会显示一系列放射图像，根据考试说明分析这些图像。

　　还会考查经直肠、眼底镜和耳镜检查，但这些检查考到的概率很低。进行这些检查时，无法找到真正的患者，或是进行经直肠检查时患者不愿意，一般是使用模拟人进行。记住，对待模拟人与对待真正患者的方式应该是一样的。

　　需要记住，大多数医学院有大量的患

者，这样，"相同" OSCE 考试中，不同环境下，考生遇到的患者不是同一批患者。当你向前一天或前一周进行 OSCE 考试的考生询问参考意见时，要记住这一点——不同环境下，遇到的患者不是同一批患者。

在医学考试中，不是简单地走完临床检查流程就可以了。事实上，做完检查后，考官希望你能够发现临床体征（如果有的话），并能够排除类似的体征。在确定一系列的阳性体征和阴性体征后，你应该能够推断出可能诊断以及鉴别诊断。在每次检查开始之前，记住用酒精凝胶洗手，向患者介绍自己，征得患者同意后再做检查，永远不要伤害患者，否则你的考试成绩会很不理想。

OSCE 评分

消化系统检查，评分表样本见图 16.2。医学院有自己的评分方法，你应该知道你们学校采用的是何种评分方法。一般来说，医学期末考试中，只有得到最低的及格分数才能通过考试。例如：见图 16.2 的评分方法，每个考试站总分有 20 分，至少要获得 12 分才能通过该考试站考试（1 表示表现良好，1/2 表示表现中等，0 表示表现较差），所有考试站只有通过 50%，才能通过 OSCE 整个考试。

虽然一些医学院会通过"钟形"分布来确定及格分数线，但是有可能某一年全部学生都通过医学期末考试，而且每年应该有多少比例的学生无法通过期末考试是没有固定比例的（同样，某一年所有学生都没有通过医学期末考试也是有可能的，虽然这种情况还没有发生过！）医学期末考试的目的在于确保成功通过考试的考生能够安全执业，成为合格的 FY1 医生。

OSCE 口头回答问题

每个 OSCE 考试站检查结束后，你所遇到的问题都不同，这与考试站的类型有关。然而，一般来说，病史获取和临床检查考试站常见问题是"总结说明一下检查发现"或"报告检查发现"。临床检查考试站检查结束后，通常需要说明你是如何进行检查的，然后再说明你的检查发现。例如：检查结束时，你可以这样讲："消化系统检查方法是观察相关体征、检查外生殖器和进行直肠指诊。"

记住，口头回答问题的时间共 2.5 ~ 5 分钟，因此，你应该在规定时间内完成回答，要求在 30 ~ 40 秒内完成。你没有时间回答的问题就无法得分。优秀结果陈述中应该包括阳性结果和相关阴性结果。肝大患者没有黄疸比没有陷落脉相关性更高。在备考 OSCE 过程中，可以将体征分组（例如肝衰竭体征或炎症性肠病肠外体征），这样在做检查时，你就会知道应该查看哪些体征。检查结果陈述练习也是 OSCE 备考的一个重要部分，有助于口头回答问题时获得良好成绩。

报告结果后，如果你没有提出诊断和可能的鉴别诊断，考官会提问你的。提出最可能诊断时，你也应该对疾病的严重程度（例如肝衰竭失代偿状态）以及并发症（例如提示不同类型手术的腹部瘢痕）做出评价。当你列出鉴别诊断时，利用这个机会对疾病进行鉴别，从而向考官展示你的临床知识；可以通过病因方法来说明不同诊断。同样，你应该根据发生的可能性大小列出鉴别诊断，最可能诊断在第一个，以此类推。

然后，考官会问你做哪些检查才能将这些鉴别诊断区别开来。你组织的答案要具有逻辑性。如果你提出建议先进行胸部 / 腹部 /

	表现良好	表现中等	表现较差
"请检查患者的消化系统"			
向患者介绍你自己			
洗手			
询问患者是否有疼痛			
视诊患者手部是否有提示胃肠道疾病的红斑			
视诊患者面部和口腔，查看是否有提示胃肠道疾病的红斑			
视诊患者颈部淋巴结和胸部，查看是否有胃肠道疾病体征			
视诊腹部			
确定最大压痛部位			
处于患者水平进行检查，先轻触，然后深度触诊			
检查器官肿大和腹主动脉瘤(abdominal aortic aneurysm,AAA)			
叩诊腹水			
检查疝孔			
听诊血管杂音和肠鸣音			
建议进行外生殖器和直肠检查			
交流能力			
检查的专业性			
逻辑清晰地报告检查发现			
"总结检查发现"			
逻辑清晰地报告检查发现			
"最可能的诊断是什么？为什么？"			
根据体征所做的逻辑推导过程			
总分：不及格、刚及格、及格、良好、优秀			
意见：			

图 16.2 评分表样本，包括评分标准

骨盆 CT 检查，之后进行尿液和血液检查，这种建议是不合理的。一般来讲，检查顺序是由易到难，从简单的床边检查、血液检查〔血液学、生化、骨髓细胞学和涂片（marrow cytology and smear，MC&S）〕开始，然后进行基本成像检查（平片、CT、MRI、超声），最后进行最复杂精密的检查（例如活检）。

你需要明白考官还会问你如何管理患者。

你一般要提到需要获得完整病史资料，并进行检查，如果你认为需要采取紧急治疗措施，还要说明基本的和高级的生命支持措施。

患者管理过程必须按照合理顺序进行；因此，遇到罗恩病患者时，首先采取的措施是全结肠切除和回肠造口术，这种处置方法是错误的。事实上，首先应该是**保守**措施（例如教育、饮食、咨询服务和多学科支持），之后是**药物**疗法（例如类固醇、免疫抑制剂和生物制剂），最后考虑**手术**治疗（例如切除、回肠造口术）。记住，要提供综合性的生物-心理-社会管理治疗方案，为患者提供个性化的治疗方案，而不是将某个特定疾病的治疗方法全部列出来。还要考虑到患者是否需要理疗、视觉辅助设备、助行器、家人帮助以及患者的财务状况，尤其是老年患者。

OSCE 顺利通过的方法

熟能生巧。该说法我们常常听到，如果熟能生巧应用到一种情况，那就是 OSCE 考试。每个考试站都有时间限制，各种考试情景（例如病史获取和临床检查）都要进行模拟，这对于通过考试至关重要。有些考试站是核心站，例如病史获取和临床检查考试站，如果不经过多次模拟练习，一般情况下是通不过的。你应该发现本教科书概述的临床检查技能应该成为你的第二本能。做到这一点，你只需要将检查发现做逻辑梳理即可，而不是遇到每一位患者时，担心检查过程。

这样，才能确保顺利考完 OSCE，为之后的职业生涯奠定坚实的基础。

祝你好运！

附录

杰出医学生名单

1. MichaelaQuinn：Dr. Quinn，Medicine Woman（电视连续剧，由 Jane Seymour 扮演 MichaelaQuinn）。

2. Leonard McCoy:《星际迷航》中 Dr McCoy 说的一句话："Jim，生命并不是我们了解得那样。"

3. William Osler：加拿大医生和老师，提出 Osler-Weber-Rendu 综合征（遗传性出血性毛细血管扩张症）和 Osler 结节（奥斯勒结节）。

4. Russell Brock：伦敦盖伊医院心胸外科医生，为乔治六世治病时，提出 Brock 综合征（中叶综合征）。

5. James Parkinson：英国医生，提出帕金森病。

6. Berkeley Moynihan：英国外科医生，利兹大学培训腹部手术方面的权威。

7. Marjory Warren：英国外科医生，建立了老年医学这个现代专业。

8. James Paget：英国外科医生，在病理学方面有很大造诣，提出描述乳头、皮肤和骨骼这三种实体病变的一种疾病——Paget 病。

9. Marie Curie：法国科学家，出生于波兰，是放射学方面的先驱，并两次获得诺贝尔奖。

10. Abraham olles：爱尔兰外科医生，提出腕关节 Colles 骨折。

11. Ernst Moro：奥地利儿科医生，提出 Moro 反射（莫罗反射，拥抱反射）。

索引

H